Dominik · Steinhilber
Instrumentelle Analytik

W0082998

Instrumentelle Analytik

Kurzlehrbuch
und kommentierte Originalfragen
für Pharmazeuten

Andreas Dominik, Allensbach
Dieter Steinhilber, Frankfurt/M.

2., überarbeitete und aktualisierte Auflage
Mit 189 Abbildungen und 62 Tabellen

Wissen & Praxis

Deutscher Apotheker Verlag Stuttgart 2002

Anschriften der Autoren

Dr. Andreas Dominik
Engelbert-Weltin-Weg 1

78476 Allensbach

Prof. Dr. Dieter Steinhilber
Universität Frankfurt
Institut für Pharmazeutische Chemie
Marie-Curie-Str. 9

60439 Frankfurt

Die Deutsche Bibliothek - CIP-Einheitsaufnahme

Instrumentelle Analytik für Pharmazeuten : Kurzlehrbuch, Original-Fragen und Kommentare zum GKP 1 / Andreas Dominik ; Dieter Steinhilber.
- 2., überarb. und aktualisierte Aufl.. - Stuttgart : Dt. Apotheker-Verl., 2002
(Wissen & Praxis)
ISBN 3-7692-2994-0

© 2002 Deutscher Apotheker Verlag Stuttgart
Birkenwaldstr. 44, 70191 Stuttgart
Printed in Germany

Satz: Medienkontor Lübeck GmbH
Druck: Druckerei Hofmann, Schorndorf
Bindung: Buchbinderei Weber, Pluderhausen
Umschlaggestaltung: Atelier Schäfer, Esslingen

Vorwort zur 2. Auflage

Die Methoden der instrumentellen Analytik sind mehr denn je wichtige Hilfsmittel zur Charakterisierung, Identifizierung und Prüfung der Reinheit von Substanzen. Sie sind in der Qualitätskontrolle von Arzneimitteln nicht mehr wegzudenken. Der wachsenden Bedeutung chromatographischer und spektroskopischer Verfahren in der Pharmazie wurde mit Einführung des Praktikums Instrumentelle Analytik im Pharmaziestudium Rechnung getragen. Der Lehrbuchteil dieses Buches ist auf die Belange der Pharmaziestudenten zugeschnitten und soll ein grundlegendes Verständnis der instrumentellen Methoden vermitteln. Voraussetzung dafür sind entsprechende Kenntnisse der Physik und Mathematik, die deshalb im Rahmen ihrer Relevanz mit aufgenommen wurden. Schwerpunkt ist die Darstellung der Funktionsprinzipien und der Vor- und Nachteile der verschiedenen Verfahren.

Obwohl wir den Multiple-Choice-Fragen kritisch gegenüber stehen, möchten wir mit der Zusammenstellung aller seit Frühjahr 1989 zum Thema „Instrumentelle Analytik" gestellten Fragen den Studenten die Vorbereitung auf den 1. Abschnitt der Pharmazeutischen Prüfung erleichtern. Wir weisen aber ausdrücklich darauf hin, daß die Bearbeitung der Fragen und Kommentare allein niemals das Studium dieses Lehrbuchs ersetzen kann.

Das Konzept, instrumentelle und analytische Methoden übersichtlich und kompakt darzustellen und wichtige Zusammenhänge zu erklären und zu verdeutlichen wurde auch in der zweiten Auflage konsequent fortgesetzt. Das Buch wurde komplett überarbeitet und einige Abbildungen wurden aktualisiert. Ferner wurde das Buch um kleinere Kapitel, wie z.B. die chromatographische Enantiomerentrennung, ergänzt. Die neuen MC-Fragen aus dem Bereich instrumentelle Analytik wurden aufgenommen und die Lösungen kommentiert.

Wir möchten uns beim Deutschen Apothekerverlag, insbesondere Herrn Dr. E. Scholz für die kompetente Betreuung und erfreuliche Zusammenarbeit bedanken. Besonderen Dank schulden wir ferner Frau Elisabeth Dominik für ihre Unterstützung in vielfältiger Hinsicht.

Mit diesem Buch möchten wir dazu beitragen, unseren Lesern das interessante Fachgebiet der instrumentellen Analytik nahe zu bringen und wünschen allen Studierenden viel Erfolg im Studium.

Allensbach und Frankfurt/M.　　　　　　　　　　　　Andreas Dominik
im Sommer 2002　　　　　　　　　　　　　　　　　　Dieter Steinhilber

Inhaltsverzeichnis

A. Dominik   Kap. 1–13, 19–24 | D. Steinhilber   Kap. 14–18, 25

Teil I: Optische und spektroskopische Methoden

Teil II: Chromatographische Methoden

1   Einführung

Die Methoden der instrumentellen Analytik gewinnen innerhalb der pharmazeutischen Analytik immer mehr an Bedeutung. Die Funktion dieser Verfahren unterscheidet sich grundlegend von der chemischer Analysen. Mit einer chemischen Analyse werden die *chemischen* Eigenschaften einer Probensubstanz bestimmt. Aus der Fähigkeit der Substanz, mit Nachweisreagenzien zu reagieren, kann auf ihre Struktur geschlossen werden. Im Gegensatz dazu werden mit den instrumentellen Methoden die *physikalischen* Eigenschaften einer Verbindung untersucht. Die Bestimmung einfacher physikalischer Eigenschaften (wie z.B. Schmelzpunkt, Siedepunkt oder Farbe) erfordert kaum apparativen Aufwand und liefert exakte Informationen zur Identifizierung einer Substanz. Mit den aufwendigeren optischen und spektroskopischen Methoden wird eine andere physikalische Eigenschaft einer Probe gemessen, nämlich die Art und Weise, wie die Moleküle mit elektromagnetischen Wellen in Wechselwirkung treten. Um die Funktionsweise dieser Messung verstehen zu können, ist ein kurzer Ausflug in die Physik notwendig. Deshalb soll in diesem ersten Kapitel erklärt werden, was eine elektromagnetische Welle überhaupt ist, wie sie mit der Probensubstanz wechselwirken kann, und warum daraus Informationen über die Zusammensetzung der Substanz abgeleitet werden können.

1.1   Übersicht

Eine Unterteilung in optische und spektroskopische Analysemethoden ist kaum möglich, da alle Verfahren neben Unterschieden auch Gemeinsamkeiten aufweisen. Einige Begriffe werden bei allen Methoden verwendet und zunächst geklärt:

Spektrum

Allen spektroskopischen Methoden ist gemeinsam, daß das Ergebnis einer Messung in Form eines Spektrums dargestellt wird (☞ Abb. 1.1). In einem Spektrum ist auf der x-Achse immer die Energie der Strahlung aufgetragen, die mit der Probe wechselwirkt. In Abhängigkeit dieser Energie wird dann die Strahlungsintensität dargestellt. Aus historischen Gründen sind die Einheit der Energie auf der x-Achse und die Größe, mit der die Strahlungsintensität angegeben wird, bei den einzelnen spektroskopischen Methoden unterschiedlich.

Molekülspektroskopie

Unter dem Begriff Molekülspektroskopie werden allgemein alle spektroskopischen Methoden zusammengefaßt, mit denen Eigenschaften von *Molekülen*

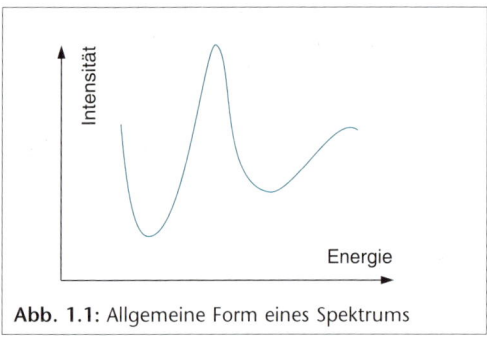

Abb. 1.1: Allgemeine Form eines Spektrums

bestimmt werden. Die wichtigsten Verfahren sind die UV/VIS-Spektroskopie, Fluorimetrie, IR- und Raman-Spektroskopie.

Atomspektroskopie

Alle spektroskopischen Methoden, die Eigenschaften von *Atomen* bestimmen, werden als atomspektroskopische Verfahren bezeichnet.

Optische Analyseverfahren

Alle optischen Methoden arbeiten mit sichtbarem Licht. Neben den genannten spektroskopischen Methoden bleiben noch die sog. chir-optischen Methoden Polarimetrie, optische Rotationsdispersions-Spektroskopie (ORD), Circulardichroismus-Messungen (CD) sowie die Refraktometrie. Die chir-optischen Methoden bestimmen die Auswirkung von Substanzen auf polarisiertes Licht. Bei der Refraktometrie wird der Brechungsindex der Probe gemessen.

1.2 Die elektromagnetische Welle

Eine elektromagnetische Welle (auch elektromagnetische Strahlung genannt) besteht aus einem elektrischen und einem magnetischen Feld, die beide periodisch stärker und schwächer werden (☞ Abb. 1.2). Nach den Gesetzen der Physik umgibt sich ein Magnetfeld, das schwächer wird, mit einem elektrischen Feld, und umgekehrt. Dadurch

Methode	Messung von	Energie-Skala	Intensität-Skala
Spektralanalyse, Atomemissionsspektroskopie	Farbe des Lichts, das von Atomen oder Molekülen ausgesendet wird	Wellenlänge in nm	Signal-Intensität
Atomabsorptionsspektroskopie	Absorption von Strahlung durch Atome	Wellenlänge in nm	Absorption
UV/VIS-Spektroskopie	Absorption von UV/VIS-Strahlung durch Moleküle	Wellenlänge in nm	Absorption
Fluorimetrie	Intensität der als Fluoreszenzlicht ausgesendeten Strahlung von angeregten Molekülen	Wellenlänge in nm	Signal-Intensität
IR-Spektroskopie	Absorption von Infrarot-Licht durch Moleküle	Wellenzahl in cm^{-1}	Transmission
Kernspinresonanz-Spektroskopie	Umklappen von Kernspins im Magnetfeld	Resonanzfrequenz als ppm der Meßfrequenz	Signal-Intensität

Tab. 1.1: Die wichtigsten Arten der Spektroskopie

ist es möglich, daß sich die beiden Felder gegenseitig am Leben erhalten. Bei der freien elektromagnetischen Welle sind der elektrische Feldvektor E und der Vektor des magnetischen Flusses H in Phase. Elektromagnetische Wellen können mit jeder Art von Materie wechselwirken. Dabei kann entweder das magnetische Feld oder das elektrische Feld einen Einfluß auf die Atome oder Moleküle der Materie haben.

Das sichtbare Licht stellt einen Teil dieser Strahlung dar.

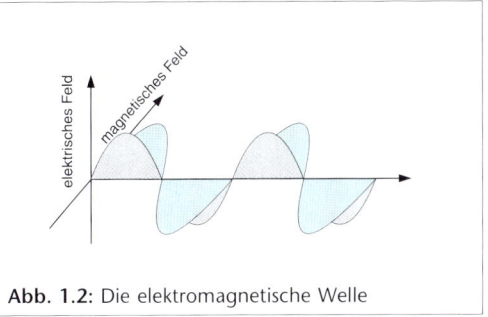

Abb. 1.2: Die elektromagnetische Welle

1.2.1 Wellenlänge, Frequenz und Energie

Verschiedene Arten elektromagnetischer Strahlung unterscheiden sich in ihrer Wellenlänge bzw. Frequenz. Die Wellenlänge gibt die Länge einer kompletten Schwingung im Raum an. Die Frequenz ist die Zahl der Schwingungen die pro Sekunde durchlaufen werden. Dementsprechend wird die Frequenz in der Einheit 1/s (eins durch Sekunde, die Schreibweise s^{-1} ist gleichbedeutend) angegeben. Für diese Einheit wurde auch die Bezeichnung Hz (Hertz) eingeführt (1 Hz = $1 \cdot s^{-1}$ = $1 \cdot 1/s$). Die elektromagnetische Strahlung breitet sich im Vakuum mit einer konstanten Geschwindigkeit von ca. 300 000 km/s aus (Lichtgeschwindigkeit). Deshalb sind ihre Wellenlänge und ihre Frequenz nicht unabhängig voneinander, sondern stehen miteinander in enger Beziehung:

$$c = v \cdot \lambda$$

c ist das Symbol für die Lichtgeschwindigkeit, die Frequenz wird mit dem griech. Buchstaben ν (nü) und die Wellenlänge der Strahlung mit dem griech. Buchstaben λ (lambda) bezeichnet. Mit dieser Beziehung lassen sich Frequenz und Wellenlänge ineinander umrechnen. Die Energie E einer elektromagnetischen Welle hängt von ihrer Wellenlänge bzw. ihrer Frequenz ab. Es gilt:

$$E = h \cdot v$$

wobei h eine Naturkonstante ist (Plancksches Wirkungsquantum h = $6,626 \cdot 10^{-34}$ Js). Setzt man die Formeln ineinander ein, so ergibt sich der Ausdruck für die Energie der Strahlung in Abhängigkeit von der Wellenlänge:

$$E = h \cdot c \cdot 1/\lambda$$

Das bedeutet, daß die Frequenz der Strahlung proportional ist zu ihrer Energie (je größer die Frequenz, desto größer ist die Energie), während die Wellenlänge umgekehrt proportional zur Energie ist (je größer die Wellenlänge, desto kleiner ist die Energie).

1.2.2 Das Spektrum der elektromagnetischen Wellen

Die Wellenlänge der elektromagnetischen Strahlung kann über einen sehr großen Bereich variieren und tritt je nach Wellenlänge auf sehr unterschiedliche Art in Erscheinung. Sichtbares Licht ist elektromagnetische Strahlung mit einer Wellenlänge zwischen ca. 400 und 800 nm (1 nm = 10^{-9} m). Die unterschiedliche Wellenlänge der Strahlung im sichtbaren Bereich nehmen wir als Farbe wahr (rotes Licht hat eine Wellenlänge von ca. 800 nm, blaues von ca. 500 nm).

Elektromagnetische Strahlung mit größeren Wellenlängen wird z.B. in Radargeräten oder zur Rundfunkübertragung eingesetzt (eine Radiosendung im 45-Meter-Band wird z.B. durch eine elektromagnetische Welle mit 45 m Wellenlänge übertragen.).

Das andere Extrem ist elektromagnetische Strahlung mit sehr kleinen Wellenlängen, die als Röntgenstrahlung (1 bis 0,1 nm) oder als radioaktive Gamma-Strahlung (Wellenlänge < 0,1 nm) in Erscheinung tritt. Eine Übersicht über die verschiedenen Arten der elektromagnetischen Strahlung ist in Abb. 1.3 dargestellt. Diese Darstellung wird das **Spektrum der elektromagnetischen Wellen** genannt. In der Abbildung wird zusätzlich die Wirkung der Strahlung auf Atome und Moleküle gezeigt, was letztlich zu den verschiedenen Arten der spektroskopischen Meßmethoden führt.

1.3 Quantenmechanische Voraussetzungen der Spektroskopie

Wie bereits erwähnt, wird mit den spektroskopischen Analysemethoden die Wechselwirkung von elektromagnetischer Strahlung und Atomen oder Molekülen untersucht. Wichtig ist dabei v.a. die Art und Weise, wie Energie von der Strahlung auf ein Molekül oder Atom übertragen werden kann. Die Wissenschaft, die diese Energieübertragung beschreibt, ist die Quantenmechanik.

Aus den Erkenntnissen der Quantenmechanik ergibt sich, daß Energie zwischen zwei Körpern nicht in beliebiger Menge ausgetauscht werden kann, sondern immer nur in Energiepaketen bestimmter Größe. Ein solches Energiepaket wird ein **Quant** genannt.

Im täglichen Leben ist diese Quantelung der Energie normalerweise nicht bemerkbar, da die Energiepakete außerordentlich klein sind. So ist z.B. nach der Quantenmechanik zu erwarten, daß im Auto die Energie vom Motor portionsweise (in Quanten) in Bewegung umgewandelt wird, und sich deshalb jeder Wagen ruckweise vorwärts bewegt. Das ist auch tatsächlich der Fall, nur sind die Energieportionen so klein, daß wir die winzigen Rucke nicht bemerken können.

Moleküle und Atome sind aber selbst sehr kleine Teilchen, und im Verlauf dieses Kapitels wird gezeigt, daß schon die Übertragung eines einzigen, winzig kleinen Energiepakets zu dramatischen Effekten im Molekül führen kann.

Lichtquant

Die Größe eines Quants elektromagnetischer Strahlung ist nicht immer gleich groß, sondern hängt von der Frequenz bzw. Wellenlänge der Strahlung ab. Sie läßt sich nach der im vorigen Abschnitt angegebenen Formel $E = h \cdot \nu$ berechnen. Wenn eine elektromagnetische Welle auf ein Atom oder Molekül trifft, kann sie nur Energiepakete der Größe $E = h \cdot \nu$ an das Atom oder Molekül abgeben, aber niemals Teile davon.

Nun gilt aber die Quantenmechanik nicht nur für Licht (bzw. Strahlung) sondern auch für Atome bzw. Moleküle. Das bedeutet, daß ein Molekül nicht Energie in beliebiger Menge aufnehmen kann, sondern wieder nur Quanten bestimmter Größe. Eine Übertragung von Energie von der Strahlung

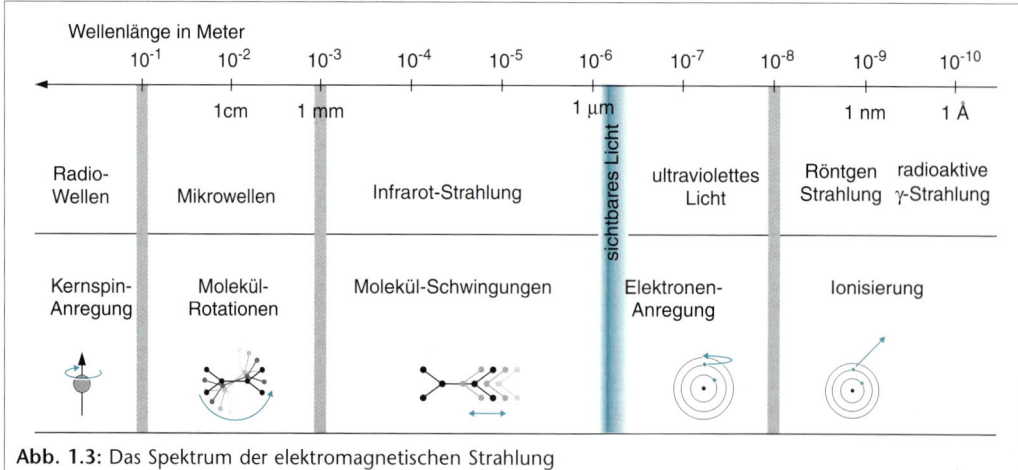

Abb. 1.3: Das Spektrum der elektromagnetischen Strahlung

auf das Molekül ist deshalb nur möglich, wenn die Energiepakete, welche die Strahlung abgeben kann, zufällig genau gleich groß sind wie diejenigen, die das Molekül aufnehmen kann. Dann wird das Molekül in einen **energetisch angeregten Zustand** gehoben. In jedem anderen Fall tritt keine Wechselwirkung zwischen Strahlung und Molekül ein.

Die Größe der Energiepakete, die ein Molekül oder Atom aufnehmen kann, hängt davon ab, wie die zusätzliche Energie im Molekül oder Atom gespeichert wird. Das kann durch verschiedene Mechanismen geschehen. So können Elektronen in energetisch höherliegende Bahnen (Orbitale) gehoben oder ganz aus dem Atom herausgeschlagen werden. Ein Molekül kann durch Zufuhr von Energie zum Schwingen oder Rotieren gebracht werden. Auf welche Art und Weise Energie in den Atomkernen gespeichert wird, ist ausführlich in Kapitel 12 (Kernspinresonanz-Spektroskopie) beschrieben.

1.3.1 Anregung von Atomen und Molekülen

Elektronenanregung in Atomen

Ein Atom besteht aus dem Atomkern und den Elektronen. Im Atomkern, der aus den positiv geladenen Protonen und den ungeladenen Neutronen besteht, ist fast die gesamte Masse des Atoms konzentriert. Die negativ geladenen Elektronen bewegen sich um den Atomkern und nehmen so den größten Teil des Platzbedarfs eines Atoms ein. Zusammengehalten wird ein Atom durch die Anziehung zwischen (negativen) Elektronen und (positivem) Atomkern. Um ein Elektron auf eine Bahn zu bringen, die weiter vom Atomkern entfernt ist, muß diese Anziehung überwunden werden, d.h. es muß dem Atom Energie zugeführt werden.

Die Elektronen können sich nicht beliebig um den Atomkern bewegen, sondern nur auf ganz bestimmten Bahnen (engl. *orbital*). Durch Absorption von elektromagnetischer Strahlung lassen sich Elektronen in ein weiter vom Atomkern entferntes Orbital (ein energetisch höher liegendes Orbital) heben. Wie im vorigen Abschnitt gezeigt, setzt dieser Vorgang voraus, daß die Energie des Strahlungsquants ($E = h \cdot \nu$) gerade so groß ist wie die Energiedifferenz zwischen dem Grundzustand und dem angeregten Zustand des Atoms.

Ist die Energie der Strahlung größer als die sog. Ionisierungsenergie, dann kann das Elektron auch ganz aus dem Atom herausgeschlagen werden (Ionisierung).

Die zur Anregung von Elektronen in Atomen nötige Energie kann sehr unterschiedlich sein. Zur Anregung von Elektronen der Valenzschale eines Atoms genügt die Energie sichtbaren Lichts. Um Elektronen aus inneren Orbitalen (dicht am Atomkern) zu entfernen, ist energiereiche Röntgenstrahlung nötig.

Elektronenübergänge in Molekülen

Ebenso wie in Atomen können sich die Elektronen auch in Molekülen nur in bestimmten Orbitalen (den sog. Molekülorbitalen) aufhalten. Auch hier sind Anregungen von Elektronen in energetisch höher liegende Orbitale möglich.

Die Ionisierung von Molekülen ist ebenfalls möglich, spielt aber in der pharmazeutischen Analytik praktisch keine Rolle. Von Interesse sind vor allem Anregungen von Elektronen, die an Doppelbindungen beteiligt sind, oder Anregungen von freien Elektronenpaaren. Diese Anregungsenergien liegen im sichtbaren oder im ultravioletten Bereich (= über dem violetten Licht) des Spektrums (☞ Kap. 8: UV/VIS-Spektroskopie).

Schwingungen

Zur Anregung von Molekülschwingungen ist weniger Energie nötig als zur Anregung von Elektronen. Hier genügt die sog. Infrarot-Strahlung (= unterhalb von Rot), deren Frequenz kleiner (und deren Wellenlänge größer) ist als die des sichtbaren Lichts.

Rotationen

Auch Rotationen von Molekülen sind nicht in beliebiger Weise möglich. Sehr kleine Teilchen, wie z.B. Moleküle, können sich nur mit ganz bestimmten Rotationsgeschwindigkeiten drehen.

Jede dieser möglichen Drehungen entspricht einem sog. Rotationszustand des Moleküls. Jeder Rotationszustand hat eine ganz bestimmte Energie. Der Wechsel des Moleküls von einem Rotationszustand in einen anderen kann durch Absorption von Strahlung erfolgen, und damit kann der Energieunterschied der Rotationszustände bestimmt werden. Diese Energieunterschiede sind sehr aussagekräftig und für jedes Molekül typisch.

Die Größe der Anregungsenergien zur Rotations-spektroskopie entspricht der Energie der Quanten von Mikrowellenstrahlung. Die Wellenlänge beträgt ca. 1/1000 mm und ist damit noch größer als die des Infrarot-Lichts. In der pharmazeutischen Analytik spielt die Rotationsspektroskopie allerdings keine große Rolle, da sie nur mit gasförmigen Proben durchgeführt werden kann und einen relativ hohen apparativen Aufwand erfordert.

1.3.2 Jablonski-Term-Schema

Trifft eine elektromagnetische Welle ein Molekül, so kann dieses in einen angeregten Zustand übergehen, sofern die Energie eines Quants der Welle genau der Energiedifferenz zwischen dem Zustand in dem sich das Molekül befindet und einem der beschriebenen angeregten Zustände entspricht. Allerdings kann ein Molekül nicht nur auf eine einzige Art angeregt werden, sondern es ist möglich, daß mehrere der Anregungsmechanismen gleichzeitig genutzt werden. So kann ein Molekül z.B. einen

Teil der Strahlungsenergie zur Anregung eines Elektrons verwenden und gleichzeitig zu schwingen beginnen.

Alle möglichen Energieniveaus eines Moleküls sind im sog. Jablonski-Term-Schema dargestellt (☞ Abb. 1.4). Als dicke Balken sind die Energien der elektronischen Zustände eines Moleküls zu erkennen. In jedem elektronischen Zustand gibt es eine Vielzahl möglicher Schwingungen, deren Energiedifferenz kleiner ist als die der Elektronenanregung. Zusätzlich kann jedes schwingende Molekül auch noch rotieren, was zu einer noch feineren Unterteilung der Energieniveaus führt.

Beim Betrachten des Jablonski-Term-Schemas könnte vermutet werden, daß fast jede beliebige Energie zu einer möglichen Anregung des Moleküls führen kann. Das trifft allerdings nicht zu, da die Quantenmechanik sehr genaue Regeln (die sog. Auswahlregeln) aufstellt, die nur wenige Übergänge zwischen den Energieniveaus erlauben. Die Auswahlregeln werden z.T. in den Kapiteln der jeweiligen Methoden kurz angesprochen. Ihre allgemeine Ableitung und Erklärung würde den Rahmen dieses Buches sprengen.

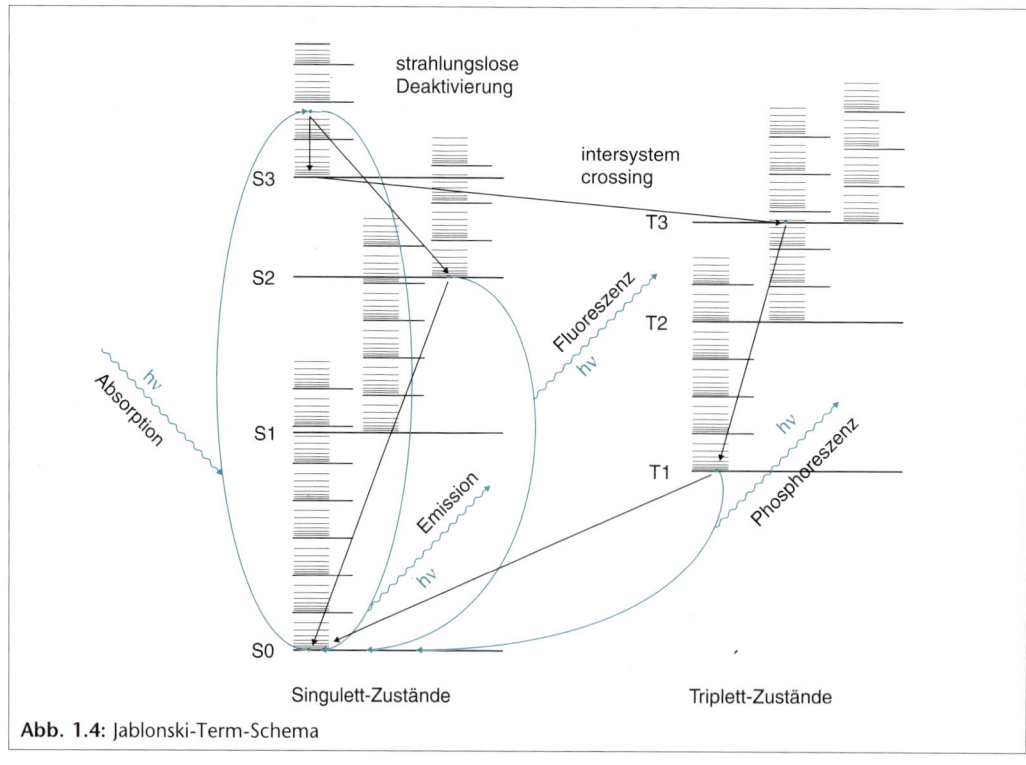

Abb. 1.4: Jablonski-Term-Schema

Singulett- und Triplett-Zustände

Die elektronischen Zustände sind im Jablonski-Term-Schema in zwei Spalten aufgeteilt, eine für die Singulett-Zustände und eine für die Triplett-Zustände. Im Singulett-Grundzustand liegen alle Elektronen des Moleküls in Paaren vor - die sog. Multiplizität der Elektronenspins ist 1 (Singulett). Im Triplett-Zustand ist ein Elektronenspin umgedreht. Ein Übergang zwischen Triplett- und Singulett-Zuständen durch Strahlungsvorgänge ist verboten.

Im Grundzustand liegen die meisten Moleküle als Singulett vor (Moleküle im Triplett-Zustand enthalten ungepaarte Elektronen und sind deshalb Radikale). Die angeregten Triplett-Zustände sind immer etwas energieärmer als die entsprechenden Singulett-Zustände, da dort die Elektronen nicht gepaart und deshalb weiter voneinander entfernt sind.

Anregungen

Am Jablonski-Term-Schema lassen sich die möglichen Anregungen von Molekülen veranschaulichen. Trifft ein Quant elektromagnetischer Strahlung auf das Molekül, so wird es vom Singulett-Grundzustand (S_0) in einen angeregten Zustand gehoben, wobei auch Schwingungen oder Rotationen mit angeregt werden können. Dieser angeregte Zustand ist auch ein Singulett-Zustand, da bei Strahlungsprozessen das Umklappen des Elektronenspins nicht erlaubt ist. Dieser Vorgang heißt **Absorption.** Von dort aus kann das Molekül entweder durch **Emission** von Strahlung wieder in den Grundzustand zurückkehren, oder es kann einen Teil seiner Energie als Wärme an die Umgebung (z.B. das Lösungsmittel) abgeben. Dies wird als **strahlungslose Deaktivierung (internal conversion, IC)** bezeichnet. Die strahlungslose Deaktivierung kann entweder bis zum Grundzustand gehen (vibrational relaxion), oder das Molekül gibt den Rest seiner Energie wieder durch Emission ab. Die Energie (und damit die Frequenz) der jetzt emittierten Strahlung ist dabei kleiner als die Energie der zuvor absorbierten Strahlung. Dieses Verhalten heißt **Fluoreszenz.**

Durch strahlungslose Deaktivierung ist auch der Übergang von Singulett- zu Triplett-Zuständen möglich (**intersystem crossing, ISC).** Die Deaktivierung eines Triplett-Zustandes durch Emission von Strahlung ist verboten. Deshalb können solche angeregten Triplett-Zustände sehr langlebig sein. Mit der Zeit gibt das Molekül seine Energie wieder durch strahlungslose Prozesse oder durch Emission ab. Eine solche verbotene Emission, die Minuten oder auch erst Stunden nach der Absorption erfolgen kann, wird **Phosphoreszenz** genannt.

✓ Merke

- Die Energie kann nur portionsweise, in sog. Quanten von der Strahlung auf ein Molekül übertragen werden
- Die Energie eines Strahlungsquantes kann mit der Formel $E = h \cdot v$ berechnet werden
- Die Energie des Quants ist umso größer, je größer die Frequenz der Strahlung und je kleiner die Wellenlänge ist
- Alle möglichen Anregungen eines Moleküls können dem Jablonski-Term-Schema entnommen werden
- Atome ergeben Linienspektren, Moleküle (meist) Bandenspektren.

Linienspektrum

Bei manchen spektroskopischen Methoden enthalten die Spektren sehr scharfe Absorptionen (sog. Absorptionslinien). Dieser Effekt tritt immer dann auf, wenn die Atome oder Moleküle nur auf eine einzige Art angeregt werden können.

So liefert z.B. die Absorptionsspektroskopie von sichtbarem Licht an Atomen ein Linienspektrum. Weil einzelne Atome weder schwingen noch rotieren können, ist nur eine Elektronenanregung möglich. Sobald die Energie der Strahlung ($E = h \cdot v$) nur geringfügig größer oder kleiner ist als die Energie zur Elektronenanregung, findet keine Absorption mehr statt.

Bandenspektrum

Bei vielen spektroskopischen Methoden können, wie dem Jablonski-Term-Schema zu entnehmen ist, die Moleküle auf unterschiedliche Art und Weise angeregt werden. Je nachdem, ob zusätzlich zu den Elektronen auch noch eine Schwingung oder Rotation angeregt wird, ist die Energie der Absorption unterschiedlich. Das führt im Spektrum zu breiten Absorptionen (sog. Absorptionsbanden).

1.4 Grundlagen der Absorptionsspektroskopie

1.4.1 Gesetzmäßigkeiten der Lichtabsorption

Lambert-Beersches Gesetz

Durchdringt ein Lichtstrahl ein homogenes Medium (Probe), so kann er durch Absorption an Intensität verlieren (☞ Abb. 1.5). Der Abfall der Intensität ist nicht linear, sondern folgt dem Lambert-Beerschen Gesetz:

$$\log \frac{I_0}{I} = \varepsilon \cdot c \cdot b$$

I_0: ursprüngliche Intensität des Lichtstrahls
I: Intensität des Lichts nach Verlassen der Probe
c: Konzentration der Probe
b: Schichtdicke
ε: Absorptionskoeffizient

Das Lambert-Beersche Gesetz gilt allerdings nur, wenn die Schwächung der Strahlung in der Probe ausschließlich durch Absorption erfolgt! Daraus ergeben sich folgende Regeln für die Gültigkeit des **Lambert-Beerschen Gesetzes**:

- Die Lösung muß klar sein (keine Trübung durch ungelöste Stoffe, wie Suspensionen oder Kolloide)
- Die verwendete Strahlung muß monochromatisch sein (sie darf nur eine einzige Wellenlänge enthalten)
- Die Lösung muß verdünnt sein (bei Lösungen, die sehr viel Licht absorbieren, gilt das Gesetz nicht mehr)
- Die sog. spektrale Bandbreite muß gering sein (das Lambert-Beersche Gesetz gilt nur für monochromatische Strahlung, da der Absorptions-Koeffizient von der Wellenlänge abhängt).

Transmission

Die Transmission gibt an, welcher Bruchteil der Strahlung die Probe durchdrungen hat. Es gilt:

$$T = \frac{I}{I_0}$$

Absorption

Die Absorption ist der dekadische Logarithmus (*deka* = zehn; Logarithmus zur Basis 10) des Verhältnisses I_0/I, wobei I_0 die Intensität des Lichtstrahls vor der Probe und I die Intensität des Lichtstrahls nach dem Durchdringen der Probe ist. Sie ist eine dimensionslose Größe (besitzt keine Einheit)*.

Der Zusammenhang zwischen Transmission und Absorption lautet:

$$A = \log \frac{1}{T}$$

Mit der Absorption formuliert, lautet das Lambert-Beersche Gesetz:

$$A = \varepsilon \cdot c \cdot b$$

Die Absorption A ist demnach proportional zur Konzentration der Probe sowie zur Schichtdicke.

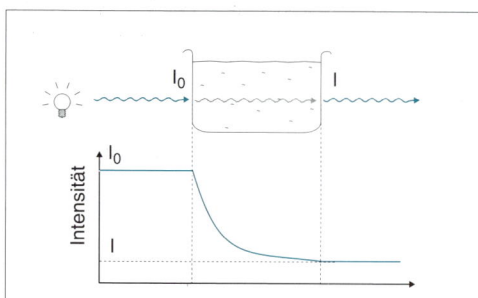

Abb. 1.5: Intensitätsverlauf eines Lichtstrahls in einer Probe nach dem Lambert-Beerschen Gesetz

---

* ***Achtung:*** *Die Absorption hieß früher Extinktion. Die Bezeichnung Absorption wurde im DAB 9 eingeführt um sie der Bezeichnung absorbance im englischen Sprachraum anzugleichen. Allerdings ist bei der Verwendung der Bezeichnung Absorption Vorsicht geboten, da sie leicht mit der anschaulicheren Größe der prozentualen Absorption A% verwechselt werden kann. A% = 50% heißt, daß 50% des Lichts absorbiert werden. Die Absorption A beträgt dann aber*

$$A = \log \frac{I_0}{I} = \log \frac{100}{50} = \log (2) = 0{,}30$$

*Für die anschauliche prozentuale Absorption A% gibt es seit dieser Namensänderung **keine** Bezeichnung mehr.*

Der Absorptionskoeffizient ε (*griech.:* epsilon) ist der Proportionalitätsfaktor. ε entspricht der Steigung der Geraden, wenn in einem Diagramm A gegen die Konzentration c aufgetragen wird.

Da die Absorption von den Meßbedingungen abhängt (Konzentration, Schichtdicke), ist es sinnvoll, im Spektrum nicht die Absorption selbst, sondern eine stoffspezifische Größe aufzutragen. Im DAB 10 wird der molare Absorptionskoeffizient ε, und die spezifische Absorption $A_{1cm}^{1\%}$ definiert:

Der **molare Absorptionskoeffizient** ε entspricht der Absorption einer 1-molaren Lösung mit einer Schichtdicke von 1 cm

$$\varepsilon = \frac{A}{c \cdot b}$$

A: gemessene Absorption (dimensionslos!)
c: Konzentration in mol/Liter
b: Schichtdicke in cm
ε: molarer Absorptionskoeffizient in $\frac{l}{mol \cdot cm}$

Die **spezifische Absorption $A_{1cm}^{1\%}$** entspricht der Absorption einer einprozentigen Lösung (10 g pro Liter) und einer Schichtdicke von 1 cm

$$A_{1cm}^{1\%} = \frac{A}{c \cdot b}$$

A: gemessene Absorption (dimensionslos!)
c: Konzentration in % (Masse pro Volumen)
b: Schichtdicke in cm
$A_{1cm}^{1\%}$: molarer Absorptionskoeffizient in $\frac{1}{\% \cdot cm}$

Die Umrechnung zwischen den beiden Konstanten erfolgt mit der Formel (M_R: Molekülmasse):

$$A_{1cm}^{1\%} = \frac{10 \cdot \varepsilon}{M_R}$$

Sowohl ε als auch $A_{1cm}^{1\%}$ sind von der Wellenlänge abhängig. Um das zu verdeutlichen, wird oft die Bezeichnung ε(λ) benutzt. Ist ε (oder $A_{1cm}^{1\%}$) für eine bestimmte Wellenlänge bekannt, so kann mit Hilfe des Lambert-Beerschen Gesetzes die Konzentration einer Probe berechnet werden:

$$c = \frac{A}{A_{1cm}^{1\%} \cdot b}$$

Fehler der Absorption, Badewannenkurve

Als logarithmische Größe steht die Absorption nicht linear mit der gemessenen Lichtintensität in Zusammenhang. Daraus resultiert, daß der Meßfehler von Ergebnissen, die in Form der Absorption angegeben werden, nicht über den gesamten Bereich der Skala gleich groß ist. Nur im Bereich von ca. A = 0,2 bis A = 1,5 ist der Fehler von A akzeptabel. Bei kleineren sowie bei größeren Werten wird der relative Fehler der Absorption (ΔA/A) sehr groß. Dabei ist zu beachten, daß dies ausschließlich eine Folge der Berechnung der Absorption ist und mit der Meßgenauigkeit des verwendeten Meßgerätes **nichts** zu tun hat. Auch durch sehr genaue Messungen läßt sich der Fehler der Absorption außerhalb dieser Grenzen nicht kontrollieren! Wird der Fehler der Absorption ΔA/A gegen die Größe der Absorption aufgetragen, so ergibt sich die sog. Badewannenkurve. Tabelle 1.2 zeigt Meßwerte und den relativen Fehler der jeweiligen Absorption, wenn Bestimmungen mit einer gleichbleibenden Meßgenauigkeit von einem Skalenteil über einen größeren Meßbereich hinweg durchgeführt werden.

gemessene Intensität I in Skalenteilen [Skt]	Fehler von I in [Skt]	Absorption A	Fehler von A	Fehler von A in % (ΔA/A)
2,0	1,0	1,70	0,177	10,4%
3,0	1,0	1,52	0,122	8%
5,0	1,0	1,30	0,078	6%
10	1,0	1,0	0,041	4%
25	1,0	0,602	0,017	2,8%
50	1,0	0,301	0,0086	2,8%
75	1,0	0,123	0,0038	3,1%
90	1,0	0,046	0,0050	11,0%

Tab. 1.2: Fehler der Absorption bei einer gleichbleibenden Meßgenauigkeit von einem Skalenteil [Skt] (bezogen auf die Intensität I). I_0 entspricht immer 100 Skalenteilen.

✓ **Merke**

- Das Lambert-Beersche Gesetz lautet:

$$A = \varepsilon \cdot c \cdot b$$

- Die Absorption A ist der Logarithmus des Verhältnisses von I_0 zu I:

$$A = \log \frac{I_0}{I}$$

- Die Absorption ist proportional zur Konzentration.
- Absorptionen sollten nur im Bereich zwischen 0,2 und 1,5 gemessen werden.

1.4.2 Aufbau eines Absorptionsspektrometers

Der grundsätzliche Aufbau eines Spektrometers ist bei den meisten spektroskopischen Methoden ähnlich. Ein Absorptionsspektrometer besteht immer aus Lichtquelle, Monochromator, Probenhalterung (Küvette), Empfänger und einer Registriervorrichtung (☞ Abb. 1.6).

Ein monochromatischer Lichtstrahl wird durch eine Küvette geleitet, die eine Probensubstanz in reiner oder gelöster Form enthält. Durch Variieren der Meßwellenlänge kann das Spektrum registriert werden, das die gemessene Intensität in Abhängigkeit der Wellenlänge darstellt. Statt der Intensität kann auch eine abgeleitete Größe wie die Transmission oder die Absorption dargestellt werden. Ebenso kann die Wellenlängenskala durch eine Frequenz- oder sonstige Energieskala ersetzt sein (☞ 1.1).

Die Intensität I der Strahlung wird nach der Probe gemessen. Zur Bestimmung von I_0 wird unter den gleichen Versuchsbedingungen eine leere Küvette (bei Messung von Reinsubstanzen) bzw. eine mit reinem Lösungsmittel gefüllte Küvette vermessen. Die Messung von I und I_0 kann entweder im Einstrahl- oder im Zweistrahl-Spektrometer erfolgen. Bei einem Einstrahl-Gerät werden Probe und Vergleichsküvette nacheinander im gleichen Strahlengang gemessen. Beim Zweistrahl-Spektrometer werden Probe und Vergleichsküvette in zwei getrennten Strahlengängen analysiert, so daß I und I_0 immer gleichzeitig zur Auswertung zur Verfügung stehen.

Die Funktionsweise der einzelnen Bauteile eines Spektrometers unterscheidet sich je nachdem, in welchem Bereich des Spektrums gearbeitet wird. Daher werden die Bauteile und Abweichungen von diesem allgemeinen Schema in den Kapiteln der jeweiligen Verfahren besprochen.

1.5 Quantitative Auswertung von Absorptionsspektren

Jedes Absorptionsspektrum kann grundsätzlich auf zwei Arten ausgewertet werden:

- Die Lage, die Zahl und das Aussehen der Absorptionslinien oder -banden liefern Hinweise auf die Struktur bzw. die Idendität der untersuchten Verbindung (qualitative Auswertung).
- Aus der Intensität einer Absorptionslinie oder -bande läßt sich auch die Konzentration einer Probe bestimmen (quantitative Auswertung).

Zur Konzentrationsbestimmung muß der Zusammenhang von Intensität und Konzentration bekannt sein. Wenn das Lambert-Beersche Gesetz gilt, kann

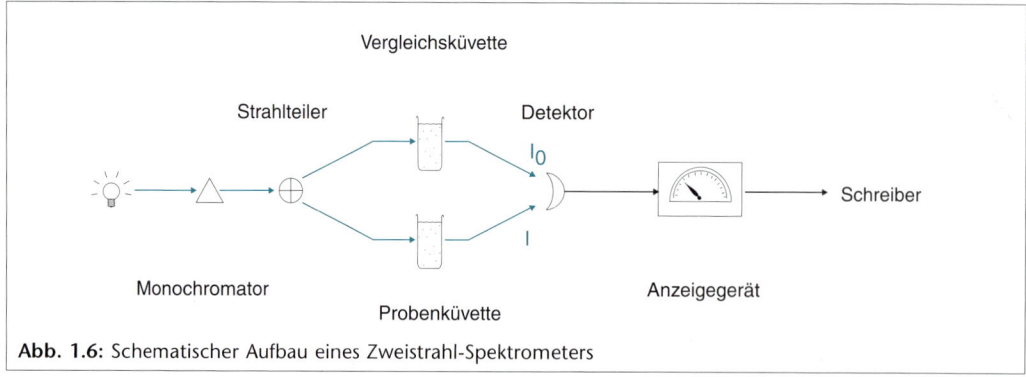

Abb. 1.6: Schematischer Aufbau eines Zweistrahl-Spektrometers

die Konzentration aus der Absorption berechnet werden (z.B. UV/VIS-Spektroskopie). Bei manchen spektroskopischen Methoden kann die Konzentration direkt aus der gemessenen Intensität abgeleitet werden (z.B. Fluorimetrie).

Es gibt verschiedene Möglichkeiten der graphischen und rechnerischen quantitativen Auswertung.

1.5.1 Auswertung nach dem Lambert-Beerschen Gesetz

Bei vielen (aber nicht bei allen!) spektroskopischen Methoden gilt das Lambert-Beersche Gesetz. Das bedeutet, daß die Absorption bei einer Wellenlänge proportional zur Konzentration der Probe ist. Wenn der Absorptionskoeffizient $\varepsilon(\lambda)$ oder $A_{1cm}^{1\%}$ der untersuchten Verbindung bei der Meßwellenlänge bekannt ist, kann die Konzentration direkt berechnet werden:

$$c = \frac{A}{A_{1cm}^{1\%} \cdot b}$$

Wenn $\varepsilon(\lambda)$ oder $A_{1cm}^{1\%}$ nicht bekannt sind, muß eine Probe der Substanz mit bekannter Konzentration gemessen werden, um aus diesem Meßwert den Absorptionskoeffizienten zu berechnen.

Diese Methode ist allerdings relativ ungenau, weil nur eine einzige Eichmessung vorgenommen wird. Besser ist es, mehrere Eichlösungen mit unterschiedlicher Konzentration herzustellen, jeweils den Absorptionskoeffizienten zu bestimmen, und dann den Mittelwert für die Berechnung zu nehmen.

1.5.2 Graphische Auswertung

Kalibrierkurve

Genauer als mit der rechnerischen Methode, läßt sich eine Gehaltsbestimmung mit Hilfe einer Kalibrierkurve (Eichkurve) durchführen. Dazu müssen ebenfalls Eichlösungen mit unterschiedlichen Konzentrationen vermessen werden. Die Ergebnisse werden in einem Diagramm (x-Achse: Konzentration, y-Achse: Absorption) aufgetragen. Dann wird durch die Meßpunkte eine Kurve gezeichnet.

Diese Kurve sollte möglichst rund und gleichmäßig sein, um die Meßfehler der einzelnen Meßpunkte gut auszugleichen. **Auf jeden Fall ist es falsch, die Meßpunkte mit geraden Linien zu verbinden.**

In das Diagramm kann dann der Meßwert der unbekannten Probe eingezeichnet und die Konzentration abgelesen werden (☞ Abb 1.7).

Kalibriergerade

Nach Möglichkeit sollte statt der Eichkurve eine Kalibriergerade gezeichnet werden. Dazu muß die gemessene Größe u.U. in eine andere umgerechnet werden, die proportional zur Probenkonzentration ist. So wäre es ungünstig, bei einer photometrischen Bestimmung die gemessene Intensität I in das Diagramm einzutragen und eine Kalibrierkurve zu zeichnen. Stattdessen wird die Intensität in die Absorption umgerechnet, so daß sich eine Kalibriergerade ergibt.

Die bessere Genauigkeit der Kalibriergerade resultiert daraus, daß hier eine zusätzliche Information zur Verfügung steht, nämlich daß die richtige Kurve

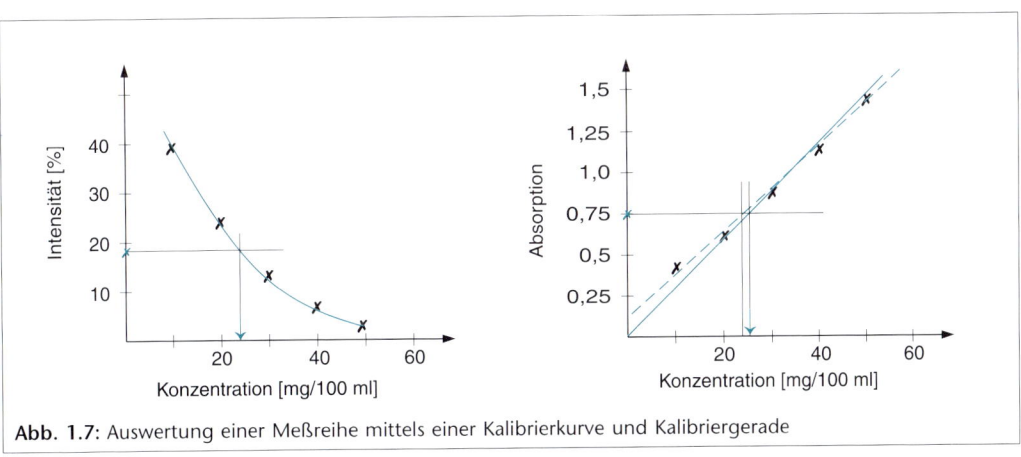

Abb. 1.7: Auswertung einer Meßreihe mittels einer Kalibrierkurve und Kalibriergerade

gerade ist. Wenn ein Meßpunkt weit von dieser Geraden entfernt liegt, dann war der Meßfehler für diesen Punkt groß.

Wenn der Verlauf der Meßpunkte aber eindeutig nicht zu einer Geraden paßt, dann sollte überlegt werden, ob der lineare Zusammenhang zwischen Meßgröße und Konzentration wirklich gegeben ist, oder ob nicht doch eine Kalibrierkurve gezeichnet werden muß (z.B. wenn das Lambert-Beersche Gesetz nicht gilt, weil die Probelösung trüb war).

Nullpunktsgerade

In manchen Fällen liefert die Theorie noch eine weitere Information. Oftmals muß die Eichgerade bei korrekter Messung eine Nullpunktsgerade sein. Dann kann die Eichgerade exakt durch den Nullpunkt gezeichnet werden, wodurch sie genauer wird, ohne daß genauere Messungen vorliegen.

1.5.3 Lineare Regressionsrechnung

Kalibriergeraden werden heute oftmals nicht mehr gezeichnet, da die meisten Taschenrechner die Funktion der linearen Regression anbieten. Dazu werden einfach die Meßwerte in den Rechner eingegeben, und dieser berechnet dann die mathematische Form der Kalibriergerade (Geradengleichung). Die Konzentration der unbekannten Probe läßt sich auch aus dem Rechner abrufen. Die berechnete Geradengleichung hat die Form:

$$A = m \cdot c + A^0$$

A ist die gemessene Absorption, c die dazugehörige Konzentration, m die Steigung der Kalibriergeraden, und A^0 der Schnittpunkt der Geraden mit der y-Achse.

Die Berechnung einer Kalibriergeraden ist in der Praxis schnell und einfach, bringt aber immer auch Nachteile mit sich:

- Viele Taschenrechner können bis heute nicht ohne weiteres Nullpunktsgeraden berechnen. Es kann deshalb genauer sein, die Nullpunktsgerade zu zeichnen, als eine Regression zu berechnen.
- Einer Zeichnung ist auf Anhieb anzusehen, ob der Kurvenverlauf tatsächlich eine Gerade ist, während der Taschenrechner immer eine Gerade berechnet, ob dies sinnvoll ist oder nicht!

- Meßwerte mit einem besonders großen Fehler (sog. Ausreißer) können bei der graphischen Auswertung ignoriert werden. Der Rechner kann sie aber nicht erkennen.
- Werden die Zahlenwerte dem Rechner falsch eingegeben, dann liefert er ohne Bewertung ein unsinniges Ergebnis. Bei einer graphischen Auswertung ist ein unsinniges Meßergebnis sofort zu erkennen.

1.5.4 Auswertemethoden gemäß Arzneibuch

Das Arzneibuch erlaubt zwei Methoden zur graphischen Auswertung von Gehaltsbestimmungen mit Hilfe von Kalibriergeraden. Beide Methoden können auch mit dem Taschenrechner und der linearen Regression durchgeführt werden werden.

Methode I

Die Methode I entspricht einer ganz normalen Ausgleichsgerade. Zur Erhöhung der Meßgenauigkeit sollen mindestens drei Eichlösungen angelegt werden, deren Konzentrationen ungefähr im selben Bereich liegen wie die der zu bestimmenden Probe.

Zur Herstellung der Eichlösungen sollen dieselben Lösungsmittel, bzw. Gemische mit den identischen Konzentrationen verwendet werden wie zur Aufarbeitung der Probe. Am besten werden alle Bestimmungen mit Reagenzien aus denselben Vorratsbehältern durchgeführt.

Zusätzlich soll jede Messung dreimal wiederholt werden. Die Meßwerte ergeben sich jeweils aus dem Mittelwert der drei Ergebnisse.

Dann werden die Punkte in ein Diagramm eingetragen, die Kalibriergerade gezeichnet, und die gesuchte Konzentration abgelesen.

Methode II

Die Methode II, oder **Zumischmethode,** ist nicht ganz so anschaulich. Hier muß nur eine einzige Eichlösung mit exakt eingestellter Konzentration angelegt werden. Zur Herstellung der Eichlösung und der Probe sollen wie bei Methode I möglichst Reagenzien und Lösungsmittel aus denselben Vorratsbehältern verwendet werden.

In mindestens drei gleich große Meßkolben wird jeweils das gleiche Volumen Probelösung gefüllt. Dazu werden in jeden Kolben unterschiedliche Volumina der Eichlösung gegeben, z.B. 1. Kolben: 0 ml, 2. Kolben: 10 ml, 3. Kolben: 20 ml Eichlösung. Alle Kolben werden dann auf dasselbe Volumen aufgefüllt. Nun liegt eine Probenreihe vor, von der nicht die Konzentrationen, sondern nur die Unterschiede der Konzentrationen bekannt sind.

Kolben	1	2	3
Probe	10 ml	10 ml	10 ml
Eichlösung	0 ml	10 ml	20 ml
Lösungsmittel	ad 100 ml		

Jede Probe wird mindestens dreimal gemessen und der Mittelwert gebildet. Die Meßwerte werden wie bei der Methode I gegen die Konzentration in ein Diagramm eingezeichnet. Die Ausgleichsgerade muß auf der linken Seite bis zum Schnittpunkt mit der x-Achse (= Konzentrationsachse) verlängert werden. Der Abstand des Schnittpunkts vom Koordinatenursprung (Nullpunkt) ist die gesuchte Konzentration (☞ Abb. 1.8).

Es ist anzumerken, daß die Zumischmethode **immer** ungenauer ist wie die Methode I. Es können eine Reihe von Fehlern auftreten, die es bei einer normalen Kalibriergerade nicht gibt:

- Es wird nur eine einzige Eichlösung hergestellt. Wägefehler mitteln sich deshalb nicht heraus.
- Der gesuchte Schnittpunkt liegt immer außerhalb des durch Meßpunkte erfaßten Bereichs (Extrapolation). Kalibriergeraden und Kalibrierkurven sind aber am genauesten, wenn der Analysenwert zwischen den Eichwerten liegt (Interpolation).
- Nur in dem Bereich, in dem Meßpunkte vorliegen, läßt sich mit Sicherheit sagen, ob ein linearer Zusammenhang zwischen Meßgröße und Konzentration vorliegt.
- Wenn am Meßgerät die Nullinie verschoben ist, d.h. auch eine Probe mit der Konzentration 0 einen gewissen Ausschlag zeigt, wird die Messung um diesen Betrag falsch!
- Wenn das Meßgerät einen systematischen Fehler hat (z.B. immer 10% zuviel anzeigt), dann wird die Steigung der Kalibriergeraden falsch, und damit auch das Ergebnis.

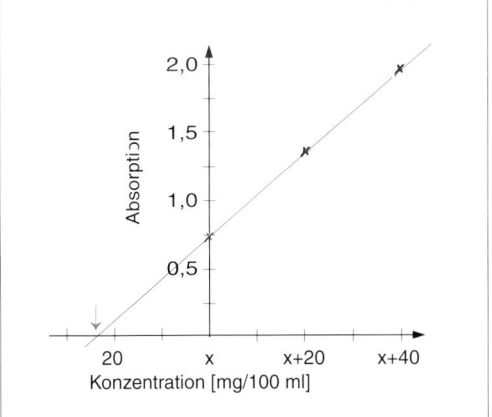

Abb. 1.8: Auswertung einer Meßreihe nach der Zumischmethode (Methode II)

1.6   Übungen

1) Wann wird das Ergebnis einer Messung ein Spektrum genannt?

2) Ordnen sie die folgenden spektroskopischen Methoden nach aufsteigender Energie der verwendeten Strahlung: IR, NMR, UV/VIS, AAS.

3) Wie groß ist die Energie (in Joule) eines Lichtquants von

   a: sichtbarem Licht der Wellenlänge 500 nm?

   b: Infrarotlicht der Wellenlänge 0,005 mm?

   c: Radiostrahlung mit einer Frequenz von 60 MHz?

4) Warum kann jede Materie nur Licht ganz bestimmter Wellenlängen absorbieren?

5) Bei einer photometrischen Bestimmung werden ein I_0 von 100 Skalenteilen und ein I von 25 Skalenteilen gemessen.

   a: Wie groß ist die Transmission?

   b: Wie groß ist die Absorption?

   c: Liegt die Absorption im akzeptablen Bereich?

6) Unter welchen Bedingungen kann eine Meßreihe nach der Zumischmethode ausgewertet werden?

2 Refraktometrie

Die Refraktometrie ist die Messung des Brechungsindex (auch Brechzahl genannt) einer Substanz. Der Brechungsindex ist eine stoffspezifische Größe, die in der pharmazeutischen Analytik v.a. zur Charakterisierung von Flüssigkeiten verwendet wird.

2.1 Physikalische Grundlagen

Brechungsindex

Elektromagnetische Strahlung breitet sich im Vakuum mit einer konstanten Geschwindigkeit von ca. 300 000 km/s aus. Diese sog. Lichtgeschwindigkeit ist eine wichtige Naturkonstante und wird mit dem Symbol c bezeichnet. In einem Medium (wie Luft, Gase, Flüssigkeiten oder Festkörper) ist ihre Geschwindigkeit aufgrund der Wechselwirkung mit den Atomen und Molekülen geringer.

Das Verhältnis zwischen der Lichtgeschwindigkeit im Vakuum und der in einem Medium (c^{Medium}) wird als Brechungsindex oder Brechzahl n des Mediums bezeichnet. Die Größe des Brechungsindex ist von der Temperatur, dem Druck und von der Wellenlänge der Strahlung abhängig. Der Brechungsindex ist eine *Zahl* und hat keine Einheit.

$$n^{Medium}(\lambda) = \frac{c}{c^{Medium}(\lambda)}$$

Das Vakuum selbst hat einen Brechungsindex von exakt 1. Da die Geschwindigkeit des Lichts niemals größer ist als im Vakuum, ist der Brechungsindex aller Substanzen (bzw. jedes Mediums) größer als 1. Substanzen, die einen relativ kleinen Brechungsindex besitzen (nur wenig größer als 1), werden als **optisch dünn** bezeichnet, Substanzen mit einem großen Brechungsindex werden **optisch dicht** genannt.

Relativer Brechungsindex

Aus praktischen Gründen wird der Brechungsindex normalerweise nicht auf das Vakuum, sondern auf Luft bezogen. Das ergibt dann den sog. **relativen Brechungsindex**:

$$n_{rel.}^{Medium}(\lambda) = \frac{c^{Luft}(\lambda)}{c^{Medium}(\lambda)}$$

Der relative Brechungsindex von Luft ist deshalb bei jeder Wellenlänge $n_{rel.}(\lambda) = 1$, obwohl der absolute Brechungsindex wellenlängenabhängig ist (auch der absolute Brechungsindex von Luft ist allerdings im gesamten sichtbaren Bereich des Spektrums fast gleich groß, $n^{Luft} \approx 1.0003$)!

Die Verwendung des relativen Brechungsindex ist so üblich, daß meist der Index rel. weggelassen wird. Stattdessen soll nach DAB die Meßtemperatur und Meßwellenlänge mit dem Symbol angegeben werden (n_λ^T).

✓ **Merke**

Der relative Brechungsindex (Brechzahl) ist
- auf Luft bezogen
- temperaturabhängig
- wellenlängenabhängig

Lichtbrechung

Trifft ein Lichtstrahl auf die Grenze zwischen zwei Substanzen (eine sog. Phasengrenze zwischen zwei Medien) mit unterschiedlichem Brechungsindex, so sind zwei Effekte möglich:

- Der Lichtstrahl wird reflektiert. Dann gilt das Reflexionsgesetz:
  Einfallswinkel = Ausfallswinkel (☞ Abb. 2.1, c).
- Der Lichtstrahl überquert die Grenze zum anderen Medium. Auch dabei ändert er seine Ausbreitungsrichtung. Dieser Effekt wird **Brechung** oder **Refraktion** genannt (☞ Abb. 2.1, a und b).

Meistens treten beide Effekte auf, d.h. ein Teil des Lichts wird reflektiert und ein Teil gebrochen. Für die Lichtbrechung gilt das **Brechungsgesetz von SNELLIUS:**

Das Verhältnis des Sinus von Einfallswinkel und Ausfallswinkel ist gerade das umgekehrte Verhältnis der Brechungsindizes der beiden Medien:

$$\frac{\sin \alpha}{\sin \beta} = \frac{n_2}{n_1}$$

α: Einfallswinkel
β: Ausfallswinkel
n_1: Brechungsindex des Mediums, aus dem der Lichtstrahl kommt
n_2: Brechungsindex des Mediums, in das der Lichtstrahl eintritt

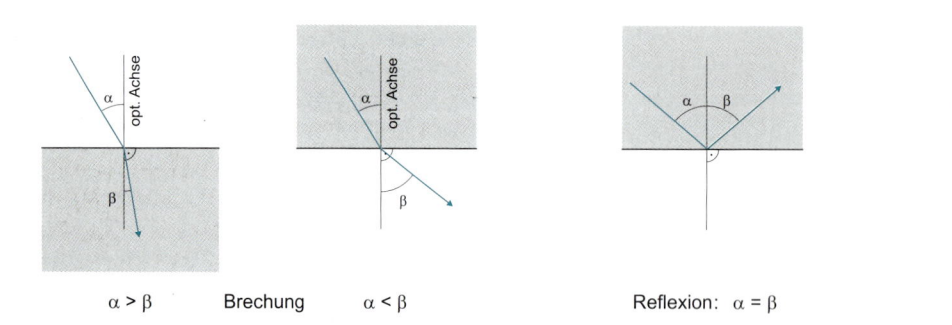

$\alpha > \beta$ Brechung $\alpha < \beta$ Reflexion: $\alpha = \beta$

Abb. 2.1: a) Brechung eines Lichtstrahls beim Übertritt vom optisch dünneren zum optisch dichteren und b) vom optisch dichteren zum optisch dünneren Medium. c) Reflexion eines Lichtstrahls an einer Oberfläche

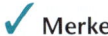

✓ **Merke**

Aus dem Brechungsgesetz resultieren folgende Faustregeln:

- Tritt ein Lichtstrahl vom optisch dünneren in ein optisch dichteres Medium über, so wird er zur optischen Achse hin gebrochen (die optische Achse steht senkrecht auf der Oberfläche, an der die Brechung stattfindet).
- Tritt ein Lichtstrahl vom optisch dichteren ins optisch dünnere über, so wird er von der optischen Achse weg gebrochen.

Grenzwinkel der Totalreflexion

An einer Grenze vom optisch dichteren zum optisch dünneren Medium ist ein Sonderfall möglich. Der Ausfallswinkel ist dabei immer größer als der Einfallswinkel. Wird der Einfallswinkel immer mehr vergrößert, so erreicht der Ausfallswinkel irgendwann 90°, d.h. der ausfallende Lichtstrahl verläuft dann parallel zur Grenze der beiden Medien. Bei weiterer Vergrößerung des Einfallswinkels würde der Ausfallswinkel sogar größer als 90°. Das bedeutet, daß der Lichtstrahl gar nicht mehr in das andere Medium eindringt, sondern zurückgeworfen wird.

Dieser Fall läßt sich mit dem Gesetz der Lichtbrechung aber nicht mehr beschreiben, da dies nur dann gilt, wenn der Lichtstrahl tatsächlich von einem Medium in ein anderes übertritt. Da der Lichtstrahl in einem solchen Fall reflektiert wird, gilt das Reflexionsgesetz, und der Ausfallswinkel ist gleich dem Einfallswinkel. Der Winkel, bei dem dieser Effekt gerade eben eintritt, heißt **Grenzwinkel der Totalreflexion.** Die Größe des Grenzwinkels der Totalreflexion hängt von der Größe der Brechungsindizes beider Substanzen ab, und kann aus dem Snelliusschen Brechungsgesetz abgeleitet werden, indem β gleich 90° (und damit $\sin \beta = 1$) gesetzt wird:

$$\frac{\sin \alpha}{\sin 90°} = \frac{n_2}{n_1} \; ; \; \sin \alpha = \frac{n_2}{n_1}$$

✓ **Merke**

- Das Brechungsgesetz nach SNELLIUS lautet:

$$\frac{\sin \alpha}{\sin \beta} = \frac{n_2}{n_1}$$

- Das Reflexionsgesetz lautet: $\alpha = \beta$

2.2 Messung des Brechungsindex

Der Brechungsindex ist eine charakteristische Größe jeder Substanz. Deshalb ist die Identifizierung einer unbekannten Probe möglich, indem der Brechungsindex gemessen und mit Literaturangaben verglichen wird. Dabei ist wichtig, daß die Meßbedingungen mit denen der Literaturwerte übereinstimmen.

Das DAB schreibt vor, daß der Brechungsindex einer Substanz bei 20 ± 0,5 °C mit dem Licht der D-Linie des Natriums (Wellenlänge λ = 589,3 nm, gelb) gemessen wird. Das Symbol des Brechungsindex ist dann n_D^{20}.

Das Meßgerät, mit dem der Brechungsindex bestimmt wird, heißt **Refraktometer.** Meist wird mit dem Refraktometer der Grenzwinkel der Totalreflexion bestimmt und mit Hilfe des Snelliusschen Brechungsgesetzes der Brechungsindex berechnet.

Substanz	n_D^{20}
Wasser	1,333
Benzol	1,498
Pyridin	1,507
n-Hexan	1,372
Cyclohexan	1,424
Chloroform	1,444
Ethanol	1,359
Glas	1,5 - 1,9
Quarz	1,5 - 1,7

Tab. 2.1: Brechungsindizes (Brechzahlen) einiger wichtiger Substanzen

Aufbau und Funktion des Abbé-Refraktometers

Häufig wird zur Messung des Brechungsindex von Flüssigkeiten das Abbé-Refraktometer verwendet (☞ Abb. 2.2). Das wesentliche Bauteil des Geräts ist ein Glasprisma, auf das die Probe aufgetragen wird. Der Brechungsindex von Glas ist größer als der der meisten Flüssigkeiten.

Zur Messung läßt man Licht unter verschiedenen Einfallswinkeln aus dem Glasprisma heraus auf die Substanz fallen und bestimmt den Winkel, bei dem kein Licht mehr durch die Probe hindurch geht (Totalreflexion). Das Sichtfenster des Refraktometers ist hinter der Probe angeordnet. Es ist hell erleuchtet, wenn Licht die Probe durchdringt. Sobald der Einfallswinkel größer ist als der Grenzwinkel der Totalreflexion wird das Fenster dunkel.

Das zweite Glasprisma dient lediglich als Probenhalterung. Da hier das Licht vom optisch dünneren ins optisch dichte Medium fällt, kann an dieser Grenze zwischen Substanz und Glas keine Totalreflexion auftreten! Aus dem auf einer Skala ablesbaren Winkel läßt sich mit der aus dem Brechungsgesetz abgeleiteten Formel

$$n_{Probe} = n_{Glas} \cdot \sin \alpha$$

der Brechungsindex berechnen. Normalerweise ist auf der Skala des Meßgerätes der Brechungsindex direkt angegeben, so daß eine Umrechnung entfällt.

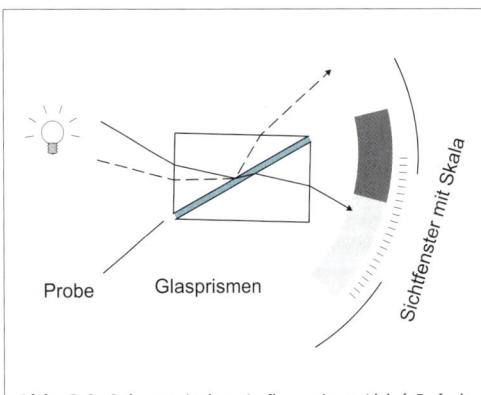

Abb. 2.2: Schematischer Aufbau eines Abbé-Refraktometers

2.3 Refraktometrie in der pharmazeutischen Analytik

In der pharmazeutischen Analytik wird die Refraktometrie zur Identifizierung von Substanzen, zur Reinheitsprüfung und in manchen Fällen zur Gehaltsbestimmung angewendet. Sie wird fast ausschließlich auf flüssige Proben angewendet, weil die Messung des Brechungsindex einer Flüssigkeit einfach, schnell und genau ist.

Da der Brechungsindex eine stoffspezifische Größe ist, eignet er sich zur **Charakterisierung** von Verbindungen. Bei (fast) allen im Handel erhältlichen Flüssigkeiten ist der Brechungsindex bekannt und meist zur Kontrolle auf der Verpackung angegeben.

Um die Identität einer Flüssigkeit mit Hilfe des Brechungsindex nachzuweisen, ist jedoch eine vorherige Reinheitskontrolle wichtig (z.B. chromatographisch), da der Brechungsindex schon durch geringe Verunreinigungen verändert wird.

Gerade deshalb eignet sich der Brechungsindexes sehr gut zur *qualitativen* **Prüfung auf Reinheit** von Flüssigkeiten.

Allerdings ist es oft nicht möglich, von der Größe der Abweichung des Brechungsindexes auf die Größe und Art einer Verunreinigung zu schließen. Deshalb wird die Refraktometrie selten zur *quantitativen* Analyse angewendet. Für eine refraktometrische **Gehaltsbestimmung** müssen immer Eichkurven angelegt werden, die die Größe des Brechungsindex in Abhängigkeit einer Substanzkonzentration wiedergeben.

2.3.1 Refraktometrie im DAB

Im DAB wird die Messung des Brechungsindex (der Brechzahl) zur Charakterisierung von Flüssigkeiten und zur Gehaltsbestimmung von Lösungen verwendet.

Forderungen an das Refraktometer

Nach dem DAB 10 muß ein Refraktometer bei einer Wellenlänge von 589,3 nm (D-Linie des Natriumlichts) messen. Verfügt das Meßgerät über ein Kompensatorsystem, so kann auch mit weißem Licht (= polychromatisch: weißes Licht enthält alle Wellenlängen zwischen 400 nm und 800 nm) gearbeitet werden.

Die Meßtemperatur muß 20 ± 0,5 °C betragen, und die Temperatur muß auf mindestens 0,5 °C genau abzulesen sein.

Die Meßgenauigkeit muß mindestens drei Dezimalstellen betragen.

Zur Kontrolle des Refraktometers gibt das Arzneibuch folgende Substanzen an:

Referenz-Substanz	n_D^{20}	$\Delta n/\Delta t$
Trimethylpentan	1,392	-0,00049
Tetrachlorkohlenstoff	1,461	-0,00057
Toluol	1,497	-0,00056
Methylnaphthalin	1,616	-0,00048

n_D^{20}: Brechungsindex
$\Delta n/\Delta t$: Temperaturkoeffizient

Mit den Werten für den Temperaturkoeffizienten kann auch die Temperaturabhängigkeit des Brechungsindex überprüft werden. Zur Kontrolle der Brechungsindizes sollen statt den tabellierten Werten die auf der Beschriftung der Substanzen angegebenen verwendet werden, falls diese voneinander abweichen!

2.4   Übungen

1) Warum kann beim Übergang eines Lichtstrahls vom optisch dünneren zum optisch dichteren Medium niemals Totalreflexion stattfinden?

2) Wie groß ist die relative Brechzahl von Luft bei 570 nm?

3) Ein Lichtstrahl trifft aus Luft auf eine Wasseroberfläche. Wie ist sein Ausfallswinkel (im Wasser) wenn sein Einfallswinkel 25° ist? Wie groß ist der Grenzwinkel der Totalreflexion?

3 Polarimetrie

3.1 Grundlagen der Polarimetrie

Polarimetrie ist eine Meßmethode, die auf der optischen Aktivität von Molekülen beruht. Eine Verbindung wird als optisch aktiv bezeichnet, wenn sie in der Lage ist, die Schwingungsebene linear polarisierten Lichts zu drehen.

3.1.1 Polarisiertes Licht

Linear polarisiertes Licht

Licht ist elektromagnetische Strahlung und besteht aus einem schwingenden elektrischen und einem schwingenden magnetischen Feld (☞ Kap. 1). Bei normalem Licht (das z.B. von einer Glühbirne ausgestrahlt wird) ist die Richtung, in der die Felder schwingen völlig willkürlich und bei verschiedenen Anteilen desselben Lichtstrahls unterschiedlich. Wird ein solcher Lichtstrahl derart gefiltert, daß nur die Wellen übrigbleiben, die in derselben Richtung schwingen, so erhält man **linear polarisiertes Licht** (☞ Abb. 3.1). Der Filter, der polarisiertes Licht herstellen kann, heißt **Polarisator.**

Circular polarisiertes Licht

Auch beim circular polarisierten Licht schwingen die Felder nur in einer einzigen Richtung. Diese Richtung ändert sich allerdings ständig. Das elektrische und magnetische Feld bewegt sich dadurch schraubenförmig (wie auf einer Wendeltreppe) vorwärts.

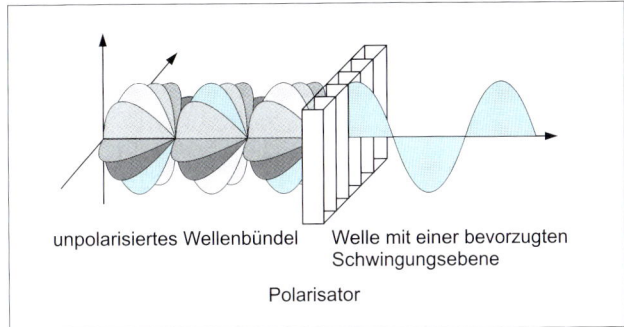

unpolarisiertes Wellenbündel   Welle mit einer bevorzugten
Schwingungsebene

Polarisator

Abb. 3.1: Unpolarisiertes Licht wird durch den Polarisator zu linear polarisiertem Licht

Die Drehrichtung der Schraube kann entweder links oder rechts herum sein. Wenn eine Links-Schraube von einer Rechts-Schraube überlagert wird, dann ergibt sich wieder linear polarisiertes Licht, da sich die Drehung nach links mit der Drehung nach rechts gerade aufhebt.

Deshalb kann man sich auch jeden linear polarisierten Lichtstrahl aus zwei circular polarisierten aufgebaut denken.

Wechselwirkung von optisch aktiven Molekülen mit polarisiertem Licht

Optisch aktive Moleküle beeinflussen die Ausbreitung von circular polarisiertem Licht unterschiedlich, je nachdem, ob das Licht eine Links- oder eine Rechts-Schraube ist. Wenn ein linear polarisierter Lichtstrahl auf ein solches Molekül fällt, dann wird eine der beiden Schrauben (links oder rechts) stärker „gebremst" als die andere. Die beiden circular polarisierten Lichtstrahlen kommen dadurch sozusagen „aus dem Takt". Das Licht bleibt dennoch polarisiert, allerdings ändert sich die Schwingungsebene des linear polarisierten Lichts. Diese Drehung der Schwingungsebene wird **optische Drehung** genannt.

3.1.2 Chiralität

Optische Aktivität von Molekülen

Voraussetzung für die optische Aktivität einer Verbindung ist die Chiralität. Ein Molekül wird als chiral bezeichnet, wenn es zwei Isomere gibt, die sich zueinander verhalten wie Bild und Spiegelbild (Achtung: Zwar läßt sich zu jedem Molekül ein Spiegelbild zeichnen, aber meist ist das Spiegelbild nur verdreht und mit dem Original identisch!). Dies

kommt auch in der Bezeichnung Chiralität zum Ausdruck (griechisch *chiral* = händig, die Moleküle verhalten sich zueinander wie die rechte und linke Hand). Die beiden zueinander spiegelbildlichen Moleküle werden **Enantiomere** genannt.

Die Enantiomere unterscheiden sich in ihren chemischen und physikalischen Eigenschaften nur durch zwei Effekte:

- Sie reagieren unterschiedlich mit anderen chiralen Molekülen
- Sie drehen die Polarisationsebene von linear polarisiertem Licht jeweils um denselben Winkel, aber in entgegengesetzter Richtung.

Enantiomere Moleküle

Oft sind in chiralen Verbindungen sog. asymmetrische Kohlenstoffatome vorhanden (C-Atome, die mit vier verschiedenen Resten verbunden sind). Allerdings sind asymmetrische C-Atome weder eine zwingende Bedingung für Chiralität, noch sind alle Moleküle mit asymmetrischen C-Atomen chiral. Moleküle können chiral sein, ohne asymmetrische C-Atome zu enthalten, wenn sie über ein starres Gerüst verfügen (☞ Abb. 3.2). Bei Molekülen mit mehreren asymmetrischen Kohlenstoffatomen kann es Isomere geben, die nicht chiral sind (vgl. Lehrbücher der Stereochemie). Solche Verbindungen nennt man **Diastereomere.** So gibt es z.B. von der Weinsäure drei isomere Formen: (+)-Weinsäure, (-)-Weinsäure und die sog. *meso*-Weinsäure. (+)- und (-)-Weinsäure sind ein Enantiomerenpaar (und optisch aktiv), die meso-Form ist diastereomer zu den anderen und nicht optisch aktiv!

Nomenklatur

Es gibt verschiedene Systeme, um chirale Moleküle zu bezeichnen (vgl. Lehrbücher der Stereochemie).

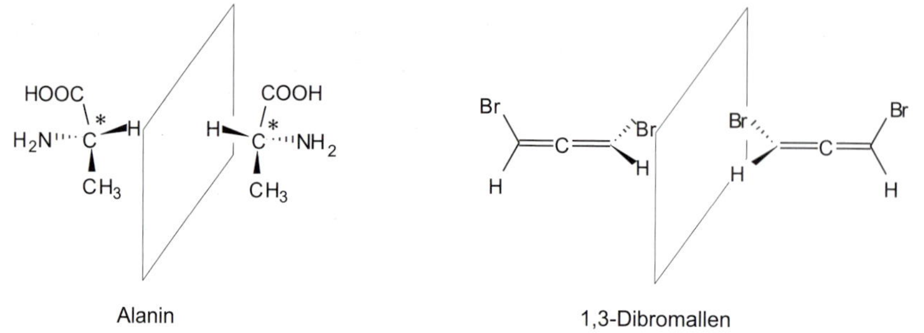

Abb. 3.2: Beispiele für chirale Moleküle: a) Die Aminosäure Alanin, mit einem asymmetrischen Kohlenstoffatom als Grund für die Chiralität. b) 1,3-Dibromallen, ein chirales Molekül ohne asymmetrisches C-Atom.

Nach der FISCHER-Nomenklatur bezeichnet man die Enantiomere mit D und L. Nach der CAHN-IN-GOLD-PRELOG-Nomenklatur wird ein Enantiomer als R-, das andere als S-Isomer bezeichnet.

Zusätzlich wird die Richtung, in welche die Schwingungsebene des polarisierten Lichts gedreht wird als (+) = im Uhrzeigersinn, oder (-) = gegen den Uhrzeigersinn angegeben. Diese Kennzeichnung ist nötig, weil sich weder der Betrag noch die Richtung der opt. Drehung aus der Struktur der Verbindung ableiten lassen. Es gibt deshalb D-Verbindungen mit positivem oder negativem Drehwert, sowie L-Verbindungen mit positivem oder negativem Drehwert.

✓ **Merke**

- Chirale Substanzen drehen die Schwingungsebene linear polarisierten Lichts (opt. Aktivität, opt. Drehung)
- Von chiralen Substanzen gibt es immer ein Paar spiegelbildlicher Enantiomere, deren spez. Drehung jeweils gleich groß ist, aber ein entgegengesetztes Vorzeichen besitzt
- Die Richtung der Drehung (+ oder -) läßt sich weder aus der D/L- noch aus der R/S-Nomenklatur vorhersagen; d.h. alle Kombinationen sind möglich.

Optische Aktivität von Kristallen

Manche Moleküle, die nicht chiral sind, können in chiralen Kristallen kristallisieren. Dabei sind dann die zwei möglichen Kristalle spiegelbildlich zu einander. Läßt man einen linear polarisierten Lichtstrahl durch einen solchen Kristall fallen, dann wird die Schwingungsebene des Lichts gedreht. Lösungen solcher Verbindungen zeigen natürlich keine optische Aktivität mehr. Ein Beispiel für einen chiralen Kristall ist Quarz.

3.1.3 Optische Drehung

Die optische Drehung ist der Drehwinkel α, um den die Schwingungsebene von linear polarisiertem Licht beim Durchstrahlen einer Probe gedreht wird. Die optische Drehung wird in Grad gemessen. Die Größe der optischen Drehung einer Probe hängt von der Schichtdicke und der Konzentration der Probe, sowie von der Temperatur, der Art des Lösungsmittels und der Wellenlänge des verwendeten Lichts ab.

Spezifische Drehung

Die spezifische Drehung (spezifischer Drehwert) $[\alpha]_{20}^{D}$ einer Lösung entspricht dem Drehwinkel α (in Grad), um den die Polarisationsebene linear polarisierten Lichts gedreht wird, wenn die Konzentration 1 g/ml und die Dicke der Küvette 10 cm (1 dm) ist.

Die Angabe $[\alpha]_{20}^{D}$ bedeutet, daß die Messung bei einer Temperatur von 20 °C mit Licht der D-Linie des Natriums (Wellenlänge $\lambda = 589{,}3$ nm) erfolgt.

Wird die Messung mit einer anderen Konzentration in einer anderen Küvette durchgeführt, so kann $[\alpha]_{20}^{D}$ aus dem gemessenen Winkel α berechnet werden:

$$[\alpha]_{20}^{D} = \frac{\alpha \cdot 100}{l \cdot c}$$

α: gemessener Winkel α in Grad

l: Schichtdicke in dm

c: Konzentration der Probe in g/100ml

Achtung: $[\alpha]_{20}^{D}$ ist zwar zahlenmäßig gleich groß wie der Drehwinkel, den man unter den definierten Bedingungen messen würde, aber die Einheit des spezifischen Drehwerts ist **nicht** Grad (°), sondern Grad · ml /(dm · g), wie aus der angegebenen Formel leicht abgeleitet werden kann.

Da diese Einheit unhandlich ist, kann die spezifische Drehung auch ohne Einheit (als Zahl, oder Dreh*wert)* angegeben werden. Die auch in der Literatur häufig verwendete Einheit Grad ist **falsch**, und sollte ebenso vermieden werden, wie die irreführende Bezeichnung *spezifischer Drehwinkel!*

Bei der Bestimmung von reinen Flüssigkeiten wird die Konzentration durch die Dichte ρ *(griech.:* rho) der Probe ersetzt. ρ_{20} ist die Dichte bei 20 °C. Im Arzneibuch wird statt der Dichte die sog. **relative Dichte** d_{20}^{20} verwendet, die auf die Dichte von Wasser bei 20 °C bezogen ist. *(*δ_{20}^{20} von Wasser ist genau 1).

$$d_{20}^{20} = \frac{\rho_{20}}{\rho_{20} \ (Wasser)}$$

Die spezifische Drehung reiner Flüssigkeiten ist dann:

$$[\alpha]_{20}^{D} = \frac{\alpha \cdot 100}{l \cdot d_{20}^{20}}$$

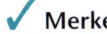 **Merke**

Die spezifische Drehung (spezifischer Drehwert) ist gleich dem Winkel, um den die Schwingungsebene linear polarisierten Lichts gedreht wird bei

• 10 cm (= 1 dm) Schichtdicke und

• einer Konzentration von 1 g/ml.

Spezifische Drehung im SI

Im internationalen Einheitensystem SI (Système Internationale d'Unites) wird eine andere Definition für die spezifische Drehung $[\alpha_{m}]_{20}^{D}$ angegeben, die allerdings im Arzneibuch keine Anwendung findet. Dort wird die Konzentration in 1 kg/m³ (Kilogramm pro Kubikmeter), die Schichtdicke in m (Meter), und der Winkel in rad (Radiant) gemessen. Die verschiedenen spezifischen Drehungen lassen sich leicht ineinander umrechnen:

$$[\alpha_{m}]_{20}^{D} = 0{,}1745 \cdot [\alpha]_{20}^{D}$$

 Merke

• Die Größe der opt. Drehung ist (normalerweise) proportional zur Konzentration und Schichtdicke der Probe.

• Die opt. Drehung hängt von der Temperatur, der Wellenlänge des Lichts und vom Lösungsmittel ab.

3.2 Messung der optischen Drehung

Zur Messung der optischen Drehung wird monochromatisches, linear polarisiertes Licht benötigt. Dieses Licht wird durch die Probe geleitet, wobei sich die Ebene der Schwingung des Lichts ändert. Der Winkel, um den die Ebene gegenüber einer Messung am reinen Lösungsmittel (bei reinen Flüssigkeiten als Probe gegenüber der leeren Küvette) verdreht ist, ist die optische Drehung.

3.2.1 Polarimeter

Das Polarimeter besteht aus der Lichtquelle, dem Polarisator, der Küvette und dem Analysator. Als **Lichtquelle** kann eine Natriumdampflampe verwendet werden. Oft wird aber einfach das Licht einer Glühlampe mit Hilfe eines Farbfilters monochromatisiert. Polarisator und Analysator sind Polarisationsfilter. Meist werden sog. **Nicolsche Prismen** verwendet.

Nicolsches Prisma

Ein Nicolsches Prisma ist ein Kristall aus Kalkspat. Kalkspat hat die erstaunliche Eigenschaft, Licht in unterschiedliche Richtungen zu brechen, je nachdem, in welcher Richtung die elektrischen und magnetischen Felder schwingen. Strahlt man unpolarisiertes Licht in den Kristall ein, so verlassen zwei Lichtstrahlen den Kristall an unterschiedlichen Stellen. Jeder dieser beiden Lichtstrahlen ist polarisiert. Für ein Nicolsches Prisma wird der Kalkspat so geformt, daß einer der polarisierten Lichtstrahlen fast gerade durchfällt, während der andere seitlich abgelenkt wird (☞ Abb. 3.3).

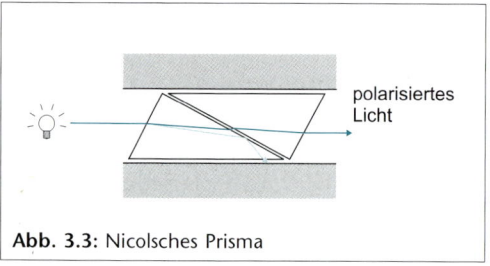

Abb. 3.3: Nicolsches Prisma

3.2.2 Meßprinzip

Das unpolarisierte Licht der Lichtquelle wird durch den Polarisator in linear polarisiertes Licht umgewandelt. Das polarisierte Licht wird durch die Küvette und dann durch den Analysator geleitet. Der Analysator ist ein drehbar montiertes Nicolsches Prisma.

Befindet sich im Strahlengang keine Analysenprobe, so ist die Helligkeit des Lichtstrahls nach Verlassen des Analysators am größten, wenn die Polarisationsebenen von Analysator und Polarisator genau parallel stehen. Sind die Ebenen genau senkrecht zueinander, so verläßt kein Licht den Analysator.

Beide Fälle (ganz hell oder ganz dunkel) können zur Analyse benutzt werden. Meist wird die Einstellung mit der kleinsten Helligkeit auf der Winkelskala des Analysators als Nullpunkt gekennzeichnet.

Befindet sich nun eine Probe in der Küvette, dann wird die Polarisationsebene des Lichts gedreht, und die Stellung des Analysators stimmt nicht mehr mit der Polarisationsebene überein. Der Lichtstrahl ist wieder heller. Der Analysator muß dann so weit gedreht, bis die Helligkeit wieder am geringsten ist. Der Winkel, um den der Analysator nachgestellt werden muß, entspricht genau dem Drehwinkel, um den die Polarisationsebene in der Probe gedreht wurde. Der Winkel kann auf der Winkelskala abgelesen werden.

Heute wird dieses Meßprinzip in automatischen Polarimetern angewendet. Dabei wird die Helligkeit durch eine Photozelle gemessen. Ein Elektromotor dreht den Analysator, bis das Helligkeitsminimum erreicht ist. Der gemessene Drehwinkel wird auf einem Meßgerät angezeigt.

3.2.3 Halbschattenpolarimeter

Für einfache Polarimeter, bei denen die Helligkeit mit dem Auge abgeschätzt wird, ist das beschriebene Funktionsprinzip ungeeignet, da es dem menschlichen Auge kaum möglich ist, die Einstellung der kleinsten oder größten Helligkeit genau zu erkennen.

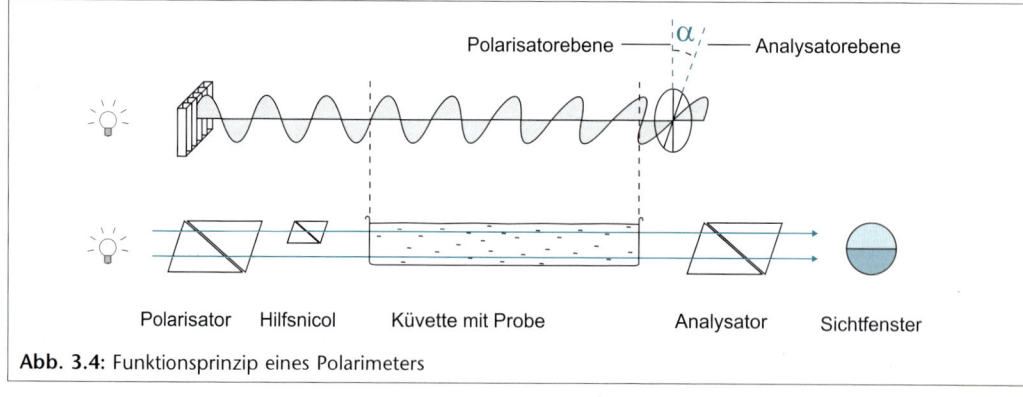

Abb. 3.4: Funktionsprinzip eines Polarimeters

Deshalb werden sog. Halbschattenpolarimeter verwendet, bei denen das Sichtfeld in zwei (oder drei) Bereiche eingeteilt ist, die auf gleiche Helligkeit eingestellt werden müssen.

Dazu wird ein Teil des polarisierten Lichts durch ein weiteres Nicolsches Prisma (das sog. Hilfsnicol) geleitet und seine Polarisationsebene um wenige Grad gedreht (☞ Abb. 3.4). Beide Lichtstrahlen fallen durch die Probe sowie den Analysator und werden in getrennten Bereichen des Sichtfensters angezeigt. Gleiche Helligkeit in den Sichtfenstern ist immer dann erreicht, wenn die Ebene des Analysators gerade auf den Mittelwert zwischen den beiden Lichtstrahlen eingestellt ist.

Auf den ersten Blick überraschend am Strahlengang des Halbschattenpolarimeters ist, daß beide polarisierten Lichtstrahlen durch die Probenküvette gehen. Zur Erläuterung sind in Abb. 3.5 die Schwingungsebenen beider Lichtstrahlen an verschiedenen Stellen des Polarimeters dargestellt. Aus der Abbildung läßt sich auch ablesen, daß der Analysator zum Abgleich der Helligkeiten genau um den Winkel α verstellt werden muß, um den die Ebenen der polarisierten Lichtstrahlen durch die Probe gedreht werden.

3.3 Polarimetrie in der pharmazeutischen Analytik

Die Polarimetrie ist eine wichtige Methode in der pharmazeutischen Analytik, da sehr viele als Arzneistoffe verwendete Substanzen optisch aktiv sind. Die Messung der opt. Drehung dient zur Identifizierung sowie zur Gehaltsbestimmung und Reinheitskontrolle von chiralen Verbindungen.

3.3.1 Gehaltsbestimmung

Die Größe der optischen Drehung ist in einem großen Bereich proportional zur Konzentration. Der Gehalt einer Lösung kann mit Hilfe einer Eichgeraden oder (wenn die spezifische Drehung bekannt ist) rechnerisch bestimmt werden. Aus der Definitionsgleichung der spezifischen Drehung folgt:

$$c = \frac{\alpha_{gemessen} \cdot 100}{[\alpha]_{20}^{D} \cdot l}$$

α: gemessener Winkel α in Grad

l: Schichtdicke in dm

c: Konzentration der Probe in g/100ml

100: Umrechnungsfaktor für die verschiedenen Einheiten

Es gibt allerdings auch einige Fälle, in denen der gemessene Winkel von diesem linearen Gesetz abweicht, so daß die Auswertung mit einer Eichkurve vorgenommen werden muß. So zeigt z.B. der *spezifische Drehwert* (der eigentlich eine Stoffkonstante sein soll) von Weinsäure eine starke Konzentrationsabhängigkeit.

3.3.2 Reinheitsprüfung

Die Polarimetrie ist nur dann eine genaue Methode zur Reinheitskontrolle, wenn es sich bei den Verun-

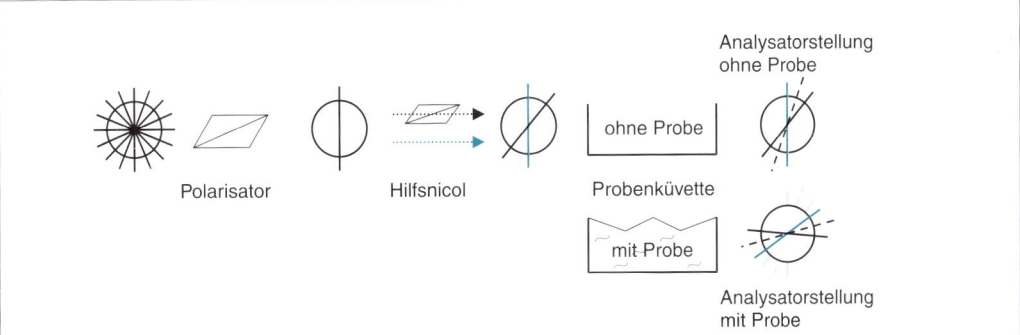

Abb. 3.5: Schematische Darstellung der Ebenen der polarisierten Lichtstrahlen im Halbschattenpolarimeter: Der Analysator muß um den gleichen Winkel nachgestellt werden, um den die Probe die Ebene des polarisierten Lichts dreht (hier 55°). Der Analysator ist als gestrichelte Linie dargestellt.

reinigungen um optisch aktive Verbindungen handelt. Dann weicht der Drehwert der Probe, der sich normalerweise additiv aus den Drehwerten aller enthaltenen optisch aktiven Substanzen zusammensetzt, u.U. stark vom Sollwert ab.

3.3.3 Kontrolle optisch aktiver Substanzen

Bei den meisten chiralen Arzneistoffen besitzt nur eines der beiden Enantiomeren die gewünschte pharmakologische Wirkung, während das andere unwirksam ist oder eine andere Wirkung hat. Deshalb ist es wichtig, die Reinheit solcher Substanzen zu prüfen und zu charakterisieren. Da die einzige physikalische Eigenschaft, in der sich die beiden Enantiomeren unterscheiden, ist die Messung des optischen Drehwertes die einzige physikalische Meßmethode, um eine solche Reinheitsprüfung durchzuführen.

Dazu wurde die Größe der sog. optische Reinheit und der Enantiomerenüberschuß definiert. Die **optische Reinheit** z.B. des (+)-Isomeren in einem Enantiomerengemisch ist

$$P(+) = \frac{\alpha_{exp}}{\alpha(+)}$$

P(+): optische Reinheit des rechtsdrehenden Enantiomeren (+)

α_{exp}: gemessene optische Drehung

$\alpha(+)$: theoretische optische Drehung, wenn das reine Enantiomere vorliegen würde

Ein völlig reines Enantiomer hat die optische Reinheit 1,0. Der **Enantiomerenüberschuß (ee** = enantiomeric excess) läßt sich aus der opt. Reinheit berechnen:

$$ee(+) = c(+) - c(-)$$

$$ee(+) = P(+) \cdot c(gesamt)$$

ee(+): Enantiomerenüberschuß des rechtsdrehenden Enantiomeren

c(+): Konzentration des rechtsdrehenden Enantiomeren

c(-): Konzentration des linksdrehenden Enantiomeren

Der ee-Wert gibt den Konzentrationsüberschuß eines der beiden Enantiomeren an. Beim völlig reinen Enantiomeren ist der ee gleich der Gesamtkonzentration.

3.3.4 Polarimetrie im DAB

Im Arzneibuch wird der spez. Drehwert als charakteristische Größe chiraler Verbindungen angegeben. Allerdings kommen heute (noch) die meisten chiralen Arzneistoffe als Enantiomerengemische auf den Markt, da eine Trennung der Enantiomeren sehr aufwendig und teuer ist und ggf. eine Neuzulassung erfordert.

Durchführung der Messung

Nach DAB 10 müssen polarimetrische Bestimmungen bei 20 ± 0,5 °C durchgeführt werden, es sei denn, in der Monographie ist die Temperaturkorrektur für andere Temperaturen angegeben.

Der Nullpunkt des Gerätes ist zu prüfen. Dazu wird eine Küvette mit reinem Lösungsmittel vermessen. Bei der Bestimmung reiner Flüssigkeiten wird der Nullpunkt mit einer leeren Küvette bestimmt.

Um Ableseungenauigkeiten der Winkelskala auszugleichen, sollen alle Messungen mindestens fünfmal wiederholt und dann der Mittelwert bestimmt werden.

3.4 Übungen

1) Eine Lösung von 6 g einer unbekannten Substanz in 100 ml Wasser zeigt einen Drehwinkel von +97°. Wie läßt sich entscheiden, ob der Drehwert +97° oder -263° ist?

2) Eine Lösung von L-Alanin ($[\alpha]_{20}^{D}$ = 2,7) in Wasser zeigt eine optische Drehung von 0,51° (Küvettenlänge l = 10,0 cm, Meßtemperatur = 20,0 °C, Meßwellenlänge: Na-D-Linie).

   a: Wie groß ist der Gehalt der Lösung in % (m/V)?

   b: Warum zeigt Alanin optische Aktivität?

   c: Welcher Drehwinkel würde bei einer Lösung der gleichen Konzentration von D-Alanin gemessen werden?

4 Spektralpolarimetrie

In der Polarimetrie (☞ Kap. 3) wird die Drehung der Schwingungsebene von monochromatischem linear polarisierten Licht gemessen um chirale Substanzen zu identifizieren oder deren Konzentration zu bestimmen.

Sehr viel weitergehende Aussagen über die Struktur einer untersuchten Verbindung lassen sich machen, wenn der Drehwinkel nicht nur bei einer einzigen Wellenlänge, sondern über einen ganzen Spektralbereich gemessen wird. Aus der Polarimetrie wird dann die Spektralpolarimetrie.

Die besondere Bedeutung der spektralpolarimetrischen Verfahren liegt darin, daß mit diesen Methoden die **absolute Konfiguration** von chiralen Verbindungen erkannt werden kann! Dies ist mit der Polarimetrie nicht möglich, da es ja keine Regeln gibt, mit denen das Vorzeichen der optischen Drehung aus der Struktur einer Verbindung abgeleitet werden kann.

4.1 Grundlagen der Spektralpolarimetrie

4.1.1 Optische Rotationsdispersion (ORD)

Wird die Größe der optischen Drehung in Abhängigkeit der Wellenlänge des polarisierten Lichts in einem Diagramm aufgetragen, dann ergibt sich die Kurve der optischen Rotationsdispersion (ORD-Kurve).

Normalerweise wird der Betrag der optischen Drehung mit zunehmender Wellenlänge immer kleiner (sog. **normale ORD** ☞ Abb. 4.1). Das gilt aber nur, solange die Substanz in dem gemessenen Wellenlängenbereich kein Licht absorbiert. An den Stellen, wo eine Absorption auftritt, ist der Kurvenverlauf komplizierter. Die ORD-Kurve hat dann einen S-förmigen Verlauf. Eine solche Kurve wird **anomale ORD** genannt. Das Auftreten einer anomalen ORD wird auch als **Cotton-Effekt** bezeichnet.

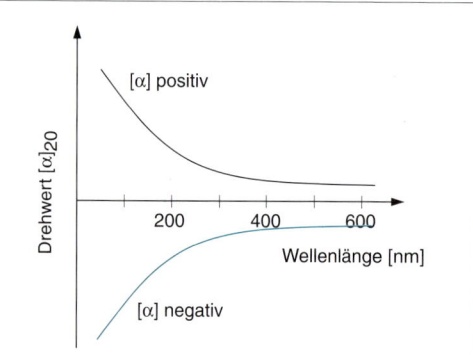

Abb. 4.1: Normale ORD-Kurve bei positiver oder negativer optischer Drehung

---

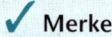 **Merke**

ORD

- Die Kurve der optischen Rotationsdispersion (ORD) gibt den Drehwert einer Substanz in Abhängigkeit der Wellenlänge des polarisierten Lichts an
- Der Betrag des Drehwerts wird bei *normaler* ORD mit zunehmender Wellenlänge immer kleiner
- Wenn eine Lichtabsorption vorliegt, resultiert eine sog. anomale ORD-Kurve (Cotton-Effekt).

4.1.2 Circulardichroismus (CD)

Jeder polarisierte Lichtstrahl läßt sich auch als Überlagerung von zwei circular polarisierten Lichtstrahlen (einer mit einer Linksschraube, und einer mit einer Rechtsschraube) sehen. Die optische Drehung kommt durch die unterschiedliche Ausbreitungsgeschwindigkeit der beiden Schrauben in einem optisch aktiven Medium zustande (☞ Kapitel 3).

Auch die Stärke der Absorption von Licht ist von seiner Polarisation abhängig. Auch hier gilt, daß bei

optisch aktiven Medien die Absorption von links circular polarisiertem Licht (Linksschraube) anders ist als die von rechts circular polarisiertem Licht. Wird in einem Spektrum die Differenz der beiden Absorptionskoeffizienten (Linksschraube - Rechtsschraube) aufgetragen, dann ergibt sich die Kurve des Circulardichroismus:

$$\Delta\varepsilon = \varepsilon_{links} - \varepsilon_{rechts}$$

Bei nicht optisch aktiven Verbindungen ist $\Delta\varepsilon$ immer Null. Bei optisch aktiven Verbindungen erscheint an der Stelle der Absorption entweder ein positiver oder ein negativer Ausschlag. Man spricht dementsprechend vom positiven oder negativen Circulardichroismus.

Das Maximum der Circulardichroismus-Kurve ist gerade in der Mitte der S-förmigen anomalen ORD-Kurve.

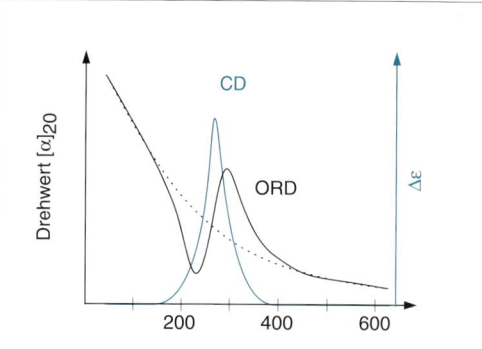

Abb. 4.2: Anomale ORD und CD bei positivem Cotton-Effekt und positiver optischen Drehung

---

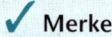 **Merke**

CD

- Der Circulardichroismus einer Substanz ist immer Null, außer wenn ein Cotton-Effekt vorliegt
- Ungefähr an dieser Stelle hat die Substanz ein Absorptionsmaximum.

4.1.3 Cotton-Effekt

Die Tatsache, daß eine anomale ORD und ein Circulardichroismus auftritt, wird auch als Cotton-Effekt bezeichnet. Ein positiver Circulardichroismus entspricht einem positiven Cotton-Effekt und umgekehrt. Da sowohl das Vorzeichen der optischen Drehung, als auch das der ORD positiv oder negativ sein kann, gibt es vier verschiedene Möglichkeiten für das Aussehen einer anomalen ORD-Kurve.

Trotzdem läßt sich aus der ORD-Kurve das Vorzeichen des Cotton-Effekts leicht ablesen: Beim **positiven** Cotton-Effekt geht der erste Ausschlag der Kurve **immer nach unten,** beim negativen geht der erste Ausschlag immer nach oben.

4.2　Messung von ORD und CD

Die Messung der optischen Rotationsdispersion ORD ist verhältnismäßig einfach. Dazu muß mit einem Polarimeter die optische Drehung bei verschiedenen Wellenlängen bestimmt werden. Die heutigen Meßgeräte tun dies automatisch und geben dann die ORD-Kurve aus.

Die Bestimmung des Circulardichroismus CD ist komplizierter. Theoretisch müßte dazu die Absorption von circular polarisiertem Licht gemessen werden. Da allerdings nur die Differenz $\Delta\varepsilon$ benötigt wird und nicht die einzelnen Absorptionskoeffizienten ε_{links} und ε_{rechts}, läßt sich die Messung in der Praxis einfacher mit einem sog. Ellipsometer durchführen, dessen Funktion allerdings recht kompliziert ist und hier nicht erklärt werden soll.

4.3　ORD und CD in der pharmazeutischen Analytik

Optische Rotationsdispersion- und Circulardichroismus-Messungen sind in der pharmazeutischen Chemie von großer Bedeutung, da mindestens 30% aller Arzneistoffe chiral sind.

In der pharmazeutischen Forschung spielen zudem Naturstoffe eine wichtige Rolle. Viele neue Wirkstoffe sind von Naturstoffen abgeleitete Verbindungen. Solche Naturstoffe haben meist eine komplizierte Struktur mit vielen chiralen Zentren. Die spektralpolarimetrischen Verfahren bieten von allen physikalischen Analysemethoden als einzige die Möglichkeit, die absolute Konfiguration und Struktur solcher Naturstoffe zu bestimmen.

Deshalb ist damit zu rechnen, daß in Zukunft diese Methoden auch im Arzneibuch verankert werden.

Quantitative Analytik

ORD- und CD-Kurven werden im Normalfall nicht zur quantitativen Bestimmung verwendet. Dazu genügen die apparativ weniger aufwendigen Methoden der Drehwert- (Polarimetrie) oder Absorptionsmessung mit unpolarisiertem Licht (UV/VIS-Spektroskopie).

Identitätsprüfung

Zur eindeutigen Identifizierung einer chemischen Verbindung ist eine ORD-Kurve natürlich sehr viel besser geeignet als die polarimetrische Messung des Drehwerts bei nur einer Wellenlänge. Da die $[\alpha]_{20}^{D}$-Werte von vielen Substanzen zufällig gleich sind, ist die ORD-Kurve spezifischer für eine Verbindung.

4.3.1　Strukturaufklärung

ORD- und CD-Messungen sind heute enorm wichtige Methoden zur Strukturaufklärung chiraler Verbindungen. Es ist nämlich möglich, aus der Struktur einer Verbindung das Vorzeichen und die ungefähre Stärke des Cotton-Effekts abzuleiten!

Dies führt zu einer großen Erweiterung im Vergleich mit der Polarimetrie, wo die Vorhersage des Drehwerts nicht möglich ist.

Empirische Regeln

Für den Cotton-Effekt gibt es mehrere einfache empirische (d.h. aus der Erfahrung abgeleitete) Regeln, mit denen von der Struktur auf die CD-Kurve geschlossen werden kann. Die bekannteste ist die sog**. Oktanden-Regel**, die für Cyclohexanon-Derivate gilt:

Bei allen chiralen Cyclohexanon-Derivaten, tritt bei der $n\rightarrow\pi^{*}$ Absorption der Carbonyl-Gruppe (bei ca. 300 nm Wellenlänge) ein Cotton-Effekt auf. Aus der Richtung, in die die Reste am Sechsring zeigen, läßt sich der Cotton-Effekt vorhersagen. Wenn das CD- oder ORD-Spektrum eines unbekannten Cyclohexanon-Derivates vorliegt, kann auf die Lage der Reste am Ring (axial oder äquatorial) geschlossen werden.

Rechnungen

Der Cotton-Effekt läßt sich auch (allerdings mit sehr aufwendigen Verfahren) direkt berechnen.

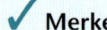 **Merke**

Mit CD- und ORD-Messungen läßt sich die absolute Konfiguration (R oder S) chiraler Verbindungen bestimmen.

4.4   Übungen

1) Wie verlaufen die ORD-Kurve und die CD-Kurve einer wäßrigen D-Glukose-Lösung im Wellenlängenbereich von 800 nm bis 300 nm? (D-Glucose besitzt einen spez. Drehwert von $[\alpha]_{20}^{D} = 52,7$)

2) Testosteron ist ein Cyclohexanon-Derivat. Aus der Oktandenregel läßt sich für die Absorption bei 238 nm ein positiver Cotton-Effekt vorhersagen. Der spez. Drehwert beträgt $[\alpha] = 209$. Wie ist der prinzipielle Verlauf der ORD- und der CD-Kurve im Bereich der Lichtabsorption?

Testosteron

5   Kolorimetrie

Als Kolorimetrie wird die quantitative Bestimmung von Substanzen auf Grund ihrer Farbe bezeichnet. Eine chemische Verbindung ist immer dann farbig, wenn sie Strahlung im Spektralbereich des sichtbaren Lichts (400 bis 800 nm) absorbiert.

Oftmals genügt der Vergleich der Farbe einer Substanz mit der einer Referenzsubstanz zur Identifizierung. Deshalb ist der instrumentelle Aufwand für kolorimetrische Bestimmungen sehr klein. Natürlich ist dann die Genauigkeit auch nicht besonders groß.

5.1   Grundlagen

5.1.1   Absorption von sichtbarem Licht

Spektrum des sichtbaren Lichts

Das Spektrum des sichtbaren Lichts umfaßt die elektromagnetische Strahlung mit den Wellenlängen von 400 bis 800 nm. Die kurzwellige und energiereiche Strahlung mit 400 nm Wellenlänge ist violettes Licht. Mit länger werdender Wellenlänge ändert sich die Farbe des Lichts von violett über blau, grün, gelb, orange bis zum roten Licht, das die größte Wellenlänge (ca. 800 nm) und die kleinste Energie hat.

Auf der energiereichen Seite schließt sich der Bereich des ultravioletten Lichts (UV) an. Das energieärmere, nicht mehr sichtbare Licht heißt Infrarot-Strahlung (☞ Abb. 1.3).

Weißes Licht

Das natürliche Licht erscheint dem menschlichen Auge weiß. Das liegt daran, daß dieses Licht alle Wellenlängen des sichtbaren Spektrums enthält. Sobald eine Wellenlänge fehlt, wird das vom Auge registriert, und das Licht erscheint farbig.

Komplementärfarben

Die Farbe des Lichts ist aber nicht die Farbe der fehlenden Wellenlänge, sondern die Mischfarbe aller noch vorhandener Wellenlängen. Läßt man z.B. Licht durch eine Substanz fallen, die rotes Licht absorbiert, dann ist das restliche Licht grün. Deshalb erscheint eine Substanz, die rotes Licht absorbiert dem menschlichen Auge grün. Wenn im weißen Licht dagegen Grün fehlt, dann ist der Rest rot. Grün und Rot sind sog. **Komplementärfarben** (☞ Tabelle 5.1).

Fehlende Farbe im Licht	Wellenlänge	Farbe des Restlichts (Komplementärfarbe)
dunkelblau	430nm	gelb
blau	450nm	orange
grün	505nm	rot
gelb	550nm	dunkelblau
orange	590nm	blau
rot	700nm	grün

Tab. 5.1: Komplementärfarben: Farbe des Restlichts, wenn eine bestimmte Wellenlänge absorbiert wurde.

Voraussetzung für die Farbigkeit

Durch die elektromagnetische Strahlung im sichtbaren Wellenlängenbereich können in Molekülen Elektronen angeregt werden. Für die allermeisten dieser möglichen Anregungen genügt aber die Energie des sichtbaren Lichts nicht, sondern es ist das energiereichere ultraviolette Licht nötig (☞ UV/VIS-Spektroskopie). Nur wenn ein Molekül sehr viele konjugierte Doppelbindungen enthält, kann es das relativ energiearme sichtbare Licht absorbieren. Auch viele anorganische Komplexverbindungen sind farbig.

 Merke

Mit der Kolorimetrie werden Gehaltsbestimmungen und Reinheitsprüfungen durch Vergleich der Farbe einer Lösung mit einer Vergleichslösung durchgeführt.

5.2 Durchführung der Messung

5.2.1 Farbvergleichslösungen

Je konzentrierter eine Lösung ist, umso intensiver (tiefer) ist die Farbe. Die einfachste Möglichkeit, die Konzentration der Lösung einer farbigen Substanz zu bestimmen, ist der Vergleich mit Referenzlösungen. Dazu muß eine Reihe von Lösungen der Analysensubstanz mit unterschiedlichen Konzentrationen hergestellt, und die Farbe (bzw. Farbtiefe) mit der Analyse verglichen werden.

✓ **Merke**

Beim Vergleich der Farben muß beachtet werden:
- Das verwendete Licht sollte weiß sein
- Der Hintergrund muß ebenfalls weiß sein, sonst mischt sich die Farbe der Lösung mit der des Hintergrundes
- Die Schichtdicke, durch die die Lösungen betrachtet werden, muß bei allen Lösungen gleich groß sein.

5.2.2 Kolorimeter

Eine etwas aufwendigere, aber auch exaktere Analyse ist mit einem Kolorimeter möglich. Auch bei diesem Gerät wird die Farbintensität mit der einer Vergleichslösung „frei Auge" verglichen. Allerdings läßt sich hier die Schichtdicke verändern, so daß nur eine einzige Vergleichslösung hergestellt werden muß.

Geräteaufbau

Am weitesten verbreitet sind die sog. Eintauchkolorimeter (☞ Abb. 5.1). Analysenlösung und Vergleichslösung werden in je eine Küvette gefüllt. In jede Küvette wird ein Glaszylinder eingetaucht. Die Schichtdicke ist der Abstand zwischen Küvettenboden und Glaszylinder und kann als b_A und b_V am Gerät abgelesen werden.

Zur Messung müssen beide Glaszylinder so eingestellt werden, daß die Helligkeit (bzw. Farbtiefe) bei Analyse und Vergleich gerade gleich ist. Die Konzentration der Analyse läßt sich aus den Schichtdicken und der Konzentration der Vergleichslösung berechnen*:

$$c_A = c_V \cdot \frac{b_V}{b_A}$$

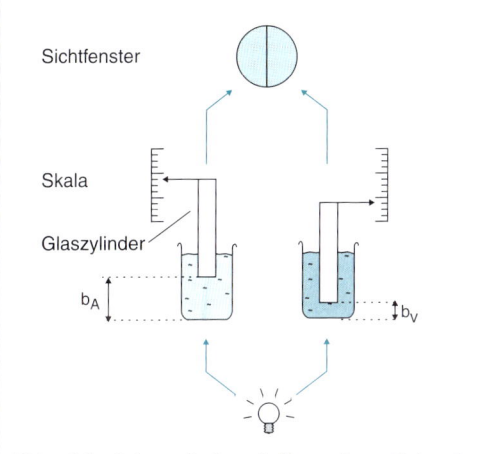

Abb. 5.1: Schematischer Aufbau eines Eintauchkolorimeters

5.3 Kolorimetrie in der pharmazeutischen Analytik

In der pharmazeutischen Analytik wird die relativ ungenaue Kolorimetrie heute kaum noch eingesetzt. Die Fehler sind meist größer als 5%, weil ein genauerer Helligkeitsvergleich mit dem Auge nicht möglich ist. Diese einfache Methode kann deshalb nicht mit den sehr viel genaueren photometrischen Methoden konkurrieren (☞ UV/VIS-Spektroskopie).

5.3.1 Kolorimetrie im DAB

Im DAB wird die Kolorimetrie unter dem Stichwort *Färbung von Flüssigkeiten* abgehandelt. Farbvergleiche werden oft benutzt, um die Reinheit von Arzneistoffen zu überprüfen.

So können gefärbte Verunreinigungen in farblosen Arzneistoffen erkannt werden. In vielen Fällen müssen die Verunreinigungen erst mit einem Farbreagenz sichtbar gemacht werden. So können z.B. Metall-Kationen in gefärbte Komplexe überführt werden.

Zum Vergleich der Farbe muß nicht unbedingt eine Lösung derselben Substanz verwendet werden. Es können auch standardisierte Farblösungen eingesetzt werden. Die Farbe der Probe darf dann nicht dunkler sein, als die der Vergleichslösung. Der Vergleich kann nach 2 Methoden durchgeführt werden.

Methode I

Nach der einfacheren Methode werden je 2 ml Probe und Vergleich in gleiche farblose Reagenzgläser mit 12 mm Durchmesser gefüllt. Die Interpretation der Farben wird bei Tageslicht gegen einen weißen Hintergrund durchgeführt, wobei **horizontal** durch die Reagenzgläser geschaut wird.

---

* *Achtung: Diese Formel scheint dem Lambert-Beerschen Gesetz zu widersprechen, da nur die Intensität und nicht die Absorption ausgewertet wird. Tatsächlich ist diese Vereinfachung möglich, weil im Kolorimeter immer auf gleiche Intensität abgeglichen wird. Wenn die Intensitäten I_V und I_A gleich sind, dann sind auch die Absorptionen gleich! Selbstverständlich gilt das Lambert-Beersche Gesetz auch bei der Kolorimetrie und deshalb besteht **kein** linearer Zusammenhang zwischen der **Intensität** und der Konzentration.*

Methode II

Bei dieser genaueren Methode werden Probe und Vergleich jeweils 40 mm hoch in Glaszylinder mit ebenem Boden gefüllt (sog. Neßler-Zylinder). Die Gefäße werden auf einen weißen Untergrund gestellt, und die Farbe wird dann, von oben auf die Lösungen blickend, beurteilt. Auch diese Bestimmung kann bei Tageslicht durchgeführt werden.

Standard-Farbvergleichslösungen

Das DAB schreibt fünf Farbreferenzlösungen vor, deren Farbe zum Vergleich verwendet wird. Diese Lösungen werden nach ihren Farben als **B** (Braun), **BG** (Bräunlich-Gelb), **G** (Gelb), **GG** (Grünlich-Gelb) und **R** (Rot) bezeichnet. Die Lösungen werden durch Mischen aus drei Stammlösungen für Gelb, Rot und Blau hergestellt:

- Gelbe Lösung: Eisen(III)-chlorid ($FeCl_3$)
- Rote Lösung: Cobalt(II)-chlorid ($CoCl_2$)
- Blaue Lösung: Kupfer(II)-sulfat ($CuSO_4$).

Das Arzneibuch gibt Vorschriften zur Herstellung der Lösungen und der Mischungen an. Außerdem werden für jede Farblösung eine Reihe genau definierter Verdünnungen festgelegt.

5.4   Übungen

1) β-Karotin hat eine orangerote Farbe, Kupfersulfat eine blaue. Bei welcher der beiden Verbindungen ist energiereicheres Licht zur Anregung der Elektronen nötig?

2) Warum können beim Eintauchkolorimeter die Intensitäten direkt verglichen werden (ohne zuerst die Absorption zu berechnen)? Wie läßt sich die kolorimetrische Auswerteformel aus dem Lambert-Beerschen Gesetz ableiten?

6 Atomabsorptionsspektroskopie

Mit der Atomabsorptionsspektroskopie (AAS) läßt sich der Gehalt eines bestimmten chemischen Elements (also einer Atomsorte) in einer Probe bestimmen. Im Normalfall ist es gleichgültig, in welcher *chemischen* Form (kovalent gebunden in einem Molekül oder als Salz) das Element vorliegt.

Im Gegensatz zur Flammenphotometrie (☞ Kap. 7) ist die AAS eine absorptionsspektroskopische Methode, d.h. es wird gemessen, wie stark Licht (meist im UV/VIS-Bereich) von den Atomen absorbiert wird. Die AAS ist eine sehr genaue Methode, mit der sich eine Vielzahl von Elementen bestimmen läßt. Die Nachweisgrenze vieler Metalle liegt unterhalb von einem ppm *(parts per million)*.

6.1 Physikalische Grundlagen

6.1.1 Linienspektrum von Atomen

Absorptionsspektrum des Wasserstoff-Atoms

Das einfachste Atom ist das Wasserstoffatom, das nur ein einziges Elektron besitzt. Durch Bestrahlen mit elektromagnetischer Strahlung kann dieses Elektron von seiner *Bahn* (Orbital) in ein höherliegendes Orbital angehoben werden. Da es viele höherliegende Orbitale gibt, in die das Elektron gelangen kann, sind im Absorptionsspektrum viele Absorptionen zu sehen.

Das Spektrum von Atomen ist ein Linienspektrum, weil neben der Elektronenanregung keine anderen Anregungen möglich sind (☞ 1.3). Der Wellenlängenbereich der Absorptionslinien reicht vom IR-Bereich über den sichtbaren Bereich bis zum UV-Licht. Jede Linie des Spektrums entspricht einer möglichen Anregung des Elektrons.

Das eine Elektron des H-Atoms muß natürlich nicht immer im energetisch günstigsten Orbital sein. Wenn in einem Atom das Elektron z.B. schon im zweiten Orbital ist, kann es auch von dort aus in alle restlichen anderen Orbitale angeregt werden. Die Absorptionslinien lassen sich deshalb zu sog. **Serien** zusammenfassen, wobei innerhalb jeder Serie das Elektron vom selben Ausgangszustand ausgehend angeregt wird (☞ Abb. 6.1).

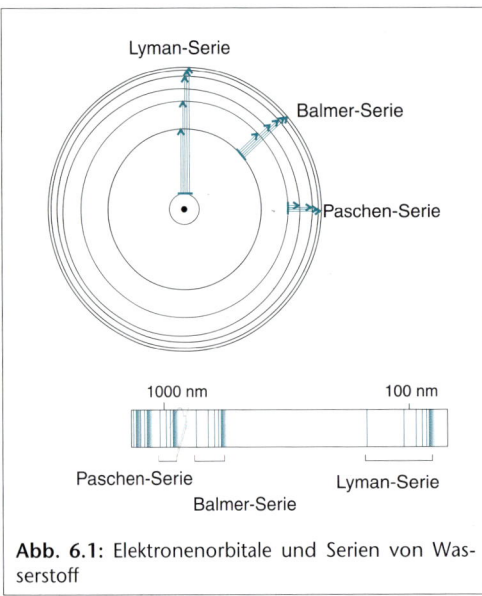

Abb. 6.1: Elektronenorbitale und Serien von Wasserstoff

Spektren höherer Atome

Alle anderen Atome besitzen mehr Elektronen als des Wasserstoffatom. Demzufolge sind ihre Absorptionsspektren komplizierter, d.h. es sind mehr Elektronenübergänge möglich. Allerdings ergeben sich **immer** Linienspektren. Die Intensität der meisten Linien ist sehr klein, und im gesamten UV/VIS-Bereich gibt es oft nur wenige Linien, deren Intensität die aller anderen um das tausendfache oder mehr übersteigt. Bei manchen Elementen gibt es sogar nur eine einzige intensive Absorptionslinie.

Absorption und Emission

Durch Bestrahlen mit Licht geeigneter Wellenlänge können die Elektronen eines Atoms angeregt werden. Die Anregungsenergie kann aber auch auf andere Weise zugeführt werden, z.B. thermisch (durch Erhitzen). Die Elektronen dieser angeregten Atome können wieder in den Ausgangszustand zurückfallen, wobei die überschüssige Energie wieder als Strahlung abgegeben wird. Die Atome senden deshalb Licht aus, das genau die Wellenlängen enthält, die zur Anregung absorbiert wurden. Auch dieses Emissionsspektrum der Atome ist ein Linienspektrum. Es ist weitgehend invers zum Absorptionsspektrum (☞ Abb. 6.2).

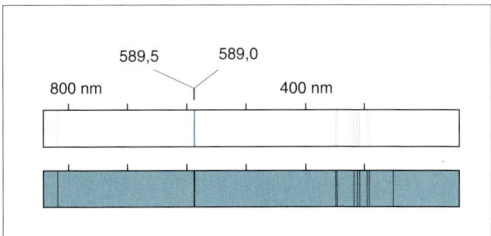

Abb. 6.2: Absorptions- und Emissionsspektrum von Natrium

✓ **Merke**

- Die Atomabsorptionsspektroskopie weist chemische Elemente (meist Metalle) in beliebigen Proben nach
- Die Spezifität sowie die Empfindlichkeit sind sehr hoch (Messungen im ppm-Bereich)
- Das Lambert-Beersche Gesetz gilt, allerdings muß trotzdem mit Kalibriergeraden ausgewertet werden.

6.1.2 Prinzip der Atomabsorptionsspektroskopie

Atomisierung in der Flamme

Um die Absorption von Atomen für deren quantitative Bestimmung zu nutzen, dürfen die Atome nicht über chemische Bindungen mit anderen Atomen verknüpft sein, denn dadurch würden die Anregungsenergien der Elektronen verändert. Zur Trennung der Atome sprüht man eine Lösung der zu untersuchenden Probe in die Flamme eines Gasbrenners. Durch die Hitze der Flamme werden alle chemischen Bindungen gespalten, und die Atome liegen einzeln vor (Atomisierung). Die Konzentration dieser isolierten Atome kann dann absorptionsspektroskopisch gemessen werden.

Resonanzanregung

Die Konzentration (Zahl) der isolierten Atome in der Flamme eines AAS-Spektrometers ist sehr gering. Um eine meßbare Absorption zu erhalten, muß deshalb das Licht, mit dem gemessen wird, sehr intensiv sein. Außerdem ist das Absorptionsspektrum der Atome ein Linienspektrum, d.h. die Meßwellenlänge muß ganz genau mit der Absorptionswellenlänge übereinstimmen. Wenn sie auch nur wenig daneben liegt (wenige nm), können die Atome die Strahlung schon nicht mehr absorbieren und eine Messung ist nicht möglich.

Um diese Probleme zu beseitigen, wird als Lichtquelle eine sog. **Hohlkathodenlampe** verwendet. In dieser Lampe werden Atome desselben Elements, das auch bestimmt werden soll, zum Strahlen gebracht. Die Hohlkathodenlampe erzeugt deshalb ein Emissionsspektrum des Elements, dessen Absorption gemessen werden soll. Dadurch ist gewährleistet, daß genau die *richtigen* Wellenlängen mit hoher Intensität im Meßlicht vorhanden sind. Eine solche Vorgehensweise wird Resonanzanregung genannt.

Auswertung

Wie bei jeder Absorptionsspektroskopie gilt in der AAS das **Lambert-Beersche Gesetz.** Deshalb ist die logarithmisch definierte **Absorption** proportional zur Konzentration der Probe (☞ Kap. 1.4):

$$A(\lambda) = \log \frac{I_0}{I}$$

$$A(\lambda) = \varepsilon(\lambda) \cdot c \cdot b$$

Allerdings sind bei der AAS die Voraussetzungen für die Gültigkeit des Lambert-Beerschen Gesetzes nicht immer alle erfüllt.

- Es gibt hier keine Lösungen, sondern gasförmige verdampfte Proben, deren Konzentration nicht angegeben werden kann
- Es gibt keine Küvette und die Küvettendicke b entspricht der nicht genau definierbaren Größe der Flamme

- Die Meßbedingungen lassen sich nur schwierig über einen längeren Zeitraum konstant halten, weil Flammentemperatur, Gaszufuhr und Zufuhr der Probe sich leicht ändern können.

In der Praxis ergibt sich daher oft kein linearer Zusammenhang zwischen Absorption und Konzentration. Ein Diagramm, in dem die Absorption A gegen die Konzentration aufgetragen ist, ergibt dann keine Gerade, sondern eine Kurve.

Da weder die Konzentration c noch die Schichtdicke b bekannt sind, läßt sich der Absorptionskoeffizient $\varepsilon(\lambda)$ auch nicht berechnen. Zur Auswertung der Analyse muß deshalb immer eine Kalibriergerade (oder eine Kalibrierkurve) angelegt werden.

 Merke

- Atome zeigen ein Linienspektrum mit sehr scharfen Absorptionslinien
- Bei der AAS wird nur eine einzige Linie im Spektrum zur Bestimmung verwendet
- Die Meßlinie sollte möglichst intensiv und isoliert sein
- Im Atomabsorptionsspektrometer wird eine sog. Resonanzlinie zur Messung verwendet.

6.2 Geräteaufbau

Der Aufbau eines AAS-Spektrometers entspricht dem eines normalen Absorptionsspektrometers mit Lichtquelle, Analysenkammer, Monochromator, Detektor und Anzeige.

Lichtquelle

Als Lichtquelle für die AAS verwendet man eine sog. Hohlkathodenlampe. Diese besteht aus einem Glaskolben, in dem sich ein Edelgas unter geringem Druck befindet (1-10 mbar). Die Edelgasatome werden ionisiert und auf die Oberfläche einer Metallkathode geschossen. Diese Kathode ist mit einem Überzug aus dem Metall versehen, das bestimmt werden soll. Durch den Stoß werden Metallatome aus der Metalloberfläche herausgeschlagen und gleichzeitig (oder später durch einen weiteren Stoß) deren Elektronen angeregt. Wenn die so aktivierten Atome wieder in den Ausgangszustand zu-

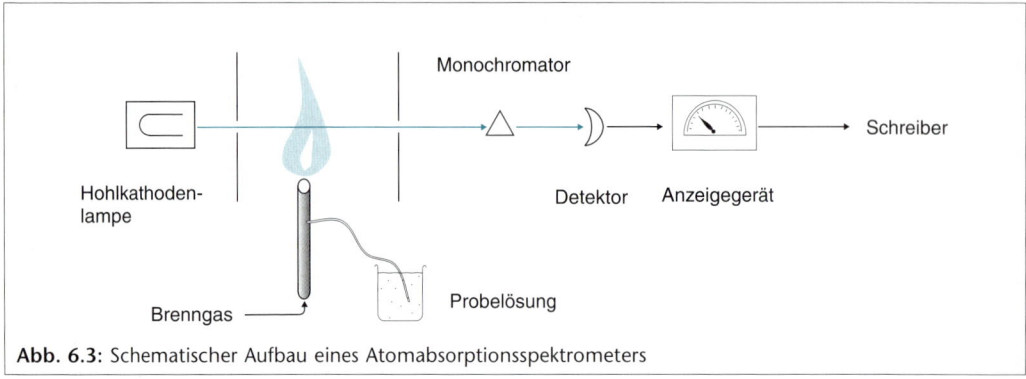

Abb. 6.3: Schematischer Aufbau eines Atomabsorptionsspektrometers

rückfallen, geben sie die überschüssige Energie in Form von Strahlung wieder ab.

Für die Bestimmung jedes chemischen Elements wird eine spezielle Lampe benötigt, bei der die Kathode mit diesem Element überzogen ist.

Brenner

Zur Erzeugung der Flamme werden Gasbrenner verwendet. Die Flammentemperatur darf nicht zu groß sein, weil die Probe zwar atomisiert werden muß, die Atome aber nicht thermisch angeregt werden dürfen. Es gibt deshalb eine optimale Temperatur für jede Bestimmung.

Die Lösung der Probe wird in die Gaszuführung gesprüht, so daß sie in der Flamme gleichmäßig verteilt ist.

Monochromator

Obwohl das Licht der Hohlkathodenlampe schon für jede Bestimmung angepaßt ist, kann nicht auf einen Monochromator verzichtet werden. Erstens liefert die Lampe kein monochromatisches Licht, sondern ein Gemisch aller Wellenlängen im Linienspektrum eines Elements. Daher besteht die Gefahr, daß zufällig doch noch andere Atomsorten eine der Emissionslinien absorbieren können. Zweitens leuchtet die Flamme ja auch selbst, vor allem wenn Lösungsmittel verbrennt.

Zur Messung wird eine Emissionslinie gewählt, die möglichst intensiv ist und bei der möglichst nur das zu bestimmende Element absorbieren kann (die Linie muß *isoliert* sein).

6.3 AAS in der pharmazeutischen Analytik

Eine große Zahl von Elementen sind mit der Atomabsorptionsspektroskopie erfaßbar. Vor allem Metalle, die starke Absorptionen im UV/VIS-Bereich des Spektrums zeigen, können sehr genau bestimmt werden (☞ Tab. 6.1). Dabei spielt es keine Rolle, in welcher chemischen Form das jeweilige Element in der Probe vorliegt.

Element	Wellenlänge in nm
Aluminium	309,3
Arsen	189,0
Blei	283,3
Cadmium	288,8
Chrom	357,9
Kupfer	327,4
Lithium	607,8
Natrium	589,0 und 589,6
Nickel	300,2
Quecksilber	253,7
Zink	213,9

Tab. 6.1: Einige Metalle, die mit der AAS bestimmt werden können

Spurenanalyse

Wegen der großen Empfindlichkeit eignet sich die AAS zur Spurenanalyse, d.h. zum Nachweis geringster Verunreinigungen in einer Probe. Die Nachweisgrenze ist fast immer kleiner als 1 ppm *(engl.: parts per million)*, in vielen Fällen sogar unterhalb

1 ppb *(engl.:* parts per billion), d.h. 1 g Substanz in 1000 Tonnen gelöst kann nachgewiesen und sogar quantitativ bestimmt werden. Die Fehlergrenze liegt auch bei solchen Spurenanalysen meist nur in der Größenordnung von einigen %.

Gehaltsbestimmung

Die AAS eignet sich auch zur Gehaltsbestimmung von Metallen, die als Salz oder anderweitig (z.B. an ein Protein) gebunden in einer Probe vorliegen. Wenn die zu bestimmende Konzentration groß ist, muß die Probe vor der Messung stark verdünnt werden.

6.3.1 AAS im DAB

Das Arzneibuch verwendet die AAS oft zur Reinheitskontrolle. Vor allem Verunreinigungen durch Schwermetalle (z.B. Zink, Blei, Quecksilber) können so einfach, schnell und genau nachgewiesen werden. Solche Metalle können entweder durch Umwelteinflüsse (bei aus Naturstoffen hergestellten Arzneistoffen) oder durch das Produktionsverfahren (Kupfer, Eisen usw.) in Arzneimittel gelangen.

Weitere Beispiele sind die Bestimmungen von Elektrolyten wie Calcium, Magnesium, Eisen usw. im Blutserum, die in der klinischen Chemie eine große Rolle spielen. Für andere Bestimmungsverfahren, z.B. naßchemische Analysen, müßte das Blut zuerst aufwendig aufgearbeitet werden. In der Flamme des Atomabsorptionsspektrometers verbrennen alle Bestandteile, die stören könnten.

Auswertemethoden

Das Arzneibuch sieht zur Auswertung die „Kalibriergeradenmethoden" Methode I und Methode II vor (☞ Kap. 1.5.4).

Methode I ist die Auswertung mit einer Kalibriergerade. Bei der AAS sollte allerdings im Einzelfall geprüft werden, ob die Lage der Meßpunkte im Diagramm wirklich eine Gerade ergibt. Ansonsten muß eine Ausgleichskurve durch die Punkte gelegt werden.

Bei der Anwendung der **Methode II** ist besonders bei der AAS große Vorsicht geboten, weil bereits kleine Abweichungen vom geraden Verlauf der Kurve bei dieser Auswertung einen großen Fehler des Ergebnisses verursachen.

6.4 Übungen

1) Warum ist das Absorptionsspektrum der Atome in einer Gasbrennerflamme ein Linienspektrum?

2) Warum läßt sich für die atomabsorptionsspektroskopische Bestimmung eines Metalls kein Absorptionskoeffizient angeben?

3) Was sind die Vorteile der AAS gegenüber anderen absorptionsspektroskopischen Analysemethoden?

7 Flammenphotometrie

Mit der Flammenphotometrie läßt sich der Gehalt eines bestimmten chemischen Elements (also einer Atomsorte) in einer Probe bestimmen. Dabei ist es im Normalfall ohne Bedeutung, in welcher *chemischen* Form (kovalent gebunden in einem Molekül, oder als Ionen beigemischt) das Element vorliegt.

Zur Messung wird die Probe in einer Flamme so stark erhitzt, daß jedes Atom eine charakteristische Strahlung aussendet. Diese Strahlung kann zur qualitativen und quantitativen Bestimmung des Elements verwendet werden.

Atomemissionsspektroskopie

Alle analytischen Verfahren, bei denen die Strahlung gemessen wird, die von der Probe ausgesendet (emittiert) wird, werden emissionsspektroskopische Verfahren genannt. Wird die Emission von *Atomen* gemessen, spricht man von der Atomemissionsspektroskopie.

Die Flammenphotometrie ist eine atomemissionsspektroskopische Methode. Bei den anderen atomemissionspektroskopischen Verfahren werden die Atome nicht in einer Flamme, sondern z.B. durch Erhitzen in einem elektrischen Ofen zum Strahlen gebracht.

7.1 Physikalische Grundlagen

7.1.1 Emissionsspektrum von Atomen

Jedes Atom besteht aus einem Atomkern und der Elektronenhülle. Der Atomkern ist aus den positiv geladenen Protonen und Neutronen aufgebaut. Die Elektronenhülle besteht aus den Elektronen, die sich auf genau festgelegten *Bahnen* (engl. Orbitalen) um den Atomkern bewegen. Zu jedem Orbital gehört eine bestimmte Energie des Elektrons. Diese Orbitalenergien sind bei jedem Atomtyp (Element) verschieden, so daß durch ihre Messung jedes Element einzeln in einer Probe nachgewiesen werden kann.

Das Emissionsspektrum eines Atoms entspricht fast genau dem Absorptionsspektrum, nur daß die Absorptionen hier durch die entsprechenden Emissionen ersetzt sind. Auch das Emissionsspektrum eines Atoms ist ein Linienspektrum. Das Licht, das von einem erhitzten Atom ausgesendet wird, enthält deshalb nur eine bestimmte Anzahl von Wellenlängen (☞ Abb. 6.2).

Die Intensität der einzelnen Linien ist unterschiedlich. Die Wellenlänge der emittierten Strahlung reicht vom Infrarot-Licht bis zum ultravioletten Licht (ca. 10 000 nm bis 100 nm). Viele Metalle, v.a. Alkali- und Erdalkalimetalle, zeigen intensive Linien im sichtbaren Bereich (z.B. Natrium: 589 nm; 589,5 nm).

7.1.2 Prinzip der Flammenphotometrie

Bei der Flammenphotometrie wird die gelöste Probe mit einem Zerstäuber in die Flamme eines Gasbrenners gesprüht. Die chemischen Verbindungen (Salze oder Moleküle) werden in der heißen Flamme zuerst in die neutralen Atome gespalten (sog. **Atomisierung**). In diesen Atomen können dann Elektronen durch die Hitze in ein höherliegendes Atomorbital angehoben werden (das Atom wird thermisch angeregt).

Wenn die Elektronen aus den angeregten Atomen wieder in das energieärmere Orbital zurückfallen, geben sie die vorher aufgenommene Energie als elektromagnetische Strahlung wieder ab.

Die Wellenlänge der abgegebenen Strahlung hängt davon ab, um welches Element es sich bei dem Atom handelt.

Die **Nachweisgrenze** ist sehr niedrig (ppm bis ppb: 10^{-6} bis 10^{-9}), so daß sich mit Hilfe der Flammen-photometrie geringste Mengen (Spuren) von Metallen oder deren Salzen nachweisen lassen.

Metall	Wellenlänge der intensivsten Emissionslinien
Barium	455 nm
Blei	368,4 nm
Calcium	422,7 nm
Kalium	766,5 nm und 770 nm
Kupfer	324,8 nm
Lithium	669,9 nm
Natrium	589,0 und 589,8 nm
Silber	338,9 nm

Tab. 7.1: Chemische Elemente, die mit der Flammen-photometrie bestimmt werden können

Intensität der Lichtemission

Da hier eine emissionsspektroskopische Methode vorliegt, gilt das Lambert-Beersche Gesetz nicht. Vielmehr wird umso mehr Strahlung ausgesendet, je mehr Atome eines Elements in der Flamme sind und die Intensität der Strahlung ist direkt proportional zur Konzentration des Elements in der Probe (d.h. doppelte Konzentration = doppelte Intensität). Die beobachtete Intensität weicht allerdings meist stark von diesem theoretischen linearen Gesetz ab, weshalb in der Praxis mit Kalibrierkurven gearbeitet werden muß.

Temperatur der Flamme

Die Stärke der Lichtemission hängt von der Temperatur der Flamme ab. Bei niedriger Temperatur genügt die Energie nicht zur Anregung der Atome. Bei zu hoher Temperatur können Elektronen aus den Atomen herausgeschlagen werden (Ionisierung). Da die entstehenden Ionen ein anderes Spektrum zeigen als die neutralen Atome, nimmt die Intensität der Emission der Atome dann wieder ab. Es gibt somit für jede Atomsorte einen optimalen Temperaturbereich, in dem die Ausstrahlung des Linienspektrums der Atome am stärksten ist.

Die Temperatur kann beeinflußt werden, indem nur in einem kleinen Bereich der Flamme (z.B. in der Spitze) gemessen oder die Zusammensetzung des Brenngases verändert wird (☞ Tab. 7.2).

Erdgas/Luft (Bunsenbrenner)	ca. 1900-2000 °C
Acetylen/Luft	ca. 2200-2500 °C
Acetylen/Sauerstoff	ca. 3000-3200 °C

Tab. 7.2: Brenngase für die Flammenphotometrie

✓ **Merke**

- Für eine flammenphotometrische Bestimmung eines Elements ist es gleichgültig, wie das Element in der Probe chemisch gebunden ist
- Die Flammenphotometrie ist eine sehr empfindliche Methode und eignet sich zur Spurenanalyse. Die Nachweisgrenze ist oft niedriger als 1 ppm (1 g in 1 Tonne Substanz).

7.2 Geräteaufbau

Ein Flammenphotometer gleicht einem Absorptionsspektrometer ohne Lichtquelle, da die Probe das Licht selbst ausstrahlt (☞ Abb. 7.1). Meist ist um die Flamme ein Spiegel angebracht, um möglichst viel des emittierten Lichts aufzufangen und in den Detektor zu leiten.

Ein Monochromator ist nötig, weil das Licht von anderen Atomen oder von der Flamme selbst die Messung verfälschen würde. Zur Konzentrationsbestimmung wird eine einzige, möglichst intensive Emissionswellenlänge des Elements aus dem Licht der Flamme isoliert. Dann läßt sich dieses Element völlig unabhängig von der Zusammensetzung der Probe selektiv bestimmen.

Als Detektor wird eine Photozelle verwendet, da im Normalfall nur im UV/VIS-Bereich gearbeitet wird.

7.3 Messung

Probenvorbereitung

Die Probe wird normalerweise in Wasser gelöst, da organische Lösungsmittel in der Flamme verbrennen und das dabei entstehende Licht die Bestimmung stören kann. Dann wird die Lösung mit gleichmäßiger Geschwindigkeit durch den Zerstäuber dem Brenngas zugemischt.

Gehaltsbestimmung

Das Flammenphotometer registriert die Intensität der Strahlung bei der Meßwellenlänge. Der Wert muß **nicht** in die logarithmische Größe (Absorption) umgerechnet werden, da bei den Emissionsmethoden das Lambert-Beersche Gesetz **nicht** gilt.

Die Auswertung kann nur über Kalibriergeraden oder Kalibrierkurven erfolgen.

7.4 Flammenphotometrie der pharmazeutischen Analytik

Wegen der niedrigen Nachweisgrenze und der hohen Selektivität werden flammenphotometrisch hauptsächlich Verunreinigungen von Arzneistoffen durch Salze oder Metalle nachgewiesen. Solche Verunreinigungen können durch die Herstellung entstehen, wie z.B. durch Reste von Katalysatoren, die zur Umsetzung gebraucht werden, oder durch Abrieb von Aufbewahrungsbehältern und Reaktionsgefäßen.

Sollen höhere Konzentrationen erfaßt werden, dann müssen die Probelösungen u.U. stark verdünnt wer-

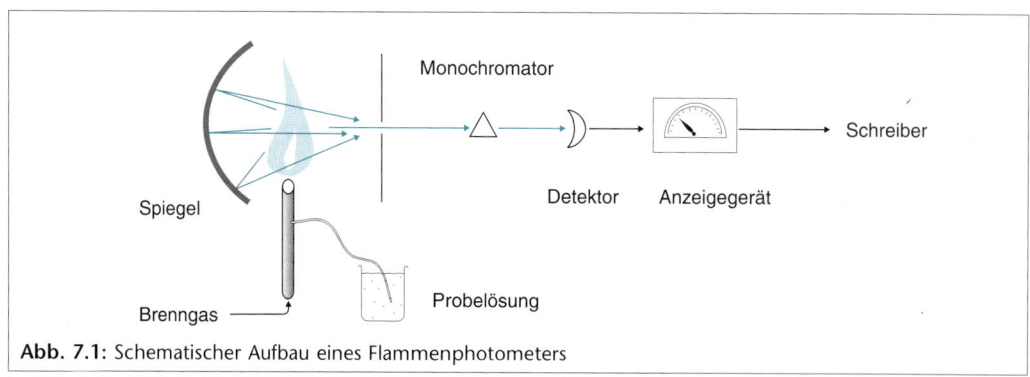

Abb. 7.1: Schematischer Aufbau eines Flammenphotometers

den (z.B. 1000- oder 10 000-fach), um exakte Meß-
ergebnisse zu erhalten.

Flammenphotometrie im DAB

Das Arzneibuch schreibt vor, daß alle flammenphotometrischen Messungen mit jeder Probe mindestens drei mal wiederholt werden. Das Ergebnis
wird durch Bildung des Mittelwert ermittelt, wodurch der Meßfehler verringert wird. (Die Flammenphotometrie ist zwar eine sehr genaue Methode,
da sie aber oft zur Spurenanalyse verwendet wird,
ist eine möglichst hohe Meßgenauigkeit besonders
wichtig!).

Zur Auswertung kann entweder eine Eichkurve
(**Methode I**) oder die Zumischmethode (**Methode
II,** ☞ 1.5.4) verwendet werden. Die Zumischmetho-
de ist hier nur unter Vorbehalt anwendbar, da die
Abhängigkeit der Intensität vom Gehalt der Probe
nicht immer linear ist.

7.5 Spektralanalyse

Die Spektralanalyse ist eine sehr einfache qualitative Form der Flammenphotometrie. Als Meßgerät
wird ein Bunsenbrenner verwendet, der Detektor ist
das menschliche Auge. Somit ist der Meßbereich
auf das sichtbare Licht reduziert.

Durchführung der Messung

Wie bei der Flammenphotometrie wird die Probe,
wenn möglich, in Wasser gelöst. Die Lösung wird
dann in eine Bunsenbrennerflamme gebracht. Am
einfachsten wird dazu ein Tropfen an einem Magnesiastäbchen in die Flamme gehalten. Besser ist
es aber, die Lösung vor den Lufteinsauglöchern des
Bunsenbrenners zu versprühen. Dazu kann ein glü-
hendes Magnesiastäbchen dienen, oder die Meßlösung wird mit Salzsäure versetzt und ein Zinkkorn
hineingeworfen. Durch die Wasserstoffentwicklung
sprudelt die Probe und versprüht die Substanz.

Detektion

Bei einfachen Bestimmungen genügt es, die Farbe
der Flamme zu beurteilen. Zum sicheren Nachweis
einzelner Elemente sollte aber ein Handspektroskop
verwendet werden. Dadurch wird das farbige Licht
in sein Spektrum aufgespalten, und die einzelnen

✓ Merke

- Die Spektralanalyse ist eine vereinfachte Methode zum qualitativen Nachweis von Elementen
(v.a. Alkali- und Erdalkalimetalle) mit dem Bunsenbrenner

- Die wichtigsten Elemente, die spektralanalytisch
nachgewiesen werden können, sind:

Natrium	gelb
Lithium	rot
Kalium	rot
Calcium	hellrot
Strontium	rot
Barium	grün
Kupfer	grün

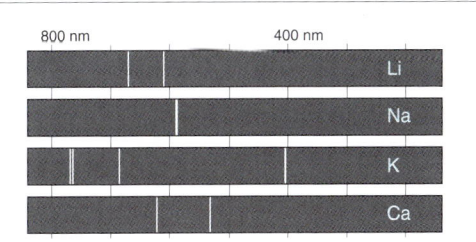

Abb. 7.2: Linienspektren einiger Alkali- und Erdalkalimetalle, wie sie im Handspektroskop erscheinen

farbigen Emissionslinien der Elemente werden
sichtbar.

Anwendungen

Grundsätzlich können alle Elemente nachgewiesen
werden, die intensive Emissionslinien im sichtbaren
Bereich des Spektrums haben. Das sind vor allem
die Salze der Alkali- und Erdalkalimetalle (☞ Tab.
7.1).

7.6 Übungen

1) Warum ist die Strahlungsintensität einer Emissionslinie in einer Flamme bei einer bestimmten
Temperatur am größten, und bei höherer und
niedrigerer Temperatur kleiner?

2) Warum ist zur Flammenphotometrie ein Monochromator nötig, obwohl viele Elemente im
Meßbereich nur wenige Emissionswellenlängen
ausstrahlen?

8 UV/VIS-Spektroskopie

Viele organische Moleküle können sichtbares Licht absorbieren. Diese Moleküle erscheinen dann farbig, da die Strahlung des sichtbaren Lichts dem Auge nur dann weiß erscheint, wenn sie alle möglichen Wellenlängen aus diesem Bereich des Spektrums (ca. 400 nm - 800 nm Wellenlänge) enthält. Fehlt z.B. rotes Licht, dann hat das restliche Licht eine grüne Farbe (☞ Kap. 5 Kolorimetrie).

In Molekülen können durch die Energie des sichtbaren Lichts Elektronen in energiereichere Molekülorbitale angehoben werden. Meist ist allerdings die nötige Energie für eine solche Anregung größer als die des sichtbaren Lichtes. Die Absorptionen liegen dann im Bereich des sog. ultravioletten Lichts. Die Wellenlänge dieser Strahlung ist kleiner als die des sichtbaren Lichts und die Energie somit größer. Deshalb werden für die sog. *Elektronenspektroskopie* von Molekülen die Bereiche des sichtbaren und des ultravioletten Lichts zusammengefaßt, was zur UV/VIS-Spektroskopie führt. Der Meßbereich umfaßt dann die Wellenlängen von ca. 200 nm - 800 nm.

8.1 Physikalische Grundlagen

8.1.1 Elektronen in Molekülen

Molekülorbitale

Ebenso wie in Atomen, befinden sich auch in Molekülen die Elektronen auf genau festgelegten Bahnen (den sog. Orbitalen, hier **Molekülorbitale MO**). Die Verteilung aller Elektronen im Molekül bzw. das Aussehen der Molekülorbitale ist sehr kompliziert und kann nur mit aufwendigen quanten-mechanischen Methoden berechnet werden.

Für die UV/VIS-Spektroskopie sind allerdings nur wenige Elektronen von Interesse. Nur die Elektronen, die am weitesten von den Atomkernen entfernt sind (das sind die in den energiereichsten Orbitalen), können nämlich mit UV/VIS-Licht angeregt werden. Für alle anderen ist mehr Energie notwendig.

Die Molekülorbitale eines Moleküls lassen sich übersichtlich in verschiedene Typen einteilen (☞ Abb. 8.1):

- **core-Orbitale** enthalten die sog. inneren Elektronen. Diese Elektronen tragen (in erster Näherung) nichts zu den chemischen Bindungen bei. Um solche Elektronen anzuregen, ist sehr energiereiche Röntgenstrahlung nötig. Sie sind für die UV/VIS-Spektroskopie nicht von Interesse.

- **σ-Orbitale** *(griech.: sigma)* enthalten die Elektronen der Einfachbindungen zwischen den Atomen eines Moleküls. Jedes bindende Orbital, das mit 2 Elektronen besetzt ist, ergibt eine Einfachbindung. Die σ-Orbitale entstehen durch Überlappung von Atomorbitalen, die entlang der Bindungen eines Moleküls orientiert sind. Durch eine solche Überlappung entsteht immer neben dem bindenden Orbital auch ein antibindendes σ*-**Orbital.** Das Symbol eines antibindenden Orbitals ist

der hochgestellte Stern. Das antibindende Orbital ist stets energiereicher als das bindende. Normalerweise sind die antibindenden Orbitale nicht mit Elektronen besetzt, da dies so ungünstig ist, daß sich der Bindungsgrad einer chemischen Bindung im Molekül dann verkleinert.

- **π-Orbitale** *(griech.: pi)* entstehen durch Überlappung von Atomorbitalen, die senkrecht zu den Bindungen angeordnet sind. Sie sind für die Doppel- und Mehrfachbindungen im Molekül verantwortlich. Da die Bindungsstärke der Mehrfachbindungen im Verhältnis kleiner ist als die von Einfachbindungen, sind die π-Orbitale energiereicher als die σ-Orbitale. Die dazugehörigen antibindenden π*-Orbitale sind entsprechend energieärmer als die antibindenden σ*-Orbitale.

- **n-Orbitale** enthalten Elektronen der freien, nicht bindenden Elektronenpaare eines Moleküls (z.B. an Sauerstoff- oder Stickstoffatomen). Die relative Energie der n-Orbitale liegt in der Mitte zwischen zusammengehörigen bindenden und antibindenden Orbitalen.

HOMO und LUMO

Prinzipiell sind Elektronenübergänge von jedem besetzten Molekülorbital in jedes unbesetzte möglich. Damit ein Übergang allerdings durch UV/VIS-Licht angeregt werden kann, darf die Energiediffe-

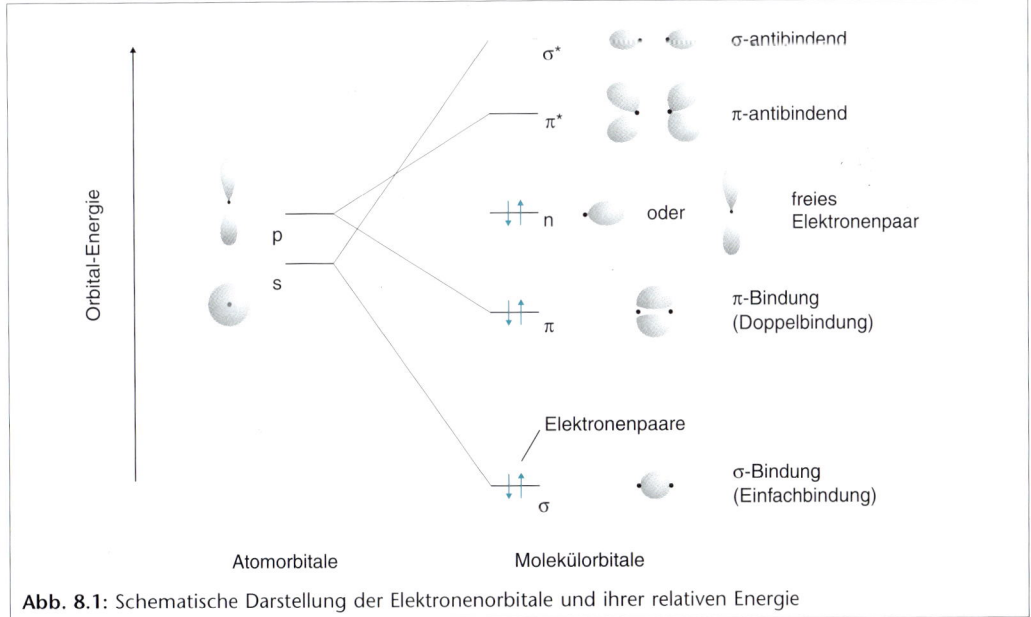

Abb. 8.1: Schematische Darstellung der Elektronenorbitale und ihrer relativen Energie

renz zwischen den Molekülorbitalen nicht zu groß sein. Normalerweise sind deshalb nur Übergänge von π nach π* oder von n nach π* im Spektrum sehen.

Das energiereichste (höchste) Molekülorbital, das mit Elektronen besetzt ist, wird als **HOMO** (highest occupied molecular orbital), das niedrigste unbesetzte als **LUMO** (lowest unoccupied molecular orbital) bezeichnet. Der Elektronenübergang, der in einem Molekül am wenigsten Energie erfordert, ist demnach das Wechseln eines Elektrons aus dem HOMO in das LUMO.

8.1.2 Bezeichnung der elektronischen Zustände und Übergänge

Zur eindeutigen Kennzeichnung der energetischen Zustände von Elektronen und der Übergänge, die zu Absorptionsbanden im UV/VIS-Spektrum führen, gibt es mehrere Nomenklatursysteme, die leider in der Literatur auch alle nebeneinander verwendet werden.

Nomenklatur nach Kasha

Vernünftig und einfach ist die Nomenklatur nach Kasha, bei der die Symbole der am Übergang beteiligten Orbitale angegeben werden (π→π*, n→π*).

Durchnumerieren

Dies ist die einfachste Möglichkeit, elektronische Zustände zu kennzeichnen. Dabei wird noch nach der sog. *Multiplizität* unterschieden, die immer um Eins größer ist als die Zahl der ungepaarten Elektronen im Molekül. Ein Molekül ohne ungepaarte Elektronen hat eine Multiplizität von Eins. Diese Zählweise ist sinnvoll, da sich bei allen in der UV/VIS-Spektroskopie beobachteten Übergängen die Multiplizität **nie** ändern darf (ein Gesetz der Quantenmechanik, das nicht einfach erklärbar ist!).

Die meisten Moleküle haben im Grundzustand keine ungepaarten Elektronen und somit die Multiplizität Eins. Das wird als Singulett bezeichnet. Die möglichen Übergänge sind dann $S_0{\rightarrow}S_1$, $S_0{\rightarrow}S_2$, usw. Moleküle mit 2 ungepaarten Elektronen haben z.B. die Multiplizität 3 (Triplett). Die entsprechenden Zustände heißen dann T_1, T_2, usw.

Gruppentheorie

Ebenfalls weit verbreitet ist die Bezeichnung der Molekülorbitale mit den sog. Term-Symbolen aus der Gruppentheorie ($^1A_2{\leftarrow}^1A_1$, $^1B_{1u}{\leftarrow}^1A_{1g}$). Diese Bezeichnung enthält mehr Information, allerdings ist es recht kompliziert, die richtigen Symbole zu bestimmen. Die hochgestellte Zahl gibt wieder die Multiplizität an. Die restlichen Buchstaben und Zahlen beziehen sich auf die Symmetrieeigenschaften aller Elektronen des Moleküls.

8.1.3 Auswahlregeln

Im Prinzip sollte eine Anregung von Elektronen von jedem besetzten Molekülorbital in jedes unbesetzte möglich sein. Das würde zu einer großen Zahl von Absorptionen im Spektrum führen. Tatsächlich finden die meisten der möglichen Elektronenanregungen nicht statt. Sie sind **verboten.** Welche Anregungen verboten sind, läßt sich mit den sog. Auswahlregeln ableiten.

Allerdings sind oft auch verbotene Übergänge im Spektrum zu sehen – jedoch nur sehr schwach. Verbotene Übergänge sind nicht wirklich verboten, sondern nur unwahrscheinlich und finden deshalb seltener statt als erlaubte Übergänge.

Spin-Verbot

Das Spin-Verbot besagt, daß sich die Multiplizität des elektronischen Zustandes eines Moleküls bei der Anregung nicht ändern darf. Es sind deshalb nur Übergänge von Singulett- in Singulett-, oder von Triplett- in Triplett-Zustände möglich.

Anschaulich bedeutet das Spin-Verbot, daß sich der Spin eines Elektrons, während es von einem Molekülorbital in ein anderes wechselt, **nicht** umdrehen darf!

 Merke

- Bei der UV/VIS-Spektroskopie werden die Bindungselektronen von Molekülen angeregt
- Die energieärmste (langwelligste) Anregung, die möglich ist, ist immer der HOMO-LUMO-Übergang
- Die Auswahlregeln legen fest, ob ein Elektronenübergang zwischen zwei Orbitalen wahrscheinlich ist oder nicht.

Überlappungsverbot

Ein Elektron kann nur von einem Orbital in ein anderes wechseln, wenn sich die beiden Molekülorbitale auch räumlich überlappen. Sind die Orbitale zu weit voneinander entfernt, so kann das Elektron nicht in das andere Orbital gelangen! Es ist auch möglich, daß sich zwei Orbitale, die dicht beieinander sind, auf Grund ihrer Form nicht überschneiden.

Regel von Laporte

Die Regel von Laporte (auch Paritätsverbot) gilt nur für Moleküle, die ein Symmetriezentrum besitzen (die punktsymmetrisch sind, wie z.B. Ethen oder Benzol). Bei solchen Molekülen sind nur Elektronenübergänge zwischen Orbitalen möglich, die unterschiedliche Symmetrieeigenschaften bezüglich des Symmetriezentrums aufweisen (sog. Parität).

In der gruppentheoretischen Nomenklatur der Elektronenzustände wird die Parität durch den Index **u** (= ungerade) oder **g** (= gerade) gekennzeichnet. Erlaubt sind deshalb nur u→g oder g→u.

Symmetrieverbot

Bei nicht punktsymmetrischen Molekülen gilt die Regel von Laporte nicht. Aber auch hier kann ein Übergang auf Grund der Symmetrie der Orbitale verboten sein.

8.2 Chromophore und auxochrome Gruppen

Chromophor

Damit eine Elektronenanregung im Energiebereich des UV- oder VIS-Lichts möglich ist, muß ein Molekül Elektronen in π- oder n-Orbitalen besitzen. Der Teil eines Moleküls, der Elektronen in solchen Orbitalen zur Verfügung stellt, heißt **Chromophor.**

Ein Chromophor besteht immer aus mindestens zwei Doppelbindungen, die miteinander in Konjugation stehen müssen. Auch ein größeres mesomeres System ist möglich, wobei die Absorptionswellenlänge umso größer ist, je größer das mesomere System ist. Am Chromophor können auch Heteroatome mit freien Elektronenpaaren beteiligt sein, wenn diese Elektronenpaare an der Mesomerie teilhaben.

Befinden sich im Molekül mehrere Chromophore, die aber räumlich voneinander getrennt (nicht konjugiert) sind, so stellt das Spektrum die Überlagerung der Spektren der einzelnen Chromophore dar.

Auxochrome Gruppen

Weitere funktionelle Gruppen im Molekül können die Energien der Molekülorbitale des Chromophors und damit die Absorption von UV/VIS-Licht beeinflussen. Wenn solche **auxochromen Gruppen** mit dem Chromophor in Konjugation stehen und das mesomere System erweitern, dann wird die UV/VIS-Absorption in den langwelligen Bereich verschoben. *bathochrome verschiebung*

8.1.4 Form der Absorptionsbanden

Das UV/VIS-Spektrum ist ein Bandenspektrum (1.3.2). Beim Wechsel eines Elektrons in ein anderes Molekülorbital kann das Molekül zusätzlich noch zum Schwingen gebracht werden. Da auf diese Weise in verschiedenen Molekülen unterschiedlich viel Energie für Molekülschwingungen verbraucht wird, ist im Spektrum nicht eine scharfe Absorptionslinie, sondern eine mehr oder weniger breite Bande zu beobachten.

Wenn Spektren von gasförmigen Proben registriert werden, besitzen die Banden oftmals auf Grund der Schwingungen eine ausgeprägte Feinstruktur. Dann lassen sich sogar die Schwingungsenergien ablesen.

✔ **Merke**

Einflüsse auxochromer Gruppen auf die Absorptionsbanden im UV/VIS-Spektrum:

- bathochrom: zu längeren Wellenlängen (und kleinerer Energie) verschoben (Richtung Rot)
- hypsochrom: zu kürzeren Wellenlängen (und größerer Energie) verschoben (Richtung Blau)
- hyperchrom: Verstärkung der Absorption (bei gleicher Wellenlänge)
- hypochrom: Abschwächung der Absorption

Inkrement-Systeme

Mit dem Konzept von Chromophoren und auxochromen Gruppen läßt sich die Absorptionswellenlänge von Molekülen vorhersagen.

Wenn die Absorption des Chromophors bekannt ist, muß für jede auxochrome Gruppe im Molekül ein sog. *Inkrement* dazugezählt werden. Von Woodward wurden Inkrementsysteme entwickelt, mit denen die langwelligste Absorption ungesättigter Verbindungen näherungsweise vorhergesagt werden kann (sog. Woodward-Regeln).

Auxochrome Gruppen besitzen meist auch π- oder n-Elektronen, die mit denen des Chromophors in Konjugation sind.

8.2.1 Konjugierte C=C-Doppelbindungen

Die wichtigsten Chromophore sind konjugierte Doppelbindungen. Grundsätzlich ist die Absorption um so langwelliger, je größer das konjugierte System ist. Bei einer einzelnen Doppelbindung liegt die Absorption bei weniger als 200 nm außerhalb des (normalen) Meßbereichs. Ab zwei Doppelbindungen läßt sich die Absorption im UV-Bereich messen. Liegen viele Doppelbindungen in Konjugation vor (mehr als 5 oder 6), dann ist die Absorptionswellenlänge im sichtbaren Bereich (> 400 nm) und die Substanz ist farbig.

Orbitale und Übergänge

Das Orbitalschema der C=C-Doppelbindung ist sehr einfach (☞ Abb. 8.2). Die Einfachbindung er-

gibt ein σ und ein σ*-Orbital, die Doppelbindung ein π- und ein π*-Orbital. Der Abstand zwischen HOMO und LUMO (Übergang: π→π*, ☞ 8.1.1) entspricht ca. 165 nm.

Mit jeder weiteren konjugierten Doppelbindung gibt es mehr bindende und antibindende Orbitale, wodurch der Abstand zwischen HOMO und LUMO immer kleiner und die Absorption in den langwelligen Bereich verschoben wird.

Dien-Regel

In einem Molekül mit konjugierten C=C-Doppelbindungen (keine Heteroatome!) muß zunächst die längste mögliche konjugierte Kette abgezählt werden. Bei Verzweigungen im konjugierten System wird der Seitenzweig nur als auxochrome Gruppe behandelt, der die Wellenlänge der langwelligsten (energieärmsten) Absorption kaum beeinflußt. Für das Basischromophor gibt es mehrere Möglichkeiten. Wenn mehr als eine auf das Molekül paßt, dann muß das mit der größten Wellenlänge genommen werden. Für auxochrome Gruppen, die direkt an das konjugierte System gebunden sind, werden Inkremente dazugezählt (☞ Abb. 8.3).

Eine Besonderheit sind die sog. exocyclischen Doppelbindungen: Jede Doppelbindung, die außen an einem Ringsystem gebunden ist, muß gesondert berücksichtigt werden. Dabei ist es gleichgültig, ob die Doppelbindung wieder zu einem anderen Ring gehört (☞ Beispiele).

Diese Regeln gelten **nicht** für aromatische Verbindungen.

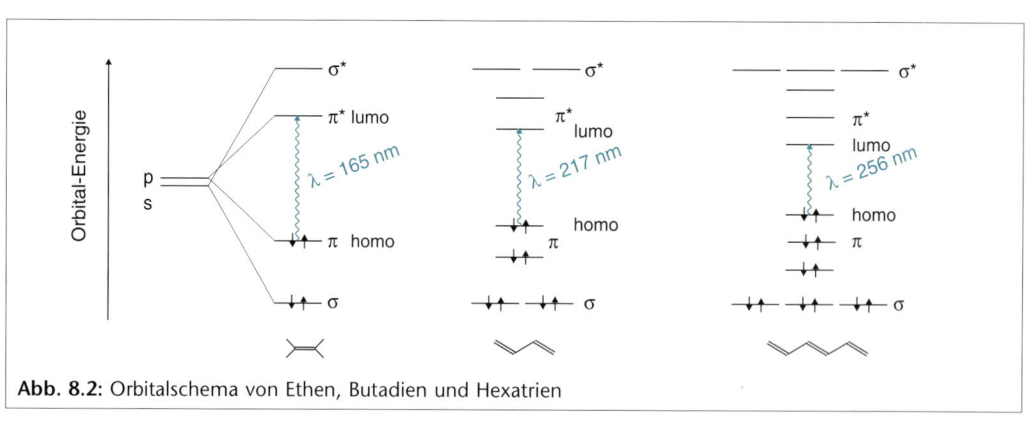

Abb. 8.2: Orbitalschema von Ethen, Butadien und Hexatrien

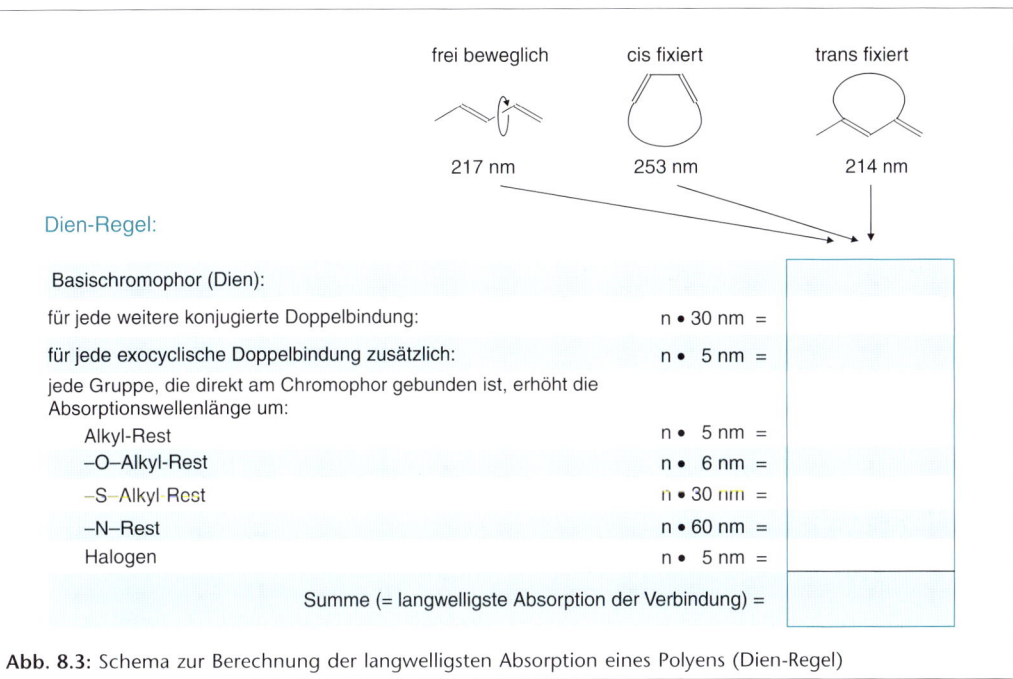

frei beweglich   cis fixiert   trans fixiert

217 nm   253 nm   214 nm

Dien-Regel:

Basischromophor (Dien):	
für jede weitere konjugierte Doppelbindung:	$n \cdot 30$ nm =
für jede exocyclische Doppelbindung zusätzlich:	$n \cdot 5$ nm =
jede Gruppe, die direkt am Chromophor gebunden ist, erhöht die Absorptionswellenlänge um:	
Alkyl-Rest	$n \cdot 5$ nm =
–O–Alkyl-Rest	$n \cdot 6$ nm =
–S–Alkyl-Rest	$n \cdot 30$ nm =
–N–Rest	$n \cdot 60$ nm =
Halogen	$n \cdot 5$ nm =
Summe (= langwelligste Absorption der Verbindung) =	

Abb. 8.3: Schema zur Berechnung der langwelligsten Absorption eines Polyens (Dien-Regel)

Beispiele zur Dien-Regel

1)

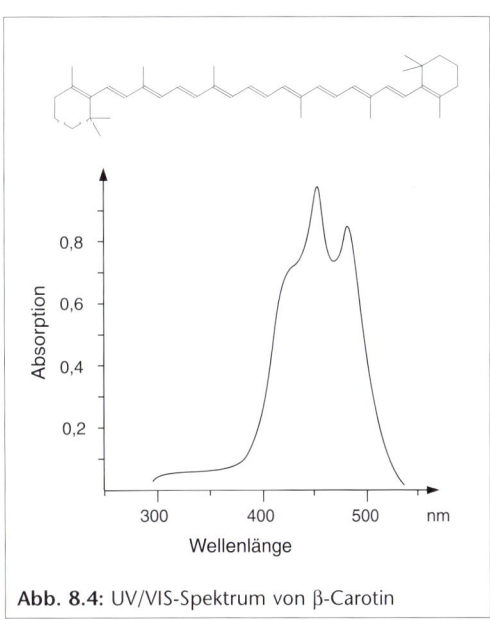

Chromophor trans-fixiert:	214 nm
eine Bindung exocyclisch:	+ 5 nm
zwei Alkylreste:	+ 2 · 5 nm
langwelligste Absorption:	229 nm
gemessene Wellenlänge:	232 nm

2)

2-β-Carotin, ☞ Abb. 8.4

Chromophor frei:	217 nm
neun weitere Doppelbindungen:	+ 9 · 30 nm
zehn Alkylreste:	+ 10 · 5 nm
langwelligste Absorption:	537 nm
gemessene Wellenlänge:	490 nm

Weitere Beispiele sind im Fragen-Teil zu finden, da das IMPP regelmäßig solche Inkrement-Berechnungen fragt!

Abb. 8.4: UV/VIS-Spektrum von β-Carotin

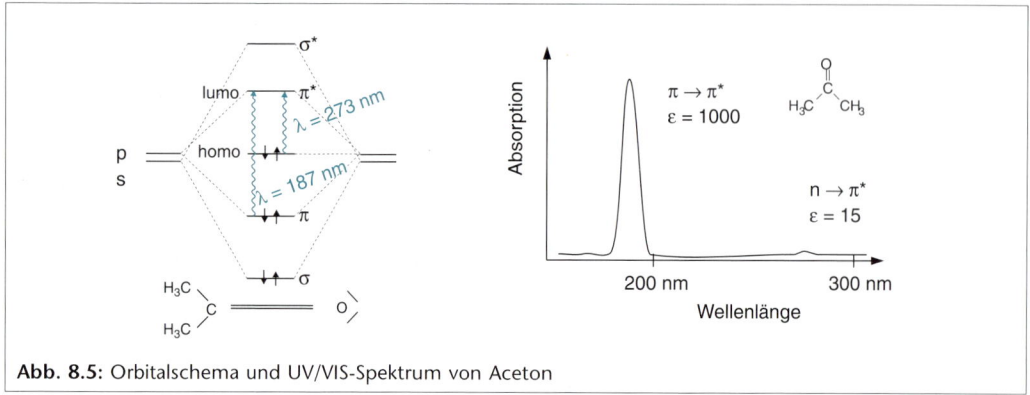

Abb. 8.5: Orbitalschema und UV/VIS-Spektrum von Aceton

Quadratwurzelgesetz

Die langwelligste Absorption eines konjugierten Polyens (λ_{max}), das keine auxochromen Gruppen enthält, hängt hauptsächlich von der Zahl der Doppelbindungen (n) ab (Quadratwurzelgesetz):

$$\lambda_{max} = 31 + 134 \cdot \sqrt{n}$$

Durch Umformen erhält man die Formel, mit der die Zahl der Doppelbindungen aus der Wellenlänge des langwelligsten Absorptionsmaximums abgeschätzt werden kann:

$$n = ((\lambda_{max} - 31)/134)^2$$

8.2.2 Carbonylverbindungen

Orbitale und Übergänge

Das Orbitalschema einer Carbonyl-Gruppe ist komplizierter als das eines Alkens. Neben der Doppelbindung gibt es hier noch die freien Elektronenpaare des Sauerstoffs, also n-Orbitale.

Der energieärmste Übergang ist deshalb der n→π*-Übergang mit einer Wellenlänge von ca. 275 - 300 nm. Dieser Übergang ist allerdings **verboten*** (Überlappungsverbot!) und nur sehr schwach (ε = 10-30). Die erforderliche Energie für die π→π*-

Anregung ist größer, die Wellenlänge der Absorption liegt unterhalb 200 nm.

Keton-Regel

Befinden sich noch weitere Doppelbindungen in Konjugation mit der Carbonyl-Gruppe, dann wird auch hier der Abstand zwischen HOMO und LUMO kleiner und die Absorption langwelliger. In Abhängigkeit von den auxochromen Gruppen können solche Carbonyl-Verbindungen sogar farbig sein, d.h. langwellige Absorptionen im Bereich des sichtbaren Lichts haben.

Auch die Wellenlänge der π→π*- Absorption solcher α-β-ungesättigter Carbonylverbindungen läßt sich mit Inkrementen berechnen. Als Basischromophor dient entweder ein Aldehyd, ein Keton oder eine Säure. Der Einfluß von Substituenten ist abhängig vom Abstand zu der Carbonyl-Funktion (☞ Abb. 8.6). Auch hier müssen die Doppelbindungen, die exocyclisch zu einem Ring liegen, besonders berücksichtigt werden (☞ Dien-Regel). Wenn innerhalb eines Ringes eine Dien-Struktur vorliegt (ein sog. homoanulares Dien), dann führt dies zu weiteren Inkrementen.

Außerdem muß bei Carbonylverbindungen noch beachtet werden, daß die Wellenlänge der Absorption sehr stark vom verwendeten Lösungsmittel abhängt.

---

*   *Die energetisch am höchsten liegenden Elektronen sind die freien Elektronenpaare des Carbonyl-Sauerstoffs (p-Atomorbital). Die Doppelbindung zwischen C und O besteht ebenfalls aus π-Orbitalen. Die Form der p-Orbitale (p_x, p_y, p_z) ist so, daß sich die Orbitale eines Atoms gegenseitig überhaupt nicht überlappen.*

Beispiel zur Keton-Regel

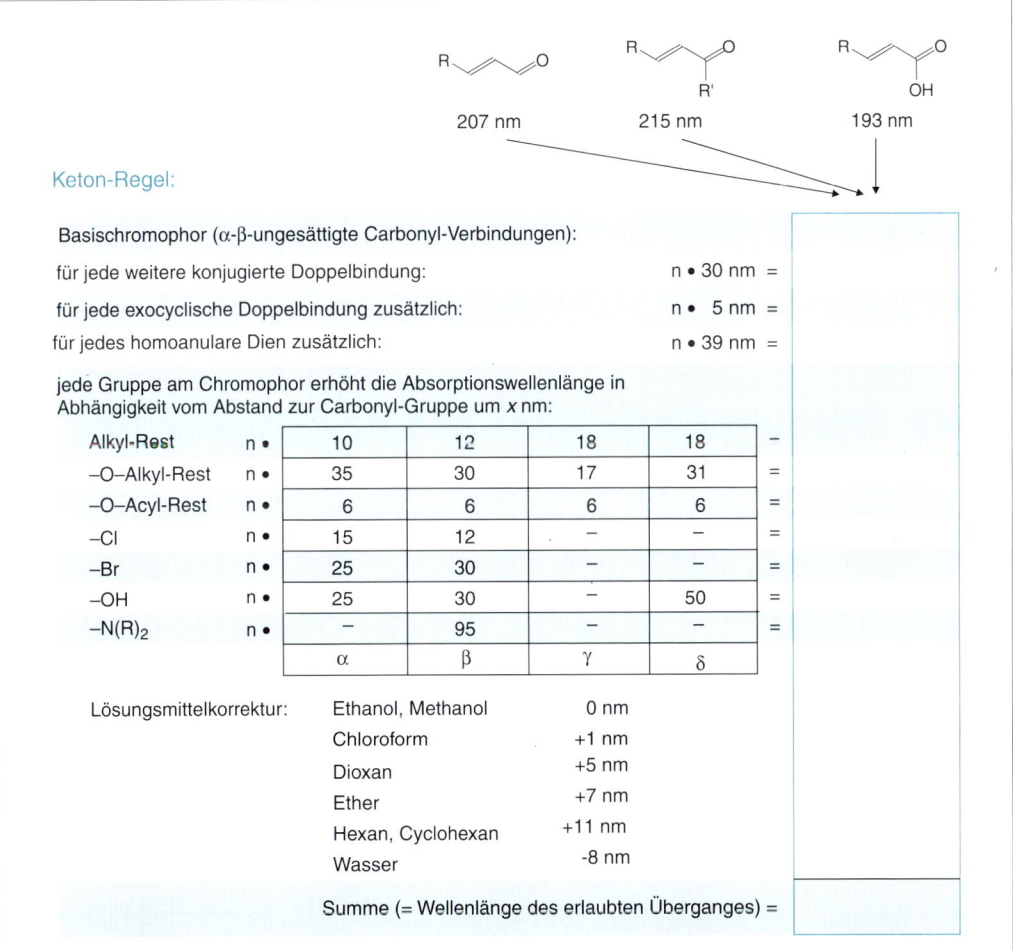

Testosteron

Chromophor Keton:	215 nm
eine Doppelbindung exocyclisch:	+ 5 nm
zwei Alkylreste in β-Position:	+ 2 · 12 nm
langwelligste Absorption:	244 nm
gemessene Wellenlänge:	238 nm

8.2.3 Lösungsmitteleinflüsse

Lösungsmittel können einen großen Einfluß auf das Absorptionsspektrum einer Substanz haben. Die Wellenlänge der Absorption wird beeinflußt, weil das Lösungsmittel die energetische Lage der Molekülorbitale verändert. Die Intensität einer Absorption wird beeinflußt, weil das Lösungsmittel durch Wechselwirkung mit dem Molekül dessen Symmetrie verändern und damit Übergangsverbote lockern kann.

207 nm   215 nm   193 nm

Keton-Regel:

Basischromophor (α-β-ungesättigte Carbonyl-Verbindungen):		
für jede weitere konjugierte Doppelbindung:	n • 30 nm =	
für jede exocyclische Doppelbindung zusätzlich:	n • 5 nm =	
für jedes homoanulare Dien zusätzlich:	n • 39 nm =	

jede Gruppe am Chromophor erhöht die Absorptionswellenlänge in Abhängigkeit vom Abstand zur Carbonyl-Gruppe um x nm:

		α	β	γ	δ	
Alkyl-Rest	n •	10	12	18	18	–
–O–Alkyl-Rest	n •	35	30	17	31	=
–O–Acyl-Rest	n •	6	6	6	6	=
–Cl	n •	15	12	–	–	=
–Br	n •	25	30	–	–	=
–OH	n •	25	30	–	50	=
–N(R)₂	n •	–	95	–	–	=

Lösungsmittelkorrektur:		
	Ethanol, Methanol	0 nm
	Chloroform	+1 nm
	Dioxan	+5 nm
	Ether	+7 nm
	Hexan, Cyclohexan	+11 nm
	Wasser	-8 nm

Summe (= Wellenlänge des erlaubten Überganges) =

Abb. 8.6: Schema zur Berechnung der Wellenlänge des erlaubten Übergangs einer α-β-ungesättigten Carbonylverbindung

---

✓ **Merke**

Beim Wechsel vom unpolaren zu einem polareren Lösungsmittel werden

- $\pi \rightarrow \pi^*$-Anregungen energieärmer (bathochrome Verschiebung, positive Solvatochromie)
- $n \rightarrow \pi^*$-Anregungen energiereicher (hypsochrome Verschiebung, negative Solvatochromie)
- Bei der Protonierung eines Chromophors ergibt sich fast immer eine hypsochrome Verschiebung.

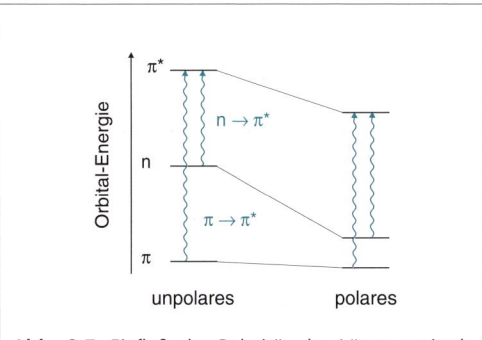

Abb. 8.7: Einfluß der Polarität des Lösungsmittels auf die Energie von π- und n-Orbitalen

Polarität

Freie Elektronenpaare (in n-Orbitalen) können stark mit polaren Lösungsmitteln wechselwirken, indem sich z.B. Wasserstoffbrücken zwischen Lösungsmittel und Elektronenpaar ausbilden. Die Energie des Elektronenpaars (und damit des n-Orbitals) wird deshalb in polaren Lösungsmitteln stets gesenkt.

Auch die Energie der π^*-**Orbitale** wird im polaren Lösungsmittel gesenkt, aber nicht so stark wie die der n-Orbitale. Der Einfluß des Lösungsmittels auf die bindenden π-**Orbitale** ist dagegen gering, da diese sich relativ dicht an den Atomkernen befinden und wenig mit dem Lösungsmittel in Kontakt kommen (☞ Abb. 8.7). Daraus folgt, daß beim Wechsel vom unpolaren zu einem polareren Lösungsmittel $\pi \rightarrow \pi^*$-Anregungen bathochrom und $n \rightarrow \pi^*$-Anregungen hypsochrom verschoben werden.

pH-Wert

UV/VIS-Absorptionen zeigen oft eine starke Abhängigkeit vom pH-Wert der Lösung. Bis auf wenige Ausnahmen (z.B. Benzoesäure), zeigen alle Chromophore, die protoniert werden können, beim

Wechsel vom basischen ins saure Lösungsmittel eine hypsochrome Verschiebung.

Wenn freie Elektronenpaare an der Mesomerie beteiligt sind, führt die Protonierung dieser Elektronenpaare zu einer Verkleinerung des Chromophors. Umgekehrt kann die Deprotonierung eines Heteroatoms im basischen Lösungsmittel zur Vergrößerung der Chromophors und damit zu einem bathochromen Shift führen (☞ Beispielspektren 8.2.5).

8.2.4 Aromaten

Orbitale und Übergänge

Das Orbitalschema von Benzol ist noch komplizierter als das der Carbonyl-Gruppe. HOMO und LUMO sind hier jeweils zweifach entartete Zustände. Das heißt, es gibt je zwei Molekülorbitale mit exakt identischer Energie. Zudem ist Benzol ein sehr symmetrisches Molekül, weshalb die langwelligsten Anregungen symmetrie-verboten sind. Die langwelligste erlaubte Bande (sog. β-Bande) hat einen molaren Absorptionskoeffizienten von $\varepsilon = 50\,000$ bis $100\,000$ und erscheint beim Benzol bei ca. 184 nm (☞ Tab. 8.1).

Im Spektrum sind aber meist noch zwei verbotene langwelligere Übergänge zu sehen (☞ Abb. 8.8). Die sog. p-Bande tritt oft als Schulter an der β-Bande auf. Die α-Bande ist (wenn sie zu erkennen ist) immer die langwelligste Absorption eines Aroma-

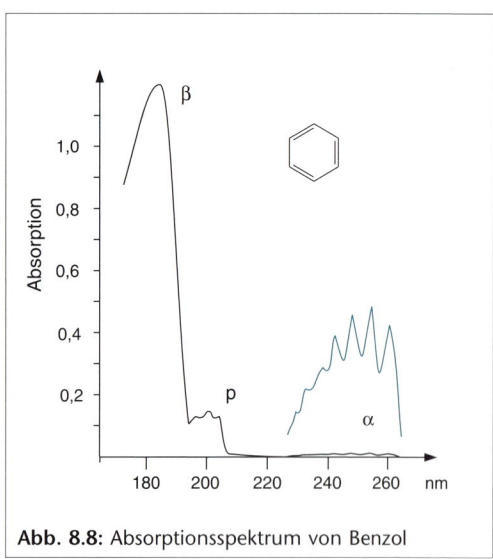

Abb. 8.8: Absorptionsspektrum von Benzol

ten mit einem Absorptionskoeffizienten von nur ε = 100 - 200.

Beim Benzol und bei einfach substituierten Aromaten ist eine Feinstruktur der α-Bande zu erkennen. Diese kommt durch die Überlagerung mit einer Molekülschwingung des Benzols zustande. Durch diese Schwingung wird das Symmetrieverbot ,,gelockert", da das schwingende Molekül nicht mehr so symmetrisch ist wie ein starres Molekül. Deshalb fehlt im Spektrum auch immer der Peak, der der Anregung des nicht schwingenden Moleküls entspricht. Die Energie der langwelligsten Absorption ist die Energie des $\pi\rightarrow\pi^*$-Übergangs plus der Energie der Schwingung! Wenn die Energiedifferenz der einzelnen ,,Finger" der α-Bande in Wellenzahlen umgerechnet wird, dann ergeben sich 520 cm^{-1} bzw. 920 cm^{-1} (☞ Kap. 10, IR-Spektroskopie).

α-**Bande**	$\pi\rightarrow\pi^*$	$^1B_{2u}\leftarrow\,^1A_{1g}$	256 nm, ε = 204
p-**Bande**	$\pi\rightarrow\pi^*$	$^1B_{1u}\leftarrow\,^1A_{1g}$	203 nm, ε = 7 400
β-**Bande**	$\pi\rightarrow\pi^*$	$^1E_{1u}\leftarrow\,^1A_{1g}$	184 nm, ε = 60 000

Tab. 8.1: Nomenklatur der Elektronenanregungen von Benzol

UV/VIS-Absorptionen von einfach substituierten Aromaten

Durch Substituenten am Benzol werden die Absorptionen meist bathochrom verschoben. Die verbotenen Übergänge werden intensiver, da die Symmetrie des Benzols durch die Substituenten gestört und das Symmetrie-Verbot gelockert wird (☞ Tab. 8.2).

UV/VIS-Absorptionen von mehrfach substituierten Aromaten

Bei mehrfach substituierten Aromaten läßt sich die Wellenlänge der Absorptionen nicht einfach ableiten. Als sehr grobe Näherung können die Effekte der einzelnen Substituenten addiert werden. Die Ergebnisse sind relativ gut, wenn die Substituenten keine mesomeren Effekte auf den aromatischen Kern ausüben (z.B. Alkylreste). Zur Mesomerie befähigte Reste (wie NH_2 oder -O$^-$) können sich allerdings gegenseitig beeinflussen, so daß der Effekt schwierig vorhersagbar ist.

Besonders stark ausgeprägt ist die Wechselwirkung der Reste bei *para*-disubstituierten Aromaten, wenn ein Rest elektronenschiebend und der andere elektronenziehend ist (sog. **push-pull-Effekt**).

Rest	Absorptionsmaximum in nm; Veränderung gegenüber Benzol		Absorptionskoeffizient ε	Absorptionsmaximum des verbotenen Übergangs in nm; Veränderung gegenüber Benzol		Absorptionskoeffizient ε
-H	203,5	0	7400	254	0	204
-NH_3^+	203	-0,5	7500	254	0	160
-CH_3	207	+3,5	7000	261	+7	225
-I	207	+3,5	7000	257	+3	700
-Cl	209,5	+6	7400	264	+10	190
-Br	210	+6,5	8000	261	+7	192
-OH	210,5	+7	6200	270	+16	1450
-SO_3H	213	+9,5	7800	263	+9	290
-OCH_3	217	+13,5	6400	269	+15	1500
-COO$^-$	224	+20,5	8700	268	+14	560
-COOH	230	+26,5	11600	273	+19	970
-NH_2	230	+26,5	8600	280	+26	1430
-O$^-$	235	+31,5	9400	287	+33	2600
-$CH=CH_2$	248	+44,5	14000	282	+28	750
-CHO	249	+45,5	11500	280	+26	1400

Tab. 8.2: UV-Absorptionen von einfach substituierten Benzolen in Wasser

8.2.5 Weitere Beispiele

Toluol

Im Spektrum von Toluol (☞ Abb. 8.9) ist die langwelligste Absorption gegenüber Benzol um ca. 7 nm bathochrom verschoben. Der Absorptionskoeffizient ist größer (hyperchromer Effekt) weil die Symmetrie des Moleküls nicht mehr so hoch ist wie die von Benzol. Die Feinstruktur der α-Bande ist noch zu sehen.

Benzocain

Abb. 8.10 zeigt das UV/VIS-Spektrum von Benzocain bei verschiedenen pH-Werten. Im neutralen Lösungsmittel (Methanol) ist die α-Bande nicht zu sehen. Die langwelligste Absorption ist die p-Bande, die hier wegen des push-pull-Effekts zwischen Ester- und Aminogruppe stark bathochrom verschoben ist. Aus demselben Grund ist auch die Intensität der Bande verstärkt.

Im Sauren liegt die Amino-Gruppe protoniert vor, und trägt deshalb nicht zum mesomeren System bei. Die Intensität der Banden ist somit drastisch kleiner (kein push-pull-Effekt mehr), und es zeigt sich eine hypsochrome Verschiebung um ca. 20 nm.

Phenobarbital

Phenobarbital ist eine zweiwertige Säure, weshalb die Größe des mesomeren Systems (des Chromo-

phors) stark vom pH-Wert abhängt. Im alkalischen Milieu ist die Substanz zweifach deprotoniert und zeigt die langwelligste Verschiebung. Das Absorptionsmaximum der vollständig protonierten Form liegt unterhalb von 220 nm außerhalb des Meßbereichs.

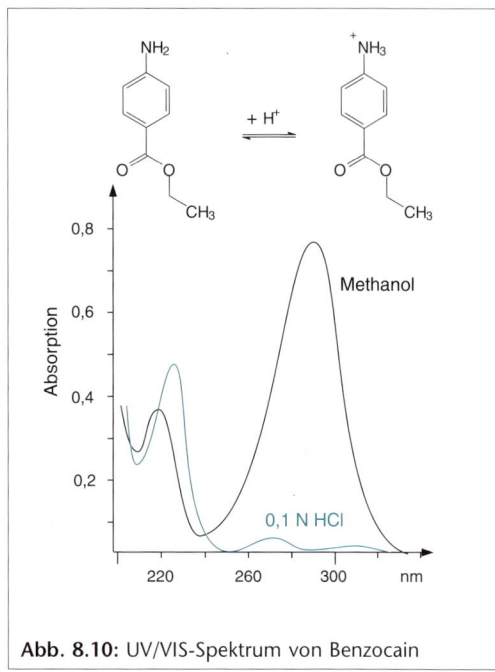

Abb. 8.10: UV/VIS-Spektrum von Benzocain

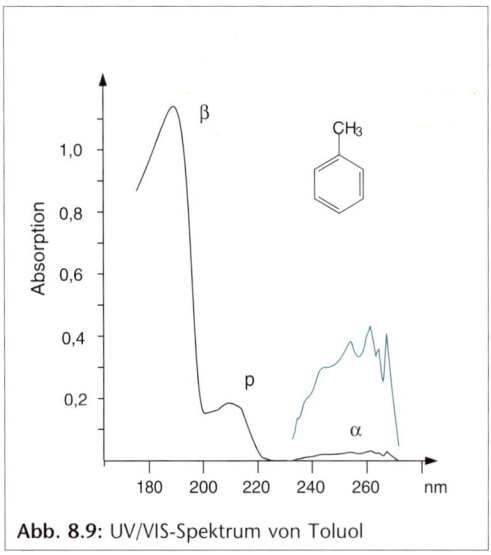

Abb. 8.9: UV/VIS-Spektrum von Toluol

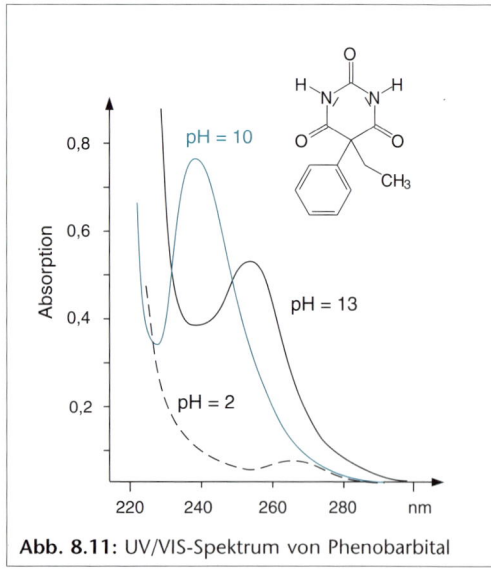

Abb. 8.11: UV/VIS-Spektrum von Phenobarbital

8.3 Geräteaufbau und Messung

Zur Registrierung von UV/VIS-Spektren werden heute üblicherweise Zweistrahlspektrometer eingesetzt (☞ Abb. 8.12). Monochromatisches Licht der Intensität I_0 dringt durch die Probe. Diese absorbiert einen Teil des Lichts und verringert die Intensität auf den Wert I. Vom Spektrometer wird die Absorption $A = \log(I_0/I)$ angezeigt, die zur Konzentration der Probe proportional ist: Bei doppelter Konzentration ist die Absorption doppelt so groß.

8.3.1 Bauteile des UV/VIS-Spektrometers

Lichtquelle

Als Lichtquelle für den UV-Bereich dient meist eine Wasserstoff-Gasentladungslampe, die bei Wellenlängen zwischen 170 nm und 330 nm Licht hoher Intensität liefert. Durch Zumischen von Deuterium (D_2) zum Gas läßt sich die Intensität noch erhöhen. Das Licht für den VIS-Bereich wird meist mit einer Wolfram-Halogen-Glühlampe erzeugt.

Monochromator

Der Monochromator filtert aus dem polychromatischen Licht eine Wellenlänge bzw. einen schmalen Wellenlängenbereich heraus. Dazu kann ein Prisma oder ein optisches Gitter verwendet werden. Beide haben Vor- und Nachteile (☞ Tab. 8.3). Meist ist im UV-Bereich das Prisma und im VIS-Bereich das Gitter überlegen.

Prisma	Gitter
Auftrennung im UV groß	Auftrennung im VIS groß
Kurzwelliges Licht (blau) wird stärker aufgetrennt als langwelliges	Lineare Wellenlängenskala
Ein großer Spektralbereich kann von einem Prisma abgedeckt werden	Wechsel von Gittern für unterschiedliche Wellenlängenbereiche nötig
Große Prismen sind teuer	Billig und einfach herzustellen
Prisma muß für die Meßwellenlängen durchlässig sein (Glas: nur Wellenlängen > 300 nm, Quarz: > 200 nm)	Am Gitter findet grundsätzlich **keine** Absorption des Lichts statt

Tab. 8.3: Vor- und Nachteile von Prismen und Gittern.

Spaltbreite

Vor und nach dem Monochromator befindet sich im Strahlengang je ein Spalt (Eintrittsspalt und Austrittsspalt). Eintrittsspalt und Austrittsspalt begrenzen die sog. *spektrale Bandbreite* des Spektrometers. Je breiter der Spalt, desto mehr verschiedene Wellenlängen können den Monochromator verlassen. Je schmaler der Spalt, desto monochromatischer ist das Licht und umso besser wird das Auflösungsvermögen. Allerdings darf der Spalt auch nicht zu schmal sein, da sonst die Intensität des Lichtstrahls zu klein wird (je schmaler der Spalt, desto weniger Licht wird insgesamt durchgelassen). Die sog. **förderliche Spaltbreite** ist immer so klein wie nötig, aber so groß wie möglich.

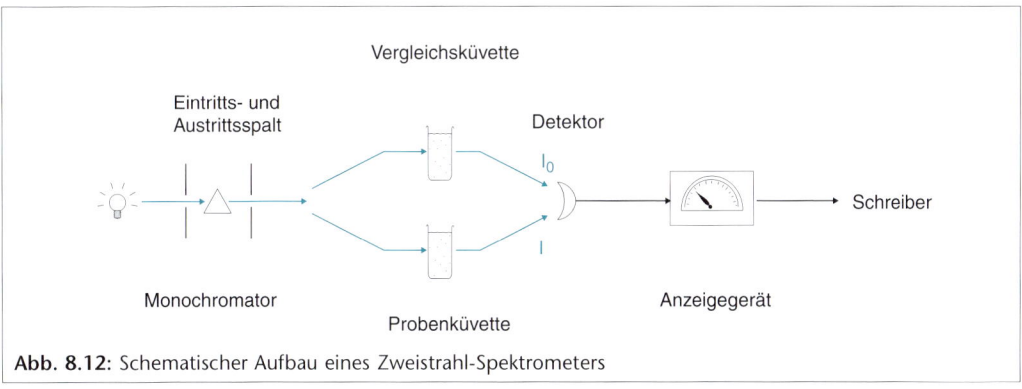

Abb. 8.12: Schematischer Aufbau eines Zweistrahl-Spektrometers

Küvetten

UV/VIS-spektrometrisch werden fast ausschließlich gelöste Proben bestimmt. Die Küvetten bestehen aus Glas oder Quarz. Das Material richtet sich v.a. nach dem Meßbereich. Glas ist nur für Wellenlängen > 300 nm durchlässig, Quarz bis ca. 200 nm.

Da die Länge der Küvetten geeicht ist (meist 1 cm), müssen sie sehr vorsichtig behandelt werden. Beispielsweise kann sich durch Trocknen im Trockenschrank die Länge der Küvette geringfügig ändern, was zu Fehlern in allen folgenden Bestimmungen führt. Auch dürfen die Küvetten nicht an den optischen Fenstern angefaßt werden, weil sonst Schmutz zurückbleibt, der die Messung stört.

Detektor

Der Detektor muß die Intensität des sichtbaren und des UV-Lichts messen können. Dazu werden Photozellen oder Photoelemente verwendet. Bei empfindlichen Geräten nimmt man auch sog. Photomultiplier, die auch geringste Lichtintensitäten noch exakt messen können, so daß die Messung mit sehr kleiner Spaltbreite erfolgen kann.

8.3.2 Lösungsmittel

An die Lösungsmittel zur UV/VIS-Spektroskopie werden sehr hohe Anforderungen gestellt. Das Lösungsmittel sollte in dem Bereich, der registriert werden soll, selbst keine Absorptionen zeigen. In der Praxis wird meist der Meßbereich auf der kurzwelligen Seite des Spektrums durch die Eigenabsorption des Lösungsmittels begrenzt (☞ Tab. 8.4). Auch die Reinheit der verwendeten Lösungsmittel ist wichtig, da viele Verunreinigungen im UV/VIS-Spektrum zu sehen sind.

Lösungsmittel	Meßbereich λ größer als
Wasser	200 nm
n-Hexan, Petrolether, Cyclohexan	200 nm
Methanol, Ethanol, Isopropanol	210 nm
Diethylether	215 nm
Dichlormethan	220 nm
Chloroform	240 nm
Tetrachlorkohlenstoff	260 nm
Benzol, Toluol	280 nm

Tab. 8.4: Lösungsmittel für die UV/VIS-Spektroskopie

8.3.3 UV/VIS-Spektrum

Im UV/VIS-Spektrum wird auf der x-Achse die Wellenlänge von links nach rechts dargestellt. Rechts im Spektrum sind große Wellenlängen und somit Absorptionen mit kleiner Energie zu finden. Auch wenn eine andere Energieskala (wie z.B. die Frequenz oder die Wellenzahl) verwendet wird, dann ist die Darstellung immer so, daß die Energie von rechts nach links zunimmt.

Als Einheit für die Wellenlänge wird meist nm (Nanometer 1 nm = 10^{-9} m) verwendet, seltener die Wellenzahl (☞ Kap. 10, IR-Spektroskopie) oder mµ (Millimikron oder Millimü; 1 mµ = $10^{-3} \cdot 10^{-6}$ m = 10^{-9} m = 1 nm).

Als Meßgröße wird auf der y-Achse des Spektrums meist die Absorption A angegeben. Sinnvolle Werte von A liegen nur im Bereich von 0,2 bis ca. 1,5. Wenn bei einer Messung größere Absorptionen registriert werden, ist eine Wiederholung der Bestimmung mit einer verdünnteren Probe erforderlich, da sonst der Meßfehler zu groß ist (☞ 1.4).

Ist die Konzentration der Probe bekannt, so kann im Spektrum der spezifische oder der molare Absorptionskoeffizient ε angegeben werden. Dieser wird dann meist auf einer logarithmischen Skala aufgetragen, da ε Werte von 0 bis 100 000 annehmen kann.

✓ **Merke**

Die Bezeichnungen der verschiedenen Meßgrößen für die UV/VIS-Spektroskopie wurden in den letzten Jahren geändert und international angeglichen:

deutsche Bezeichnung	englische Bezeichnung	Definition	Einheit
gibt es nicht!	absorption	$1-I/I_0$, Teil der Lichtintensität, der absorbiert wird	keine Einheit (Angabe in %)
Transmission, Durchlässigkeit	transmittance	$T = I/I_0 \cdot 100$, Teil der Lichtintensität, der nicht absorbiert wird	keine Einheit (Angabe in %)
Absorption	absorbance	$A = \log (I_0/I) = \log (1/T)$	keine Einheit
Extinktion	alte Bezeichnung für die Absorption		
molarer Absorptionskoeffizient	absorptivity	ε_λ, Absorption einer Lösung von 1 mol/l und 1,0 cm Schichtdicke bei der Wellenlänge λ	l/(mol · cm); Einheit wird meist weggelassen!
spezifische Absorption	absorption coefficient	$A_\lambda^{1\%}$, Absorption einer einprozentigen Lösung (M/V) in einer Schichtdicke von 1 cm.	1/(% · cm); Einheit wird meist weggelassen!

8.4 Photometrie

Als Photometrie wird die Gehaltsbestimmung einer Probe durch die Messung der Absorption einer Wellenlänge im UV/VIS-Bereich bezeichnet. Ein Photometer muß deshalb im Gegensatz zum Spektrometer kein Spektrum registrieren können, dafür aber Einzelmessungen mit großer Genauigkeit erlauben. Die heute verwendeten Geräte sind meist sog. Spektralphotometer; sie können sowohl ein Spektrum registrieren, als auch genaue Absorptionen messen.

8.4.1 Absorptionsmessung

Die UV/VIS-Spektroskopie ermöglicht sehr genaue Gehaltsbestimmungen von gelösten Proben. Es gilt das **Lambert-Beersche Gesetz,** das besagt, daß die Absorption einer Lösung proportional zur Konzentration ist (☞ 1.4):

$$A = \varepsilon \cdot c \cdot b$$

A: Absorption A = $\log I_0/I$
ε: Absorptionskoeffizient
c: Konzentration
b: Dicke der Küvette

Ist der molare Absorptionskoeffizient ε_λ oder der spezifische Absorptionskoeffizient $A_\lambda^{1\%}$ der zu bestimmenden Substanz bei einer Wellenlänge bekannt, dann kann die Konzentration *c* der Probe aus der gemessenen Absorption *A* berechnet werden:

$$c = \frac{A}{\varepsilon \cdot b} \quad \text{oder} \quad c = \frac{A}{A_{1cm}^{1\%} \cdot b}$$

Für genaue Bestimmungen sollte die spezifische Absorption mit einer Eichlösung selbst bestimmt werden, weil nur so alle geräteabhängigen Störfaktoren berücksichtigt werden können. Dazu wird zuerst ein Übersichtsspektrum registriert und eine geeignete Wellenlänge für die Bestimmung ausgewählt. Diese Meßwellenlänge sollte mit einem Absorptionsmaximum zusammenfallen (Meßgenauigkeit) und in einem Bereich liegen, in dem keine Verunreinigungen zu sehen sind (soweit diese bekannt sind).

Aus dem Spektrum läßt sich $A_\lambda^{1\%}$ oder ε bei der ausgewählten Wellenlänge berechnen:

$$A_\lambda^{1\%} (\lambda) = \frac{A}{c \cdot b} \quad \text{oder} \quad \varepsilon (\lambda) = \frac{A}{c \cdot b}$$

Die förderliche Spaltbreite ist bei einer quantitativen photometrischen Bestimmung größer als beim Aufnehmen eines Spektrums, weil nicht eine gute

> ✓ **Merke**
>
> Um eine möglichst hohe photometrische Meßgenauigkeit zu erreichen, muß folgendes beachtet werden:
>
> - Die gemessene Absorption muß zwischen 0,2 und 1,4 liegen
> - Eine Eichgerade erstellen oder mehrere Eichmessungen durchführen
> - Messung möglichst am Absorptionsmaximum
> - Vorsichtiger Umgang mit den Küvetten

Auflösung, sondern eine möglichst große Intensität wichtig ist.

Eine bessere Meßgenauigkeit ist durch Anlegen einer Kalibriergeraden aus mehreren Eichlösungen zu erreichen.

8.4.2 Stoffgemische

Gemische aus zwei Komponenten lassen sich leicht photometrisch bestimmen. Die Absorption einer Lösung ist immer genau die Summe aller Absorptionen der gelösten Stoffe (plus der Absorption des Lösungsmittels). Sollen zwei Stoffe nebeneinander bestimmt werden, dann müssen Messungen bei zwei verschiedenen Wellenlängen durchgeführt werden.

Zunächst werden wieder die Spektren beider Einzelsubstanzen registriert und die beiden Meßwellenlängen ausgewählt. Bei der ersten Meßwellenlänge sollte eine der Substanzen eine möglichst große, und die andere eine möglichst kleine Absorption haben. Das sollte bei der zweiten Meßwellenlänge gerade umgekehrt sein. Die jeweils kleinere Absorption muß dabei nicht Null sein, die Genauigkeit der Bestimmung wird aber umso größer, je größer der Unterschied ist.

Von beiden Substanzen **A** und **B** kann für jede Meßwellenlänge λ_1 und λ_2 die spezifische Absorption dem Spektrum entnommen werden:

$$A_{1cm}^{1\%}\,(A, \lambda_1) = \frac{A\,(A, \lambda_1)}{c\,(A) \cdot b}$$

ist die spez. Absorption der Substanz **A** bei der Wellenlänge l_1. $A(A, \lambda_1)$ ist die gemessene Absorption der Eichlösung der Substanz **A** bei der Wellenlänge λ_1, der Konzentration $c(A)$ und der Schichtdicke b. Insgesamt müssen deshalb vier Werte berechnet werden: $A_{1cm}^{1\%}\,(A, \lambda_1)$, $A_{1cm}^{1\%}\,(A, \lambda_2)$, $A_{1cm}^{1\%}\,(B, \lambda_1)$, $A_{1cm}^{1\%}\,(B, \lambda_2)$.

Dann wird die Absorption der Probelösung mit dem Gemisch bei beiden Wellenlängen λ_1 und λ_2 gemessen. Da die Gesamtabsorption gleich der Summe aller Einzelabsorptionen ist, gilt:

$$A\,(ges., \lambda_1) = A\,(A, \lambda_1) + A\,(B, \lambda_1)$$

$$A\,(ges., \lambda_1) = A_{1cm}^{1\%}\,(A, \lambda_1) \cdot c\,(A) \cdot b$$
$$+ A_{1cm}^{1\%}\,(B, \lambda_1) \cdot c\,(B) \cdot b$$

Dasselbe gilt auch für die zweite Meßwellenlänge λ_2:

$$A\,(ges., \lambda_2) = A_{1cm}^{1\%}\,(A, \lambda_2) \cdot c\,(A) \cdot b$$
$$+ A_{1cm}^{1\%}\,(B, \lambda_2) \cdot c\,(B) \cdot b$$

Es ergeben sich zwei Gleichungen mit zwei Unbekannten (c(A) und c(B)), und das Gleichungssystem ist lösbar.

$$c\,(A) = \frac{A\,(ges., \lambda_2) \cdot A_{1cm}^{1\%}\,(B, \lambda_1) - A\,(ges., \lambda_1) \cdot A_{1cm}^{1\%}\,(B, \lambda_2)}{A_{1cm}^{1\%}\,(A, \lambda_2) \cdot A_{1cm}^{1\%}\,(B, \lambda_1) - A_{1cm}^{1\%}\,(A, \lambda_1) \cdot A_{1cm}^{1\%}\,(B, \lambda_2)} \cdot \frac{1}{b}$$

$$c\,(B) = \frac{A\,(ges., \lambda_1) \cdot A_{1cm}^{1\%}\,(A, \lambda_2) - A\,(ges., \lambda_2) \cdot A_{1cm}^{1\%}\,(A, \lambda_1)}{A_{1cm}^{1\%}\,(A, \lambda_2) \cdot A_{1cm}^{1\%}\,(B, \lambda_1) - A_{1cm}^{1\%}\,(A, \lambda_1) \cdot A_{1cm}^{1\%}\,(B, \lambda_2)} \cdot \frac{1}{b}$$

Formeln zur Berechnung der Konzentrationen eines Stoffgemisches

8.5 Strukturaufklärung mit der UV/VIS-Spektroskopie

8.5.1 Auswertung des Spektrums

Das UV/VIS-Spektrum ist meist nicht ganz so hilfreich zur Aufklärung der Struktur einer unbekannten Verbindung wie z.B. das NMR- oder IR-Spektrum. Aus den Absorptionen im Spektrum läßt sich auf Chromophore und eventuell auf im Molekül vorhandene Gruppen schließen. Dabei müssen nicht nur die Wellenlänge des Absorptionsmaximums, sondern auch der Absorptionskoeffizient und die Form der Banden berücksichtigt werden.

Absorptionsmaximum

Um Chromophore zu finden, die ihr Absorptionsmaximum bei einer bestimmten Wellenlänge haben, können entweder Literaturspektren zum Vergleich verwendet oder die Wellenlänge mit einer Inkrement-Regel berechnet werden. So läßt sich z.B. die Anzahl konjugierter Doppelbindungen in einem Polyen aus der Absorptionswellenlänge bestimmen.

Absorptionskoeffizient

Die Größe des Absorptionskoeffizienten sagt etwas darüber aus, ob der Bande ein erlaubter oder ein verbotener Übergang zugrundeliegt. Damit läßt sich die Zahl der möglichen Chromophore einschränken.

Form der Bande

Die Form und die Feinstruktur der Bande hat oft ein typisches Aussehen. So ist z.B. die feinstrukturierte, wenig intensive α-Bande eines Aromaten oft eindeutig zu identifizieren. Aus der Größe der bathochromen Verschiebung lassen sich Schlüsse auf Substituenten am Aromaten ziehen. Allerdings ist die Feinstruktur der Bande meist nur beim unsubstituierten oder einfach substituierten Aromaten zu erkennen.

Messung in verschiedenen Lösungsmitteln/ pH-Wert

Wenn die Lage des Absorptionsmaximums vom pH-Wert des Lösungsmittels abhängt, dann ist das Chromophor protonierbar. Durch Messung bei mehreren verschiedenen pH-Werten läßt sich die Säure- oder Basenstärke der chromophoren funktionellen Gruppe abschätzen.

8.6 UV/VIS-Spektroskopie in der pharmazeutischen Analytik

In der pharmazeutischen Analytik spielen UV/VIS-spektroskopische und photometrische Bestimmungen eine wichtige Rolle. Die meisten Arzneistoffe zeigen Absorptionen im UV/VIS-Bereich und können deshalb durch ihr Spektrum identifiziert werden. Auch Reinheitsprüfungen und Gehaltsbestimmung sind möglich.

8.6.1 Anforderungen an das Spektrometer/Photometer nach DAB

Das Arzneibuch schreibt genaue Fehlertoleranzen des Spektrometers oder Photometers vor.

Meßbereich

Der Meßbereich des Gerätes muß von 200 nm bis 800 nm reichen.

Meßbedingungen

Die Schichtdicke der Küvette soll 1 cm betragen. Die zulässige Abweichung beträgt nur 0,005 cm. Obwohl die Meßtemperatur im Normalfall kaum einen Einfluß auf das Spektrum oder die gemessene Absorption hat, schreibt das DAB eine Temperatur von 20 °C ± 1 °C vor.

Die Eigenabsorption des Lösungsmittels soll 0,4 nicht überschreiten.

Kontrolle der Wellenlängenskala

Die Wellenlängenskala des Meßgerätes kann überprüft werden, indem die Lage der Absorptionsmaxima von Referenzsubstanzen mit den Literaturwerten verglichen wird. Im DAB sind dazu die Wellenlängen einer Holmiumperchlorat-Lösung tabelliert.

Eine weitere Möglichkeit besteht darin, Wellenlängen der Emissionslinien von Gasentladungslampen zu messen. Solche Lampen strahlen intensives Licht aus, das nur wenige Wellenlängen enthält. In Photometern sind solche Lampen oft als zusätzliche Lichtquelle eingebaut, um Absorptionsmessungen bei diesen Wellenlängen durchzuführen. Die Wellenlängen der Emissionslinien einer Wasserstoff- und einer Quecksilberdampf-Gasentladungslampe sind im DAB tabelliert.

Kontrolle der Absorption

Zur Eichung der Absorptionsskala soll eine Kaliumdichromat-Lösung bestimmt werden. Die spezifische Absorption ist im DAB für verschiedene Wellenlängen angegeben. Die gemessene Absorption muß innerhalb der angegebenen Toleranzen liegen.

Streulicht

Jede spektroskopische Messung kann durch Streulicht gestört werden (das ist Licht, das in den Detektor trifft, aber nicht aus der Probe stammt). Die gemessene Lichtintensität ist dann zu groß, bzw. die registrierte Absorption zu klein. Zur Kontrolle kann eine 1,2-prozentige Kaliumchlorid-Lösung bei 200 nm bestimmt werden. Die Absorption darf bei 1 cm Schichtdicke nicht kleiner sein als 2.

Spektrale Bandbreite

Die spektrale Bandbreite wird durch die Größe des Monochromatorspalts beeinflußt. Je breiter der Spalt ist, desto größer ist der Wellenlängenbereich, der den Monochromator verläßt. Nach DAB soll die spektrale Bandbreite bei photometrischen Bestimmungen immer viel kleiner sein als die halbe Breite des zu bestimmenden Peaks.

8.7   Übungen

1) Warum können die Anregungen der sog. core-Elektronen (innere Schalen) mit der UV/VIS-Spektroskopie nicht beobachtet werden?

2) Geben Sie eine kurze Definition der folgenden Begriffe an:
   - Chromophor
   - auxochrome Gruppe
   - bathochromer shift
   - hypsochromer shift
   - hyperchromer shift
   - hypochromer shift

3) Warum ist bei vielen substituierten Benzol-Derivaten die Absorption der α-Bande stärker als beim Benzol selbst?

4) Warum wird in vielen Fällen beim Protonieren einer Substanz ein hypsochomer Shift beobachtet?

5) Eine photometrische Messung einer Lösung von 9,5 mg Paracetamol in 1000 ml Methanol ergab bei einer Wellenlänge von 250 nm eine Absorption von 0,86. Eine Lösung von 0,325 g einer Probe in 100 ml Methanol ergab unter identischen Meßbedingungen eine Absorption von 0,65. Wie groß ist die Konzentration der Probe an Paracetamol (in %)?

6) Wie verändert sich das UV/VIS-Spektrum von Aceton (☞ Abb. 8.5) wenn vom relativ unpolaren Lösungsmittel Hexan zu Methanol gewechselt wird?

9 Fluorimetrie

Werden Moleküle mit Licht des UV/VIS-Bereichs bestrahlt, dann tritt oft eine Absorption der Strahlung ein. Manche Substanzen haben die Eigenschaft, während des Bestrahlens Licht anderer Wellenlänge wieder auszusenden. Dieser Effekt heißt **Fluoreszenz.** Durch Messung der Intensität des Fluoreszenzlichts lassen sich, wie durch Messung der Absorption, Substanzen identifizieren und Konzentrationsbestimmungen durchführen.

9.1 Physikalische Grundlagen der Fluorimetrie

9.1.1 Absorption und Fluoreszenz

Alle Vorgänge, die sich bei der Bestrahlung einer Probe mit UV-Strahlung oder sichtbarem Licht ereignen können, sind im Jablonski-Term-Schema zu sehen (☞ 1.3.2). Wenn die Energie der Strahlung gerade einer Anregungswellenlänge entspricht, kann ein Elektron in ein energetisch höher liegendes, unbesetztes Molekülorbital angehoben werden. Dabei kann gleichzeitig auch noch eine Molekülschwingung oder Rotation mit angeregt werden. Das so angeregte Molekül kann seine überschüssige Energie auf unterschiedliche Art und Weise wieder abgeben:

- **spontane Emission:** das Elektron fällt zurück ins untere Orbital und die Energie wird als Licht wieder abgestrahlt. Die Emissionswellenlänge ist gleich der Anregungswellenlänge

- **strahlungslose Deaktivierung:** Die Energie wird durch Stöße mit Nachbarmolekülen (z.B. Lösungsmittel) auf andere Moleküle verteilt. Das führt zur Erwärmung der Probe; die Strahlungsenergie wird letztlich vollständig in Wärme umgesetzt

- **Fluoreszenz:** Die strahlungslose Deaktivierung muß nicht immer vollständig sein. Das Molekül bleibt dann auf einem Energieniveau zwischen Grundzustand und angeregtem Zustand hängen. Wird der Rest der Energie wieder durch Abstrahlen von Licht abgegeben, so erfolgt Fluoreszenz.

Daraus ist zu schließen, daß die Energie der Fluoreszenzlichts kleiner ist als die des zuvor absorbierten Lichts. Die Fluoreszenzwellenlänge ist deshalb größer als die Anregungswellenlänge.

In vielen Fällen liegt die Anregungswellenlänge im UV-Bereich und die ausgesandte Strahlung im sichtbaren Bereich des Lichts. Solche Verbindungen werden z.B. Waschmitteln zugesetzt: die fluoreszierenden Substanzen verbleiben auf den Kleidungsstücken. Sie absorbieren unsichtbares UV-Licht, das in unserem natürlichen Licht immer auch enthalten ist und strahlen weißes sichtbares Licht aus. Dadurch sieht das Kleidungsstück dann viel weißer und heller aus, als es eigentlich ist (nicht nur sauber - sondern rein!).

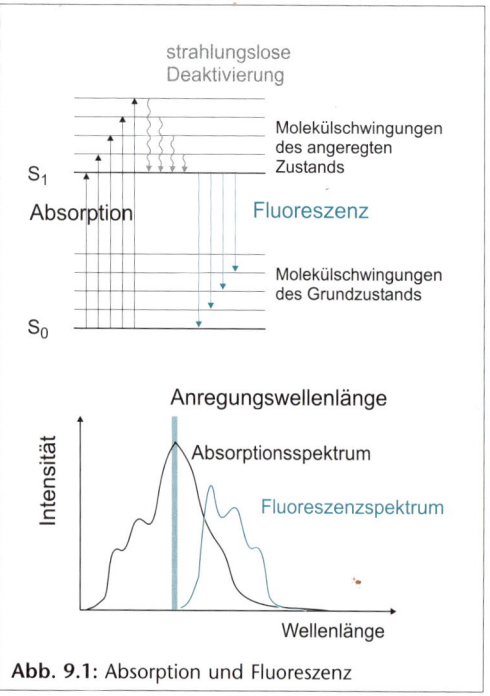

Abb. 9.1: Absorption und Fluoreszenz

9.1.2 Fluoreszenzspektrum

Analog zum Absorptionsspektrum, läßt sich auch das Fluoreszenzspektrum einer Substanz registrieren. Die Probe wird dazu mit monochromatischem Licht bestrahlt. Gemessen wird das emittierte Licht in Abhängigkeit von der Emissionswellenlänge.

Selbstverständlich hängt das Aussehen des Fluoreszenzspektrums (Zahl und Lage der Absorptionsmaxima) von der verwendeten Anregungswellenlänge ab. Oft sind das Fluoreszenzspektrum und das Absorptionsspektrum ungefähr spiegelbildlich. Das ist aber nur dann der Fall, wenn die Schwingungsniveaus im elektronisch angeregten Molekül ähnlich angeordnet sind wie im Grundzustand. Im Fluoreszenzspektrum ist die Schwingungsfeinstruktur des Grundzustandes zu sehen, im Absorptionsspektrum die des angeregten Zustandes.

9.1.3 Voraussetzungen für die Fluoreszenz

Von den vielen möglichen organischen Molekülen fluoreszieren nur die allerwenigsten und es sind bisher keine einfachen Regeln bekannt, mit denen die Fluoreszenz eines Moleküls mit Sicherheit vorhergesagt werden kann.

Eine wichtige Rolle spielt sicher die Möglichkeit zur strahlungslosen Deaktivierung. Ein Molekül, das gut strahlungslos deaktivieren kann, wird eher nicht fluoreszieren, weil es seine ganze Energie als Wärme abgibt. Deshalb tritt Fluoreszenz eher bei starren Molekülen auf, die keine drehbaren Bindungen aufweisen (☞ Abb. 9.2). Es gibt aber auch starre Moleküle, die nicht fluoreszieren. Bei ionischen Verbindungen ist erstaunlicherweise oft auch das

✓ **Merke**

- Die Fluorimetrie ist eine emissionsspektroskopische Methode, bei der das Lambert-Beersche Gesetz nicht gilt
- Theoretisch ist die Fluoreszenzintensität direkt linear zur Konzentration einer Probe
- Da der theoretische lineare Zusammenhang oft nicht erfüllt ist, muß mit Eichkurven gearbeitet werden

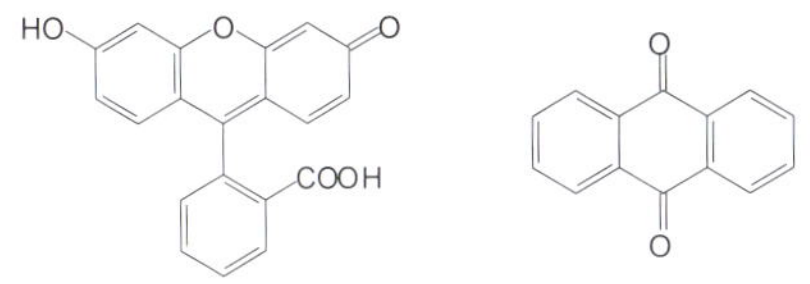

Fluorescin — Anthrachinon

Abb. 9.2: Beispiele für fluoreszierende Moleküle

Gegenion von Bedeutung. So zeigt Chininsulfat eine starke Fluoreszenz, Chininchlorid fast keine.

Einen Hinweis kann das Absorptionsspektrum liefern: wenn die Banden eine Schwingungsfeinstruktur zeigen, ist auch die Fluoreszenz eher wahrscheinlich. Innermolekulare Schwingungen und Drehbewegungen, die nur wenig Energie erfordern, löschen nämlich die Feinstruktur der Absorptionsbanden und die Fluoreszenz.

9.1.4 Intensität der Fluoreszenz

Die Intensität des Fluoreszenzlichts bei einer bestimmten Wellenlänge $I(\lambda)$ gehorcht der Formel:

$$I(\lambda) = \varepsilon \cdot I_0 \cdot Q \cdot c$$

ε: Absorptionskoeffizient der Substanz bei der Anregungswellenlänge
I_o: Intensität des Anregungslichts
Q: Quantenausbeute der Fluoreszenz
c: Konzentration der Probe

Die sog. Quantenausbeute Q gibt an, wieviele der absorbierten Licht-Photonen in Form von Fluoreszenzlicht wieder ausgesendet werden. $Q = 0\%$ heißt keine Fluoreszenz. Bei $Q = 100\%$ wäre die Intensität des Fluoreszenzlicht gerade so groß wie die Abnahme der Intensität des Anregungslichts.

Das bedeutet, daß im Idealfall die Fluoreszenzintensität direkt proportional zur Probenkonzentration ist und das Lambert-Beersche Gesetz **nicht** gilt! Wenn die Intensität gegen die Probenkonzentration in ein Diagramm eingezeichnet wird, ergibt sich eine Gerade.

Die gemessene Fluoreszenzstärke gehorcht allerdings oft nicht dem theoretischen Gesetz. Die Gesamtintensität des Fluoreszenzlichts ist meist so gering, daß schon kleinste Fehler in der Messung zu großen Abweichungen führen:

- Schwankungen in der Anregungsintensität I_0
- Die Quantenausbeute unterscheidet sich je nach Lösungsmittel, Anregungswellenlänge und Konzentration der Lösung
- Der Proportionalitätsfaktor *const.* ist abhängig von den Meßbedingungen.

Um diese Fehlerquellen zu umgehen, sollte im Normalfall eine Kalibrierkurve gezeichnet werden, die mit mehreren Probelösungen bekannter Konzentration erstellt wird.

Reproduzierbarkeit

Die große Fehleranfälligkeit der Methode bedingt auch eine schlechte Reproduzierbarkeit der Ergebnisse. Es ist wenig sinnvoll, gemessene Intensitäten zu tabellieren, da bei der Messung mit einem anderen Meßgerät oder mit anderem Lösungsmittel ein anderer Verlauf der Kalibrierkurven resultiert.

Diese mangelnde Reproduzierbarkeit darf allerdings nicht mit Ungenauigkeit verwechselt werden. Wenn gewissenhaft gearbeitet wird und Kalibrierkurven aufgestellt werden, ist die Fluorimetrie eine der genauesten und empfindlichsten spektroskopischen Methoden überhaupt!

✓ **Merke**

- V.a. planare und starre Moleküle zeigen Fluoreszenz
- Bei Salzen hat das Gegenion Einfluß auf die Fluoreszenzstärke
- Die Fluoreszenz ist immer sehr viel schwächer als die Intensität des Anregungslichts
- Das Fluoreszenzlicht ist immer langwelliger (energieärmer) als das Anregungslicht.

9.2 Geräteaufbau und Messung

9.2.1 Fluorimeter

Im Vergleich mit einem Absorptionsspektrometer besitzt ein Fluorimeter zusätzliche optische Bauteile (☞ Abb. 9.3). Neben dem Strahlengang des Spektrometers gibt es noch einen zweiten für das Fluoreszenzlicht. Dieses wird von den meisten Geräten senkrecht zur Einstrahlungsrichtung gemessen. Auf diese Weise werden die Strahlengänge im Gerät gut getrennt. Selbstverständlich sind aber auch andere Meßwinkel möglich, da das Fluoreszenzlicht in alle Richtungen gleich stark von der Probe ausgestrahlt wird.

Vor dem Detektor für das Fluoreszenzlicht befindet sich noch ein zweiter Monochromator. Bei einfachen Meßgeräten kann hier auch ein sog. **Kantenfilter** verwendet werden, das gewährleistet, daß nur die ausgesendete Fluoreszenzstrahlung registriert wird und nicht das Anregungslicht der Lichtquelle.

Bauteile

Die Lichtquellen, Monochromatoren und andere optische Bauteile im Fluorimeter sind im Prinzip denen des UV/VIS-Spektrometer vergleichbar. An die Küvetten werden größere Forderungen gestellt. Da das emittierte Licht in einer anderen Richtung gemessen wird als die Absorption, muß die Länge der Küvetten in zwei Richtungen geeicht sein, während zur Absorptionsspektroskopie immer nur eine Richtung genügt. Üblicherweise werden Küvetten verwendet, die 1 cm · 1 cm Grundfläche haben.

Detektoren für die Fluorimetrie müssen empfindlich sein, weil die Intensität des Fluoreszenzlichts sehr schwach ist. Deshalb werden oftmals sog. Photoelektronenmultiplier eingesetzt, die auch noch sehr kleine Lichtintensitäten registrieren können.

9.2.2 Durchführung der Messung

Anregungswellenlänge

Normalerweise wird zuerst ein Absorptionsspektrum der zu bestimmenden Substanz registriert, aus dem dann eine geeignete Anregungswellenlänge gewählt wird. Günstig ist das Absorptionsmaximum der Probe. Wenn die Substanz bei der Anregungswellenlänge überhaupt keine Absorption zeigt, kann sie nicht mit der Strahlung wechselwirken. Das Licht geht dann völlig unbeeinflußt durch die Probe hindurch, die dann natürlich auch keine Fluoreszenz zeigt.

Fluoreszenzspektrum

Nun wird die Probe mit der ausgewählten Anregungswellenlänge bestrahlt. Mit dem zweiten Monochromator kann der gesamte Spektralbereich des Fluoreszenzlichts gemessen und das Fluoreszenzspektrum registriert werden. Das Fluoreszenzspektrum beginnt mit der Anregungswellenläge, da kurzwelligeres (d.h. energiereicheres) Licht nicht vorkommen kann. Wenn auch bei kürzeren Wellenlängen eine Intensität angezeigt wird, so ist dies auf Streulicht oder andere Fehlerquellen zurückzuführen.

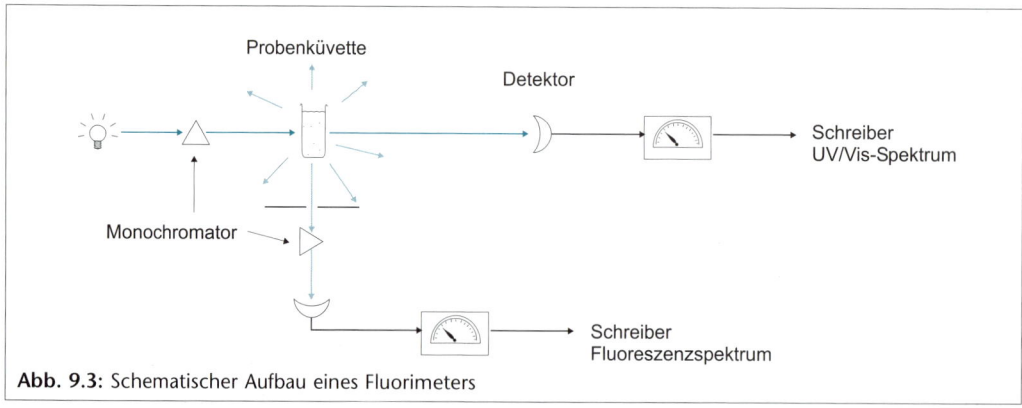

Abb. 9.3: Schematischer Aufbau eines Fluorimeters

Meßwellenlänge

Bei der quantitativen Fluorimetrie wird der zweite Monochromator die Wellenlänge des Fluoreszenzmaximums eingestellt um eine möglichst große Fluoreszenzintensität zu erhalten.

Allerdings sollte die Meßwellenlänge nicht zu dicht bei der Anregungswellenlänge liegen. Wenn die Meßwellenlänge nämlich innerhalb einer Absorptionsbande liegt, kann das Fluoreszenzlicht von der Probe sofort wieder absorbiert werden. Dadurch wird seine Intensität geschwächt, und der lineare Zusammenhang zwischen Intensität und Konzentration geht verloren (für die Absorption gilt wieder das Lambert-Beersche Gesetz!).

9.3 Fluorimetrie in der pharmazeutischen Analytik

In der pharmazeutischen Analytik ist die Fluorimetrie sehr hilfreich. Zwar fluoreszieren nicht alle Arzneistoffe, aber diejenigen, die fluoreszieren, können sehr genau und selektiv (neben anderen nicht fluoreszierenden Substanzen) nachgewiesen werden. Anwendungen liegen in der Identifizierung, Reinheitsprüfung und Gehaltsbestimmung fluoreszierender Arzneistoffe.

9.3.1 Fluorimetrische Gehaltsbestimmungen

Quantitative Messungen können fluorimetrisch sehr genau durchgeführt werden. Da nur wenige Substanzen fluoreszieren, müssen die Proben oftmals nicht aufgearbeitet oder gereinigt zu werden. Selbst große Überschüsse an Begleitsubstanzen stören die Messung nicht, wenn diese nicht zufällig auch fluoreszieren.

Die Genauigkeit erlaubt Spurenanalysen mit einer Nachweisgrenze bis in den ppb-Bereich (*parts per billion* = 1 mg Substanz pro Tonne Probe!).

Allerdings muß zur Eichung **immer** eine Referenzlösung bekannter Konzentration mit vermessen oder eine Kalibrierkurve gezeichnet werden, da nur so die geräteabhängigen Größen berücksichtigt werden können.

Rechnerische Methode

Wenn bekannt ist, daß bei einer bestimmten Analyse der theoretische lineare Zusammenhang zwischen der Intensität und der Konzentration gegeben ist, dann genügt zur Eichung eine einzige Messung der Referenzsubstanz. Die Probenkonzentration kann dann einfach berechnet werden:

$$c\,(\text{Probe}) = \frac{I\,(\text{Probe})}{I\,(\text{Standard})} \cdot c\,(\text{Standard})$$

9.3.2 Fluorimetrische Strukturaufklärung

Zur Strukturaufklärung kann die Fluorimetrie nur selten verwendet werden. Allerdings kann es sehr sinnvoll sein, zu prüfen, ob eine unbekannte Substanz fluoresziert. Das Auftreten von Fluoreszenz schränkt dann die mögliche Struktur stark ein.

Der Vergleich des Fluoreszenzspektrums mit Literaturspektren kann zur Identifizierung einer Substanz verwendet werden.

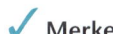

✓ Merke

Fluoreszierende Verbindungen sind oft

- starre Moleküle mit großen mesomeren Systemen und Doppelbindungen
- Aromaten und kondensierte Aromaten
- Heterocyclen
- Carbonylverbindungen.

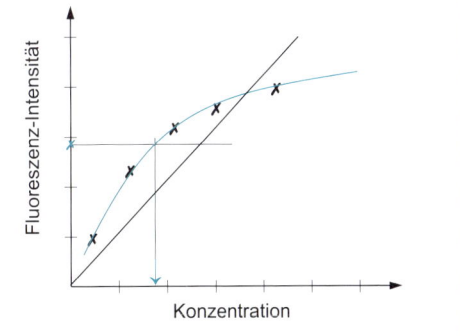

Abb. 9.4: Kalibrierkurve und theoretischer Verlauf der Fluoreszenzintensität bei der fluorimetrischen Bestimmung von Chininsulfat

9.3.3 Fluoreszenzmarkierung

Um die Vorteile der Fluorimetrie (hohe Selektivität und Genauigkeit) auch zur Bestimmung nicht fluoreszierender Substanzen auszunutzen, können fluoreszierende Gruppen in die zu bestimmenden Moleküle eingebaut werden. Dabei bleibt die Selektivität erhalten, da die fluoreszierenden Reagenzien nur mit bestimmten funktionellen Gruppen reagieren können.

Gebräuchliche sog. *Fluoreszenzmarker* sind aromatische Sulfonsäurechloride. Diese können z.B. mit Aminen reagieren, so daß alle Amine der Probe nach der Reaktion eine fluoreszierende Gruppe tragen und fluorimetrisch erfaßt werden können.

Die Fluoreszenzmarkierung wird auch in Kombination mit chromatographischen Methoden verwendet. So können z.B. die fluoreszenzmarkierten Amine mit einem Fluoreszenzdetektor beim Verlassen einer HPLC-Säule nachgewiesen werden (☞ 17.5.2).

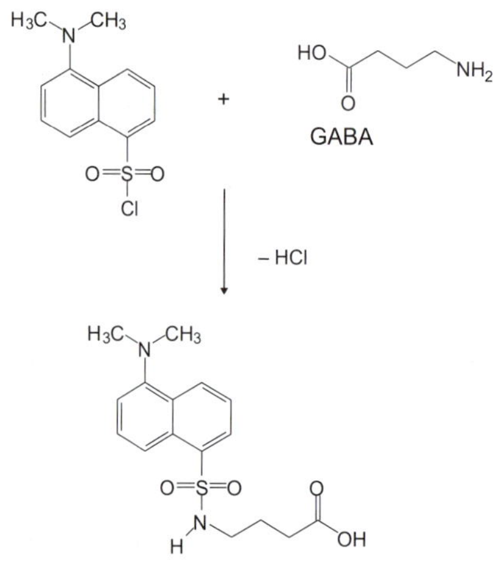

Abb. 9.5: Nachweis von γ-Aminobuttersäure durch Fluoreszenzmarkierung

9.3.4 Fluorimetrie im DAB

Anforderungen an das Fluorimeter

Das Arzneibuch fordert **immer** Messungen im Vergleich mit Referenzsubstanzen. Damit werden alle Fehler, die auf die Verwendung von unterschiedlichen Meßgeräten zurückgehen, von vornherein ausgeschlossen. Dementsprechend wird der Aufbau des Spektrometers im DAB nicht vorgeschrieben.

Der Winkel, unter dem das Fluoreszenzlicht gemessen wird, soll 90° betragen, allerdings dürfen auch andere Meßgeräte verwendet werden.

Die Intensität soll vor jeder Messung mit einer Küvette, die nur Lösungsmittel (bzw. Probe ohne die zu bestimmende Substanz) enthält, auf Null eingestellt werden.

Referenz

Als Referenz zum Erstellen der Kalibriergerade ist nach Möglichkeit die zu bestimmende Substanz zu verwenden.

9.4   Übungen

1) Was sind die Vor- und Nachteile der Fluorimetrie gegenüber der UV/VIS-Spektroskopie?

2) Warum sind die Selektivität und die Genauigkeit bei der Spurenanalyse größer gegenüber der UV/VIS-Spektroskopie?

3) Warum ist das Fluoreszenzlicht immer langwelliger als die Anregungswellenlänge?

10 IR-Spektroskopie

Die Infrarot-Spektroskopie (bzw. IR-Spektroskopie) ist eine absorptionsspektroskopische Methode und gleicht im Prinzip der UV/VIS-Spektroskopie. Nur wird hier die Probe nicht mit sichtbarem Licht bestrahlt, sondern mit Infrarot-Strahlung. Die Wellenlänge dieser Strahlung ist größer als die des sichtbaren Lichts; der Infrarot-Bereich schließt sich jenseits des roten Lichts an den sichtbaren Bereich des Spektrums an.

Die Energie der IR-Strahlung ist zu klein zur Anregung von Elektronen in den Molekülen. Statt dessen können die Moleküle in Schwingung versetzt oder zum Rotieren gebracht werden. Die IR-Spektroskopie wird deshalb auch als **Schwingungs-Spektroskopie** bezeichnet.

Die Bedeutung der IR-Spektroskopie liegt v.a. in der Identifizierung von Substanzen, da das IR-Spektrum sehr typisch für jede chemische Verbindung ist. Schon kleine Veränderungen in der Struktur der Verbindung verändern das IR-Spektrum stark. Viele funktionelle Gruppen geben sich im IR-Spektrum zu erkennen und sind somit einfach nachweisbar. Außerdem ergeben praktisch alle Verbindungen der organischen Chemie ein auswertbares IR-Spektrum.

10.1 Physikalische Grundlagen der IR-Spektroskopie

10.1.1 Infrarot-Strahlung

Als Infrarot-Strahlung wird der Bereich des elektromagnetischen Spektrums mit Wellenlängen zwischen 800 nm und 500 µm bezeichnet. Dabei kann zwischen dem nahen Infrarot (= dicht am sichtbaren Licht) und dem fernen Infrarot unterschieden werden. Aus historischen Gründen wird hier als Einheit für die Strahlungsenergie nicht die Wellenlänge, sondern die Wellenzahl $\tilde{v}$ *(griech.* nü, sprich nü-Schlange) verwendet, die dem Kehrwert der Wellenlänge entspricht:

$$\tilde{v} = \frac{1}{\lambda} = \frac{1}{c} \cdot v$$

$\tilde{v}$: Wellenzahl
λ: Wellenlänge
v: Schwingungsfrequenz der elektromagnetischen Welle
c: Lichtgeschwindigkeit

Die Wellenzahl ist demnach, wie die Frequenz einer elektromagnetischen Welle, proportional zu deren Energie; d.h. je größer die Wellenzahl, desto größer ist die Energie der Strahlung. Die Einheit der Wellenzahl ist cm^{-1} (= 1/cm; sprich: pro cm) und gibt die Zahl der Schwingungen einer Welle pro Zentimeter an.

✓ **Merke**

• IR-Spektroskopie erfaßt Molekülschwingungen
• Die Energie von Infrarot-Strahlung ist kleiner als die von sichtbarem roten Licht
• Jedes Molekül mit n Atomen kann $3n - 6$ verschiedene Schwingungen ausführen (sog. Normalschwingungen).

✓ **Merke**

IR-Aktivität:

• Eine Molekülschwingung, die zu einer Bande im IR-Spektrum führt, wird als IR-aktiv bezeichnet
• Eine Schwingung ist dann IR-aktiv, wenn sich im Verlauf der Schwingung das Dipolmoment des Moleküls verändert
• Polare funktionelle Gruppen mit Heteroatomen führen deshalb meist zu intensiven Banden im IR-Spektrum
• Unpolare Molekülteile ergeben schwache Banden
• Vollständig symmetrische Schwingungen sind nicht IR-aktiv.

Wärmestrahlung

Durch IR-Strahlung werden die Moleküle zum Schwingen angeregt. Die Stärke, mit der Moleküle in einem beliebigen Material schwingen, zeigt sich an seiner Temperatur während oder nach der Bestrahlung. Je stärker die Schwingungen sind, desto wärmer erscheint das Material; je kälter es ist, desto weniger bewegen sich die Moleküle. Auch auf der Haut erzeugt IR-Strahlung eine warme Empfindung, sie wird deshalb als Wärmestrahlung bezeichnet. Lampen, die IR-Strahlung aussenden, werden als Heizstrahler verwendet (sog. Rotlicht-Lampen, weil diese neben der IR-Strahlung auch noch etwas sichtbares rotes Licht ausstrahlen).

10.1.2   Normalschwingungen

Einfaches Molekülmodell

Um eine Vorstellung von einem schwingenden Molekül zu bekommen, stellt man sich das Molekül als ein Gebilde vor, in dem die Atome durch Kugeln ersetzt worden sind. Die Kugeln sind durch Metallfedern miteinander verbunden. Die Stärke der Federn entspricht dann der Stärke der chemischen Bindungen zwischen den Atomen. Das Gewicht der Kugeln entspricht dem Gewicht der Atome. Wird ein solches „Molekül" angeregt (z.B. durch einen Stoß), dann können die Kugeln hin und her schaukeln, da sie ja nicht starr miteinander verbunden sind. Je stärker die Kugeln angestoßen werden, umso stärker können sie schwingen.

Im einfachsten Fall eines zweiatomigen Moleküls läßt sich die Frequenz v einer solchen Schwingung einfach mit den Methoden der Mechanik berechnen. Es gilt

$$v = \frac{1}{2\pi} \cdot \sqrt{\frac{k}{\mu}}$$

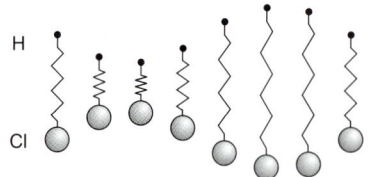

Abb. 10.1: Schwingung des mechanischen Modells von HCl

Dabei ist k die Kraftkonstante der Feder und μ die sog. *reduzierte Masse*, die aus der Masse der beiden Kugeln berechnet werden kann:

$$\mu = \frac{m_1 \cdot m_2}{m_1 + m_2}$$

Molekülschwingungen

Werden die Ergebnisse des einfachen mechanischen Molekülmodells auf ein richtiges Molekül übertragen, dann folgt, daß die Energie zur Anregung einer Schwingung zwischen zwei Atomen umso größer ist, je *stärker* die Bindung zwischen den Atomen ist, und je *leichter* die Atome sind.

Allerdings lassen sich so die Schwingungen eines Moleküls nur näherungsweise beschreiben.

Freiheitsgrade

Die Bewegungen der Moleküle müssen, wie bei allen spektroskopischen Methoden, nach den sehr viel weniger anschaulicheren Methoden der Quantenmechanik behandelt werden. Diese fordern, daß sich ein Molekül nicht in beliebiger Weise bewegen kann. Vielmehr besitzt jedes Molekül nur eine begrenzte Zahl von sog. (Bewegungs-) Freiheitsgraden N, die immer genau dreimal so groß ist wie die Zahl der Atome n im Molekül.

$$N = 3 \cdot n$$

Jeder Freiheitsgrad beschreibt genau eine mögliche Bewegung des Moleküls. Weil sich jedes Molekül in alle drei Raumrichtungen x, y oder z bewegen kann, entfallen immer drei dieser Freiheitsgrade auf die sog. *Translation* des Moleküls. Ebenso kann sich ein Molekül um die x-, y- oder z-Achse drehen. Drei weitere Freiheitsgrade beziehen sich deshalb auf Molekülrotationen*. Damit bleiben für jedes Molekül *3n-6* Möglichkeiten für Schwingungen (bei linearen Molekülen *3n-5*). Diese Schwingungen werden als **Normalschwingungen** eines Moleküls bezeichnet. So besteht z.B. ein Wassermolekül (H_2O) aus drei Atomen und besitzt demnach $3 \cdot 3 - 6 = 3$ mögliche Normalschwingungen. Das linear aufgebaute Kohlendioxid besitzt *3 · 3 - 5 = 4* mögliche Normalschwingungen.

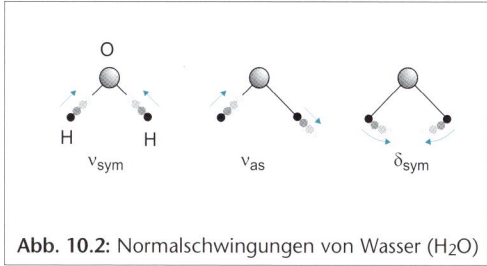

Abb. 10.2: Normalschwingungen von Wasser (H_2O)

Kleine Moleküle besitzen nur wenige Schwingungsfreiheitsgrade. Die Zahl steigt allerdings schnell an, wenn die Moleküle größer werden. So ergeben sich z.B. für Benzol (C_6H_6) schon *12 · 3 - 6 = 30* Schwingungen.

Charakteristische Schwingungen

Während bei kleinen Molekülen (z.B. 3 Atome) alle Normalschwingungen noch anschaulich dargestellt werden können, ist dies bei der großen Zahl der Schwingungen größerer Moleküle nicht möglich. Oftmals bewegen sich im Verlauf einer Schwingung sehr viele oder sogar alle Atome des Moleküls. Eine solche Schwingung wird **Gerüstschwingung** (auch Molekül- oder Skelettschwingung) genannt.

Manche Schwingungen eines Moleküls lassen sich aber doch einzelnen Atomen oder Atomgruppen zuordnen. So tritt z.B. bei allen Substanzen, die eine Carbonyl-Gruppierung enthalten, eine Normalschwingung auf, bei der sich (fast) nur die Länge der C=O-Doppelbindung verändert. Diese Schwingung hat dann auch immer fast dieselbe Anregungsenergie, so daß bei allen Carbonylverbindungen im IR-Spektrum eine Absorption an derselben Stelle zu beobachten ist. Mit Hilfe solcher sog. charakteristischer Schwingungen lassen sich eine Vielzahl von funktionellen Gruppen bzw. Strukturelementen im IR-Spektrum erkennen.

Bezeichnung der Normalschwingungen

Bei einer **Valenzschwingung** bewegen sich die Atome entlang einer Bindungsachse aufeinander zu, bzw. voneinander weg. Valenzschwingungen werden mit dem griechischen Buchstaben ν (nü) be-

---

* 　Bei linearen Molekülen gibt es allerdings nur zwei Rotationen. Die Drehung um die Verbindungsachse der Atome ist nicht möglich. Weil alle Atome des Moleküls auf dieser Achse liegen, würde sich bei einer solchen Drehung kein Atom bewegen!

zeichnet. Zur genaueren Kennzeichnung kann als Index angegeben werden, ob es sich um eine symmetrische oder eine asymmetrische Schwingung handelt (ν_{sym}, ν_{as}).

Bei **Deformationsschwingungen** werden Bindungswinkel im Molekül verändert. An einer solchen Schwingung müssen deshalb mindestens drei Atome beteiligt sein. Deformationsschwingungen werden mit dem griechischen Buchstaben δ (delta) bezeichnet (δ_{sym}, δ_{as}).

Eine Besonderheit stellen die sog. **out-of-plane-Schwingungen** dar (δ_{oop} oder Γ, *griech.* Gamma), die bei planaren Molekülen auftreten können. Dabei schwingen Wasserstoffatome aus der Molekülebene heraus, was oftmals zu typischen, scharfen Banden im IR-Spektrum führt.

10.1.3   IR-Aktivität

Nicht jede Normalschwingung eines Moleküls führt auch zu einer Bande im IR-Spektrum. Die Voraussetzung für eine Absorption von IR-Strahlung ist, daß die elektromagnetische Welle mit dem Molekül überhaupt in Wechselwirkung treten kann. Das ist nur möglich, wenn sich im Verlauf einer Schwingung des Moleküls dessen Dipolmoment ändert. Andernfalls kann die Schwingung durch IR-Strahlung nicht angeregt werden und es findet keine Absorption statt. Eine solche Schwingung ist dann *nicht IR-aktiv* und im IR-Spektrum nicht zu sehen.

Nicht IR-aktive Schwingungen kommen in unpolaren und in symmetrischen Molekülen vor. So ist z.B. die Valenzschwingung im Stickstoff-Molekül nicht IR-aktiv, weil das sehr symmetrische N_2-Molekül kein Dipolmoment besitzt und während der Schwingung auch keines entsteht. Aus demselben Grund ist auch die symmetrische Valenzschwingung des linear gebauten Kohlendioxids nicht IR-aktiv. Dagegen sind die asymmetrische Valenzschwingung und die Deformationsschwingung im Spektrum zu sehen, weil das Molekül im verzerrten Zustand, während der Schwingung, ein Dipolmoment erhält.

10.1.4   Das IR-Spektrum

Die IR-Absorptionen sind keine scharfen Linien sondern mehr oder weniger breite sog. Banden (☞ 1.3.2). Das Spektrum ist deshalb ein Bandenspektrum.

Es wird normalerweise im Bereich zwischen 4000 cm^{-1} und 400 cm^{-1} registriert. Da bei kleinen Wellenzahlen sehr viel mehr Banden beobachtet werden als bei großen Wellenzahlen, wird keine lineare Skala verwendet. Entweder ist die Darstellung logarithmisch, oder der Bereich oberhalb 2000 Wellenzahlen wird mit der halben Genauigkeit dargestellt.

Registriert wird außerdem im IR-Spektrum nicht die Absorption, sondern die Transmission in Prozent. 100% Transmission bedeutet, daß keine Strahlung absorbiert wird, weshalb die Nullinie im Spektrum immer oben ist.

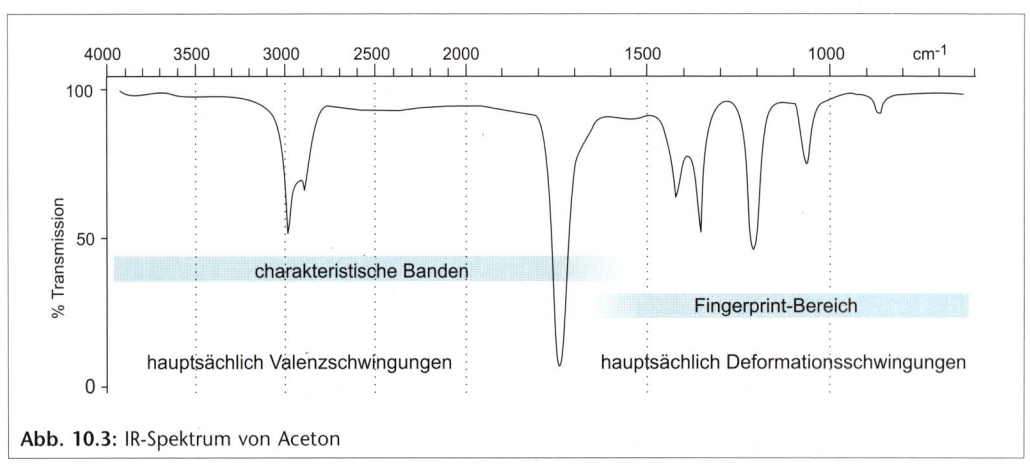

Abb. 10.3: IR-Spektrum von Aceton

> ✓ **Merke**
>
> Die wichtigsten Schwingungsarten von Molekülen sind
>
> | Valenzschwingung | ν |
> | Deformationsschwingung | δ |
> | out-of-plane-Schwingung | Γ |

> ✓ **Merke**
>
> Zur Charakterisierung der Stärke und Form von IR-Banden werden nicht ihre Absorptionen angegeben, sondern es wird nur eine grobe Einteilung vorgenommen:
>
> | **ss** | very strong | sehr stark |
> | **s** | strong | stark |
> | **m** | medium | mittel |
> | **w** | weak | schwach |
> | **b** | broad | breit |
> | **sp** | sharp | scharf |

10.2 Apparativer Aufbau

10.2.1 IR-Spektrometer

Prinzipiell gleicht der Aufbau eines IR-Spektrometers dem eines UV/VIS-Absorptionsspektrometers, bestehend aus Lichtquelle, Probenküvette, Monochromator und Empfänger (☞ Abb. 10.4). Die Geräte können als Ein- oder Zweistrahlgerät konstruiert sein. Alle lichtdurchlässigen Bauteile im Strahlengang des Spektrometers müssen aus Halogenid-Kristallen (meist Kaliumbromid oder Natriumchlo-

rid) hergestellt werden, da Glas, Quarz und Kunststoffe für IR-Strahlung undurchlässig sind.

In modernen Spektrometern werden deshalb zur Bündelung des IR-Lichts keine Linsen, sondern Spiegelsysteme verwendet.

Da auch Luft Absorptionen im IR-Spektrum zeigt (z.B. Schwingungen von CO_2, H_2O usw.), werden die Geräte meist mit Stickstoff gespült. Das erhöht zudem die Lebensdauer der aus Alkalihalogeniden hergestellten optischen Bauteile, da diese hygroskopisch sind und durch Luftfeuchtigkeit zerstört werden.

Lichtquelle

Zur Erzeugung des Infrarot-Lichts wird ein Keramikstab (meist der sog. Nernst-Stift, der hauptsächlich aus ZrO_2 besteht) elektrisch auf 1500 bis 2000 °C erhitzt und zum Glühen gebracht, so daß er die gewünschte Wärmestrahlung aussendet.

Monochromator

Als Monochromatoren können Prismen aus Kaliumbromid verwendet werden, die allerdings eine schlechte Auftrennung des IR-Lichts ergeben und zudem empfindlich gegen Luftfeuchtigkeit sind. Besser ist die Verwendung von optischen Gittern, die auf Metallspiegel geritzt werden (☞ 8.3).

Empfänger

Zur Messung der Strahlungsintensität werden meist Thermoelemente verwendet. Das sind elektrische Bauteile, deren elektrischer Widerstand sehr stark temperaturabhängig ist. Damit wird die Intensität des IR-Lichts (= Wärmestrahlung) in ein elektrisches Signal umgewandelt, das elektronisch verstärkt und registriert werden kann.

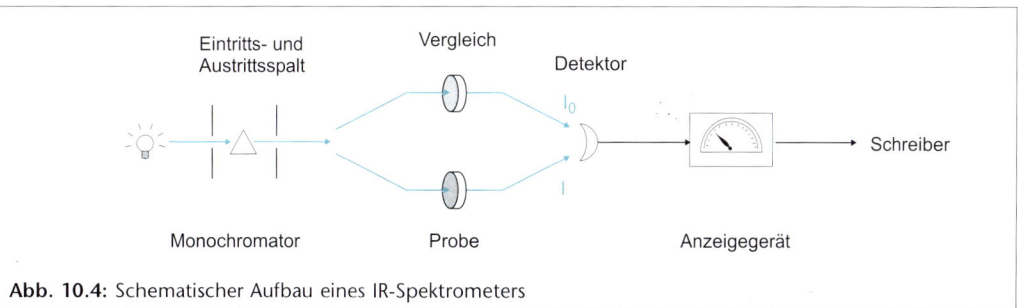

Abb. 10.4: Schematischer Aufbau eines IR-Spektrometers

10.2.2 Probenvorbereitung und Küvetten

IR-Spektren können von festen, flüssigen, gasförmigen oder gelösten Proben aufgenommen werden. Alle Teile der Küvetten und Probenhalterungen, die sich im Strahlengang des Spektrometers befinden, müssen aber aus IR-durchlässigem Material wie Kaliumbromid oder Kochsalz hergestellt werden. Da die Spektren normalerweise nicht quantitativ ausgewertet werden (es werden keine Absorptionskoeffizienten bestimmt) muß für Routinespektren keine exakte Konzentration bzw. Schichtdicke eingehalten werden.

Feststoffe als Kaliumbromid-Preßling

Am häufigsten werden heute Feststoffe in Kaliumbromid (KBr) eingebettet vermessen. Dazu wird ca. 1 mg Substanz mit ca. 100 mg wasserfreiem KBr-Pulver im Mörser verrieben. Das Gemisch wird dann unter mehreren Bar Druck im Vakuum zu einem Preßling von etwa 1 mm Dicke verpreßt. Dabei zerfließen die einzelnen Kaliumbromid-Körner zu einer einheitlichen glasklaren festen Masse. Der Preßling wird in einer speziellen Halterung direkt in den Strahlengang des Spektrometers montiert, so daß keine weiteren Teile der Probenhalterung vom IR-Licht durchleuchtet werden müssen.

Feststoffe als Nujol-Suspension

Pulverisierte Proben können mit Paraffin-Öl (sog. Nujol) zu einer Paste verrieben werden, die dann in einer Flüssigkeitsküvette vermessen wird. Dabei stören allerdings die Eigenabsorptionen des Paraffin-Öls, weshalb diese Methode heute kaum noch angewendet wird.

Flüssigkeiten

Das IR-Spektrum von Flüssigkeiten wird am besten in Substanz (d.h. unverdünnt) gemessen. Dazu wird ein Tropfen der Probe zwischen zwei Natriumchlorid-Platten zu einem dünnen Film gepreßt.

Lösungen

Probelösungen können im Prinzip wie reine Flüssigkeiten bestimmt werden. Weil allerdings die Konzentration der Probe in einer Lösung kleiner ist, genügt oft die dünne Schichtdicke des Flüssigkeit-films nicht. Deshalb wird zwischen die Natriumchlorid-Platten der Flüssigkeitenküvette noch ein Distanzring aus Kunststoff (z.B. 1/10 mm oder 1/2 mm dick) gelegt, der eine exakte Schichtdicke einstellt.

Nach Möglichkeit sollten jedoch keine Spektren gelöster Proben aufgenommen werden, weil jedes Lösungsmittel selbst Absorptionen im IR-Spektrum zeigt. Die Vergleichsküvette muß auf jeden Fall mit dem reinen Lösungsmittel gefüllt sein. Darüber hinaus sollte das Lösungsmittel so gewählt werden, daß seine Eigenabsorptionen in einem Wellenzahlbereich liegen, der bei der Bestimmung nicht stört.

Zudem kommen nur relativ unpolare Lösungsmittel in Betracht, weil sich sonst die NaCl-Platten auflösen würden.

Messung mit Mehrfachreflexion

Substanzen, von denen sich keine homogenen IR-durchlässigen Proben herstellen lassen, können in einer speziellen Probenhalterung unter Mehrfachflexion bestimmt werden. Dazu werden sie auf eine dünne Platte aus IR-durchlässigem Material aufgetragen. Das Meßlicht trifft dann von unten durch die Platte auf die Probe und wird an der Grenze reflektiert. Dabei dringt die Strahlung noch ein kleines Stück in die Probe ein, so daß eine Absorption gemessen werden kann. Um den Effekt zu vergrößern, wird die Probenhalterung so im Strahlengang montiert, daß nicht nur eine sondern viele Reflexionen auftreten (Mehrfachreflexion).

Damit an der Phasengrenze zwischen Halterung und Probe Totalreflexion auftritt, muß der Brechungsindex der Halterung größer sein als der der Probe (☞ Kap. 2, Refraktometrie). Meist wird die als Halterung dienende Platte aus Thalliumbromidiodid hergestellt.

10.2.3 Fourier-Transform-IR (FT-IR)

Einen grundsätzlich anderen Aufbau des IR-Spektrometers ermöglicht die Fourier-Transform-Technik, die heute in neuen Geräten meist eingesetzt wird. Das ist eine neue Methode, deren Prinzip dem der FT-NMR-Spektroskopie ähnelt. Dabei wird kein Monochromator benötigt. Stattdessen wird ein sog. Interferometer verwendet, mit dessen Hilfe das *Interferogramm* registriert wird. Aus diesem kann mittels einer komplizierten mathematischen Operation, der Fourier-Transformation, mit Hilfe eines Computers das IR-Spektrum berechnet werden.

Der Vorteil dieser Methode ist, wie bei der NMR-Spektroskopie, v.a. die sehr viel schnellere Messung, weil nicht mehr jede Wellenlänge einzeln eingestellt werden muß. Außerdem entfallen die Probleme mit der Einstellung des Monochromatorspalts, die eine quantitative Auswertung des Spektrums erschweren (☞ 10.4). Möglich wurde die Anwendung dieser Technik aber erst durch die moderne Computertechnik, weil die Fourier-Transformation nur mit einem leistungsfähigen Computer durchgeführt werden kann.

10.3 IR-aktive Schwingungen organischer Moleküle

IR-Spektroskopie ist Schwingungs-Spektroskopie. Im Energiebereich des IR-Spektrums liegen Schwingungen von kovalenten chemischen Bindungen. Deshalb absorbieren (fast) alle Substanzen, die kovalente Bindungen enthalten bzw. aus Molekülen bestehen, das IR-Licht.

Ausnahmen sind symmetrische Moleküle, bei denen die Schwingungen nicht IR-aktiv sind und binäre Salze wie Natriumchlorid (NaCl) oder Kaliumbromid (KBr), die rein ionisch aufgebaut sind. Salze aus Molekülionen zeigen allerdings wieder die Banden der Molekülschwingungen. So sind z.B. im Spektrum von Ammoniumsulfat (NH_4SO_4) sowohl die Schwingungen des Ammoniums als auch die Schwingungen des Sulfat-Ions zu sehen (☞ Abb. 10.12).

Die Vielzahl der Schwingungsfreiheitsgrade organischer Moleküle läßt sich überblicken, wenn sie bestimmten Strukturelementen der Moleküle zugeordnet werden.

Charakteristische Schwingungen

Einige funktionelle Gruppen und Strukturelemente von Molekülen führen zu immer gleichen und damit sehr typischen Absorptionen, den sog. charakteristischen Banden. Schon die sehr einfache Auswertung dieser wenigen Banden kann wichtige Informationen über die untersuchte Substanz liefern.

Fingerprint-Bereich

Die größte Zahl schwierig interpretierbarer Gerüstschwingungen ist im Spektrum im Bereich zwischen 1400 cm⁻¹ und 600 cm⁻¹ zu finden. Dieser Teil des IR-Spektrums ist wie ein Fingerabdruck typisch für die Struktur eines Moleküls und kann sich schon bei einer geringen Änderung der Struktur drastisch ändern. Er wird als deshalb Fingerprint-Bereich bezeichnet.

Eine Auswertung des Fingerprint-Bereichs erfolgt am einfachsten, indem er mit Spektren bekannter Substanzen verglichen wird. Heute werden dazu Computerdatenbanken verwendet, die direkt im Auswertecomputer des Spektrometers integriert sind. Somit kann ein eben registriertes Spektrum automatisch mit dem von Tausenden bekannter Substanzen verglichen und die Probe identifiziert werden.

10.3.1 Schwingungen des Kohlenstoff-Gerüsts

Hinweise auf das Grundgerüst eines untersuchten Moleküls geben die Banden der Kohlenstoff-Kohlenstoff-Valenzschwingungen sowie die der C-H-Valenzschwingungen und der CH_2 und CH_3-Deformationsschwingungen.

Valenzschwingungen der C-C-Einfachbindung

Die Valenzschwingungen der C-C-Einfachbindungen lassen sich im Normalfall nicht isoliert interpretieren, da dies die Gerüstschwingungen sind, die zu einer Vielzahl von Banden im Fingerprint-Bereich führen.

Valenzschwingungen der C=C-Doppelbindung

Die Energie der Valenzschwingung der C=C-Doppelbindung liegt zwischen 1675 cm⁻¹ und 1630 cm⁻¹. Die Bande dieser Schwingung erscheint allerdings im IR-Spektrum oft nicht (oder nur sehr schwach), weil sich bei symmetrischen Molekülen, wie z.B. Ethen ($H_2C=CH_2$), während der Schwingung das Dipolmoment des Moleküls nicht ändert. Die Schwingung ist dann nicht IR-aktiv.

Valenzschwingungen der C≡C-Dreifachbindung

Die Bande der $\nu(C{\equiv}C)$ bei 2150 cm^{-1} bis 2100 cm^{-1} ist sehr charakteristisch, weil sie scharf ist, und weil in diesem Wellenzahlbereich kaum andere Absorptionen auftreten (außer denen anderer Dreifachbindungen). Die Intensität der Bande ist wegen der fehlenden Polarität der Bindung allerdings oft gering.

C-H-Valenzschwingungen

Im IR-Spektrum erscheinen die Banden der $\nu(C\text{-}H)$ zwischen 3100 cm^{-1} und 2850 cm^{-1}. Die genaue Lage der scharfen Banden hängt von der Bindungsstärke der C-H-Bindung und damit von der Bindungssituation des beteiligten Kohlenstoff-Atoms ab (☞ Abb. 10.5). Die genaue Lage und Zahl der Banden der $\nu(C\text{-}H)$ gibt Hinweise auf die Bindungsart der Kohlenstoff-Atome und damit auf das Grundgerüst des Moleküls.

Als Faustregel gilt:

- größer als 3000 cm^{-1}: aromatische C-H-Bindungen (genauer: H-Atome an ungesättigten C-Atomen)
- kleiner als 3000 cm^{-1}: aliphatische C-H-Bindungen.

C-H-Deformationsschwingungen

CH$_2$-Gruppen und CH$_3$-Gruppen sind zu einer Reihe von Deformationsschwingungen fähig, die allerdings nicht alle IR-aktiv sind.

CH$_3$: Typische Banden sind bei 1460 cm^{-1} und bei 1390 cm^{-1} zu finden.

CH$_2$: Methyl-Gruppen können zu symmetrischen und asymmetrischen Deformationsschwingungen angeregt werden, welche typischerweise zu Banden

bei ca. 1370 cm^{-1}, zwischen 1500 cm^{-1} und 1450 cm^{-1} sowie zwischen 800 cm^{-1} und 700 cm^{-1} führen.

C-H-out-of-plane-Schwingungen

Die sog. Γ-Schwingungen treten bei planar gebauten Molekülen auf. Bei diesen Schwingungen werden Wasserstoff-Atome aus der Molekülebene heraus gebogen. Sie sind relativ energiearm und erscheinen im IR-Spektrum bei Wellenzahlen von weniger als 1000 cm^{-1} als scharfe (spitze) Banden.

Die Zahl und Lage der Banden der out-of-plane-Schwingung kann Hinweise auf die Art der Substitution von Olefinen und Aromaten geben (cis/trans, Zahl der Substituenden) geben.

10.3.2 Schwingungsbanden spezieller Substanzklassen

Alkane (gesättigte Kohlenwasserstoffe)

Alle Kohlenwasserstoffe zeigen die typischen C-H-Valenzschwingungen bei ca. 3000 cm^{-1}. Bei Molekülen ohne Doppelbindungen liegen alle Banden unterhalb 3000 cm^{-1}.

Ebenfalls im Spektrum zu sehen sind die Deformationsschwingungen der Methyl- und Methylen-Gruppen (-CH$_3$ und -CH$_2$-).

Alkene (Moleküle mit C=C-Doppelbindungen)

Im Spektrum eines Alkens tritt die Bande der Valenzschwingungen der C=C-Doppelbindung zwischen 1600 cm^{-1} und 1700 cm^{-1} auf. Die Schwingung ist allerdings bei symmetrischen Alkenen

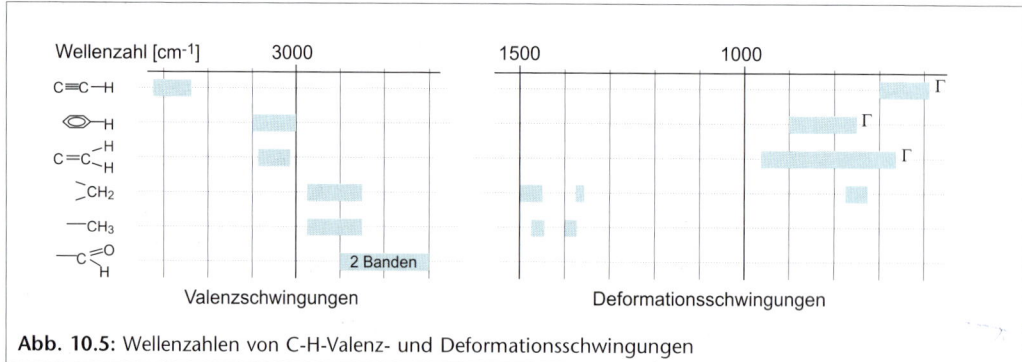

Abb. 10.5: Wellenzahlen von C-H-Valenz- und Deformationsschwingungen

nicht IR-aktiv und auch sonst meist sehr schwach, weil die C=C-Doppelbindung unpolar ist.

Wenn direkt an der Doppelbindung noch mindestens ein Wasserstoffatom gebunden ist, dann können die scharfen Banden der out-of-plane-Schwingung Γ bei Wellenzahlen unterhalb 1000 cm^{-1} beobachtet werden. Sofern diese meist nur wenig intensiven Banden nicht durch die Gerüstschwingungen überdeckt werden, kann aus ihnen der Typ der Doppelbindung abgelesen werden (☞ Abb. 10.6).

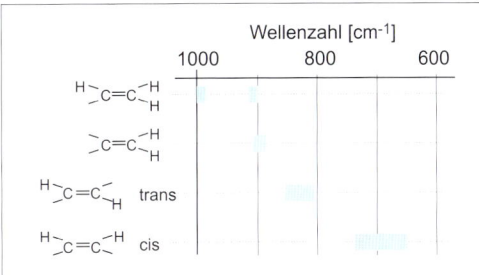

Abb. 10.6: C-H-out-of-plane-Schwingungen von Alkenen

Alkine
(Moleküle mit C≡C-Dreifachbindungen)

Alkine sind an der Bande der Valenzschwingungen der Dreifachbindung zu erkennen (2000 bis 2500 cm^{-1}). Wie bei den Alkenen ist diese Schwingung wieder nur bei unsymmetrischen Molekülen IR-aktiv. In diesem Bereich des Spektrums können sonst nur noch Banden von Valenzschwingungen anderer Dreifachbindungen (z.B. Nitril -C-N) oder Schwingungen kumulierter Doppelbindungen liegen.

Wenn an der Dreifachbindung noch ein Wasserstoffatom gebunden ist, dann muß die Bande der zugehörigen Valenzschwingung deutlich über 3000 cm^{-1} liegen (bis ca. 3300 cm^{-1}).

Aromaten

Aromaten sind meist gut an ihrer Gerüstschwingung (quasi Valenzschwingung der 1 1/2 fachen C-C-Bindung) zu erkennen, die zu mehreren sehr scharfen, aber nur schwachen Banden zwischen 1600 cm^{-1} und 1450 cm^{-1} führen. Typischerweise ergeben sich vier Banden die als zwei Paare angeordnet sind. Ein Bandenpaar liegt dann bei ca. 1600 cm^{-1}, das andere bei ca. 1500 cm^{-1} (☞ Beispielspektren).

Die Banden der C-H-Valenzschwingungen am Aromaten liegen wenig oberhalb 3000 cm^{-1}.

Zusätzlich können zwischen 2000 cm^{-1} und 1600 cm^{-1} mehrere schwache Banden mit gleichem Abstand auftreten, die allerdings nicht immer sichtbar sind (Kombinationsbanden). Dieses als **Sägezahn** bezeichnete Phänomen ist, wenn vorhanden, ein sicherer Hinweis auf aromatische Strukturelemente.

Die out-of-plane-Schwingungen des Aromaten erscheinen als Banden zwischen 800 cm^{-1} und 600 cm^{-1} und sind meist scharf und gut erkennbar. Aus der genauen Lage und Zahl der Γ-Schwingungen

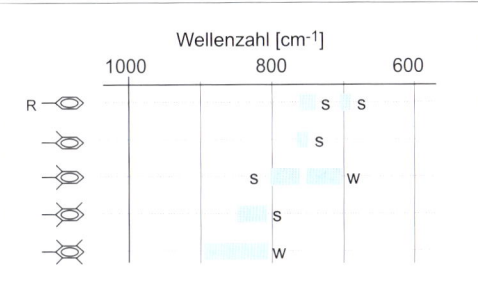

Abb. 10.7: C-H-out-of-plane-Schwingungen von Aromaten

kann auf das Substitutionsmuster des Aromaten geschlossen werden (☞ Abb. 10.7).

10.3.3 Schwingungsbanden funktioneller Gruppen

Funktionelle Gruppen eines Moleküls sind meist einfach dem IR-Spektrum zu entnehmen. Da solche Teilstrukturen polar sind, sind die Banden der Valenz- und Deformationsschwingungen funktioneller Gruppen intensiver und breiter als die der Gerüstschwingungen.

Alkohole, Phenole, Carbonsäuren

Die Bande der Valenzschwingungen der O-H-Bindung erscheint zwischen 3600 cm^{-1} und 3100 cm^{-1}. Sie ist sehr intensiv und manchmal sehr breit (über 500 cm^{-1}). Das liegt daran, daß Moleküle mit freien Hydroxygruppen (ebenfalls Aminogruppen) in der Lage sind, Wasserstoffbrückenbindungen auszubilden. Eine breite Bande bei ca. 3400 cm^{-1} im Spektrum eines Moleküls, das sicher keine OH- oder

NH$_2$-Gruppen trägt, läßt vermuten, daß die Probe Wasser enthält.

Auch die C-O-Valenzschwingung ist bei 1250 cm^{-1} bis 1000 cm^{-1} als intensive Bande zu erkennen. Allerdings liegen in diesem Wellenzahlbereich oft auch Gerüstschwingungen (Fingerprint-Bereich), so daß eine eindeutige Zuordnung nicht immer ohne weiteres möglich ist.

Amine

Die Bande der N-H-Valenzschwingung liegt zwischen 3700 cm^{-1} und 3300 cm^{-1} und ist, wie die der ν(O-H), oft sehr breit. Bei protonierten Ammonium-Salzen ist die Bande zu kleineren Wellenzahlen verschoben (kleiner als 3000 cm^{-1}).

NH$_2$-Gruppen zeigen in gut aufgelösten Spektren zwei Banden, die der symmetrischen und der asymmetrischen Valenzschwingung entsprechen und die ca. 200 cm^{-1} weit auseinanderliegen.

Carbonyl-Verbindungen

Die Carbonyl-Funktion ist das IR-spektroskopisch am sichersten nachweisbare Strukturelement. Die Bande der Valenzschwingung der C=O-Doppelbindung ist so intensiv und charakteristisch, daß sie nicht übersehen werden kann. Sie liegt zwischen 1750 cm^{-1} und 1690 cm^{-1} und ist bei allen Carbonyl-Verbindungen (Ketone, Aldehyde, Säuren, Ester usw.) zu sehen (☞ Abb. 10.8).

Die genaue Lage der Bande kann Aufschluß über die Art der Carbonylverbindung geben. Bei vielen Carbonylverbindungen treten noch weitere typische Banden auf:

- Carbonsäuren: ν(C-O), ca. 1300 cm^{-1}; δ(O-H), ca. 1400 cm^{-1}
- Ester: ν(C-O-C), 2 Banden. Bei ca. 1300 cm^{-1} erscheint die Bande der C-O-Bindung direkt an der Carbonyl-Gruppe, deren Bindungsstärke aufgrund der Mesomerie etwas größer ist. Die zweite C-O-Valenzschwingung (auf der Alkohol-Seite des Esters) liegt zwischen 1200 - 1000 cm^{-1} und somit im selben Bereich wie die Etherschwingung.
- Säureamide: δ(NH$_2$), Deformationsschwingung der NH$_2$-Gruppe ca. 1400 cm^{-1} (Amid II-Bande)
- Aldehyde: ν(C-H), des Aldehyd-Wasserstoffs bei besonders kleinen Wellenzahlen um 2800 cm^{-1}.

Ether

Ether sind nur an der Bande der C-O-C-Valenzschwingung (sog. Etherschwingung) zu erkennen. Diese ist zwar intensiv und oft relativ breit, liegt aber bei ca. 1100 cm^{-1} im Bereich der Gerüstschwingungen und kann übersehen bzw. fälschlicherweise zugeordnet werden.

Halogenhaltige Verbindungen

Die Valenzschwingungen der Kohlenstoff-Halogen-Bindungen sind sehr energiearm, da Halogenatome eine große Masse besitzen (☞ 10.1.2). Die intensiven Banden sind deshalb im Bereich kleiner Wellenzahlen, zwischen 600 cm^{-1} und 800 cm^{-1}, zu

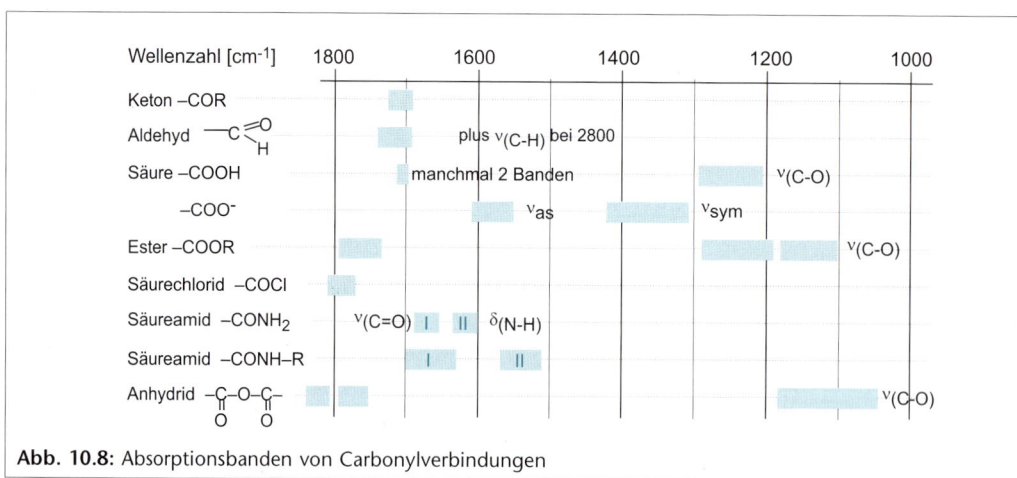

Abb. 10.8: Absorptionsbanden von Carbonylverbindungen

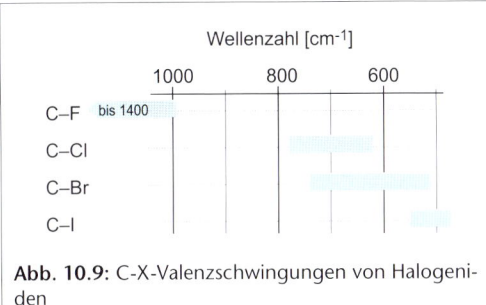

Abb. 10.9: C-X-Valenzschwingungen von Halogeniden

finden. Die Banden sind oft breiter als die der Γ-Schwingung und so zu unterscheiden.

Banden sonstiger Hetero-Gruppen

Auch praktisch alle anderen funktionellen Gruppen eines Moleküls geben sich im IR-Spektrum zu erkennen. Allerdings sind die Banden nicht so typisch und eindeutig zuzuordnen wie die der oben aufgeführten. Vor allem bei Absorptionen, die im Fingerprint-Bereich des Spektrums liegen, ist Vorsicht geboten, da hier sowieso nur die wenigsten Banden zugeordnet werden können und Gerüstschwingungen zu Banden an beliebiger Stelle im Fingerprint-Bereich führen können.

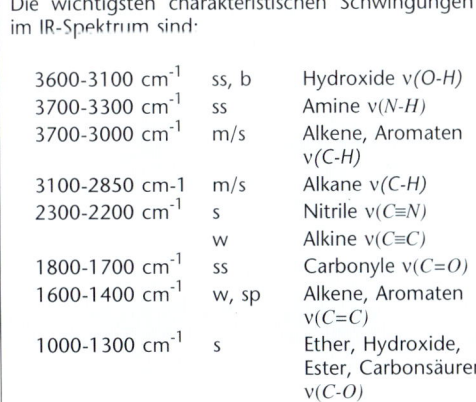

✔ **Merke**

Die wichtigsten charakteristischen Schwingungen im IR-Spektrum sind:

3600-3100 cm^{-1}	ss, b	Hydroxide $\nu(O\text{-}H)$
3700-3300 cm^{-1}	ss	Amine $\nu(N\text{-}H)$
3700-3000 cm^{-1}	m/s	Alkene, Aromaten $\nu(C\text{-}H)$
3100-2850 cm-1	m/s	Alkane $\nu(C\text{-}H)$
2300-2200 cm^{-1}	s	Nitrile $\nu(C{\equiv}N)$
	w	Alkine $\nu(C{\equiv}C)$
1800-1700 cm^{-1}	ss	Carbonyle $\nu(C{=}O)$
1600-1400 cm^{-1}	w, sp	Alkene, Aromaten $\nu(C{=}C)$
1000-1300 cm^{-1}	s	Ether, Hydroxide, Ester, Carbonsäuren $\nu(C\text{-}O)$

10.3.4 Vorgehensweise bei der Interpretation

Wie schon erläutert, besitzen bereits einfache Moleküle eine große Zahl von Schwingungsmöglichkeiten (richtiger: Schwingungsfreiheitsgrade), von denen viele auch IR-aktiv sind. Ein IR-Spektrum enthält deshalb meist sehr viele Banden. Da diese zudem oft sehr breit sind, werden sie nicht immer vollständig aufgelöst (d.h. die Banden liegen z.T. übereinander).

Die meisten Absorptionen im IR-Bereich entsprechen Gerüstschwingungen, an denen sehr viele Atome beteiligt sind. Es ist deshalb im Normalfall nicht möglich, alle Banden eines Spektrums genau einer bestimmten Schwingung zuzuordnen. *Eine vollständige Interpretation des Spektrums ist außerordentlich schwierig.*

Um die Interpretation eines auf den ersten Blick verwirrenden IR-Spektrums zu erleichtern, wird eine formale, schrittweise Vorgehensweise empfohlen. Die Vorgehensweise ist dabei so logisch, daß nur wenig *aktives* Wissen nötig ist. Deshalb müssen zur Anwendung keine mehrseitigen Wellenzahl-Tabellen auswendig gelernt werden.

Alle Beispielspektren sind auf diese Weise interpretiert und können als Übung verwendet werden.

Bei der Interpretation wird am besten von links nach rechts vorgegangen, da die charakteristischen Banden im Bereich großer Wellenzahlen einfacher zuzuordnen sind als die Gerüstschwingungen im rechten Teil des Spektrums.

1. Erster Blick

Bei der Interpretation eines IR-Spektrums werden zuerst die wichtigsten charakteristischen Banden gesucht. Je nachdem, ob diese Banden im Spektrum vorhanden sind oder nicht, kann mit großer Sicherheit auf die Anwesenheit **bzw.** Abwesenheit folgender Strukturelemente geschlossen werden:

- intensive Bande > 3300 cm^{-1}: $\nu(O\text{-}H)$, $\nu(N\text{-}H)$ → OH-/NH-Gruppen
- intensive Bande bei 1700 cm^{-1}: $\nu(C{=}O)$ → Carbonyl-Funktion
- Banden knapp oberhalb 3000 cm^{-1}: $\nu(C\text{-}H)$ → C-H-Valenzschwingungen von ungesättigten Verbindungen (Alkene, Aromaten)

- Banden knapp unterhalb 3000 cm^{-1}: $\nu(C\text{-}H)$ → C-H-Valenzschwingungen von gesättigten Verbindungen (Alkane)
- wenig intensive, spitze Bande zwischen 2000 und 2500 cm^{-1}: $\nu(C\equiv C)$, $\nu(C\equiv N)$ → Valenzschwingungen von Dreifachbindungen oder kumulierten Doppelbindungen.

2. Genauere Analyse

Als weitere charakteristische Banden können gesucht werden:

- Sägezahn-Schwingungen des Aromaten zwischen 1700 und 2500 cm^{-1}
- Valenzschwingungen von C=C-Doppelbindungen oder Aromaten als meist scharfe und schwache Peaks zwischen 1450 und 1650 cm^{-1}
- Out-of-plane-Schwingungen planarer Strukturelemente liefern sehr scharfe Banden unterhalb 1000 cm^{-1}
- Deformationsschwingungen von CH$_2$- und CH$_3$-Gruppen im Fingerprint-Bereich des Spektrums.

Diese Banden sind nicht so eindeutig wie die erstgenannten. Da sie oft nur sehr schwach sind, können sie übersehen oder von anderen Banden im Spektrum verdeckt werden. Aus dem Fehlen dieser Absorptionen kann deshalb nicht mit Sicherheit auf die Abwesenheit der Strukturelemente geschlossen werden.

3. Zuordnung zu funktionellen Gruppen

Nun müssen die gefundenen Banden funktionellen Gruppen zugeordnet werden. Dabei ist zu beachten, daß sich **keine Widersprüche** ergeben, und daß viele funktionelle Gruppen zu **mehreren charakteristischen Banden** im Spektrum führen. Für diesen Schritt ist deshalb etwas kombinatorische Detektivarbeit nötig.

Beispiele:

- Hydroxyl-Gruppen zeigen $\nu(OH)$ und $\nu(C\text{-}O)$
- Aromaten zeigen $\nu(C\text{-}H)$ oberhalb 3000 cm^{-1}, und C-C-Valenzschwingungen und out-of-plane Schwingungen
- Ester weisen neben der Carbonyl-Bande noch zwei getrennte Banden der $\nu(C\text{-}O)$ auf, usw.

Wenn Verdacht auf eine bestimmte funktionelle Gruppe besteht, dann müssen die anderen Banden dieser Gruppe gezielt gesucht werden. So lassen sich Banden im Spektrum finden und interpretieren, die bei einer ad-hoc-Interpretation mit Sicherheit unerkannt blieben.

4. Suche nach weiteren interpretierbaren Banden

Im letzten Schritt sollte noch geprüft werden, ob es im Spektrum noch intensive oder typische Banden gibt, die bisher ignoriert wurden. Dazu kann eine Tabelle charakteristischer Banden zur Hand genommen werden, um zu versuchen, weitere funktionelle Gruppen im Spektrum zu erkennen:

- Halogene
- schwefelhaltige Heterogruppen
- sonstige Heterogruppen (☞ Abb. 10.10, 10.11).

Es gibt allerdings in fast jedem IR-Spektrum intensive Banden, die nicht mit Sicherheit zugeordnet werden können.

5. Ergebnis

Die dargestellte Methode ist, wenn sie sorgfältig durchgeführt wird, einfach und schnell. Allerdings muß das Ergebnis der Interpretation nachher noch übersichtlicher zusammengefaßt werden. Dazu wird am besten eine einfache Tabelle verwendet (☞ Tab. 10.1).

Wellenzahl, Form	Zuordnung	Strukturelement

Tab. 10.1: Schematische Tabelle zur Darstellung des Ergebnisses einer IR-Spektreninterpretation

Weitere Interpretation

Natürlich ist prinzipiell eine noch viel weitergehende Auswertung des Spektrums möglich, die nicht nur Aussagen über das Vorhandensein bestimmter Strukturelemente macht, sondern auch noch Hinweise auf die Struktur in deren Umgebung liefert. Allerdings kann eine solche Interpretation im Rahmen einer Kurzeinführung nicht erlernt werden, sondern erfordert die ausführliche Ausbildung durch einen erfahrenen Analytiker.

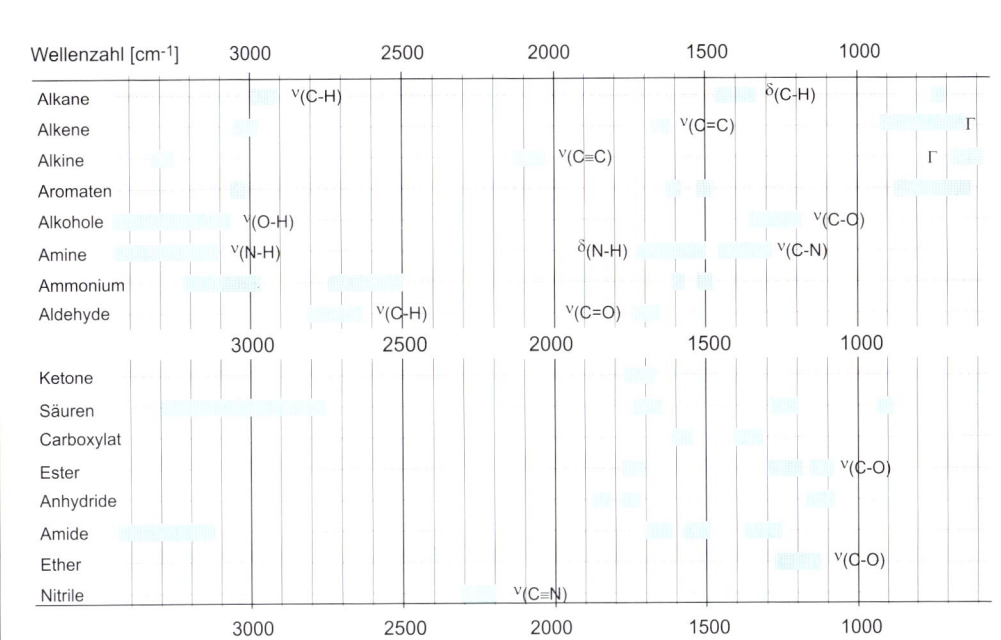

Abb. 10.10: Übersicht über die wichtigsten charakteristischen Schwingungen im IR-Spektrum

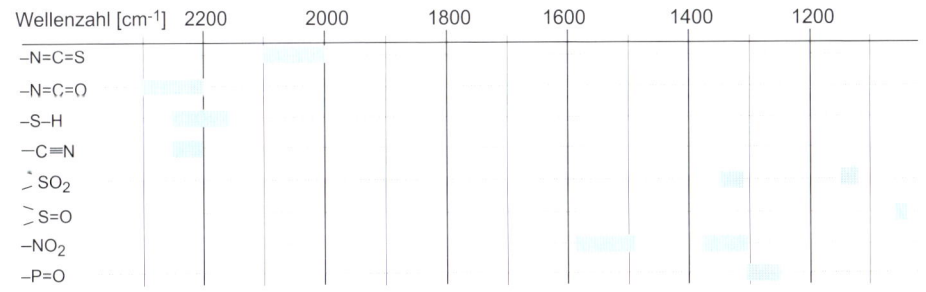

Abb. 10.11: Banden sonstiger Heterogruppen

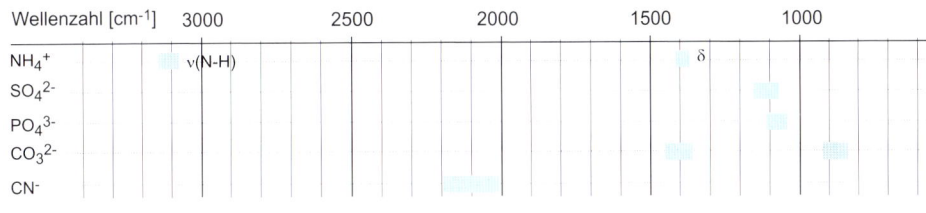

Abb. 10.12: Banden anorganischer Verbindungen

10.3.5 Beispiel-Interpretationen

Stilben

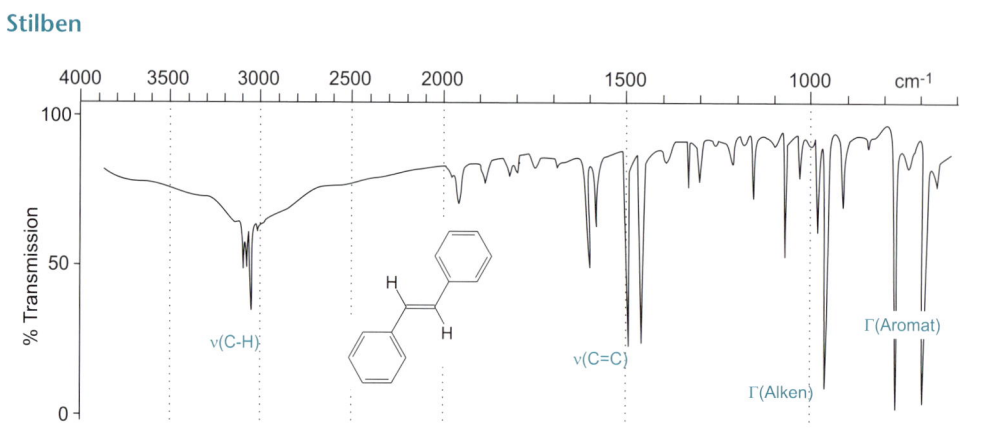

Abb. 10.13: IR-Spektrum von Stilben

1. Erster Blick

sicher: > 3000 cm^{-1} → H an ungesättigten C-Atomen

nicht:

- aliphatische C-H
- OH, NH
- C=O

2. Genauere Analyse

- 2000 - 1700 cm^{-1}: Sägezahn (Aromat)

- 1650 - 1450 cm^{-1}: typisches Muster der 4 scharfen Banden aromatischer Gerüstschwingungen
- 800 - 700 cm^{-1}: oop-Schwingungen eines Aromaten

3. Zuordnung zu funktionellen Gruppen

Aromat!

4. Weitere charakteristische Banden

- 960 cm^{-1}: oop-Schwingung einer Doppelbindung

Wellenzahl, Form	Zuordnung	Strukturelement
3000-3090 cm^{-1} (sp)	$\nu(C\text{-}H)$	Valenzschwingungen aromatischer und olefinischer C-H-Bindungen
1600-2000 cm^{-1}	Gerüst-schwingung	Sägezahn monosubstituierter aromatischer Verbindungen
1450 cm^{-1} 1500 cm^{-1} 1580 cm^{-1} 1600 cm^{-1} (alle sp)	$\nu(C_{ar}\text{-}C_{ar})$	Typische Anordnung der Valenzschwingungen des Aromaten in zwei Paaren scharfer Peaks
960 cm^{-1} (sp)	$\Gamma(Alken)$	out-of-plane-Schwingung der H-Atome am Alken
690 cm^{-1} (sp) 760 cm^{-1} (sp)	$\Gamma(Aromat)$	out-of-plane-Schwingung der H-Atome am Aromaten: monosubstituiert

Anmerkung: Die Valenzschwingung der C=C-Doppelbindung ist nicht IR-aktiv (symmetrisches Molekül!).

Lidocain

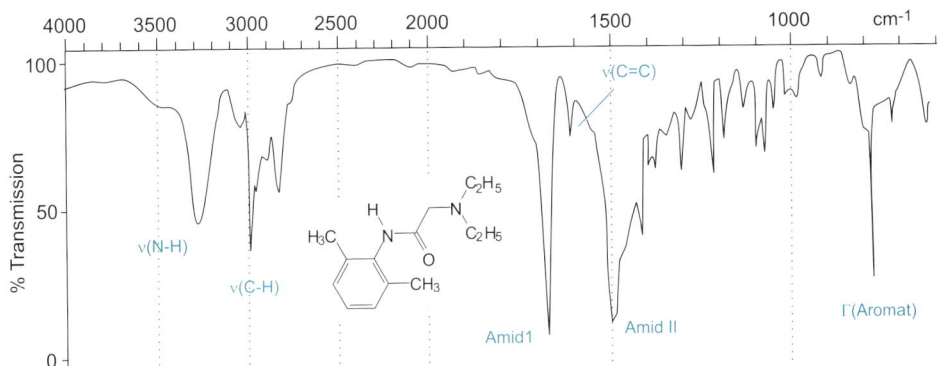

Abb. 10.14: IR-Spektrum von Lidocain

1. Erster Blick

sicher:

- 3300 cm^{-1}: N-H oder O-H
- 3000 cm^{-1}: H an gesättigten C-Atomen
- 1680 cm^{-1}: Carbonyl-Bande

2. Genauere Analyse

- 3000 cm^{-1}: wenig H an ungesättigten C-Atomen
- 1500 cm^{-1}: intensive Bande einer NH$_x$-Deformationsschwingung (Amid?)
- 800 - 700 cm^{-1}: oop-Schwingungen eines Aromaten

3. Zuordnung zu funktionellen Gruppen

- Aromat: ν(*C-H*), Γ(*tri-substituiert*), zusätzlich bei 1610 cm^{-1} die Valenzschwingungen des Aromaten!
- Aliphat: ν(*C-H*)
- Säureamid: Amidbanden I und II, N-H-Valenzschwingung
- Hydroxyl-Gruppe kann **nicht** sein, da keine Bande für die Valenzschwingung der C-O-Einfachbindung vorhanden ist

4. Weitere charakteristische Banden

keine

5. Ergebnis

Wellenzahl, Form	Zuordnung	Strukturelement
3300 cm^{-1} (b)	ν(*N-H*)	N-H-Gruppe, Säureamid
3100-3000 cm^{-1} (w)	ν(*C-H*)	Aromat
3000-2800 cm^{-1} (sp)	ν(*C-H*)	Alkyl-Reste
1680 cm^{-1} (ss) 1500 cm^{-1} (ss)	Amid I Amid II	Amid
1610 cm^{-1} (w, sp)	ν(*C=C*)	Aromat
760 cm^{-1} (s, sp) 710 cm^{-1} (w, sp)	Γ(*Aromat*)	Aromat, 3-fach substituiert

Mesidin (2,4,6-Trimethylanilin)

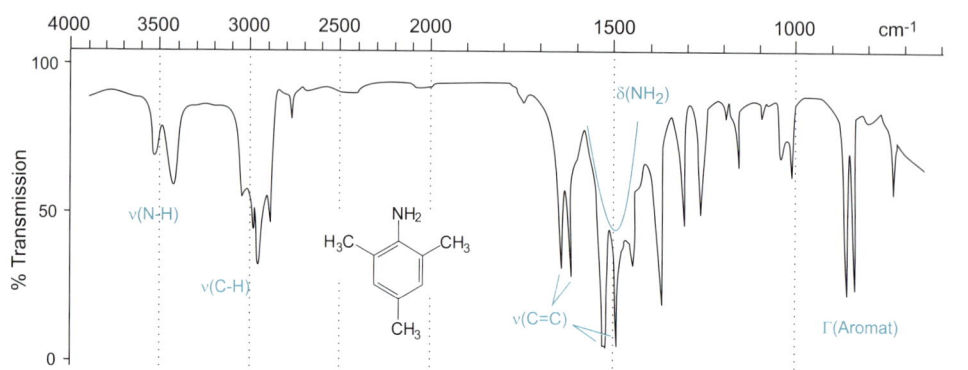

Abb. 10.15: IR-Spektrum von Mesidin

1. Erster Blick

sicher:

- 3400, 3600 cm^{-1}: N-H oder O-H
- > 3000 cm^{-1}: H an ungesättigten C-Atomen
- < 3000 cm^{-1}: H an gesättigten C-Atomen

nicht:

- Carbonyl-Bande

2. Genauere Analyse

- 1650 - 1450 cm^{-1}: typisches Muster der 4 scharfen Banden aromatischer Gerüstschwingungen (außergewöhnlich stark!)
- 800 - 900 cm^{-1}: oop-Schwingungen eines Aromaten

3. Zuordnung zu funktionellen Gruppen

- Aromat: ν(C-H), ν(C=C), Γ
- Aliphat: ν(C-H)
- Amin: symmetrische und asymmetrische Valenzschwingungen einer NH$_2$-Gruppe
- Hydroxyl-Gruppe kann **nicht** sein, da keine Bande für die Valenzschwingung der C-O-Einfachbindung vorhanden ist

4. Weitere charakteristische Banden

- 1450 cm^{-1}: ? (evtl. NH$_2$-Deformationsschwingung)
- 1380 cm^{-1}: ? (evtl. C-N-Valenzschwingung)

5. Ergebnis

Wellenzahl, Form	Zuordnung	Strukturelement
3550 cm^{-1} 3400 cm^{-1}	ν(N-H)	NH$_2$-Gruppe
3100 - 3000 cm^{-1} (w)	ν(C-H)	Aromat
3000 - 2850 cm^{-1} (sp)	ν(C-H)	Alkyl-Reste
1640 cm^{-1} 1610 cm^{-1} 1530 cm^{-1} 1490 cm^{-1} (alle s, sp)	ν(C=C)	Aromat
830 cm^{-1} 850 cm^{-1} (sp)	Γ(Aromat)	Aromat

Anmerkung: Bei aromatischen Aminen sind die sonst schwachen Banden der ν(C=C) oft sehr intensiv, da genau unter diesen Banden noch die breite Bande der NH$_2$-Deformationsschwingung versteckt ist.

n-Dodecan

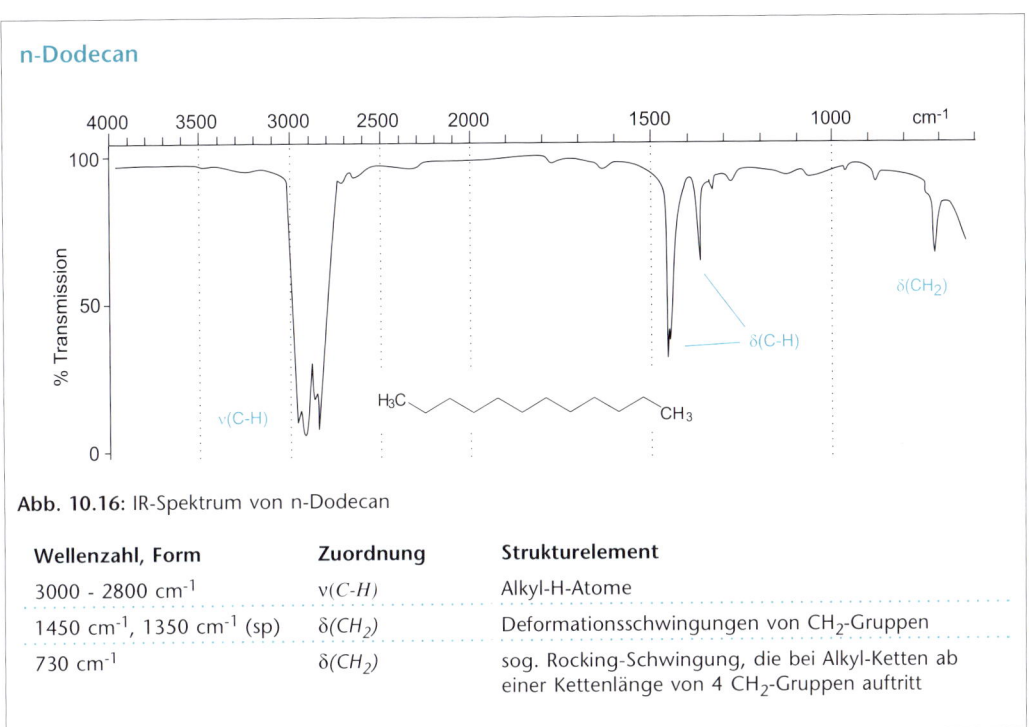

Abb. 10.16: IR-Spektrum von n-Dodecan

Wellenzahl, Form	Zuordnung	Strukturelement
3000 - 2800 cm⁻¹	ν(C-H)	Alkyl-H-Atome
1450 cm⁻¹, 1350 cm⁻¹ (sp)	δ(CH₂)	Deformationsschwingungen von CH₂-Gruppen
730 cm⁻¹	δ(CH₂)	sog. Rocking-Schwingung, die bei Alkyl-Ketten ab einer Kettenlänge von 4 CH₂-Gruppen auftritt

Benzyl-Alkohol

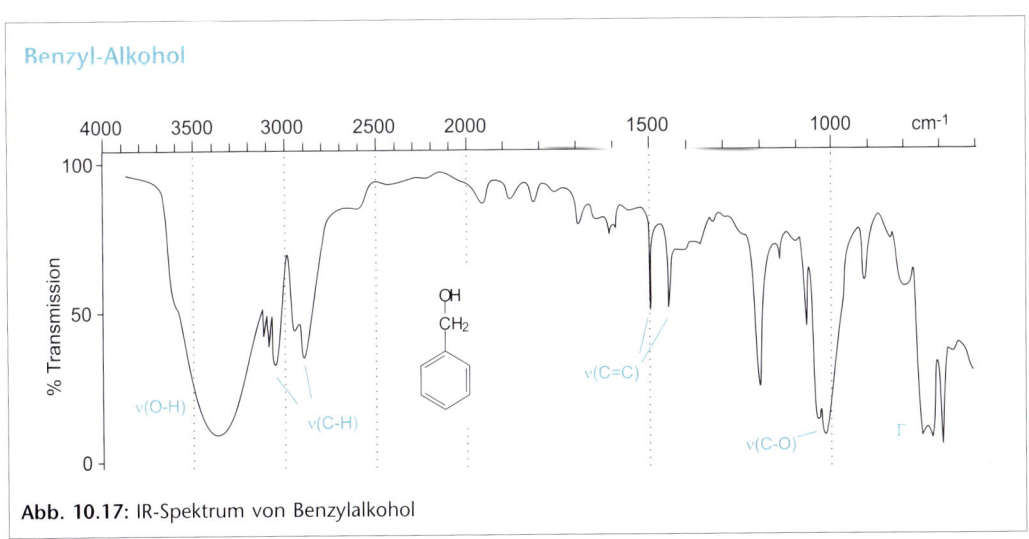

Abb. 10.17: IR-Spektrum von Benzylalkohol

Wellenzahl, Form	Zuordnung	Strukturelement
3400 cm^{-1} (ss, b)	$\nu(O\text{-}H)$	breite Bande für assoziierte OH-Gruppen
3150 - 3050 cm^{-1}	$\nu(C\text{-}H)$	H-Atome am Aromaten
2950 - 2800 cm^{-1}	$\nu(C\text{-}H)$	Alkyl-H-Atome
2000 - 1600 cm^{-1}	*Gerüstschwingung*	Kombinationsbanden des Aromaten (Sägezahn)
1500 cm^{-1} (m, sp) 1440 cm^{-1} (m, sp)	$\nu(C=C)$	Doppelbindungs-Valenzschwingungen des Aromaten
1040 cm^{-1} (ss)	$\nu(C\text{-}O)$	C-O-Valenzschwingung der Hydroxyl-Gruppe
800 - 700 cm^{-1}	$\Gamma(Aromat)$	out-of-plane-Schwingungen des monosubstituierten Aromaten

10.4 Quantitative IR-Spektroskopie

Im analytischen Routinebetrieb wird die IR-Spektroskopie meist nur qualitativ durchgeführt. Die Menge der untersuchten Substanz wird nicht exakt eingewogen und bei der Interpretation der Spektren wird nicht die genaue Transmission (bzw. Absorption) angegeben. Das hat sowohl praktische als auch theoretische Gründe:

- Die Extinktionskoeffizienten sind im IR-Bereich sehr viel kleiner als im UV/VIS-Bereich des Spektrums. Deshalb müssen IR-Spektren mit sehr konzentrierten Proben oder Reinsubstanzen registriert werden. Das Lambert-Beersche Gesetz gilt aber strenggenommen nur für *verdünnte Lösungen* (☞ 1.4).

- IR-Licht läßt sich nicht so einfach monochromatisieren wie UV-Licht. Da die Wellenlänge der Strahlung größer ist, muß der Monochromatorspalt (der die Größe des Wellenlängenfensters festlegt) breiter sein. Bei zu schmalem Spalt kann sonst die Strahlung gebeugt werden, was zu einer drastischen Verringerung der Intensität führt (Beugung am Spalt).

- Eine quantitative Analyse setzt *exakte Probenkonzentrationen und Schichtdicken* voraus. Für die IR-Spektroskopie können aber nicht die Küvetten mit konstanter Schichtdicke wie für die UV/VIS-Spektroskopie verwendet werden, weil alle verwendeten Materialien (Glas, Quarz, Kunststoff, usw.) selbst IR-Licht absorbieren. Die verwendbaren Küvetten aus wasserlöslichen Materialien wie Kochsalz oder Kaliumbromid altern sehr schnell und zeigen keine konstante Schichtdicke.

Somit sind die gemessenen Transmissionen und Absorptionen häufig relativ ungenau. Zur quantitativen Analyse wird deshalb eher die Photometrie im UV/VIS-Bereich verwendet, die experimentell einfacher durchzuführen und sehr viel genauer ist. Nur in wenigen speziellen Fällen ist die quantitative Bestimmung aus dem IR-Spektrum trotzdem sinnvoll.

- **Simultanbestimmung:** Substanzen, deren UV/VIS-Spektren sich nicht unterscheiden, können nebeneinander bestimmt werden, wenn sie unterschiedliche IR-Absorptionen zeigen.

- Substanzen, die **keine Absorption im UV/VIS-Bereich** zeigen, können IR-spektrometrisch erfaßt werden.

- IR-spektroskopische **Reinheitsprüfung** ist oftmals sinnvoll, wenn Verunreinigungen in der Probe zu zusätzlichen Peaks im Spektrum führen.

Um eine ausreichende Genauigkeit zu gewährleisten, muß bei quantitativen IR-Messungen allerdings immer eine Kalibrierkurve gezeichnet oder mit internem Standard gearbeitet werden.

 Merke

Quantitative IR-Spektroskopie:

- IR-Spektren werden meist nur qualitativ registriert (keine exakte Einwaage der Probe)
- Zur quantitativen Bestimmung muß die Transmission in die Absorption umgerechnet werden
- Die Bestimmung einer Substanz im IR-Bereich ist meist ungenauer als eine photometrische Messung im UV/VIS-Bereich (weil die Extinktionskoeffizienten viel kleiner sind)
- Zur rein qualitativen Reinheitsprüfung ist die IR-Spektroskopie oftmals gut geeignet, weil praktisch jede Verunreinigung zu einer Veränderung des Spektrums führt.

Berechnung der Absorption aus dem IR-Spektrum

Zur quantitativen Auswertung des IR-Spektrums muß die registrierte Transmission in die Absorption umgerechnet werden (☞ Abb. 10.18).

Als **Nullinie** ist im Normalfall *nicht* die Linie bei 100 % Transmission geeignet, da die meisten Proben eine Grundabsorption zeigen, die allen Peaks eines Bereichs des Spektrums überlagert ist. Deshalb wird die Basislinie als Tangente an die Basis des zur Bestimmung verwendeten Peaks gezeichnet und als Nullinie verwendet.

Die **Intensität** I wird von der Spitze des Peaks zur Linie mit 0 % Transmission gemessen.

Die **Intensität** I_0 ist der Abstand von der neu definierten Basislinie zur 0 %-Linie.

Dann kann die Absorption $A(\lambda)$ berechnet werden:

$$A(\lambda) = \log \frac{I_0}{I}$$

In welcher Einheit die Abstände aus dem IR-Spektrum abgelesen werden (z.B. mm, cm oder willkürliche Skalenteile), spielt dabei keine Rolle, da das Verhältnis I_0/I immer gleich groß ist!

Aus der Absorption A kann dann mit Hilfe des Lambert-Beerschen Gesetzes die Konzentration der Probe berechnet werden (ε: molarer Extinktionskoeffizient, d: Schichtdicke):

$$c = \frac{A(\lambda)}{\varepsilon(\lambda) \cdot d}$$

$$c = const. \cdot A(\lambda)$$

Da die Extinktionskoeffizienten meist nicht angegeben werden können (unbekannte Schichtdicke und Konzentration im Preßling), muß die Absorption von Proben mit bekanntem Gehalt bestimmt werden, so daß die Konstante *const.* ermittelt werden kann. Noch genauere Ergebnisse lassen sich mit einer Kalibriergeraden erhalten.

Reinheitskontrolle

Da sich das IR-Spektrum aller chemischen Substanzen unterscheidet, ist es sehr gut zur Reinheitskontrolle geeignet. *Jede* Verunreinigung verändert ein IR-Spektrum. Gegenüber der Reinsubstanz können entweder *zusätzliche Banden* sichtbar sein, oder einzelne Banden zeigen eine größere Intensität.

Wenn die Art der Verunreinigung bekannt ist, kann eine Eichkurve angelegt und die Reinheit der Probe quantitativ bestimmt werden (wobei allerdings die Genauigkeit nicht allzu groß ist).

10.5 IR-Spektroskopie in der pharmazeutischen Analytik

In der pharmazeutischen Analytik spielt die IR-Spektroskopie eine wichtige Rolle zur Identifizierung, Gehaltsbestimmung und Reinheitskontrolle von Arzneistoffen. Der Vorteil gegenüber anderen Methoden ist, daß ein IR-Spektrum für jede Substanz sehr charakteristisch ist. Es gibt praktisch keine zwei Arzneistoffe, die das gleiche IR-Spektrum liefern.

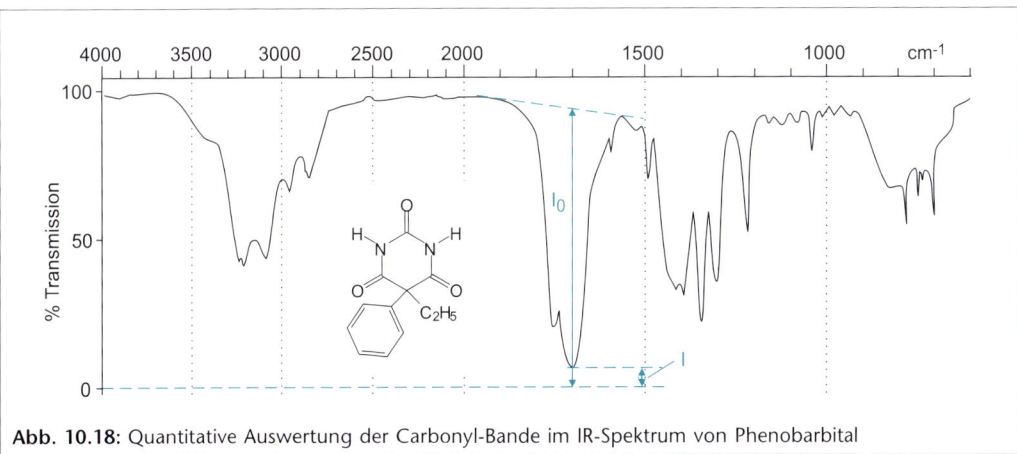

Abb. 10.18: Quantitative Auswertung der Carbonyl-Bande im IR-Spektrum von Phenobarbital

Informationen aus dem IR-Spektrum

Grundsätzlich liefert das IR-Spektrum viel Information über funktionelle Gruppen und Strukturelemente einer Substanz. Dagegen ist es verhältnismäßig schwierig, auf Grund des Spektrums Aussagen über das Grundgerüst zu erhalten. Somit bietet die IR-Spektroskopie eine Ergänzung zu anderen spektroskopischen Methoden, wie z.B. die NMR-Spektroskopie, mit der sich das Grundgerüst einer Verbindung relativ einfach zusammenfügen läßt.

IR-Spektren sind deshalb ein wichtiges Mittel zur Aufklärung der Struktur neuer oder unbekannter Moleküle, sowie zur Identifizierung von Substanzen.

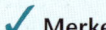 **Merke**

In der pharmazeutischen Analytik wird die IR-Spektroskopie zur Identifizierung von Arzneistoffen und zur Reinheitskontrolle eingesetzt, weil

- sich praktisch alle Arzneistoffe in ihrem IR-Spektrum unterscheiden
- sich Verunreinigungen häufig auf das Spektrum auswirken.

10.5.1   Identifizierung von Substanzen

Um eine Substanz zu identifizieren, wird ihr IR-Spektrum registriert und mit dem einer Referenzsubstanz verglichen. Zum Beweis der Identität muß die *Lage der Banden* sowie ihre *relative Intensität* übereinstimmen. Die absolute Intensität (die Transmission bzw. Absorption) muß nicht gleich sein, da die Konzentration in der Probe normalerweise nicht festgelegt ist.

Referenzsubstanz

Das Spektrum der Vergleichssubstanz wird am besten mit demselben Meßgerät unter denselben Aufnahmebedingungen wie das der Probe registriert. Nach Arzneibuch müssen standardisierte Referenzsubstanzen (sog. **CRS, c**hemische **R**eferenz**s**ubstanzen) verwendet werden, die vom Sekretariat der europäischen Arzneibuchkommission bezogen werden können.

Referenzspektren

Es ist auch möglich, das IR-Spektrum der Probe mit einem Referenzspektrum zu vergleichen. Diese Methode ist prinzipiell schneller, allerdings müssen alle geräteabhängigen Fehler ausgeschlossen werden. Vor der Messung müssen deshalb die Eichung der Wellenzahlskala sowie die Auflösung des Spektrometers überprüft werden.

Polymorphie

Beim Vergleich des IR-Spektrums einer Probe mit dem einer Referenzsubstanz kann ein weiteres Problem auftreten. Im Gegensatz zu (fast) allen anderen spektroskopischen Arbeitsweisen werden IR-Spektren meist von festen Substanzen und nicht von Lösungen registriert. Viele Substanzen können aber, z.B. in Abhängigkeit vom Lösungsmittel, in unterschiedlichen Formen auskristallisieren (Polymorphie). Da sich die IR-Spektren solcher unterschiedlicher Modifikationen derselben Substanz (sog. Polymorphe) unterscheiden, müssen zum vollständigen Identitätsbeweis einer Substanz u.U. Probe und CRS gelöst und unter gleichen Bedingungen auskristallisiert werden.

Spektrenbibliotheken

Zur Identifizierung einer unbekannten Probe kann das IR-Spektrum mit Spektren aus einer Spektrenbibliothek verglichen werden. Dies wird heute meist mit Computerunterstützung durchgeführt und gestattet den Nachweis fast aller Arzneistoffe in Sekundenschnelle.

10.5.2   Reinheitsprüfung, Gehaltsbestimmung

Zur Gehaltsbestimmung eines Arzneistoffes ist eine quantitative Auswertung des Spektrums nötig (☞ 10.4). Zur Prüfung auf Reinheit genügt auch ein ohne exakte Einwaage registriertes Spektrum, wenn die gesuchte Verunreinigung zu einem (oder mehreren) zusätzlichen Banden im Spektrum führt. Allein durch die Anwesenheit zusätzlicher Banden kann die Verunreinigung qualitativ nachgewiesen werden. Zur quantitativen Bestimmung muß aber natürlich zusätzlich eine Eichmessung mit einer definierten Menge der Verunreinigung durchgeführt werden.

Polymorphe

Eine wichtige Rolle spielt die IR-Spektroskopie bei der Kontrolle von Arzneistoffen, die in mehreren Modifikationen vorkommen können (polymorphe Substanzen). Die biologische Wirksamkeit der einzelnen Polymorphe kann unterschiedlich sein. Eine Bestimmung eines einzelnen Polymorphes ist nur möglich, wenn die Probe zur Analyse nicht gelöst werden muß. Eine IR-spektroskopische Messung als Kaliumbromid-Preßling ist deshalb meist die analytische Methode der Wahl! Die IR-Spektren der Polymorphe unterscheiden sich ebenso wie die Spektren unterschiedlicher chemischer Substanzen.

10.5.3 Strukturermittlung

In der pharmazeutischen Forschung ist die IR-Spektroskopie neben der NMR-Spektroskopie eine der wichtigsten spektroskopischen Methoden zur Aufklärung der Struktur von unbekannten Verbindungen. Mit Hilfe des IR-Spektrums können v.a. die funktionellen Gruppen im Molekül erkannt werden. Somit lassen sich z.B. Naturstoffe zu bestimmten Substanzklassen zuordnen. Der synthetisch arbeitende Chemiker kann klären, ob ein Syntheseschritt, bei dem eine funktionelle Gruppe eingeführt werden sollte, erfolgreich war.

10.5.4 IR-Spektroskopie im DAB

Das DAB 10 schreibt die Vorgehensweise zur IR-spektroskopischen Bestimmung von Flüssigkeiten, festen Substanzen und Gasen vor. Außerdem werden die Mindestanforderungen an das Spektrometer sowie eine Vorschrift zur Eichung und Kontrolle des Meßgeräts angegeben.

Identifizierung von Arzneistoffen

Da das IR-Spektrum sehr typisch für jede chemische Substanz ist, lassen sich fast alle Arzneistoffe IR-spektroskopisch identifizieren (☞ 10.5.1).

Anforderungen an das Spektrometer

Das Spektrometer muß monochromatisches Licht im Bereich zwischen 4000 cm^{-1} und 670 cm^{-1} zur Verfügung stellen (in Ausnahmen bis 200 cm^{-1}) und die Transmission (Verhältnis von durchgelassener zu eingestrahlter Lichtintensität) in Abhängigkeit der Wellenzahl registrieren*.

Eichung des Spektrometers

Zur Überprüfung des Spektrometers ist im DAB das Spektrum eines 0,05 mm dicken Polystyrolfilms angegeben. Die Wellenzahlen der Absorptionsmaxima sind tabelliert und müssen innerhalb der angegebenen Toleranzen mit dem selbst registrierten Spektrum des Polystyrolfilms übereinstimmen.

Zur Kontrolle der Auflösung sind auch die relativen Intensitäten zweier Absorptionsmaxima mit den benachbarten Minima angegeben. Der Unterschied zwischen Maximum und Minimum darf den angegebenen Wert nicht unterschreiten, damit das Auflösungsvermögen des Spektrometers ausreichend ist.

10.6 Übungen

1) Welche Materialien sind zur Herstellung der optischen Bauteile eines IR-Spektrometers geeignet?

2) Die Bande der Valenzschwingung einer C-O-Einfachbindung ν(C-O) erscheint im IR-Spektrum zwischen 1000 und 1200 Wellenzahlen. Ist die Bande der ν(C-S) bei einer größeren oder kleineren Wellenzahl zu erwarten?

3) Welche Strukturelemente führen i.a. zu intensiven Banden im IR-Spektrum?

4) Welche Struktuerelemente sind im IR-Spektrum meist schwach oder gar nicht zu sehen?

5) Wie lassen sich IR-spektroskopisch die Bindungsstärken von chemischen Bindungen bestimmen?

6) Interpretieren Sie das IR-Spektrum von Phenobarbital (☞ Abb. 10.18) und ordnen Sie die charakteristischen Banden im Spektrum den Schwingungen des Moleküls zu!

7) Warum eignet sich die IR-Spektroskopie besser zur Identifizierung eines Arzneistoffes als z.B. die UV/VIS-Spektroskopie?

---

* *Die modernen FT-IR-Spektrometer fallen nicht unter diese Definition. Da diese Geräte aber i.a. sehr viel genauer sind als die konventionellen Spektrometer, können sie in der Praxis auch verwendet werden.*

11   Raman-Spektroskopie

Die Raman-Spektroskopie ist wie die IR-Spektroskopie eine Methode, bei der Molekülschwingungen bestimmt werden. Allerdings wird hier ein Emissionsspektrum registriert, d.h. es wird nicht die Stärke der Absorption gemessen, sondern die Intensität des Lichts, das von der Probe selbst ausgestrahlt wird.

Das Raman-Spektrum kommt somit auf Grund anderer physikalischer Vorgänge zustande und im Spektrum sind z.T. andere Molekülschwingungen zu sehen als im IR-Spektrum.

11.1 Physikalische Grundlagen

11.1.1 Raman-Effekt

Grundsätzlich basieren alle spektroskopischen Verfahren auf der Tatsache, daß elektromagnetische Strahlung nur dann von einem Molekül absorbiert werden kann, wenn die Energie ihrer Lichtquanten genau gleich groß ist wie die Energiedifferenz zwischen Grundzustand und angeregtem Zustand des Moleküls (☞ 1.3). Diese grundlegende Bedingung ist allerdings bei der Raman-Spektroskopie nicht erfüllt. Der Raman-Effekt beruht auf der geringen, immer vorhandenen Absorption. Diese ist aber so klein, daß sie im normalen Absorptionsspektrum in der Nullinie verschwindet.

Zur Messung wird die Probe mit monochromatischen Licht bestrahlt, dessen Energie eigentlich nicht zu einer Absorption führen kann. Die Moleküle, die ein Quant dieser Strahlung *mit der falschen Energie* absorbieren, werden in einen sog. *virtuellen angeregten Zustand* angehoben, der nicht genau beschrieben werden kann. Die Moleküle kehren schon nach Sekundenbruchteilen wieder in den Ausgangszustand zurück und strahlen dabei die Energie wieder ab. Diese Strahlung wird in jede Richtung emittiert und sie kann gemessen werden, wenn der Detektor außerhalb des Strahlengangs des Anregungslichts angebracht ist, so daß das Licht, das direkt aus der Lichtquelle kommt, nicht registriert wird. Die Intensität dieses sog. **Streulichts** ist sehr gering und entspricht der Absorption der „falschen" (nicht passenden) Lichtquanten.

11.1.2 Raman-Spektrum

Wird in einem Diagramm die Intensität des Streulichts gegen die Wellenlänge aufgetragen, dann ergibt sich das Raman-Spektrum (☞ Abb. 11.1). Der bei weitem stärkste Peak ist bei der Anregungswellenlänge zu finden. Erst wenn das Spektrum extrem verstärkt wird, ist zu erkennen, daß ein geringer Teil des Streulichts auch andere Wellenlängen hat.

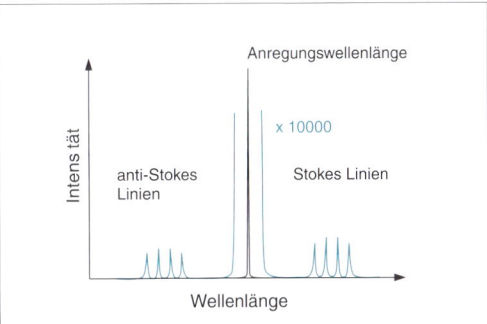

Abb. 11.1: Spektrale Zerlegung des Streulichts (schwarz: normales Spektrum, rot: 10 000fach verstärkt)

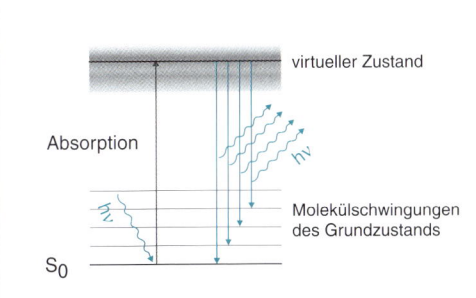

Abb. 11.2: Der Raman-Effekt und die Entstehung der Stokes-Linien

Bei größeren Wellenlängen sind die sog. Stokes-Linien und bei kleineren Wellenlängen die anti-Stokes-Linien zu finden.

Stokes-Linien

Die Banden im Spektrum mit größerer Wellenlänge als das Anregungslicht werden als Stokes-Linien bezeichnet. Sie sind möglich, weil ein Molekül aus dem virtuellen angeregten Zustand nicht unbedingt wieder in den Ausgangszustand zurückfallen muß. Es kann sein, daß das Molekül in einem Schwingungszustand „hängen bleibt". Nach dem Abstrahlen des Lichts schwingt das Molekül noch. Die Energie der Schwingung fehlt dann dem Streulicht und die Wellenlänge ist größer (☞ Abb. 11.2).

Insgesamt betrachtet sieht der Raman-Effekt also so aus, als würde ein Quant des Lichts einen Teil seiner Strahlung an ein Molekül abgeben. Das ist aber nach den Gesetzen der Quantenmechanik **niemals** möglich (☞ 1.3). Der Raman-Effekt ist vielmehr ein 2-Photonen-Prozeß: ein Quant des Anregungslichts wird komplett absorbiert, und ein zweites Quant (mit anderer Energie) wird vom Molekül komplett wieder abgegeben.

✓ **Merke**

- Die Raman-Spektroskopie ist eine emissionsspektroskopische Methode
- Sie beruht auf einem 2-Photonen-Prozess
- Das gemessene sog. Streulicht hat eine extrem kleine Intensität
- Raman-Spektroskopie ist Schwingungsspektroskopie
- IR und Raman ergänzen sich gegenseitig.

Anti-Stokes-Linien

Im Raman-Spektrum sind auch Linien zu erkennen, die eine kleinere Wellenlänge (und damit eine größere Energie) besitzen als das Anregungslicht.

Diese sog. anti-Stokes-Linien entstehen, wenn Moleküle schon in einem angeregten Schwingungszustand sind, bevor sie durch die Strahlung angeregt werden. Das ist möglich, wenn die Moleküle z.B. durch Zusammenstöße mit anderen Molekülen zu schwingen beginnen. Fällt ein solches schwingendes Molekül aus dem virtuellen angeregten Zustand zurück, dann kann es bis in den Grundzustand fallen und dadurch seine Schwingung verlieren. Die Energie der Schwingung wird dem abgestrahlten Licht noch zusätzlich mitgegeben. Dadurch entsteht eine größere Energie und eine kleinere Wellenlänge. Die anti-Stokes-Linien sind weniger intensiv, ansonsten aber ungefähr symmetrisch zu den Stokes-Linien.

Schwingungsspektrum

Die Energiedifferenz zwischen den Stokes-Linien und der Anregungswellenlänge ist gerade die Energie, die zur Schwingungsanregung der Moleküle nötig ist. Das Raman-Spektrum zeigt deshalb analog zum IR-Spektrum die Molekülschwingungen. Zur Darstellung des Schwingungsspektrums wird deshalb nur diese Energiedifferenz (mit Wellenzahlen cm^{-1} als Einheit) gegen die Intensität des Streulichts aufgetragen. Um es vom IR-Spektrum zu unterscheiden, ist die Nullinie des Raman-Spektrums immer unten, so daß in dasselbe Diagramm das IR- und das Raman-Spektrum eingezeichnet werden kann.

11.1.3 Raman-aktive Schwingungen

Ebenso wie im IR-Spektrum sind auch im Raman-Spektrum nicht alle Molekülschwingungen zu sehen. Das Kriterium ist hier die Polarisierbarkeit des Moleküls bzw. des schwingenden Molekülteils. Die Polarisierbarkeit ist ein Maß dafür, wie leicht sich die Elektronen im Molekül bewegen lassen (große mesomere Systeme sind z.B. gut polarisierbar). Nur wenn sich die Polarisierbarkeit während der Schwingung ändert, ist die Schwingung Raman-aktiv.

Natürlich ist es schwierig, aus der Struktur eines Moleküls die Polarisierbarkeit abzuleiten. Dazu müssen aufwendige Rechnungen durchgeführt werden. Als Faustregel kann gelten, daß Schwingungen an eher **unpolaren** sowie **symmetrischen** Molekülteilen oder Molekülen Raman-aktiv sind.

> ✓ **Merke**
>
> Da im Raman-Spektrum oft andere Molekülschwingungen sichtbar sind als im IR, ergänzen sich die beiden Methoden sehr gut. In manchen Fällen sind IR- und Raman-Spektrum genau komplementär, d.h. eine Molekülschwingung ist entweder im Raman- oder im IR-Spektrum zu sehen. Das ist aber kein Gesetz und es ist auch möglich, daß eine Schwingungsbande sowohl IR- als auch Raman-aktiv ist oder weder noch.

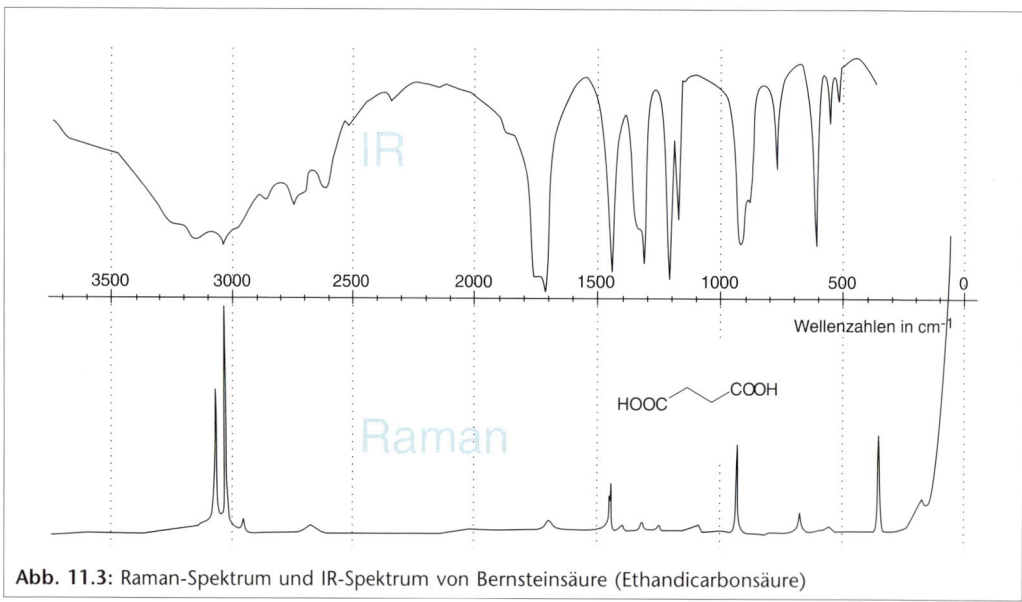

Abb. 11.3: Raman-Spektrum und IR-Spektrum von Bernsteinsäure (Ethandicarbonsäure)

✔ **Merke**

	IR	Raman
Effekt	Molekülschwingungen	Molekülschwingungen
sichtbare Schwingungen	polare Gruppen, unsymmetrische Schwingungen	unpolare Gruppen, symmetrische Schwingungen
Strahlung	Infrarot-Licht	sichtbares Licht
optische Bauteile	aus Alkali-Halogeniden	aus normalem Glas
Lösungsmittel	am besten gar keines (immer mehr oder weniger störend)	alle farblosen möglich (keine Störung)
apparativer Aufwand	relativ klein	relativ groß
Lichtquelle	Wärmestrahler	Laser
Detektor	Thermowiderstand	Photoelektronenmultiplier

11.1.4 Vergleich IR- und Raman-Spektroskopie

Gegenüber der IR-Spektroskopie hat die Raman-Spektroskopie Vor- und Nachteile. Der apparative Aufwand ist sehr viel größer, weil für die Anregung sehr intensives monochromatisches Licht gebraucht wird, und weil die Intensität des gemessenen Streulicht sehr klein ist.

Der größte Vorteil ist, daß die gesamte Strahlung im Spektrometer im sichtbaren Bereich liegt (wenn zur Anregung sichtbares Licht verwendet wird). Deshalb können alle optischen Bauteile aus normalem Glas hergestellt und beliebige farblose Lösungsmittel zum Lösen der Probe verwendet werden. Vor allem kann im Gegensatz zur IR-Spektroskopie auch Wasser verwendet werden (Wasser absorbiert IR-Strahlung).

11.2 Geräteaufbau

Der apparative Aufwand bei der Raman-Spektroskopie ist relativ groß. Wichtig ist vor allem, daß das Anregungslicht sehr intensiv und sehr gut monochromatisiert ist, d.h. es darf wirklich nur aus einer Wellenlänge bestehen und nicht aus einem Wellenlängenbereich (d.h. sehr kleines Wellenlängenfenster). Die Wellenlänge des Anregungslichts muß allerdings nicht variabel sein sein, da für alle Messungen dieselbe Anregungswellenlänge verwendet werden kann.

Der Detektor und der davor liegende Monochromator sind außerhalb des Strahlenganges des Anregungslichtes angeordnet, so daß dieses nicht mitregistriert wird (☞ Abb. 11.4).

Alle optischen Bauteile, wie Linsen, Fenster und Küvetten, können aus gewöhnlichem Glas hergestellt sein.

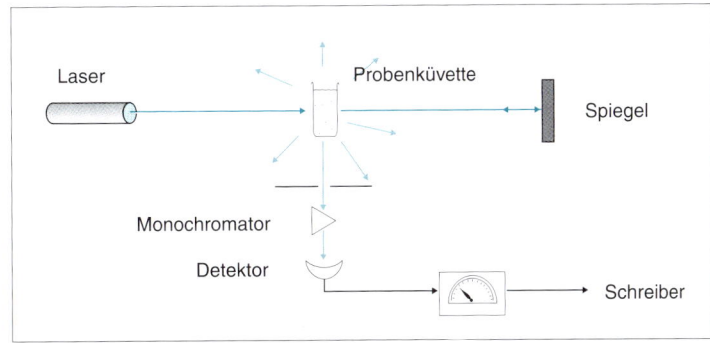

Abb. 11.4: Schematischer Aufbau eines Raman-Spektrometers

Als monochromatische und intensive **Lichtquelle** wird heute immer ein Laser verwendet. Dieser erzeugt Licht, das tatsächlich nur eine einzige Wellenlänge enthält. Außerdem ist ein Laserstrahl sehr gut gebündelt, so daß er nicht in den Detektor gelangen kann. Sehr oft wird ein Argon-Laser verwendet, der eine Wellenlänge von 488 nm ausstrahlt.

Die **Küvetten** müssen in 2 Richtungen eine exakte Dicke haben, in der Bestrahlungsrichtung und in der Richtung des Detektors (in der Absorptionsspektroskopie genügt eine Richtung).

Als **Monochromator** wird meist ein Gitter verwendet, da der Bereich des Spektrums, der aufgespalten werden muß, sehr klein ist. Bei Anregung mit einem Argon-Laser umfaßt das gesamte Raman-Spektrum einen Bereich von 0 cm^{-1} bis 4000 cm^{-1}.

Der **Detektor** muß sehr empfindlich sein, da die Intensität des Streulichts gering ist. Meist wird ein Photoelektronenmultiplier verwendet.

11.3 Raman-Spektroskopie in der pharmazeutischen Analytik

In der pharmazeutischen Analytik ist die Raman-Spektroskopie von untergeordneter Bedeutung, da sie meist nicht die Methode der Wahl für Routinebestimmungen (Gehaltsbestimmung, Reinheitskontrolle) darstellt. Die Anwendungsbereiche liegen eher in der Forschung, wo die Raman-Spektroskopie zur Strukturaufklärung unbekannter Stoffe und zur Lösung spezieller analytischer Probleme angewendet wird.

11.3.1   Anwendungen

Die Raman-Spektroskopie liefert wie die IR-Spektroskopie wichtige Informationen zur **Strukturaufklärung** unbekannter Substanzen. Vor allem die Kombination aus IR- und Raman-Spektrum ist sehr aussagekräftig. Die intensiven IR-Banden polarer funktioneller Gruppen (-OH, C=O, usw.) sind im Raman-Spektrum meist schwach oder überhaupt nicht vorhanden. Dagegen treten mehr Schwingungen des unpolaren Kohlenstoffgerüsts auf. Eine wichtige Rolle spielt die Raman-Spektroskopie daher als Hilfe zur **Interpretation von IR-Spektren.** Durch die zusätzliche Information des Raman-Spektrums wird oftmals eine Zuordnung von IR-Banden erst möglich.

Zur **Gehaltsbestimmung** wird die Raman-Spektroskopie selten verwendet, da die einfacheren Methoden wie IR- oder UV/VIS-Spektroskopie dazu genügen oder sogar geeigneter sind.

11.3.2   Raman-Spektroskopie im DAB

Ins DAB 10 hat die Raman-Spektroskopie bisher noch nicht Einzug gehalten.

11.4 Übungen

1) Was unterscheidet die Raman-Spektroskopie von anderen spektroskopischen Analyseverfahren?

2) Warum können im Raman-Spektrometer alle optischen Bauteile aus Glas bestehen, obwohl die registrierte Energie im Bereich der IR-Strahlung liegt?

12 Kernspinresonanz-Spektroskopie (NMR)

Grundlage der Kernspinresonanz-Spektroskopie (Nuclear Magnetic Resonance = NMR) ist das Verhalten von Atomkernen in einem Magnetfeld. Zur Messung wird eine Probe in einem starken Magnetfeld elektromagnetischer Strahlung ausgesetzt. Das so registrierte NMR-Spektrum gibt Aufschluß über die Zahl der Atome in einem Molekül sowie über deren Verknüpfung und Abstände. Deshalb ist die NMR-Spektroskopie heute mit Abstand die wichtigste Methode zur Strukturaufklärung unbekannter Substanzen.

12.1 Physikalische Grundlagen der Kernspinresonanz-Spektroskopie

Manche Atomkerne besitzen selbst ein sog. magnetisches Moment, d.h. sie sind Magneten. Ein solcher Atomkern-Magnet verhält sich deshalb im Magnetfeld wie eine kleine Kompaßnadel (☞ Abb. 12.1). Im Magnetfeld der Erde versucht sich die Kompaßnadel auszurichten, bis der Nordpol genau nach Norden zeigt. Damit der Kompaß eine andere Stellung einnimmt muß Energie aufgewendet werden. Beim Loslassen der Kompaßnadel aus dieser verdrehten Stellung wird diese Energie wieder frei.

Physikalisch exakt ausgedrückt bedeutet das, daß es für eine Kompaßnadel im Magnetfeld Zustände gibt, die sich energetisch unterscheiden, je nachdem in welche Richtung die Kompaßnadel zeigt. Das gleiche gilt auch für die magnetischen Atomkerne.

Je nachdem, in welche Richtung das magnetische Moment des Atomkernes zeigt, ist die Energie im Magnetfeld unterschiedlich.

Einen wichtigen Unterschied gibt es allerdings zwischen einem magnetischen Atomkern und einer Kompaßnadel: Atomkerne müssen die Gesetze der Quantenmechanik einhalten (☞ 1.3). Deshalb kann sich der Atomkern-Magnet nicht beliebig im Magnetfeld drehen. Es gibt nur eine begrenzte Zahl von Richtungen, in die der Magnet zeigen kann und die mit der sog. Kernspinquantenzahl charakterisiert werden. Die Energieunterschiede zwischen diesen Einstellmöglichkeiten werden mit Hilfe der NMR-Spektroskopie gemessen.

Für die pharmazeutische Analytik ist die NMR-Spektroskopie sehr wichtig, da die Lage dieser Energieniveaus Hinweise auf die Struktur einer chemischen Verbindung in der Umgebung des Atomkerns gibt.

12.1.1   Atome im Magnetfeld

Isotope

Ein Atom besteht aus dem Atomkern und der Elektronenhülle. In der NMR-Spektroskopie werden die unterschiedlichen Atomsorten durch ihr unterschiedliches Verhalten im Magnetfeld nachgewiesen. Der Atomkern besteht aus Protonen und Neutronen. Die Zahl der Protonen eines Kerns ist gleich der Ordnungszahl des entsprechenden Elements im

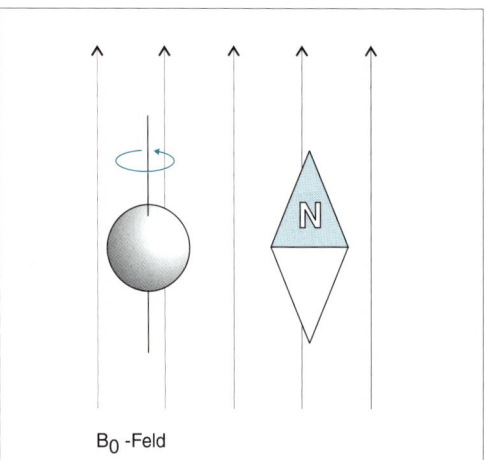

B$_0$ -Feld

Abb. 12.1: Darstellung eines Atomkerns als Kompaßnadel im Magnetfeld

Periodensystem. Alle Atome eines Elements haben die gleiche Zahl an Protonen in ihren Kernen, die Zahl der Neutronen kann aber unterschiedlich sein. Atome eines chemischen Elements, die unterschiedlich viele Neutronen besitzen, heißen **Isotope.** Die Isotope eines Elements haben (fast) völlig identische chemische Eigenschaften, unterscheiden sich aber stark in ihrem magnetischen Verhalten.

Kernspinquantenzahl

Das Verhalten einer Sorte von Atomkernen im Magnetfeld wird von der Kernspinquantenzahl I bestimmt. Die Größe von I hängt von der Zahl der Protonen **und** Neutronen ab, so daß verschiedene Isotope des gleichen Elements eine unterschiedliche Kernspinquantenzahl haben können. Ein NMR-Spektrum wird deshalb immer nur von einem einzigen Isotop registriert. Die Kernspinquantenzahl aller Atome ist größer oder gleich Null und kann ganze oder halbzahlige Werte haben, also 0, 1/2, 1, 3/2, 2, usw. (☞ Tabelle 12.1).

Magnetisches Moment

Die Ursache des magnetischen Moments eines Atomkerns ist der **Kernspin**, der anschaulich angibt, wie schnell sich ein Atomkern um die eigene Achse dreht. Wie jedes rotierende Teilchen, besitzt der Atomkern dann einen sog. Drehimpuls p. Der Drehimpuls eines Atoms läßt sich aus der Kernspinquantenzahl berechnen:

$$p = \sqrt{I(I+1)} \cdot \frac{h}{2\pi}$$

✔ **Merke**

- In der NMR-Spektroskopie wird der Energieunterschied verschiedener Orientierungen im Magnetfeld bestimmt

- Es können nur Kerne (Isotope) mit einer Kernspinquantenzahl von I ≠ 0 nachgewiesen werden

- Die wichtigsten NMR-aktiven Isotope sind ^{1}H, ^{13}C, ^{15}N, ^{17}O und ^{31}P

- Die Energieunterschiede entstehen erst im Magnetfeld. Außerhalb des Magnetfeldes ist keine NMR-Spektroskopie möglich!

- Die Größe der Energieunterschiede ist umso größer, je stärker das Magnetfeld ist.

h ist eine Naturkonstante, das sog. Plancksche Wirkungsquantum. Aus dem Drehimpuls kann das magnetische Moment μ *(griech. mü)* berechnet werden, wenn das sog. *magnetogyrische Verhältnis* γ (*griech.* gamma, auch gyromagnetisches Verhältnis) bekannt ist. γ ist eine für jeden Atomkern typische Konstante (☞ Tab. 12.1).

$$\mu = \gamma \cdot \sqrt{I\,(I+1)} \cdot \frac{h}{2\,\pi}$$

$$\gamma = \frac{\mu}{p}$$

Atomkerne mit einer Kernspinquantenzahl von $I = 0$ (z.B. ^{12}C) besitzen demnach kein magnetisches Moment und können auch nicht NMR-spektroskopisch untersucht werden!

Alle anderen Atomkerne können ganz bestimmte Orientierungen einnehmen. Jede dieser Orientierungen läßt sich durch eine weitere Quantenzahl, die sog. **magnetische Quantenzahl m,** kennzeichnen. m kann alle Werte zwischen $-I$ und $+I$ annehmen, die sich aber immer um Eins unterscheiden müssen ($m = -I, -I+1, -I+2, \ldots , I-1, I$).

Bei einem Atomkern mit $I=1/2$ (z.B. ^{1}H), gibt es für m demnach zwei Möglichkeiten (-1/2 und +1/2). Bei einem Atomkern mit $I=1$ (z.B. ^{2}H), gibt es für m demnach drei Möglichkeiten (-1, 0, +1). Allgemein ergeben sich $n = 2I+1$ Möglichkeiten.

Jeder Orientierung m des Atomkerns im Magnetfeld B_0* entspricht dann die Energie E_m:

$$E_m = -\gamma \cdot p_B \cdot B_0 = -\mu_B \cdot B_0$$

$$E_m = -\gamma \cdot m \cdot \frac{h}{2\,\pi} \cdot B_0$$

μ_B: Teil des magnetischen Moments μ in Richtung des Magnetfeldes B_0

B_0: Magnetfeld des NMR-Spektrometers

γ: magnetogyrisches Verhältnis des Atomkerns

m: magnetische Quantenzahl

Atomkern	I[1]	γ[2]	Häufigkeit[3]
^{1}H	1/2	26,752	99,985
^{2}H (= D)	1	4,107	0,015
^{10}B	3	2,875	19,6
^{11}B	3/2	8,584	80,4
^{12}C	0	0	98,89
^{13}C	1/2	6,728	1,11
^{14}N	1	1,934	99,6
^{16}O	0	0	99,76
^{17}O	5/2	-3,628	0,04
^{18}O	0	0	0,20
^{19}F	1/2	25,181	100
^{31}P	1/2	10,841	100
^{32}S	0	0	95,0
^{33}S	3/2	2,053	0,76

[1] Kernspinquantenzahl I
[2] magnetogyrisches Verhältnis γ in 10^7rad/Ts
[3] natürliche Häufigkeit des Isotops in %

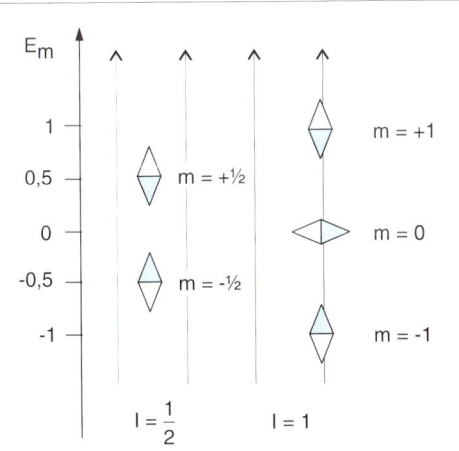

Abb. 12.2: Mögliche Orientierungen eines Atomkerns mit $I = 1/2$ (z.B. ^{1}H) und eines Atomkerns mit $I = 1$ (z.B. ^{2}H = Deuterium) im Magnetfeld B_0

Tab. 12.1: Kernspinquantenzahlen und Häufigkeit im natürlichen Isotopengemisch einiger in der organischen Chemie wichtiger Atomkerne

* Als Symbol für die Magnetfeldstärke wird in der Physik H verwendet, die Einheit ist [H]=A/m. Üblicherweise werden Magnetfelder aber nicht durch ihre Feldstärke, sondern durch die sog. **magnetische Flußdichte B** (auch magnetische Induktion) charakterisiert (d.h. in den Formeln kommt meist nur B vor). Es gilt $B = \mu_0 \cdot \mu_r \cdot H$. B wird in Tesla (T) angegeben; $1 T = 1 Vs/m^2$ (alte Einheit: Gauß, $1 G = 10^{-4} T$). Korrekterweise sollte daher nicht vom Magnetfeld, sondern immer vom Feld der magnetischen Induktion (oder kurz B-Feld) gesprochen werden.

12.1.2 Kernspinresonanz

Resonanzbedingung

In einem Magnetfeld richten sich die Atome einer Substanz entsprechend ihrer Kernspinquantenzahl in verschiedenen Orientierungen aus. Zur Messung der Energieunterschiede dieser Orientierungen wird die Probe mit elektromagnetischer Strahlung bestrahlt. Wenn die Energie der Strahlung *(E = hν)* gerade so groß ist wie der Energieunterschied ΔE zwischen zwei Energieniveaus *(m und m+1)*, dann kann ein Atomkern in die nächste energiereichere Orientierung gedreht werden, wobei ein Quant der Strahlung absorbiert wird. Die Energiedifferenz zwischen zwei benachbarten Niveaus läßt sich leicht berechnen:

$$h\nu = \Delta E = E_{m+1} - E_m$$

$$= -\gamma \cdot (m+1) \cdot \frac{h}{2\pi} \cdot B - (-\gamma \cdot m \cdot \frac{h}{2\pi} \cdot B)$$

$$h\nu = \Delta E = \gamma \cdot \frac{h}{2\pi} \cdot B$$

und führt zur **Resonanzbedingung:**

$$\nu = \frac{\gamma}{2\pi} \cdot B_0$$

ν: Resonanzfrequenz (Frequenz der Strahlung, deren Energie zur Anregung führt)

B_0:   magnetisches B-Feld des NMR-Spektrometers

γ: magnetogyrisches Verhältnis des Atomkerns

Die Größe der Anregungsenergie (Resonanzenergie) hängt von der Stärke des Magnetfelds ab. Darin unterscheidet sich die Spinresonanz-Spektroskopie von allen anderen Spektroskopiearten. Überall sonst sind die gemessenen Energien naturgegebene Größen (UV/VIS: Elektronenorbitale, IR: Schwingungsniveaus). Die Energieniveaus der NMR-Spektroskopie entstehen dagegen erst durch das Anlegen eines Magnetfeldes im NMR-Spektrometer. Außerhalb des Magnetfeldes ist $B_0 = 0$ und die Resonanzbedingung $h\nu = \Delta E = 0$.

Je größer das Magnetfeld ist, desto größer wird auch die Resonanzenergie (☞ Abb. 12.3). Damit ist es in der NMR-Spektroskopie möglich, durch Wahl der Meßbedingungen die Anregungsenergien zu beeinflussen.

Diese Freiheit besteht allerdings nur theoretisch, da schon sehr starke Magnetfelder benötigt werden, um überhaupt Messung durchführen zu können. Selbst mit den stärksten heute herstellbaren Magneten ist die Resonanzenergie ΔE im Vergleich zu anderen Spektroskopiearten sehr klein (☞ Abb. 1.3). Die Wellenlänge der benötigten Strahlung beträgt ca. 1 bis 100 Meter (Radiowellen).

Intensität des Signals

Die kleine Energiedifferenz zwischen Grundzustand und angeregtem Zustand führt zu einem weiteren Problem der NMR-Spektroskopie. Jede Substanz besitzt eine gewisse thermische Energie, die umso größer ist, je höher die Temperatur ist. Diese thermische Energie ist bei Raumtemperatur bereits um ein Vielfaches größer als die Resonanzenergie. Demzufolge können die Atomkerne auch ohne zusätzliche Energieeinstrahlung von außen in den angeregten Zustand gelangen. Tatsächlich ist bei Raumtemperatur die Zahl der Atome mit höherem energetischen Zustand und die Zahl von Atomen, die sich im Grundzustand befinden, praktisch identisch. Der Überschuß von Atomen im Grundzustand beträgt nur etwa Eins zu einer Million (10^{-6}). Wären, wie bei anderen Spektroskopiearten üblich, alle Atomkerne im Grundzustand, dann wäre die Absorption im NMR-Spektrometer 1 Million mal stärker.

Deshalb ist der apparative Aufwand für die NMR-Spektroskopie sehr groß und es ist eine relativ große Menge Probesubstanz nötig.

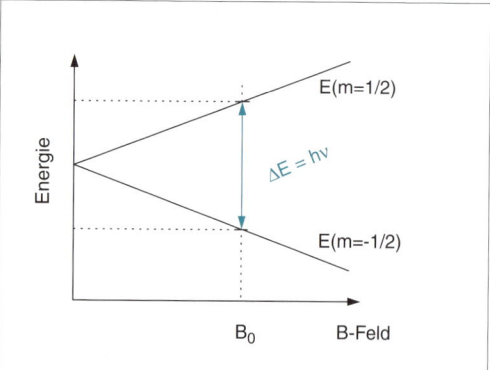

Abb. 12.3: Energieniveaus eines Wasserstoffkerns (^{1}H) im Magnetfeld (richtig: B-Feld) in Abhängigkeit der Magnetfeldstärke.

12.1.3 Lage der Signale im NMR-Spektrum

Für die Anwendung der NMR-Spektroskopie in der Chemie und Pharmazie ist besonders wichtig, daß die Resonanzfrequenz eines Atomkerns von der Art der chemischen Bindungen des Atoms sowie von den Atomen in der Umgebung abhängt. Beides hat einen Einfluß auf die lokale Stärke des Magnetfeldes am Ort jedes Atomkerns.

Effektive Magnetfeldstärke und Abschirmung

Die Elektronen eines Atoms schirmen jedes Magnetfeld ein wenig ab. Deshalb ist es am Atomkern immer schwächer als außerhalb des Atoms. Die Größe der Abschirmung wird durch die sog. **Abschirmungskonstante** σ *(griech.:* sigma) beschrieben. Die **effektive Magnetfeldstärke** B_{eff} beim Atomkern ist gleich der Stärke des Magnetfelds B_0 minus der Abschirmung:

$$B_{eff} = B_0 - B_{Abschirm}$$

$$B_{eff} = B_0 - \sigma B_0 = B_0 \cdot (1 - \sigma)$$

Mit der effektiven Magnetfeldstärke formuliert lautet die Resonanzbedingung:

$$\nu = \frac{\gamma}{2\pi} \cdot B_0 \cdot (1 - \sigma)$$

Die Abschirmungskonstante eines Atoms ist umso größer, je größer die Elektronendichte um den Atomkern ist. Befinden sich in der Nachbarschaft eines Atomkerns elektronenziehende Gruppen, so wird die Elektronendichte an diesem Kern verringert. Der Atomkern wird dadurch entschirmt und die Resonanzfrequenz wird größer (☞ Abb. 12.3).

Standard TMS

Da die Resonanzfrequenz eines Atomkerns im Molekül von der Stärke des Magnetfelds im Spektrometer abhängt, ist sie keine charakteristische Größe eines Atomkerns. Deshalb ist es nicht sinnvoll, als Ergebnis der NMR-Messung die Resonanzfrequenz anzugeben. Stattdessen werden die Resonanzfrequenzen auf eine Standardverbindung bezogen.

Heute wird normalerweise Tetramethylsilan (TMS) als Standard verwendet (☞ Abb. 12.4). Sowohl im ¹H-NMR als auch im (entkoppelten) ¹³C-NMR-

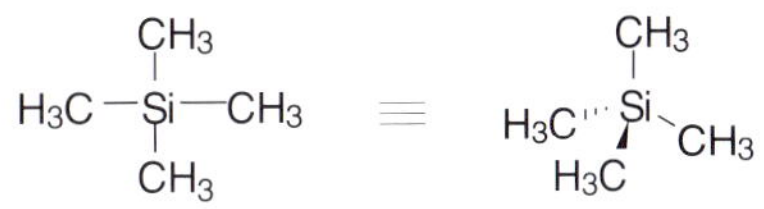

Abb. 12.4: Tetramethylsilan (TMS)

Spektrum zeigt diese Verbindung nur einen Peak. Die Entschirmung der Kohlenstoff- und Wasserstoffkerne im TMS ist kleiner als in den meisten anderen organischen Verbindungen, da das zentrale Siliziumatom eine kleinere Elektronegativität hat als Kohlenstoff. Das Signal des Standards stört normalerweise nicht im Spektrum, da es als einzelner Peak am Rande des Meßbereichs erscheint.

Chemische Verschiebung

Die auf TMS bezogenen Resonanzfrequenzen werden als **chemische Verschiebung (chemical shift)** δ *(griech.:* delta) bezeichnet:

$$\delta = \frac{\nu - \nu(TMS)}{\nu(TMS)} \cdot 10^6$$

Da der Unterschied der Resonanzfrequenzen im Vergleich zur TMS-Frequenz sehr klein ist, wird das Frequenzverhältnis mit einer Million (10^6) multipliziert und die chemische Verschiebung in **ppm** *(engl.:* part per million) angegeben.

Die so definierte chemische Verschiebung ist eine charakteristische Größe für jeden Atomkern eines Moleküls und unabhängig von der Stärke des Magnetfeldes, da sie nur den Teil der Resonanzfrequenz von TMS angibt.

Der Bereich der δ-Werte umfaßt bei der ¹H-NMR-Spektroskopie ca. 0 ppm bis 10 ppm, bei der ¹³C-NMR-Spektroskopie ca. 0 ppm bis 200 ppm. Die Anforderungen an die Meßgenauigkeit des NMR-Spektrometers sind somit enorm groß, da der gesamte Meßbereich nur den 100 000sten Teil der Meßfrequenz umfaßt.

Da die Resonanzfrequenz proportional zur Magnetfeldstärke B_0 ist, läßt sich die chemische Verschiebung auf zwei Arten interpretieren:

Eine chemische Verschiebung von δ = 5 ppm kann bedeuten,

- daß die Resonanzfrequenz des Kernes um 5 Millionstel Teile größer ist, als die von TMS (bei gleicher Magnetfeldstärke),
- oder daß das Magnetfeld um 5 Millionstel Teile kleiner werden muß, damit dieser Atomkern dieselbe Resonanzfrequenz hat wie zuvor TMS.

Das NMR-Spektrum

Im NMR-Spektrum wird die chemische Verschiebung δ auf einer Skala von rechts nach links dargestellt. Ein Peak, der im Spektrum weit **links** erscheint hat demnach eine große chemische Verschiebung. Die entsprechenden Kerne sind **stark entschirmt**. Starke Entschirmung bedeutet, daß am Ort des Atomkernes ein relativ starkes Magnetfeld wirkt und somit ein schwächeres Magnetfeld B_0 genügt, damit der Kern dieselbe Resonanzfrequenz besitzt wie zuvor TMS. Man sagt deshalb, dieser Kern sei ins **tiefe Feld** verschoben (tiefes Feld heißt hier: schwaches Feld und ist das Gegenteil des hohen bzw. starken Feldes).

Für die Bezeichnung von Peaks im Spektrum können die Bezeichnungen *stark entschirmt, tieffeldverschoben* oder *bei großer chemischer Verschiebung* völlig synonym verwendet werden (☞ Abb. 12.5).

12.1.4   Signalaufspaltung

Die Resonanzsignale im NMR-Spektrum erscheinen meist nicht als einzelne Peaks, sondern sind in typische Muster aufgespalten. Alle Absorptionen eines Kernes werden als **Signal**, die einzelnen Peaks der Aufspaltung als **Linien** bezeichnet.

Das Aufspaltungsmuster (Zahl der Linien und relative Intensität der Linien) heißt die **Feinstruktur** des Signals. Aus der Analyse der Feinstruktur lassen sich wichtige Informationen zur Interpretation eines NMR-Spektrums ableiten.

Nach der Zahl der Aufspaltungen wird ein NMR-Signal ein Singulett (1 Linie), Dublett (2 Linien), Triplett, usw. genannt, oder Multiplett, wenn die Zahl der Linien nicht angegeben werden kann (☞ Tabelle 12.2). Die Ursache der Signalaufspaltung ist die sog. **Kopplung** von Kernspins innerhalb eines Moleküls.

Spin-Spin-Kopplung

Jeder Atomkern mit $I \neq 0$ ist ein kleiner Magnet und erzeugt deshalb ein Magnetfeld. Dieses Magnetfeld ist unabhängig vom äußeren Magnetfeld B_0 des NMR-Spektrometers und immer vorhanden und immer gleich groß (es ist eine Eigenschaft jedes Atomkerns). Ein zweiter Atomkern in der Nähe wird durch dieses Magnetfeld beeinflußt. Im NMR-Spektrometer wird dadurch die effektive Stärke des lokalen Magnetfeldes B_{eff} in der Umgebung dieses zweiten Atomkerns um einen geringen Betrag verändert, je nachdem in welche Richtung das magnetische Moment des ersten Atomkerns zeigt (☞ Abb. 12.6). Die Resonanzfrequenzen von gleichen Atomkernen in verschiedenen Molekülen können sich deshalb unterscheiden, wenn die benachbarten Atomspins anders angeordnet sind. Als Folge erscheint das Signal im NMR-Spektrum in mehrere Peaks aufgespalten.

Die Kopplung funktioniert natürlich auch rückwärts, so daß immer die Signale beider koppelnder Kerne aufgespalten sind.

Der Abstand zweier benachbarter Linien eines Signals ist die **Kopplungskonstante J** zwischen den koppelnden Atomkernen. J ist eine Eigenschaft des Moleküls und unabhängig vom Magnetfeld B_0 des NMR-Spektrometers. Sie wird deshalb in Hz (Hertz) und nicht in ppm angegeben.

Da eine Kopplung immer (mindestens) zwei Partner erfordert, muß es im NMR-Spektrum zu jedem aufgespaltenen Signal ein weiteres mit der gleichen Kopplungskonstante geben.

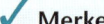

✓ Merke

- Die Resonanzfrequenzen der NMR-Spektroskopie liegen im Bereich der Radiowellen (einige Zentimeter bis Meter Wellenlänge)
- Die chemische Verschiebung δ gibt die Resonanzfrequenz in bezug auf den Standard Tetramethylsilan (TMS) an
- δ ist umso größer, je stärker ein Atomkern entschirmt ist
- Gründe für die Entschirmung sind polare Bindungen (Verkleinerung der Elektronendichte um den Kern) oder Anisotropieeffekte (an Mehrfachbindungen und Aromaten)
- Für die Bezeichnung von Peaks im Spektrum können die Bezeichnungen *stark entschirmt, tieffeldverschoben* oder *bei großer chemischer Verschiebung* völlig synonym verwendet werden.

Die Kopplung zwischen Atomkernen wird normalerweise durch die Bindungen übertragen. Dadurch können Kopplungen über größere Abstände wirken, als das durch den räumlichen Abstand der Atome möglich wäre. <u>Die Kopplungskonstante wird kleiner, je mehr Bindungen zwischen den koppelnden Kernen liegen.</u> Kopplungen über mehr als drei Bindungen hinweg sind meist nicht meßbar. Die Bezeichnung der Kopplungen erfolgt nach der Zahl der überbrückten Bindungen.

- 1 Bindung: direkte Kopplung (^1J)
- 2 Bindungen: geminale Kopplung (^2J)
- 3 Bindungen: vicinale Kopplung (^3J)
- mehr als 3 Bindungen: Fernkopplung, long-range Kopplung (^nJ).

Aufspaltungsmuster

Die Zahl der Linien, in die ein NMR-Signal aufspaltet, hängt von der Zahl der Atomkerne in der Umgebung sowie von den möglichen Orientierungen jedes Nachbarkerns ab.

Die Zahl der möglichen Orientierungen des Kernspins wird durch die Kernspinquantenzahl I vorgegeben: $n = 2I + 1$. Ein Nachbarkern mit dem Kernspin I ergibt eine Aufspaltung in $2I + 1$ Linien.

Ist eine Kopplung mit mehreren Atomkernen möglich, so ergibt sich die Zahl der Linien aus allen möglichen Kombinationen der Kernspins. Bei m koppelnden Nachbarkernen mit der Kernspinquantenzahl I sind das $m \cdot 2I + 1$ Linien.

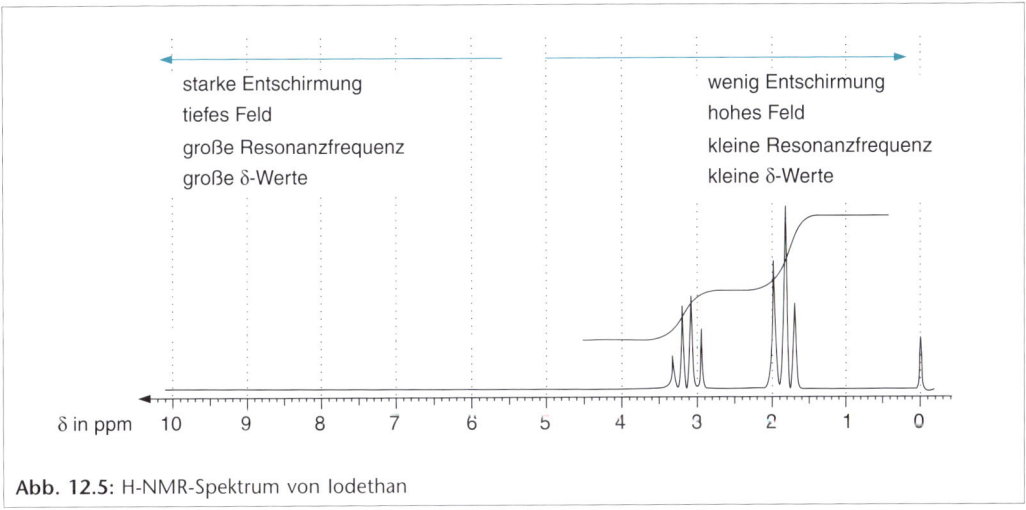

Abb. 12.5: H-NMR-Spektrum von Iodethan

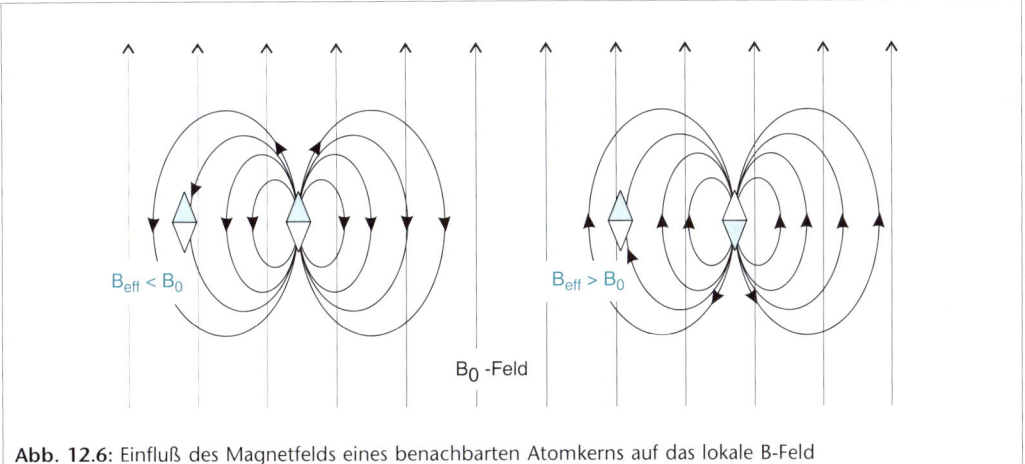

Abb. 12.6: Einfluß des Magnetfelds eines benachbarten Atomkerns auf das lokale B-Feld

Aufspaltungsmuster für I = 1/2 - Kerne

Kopplungen von I = 1/2 - Kernen sind besonders wichtig, da die meisten Atomkerne in organischen Verbindungen diese Kernspinquantenzahl besitzen. <u>Die Zahl der Linien ist dann immer um Eins größer als die Zahl der koppelnden Atome</u> *(m + 1)*.

Die Intensitäten der einzelnen Linien resultieren aus der Zahl der Anordnungen die jeweils zu der gleichen Veränderung des Magnetfelds führen. Je mehr Anordnungen die gleiche Linie ergeben, desto größer wird die Intensität.

Die Intensitäten der Aufspaltungsmuster lassen sich auch aus dem sog. Pascalschen Dreieck ableiten, das nach einfachen Regeln aufgebaut ist:

- jede Zeile enthält eine Zahl mehr als die vorige
- außen steht immer 1
- jede Zahl ist die Summe der beiden darüberliegenden Zahlen.

Im ^{1}H-NMR-Spektrum von Iodethan (☞ Abb. 12.5) ist das Signal der Methyl-Gruppe ist in 3 Linien aufgespalten (wegen der Kopplung mit den 2 Protonen der CH_2-Gruppe). Das Signal der Methylen-Gruppe ist wegen der Kopplung mit den 3 Protonen der CH_3-Gruppe in 4 Linien aufgespalten.

a	b	c
0	1 (Singulett)	1
1	2 (Dublett)	1:1
2	3 (Triplett)	1:2:1
3	4 (Quadruplett, Quartett)	1:3:3:1
4	5 (Quintett)	1:4:6:4:1
5	6 (Sextett)	1:5:10:10:5:1
a: Zahl der Nachbaratome mit I = 1/2		
b: Zahl der Linien im Spektrum		
c: Intensitäten		
(nach dem sog. Pascalschen Dreieck)		

Tab. 12.2: Aufspaltungsmuster und Intensitäten von Multipletts durch Kopplung mit I = 1/2 - Kernen

Aufspaltungsmuster für I = 1 - Kerne

Kerne mit Kernspinquantenzahlen größer als 1/2 kommen in ,,normalen" organischen Verbindungen nicht häufig vor. Wichtige I = 1 - Kerne sind z.B. Deuterium ^{2}H oder Stickstoff ^{14}N (dessen Kopplungen allerdings meist im Spektrum nicht zu sehen sind). Eine Kopplung mit solchen Kernen führt zu einer anderen Feinstruktur der Signale (☞ Tab.

10.3). Die Regeln für das Dreieck mit den Intensitäten sind:

- jede Zeile enthält zwei Zahlen mehr als die vorige
- außen steht immer 1
- jede Zahl ist die Summe der drei darüberliegenden Zahlen.

a	b	c
0	1 (Singulett)	1
1	3 (Triplett)	1:1:1
2	5 (Quintett)	1:2:3:2:1
3	7 (Septett)	1:3:6:7:6:3:1
a: Zahl der Nachbaratome mit I = 1		
b: Zahl der Linien im Spektrum		
c: Intensitäten		

Tab. 12.3: Aufspaltungsmuster und Intensitäten von Multipletts durch Kopplung mit I = 1 - Kernen

Spektren höherer Ordnung

Die Signalaufspaltung der NMR-Spektren gehorcht diesen einfachen Regeln allerdings nur, wenn der Unterschied der Resonanzfrequenzen der koppelnden Kerne mindestens 10 mal größer ist als die Kopplungskonstante *(Δν/J > 10)*. Solche Spektren werden **Spektren 1. Ordnung** genannt. Ist diese Bedingung nicht erfüllt (zu große Kopplungskonstante bzw. zu kleiner Unterschied in der Resonanzfrequenz der Kerne) dann ergibt sich ein sog. Spektrum **höherer Ordnung**, bei dem sich die Fein-

---

 Merke

Für die Aufspaltung 1. Ordnung von NMR-Signalen gilt:

- Der Unterschied der Resonanzfrequenzen zweier koppelnden Kerne muß mindestens 10 mal so groß sein, wie die Kopplungskonstante:

$$\frac{\Delta\nu}{J} \geq 10$$

- Die chemische Verschiebung des Kerns ist der Mittelwert aller Linien des Multipletts
- Die Kopplungskonstante ist der Abstand zwischen zwei benachbarten Linien
- Der Abstand zwischen allen Linien eines aufgespalteten Signals ist gleich
- Die Kopplungskonstante wird in Hertz (Hz) angegeben.

struktur der Signale meist nicht mehr so einfach auswerten läßt. Die Aufspaltungsmuster können dann sehr kompliziert sein und die chemischen Verschiebungen sind dem Spektrum oft nicht mehr zu entnehmen. Die Interpretation solcher Spektren höherer Ordnung ist nur mit aufwendigen Computersimulationen möglich.

Treten in einem Spektrum überhaupt keine Kopplungen auf (nur Singuletts), so liegt ein Spektrum **0. Ordnung** vor.

Da die Kopplungskonstante J zweier Kerne im Molekül immer gleich groß ist, die Resonanzfrequenz aber von der Magnetfeldstärke B_0 des NMR-Spektrometers abhängt, läßt sich das Verhältnis $\Delta\nu/J$ beeinflussen. $\Delta\nu$ wird immer größer, wenn B_0 größer wird. Durch Verstärken des Magnetfeldes läßt sich deshalb ein Spektrum höherer Ordnung in ein Spektrum 1. Ordnung verwandeln (sofern es technisch möglich ist, ein ausreichend starkes Magnetfeld zu erzeugen, ☞ Abb. 12.17)).

✓ **Merke**

- Spektrum 0. Ordnung: Keine koppelnden Kerne (nur Singuletts)
- Spektrum 1. Ordnung: Kopplungen mit $\dfrac{\Delta\nu}{J} \geq 10$ (einfache Aufspaltungsregeln)
- Spektrum höherer Ordnung: Komplizierte Kopplungen (oftmals nicht interpretierbar).

Voraussetzungen für die Kopplung

Damit Atomkerne miteinander koppeln, müssen beide eine Kernspinquantenzahl ungleich Null haben. Sie dürfen auch nicht zu weit voneinander entfernt sein, da sonst die Kopplungskonstante unmeßbar klein wird.

Auch ist die Kopplung von Kernen mit genau identischer Resonanzfrequenz im Spektrum nicht zu sehen, da diese Kerne immer gleichzeitig in Resonanz kommen und deshalb im Resonanzfall keine eindeutige Orientierung der magnetischen Momente mehr vorliegt. Solche Kerne mit gleicher Resonanzfrequenz (bzw. gleicher chemischer Verschiebung) werden **isochron** genannt. Es ist dabei gleichgültig, ob die Kerne nur zufällig dieselbe Resonanzfrequenz haben oder ob sie **chemisch äquivalent** sind, was bedeutet, daß die Atome an äquivalenten Stelle im Molekül gebunden sind (wie z.B. die 3 H-Atome einer Methylgruppe).

In hoch aufgelösten Spektren können auch chemisch äquivalente Kerne Aufspaltungen verursachen, es sei denn, sie sind auch **magnetisch äquivalent**. Das sind die Kerne nur dann, wenn sie isochron sind und auch genau gleiche Kopplungskonstanten zu jedem einzelnen anderen Kern des Moleküls haben (☞ Abb. 12.7). So ist z.B. beim Chlorbenzen die Kopplungskonstante $J(H^1\text{-}H^4)$ sicher anders als $J(H^5\text{-}H^4)$. Die beiden ortho-H-Atome (und ebenso die beiden meta-H-Atome) sind deshalb **nicht** magnetisch äquivalent, obwohl sie chemisch äquivalent sind.

Nomenklatur von Spinsystemen

Alle Atomkerne, die miteinander koppeln, werden als **Spinsystem** zusammengefaßt. Zur Bezeichnung des Spinsystems bekommt jeder Atomkern einen Buchstaben des Alphabets, wobei der Abstand der Buchstaben in etwa dem Unterschied der Resonanzfrequenzen entsprechen soll. Die Zahl identischer Kerne wird als Index angegeben.

Zwei Kerne, die sich in ihrer Resonanzfrequenz stark unterscheiden ($\Delta\nu$ viel größer als J, Spektrum 1. Ordnung) ergeben z.B. ein AX-System. Sind zwei Kerne magnetisch äquivalent und koppeln beide mit einem dritten ($J < 1/10 \ \Delta\nu$, Spektrum 1. Ordnung) dann wäre das ein AX_2-System. Chemisch, aber **nicht** magnetisch äquivalente Kerne werden durch einen Strich gekennzeichnet (AA'BB'-System).

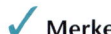

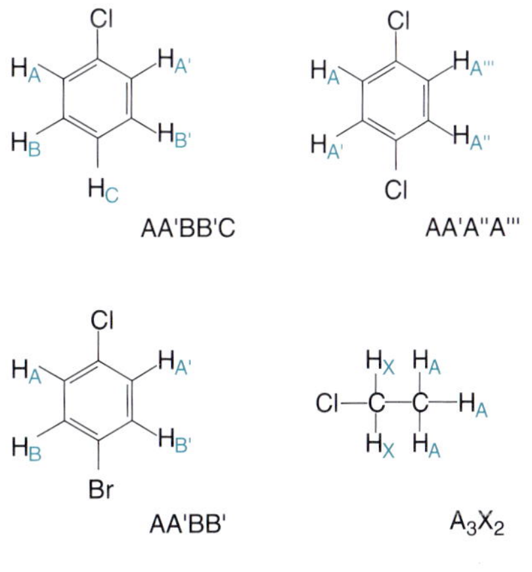

Abb. 12.7: Beispiele zur Nomenklatur von Spinsystemen

Liegen die Resonanzfrequenzen chemisch nicht äquivalenter Kerne dicht zusammen, dann verwendet man zu ihrer Bezeichnung Buchstaben vom Anfang des Alphabets (z.B. AB, AB_2). Aus der Bezeichnung ist deshalb zu erkennen, ob das Spinsystems ein Spektrum 1. Ordnung (AX, A_2X, AMX, ...) oder höherer Ordnung (AB, A_2B, ABC, ...) ergibt (☞ Abb. 12.7).

12.1.5 Relaxation

Durch das Bestrahlen der Probe mit Radiowellen werden beim NMR-Experiment die Kernspins von der energetisch günstigeren in die ungünstigere Lage gedreht. Nach einiger Zeit fallen die angeregten Kerne in den Grundzustand zurück, was als **Relaxation** bezeichnet wird. Im Spektrum macht sich die Relaxation in der Linienbreite der Signale bemerkbar: je länger die Atomkerne im angeregten Zustand bleiben, desto schmaler werden die Peaks; je kürzer die Relaxationszeit, desto breiter werden die Peaks.

Spin-Gitter-Relaxation

Zur Anregung eines Kerns muß die Anregungsenergie aufgebracht werden, indem eine elektromagnetische Welle entsprechender Energie eingestrahlt wird. Auch für den umgekehrten Prozeß (das Zurückfallen in den Grundzustand) ist eine Strahlung der gleichen Frequenz nötig (das ist zwar nicht so einleuchtend, aber tatsächlich muß die Resonanzbedingung bei *jedem* Übergang zwischen den Energieniveaus erfüllt sein). Die für die Relaxation nötige Strahlung wird von den Molekülen der Probe selbst sowie von den Lösungsmittelmolekülen erzeugt, die sich in der Lösung ständig bewegen. Weil die Moleküle aus geladenen Teilchen (Elektronen und

Atomkernen) aufgebaut sind, erzeugen sie kleine elektrische und magnetische Felder von ganz verschiedenen Wellenlängen. Darunter kann auch zufällig die Wellenlänge sein, die gerade der Resonanzfrequenz eines Atomkerns entspricht. Dieser Atomkern kann dann seine Orientierung im Magnetfeld ändern (relaxieren). Auf diese Weise stellt sich, einige Zeit nach der Anregung, in der Probe wieder der Ausgangszustand ein.

Die **Spin-Gitter-Relaxationszeit** (auch **T1**-Relaxationszeit, longitudinale Relaxationszeit) ist ein Maß für die Zeit, die für die Rückkehr in den Ausgangszustand nötig ist.

Spin-Spin-Relaxation

Neben der T1-Relaxation können auch noch andere Effekte zur Linienverbreiterung im NMR-Spektrum führen. Tatsächlich sind die Signale meist sehr viel breiter als sie nach der Spin-Gitter-Relaxation sein dürften.

Der Grund hierfür sind Wechselwirkungen zwischen den Spins von gleichen Atomkernen. Zwei dicht beieinander liegende Atomkerne können nämlich ihre Energie untereinander austauschen (einer wird angeregt, der andere fällt ins niedrigere Energieniveau). Dadurch wird die Lebenszeit der angeregten Zustände kleiner und die NMR-Signale werden breiter. Diese sog. Spin-Spin-Relaxation (**T2-Relaxation,** transversale Relaxation) führt nicht dazu, daß der Ausgangszustand (vor dem Anregen der Kernspins im NMR-Spektrometer) wieder hergestellt wird, weil die Zahl der Atomkerne, die sich im angeregten und im Grundzustand befinden, während der T2-Relaxation gleich bleibt.

12.2 Aufbau und Funktion des NMR-Spektrometers

12.2.1 Anforderungen an das Spektrometer

Der Aufbau des NMR-Spektrometers weicht vom Aufbau eines Absorptionsspektrometers für den UV/VIS- oder IR-Bereich ab, da die Anforderungen an die Meßgenauigkeit des Instruments hier sehr viel höher sind. Die Absorption der Strahlung beträgt nur weniger als ein Millionstel der Gesamtintensität und der gesamte Meßbereich umfaßt nur ca.

> ✓ **Merke**
>
> Kerne sind
> - **isochron,** wenn sie dieselbe Resonanzfrequenz besitzen
> - **chemisch äquivalent,** wenn sie die gleiche Umgebung im Molekül besitzen
> - **magnetisch äquivalent,** wenn sie chemisch äquivalent sind, und dieselben Kopplungen zu *jedem einzelnen* anderen Kern im Molekül zeigen.

1 Millionstel der Meßfrequenz (übertragen auf die UV/VIS-Spektroskopie würde der Meßbereich z.B. von 300 nm bis 300,0001 nm reichen).

Empfindlichkeit der Kerne

Alle Eigenschaften, die die Messung beeinflussen, werden als *relative Empfindlichkeit* zusammengefaßt. Günstig ist eine große Häufigkeit des Isotops im natürlichen Isotopengemisch (^{1}H: fast 100% = große Empfindlichkeit, ^{13}C: nur 1.1% = kleine Empfindlichkeit), sowie ein großes magnetogyrisches Verhältnis γ. Der apparative Aufwand wird umso größer, je unempfindlicher eine Kernsorte (Isotop) gegenüber der Radiostrahlung ist.

Magnetfeld

Auflösung und Genauigkeit der NMR-Spektren werden besser, je stärker das Magnetfeld ist, in dem sich die Probe befindet. Mit wassergekühlten Elektromagneten lassen sich Felder von bis zu ca. 2 T Stärke erreichen. Die Resonanzfrequenz der Protonen von Tetramethylsilan (TMS) ist dann ca. 80-100 MHz. Größere Resonanzfrequenzen bis zu 500 MHz (entspricht 11,7 T) lassen sich mit Hilfe von supraleitenden Magneten erreichen. Diese Magneten werden mit flüssigem Helium fast bis auf den absoluten Nullpunkt der Temperatur abgekühlt und erzeugen extrem starke Magnetfelder.

12.2.2 Continuous Wave-Spektrometer

Der Aufbau des Continuous Wave-Spektrometers (CW-Spektrometers) ist in Abb. 12.8 gezeigt. Die Probe befindet sich im Magnetfeld zwischen den Polen des Magneten. Mit der Senderspule wird monochromatische Strahlung erzeugt. Die Absorption kann allerdings nicht direkt gemessen werden, da sie viel zu klein ist (kleiner 10^{-6} der Gesamtintensität). Deshalb wird mit einer zusätzlichen Empfängerspule (= Antenne; die Strahlung besteht aus Radiowellen!) die Strahlung gemessen, die die Probe im rechten Winkel verläßt. Das ist möglich, weil jeder Atomkern, der in Resonanz ist, mit seiner Resonanzfrequenz strahlt. Die Stärke dieser Strahlung wird im Spektrum registriert.

Bei der **frequency-sweep-**Methode wird dann die Frequenz der Senderstrahlung variiert, so daß das

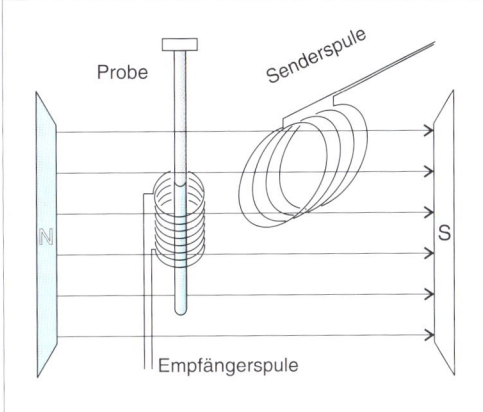

Abb. 12.8: Aufbau eines Continuous-Wave-Spektrometers

Spektrum über den gesamten Meßbereich aufgenommen werden kann. 1 ppm im Spektrum entspricht dann einer Änderung der Frequenz um 1 Millionstel.

Bei der sog. **field-sweep-**Methode bleibt die Frequenz des Senders konstant und dafür wird die Feldstärke verändert. 1 ppm im Spektrum entspricht dann einer Änderung der Feldstärke um $1 \cdot 10^{-6}$. Weil alle Resonanzfrequenzen aber proportional zur Magnetfeldstärke sind, ergibt sich in beiden Fällen genau dasselbe Spektrum. Es ist einem NMR-Spektrum **nicht** anzusehen, nach welcher der beiden Methoden es registriert wurde.

12.2.3 Puls-Spektrometer

Die Funktion des Puls-NMR-Spektrometers (auch **Fourier-Transform- oder FT-NMR-Spektrometer**) unterscheidet sich von der des CW-Spektrometers. Hier wird keine monochromatische Strahlung verwendet, sondern der Sender erzeugt einen kurzen elektromagnetischen Puls, der alle Frequenzen des Meßbereichs gleichzeitig enthält. Nach Senden des Pulses wird die Sendespule auf Empfang geschaltet und registriert nun die Strahlung, die von der Probe ausgesendet wird.

Der so registrierte sog. **FID (free induction decay** = freier Induktionsabfall) ist nicht das NMR-Spektrum, sondern die Überlagerung aller Wellen, die von der Probe abgestrahlt werden. Der FID fällt in einigen Sekunden (bis alle Kerne wieder im Grund-

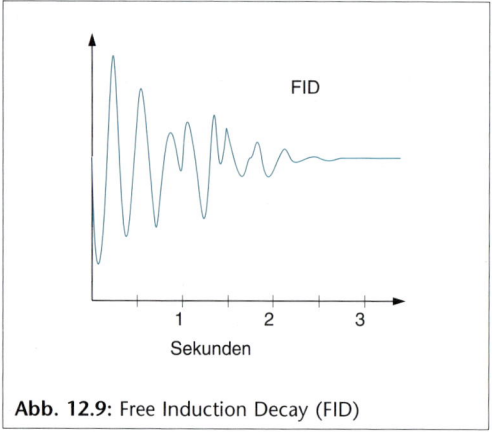

FID

1   2   3

Sekunden

Abb. 12.9: Free Induction Decay (FID)

zustand sind) auf Null ab. Ein Computer kann mit einer komplizierten mathematischen Operation, der sog. Fourier-Transformation, den FID in das NMR-Spektrum umrechnen (☞ Abb. 12.9).

Der Vorteil der FT-Spektroskopie besteht vor allem in der sehr kurzen Meßzeit. Bereits nach 1-2 Sekunden ist die Messung beendet. Dieselbe Probe kann daher mehrmals hintereinander gemessen und die Spektren miteinander addiert werden. Das Signal/Rauschverhältnis des Spektrums wird bei n Messungen um den Faktor $\sqrt{n}$ verbessert.

12.3 ^{1}H-NMR-Spektroskopie

In der chemischen und pharmazeutischen Analytik ist die Kernresonanz-Spektroskopie von ^{1}H-Wasserstoff-Kernen (auch Protonenresonanz-Spektroskopie) sehr wichtig und am weitesten verbreitet. Der ^{1}H-Kern kommt mit einer Häufigkeit von fast 100% im natürlichen Isotopengemisch vor und ist deshalb relativ empfindlich.

Die Kernspinquantenzahl ist I = 1/2, was zu einer verhältnismäßig einfachen Aufspaltung der Signale (Feinstruktur) führt. Da die meisten organischen chemischen Verbindungen viele H-Atome enthalten, ist die Aussagekraft eines ^{1}H-Spektrums sehr groß. Oft läßt sich alleine aus diesem Spektrum die genaue Struktur einer unbekannten Verbindung ableiten.

Zur ^{1}H-NMR-Spektroskopie wurden noch vor kurzem meist CW-Spektrometer mit einer Meßfrequenz von 60 MHz oder 80 MHz benutzt. In den letzten Jahren hat sich allerdings die Technik enorm weiterentwickelt, so daß heute neue Spektrometer nach dem Pulsverfahren mit Meßfrequenzen von 300 MHz oder mehr arbeiten.

 Merke

Die Anforderungen an ein NMR-Spektrometer sind sehr groß weil
- nur ein Millionstel der Atomkerne der Probe erfaßt wird
- der gesamte Meßbereich nur ein Millionstel der Strahlungsenergie ausmacht.

12.3.1   Probenvorbereitung

Standard

Der Standard (TMS) wird am besten direkt der Probelösung zugefügt, er kann sich aber auch in einer getrennten Halterung neben der Probe befinden.

Lösungsmittel

^{1}H-NMR-Spektren werden meist von gelösten Proben aufgenommen. Das Lösungsmittel darf keine Wasserstoffatome enthalten, da diese auch zu Absorptionen im NMR-Spektrum führen würden. In

Frage kommen z.B. Tetrachlorkohlenstoff (CCl$_4$), Kohlendisulfid (CS$_2$) oder sog. deuterierte Lösungsmittel, bei denen alle H-Atome durch Deuterium ersetzt sind. Deuterium ist auch ein NMR-aktiver Kern (I = 1), aber seine Resonanzfrequenz liegt außerhalb des Meßbereichs des ^{1}H-NMR-Spektrums. Meist wird Deuterochloroform (CDCl$_3$) oder deuteriertes Dimethylsulfoxid (D$_3$C-S(O)-CD$_3$, DMSO) verwendet.

Werden deuterierte Lösungsmittel verwendet, kann oftmals auf einen Standard verzichtet werden. Diese Lösungsmittel enthalten noch geringe Spuren Wasserstoff, die zu kleinen Peaks im Spektrum führen und die zur Justierung der δ-Skala verwendet werden können (CDCl$_3$: 7,24 ppm, Singulett; DMSO: 2,49 ppm, Quintett). Die Lösungsmittel-Moleküle erscheinen im Spektrum als schwache Multipletts. Die Signalaufspaltung resultiert aus der Kopplung des ^{1}H-Kerns mit Deuterium-Kernen (I = 1).

12.3.2   Chemische Verschiebung

Die Größe der chemischen Verschiebung eines Protons hängt von seiner Abschirmung, d.h. von der Dichte der Elektronen in seiner Umgebung ab. Je stärker ein Proton abgeschirmt ist, desto kleiner ist seine chemische Verschiebung (☞ 12.1.3).

Die Elektronendichte in der Umgebung eines Atoms kann durch die Elektronegativität der Nachbaratome sowie durch Mesomerie oder Anisotropieeffekte beeinflußt werden.

Elektronegativität

Elektronegative Bindungspartner ziehen Elektronen vom Nachbaratom ab. Dadurch wird die Elektronendichte kleiner und der Atomkern wird *entschirmt*. Der Effekt ist am stärksten, wenn ein Atom direkt mit einem Heteroatom (z.B. N, O, Halogen usw.) verbunden ist, er ist aber auch über mehrere Bindungen hinweg meßbar.

Anisotropie

Anisotropie von chemischen Bindungen bedeutet, daß ihr Einfluß auf die chemische Verschiebung benachbarter Atomkerne nicht in alle Richtungen gleich groß ist. Besonders wichtig ist der Effekt bei Mehrfachbindungen (☞ Abb. 12.10).

Protonen an **C=C-Doppelbindungen:** Die Tieffeldverschiebung (δ zwischen 4 und 8) im Vergleich zu Protonen an C-C-Einfachbindungen ist auf die größere Polarität der C-H-Bindung an einem sp^2- hybridisierten C-Atom sowie auf den Anisotropieeffekt zurückzuführen.

Protonen an **C≡C-Dreifachbindungen:** Obwohl die Polarität der C-H-Bindung im Vergleich zur Doppelbindung noch größer ist, erscheinen die Signale der Protonen im hohen Feld (δ = 1 - 2 ppm).

Protonen an **Aromaten:** An Aromaten tritt ein besonders starker Anisotropieeffekt auf. Im ringförmigen mesomeren System des Aromaten kann nämlich durch das Magnetfeld des Spektrometers ein Strom induziert werden (wie in einem kreisförmig gebogenen Draht). Dieser sog. Ringstrom wirkt wie ein Elektromagnet und erzeugt ein Magnetfeld, das so gerichtet ist, daß die Feldstärke im Innern des Aromaten verkleinert und außerhalb verstärkt wird (☞ Abb. 12.11). Die Protonen am Aromaten befinden sich deshalb in einem stärkeren Magnetfeld (das Feld des Spektrometers wird weniger abgeschirmt) und sind stark entschirmt (δ zwischen 7 und 9 ppm).

Wasserstoffbrücken

Die Elektronendichte (und damit die Abschirmung) eines H-Atoms in einer Wasserstoffbrücke (v.a. O-H-, oder N-H-Gruppe) hängt von der Stärke der Wasserstoffbrückenbindung ab. Je stärker die Bindung ist, desto stärker ist das Proton entschirmt.

Wasserstoffbrücken sind aber ein intermolekularer Effekt, der vom Lösungsmittel, von der Konzentration und der Temperatur beeinflußt werden kann. Deshalb können Protonen, die zur Wasserstoffbrückenbindung fähig sind, je nach Meßbedingungen an unterschiedlichen Stellen im Spektrum erscheinen.

12.3.3   Spin-Spin-Kopplung

Aufspaltung 1. Ordnung

Weil im Spektrum 1. Ordnung die Aufspaltung der Peaks immer symmetrisch ist, kann die chemische Verschiebung in der Mitte aller Linien eines Multipletts abgelesen werden.

Für die Signalaufspaltung im ^{1}H-NMR-Spektrum müssen meist nur Kopplungen zwischen Protonen berücksichtigt werden. In vielen Fällen genügt es, nur die vicinalen Kopplungen (über 3 Bindungen) zu berücksichtigen. Die H-Atome am selben C-Atom sind oft näherungsweise isochron (gleiche chemische Verschiebung), weshalb ihre Kopplung nicht beobachtet werden kann. Die long-range-Kopplung über mehr als 4 Bindungen ist meist zu schwach, um beobachtbar zu sein.

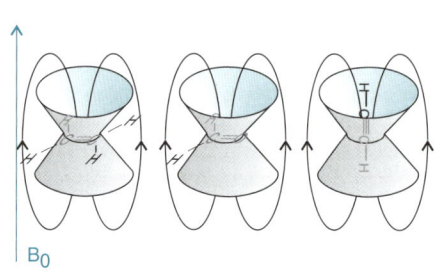

Abb. 12.10: Anisotropie von Mehrfachbindungen: Atome innerhalb der Abschirmungskegel sind stärker abgeschirmt (kleinere chemische Verschiebung) als außerhalb

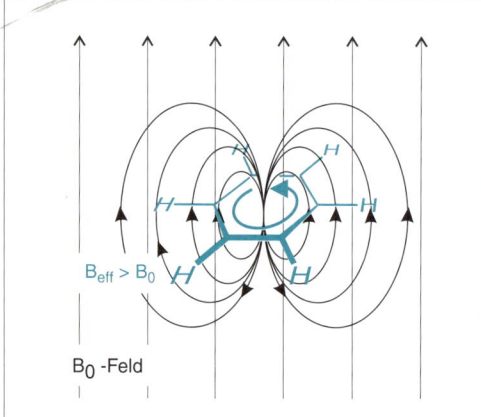

Abb. 12.11: Anisotropie von Benzol auf Grund des Ringstromes des aromatischen Kerns

Damit ergibt sich die Zahl der koppelnden Kerne als die Zahl der Wasserstoffatome, die an das benachbarte Kohlenstoffatom gebunden sind. Sind die Kopplungskonstanten zu allen koppelnden Kernen etwa gleich, so ist die Zahl der Linien um Eins größer als die Zahl der koppelnden H-Atome (n H-Atome an benachbarten C-Atomen = Aufspaltung in $n+1$ Linien).

Bei zwei verschiedenen Kopplungskonstanten (m Nachbaratome und n Nachbaratome) ergibt sich eine Aufspaltung in $(n+1) \cdot (m+1)$ Linien.

Aufspaltung höherer Ordnung

Spektren höherer Ordnung lassen sich nicht mehr mit einfachen Regeln interpretieren. Die chemische Verschiebung ist nicht die Mitte der Peaks. In manchen Fällen kann man das zugrundeliegende Spinsystem am typischen Aufspaltungsmuster erkennen, und so das gesamte Spinsystem einer Teilstruktur der Probenverbindung zuordnen.

Eine Möglichkeit zur Auswertung von Aufspaltungen höherer Ordnung ist die Simulation des Spektrums mit einem Computer. Dazu werden chemische Verschiebungen und Kopplungskonstanten solange variiert, bis das berechnete Spektrum mit dem gemessenen übereinstimmt.

Abb. 12.12 (oben): Typische chemische Verschiebungen verschiedener Arten von H-Atomen im ^{1}H-NMR-Spektrum

Abb. 12.13 (Mitte): ^{1}H-chemische Verschiebungen von Wasserstoffatomen in Methyl-Gruppen (-CH2-) mit unterschiedlicher Nachbarschaft. Die Entschirmung der entsprechenden Methyl-Gruppen (-CH3) ist i.a. etwas kleiner, die von Wasserstoffatomen an tert. C-Atomen (C-H) etwas größer

Abb. 12.14 (unten): Beispiele für die Abhängigkeit der Entschirmung vom Abstand einer funktionellen Gruppe.

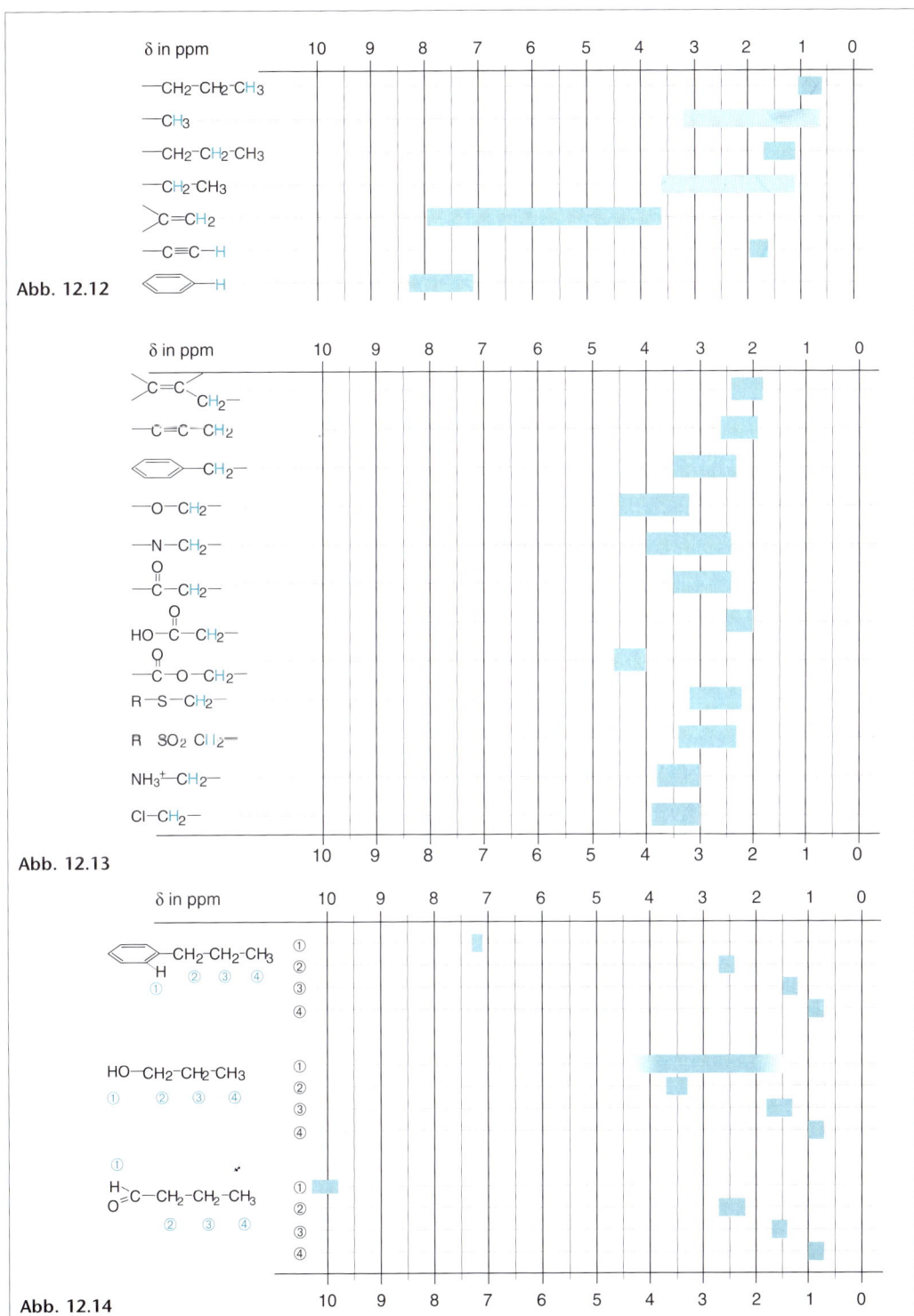

Abb. 12.12

Abb. 12.13

Abb. 12.14

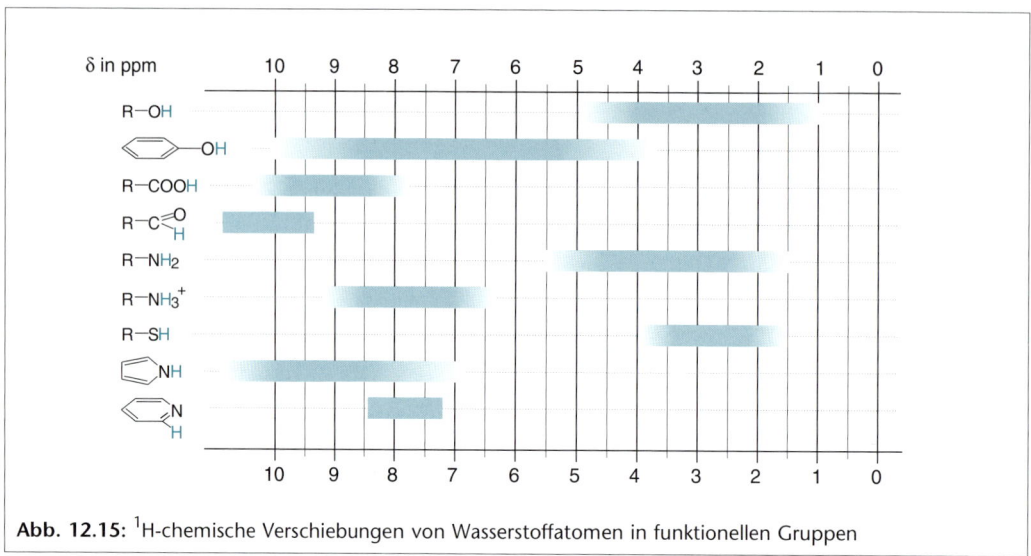

Abb. 12.15: ^{1}H-chemische Verschiebungen von Wasserstoffatomen in funktionellen Gruppen

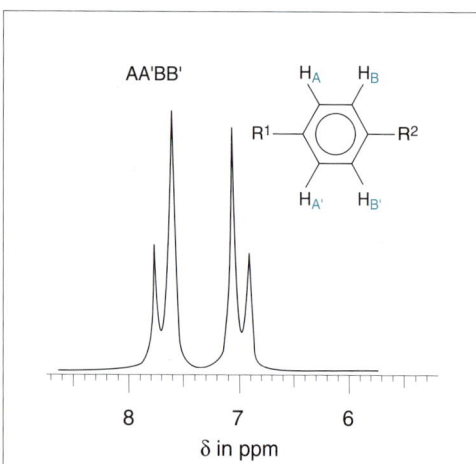

Abb. 12.16: Beispiel für Spinsysteme höherer Ordnung: AA'BB'-System eines p-disubstituierten Aromaten

Geminale Kopplungen

Dies sind Kopplungen zwischen H-Atomen am selben C-Atom. Die Kopplungskonstante liegt zwischen -30 Hz und +7 Hz. Geminale Kopplungen sind allerdings meist nicht zu beobachten, da die geminalen Protonen oft isochron sind.

Vicinale Kopplungen

Dies sind Kopplungen zwischen H-Atomen, die an benachbarte Kohlenstoffatome gebunden sind. Die

Größe der Kopplungskonstante (die immer positiv ist) hängt von der Art der Bindung zwischen den beiden C-Atomen, von den anderen Substituenten, sowie von der Geometrie des Moleküls ab.

Sind die beiden Kohlenstoffatome über eine Einfachbindung verbunden, so ist diese meist frei drehbar. Dadurch wird die Kopplungskonstante zu allen H-Atomen am benachbarten C-Atom gleich groß (ca. 7 Hz). Ist die Bindung nicht frei drehbar, wie z.B. in Ringverbindungen, so hängt die Kopplungskonstante vom sog. Diederwinkel H-C-C-H ab und kann der sog. Karplus-Kurve entnommen werden (☞ Abb. 12.18).

Long-range-Kopplungen

Sie gehen über mehr als 3 Bindungen und können meist vernachlässigt werden (J kleiner 1 Hz). Größere Kopplungskonstanten können beobachtet werden, wenn die Atome über konjugierte Doppelbindungen miteinander verbunden sind.

Kopplung mit OH-/NH$_x$-Gruppen

Wasserstoffatome in OH- oder NH-Gruppen können als Proton an Lösungsmittel- oder andere Moleküle abgegeben werden (Säure-Base-Reaktionen). Da diese Reaktion sehr schnell ist, kann es vorkommen, daß die Protonen während der Messung ihren Platz wechseln. Das führt dazu, daß die Kopplungen mit diesen Protonen im NMR-Spektrum oftmals verschwinden.

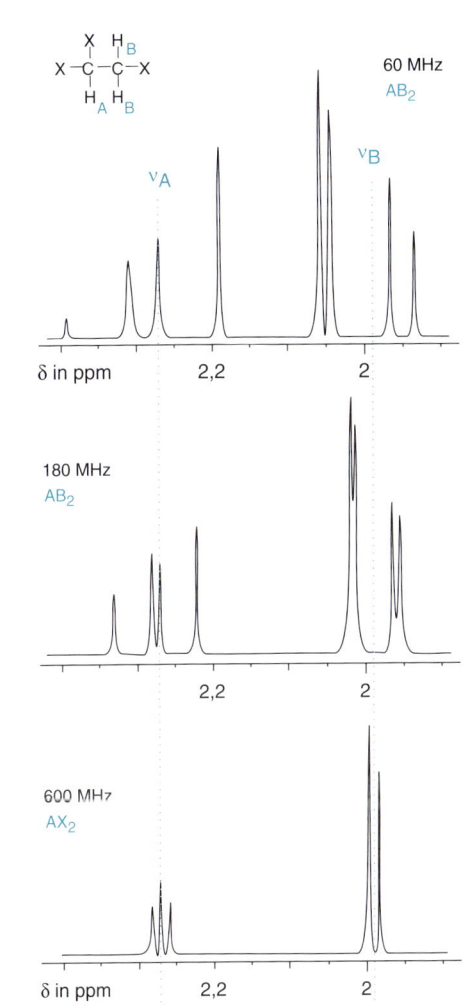

Abb. 12.17: Beispiel für Spinsysteme höherer Ordnung: Übergang einer Aufspaltung höherer Ordnung in eine Aufspaltung 1. Ordnung durch Erhöhung der Meßfrequenz (Computersimulation). Die Kopplungskonstante zwischen den koppelnden Kernen beträgt J = 7 Hz.

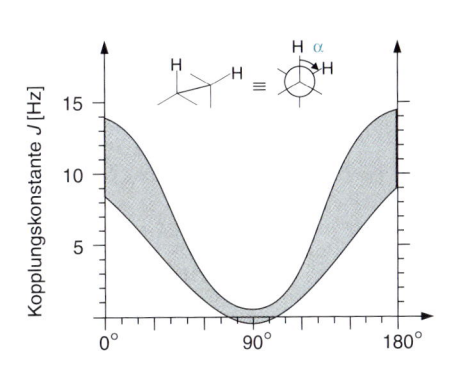

Abb. 12.18: Karplus-Kurve zur Abschätzung der vicinalen Kopplungskonstante an nicht frei drehbaren C-C-Einfachbindungen

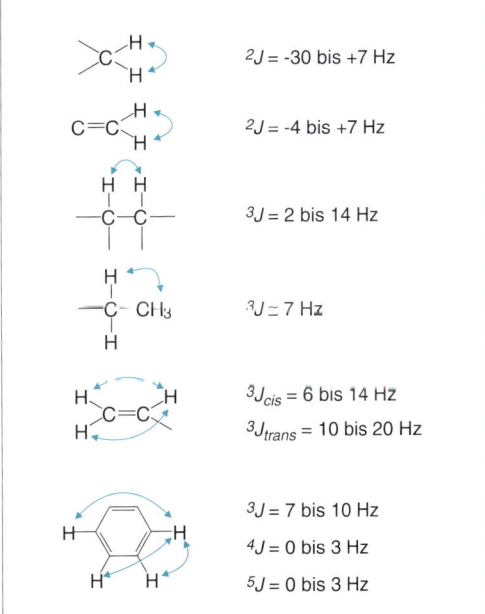

Abb. 12.19: Kopplungskonstanten von H-H-Kopplungen

✔ **Merke**

¹H-NMR-Spektroskopie:

- Für die Strukturaufklärung sehr wichtig, weil das Spektrum viel Information enthält und sehr leicht auszuwerten ist
- Der ¹H-Kern hat eine große Empfindlichkeit (natürliches Vorkommen fast 100%, und großes magnetogyrisches Verhältnis γ)

- Der Meßbereich reicht von 0 ppm bis 10 ppm (oft wird nur bis 8 ppm registriert)
- Die Wasserstoffatome werden durch elektronenziehende Gruppen und durch Anisotropieeffekte entschirmt.
- Im Spektrum sind meist nur Kopplungen zwischen Wasserstoffatomen zu sehen, die an benachbarten Kohlenstoffatomen gebunden sind.

12.3.4 Kopplung mit anderen Kernen

Grundsätzlich können Protonen mit allen Kernen koppeln, die eine Kernspinquantenzahl von I≠0 haben (☞ Tab. 12.1).

Kohlenstoff

Das *normale* Kohlenstoff-Isotop ^{12}C hat I=0. ^{13}C (I=1/2) ist im natürlichen Isotopengemisch nur mit ca. 1.1% vertreten. Die Kopplungen mit ^{13}C führen also zu Peaks, deren Fläche nur ca. 1% der ungekoppelten ausmacht. Die Kopplung mit einem ^{13}C-Kern führt zu einer Dublett-Aufspaltung (I=1/2), d.h. zu je einem kleinen Peak rechts und links des Signals (sog. ^{13}C-Satelliten). Im Routinespektrum sind sie normalerweise nicht zu sehen. Die Kopplungskonstante kann bis zu mehreren hundert Hz groß sein.

Stickstoff

^{1}H-^{14}N-Kopplungen treten im ^{1}H-NMR-Spektrum nicht auf, obwohl fast ausschließlich das Isotop ^{14}N mit I=1 vorkommt. Der Stickstoffkern hat extrem kurze Relaxationszeiten, so daß er ständig zwischen den möglichen Orientierungen wechselt. Das geht so schnell, daß ein benachbarter Kern nur den Mittelwert aller möglichen Orientierungen bemerkt. Ohne diese sog. **Entkopplung** müßte das Signal eines benachbarten Protons entsprechend der 3 Orientierungsmöglichkeiten des I=1-Kerns in ein Triplett aus drei gleich großen Peaks aufspalten (in manchen Fällen ist das Triplett sichtbar!).

Fluor

Im natürlichen Isotopengemisch kommt ausschließlich ^{19}F (I = 1/2) vor. Die Kopplungen sind im NMR-Spektrum zu sehen. Die Größe der Kopplungskonstanten hängt vom Abstand des Fluor-Atoms ab (vicinal: bis ca. 100 Hz, geminal: bis ca. 50 Hz).

Phosphor

Auch Phosphor kommt in der Natur nur als ^{31}P (I = 1/2) vor. Neben den vicinalen und geminalen Kopplungen (J: 0 - 30 Hz) ist hier auch die Kopplung von Wasserstoffkernen zu beachten, die direkt an das Phosphoratom gebunden sind. Die Kopplungskonstanten können dann mehrere 100 Hz betragen. Die

Aufspaltungsmuster entsprechen denen der H-H-Kopplung (I=1/2).

 Merke

Folgende Eigenschaften des ^{1}H-NMR-Spektrums lassen sich auswerten:

- Die Lage der Resonanzfrequenzen (**chemische Verschiebung**) gibt Hinweise auf benachbarte funktionelle Gruppen (Elektronegativität, Mesomerie, Anisotropie)
- Die **Feinstruktur** der Signale gibt die Zahl und Art benachbarter Atome an
- Die **Intensität** ist proportional zur Zahl der Atomkerne im Molekül, die das Signal ergeben
- Aus der **Kopplungskonstante** kann auf Bindungswinkel und Konformationen geschlossen werden.

12.3.5 Intensität der Signale

Im ^{1}H-NMR-Spektrum ist die Fläche eines Signals ein direktes Maß für die Zahl der Protonen, die dieses Signal ergeben. Tritt eine Aufspaltung ein (Kopplung), dann muß die Fläche aller Peaks des Multipletts zusammengezählt werden. Heute werden ^{1}H-NMR-Spektren routinemäßig mit einer zusätzlichen Integrationskurve versehen.

12.3.6 Interpretation des ^{1}H-NMR-Spektrums

Zur systematischen Interpretation von ^{1}H-NMR-Spektren hat sich eine Tabelle bewährt, in der die aus dem Spektrum entnehmbaren Informationen zusammengefaßt sind (☞ Merkkasten).

Chemische Verschiebung

Die chemische Verschiebung ist im Spektrum 1. Ordnung die Mitte aller Linien, die zu einem Signal gehören. Liegt eine Aufspaltung höherer Ordnung vor, so wird nur der Bereich angegeben. Die Einheit der chemischen Verschiebung ist ppm. Bei Angaben in Hz muß natürlich die Meßfrequenz des Spektrometers bekannt sein.

Der Abstand zwischen allen Linien eines Multipletts muß immer gleich groß sein. Ist dies nicht so,

✓ **Merke**

Tabelle zur Auswertung eines NMR-Spektrums:

Nr.	δ [ppm]	Integral	Signalform	Kopplungen	J [Hz]	Fragment
Bezeichnung des Signals	chemische Verschiebung	Zahl der Protonen	Aufspaltungsmuster, Dacheffekt	Zahl der koppelnden Kerne, welche Kerne?	Kopplungskonstante	mögliches Strukturelement, welche Protonen?

dann liegt entweder eine Aufspaltung höherer Ordnung vor, oder es handelt sich um zwei (oder mehr) Signale, die sich zufällig überlappen.

Integral

Zur Auswertung der Integralkurve werden die Flächen aller Peaks zusammengezählt und durch die Zahl der Protonen im Molekül dividiert. Dann müssen nur noch die einzelnen Integrale durch diesen Wert geteilt werden um die Zahl der einzelnen Protonen zu erhalten.

Aufspaltungsmuster

Das Aufspaltungsmuster (Singulett, Dublett, Triplett,...) gibt direkt die Zahl der koppelnden H-Atome an (Aufspaltung - 1 = Zahl). Läßt sich das Muster nicht genau erkennen (zu schlechte Auflösung oder Aufspaltung höherer Ordnung) so wird Multiplett angegeben.

Kopplungskonstante

Die Kopplungskonstante J ist der Abstand zweier Linien im Signal. J wird in Hz angegeben, da sie unabhängig von der Meßfrequenz ist (Linienabstand [in ppm] · Meßfrequenz = J in Hz).

Zuordnung der Kopplungen

Es gibt im Spektrum zwei Hinweise darauf, welche Protonen miteinander koppeln.

Linienabstand: Die Kopplungskonstante ist für beide koppelnden Partner immer gleich groß. Wenn es also im Spektrum eine Peakgruppe gibt, die mit der Kopplungskonstante J aufgespalten ist, dann **muß** es noch eine zweite Peakgruppe mit dem gleichen J, d.h. mit dem gleichen Linienabstand geben! Diese beiden Signale gehören zu den koppelnden Protonen.

Dacheffekt: Die relativen Intensitäten der Peaks innerhalb eines Multipletts stimmen meist nicht exakt mit den theoretischen Werten überein. Oft sind die Peaks auf einer Seite der Peakgruppe größer als die

auf der anderen Seite. Die Seite der größeren Peaks zeigt die Richtung, in der das Signal der koppelnden H-Atome zu suchen ist (☞ Abb. 12.20).

Zusätzliche Hilfsmittel

Liegen die Linien von verschiedenen aufgespaltenen Signalen im Spektrum zufällig übereinander, dann lassen sich die einzelnen Peaks oft nicht eindeutig den Signalen zuordnen. Hier kann eine **Messung mit anderer Meßfrequenz** weiterhelfen. Bei einer anderen Meßfrequenz bleibt die chemische Verschiebung (in ppm) erhalten. Der Linienabstand eines Signals ändert sich aber, da die Kopplungskonstante in Hz gleich groß bleibt. Bei der Messung mit anderer Meßfrequenz verschieben sich deshalb die Peaks im Spektrum, die Mittelpunkte der aufgespaltenen Signale müssen aber an der gleichen Stelle bleiben.

Auch wenn eine nicht interpretierbare **Aufspaltung höherer Ordnung** vorliegt, kann eine Messung mit größerer Meßfrequenz weiterhelfen. Da die Kopplungskonstante immer gleich groß bleibt, ist das Verhältnis Δν/J veränderlich, so daß sich theoretisch jedes Spektrum durch Erhöhen der Meßfrequenz in ein Spektrum 1. Ordnung verwandeln läßt (☞ Abb. 12.17). In der Praxis gibt es natürlich technische Grenzen, da eine Erhöhung der Meßfrequenz nur durch eine Verstärkung des Magnetfeld des Spektrometers möglich ist.

Zur Identifizierung der Signale von aciden Wasserstoffatomen (O-H, N-H, S-H, usw.), die als Proton abgespalten werden können und deren Lage im Spektrum kaum vorhersagbar ist, kann die Probe vor der Messung mit deuteriertem Wasser oder Methanol (D_2O, CD_3-OD) geschüttelt werden. Dadurch werden die sog. **austauschbaren Protonen** gegen Deuterium ausgetauscht. Die dazugehörigen Signale im Spektrum verschwinden dann. Bei der Berechnung der Integrale dürfen diese Protonen dann natürlich auch nicht mehr berücksichtigt werden.

12.3.7 Beispielspektren

Beispielspektrum 1

Beispiel 1 zeigt das 60 MHz ^{1}H-NMR-Spektrum von Ethylbenzol. Im Spektrum sind 3 Signale erkennbar. Zusätzlich erfolgt noch eine Aufspaltung der Signale auf Grund der Spin-Spin-Kopplung. Die chemische Verschiebung muß in der Mitte der Peaks abgelesen werden. Das Signal der Methyl-Gruppe (**c**) ist aufgrund der Kopplung mit 2 benachbarten Protonen in ein Triplett aufgespalten. Das Signal der Methylen-Gruppe (**b**) erscheint als Quartett (Kopplung mit den 3 benachbarten Protonen der CH$_3$-Gruppe). Triplett und Quartett zeigen einen leichten Dacheffekt.

Die Kopplungskonstante kann dem Quartett oder dem Triplett entnommen werden. Sie ist jeweils der Abstand zwischen 2 Linien: 0,13 ppm. Umrechnung in Hertz:

$$0,13 \; ppm \cdot 60 \cdot MHz = 0,13 \cdot 10^{-6} \cdot 60 \cdot 10^6$$
$$= 7,8 \; Hz$$

Die aromatischen Protonen (**a**) erscheinen als Singulett, das eigentlich ein nicht aufgelöstes Multiplett des AA'BB'C-Systems ist.

Die Auswertung der Integralkurve ergibt: 11,5 mm + 10 mm + 20 mm = 41,5 mm entsprechend den insgesamt 10 H-Atomen des Moleküls. Damit entspricht 1 H-Atom 41,5/10 = 4,15 mm. Daraus folgt: 11,5 mm = 3 H; 10 mm = 2 H und 20 mm = 5 H.

Nr.	δ [ppm]	Integral	Signalform	Kopplungen	J [Hz]	Fragment
a	7,1	5	Singulett	-	-	Phenylgruppe (einfach substituierter Aromat)
b	2,6	2	Quartett, Dacheffekt nach rechts	3	7,8	-CH$_2$- am Aromaten, koppelt mit **c**
c	1,2	3	Triplett, Dacheffekt nach links	2	7,8	-CH$_3$ leicht tieffeldverschoben, koppelt mit **b**

Tab. 12.4: Auswertung des Beispielspektrums 1

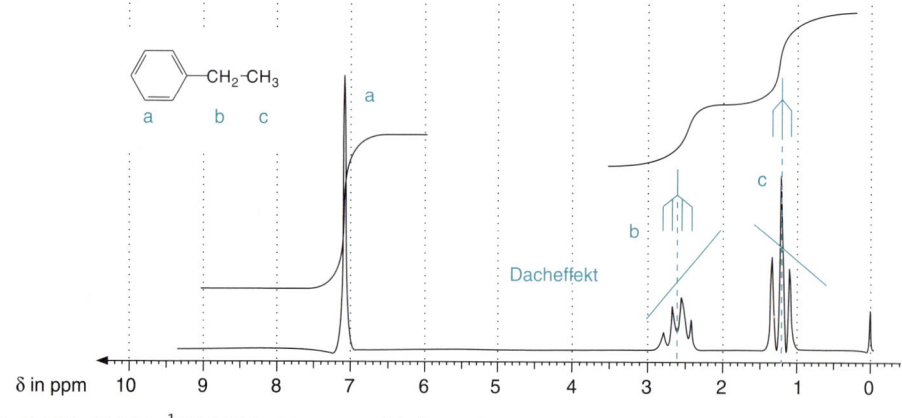

Abb. 12.20: 60 MHz ^{1}H-NMR-Spektrum von Ethylbenzol

Beispielspektrum 2

Beispiel 2 zeigt das 60 MHz ^{1}H-NMR-Spektrum von *n*-Propylbenzol. Das Molekül enthält gegenüber Beispiel 1 eine weitere CH$_2$-Gruppe, die zu einem weiteren Signal im Spektrum führt. Die endständige Methyl-Gruppe ist hier so weit vom Aromaten entfernt, daß praktisch kein Anisotropieeffekt mehr zu erkennen ist ($\delta < 1$ ppm).

Die mittlere CH$_2$-Gruppe ist in 6 Linien aufgespalten, weil sie mit den 3 Protonen der CH$_3$-Gruppe und den 2 Protonen der benachbarten CH$_2$-Gruppe koppelt. Da die koppelnden Kerne nicht alle gleich sind, ist die Sextett-Aufspaltung etwas gestört, aber noch erkennbar.

Nr.	δ [ppm]	Integral	Signalform	Kopplungen	J [Hz]	Fragment
a	7,1	5	Singulett	-	-	Phenylgruppe (einfach substituierter Aromat)
b	2,6	2	Triplett, Dacheffekt nach rechts	2	7,5	-CH$_2$- am Aromaten, tieffeldverschoben, koppelt mit **c**
c	1,6	2	Sextett	5	7,5	-CH$_2$- leicht tieffeldverschoben, koppelt mit **b** und **d**
d	0,9	3	Triplett, Dacheffekt nach links	2	7,5	-CH$_3$ am Aliphaten, koppelt mit **c**

Tab. 12.5: Auswertung des Beispielspektrums 2

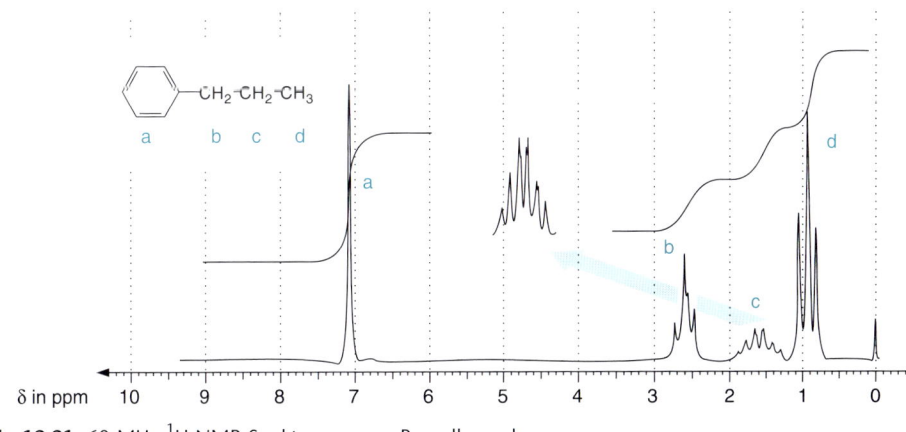

Abb. 12.21: 60 MHz ^{1}H-NMR-Spektrum von *n*-Propylbenzol

Beispielspektrum 3

Im ^{1}H-NMR-Spektrum von Ephedrin sind mehr Signale zu erkennen als in den bisherigen Beispielen. Trotzden können alle den Wasserstoffatomen des Moleküls zugeordnet werden.

Nr.	δ [ppm]	Integral	Signalform	Kopp-lungen	J [Hz]	Fragment
a	7,6	5	Singulett	-	-	Phenylgruppe (einfach substituierter Aromat)
b	5,3	1	Dublett	1	5,8	-CH- am Aromaten, tief-feldverschoben durch OH-Gruppe, koppelt mit **c**
c	3,65	1	Quintett	4	?	-CH- tieffeldverschoben durch NH-Gruppe, koppelt mit **b** und **e**
d	2,9	3	Singulett	-	-	-CH$_3$ am Amin
e	1,1	3	Dublett	1	9,0	-CH$_3$-Gruppe, koppelt mit **c**

Tab. 12.6: Auswertung des Beispielspektrums 3

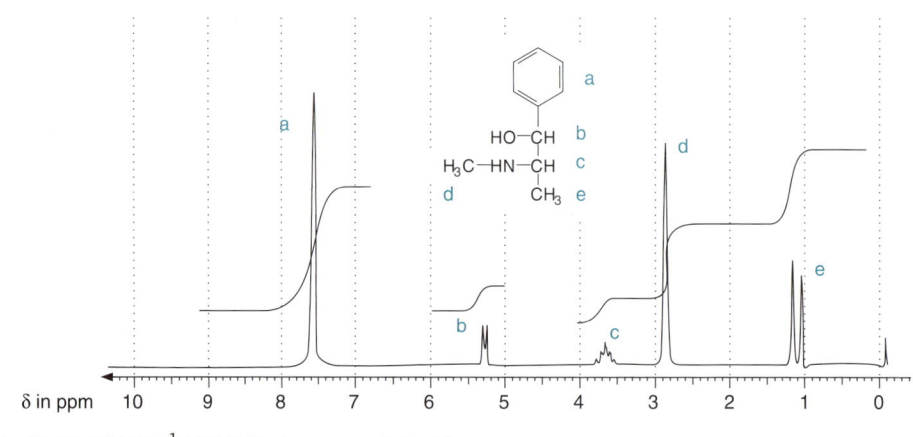

Abb. 12.22: 80 MHz ^{1}H-NMR-Spektrum von Ephedrin

12.4 ^{13}C-NMR-Spektroskopie

Die NMR-Spektroskopie an Kohlenstoffkernen erfordert mehr apparativen Aufwand als die Protonenresonanz-Spektroskopie. Das „normale" Kohlenstoffisotop ^{12}C besitzt eine Kernspinquantenzahl von I = 0 und kann daher im NMR-Spektrum nicht erfaßt werden. Das Isotop ^{13}C (I = 1/2) kommt aber nur zu ca. 1,1% in der Natur vor; d.h. nur etwa jedes hundertste C-Atom der Probe wird erfaßt. Auch ist das magnetische Moment des Kerns kleiner als das von ^{1}H, so daß insgesamt die Absorptionen in der ^{13}C-NMR-Spektroskopie noch sehr viel kleiner sind als die der ^{1}H-NMR-Spektroskopie. Deshalb konnte diese Spektroskopie auch erst durch die Einführung der Puls-Meßmethode Verbreitung finden.

Das ^{13}C-Spektrum kann nur durch Aufsummieren vieler Einzelmessungen derselben Probe erhalten werden. Im CW-Spektrum würden die Absorptionen im Rauschen der Nullinie untergehen.

12.4.1 ^{13}C-Chemische Verschiebungen

Die ^{13}C chemischen Verschiebungen liegen im Normalfall zwischen -10 ppm und 250 ppm bezogen auf TMS, womit der Meßbereich bedeutend größer ist als beim ^{1}H-NMR (dort 0 - 10 ppm). Daraus resultiert, daß auch bei komplizierten Verbindungen, die viele unterschiedlich gebundene Koh-

lenstoffatome enthalten, die Signale aller C-Atome gut getrennt werden können. Deshalb hat die ^{13}C-Spektroskopie z.B. für kompliziert aufgebaute Naturstoffe, deren ^{1}H-Spektren sehr unübersichtlich sind, eine enorme Bedeutung.

Die Größe der chemischen Verschiebung wird von der Zahl der gebundenen Reste (Substitutionsgrad), der Hybridisierung und von funktionellen Gruppen beeinflußt. Anisotropie-Effekte (wie beim ^{1}H-NMR) spielen hier nur eine untergeordnete Rolle.

Zahl der Reste

Die ^{13}C-chemische Verschiebung steigt normalerweise mit dem Substitutionsgrad

$$\delta(CH_4) < \delta(C_{primär}) < \delta(C_{sekundär}) < \delta(C_{tertiär}) < \delta(C_{quartär})$$

Hybridisierung

Einen großen Einfluß auf die Entschirmung hat die Hybridisierung eines Kohlenstoffatoms. Die chemische Verschiebung nimmt in der Reihe $sp^3 \rightarrow sp \rightarrow sp^2$ zu. Durch funktionelle Gruppen kann diese Reihenfolge natürlich im Einzelfall auch verändert werden.

Einfluß von Substituenten

Jeder Substitutent an einem C-Atom führt zu einer typischen Verschiebung der Resonanzfrequenz der benachbarten C-Atome. Dabei werden nicht nur die direkten Nachbarn, sondern auch noch weiter entfernte Atome beeinflußt. Elektronenziehende funk-

✓ Merke	^{1}H-NMR	^{13}C-NMR
Empfindlichkeit	fast 100% der Wasserstoffkerne werden erfaßt	nur ca. 1,1% aller Kohlenstoffkerne werden erfaßt
Meßbereich	0 - 10 ppm	-10 bis 250 ppm
Standard	Tetramethylsilan (TMS)	Tetramethylsilan (TMS)
Kopplungen	meist nur ^{1}H-^{1}H, sofern keine Heteroatome vorhanden sind (z.B. ^{19}F, ^{31}P, ...)	viele ^{13}C-^{1}H-Kopplungen
Meßmethode	CW oder Puls	nur Puls, meist Breitband-entkoppelt, oder Off-Resonance-entkoppelt
Signal-Intensität	proportional zur Zahl der Atome	nicht auswertbar
Auswertung	chemische Verschiebung, Feinstruktur, Kopplungskonstante, Integral	oft nur chemische Verschiebung

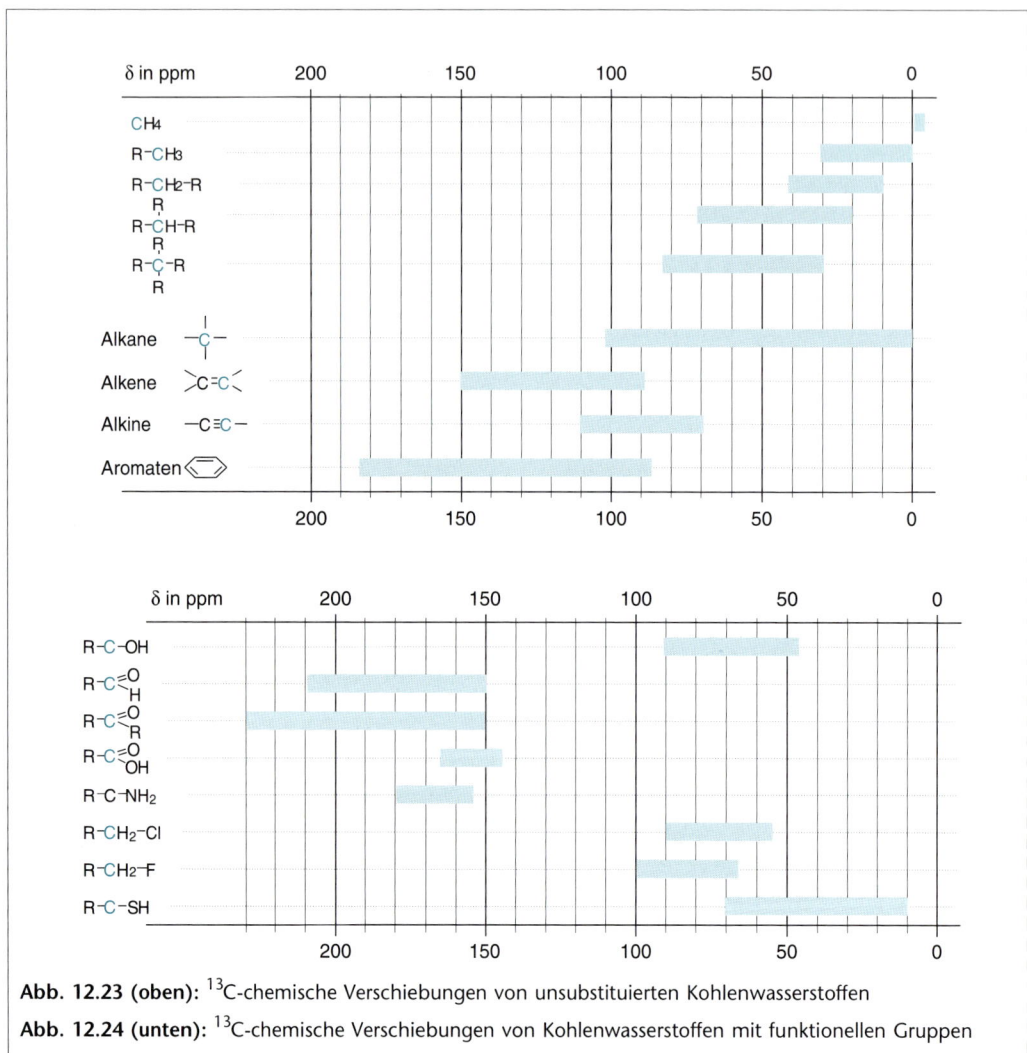

Abb. 12.23 (oben): ^{13}C-chemische Verschiebungen von unsubstituierten Kohlenwasserstoffen

Abb. 12.24 (unten): ^{13}C-chemische Verschiebungen von Kohlenwasserstoffen mit funktionellen Gruppen

tionelle Gruppen (z.B. -OH, -Hal) entschirmen das benachbarte C-Atom (größere Werte von δ). Die Entschirmung des nächsten C-Atoms (in β-Position) ist schwächer (wie beim ^{1}H-NMR); das übernächste C-Atom (γ-Position) wird meist wieder weniger stark entschirmt (kleinere chemische Verschiebung, sog. γ-**Effekt**).

Inkrementsysteme

Sind mehrere Substituenten im Molekül vorhanden, so läßt sich deren Einfluß einfach zusammenzählen. Zwei -OH-Gruppen ergeben z.B. den doppelten Ef-

fekt einer -OH-Gruppe. Dieses einfache additive Verhalten hat zur Folge, daß die ^{13}C-chemischen Verschiebungen verhältnismäßig einfach und recht genau berechnet werden können.

Dazu wurden sog. Inkrementsysteme entwickelt, mit deren Hilfe die chemischen Verschiebungen von fast allen organischen Verbindungen vorhergesagt werden können. Diese Inkrementsysteme sind in der weiterführenden NMR-Literatur im Detail beschrieben.

Heutzutage werden diese Berechnungen aber meist nicht mehr von Hand ausgeführt, sondern mit Hilfe von Computerprogrammen erledigt. Diese können die berechneten chemischen Verschiebungen zusätzlich mit denen einer Spektren-Datenbank vergleichen und so die Genauigkeit der Vorhersage nochmals verbessern.

12.4.2   Spin-Spin-Kopplung

Da der ^{13}C-Kern ebenso wie der ^{1}H-Kern eine Kernspinquantenzahl von I = 1/2 hat, sind grundsätzlich dieselben Aufspaltungsmuster zu erwarten. Allerdings sind die Kopplungskonstanten sehr viel größer, was zu einer sehr großen Aufspaltung der Multipletts führt, und die Spektren oft unübersichtlich und schwer interpretierbar macht.

^{13}C-^{13}C-Kopplungen

Kopplungen zwischen ^{13}C-Kernen treten im NMR-Spektrum praktisch nicht auf, weil das ^{13}C-Isotop sehr selten ist. So ist die Wahrscheinlichkeit, daß in einem Molekül mit 2 Kohlenstoffatomen (z.B. Ethan) überhaupt ein ^{13}C-Kern enthalten ist nur ca. 2.2%. Eine Kopplung kann aber nur auftreten, wenn zwei ^{13}C-Kerne im gleichen Molekül enthalten sind. Die Wahrscheinlichkeit dafür ist noch viel kleiner, nämlich nur 1,1% · 1,1% = 0,012%. Nur bei 0,012% der Moleküle kann demnach eine Kopplung eintreten. Diese Signale sind zu schwach um im Routinespektrum registriert zu werden.

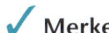 **Merke**

Kopplungen im ^{13}C-NMR-Spektrum:

- große Signalaufspaltung wegen Kopplungen mit Wasserstoff-Kernen (geminal, vicinal usw.)
- keine Kopplung zwischen ^{13}C-Kernen
- Spektren werden meist Breitband-entkoppelt oder Off-Resonance-entkoppelt registriert.

---

^{13}C-^{1}H-Kopplungen

Die Kopplungen mit Wasserstoffkernen sind im ^{13}C-NMR-Spektrum zu sehen, sofern es nicht entkoppelt registriert wurde. Die Kopplungskonstante hängt stark vom Abstand der beiden Atome ab.

Bei **benachbarten** Atomen liegt die Kopplungskonstante zwischen 100 Hz und 300 Hz. Die Kopplung mit einem H-Atom am benachbarten C-Atom liegt zwischen +70 und -20 Hz. Die Kopplung über 3 Bindungen hinweg ist noch kleiner und beträgt 0 bis 15 Hz.

Kopplungen mit anderen Kernen

Natürlich sind im ^{13}C-Spektrum alle Kopplungen beobachtbar, die auch im ^{1}H-Spektrum zu sehen sind. Die Kopplung mit **Deuterium** (^{2}H) tritt auf, wenn in deuteriertem Lösungsmittel gemessen wird. Dann ergibt sich für den Lösungsmittelpeak ein Multiplett.

12.4.3   Entkopplung

Damit die ^{13}C-Spektren leichter interpretierbar sind, werden bei Routinespektren oft die Kopplungen zu den Wasserstoffatomen unterdrückt. Solche Spektren werden Protonen-entkoppelt genannt.

Breitband-Entkopplung

Zum Ausschalten aller ^{13}C-^{1}H-Kopplungen wird die sogenannte Protonen-Breitband-Entkopplung eingesetzt. Dabei wird zusätzlich zur Meßstrahlung noch die Resonanzfrequenz aller Wasserstoffkerne auf die Probe eingestrahlt. Das stört die Messung nicht, da diese Frequenz weit außerhalb des Meßbereichs für die ^{13}C-Kerne liegt. Da jetzt alle Wasserstoffkerne immer in Resonanz sind, klappen sie ständig zwischen ihren möglichen Energiezuständen hin und her. Das geht so schnell, daß die benachbarten C-Atome nur den Mittelwert des erzeugten Magnetfelds spüren und es tritt keine Aufspaltung der Signale ein.

Ein weiterer Nutzen dieser Methode ist, daß die Signale intensiver werden, da jetzt die gesamte Intensität des Multipletts auf einen Peak fällt.

Off-Resonance-Entkopplung

Der Nachteil entkoppelter Spektren ist, daß ein großer Teil Strukturinformation, die Feinstruktur der Signale, nicht mehr vorhanden ist. Um das zu umgehen, wird statt der Breitband-Entkopplung eine Entkopplungsfrequenz verwendet, die knapp neben der Resonanzfrequenz der Protonen liegt. Dabei verschwinden die meisten Kopplungen auch, nur die Kopplungen zwischen direkt benachbarten Kernen bleiben mit verkleinerten Kopplungskonstanten sichtbar.

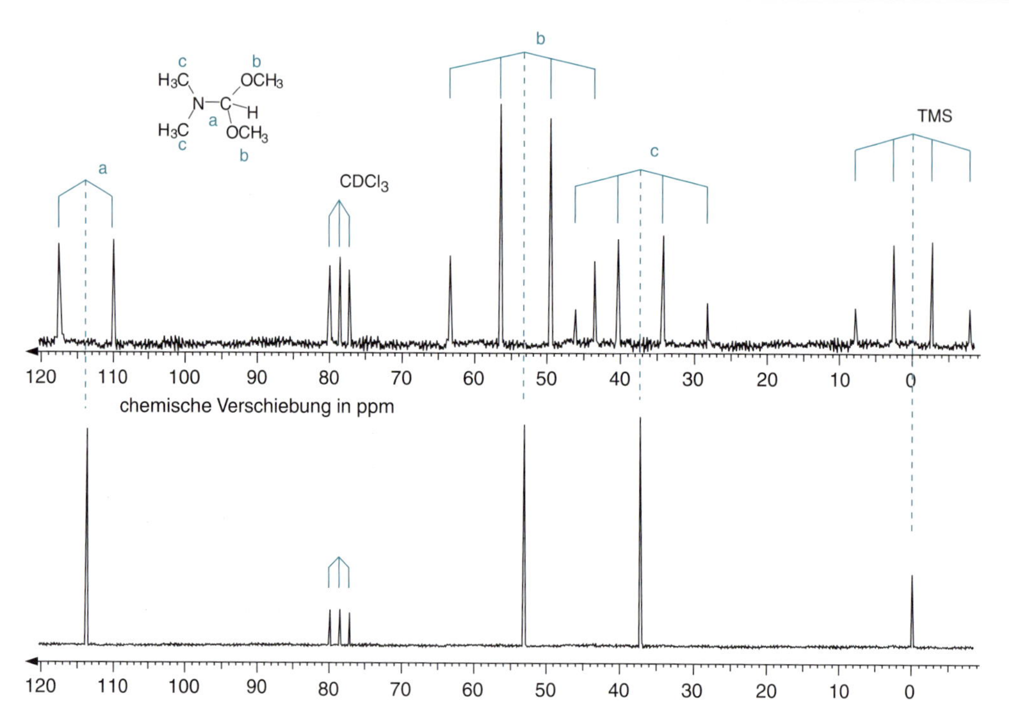

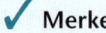

Abb. 12.25: ^{13}C-NMR-Spektrum mit Kopplungen und entkoppelt

12.4.4 Signalintensität

^{13}C-NMR-Spektren werden normalerweise nicht integriert, d.h. die Intensität der Signale kann nicht ausgewertet werden. Die Signalintensität entspricht hier auch nicht der Anzahl der Atome, wie beim ^{1}H-NMR, da die Stärke der Absorption noch von anderen Faktoren abhängt.

✓ **Merke**

- Es gibt im ^{13}C-NMR-Spektrum so viele Signale, wie es chemisch nicht äquivalente Kohlenstoff-atome im Molekül gibt
- Die chemische Verschiebung jedes Kohlenstoff-atoms läßt sich relativ genau im voraus berech-nen.

12.4.5 Interpretation des ^{13}C-NMR-Spektrums

^{13}C-NMR-Spektren werden routinemäßig meist entkoppelt registriert, so daß sich nur die chemi-schen Verschiebungen auswerten lassen. Da der Meßbereich sehr groß ist (-20 ppm bis 200 ppm), liegen auch bei großen Molekülen die Signale meist weit genug auseinander um jedem Kohlenstoffatom im Molekül einen Peak zuordnen zu können. Dazu wird für jedes Kohlenstoffatom mit Hilfe ei-nes Inkrementsystems die chemische Verschiebung berechnet und mit dem Spektrum verglichen.

12.5 NMR-Spektroskopie in der pharmazeutischen Analytik

Die NMR-Spektroskopie ist heute mit Abstand die wichtigste Methode zur Strukturaufklärung organischer Moleküle. Die Spektren enthalten Strukturinformationen über das gesamte Molekül und sind sehr einfach zu interpretieren. Schon mit begrenzten Grundkenntnissen (wie z.B. in diesem Buch dargestellt) lassen sich die NMR-Spektren sehr vieler Arzneistoffe vollständig erklären.

12.5.1 Anwendungen

Strukturaufklärung

In vielen Fällen genügt alleine das ^{1}H-NMR-Spektrum zur vollständigen Strukturaufklärung einer unbekannten Substanz oder zur Identifizierung eines Arzneistoffs. Mit Hilfe eines ^{13}C-NMR-Spektrums kann oft sehr schnell der Erfolg einer Synthese geprüft werden. Dazu läßt man einen Computer das Spektrum der gewünschten Substanz berechnen und vergleicht es mit dem gemessenen.

Reinheitsprüfung

Da im ^{1}H-NMR-Spektrum die Intensität der Signale genau der Konzentration der entsprechenden Protonen entspricht, läßt sich das Spektrum theoretisch auch quantitativ auswerten. Das wird allerdings selten gemacht, da es sehr kompliziert ist, NMR-Spektren von Stoffgemischen zu interpretieren. Eine Reinheitsprüfung ist aber trotzdem leicht möglich, weil sich alle Verunreinigungen, die selbst Wasserstoffatome enthalten, durch eigene Signale im Spektrum bemerkbar machen.

Auch mit dem ^{13}C-NMR-Spektrum läßt sich die Reinheit einer Substanz sehr einfach prüfen, ohne daß dazu das Spektrum im Detail ausgewertet werden muß. Es muß im Spektrum für jede Sorte chemisch nicht äquivalenter Kohlenstoffatome genau einen Peak geben. Ist die Zahl der Signale im Spektrum größer, so müssen diese von Verunreinigungen stammen. Eine quantitative Auswertung des ^{13}C-NMR-Spektrums ist allerdings nicht möglich, weil die Intensität der Signale hier nicht proportional zur Konzentration ist.

12.5.2 NMR-Spektroskopie im DAB

Obwohl die NMR-Spektroskopie aus der pharmazeutischen Analytik, der Strukturaufklärung und Identifizierung von Arzneistoffen nicht wegzudenken ist, ist sie im Arzneibuch noch nicht vertreten.

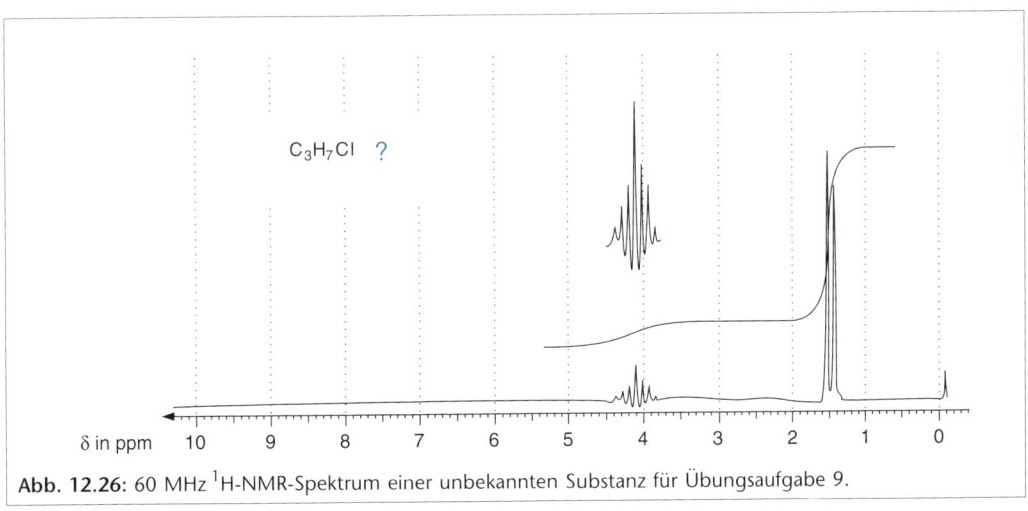

C_3H_7Cl ?

δ in ppm   10   9   8   7   6   5   4   3   2   1   0

Abb. 12.26: 60 MHz ^{1}H-NMR-Spektrum einer unbekannten Substanz für Übungsaufgabe 9.

12.6 Übungen

1) Worin unterscheidet sich die Kernspinresonanz-Spektroskopie von anderen spektroskopischen Methoden?

2) Welche Eigenschaften eines Atomkernes werden zu seiner sog. Empfindlichkeit zusammengefaßt?

3) Warum ist ein starkes Magnetfeld so wichtig für die Kernspinresonanz-Spektroskopie?

4) In welcher Einheit wird die Energie im NMR-Spektrum angegeben und wie ist diese definiert?

5) Was ist die hauptsächliche Anwendung der ^{1}H-NMR-Spektroskopie?

6) Welche Informationen lassen sich aus der Feinstruktur eines NMR-Signals ableiten?

7) Warum sind im ^{1}H-NMR-Spektrum meist nur vicinale Kopplungen zu sehen?

8) Erklären Sie die Signalaufspaltung im Spektrum von Iodethan (☞ Abb. 12.5)!

9) Interpretieren Sie das Spektrum in Abb. 12.26, und schlagen Sie eine Struktur für die Verbindung vor!

10) Wie groß muß im Beispiel von Abb. 12.17 die Meßfrequenz mindestens sein, damit sich eine Aufspaltung 1. Ordnung ergibt?

11) Warum ist das Signal von TMS in einem gekoppelt registrierten ^{13}C-NMR-Spektrum in ein Quartett aufgespalten (☞ Abb. 12.25)?

Warum zeigt das Signal des Lösungsmittels ($CDCl_3$) auch im entkoppelten Spektrum eine Aufspaltung?

13 Massenspektrometrie

Die Massenspektrometrie unterscheidet sich grundsätzlich von den anderen spektroskopischen Methoden. Sie ist keine spektroskopische Methode, da sie zur Registrierung eines Spektrums nicht die Absorption elektromagnetischer Strahlung nutzt.

Im Massenspektrometer werden vielmehr die Moleküle der Probe nach ihrer Molekülmasse aufgetrennt. Im Spektrometer zerfallen die Moleküle noch in eine Vielzahl von Fragmenten, die alle im Massenspektrum registriert werden.

Das Muster der Fragmente ist für jede Substanz so typisch wie ein Fingerabdruck. Deshalb eignet sich die Massenspektrometrie zur Identifizierung von chemischen Verbindungen. Auch zur Strukturaufklärung einer unbekannten Verbindung kann die Massenspektrometrie verwendet werden.

13.1 Physikalische Grundlagen

Bei der Massenspektrometrie werden die Probenmoleküle verdampft und anschließend ionisiert. Die Ionen lassen sich dann durch elektrische und magnetische Felder beschleunigen und anhand ihrer Masse auftrennen.

13.1.1 Geladene Teilchen in elektrischen und magnetischen Feldern

Elektrisches Feld

Wird ein geladenes Teilchen in ein elektrisches Feld gebracht, so beginnt es zu wandern. Negativ geladene Teilchen werden zum Pluspol des Feldes gezogen, positiv geladene zum Minuspol (☞ Abb. 13.1). Dasselbe gilt für die ionisierten Moleküle. Das elektrische Feld wird mit einem **Kondensator** erzeugt, der aus zwei gegenüberliegenden Metallplatten besteht, an die eine elektrische Spannung angelegt wird.

Wird ein positiv geladenes Teilchen (Molekül) vom Pluspol bis zum Minuspol eines Kondensators beschleunigt, dann hat es die Geschwindigkeit v und die kinetische Energie E_{kin} (Bewegungsenergie).

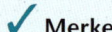

✓ Merke

- Im Massenspektrometer werden Moleküle ionisiert und fragmentiert
- Die geladenen Moleküle und Fragmente werden nach ihrer **Massenzahl** m/z aufgetrennt
- Die Fragmente eines Moleküls geben einen Hinweis auf seine **Struktur.**

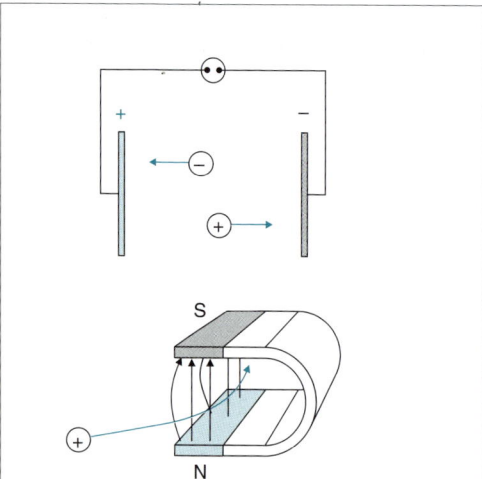

Abb. 13.1: Verhalten von geladenen Teilchen **a)** im elektrischen Feld eines Kondensators, **b)** im Magnetfeld

Die Größe der Bewegungsenergie hängt nur von der Ladungszahl z des Moleküls und von der elektrischen Spannung U am Kondensator ab:

$$E_{kin} = U \cdot z$$

Daraus ergibt sich die Geschwindigkeit des Moleküls:

$$E_{kin} = \frac{1}{2} \cdot m \cdot v^2$$

$$v = \sqrt{\frac{2 \cdot z \cdot U}{m}}$$

Alle Moleküle mit derselben Ladung haben demnach die gleiche Bewegungsenergie, wenn sie mit derselben Spannung beschleunigt wurden. Die Geschwindigkeit jedes Moleküls ist aber von seiner Masse abhängig. Je größer die Masse, desto geringer ist die Geschwindigkeit.

Magnetisches Feld

Geladene Teilchen oder Moleküle werden wie ungeladene von einem Magnetfeld nicht beeinflußt. Die geladenen Teilchen erfahren im Magnetfeld nur dann eine Kraft, wenn sie sich bewegen. Dann wirkt auf die Teilchen die sog. Lorentz-Kraft. Diese ist immer senkrecht zur Bewegungsrichtung, d.h. die fliegenden Moleküle werden zur Seite abgelenkt.

$$F_{Lorentz} = B \cdot z \cdot v$$

$F_{Lorentz}$: Lorentz-Kraft
B: magnetische Feldstärke
z: Ladung der Teilchen
v: Geschwindigkeit der Teilchen

B ist die Stärke des magnetischen Flusses, die normalerweise als Maß für die Magnetfeldstärke benutzt wird. Durch den Einfluß der Lorentz-Kraft bewegen sich die Moleküle im magnetischen Feld auf einer Kreisbahn, auf der die Lorentz-Kraft von der Zentrifugalkraft F_z kompensiert wird:

$$F_z = \frac{m \cdot v^2}{r}$$

F_Z: Zentrifugal-Kraft
m: Masse der Moleküle
z: Ladung der Teilchen
v: Geschwindigkeit der Teilchen

Der Radius r der Kreisbahn läßt sich durch Gleichsetzen der Formeln der Lorentz-Kraft und der Zentrifugalkraft berechnen. Er ist umso größer, je größer die Masse, je größer die Geschwindigkeit und je kleiner das Magnetfeld ist:

$$F_{Lorentz} = F_z$$

$$B \cdot z \cdot v = \frac{m \cdot v^2}{r}$$

$$r = \frac{m \cdot v}{z \cdot B}$$

13.1.2 Funktion des Massenspektrometers

Im Massenspektrometer werden die Moleküle meist durch einen Elektronenstoß ionisiert. Die entstandenen geladenen Teilchen werden dann in einem elektrischen Feld beschleunigt. Damit erhalten sie genau dieselbe Energie, aber sie haben je nach ihrem Gewicht eine andere Geschwindigkeit.

Im zweiten Teil des Massenspektrometers, dem sog. **Analysator,** herrscht ein starkes Magnetfeld. Hier werden die Moleküle und Fragmente unterschiedlich stark abgelenkt. Die Flugbahnen sind umso stärker gekrümmt, je leichter die Teilchen sind.

Wenn die Gleichungen für das elektrische und das magnetische Feld (über die Geschwindigkeit) ineinander eingesetzt werden, so ergibt sich die Grundgleichung der Massenspektrometrie:

$$\frac{m}{z} = \frac{r^2 \cdot B^2}{2\,U}$$

m: Masse der Moleküle
z: Ladung der Teilchen
r: Ablenkradius im Magnetfeld des Analysators
B: Stärke des Magnetfelds

U: Beschleunigungsspannung

Mit dieser Formel kann berechnet werden, wie groß der Ablenkradius r für ein geladenes Molekül oder Fragment mit der Masse m und der Ladung z ist. Jede Spezies mit unterschiedlichem Verhältnis m/z verläßt deshalb den Analysator an einer anderen Stelle.

Wird an der Rückwand des Analysators ein fotografischer Film angebracht, so wird er an den Stellen geschwärzt, wo Molekülfragmente auftreffen.

13.1.3 Das Massenspektrum

Im Massenspektrum wird auf der x-Achse das Verhältnis m/z aufgetragen. m/z wird die **Massenzahl des Fragments** genannt. Die Bezeichnung Massenzahl resultiert aus der Tatsache, daß im Massenspektrum normalerweise nur ganzzahlige Werte für m/z angegeben werden. Die Einheit der Masse m ist 1 amu (**a**tomic **m**ass **u**nit, andere Bezeichnung **u** oder Dalton **D**). 1 amu ist exakt ein Zwölftel der Masse eines Atoms des ^{12}C-Isotops*.

Auf der y-Achse ist die relative Intensität der Peaks dargestellt, die sich auf den größten Peak im Spektrum beziehen (den sog. **Basispeak**).

Da nur das Verhältnis m/z registriert wird, ergeben Ionen mit doppelter Masse **und** doppelter Ladung ein Signal an derselben Stelle. Allerdings sind die meisten Fragmente (zumindest bei der EI-Ionisierung) nur einfach geladen, so daß in der Regel m/z der Masse des Fragments entspricht.

---

* Genau genommen gibt es zwei verschiedene Definitionen der atomaren Masseneinheit. In der Chemie wird 1 amu auf die Masse von Kohlenstoff bezogen. In der Physik wird es von physikalischen Naturkonstanten abgeleitet. Das „physikalische" amu hat deshalb eine geringfügig andere Größe als das „chemische" amu.

13.2 Aufbau des Massenspektrometers

Das Massenspektrometer ist eine evakuierte Kammer, in der die Moleküle ionisiert und dann den elektrischen und magnetischen Feldern ausgesetzt werden. Das Vakuum innerhalb des Geräts muß sehr gut sein, da die Moleküle und Fragmente bis ca. 1 m weit fliegen müssen, ohne durch Zusammenstöße mit Luft- oder Gasmolekülen gebremst zu werden (☞ Abb. 13.2).

13.2.1   Probeneinlaß

Der Probeneinlaß hat die Aufgabe, die Probe in das Spektrometer zu bringen, ohne dabei das Vakuum zu zerstören.

Am einfachsten ist das bei gasförmigen Proben, die direkt mit einer Spritze durch ein Silikon-Septum in die Probenkammer gespritzt werden können. Die Probenkammer wird ständig mit einer Vakuumpumpe evakuiert (entlüftet). Durch ein kleines Loch (Schleuse, oder engl. *Leak)* können dann die Probenmoleküle langsam in das eigentliche Spektrometer diffundieren.

Feste Proben führt man in einem kleinen Tiegel über eine Schleuse in die Probenkammer ein, der Tiegel muß dann erhitzt werden, um die Substanz zu verdampfen.

Der Probenbedarf ist sehr gering. Für Standardspektren genügen Bruchteile eines Milligramms.

13.2.2   Ionisator

Die Art der Fragmentierung eines Moleküls hängt sehr stark von der Ionisierung ab. Zwei Massenspektren derselben Substanz unterscheiden sich stark, wenn die Moleküle auf eine andere Art ionisiert wurden.

Elektronenstoß-Ionisation (EI)

Die am weitesten verbreitete Ionisierungsmethode ist die Elektronenstoß-Ionisation (engl. electron impact, EI), bei der die Moleküle mit Elektronen beschossen werden. Wird ein Molekül von einem Elektron getroffen, so kann aus dem Molekül wiederum ein Elektron herausgeschlagen werden. So entstehen positiv geladene Ionen, die meist sehr instabil sind und noch im Ionisator zerfallen. Alle Ionen und Fragmente sind deshalb positiv geladen.

Diese EI-Ionisierung ist technisch einfach, hat aber auch Nachteile:

- Da die Elektronen viel Energie auf die Moleküle übertragen, zerfallen diese sehr schnell. Bei vielen Verbindungen ist deshalb im Massenspektrum der Peak des gesamten Moleküls (sog. **Molekülpeak)** nicht mehr zu sehen. Für die chemische Analytik

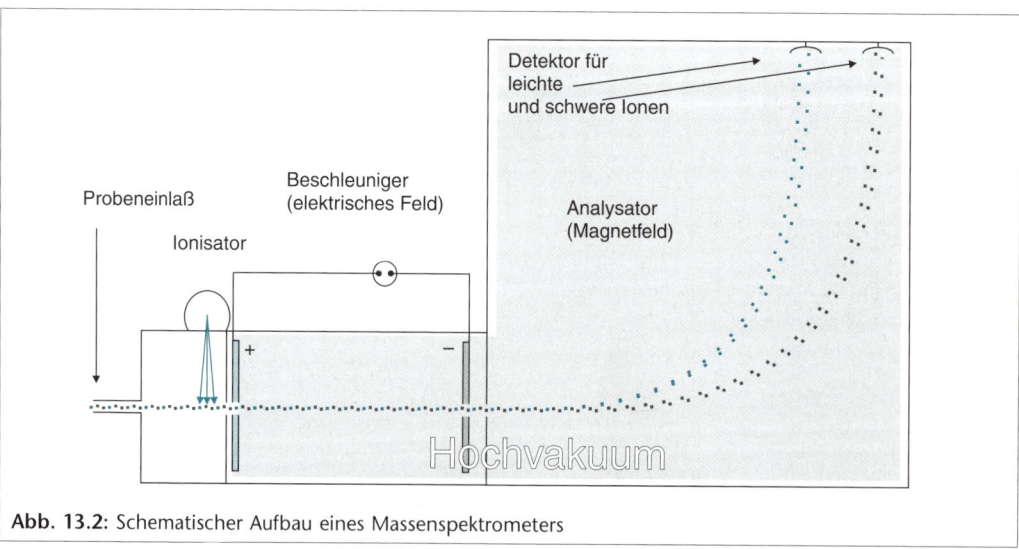

Abb. 13.2: Schematischer Aufbau eines Massenspektrometers

ist der Molekülpeak aber wichtig, da er die Molekülmasse der untersuchten Verbindung angibt.

- Die EI-Methode funktioniert nur mit Proben, die verdampfbar sind.

Weiche Ionisation

Mit den sog. weichen Ionisierungsmethoden können Moleküle so vorsichtig ionisiert werden, daß die Molekülionen nicht weiter zerfallen und registriert werden können.

Eine solche Methode ist z.B. die **chemische Ionisation (CI).** Dazu wird in die Ionisierungskammer ein zusätzliches Gas (oft Methan) im Überschuß zugegeben. Die Elektronen stoßen dann vor allem mit den Methanmolekülen zusammen, so daß verschiedene Ionen und Radikale aus Methan entstehen. Diese aktivierten Teilchen können dann mit den eigentlichen Probemolekülen reagieren und diese ionisieren.

Ionisation von Feststoffen

Zur Ionisation nicht verdampfbarer Proben müssen aus dem Feststoff Moleküle herausgesprengt werden. Das ist z.B. mit einem Laserstrahl (**laser-desorption, LD**) oder mit einem Strahl aus beschleunigten Atomen (**fast atom bombardment, FAB**) möglich.

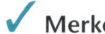 **Merke**

Die Methode, mit der ein Molekül ionisiert wird, hat großen Einfluß auf das Aussehen des Massenspektrums:

- Bei Routinespektren wird meist die Elektron Impact Ionisierung (EI) verwendet
- Die EI-Ionisierung führt zu einer starken Fragmentierung, so daß der Molekülpeak oft nur schwach oder überhaupt nicht registrierbar ist
- Bei den weichen Ionisierungsmethoden (z.B. CI) wird weniger Fragmentierung und ein stärkerer Molekülpeak beobachtet
- Nicht verdampfbare Feststoffe können mit der LD- oder FAB-Methode ionisiert werden.

13.2.3 Massentrennung

Die geladenen Moleküle müssen zur Trennung zunächst im elektrischen Feld beschleunigt werden. Dazu werden die positiven Ionen in Richtung einer negativ geladenen Platte eines Kondensators (ca. 2 000 bis 10 000 Volt) beschleunigt. Diese Platte hat in der Mitte ein kleines Loch, durch das die beschleunigten Ionen in den Analysator weiterfliegen können.

Magnetische Fokussierung

Im Analysator werden die Moleküle in einem starken Magnetfeld abgelenkt. Die Ablenkung ist umso stärker, je leichter die Moleküle oder Fragmente sind.

Elektrische Fokussierung

Hochauflösende Massenspektrometer besitzen zusätzlich zur magnetischen Fokussierung noch eine elektrische Fokussierung, bei der die fliegenden Ionen erneut in einem elektrischen Feld abgelenkt werden. Dabei werden die Ionen nicht nach ihrer Masse getrennt, sondern nach ihrer Energie, so daß Ungenauigkeiten bei der Beschleunigung der Ionen ausgeglichen werden.

Quadrupol-Massenfilter

Es gibt heute auch noch andere neu entwickelte Verfahren zur Massentrennung, z.B. das Quadrupol-Massenfilter. Bei diesen Geräten werden die Ionen nicht im magnetischen Feld getrennt, sondern in einem sog. Quadrupol-Feld zwischen 4 Metallstäben, an denen ganz bestimmte Wechselspannungen liegen (☞ Abb. 13.3). Die Ionen bewegen sich auf sehr komplizierten Bahnen durch diesen Analysator. Mit einer Computersteuerung wird der Quadrupol so eingestellt, daß immer nur eine Ionensorte mit bestimmter Masse das Ende des Analysators erreicht. Alle anderen prallen gegen die Gehäusewand.

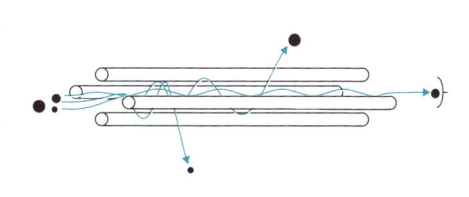

Abb. 13.3: Funktionsprinzip eines Quadrupol-Massenfilters

13.2.4   Detektor

Zum Nachweis der Ionen werden meist Sekundär-elektronenvervielfacher eingesetzt. Diese verstärken den sehr kleinen Strom, der fließt, wenn ein Ion auf einen elektrisch leitenden Draht fällt. Die Signale werden von einem Computer in das Massenspektrum umgesetzt.

Für spezielle Anwendungen der hochauflösenden Massenspektrometrie können aber auch heute noch fotografische Filme als Detektoren eingesetzt werden. Der Film wird an der Rückwand des Analysators angebracht und an den Stellen, an denen Ionen auftreffen, geschwärzt.

13.3 Fragmentierungs-reaktionen

Die im Ionisator erzeugten positiv geladenen Molekülionen zerfallen zum größten Teil sofort in kleinere Bruchstücke. In den meisten Fällen werden dabei die chemischen Bindungen **homolytisch,** d.h. in der Mitte, gespalten. Die Fragmente sind deshalb Radikale und eines der zwei Bruchstücke behält die positive Ladung (Radikalkation). Die ungeladenen Bruchstücke können im elektrischen Feld nicht bewegt und deshalb auch nicht analysiert werden.

Welche Bindungen im Molekül bevorzugt gespalten werden hängt davon ab, wie stabil die entsprechenden Spaltprodukte sind.

Besonders gut kann eine Ladung immer in einem mesomeren System stabilisiert werden. Deshalb sind Spaltungen in Nachbarschaft zu einem mesomeren System besonders begünstigt (Benzylspaltung, Allylspaltung).

Auch die Nachbarschaft von Heteroatomen begünstigt eine Ladungsstabilisierung, weshalb auch Spaltungen neben Heteroatomen erleichtert sind (α-Spaltung).

Im Massenspektrum sind aber auch Fragmente zu finden, die durch Spaltung von „normalen" Kohlenstoff-Kohlenstoffbindungen entstanden sind.

13.3.1   Formulierung der Fragmentierungsreaktionen

Die Fragmentierungsreaktionen eines Moleküls können mit zwei Methoden, einer einfachen und einer komplizierten, formuliert werden:

- Einzeichnen der Bruchstellen in die Strukturformel. Allerdings erscheinen nicht immer beide Bruchstücke im Spektrum, da immer nur eines die positive Ladung behält und das ungeladene Fragment nicht registriert werden kann.
- Ausführliche Formulierung der Zerfallsreaktion mit Mechanismus. Nur so können Umlagerungen oder Weiterreaktionen von Fragmenten richtig beschrieben werden.

Das Ausgangsmolekül einer Fragmentierung ist immer ein positiv geladenes Radikal-Kation. Weil oft schwierig anzugeben ist, wo das Radikal und wo die Ladung im Molekül lokalisiert sind, können die Symbole für das Radikal ($\cdot$) und für die Ladung ($^+$) außerhalb des Moleküls an eine eckige Klammer geschrieben werden.

13.3.2   Mechanismen der Fragmentierungsreaktionen

Benzyl-Spaltung

Besonders leicht kann ein Molekül gespalten werden, wenn ein Benzyl-Kation dabei entsteht (☞ Abb. 13.4). Das Fragment stabilisiert sich, indem es sich in ein sog. Tropylium-Kation umlagert. Dieses Tropylium-Kation ist planar und hat 6 π-Elektronen. Es ist deshalb aromatisch und analog zu Benzol sehr stabil.

Ein Benzyl-Fragment mit der Massenzahl $m/z = 91$ tritt im Massenspektrum praktisch immer auf, wenn die Probe eine Benzylgruppe enthält. Das Tropylium kann unter Abspaltung von Ethin (C_2H_2) zum Cyclopentadienyl weiterreagieren (☞ Abb. 13.11), was zu einem weiteren Peak mit $m/z = 65$ führt.

Allyl-Spaltung

Auch die Spaltung einer Bindung in Nachbarschaft zu einer einzigen Doppelbindung (Allyl-Stellung) führt zur Bildung eines mesomeriestabilisierten Kations. Zwar ist die Stabilisierung geringer als beim Benzyl, aber gegenüber der Spaltung einer normalen C-C-Bindung ist diese Reaktion begünstigt.

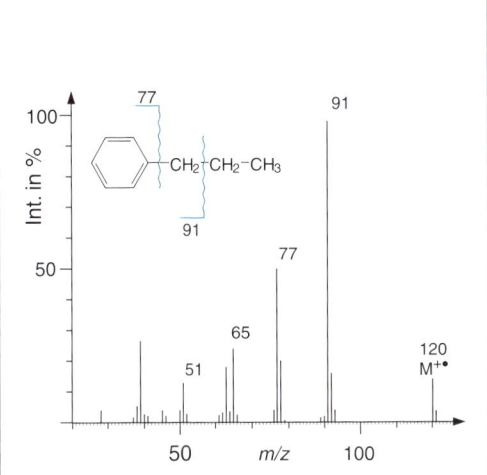

Abb. 13.4: Benzylspaltung: Massenspektrum und Fragmentierung von n-Propylbenzol

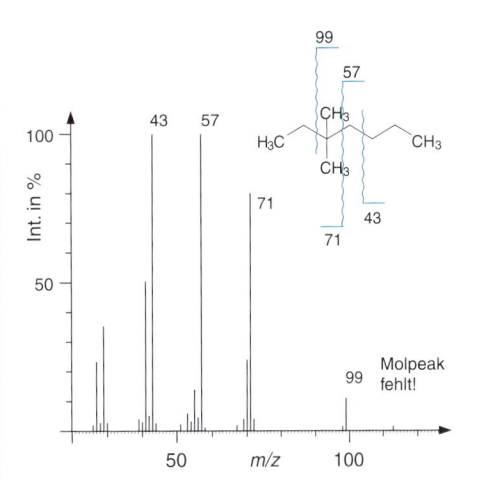

Abb. 13.6: Alkyl-Spaltung: Massenspektrum und Fragmentierung von 3,3-Dimethylheptan

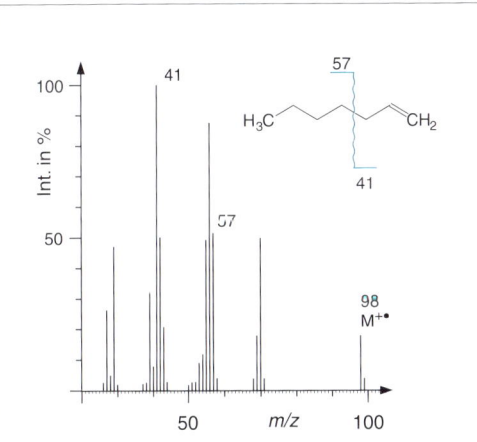

Abb. 13.5: Allyl-Spaltung: Massenspektrum und Fragmentierung von n-Hepten

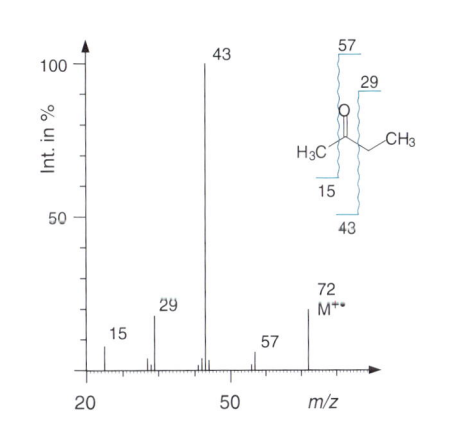

Abb. 13.7: α-Spaltung: Massenspektrum und Fragmentierung von Butan-2-on

---

✓ **Merke**

Die meisten Fragmentierungen lassen sich mit wenigen einfachen Regeln beschreiben:

- Eine Fragmentierung ist immer dann günstig, wenn das entstehende Radikal bzw. Kation stabil ist
- Auch die Abspaltung eines neutralen Moleküls (z.B. Kohlenmonoxid, Ethen) ist günstig
- Besonders bevorzugt sind Spaltungen neben mesomeren Systemen im Molekül (Benzyl- oder Allyl-Spaltung)

- Ebenfalls erleichtert sind Spaltungen neben Heteroatomen (O, N, ...); besonders in α-Stellung (d.h. mit einer Bindung Abstand zum Heteroatom)!
- Gesättigte Kohlenwasserstoffe werden v.a. an Verzweigungen des Gerüstes gespalten
- Durch Umlagerungen (RDA, McLafferty) können auf den ersten Blick überraschende Fragmente entstehen.

Alkylspaltung

Unter den Bedingungen, die im Massenspektrometer herrschen, können auch normale, nicht aktivierte Kohlenstoffbindungen gespalten werden.

Die Stabilität der Fragmente steigt auch hier in dem Maße, wie die Ladung stabilisiert werden kann. Die Stabilität steigt, je höher substituiert das geladene Kohlenstoffatom ist. Die Spaltung wird deshalb bevorzugt an einer Verzweigung der Kohlenstoffkette erfolgen.

$$^{\bullet+}CR_3 > {}^{\bullet+}CHR_2 > {}^{\bullet+}CH_2R$$

α-Spaltung

Auch ein benachbartes Heteroatom kann mit seinen freien Elektronenpaaren ein Radikalkation stabilisieren. Bevorzugt werden Bindungen in α-Stellung zu Heteroatomen gespalten. Mit großer Wahrscheinlichkeit treten solche α-Spaltungen in Carbonyl-Verbindungen, Ethern, sowie in Nachbarschaft zu OH-, SH- oder Aminogruppen auf.

Onium-Reaktion

Ein durch α-Spaltung entstandenes Kation kann auf typische Weise weiter zerfallen. Da diese Kationen Ammonium, Oxonium, Sulfonium usw. heißen, wird diese Weiterreaktion Onium-Reaktion genannt.

Bei der Reaktion wird ein Wasserstoffatom aus einem an das Heteroatom gebundenen Rest dem Heteroatom übertragen und der Rest abgespalten (☞ Abb. 13.8).

Die Schreibweise der Reaktion deutet an, daß normalerweise nicht angegeben werden kann, welches H-Atom übertragen wird (da das abgespaltene Fragment nicht geladen ist, kann es nicht registriert werden).

Decarbonylierung

Radikalkationen, die durch α-Spaltung aus einer Carbonyl-Gruppe entstanden sind, können oft sehr leicht ein Molekül CO abspalten. Im Massenspektrum erscheint dann neben dem Peak des Fragments noch ein zweiter mit um 28 kleinerer Massenzahl.

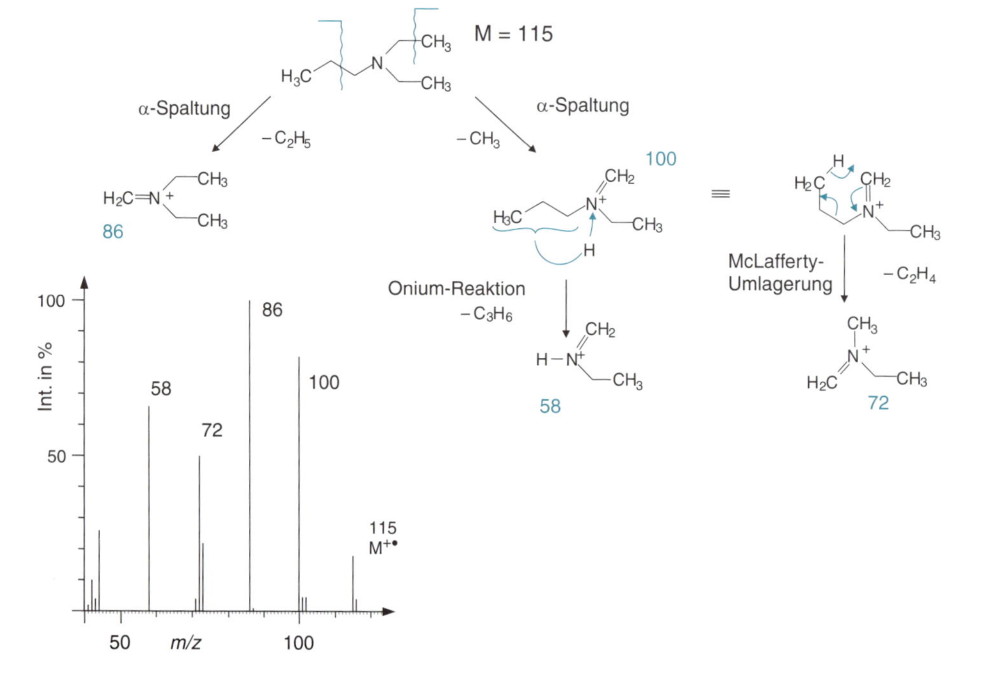

Abb. 13.8: Onium-Reaktion: Massenspektrum und Fragmentierung von Propyl-diethylamin

Retro-Diels-Alder-Reaktion

Die Diels-Alder-Reaktion ist eine Reaktion, bei der aus einem *Dien* und einem *Dienophil* in einem Schritt ein Sechsring gebildet wird (☞ Lehrbücher der organischen Chemie). Im Massenspektrometer kann diese Reaktion rückwärts ablaufen (Retro-).

Alle Sechsringe, die eine Doppelbindung enthalten, können so in das Dien und das Dienophil zerfallen. Der Ring kann, muß aber nicht, Heteroatome enthalten. Er darf auch in ein gößeres Ringsystem mit eingebaut sein.

Die positive Ladung bleibt vorzugsweise am Dien, da hier meist das größere mesomere System vorliegt.

McLafferty-Umlagerung

Bei dieser Umlagerung wird ein H-Atom über einen Sechsring-Übergangszustand auf eine Doppelbindung übertragen. Gleichzeitig wird ein neutrales Molekül Ethylen (oder substituiertes Ethylen) abgespalten. Das abgespaltene Molekül ist im Massenspektrum nicht als Peak zu sehen, sondern nur als Massendifferenz zwischen zwei Peaks (z.B. kann eine Differenz von 28 auf die Abspaltung von Ethylen hindeuten).

Wichtig bei der Formulierung dieser Umlagerung ist, daß sie immer über 6 Atome läuft. Die Doppelbindung ist oft eine Carbonyl-Gruppe (Keton, Aldehyd, Säure, ...), kann aber auch eine C=C- oder sonstige Doppelbindung sein.

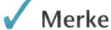 **Merke**

Umlagerungsreaktionen im Massenspektrometer:

- Bei allen Cyclohexen-verwandten Verbindungen (Sechsring mit einer Doppelbindung) ist eine Retro-Diels-Alder Reaktionen möglich
- Eine McLafferty-Umlagerung ist bei allen Verbindungen möglich, bei denen ein Wasserstoffatom über einen Sechsring-Übergangszustand an eine Doppelbindung übertragen werden kann
- Carbonyl-Verbindungen mit einer Ethylgruppe in 2 Bindungen Abstand spalten leicht Ethylen (C_2H_4, $\Delta m = 28$) ab.

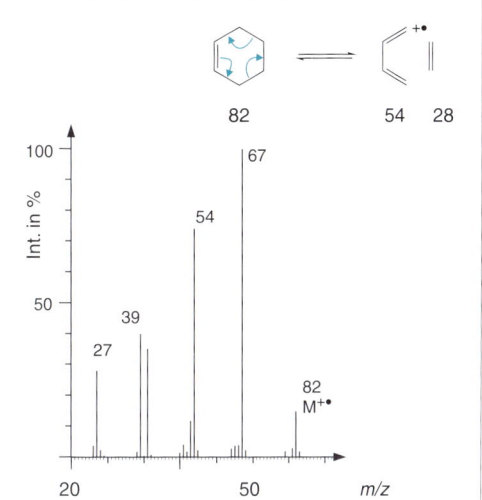

Abb. 13.9: Retro-Diels-Alder-Reaktion und Massenspektrum von Cyclohexen

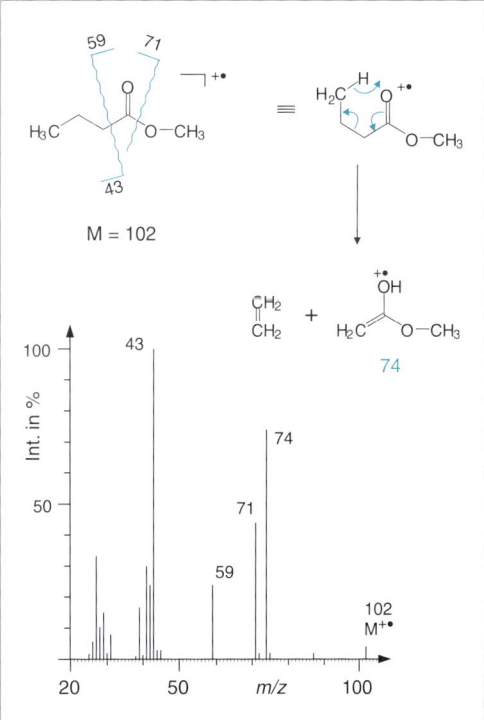

Abb. 13.10: McLafferty-Umlagerung von n-Butansäuremethylester

13.3.3 Fragmentierungen einzelner Verbindungsklassen

Viele Verbindungsklassen organischer Moleküle geben sich im Massenspektrum durch typische Spaltungsmuster zu erkennen. Eine genaue Interpretation eines Massenspektrums ist sehr schwierig und erfordert viel Erfahrung. Allerdings lassen sich schon mit wenigen einfachen Regeln viele Massenspektren verstehen.

Aromaten

Verbindungen, die einen Phenylrest enthalten, zeigen meist die Peaks des C_6H_5-Fragments und des C_4H_3-Fragments *(m/z = 77 bzw. 51)*. Wenn ein Benzylrest vorhanden ist, kommen noch die Signale des Tropyliums und des Cyclopentadienyl dazu *(m/z = 91 bzw. 65)*. Oft ist der Tropylium-Peak der Basispeak eines solchen Spektrums (☞ Abb. 13.11).

Achtung: Wenn der Aromat mehrfach substituiert ist, dann sind auch an den Fragmenten die Substituenten noch vorhanden, so daß der Tropylium-Peak bei einer größeren Massenzahl zu erwarten ist!

Carbonyl-Verbindungen

Aliphatische Aldehyde, Ketone und Carbonsäurederivate zeigen oft eine McLafferty-Umlagerung, sofern sie ein Wasserstoffatom mit 4 Bindungen Abstand zur Carbonyl-Gruppe enthalten (☞ Abb. 13.10). Auch die Abspaltung eines neutralen CO-Moleküls aus dem ersten Fragment ergibt einen weiteren Peak mit einer Differenz von 28 Massenzahlen.

Stickstoffhaltige Moleküle

In vielen organischen Verbindungen kommen nur die Elemente C, O, S, H und Halogene vor. Beim Betrachten der Massenspektren solcher Verbindungen fällt auf, daß alle Molekülpeaks geradzahlige und die meisten Fragmente ungeradzahlige Massenzahlen *m/z* haben.

Daraus läßt sich eine Regel ableiten:

Wenn Moleküle nur die Elemente C, H, O, S, Halogene und N enthalten, dann gilt

- Die Molekülmasse ist **gerade,** wenn sich kein Stickstoff oder eine gerade Zahl (2, 4, 6 usw,.) von Stickstoffatomen im Molekül befindet.

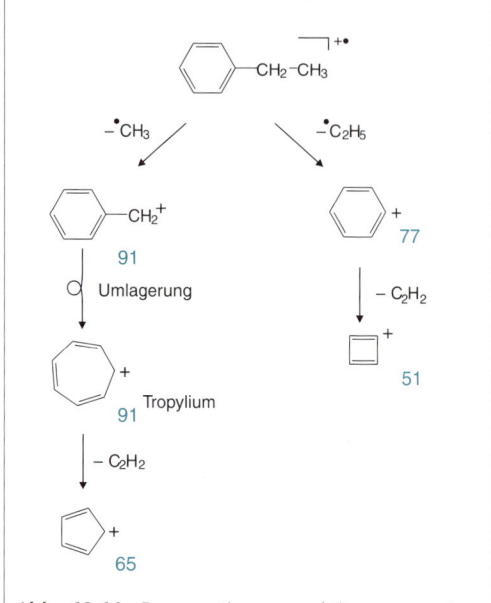

Abb. 13.11: Fragmentierungsreaktionen von Aromaten

- Die Molekülmasse ist **ungerade,** wenn sich genau ein Stickstoff oder eine ungerade Zahl (1, 3, 5 usw.) von N-Atomen im Molekül befindet.
- Bei einem Molekül mit genau einem Stickstoffatom haben die Fragmente, die den Stickstoff noch enthalten, *meist* eine geradzahlige Massenzahl und die anderen eine ungeradzahlige.

Isotopenpeaks

Viele chemische Elemente kommen in der Natur in unterschiedlichen **Isotopen** vor, die sich in der Zusammensetzung ihres Atomkerns unterscheiden. Für die Chemie spielt das keine Rolle, weil die Isotope eines Elements alle dieselben chemischen Eigenschaften haben. Im Massenspektrum geben sich die einzelnen Isotope eines Elements zu erkennen, da sie eine unterschiedliche Atommasse besitzen. Anhand der natürlich vorkommenden Isotope lassen sich die chemischen Elemente in drei Gruppen einteilen:

- Elemente, die aus einem einzigen Isotop bestehen. Alle Atome dieses Elements in der Natur haben dieselbe Masse: Fluor (19 amu), Phosphor (31 amu).
- Elemente, die **fast** nur als einzelnes Isotop vorkommen. Nur ein sehr kleiner Teil der Atome die-

ses Elements unterscheidet sich in der Masse vom Rest.

- Elemente, die in der Natur in mehreren Isotopen mit großer Häufigkeit vorkommen.

Wenn in einem Molekül nur Elemente der ersten beiden Gruppen vorkommen, dann sind im Massenspektrum neben jedem intensiven Peak nur noch sehr kleine Peaks mit um Eins und Zwei größerer Massenzahl zu finden, die von Fragmenten herrühren, die schwerere Isotope einzelner Elemente enthalten (sog. Isotopenpeaks).

Sind Elemente der dritten Gruppe enthalten, dann treten intensive Isotopenpeaks des Molekülpeaks auf. Auch alle Fragmente, welche die entsprechenden Elemente noch enthalten, zeigen dieselben Isotopenpeaks. Die wichtigsten Elemente, die sich so zu erkennen geben, sind Chlor, Brom und Schwefel.

Wasserstoff	^{1}H	99,9985 %
	^{2}H	0,015 %
Kohlenstoff	^{12}C	98,89 %
	^{13}C	1,11 %
Stickstoff	^{14}N	99,64 %
	^{15}N	0,36 %
Sauerstoff	^{16}O	99,76 %
	^{17}O	0,04 %
	^{18}O	0,20 %

Tab. 13.1: Elemente, die in der Natur *fast* isotopenrein sind

Schwefel	^{32}S	95,0 %
	^{33}S	0,76 %
	^{34}S	4,22 %
Chlor	^{35}Cl	75,77 %
	^{37}Cl	24,23 %
Brom	^{79}Br	50,69 %
	^{81}Br	49,31 %

Tab. 13.2: Elemente, die in mehreren Isotopen mit großer Häufigkeit vorkommen

13.4 Auswertung von Massenspektren

Der Ansatz zur Interpretation des Massenspektrums hängt davon ab, ob die Struktur der untersuchten Verbindung bekannt ist oder nicht. Es ist immer einfacher, zu prüfen, ob ein Massenspektrum von einem Molekül mit gegebener Struktur stammen kann. Bei der Strukturaufklärung einer unbekannten Substanz ist es daher günstig, wenn schon eine oder mehrere Hypothesen für die Struktur bestehen. Mit Hilfe des Massenspektrums kann dann geklärt werden, welche der möglichen Strukturen in Frage kommt.

13.4.1 Spektrum einer bekannten Substanz

In der Laborpraxis wird ein Massenspektrum oft zum Nachweis registriert, ob eine synthetisierte Verbindung tatsächlich die gewünschte Struktur besitzt. In diesem Fall kann theoretisch nachvollzogen werden, wie die bekannte Struktur fragmentieren kann. Die im Spektrum registrierten Massenzahlen müssen mit denen der vorhergesagten Fragmenten übereinstimmen.

Läßt sich das Spektrum auf diese Art und Weise nicht reproduzieren, dann hat die Substanz nicht die vorgegebene Struktur.

Molekülpeak

Der Peak im Spektrum mit der größten Masse ist meist der Molekülpeak. Er muß mit der Molekülmasse übereinstimmen. Allerdings ist der Molekülpeak im Spektrum nicht immer sichtbar. V.a. bei der EI-Ionisierung kann das Molekül-Kation so instabil sein, daß es für eine Registrierung zu schnell zerfällt.

Erste Fragmentierung

Oft sind im Massenspektrum intensive Peaks von Fragmenten zu sehen, die durch eine einfache Fragmentierungsreaktion entstehen.

- Befindet sich ein Sauerstoff- oder Stickstoffatom in der Verbindung, so ist fast immer eine α-Spaltung zu sehen
- Wenn eine Benzyl-Gruppe vorhanden ist, dann sollten die Peaks bei $m/z = 91$ (Tropylium) und $m/z = 65$ (Cyclopentadienylium) vorhanden sein
- Das Kohlenstoffgerüst wird vorzugsweise an Verzweigungen gespalten
- Eine McLafferty-Umlagerung ist immer dann möglich, wenn sich das Molekül so zeichnen läßt, daß über einen Sechsring ein Wasserstoffatom an eine Doppelbindung übertragen werden kann

- Ist in der Verbindung ein Cyclohexen-Struktur-element (Sechsring mit einer Doppelbindung), kann evtl. eine Retro-Diels-Alder-Reaktion ablaufen.

13.4.2 Spektrum einer unbekannten Struktur

Auch dem Massenspektrum einer völlig unbekannten Verbindung können Informationen entnommen werden.

Molekülpeak

Der Peak, der dem Molekül-Kation entspricht, ist in den meisten Massenspektren vorhanden und gibt die Molekülmasse an. Fehlt der Molekülpeak, so muß ein weiteres Spektrum mit einer weichen Ionisierungsmethode registriert werden.

Stickstoff-Regel

Wenn der Molekülpeak eine gerade Massenzahl hat, dann bedeutet das, daß in einem Molekül der Verbindung kein Stickstoff oder eine gerade Zahl von Stickstoffatomen enthalten ist (☞ 13.3.3).

Isotopenpeaks von Kohlenstoff ^{13}C

Das Kohlenstoffisotop mit der Masse 13 u ist nur zu 1,1% in der Natur enthalten. Das bedeutet, daß es zu jedem Peak im Spektrum noch einen kleinen weiteren gibt, der um eine Massenzahl größer und nur etwa 1/100 so hoch ist. Wenn es die Genauigkeit des Spektrums erlaubt und der Molekülpeak intensiv genug ist, läßt sich der Isotopenpeak des Molpeaks (M+1-Peak) auswerten.

Im Methan (CH$_4$, M=16), das ein C-Atom enthält, ist mit einer Wahrscheinlichkeit von 1,1% ein ^{13}C enthalten. Im Spektrum erscheint der Molpeak bei $m/z = 16$ und der M+1-Peak bei $m/z = 17$. Der M+1-Peak hat nur 1,1% der Intensität von M. Im Ethan (C$_2$H$_6$) kann jedes der beiden C-Atome ein ^{13}C-Atom sein. Die Wahrscheinlichkeit, daß ein ^{13}C im Molekül ist, ist deshalb 2 · 1,1% = 2,2%. Hier ist deshalb der M+1-Peak doppelt so hoch wie der bei Methan.

Daraus läßt sich die Regel ableiten, daß die Intensität des M+1-Peaks im Verhältnis zum M-Peak gleich 1,1% mal die Zahl der C-Atome im Molekül

ist. Rückwärts läßt sich die Zahl der Kohlenstoffatome $n(C)$ des Moleküls aus dem Verhältnis der Intensitäten $I(M)$ und $I(M+1)$ berechnen:

$$n\,(C) = \frac{I\,(M+1)}{I\,(M) \cdot 0{,}011}$$

Isotopenpeaks von Chlor

Wenn in einem Molekül ein Cl-Atom enthalten ist, dann befindet sich in ca. 75% der Moleküle ein Cl-Atom mit der Masse 35 u und in den restlichen 25% ein Cl-Atom mit der Masse 37 u. Im Massenspektrum treten deshalb immer Doppelpeaks im Verhältnis 3:1 auf, was der Häufigkeit der Isotope entspricht.

Am deutlichsten ist dies beim Molekülpeak zu sehen. Dieselbe Aufspaltung erfolgt aber auch bei allen Fragmenten, die das Chlor enthalten.

Wenn sich mehrere Cl-Atome im Molekül befinden, zeigen die Peaks andere typische Isotopenmuster (☞ Abb. 13.12).

Isotopenpeaks von Brom

Wie beim Chlor gibt es auch beim Brom 2 häufige Isotope, die sich um 2 Massenzahlen unterscheiden. Die Häufigkeit der Isotope unterscheidet sich von der des Chlors, weshalb die Isotopenmuster auch etwas anders aussehen (☞ Abb. 13.12).

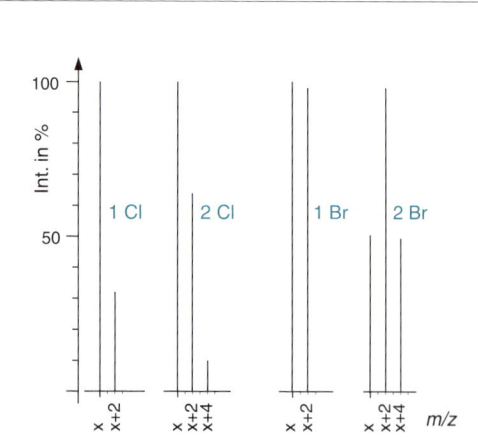

Abb. 13.12: Isotopenmuster von Molekülpeak und Fragmente, wenn sich Cl-Atome oder Br-Atome im Molekül befinden

Serien

Unter einer Serie versteht man mehrere Peaks, die denselben Abstand zueinander haben. Eine häufig beobachtete Serie ist eine Folge von Peaks mit dem Abstand von jeweils 14 Massenzahlen. Diese Serie tritt bei unverzweigten Alkanen auf und entspricht der schrittweisen Abspaltung von CH_2-Gruppen.

Schlüsselbruchstück

Es gibt Molekülfragmente, die so stabil sind, daß sie fast immer erscheinen, wenn im Molekül eine bestimmte Gruppe oder ein Strukturelement enthalten ist. Aus den Peaks dieser Fragmente kann direkt auf Gruppen des Moleküls geschlossen werden (☞ Tab. 13.3).

m/z	Fragment	Strukturelement, Reaktion (andere Fragmente des Strukturelements)
29	$C_2H_5^+$	Fragment aus Alkanen (Ethyl)
30	$H_3C\text{-}NH^+$	Onium-Reaktion sekundärer Amine
31	$H_3C\text{-}O^+$	Onium-Reaktion von Methyl-Ethern oder Methyl-Estern
34 36	$H_2S^{+\bullet}$	aus S-H-haltigen Verbindungen (☞ Schwefel Isotopenpeak bei $m/z + 2$)
43	$C_3H_7^+$	Propyl-Gruppen
43	$H_3C\text{-}CO^+$	Methyl-Ketone
44	$H_2C\text{=}CHOH^{+\bullet}$	aus Aldehyden
44	$H_3CNH\text{-}CH_2^+$	aus tert. Aminen
51	$C_4H_3^+$	Dehydro-Cyclobutadien aus Aromaten (☞ 77)
57	$C_4H_9^+$	Fragment aus Alkanen (Butyl)
58	$H_5C_2NH\text{-}CH_2^+$	aus tert. Aminen
61	$H_5C_2S^+$	aliphatische Thiole (☞ Isotopenpeak $m/z + 2$)
65	$C_5H_5^+$	Cyclopentadienyl aus Benzylgruppen (☞ 91)
71	$C_5H_{11}^+$	Fragment aus Alkanen (Pentyl)
76	$C_6H_4^{+\bullet}$	aus disubstituierten Aromaten
77	$C_6H_5^+$	aus Phenylderivaten (☞ 51)
79	Br^+	Brom-haltige Verbindungen (☞ Brom Isotopenpeak bei $m/z + 2$)
80	$C_5H_6N^+$	aus N-Alkyl-Pyrrol- oder Piperidin-Derivaten
81	Br^+	Brom-haltige Verbindungen (☞ Brom Isotopenpeak bei $m/z - 2$)
85	$C_6H_{13}^+$	Fragment aus Alkanen (Hexyl)
91	$C_7H_7^+$	Tropylium-Ion aus Benzyl-Gruppe (☞ 65)
93	$C_4H_8Cl^+$	aus Chloralkanen (☞ Isotopenpeak $m/z + 2$)
93	H_2CBr^+	Bromalkane (☞ Isotopenpeak $m/z + 2$)
94	$C_6H_5OH^{+\bullet}$	aus Phenylethern
95	H_2CBr^+	Bromalkane (☞ Isotopenpeak $m/z - 2$)
98	$C_6H_{12}N^+$	aus Piperidin-Derivaten
105	$C_7H_6\text{-}CH_3^+$	Methyl-Tropylium aus disubstituierten Aromaten
105	$C_6H_5\text{-}CO^+$	aus Benzoesäure-Derivaten (☞ 77)
122	$C_6H_5\text{-}COOH^{+\bullet}$	aus Benzoesäureestern

Tab. 13.3: Wichtige Schlüsselbruchstücke, die im Massenspektrum als Peaks auftreten können

Da im Massenspektrum nur die geladenen Bruchstücke der Moleküle registriert werden, treten alle ungeladenen Fragmente nicht als Peak in Erscheinung. Im Spektrum sind sie aber trotzdem zu erkennen, und zwar als Differenz zwischen zwei Peaks. Deshalb können diese Differenzen typische Werte annehmen, die dann auf abgespaltene neutrale Fragmente hinweisen (☞ Tab. 13.4).

Übergangssignale

Normalerweise sollen die Moleküle im Massenspektrometer bei der Ionisierung zerfallen, so daß die Fragmente getrennt und registriert werden können. Es ist aber auch möglich, daß ein Molekül erst während oder nach der Beschleunigung zerfällt.

Da das Fragment dann beim Beschleunigen im elektrischen Feld eine andere Masse besitzt als im Analysator, erscheinen die Signale solcher Fragmente bei zu kleinen Massenzahlen. Diese sog. Übergangssignale sind im Spektrum als wenig intensive Signale zu erkennen, die sich über mehrere Massenzahlen verteilen.

Die Masse m(überg), bei der ein Übergangssignal erscheint, kann berechnet werden, wenn die Masse des vollständigen Fragments m(voll) und die Masse des zerfallenen Fragments m(zerf) bekannt sind:

$$m\,(\ddot{u}berg) \;=\; \frac{m^2\,(zerf)}{m\,(voll)}$$

13.5 Beispiele

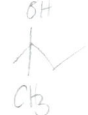

Beispiel 1: 2-Methyl-2-butanol

$C_5H_{11}OH$, M = 88 u

Im Beispielspektrum 1 (Abb. 13.13) ist das EI-Massenspektrum von 2-Methyl-2-butanol dargestellt. Der Basispeak entspricht einer Spaltung am tertiären Kohlenstoffatom und gleichzeitig in α-Stellung zum Sauerstoff. Zusätzlich treten Peaks mit einer Massendifferenz von 18 auf, die jeweils einer Abspaltung von H_2O aus dem Fragment entsprechen.

Δ m/z	abgespaltenes Fragment	Strukturelement, Reaktion (andere Fragmente des Strukturelements)
14	- CH_2	Serie von Alkanen
15	- CH_3	Alkane
16	- NH_2	Amine
16	- O	Alkohole
17	- OH	Alkohole, Säuren
18	- H_2O	Wasserabspaltung aus Säuren oder Alkoholen
26	- C_2H_2	z.B. aus Aromaten (☞ 91, 77, 65, 55)
27	- HCN	Blausäure-Abspaltung aus Aminen oder N-Heterocyclen
28	- C_2H_4	Ethylen-Abspaltung z.B. durch - McLafferty Umlagerung aus Alkylestern - Onium-Reaktion nach einer α-Spaltung
28	- CO	Decarbonylierung nach α-Spaltung an einer Carbonyl-Gruppe
31	- H_3CO	aus Methylethern, Methylestern, prim. Alkoholen
34	- SH_2	aus Thiolen (☞ Isotopenpeaks)
44	- CO_2	Decarboxylierung von Carbonsäuren
44	- $C(O)NH_2$	aus Säureamiden
77	- C_6H_5	Abspaltung einer Phenyl-Gruppe
91	- C_7H_7	Abspaltung einer Benzyl-Gruppe

Tab. 13.4: Wichtige neutrale Bruchstücke, die im Massenspektrum als Differenz zwischen den Peaks in Erscheinung treten.

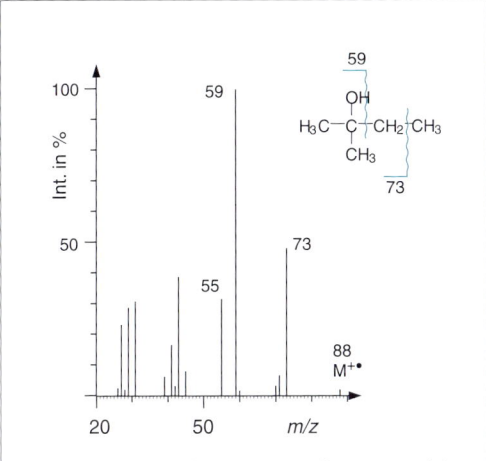

Abb. 13.13: Beispiel 1: Massenspektrum von 2-Methyl-2-Butanol (Ionisierung: EI)

Beispiel 2: p-Chlorbenzophenon

$C_{13}H_{11}OCl$, M = 216,5 u

Beispiel 2 (☞ Abb. 13.14) ist ein chlorhaltiges Molekül. Seine Molekülmasse ist nicht ganzzahlig, da in der Natur zwei verschiedene Chlor-Isotope vorkommen, die sich in ihrer Atommasse um 2 u unterscheiden. Im Massenspektrum erscheint deshalb der Molekülpeak nicht bei 216,5, sondern es gibt zwei Molekülpeaks bei m/z = 216 und 218, deren Intensitätsverhältnis der Häufigkeit der beiden Isotope entspricht (ca. 3 : 1).

Die Spaltung des Moleküls tritt bevorzugt in α-Stellung zum Sauerstoff ein, was gleichzeitig auch als Benzylspaltung aufgefaßt werden kann. Aus den zwei möglichen Spaltstellen ergeben sich die 4 intensivsten Peaks im Spektrum. Die Fragmente, die noch das Cl-Atom enthalten, sind an den m/z + 2 - Isotopenpeaks zu erkennen, die jeweils 32% der Intensität besitzen.

Beispiel 3: Diphenhydramin-Hydrochlorid

$C_{17}H_{21}NO \cdot HCl$, M = 291,5 u

Im Massenspektrum von Diphenhydramin-Hydrochlorid (☞ Abb. 13.15) ist der Molekülpeak nicht bei m/z = 291,5, da Hydrochloride ionische Verbindungen sind und im Massenspektrometer gespalten werden. Deshalb ist das größte registrierte Fragment die quartäre Ammoniumverbindung ohne Chlorid, und es treten im Spektrum auch keine Chlor-Isotopenpeaks auf. Im Spektrum sind die Bereiche großer Massenzahlen 10-fach bzw. 100-fach verstärkt dargestellt.

Der Basispeak mit m/z = 58 entspricht einer α-Spaltung am Stickstoff oder Sauerstoff. Die Fragmente mit m/z = 183 und 73 resultieren aus der Spaltung direkt am Sauerstoff. Das Fragment mit m/z = 45 kann durch eine Onium-Reaktion aus dem tert. Aminfragment (73) entstehen. Das Fragment m/z = 167 entsteht durch die sehr begünstigte Benzylspaltung in Nachbarschaft zu zwei Aromaten.

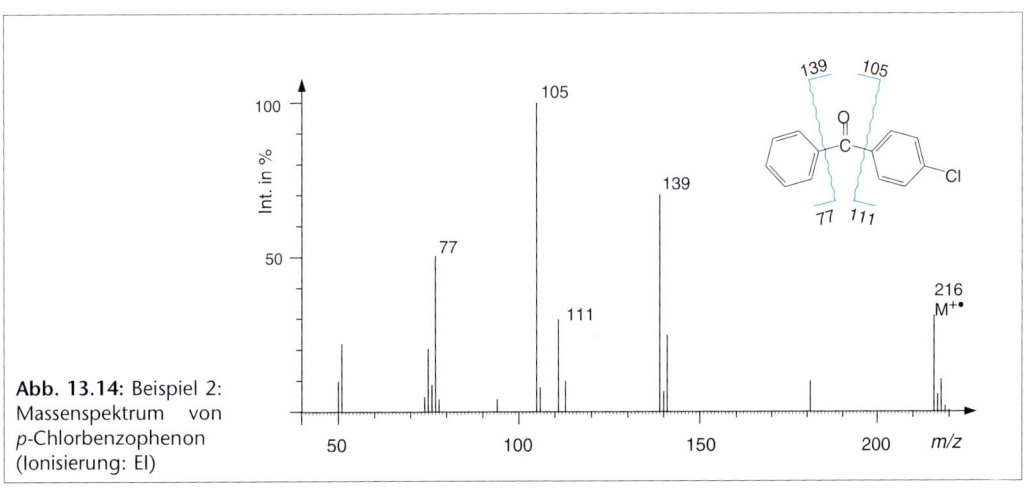

Abb. 13.14: Beispiel 2: Massenspektrum von p-Chlorbenzophenon (Ionisierung: EI)

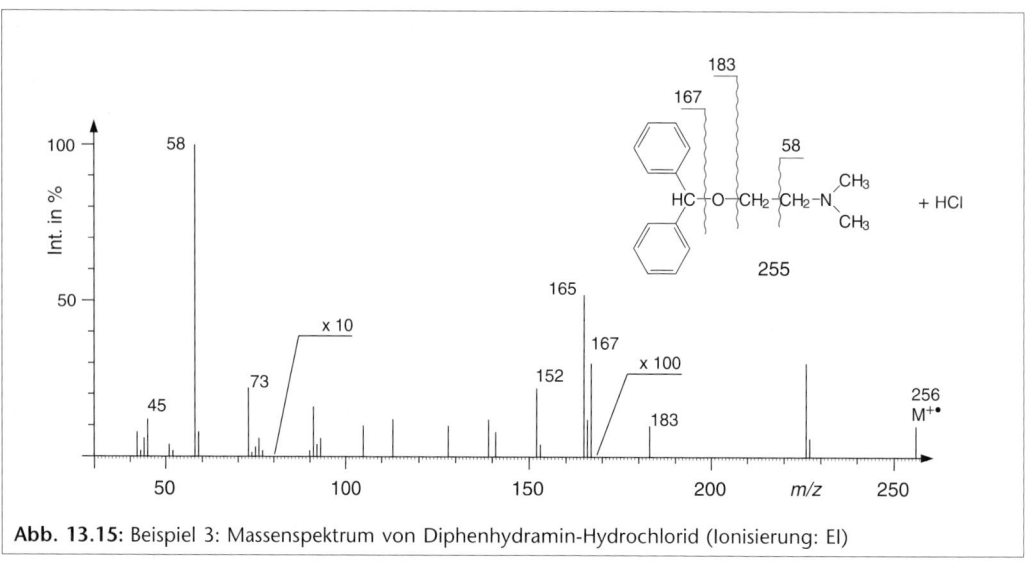

Abb. 13.15: Beispiel 3: Massenspektrum von Diphenhydramin-Hydrochlorid (Ionisierung: EI)

13.6 Massenspektrometrie in der pharmazeutischen Analytik

Die Massenspektrometrie ist eine sehr genaue Methode zur Identifizierung von Substanzen. Verunreinigungen stören oftmals nicht, da schon durch die Anwesenheit des Molekülpeaks eine relativ sicherer Nachweis möglich ist.

Auch zur Strukturaufklärung unbekannter Verbindungen (z.B. pharmazeutisch interessanter Naturstoffe) ist die Massenspektrometrie heute unverzichtbar. Der Substanzbedarf für eine Analyse ist extrem klein (1 mg bis 1/1000 mg).

13.6.1 Strukturaufklärung

Ein Massenspektrum kann zur Überprüfung der Struktur einer Verbindung oder zur Strukturermittlung einer vollkommen unbekannten Substanz verwendet werden (☞ 13.4).

Zu Beginn einer Strukturaufklärung (wenn noch überhaupt nichts über die zu bestimmende Verbindung bekannt ist) liefert das Massenspektrum erste Hinweise (☞ 13.4.2).

- Molekülpeak: Molekülmasse
- M+1-Peak: Zahl der Kohlenstoffatome
- Isotopenpeaks: Art und Zahl von Heteroatomen
- Stickstoff-Regel: Zahl der Stickstoffatome im Molekül

Wenn die Strukturaufklärung mit anderen Methoden (NMR-, IR-, UV/VIS-Spektroskopie, Elementaranalyse, usw.) soweit fortgeschritten ist, daß nur noch wenige mögliche Strukturen zur Auswahl stehen, kann mit Hilfe des Massenspektrums entschieden werden, welche die korrekte ist.

Dazu müssen alle in Frage kommenden Strukturen in der Theorie fragmentiert werden. Im Massenspektrum der Probe sollten alle wichtigen Fragmente der richtigen Struktur sichtbar sein.

Die Interpretation des Massenspektrums kann deshalb den Beginn sowie den Abschluß der Strukturaufklärung einer unbekannten Verbindung in der pharmazeutischen Analytik markieren.

13.6.2 GC-MS-Kombination

Eine besondere Bedeutung hat in neuerer Zeit die Kopplung von Gaschromatographie und Massenspektrometrie erlangt. Dabei wird ein Massenspektrometer als Detektor hinter den Gaschromatographen geschaltet. Die Substanz- und Trägergasmengen, mit denen heutige Kapillarsäulen arbeiten, sind so gering, daß das Ende der Chromatographiesäule direkt in das Massenspektrometer münden kann.

Mit diesem Detektor kann von jedem Peak des Chromatogrammes ein Massenspektrum registriert und somit jede getrennte Substanz identifiziert werden. Die GC-MS verbindet deshalb die hohe Trennleistung der Gaschromatographie mit dem großen Informationsgehalt des Massenspektrums.

Bei einfachen GC-MS-Geräten erfolgt die Detektion mit einem Quadrupol-Massenfilter. Dieser kann z.B. auf die Molekülmasse einer gesuchten Verbindung eingestellt werden, so daß er nur dann ein Signal registriert, wenn diese Verbindung die Säule verläßt.

13.6.3 Quantitative Massenspektrometrie

Da die Massenspektrometrie sehr kleine Substanzmengen außerordentlich genau bestimmen kann, eignet sie sich auch zur quantitativen Analytik (meist Spurenanalytik). Problematisch ist lediglich die nicht reproduzierbare Probenzuführung im Massenspektrometer, so daß zur quantitativen Massenspektrometrie ein interner Standard verwendet werden muß. Dazu werden am besten isotopenmarkierte Moleküle der zu bestimmenden Verbindung benutzt.

Dies kann am Beispiel der Bestimmung von Spuren von Benzol in einer Trinkwasserprobe veranschaulicht werden:

Als erstes wird der Probe eine genau abgewogene Menge von deuteriertem Benzol (alle sechs Wasserstoffatome durch Deuterium ersetzt) zugesetzt (z.B. 0,01 mg). Die nachfolgende Isolierung des Benzols aus der Probe muß nicht sorgfältig durchgeführt werden, da das deuterierte Benzol praktisch die identischen chemischen Eigenschaften hat wie das undeuterierte. Es wird deshalb bei der Aufarbeitung anteilmäßig immer gleich viel Benzol und Standard gewonnen. Wenn von der aufgearbeiteten Probe ein Massenspektrum registriert wird, enthält dieses neben dem Benzol-Molekülpeak (bei $m/z = 78$) noch den des isotopenmarkierten Benzols (bei $m/z = 84$).

Die Intensität des Peaks bei 84 u entspricht dann genau 0,01 mg in der ursprünglichen Probe, so daß durch Vergleich der Intensitäten der Molpeaks der Gehalt an Benzol leicht berechnet werden kann.

Eine weitere Vereinfachung der Methode ergibt sich, wenn die Bestimmung mit einer GC-MS-Kopplung durchgeführt wird. Weil dann die Trennung in der GC-Säule stattfindet, kann auf eine Isolierung des Benzols verzichtet werden kann. Die isotopenmarkierten Verbindungen haben praktisch identische Retentionszeiten, so daß das Massenspektrum des Benzolpeaks des Chromatogrammes Analyse und Standard enthält.

Die Vorgehensweise mit isotopenmarkierten Standards und GC-MS-Kopplung erlaubt Routineanalysen, bei denen innerhalb weniger als einer Stunde Probenkonzentrationen im Femtogramm-Bereich (10^{-15} g = 0,000 000 000 000 001 g) quantitativ mit einer Genauigkeit von 1 % erfaßt werden können.

13.7 Übungen

1) Welche Kraft erfahren geladene Teilchen im elektrischen und im magnetischen Feld?

2) Wovon hängt der Ablenkradius eines Fragments im Analysator des Massenspektrometers ab?

3) Warum werden in der Massenspektrometrie zunehmend die sog. weichen Ionisierungsmethoden eingesetzt?

4) Welche bevorzugte Fragmentierung ist bei der in Abb. 13.16 dargestellten Verbindung zu erwarten?

5) Bei welchen Massenzahlen m/z sind theoretisch im Massenspektrum von p-Bromalkylbenzol Signale zu erwarten und wie sind die relativen Intensitäten?

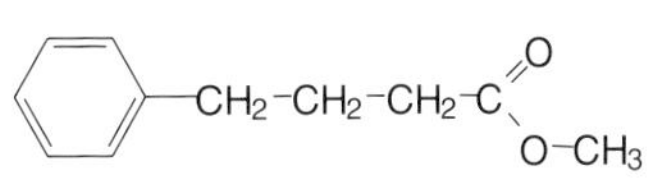

Abb. 13.16: Struktur der Verbindung für Übungsaufgabe 4.

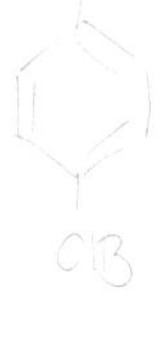

14 Grundlagen der Chromatographie

14.1 Einführung

Die Auftrennung von Stoffgemischen und die Quantifizierung der einzelnen Stoffe ist häufig Voraussetzung für die Charakterisierung, Identifizierung und Qualitätskontrolle von Arzneistoffen. Als chromatographische Methoden werden Verfahren bezeichnet, bei denen eine stationäre und eine mobile Phase zur Auftrennung von Substanzen verwendet werden.

14.1.1 Mobile Phase - stationäre Phase

Die mobile Phase dient zum Transport der Probenkomponenten entlang der stationären Phase. Dabei erfolgt ein ständiger Übergang der Probenkomponenten von der mobilen zur stationären Phase und umgekehrt. Voraussetzung dafür ist, daß beide Phasen nicht miteinander mischbar sind.

Je größer die Wechselwirkung einer Substanz mit der stationären Phase ist, desto langsamer erfolgt der Transport der Verbindung. Da sich die verschiedenen Probenbestandteile häufig in ihren physikalisch-chemischen Eigenschaften (Polarität, Ladung) unterscheiden, besitzen sie in der Regel unterschiedliche Affinitäten zur stationären Phase und werden verschieden schnell an ihr entlang transportiert (☞ Abb. 14.1).

Stationäre und mobile Phase können bei den verschiedenen chromatographischen Verfahren in unterschiedlichen Aggregatzuständen vorliegen:

mobile Phase	stat. Phase	Verfahren
gasförmig	fest	Gaschromatographie
gasförmig	flüssig	Gaschromatographie
flüssig	fest	Säulenchromatographie Dünnschichtchromatographie
flüssig	flüssig	Papierchromatographie

Feste stationäre Phasen werden auch als **Sorbentien**, flüssige als **Trennflüssigkeiten** bezeichnet. Für eine flüssige mobile Phase wird häufig auch der Begriff **Eluent** oder **Elutionsmittel** verwendet.

14.1.2 Chromatographische Verfahren

Chromatographische Verfahren lassen sich je nach Ausführungstechnik einteilen:

- **Säulenchromatographie (SC).** Die stationäre Phase wird in eine Glas-, Kunststoff- oder Metallsäule gepackt und von der flüssigen mobilen Phase durchströmt.

- **Gaschromatographie (GC).** Hierbei handelt es sich strenggenommen ebenfalls um ein säulenchromatographisches Verfahren. Es wird eine gasförmige mobile Phase verwendet. Dies erfordert jedoch andere apparative Voraussetzungen als bei der konventionellen Säulenchromatographie mit flüssigen mobilen Phasen, so daß die Gaschromatographie als eigenständiges Verfahren behandelt wird.

- **Dünnschicht- und Papierchromatographie.** Bei der Dünnschichtchromatographie (DC) besteht die stationäre Phase aus einer dünnen Schicht, die auf einen Träger (z.B. Glasplatte oder Aluminiumfolie) aufgebracht ist. Bei der Papierchromatographie (PC) werden dünne Papierschichten als stationäre Phase verwendet. Es wird im Gegensatz zur Dünnschichtchromatographie kein gesonderter Träger benötigt.

14.1.3 Trennmechanismen

Wie bereits oben erwähnt, beruht die chromatographische Trennung auf dem unterschiedlichen Verhalten der einzelnen Probekomponenten bei Übergängen zwischen mobiler und stationärer Phase.

Verteilungsvorgänge

Bei flüssiger mobiler und flüssiger stationärer Phase erfolgt die Trennung aufgrund der unterschiedlichen Löslichkeit der Probenkomponenten in mobiler und stationärer Phase. Zwischen mobiler und stationärer Phase stellt sich ein Verteilungsgleichgewicht ein (Verteilungschromatographie). Somit ist die Geschwindigkeit, mit der eine Substanz entlang einer Trennstrecke transportiert wird, vom Verteilungsverhalten der Substanz zwischen der stationären und der mobilen Phase abhängig. Je stärker das Verteilungsgleichgewicht auf seiten der stationären Phase liegt, desto langsamer wird die Substanz durch das Säulenbett transportiert (☞ Abb. 14.2).

Ein typischer Vertreter der Verteilungschromatographie ist die Papierchromatographie. Hier kommt es zu Verteilungsvorgängen zwischen der flüssigen mobilen Phase und dem Wasserfilm auf der Celluloseoberfläche.

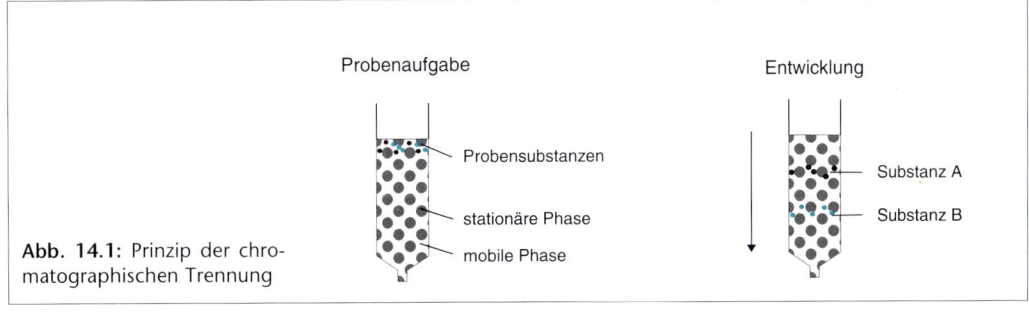

Abb. 14.1: Prinzip der chromatographischen Trennung

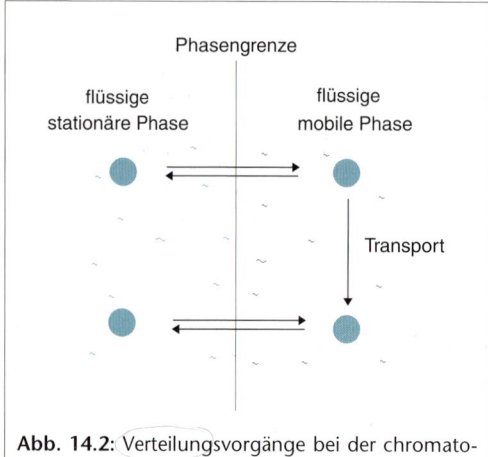

Abb. 14.2: Verteilungsvorgänge bei der chromatographischen Trennung

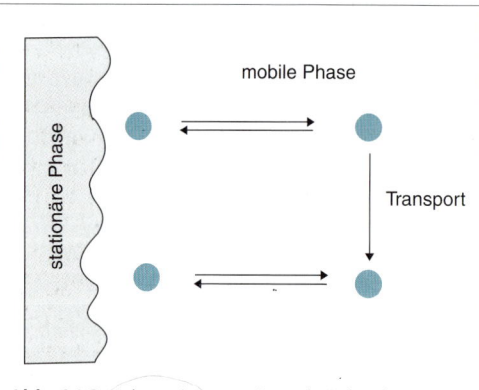

Abb. 14.3: Adsorptionsvorgänge bei der chromatographischen Trennung

Adsorptionsvorgänge

Unter Adsorption versteht man die (meist reversible) Bindung eines Stoffes an die Oberfläche eines anderen Stoffes. Dabei kommt es zum einen zu Wechselwirkungen von polaren Oberflächenstrukturen der stationären Phase mit den polaren Gruppen einer Verbindung, zum andern können Wechselwirkungen von lipophilen Oberflächenstrukturen der stationären Phase mit lipophilen Gruppen eines Stoffes vorliegen. Das Bindungsvermögen einer stationären Phase wird als **Aktivität** bezeichnet. Beruht die chromatographische Trennung v.a. auf Adsorptionsvorgängen, so hängt die Geschwindigkeit, mit der eine Substanz entlang der Säule transportiert wird, vorwiegend von zwei Faktoren ab: Der Affinität der Substanz zur stationären Phase

und der Fähigkeit des Fließmittels, eine Substanz von den Bindungsstellen der stationären Phase zu verdrängen (☞ Abb. 14.3).

Adsorptionsvorgänge spielen bei dünnschichtchromatographischen Trennungen mit Kieselgel- oder Aluminiumoxidplatten eine wichtige Rolle.

Ionische Wechselwirkungen

Substanzen mit ionischem Charakter interagieren mit geladenen Oberflächenstrukturen der stationären Phase (Ionenaustauschchromatographie). Dabei binden positiv geladene Moleküle an negativ geladene Strukturen an der Oberfläche der stationären Phase und umgekehrt. Ionenaustauschvorgänge werden z.B. zur Trennung von Kationen oder Anionen an Kationen- bzw. Anionenaustauschern genutzt.

Ausschlußvorgänge

Aufgrund der Molekülgröße können Komponenten eines Gemisches von einem Teil der stationären Phase ausgeschlossen werden.

Die Ausschlußchromatographie wird häufig zur Trennung von Peptiden oder Proteinen unterschiedlicher Molekülgröße benutzt. Als stationäre Phase dienen Gele mit definierter Porengröße, bei denen Moleküle ab einer bestimmten Größe vom Porenvolumen ausgeschlossen werden.

14.1.4 Praktische Durchführung

Ausgehend von der *praktischen* Durchführung lassen sich chromatographische Systeme einteilen in:

- Säulenchromatographische Methoden (z.B. Gaschromatographie, Hochdruckflüssigkeitschromatographie [HPLC])
- Methoden, bei denen die stationäre Phase als dünne Schicht vorliegt (z.B. Dünnschichtchromatographie).

Abb. 14.4 zeigt den typischen Geräteaufbau eines säulenchromatographischen Verfahrens. Die Probe wird nach der Probenaufgabe durch die mobile Phase vom Injektor zur Säule transportiert. Je größer die Affinität einer Probensubstanz zur stationären Phase ist, desto langsamer wandert die Verbindung durch das Säulenbett. Der Zeitpunkt des Austritts der Substanz aus dem Säulenbett wird durch den

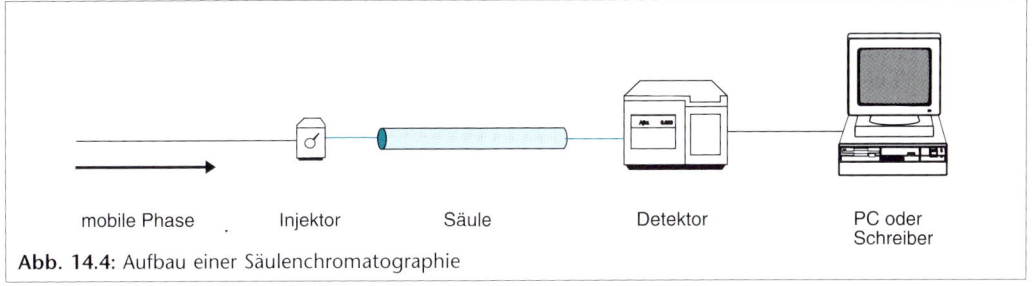

mobile Phase   Injektor   Säule   Detektor   PC oder Schreiber

Abb. 14.4: Aufbau einer Säulenchromatographie

Detektor registriert, der sein Signal an einen Schreiber weitergibt. Mit dem Schreiber wird somit das Detektorsignal in Abhängigkeit von der Zeit registriert, die seit der Injektion der Substanz vergangen ist. Das so erhaltene Ergebnis einer chromatographischen Trennung wird als **Chromatogramm** bezeichnet. Substanzen, die vom Detektor registriert werden, bewirken einen Ausschlag des Schreibers. Aufgrund des kontinuierlichen Flusses der mobilen Phase hält sich eine Substanz nur kurz im Detektor auf und erscheint somit als Peak im Chromatogramm (☞ Abb. 14.5).

Bei einer säulenchromatographischen Methode müssen alle Substanzen dieselbe Wegstrecke zwischen Injektor und Detektor zurücklegen. Dabei wird die Zeit erfaßt, die eine Substanz benötigt, um diese Wegstrecke zurückzulegen. Das Ergebnis dieses Registrierungsprinzips wird als **äußeres Chromatogramm** bezeichnet.

Ein **Inneres Chromatogramm** erhält man dagegen bei der Dünnschicht- und Papierchromatographie. Bei diesen chromatographischen Methoden wird die Strecke erfaßt, welche die Substanzen nach einer *bestimmten* Zeit zurückgelegt haben. Die Substanzen befinden sich nach erfolgter Trennung zwischen der Auftragestelle und der Fließmittelfront.

14.2 Das chromatographische System

Ein chromatographisches System besteht, wie gesagt, aus einer mobilen Phase und einer stationären Phase. Die Geschwindigkeit, mit der eine Substanz entlang der Säule transportiert wird, hängt von der Aufenthaltsdauer der Verbindung in der mobilen und der stationären Phase ab. Die Aufenthaltsdauer in den beiden Phasen hängt wiederum von den chemisch-physikalischen Eigenschaften der Probe und der stationären bzw. mobilen Phase ab. In der Praxis bedeutet dies, daß das Fließmittel auf die Eigenschaften der zu trennenden Komponenten und auf die stationäre Phase abgestimmt werden muß.

Beispiel: Um bei der Adsorptionschromatographie eine polare Substanz an einer stationären Phase mit polarer Oberfläche eluieren zu können, muß die mobile Phase in der Lage sein, um die Bindungsstellen an der stationären Phase zu konkurrieren. Das bedeutet, daß die Polarität der mobilen Phase in einem bestimmten Bereich liegen muß. Ist die Polarität der mobilen Phase zu gering, wird die Substanz nicht eluiert. Andererseits wird die Substanz mit der Fließmittelfront eluiert, wenn eine mobile Phase mit zu hoher Polarität verwendet wird.

14.2.1 Die chromatographische Trennung

Die chromatographische Trennung beruht auf einem ständigen Übergang der Substanzen zwischen mobiler und stationärer Phase. Dieser Phasenübergang dient der Einstellung des Gleichgewichts zwischen der Substanzkonzentration in mobiler und stationärer Phase. Diese Gleichgewichtseinstellung wird aber durch die Wanderung des Fließmittels immer wieder gestört. Die Trennstrecke in einer

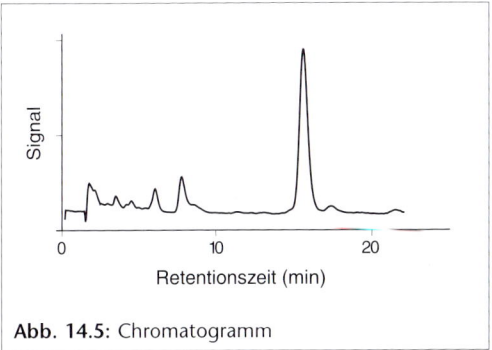

Abb. 14.5: Chromatogramm

Chromatographiesäule läßt sich daher in zahlreiche kleine Transportetappen bzw. **theoretische Trennstufen** unterteilen, wobei nach jeder Etappe eine Gleichgewichtseinstellung zwischen mobiler und stationärer Phase erfolgt.

Trennleistung

Den Trennvorgang an einer Säule kann man sich als Aufeinanderfolge zahlreicher Übergänge zwischen mobiler und stationärer Phase (z.B. Verteilungs- oder Adsorptionsvorgänge) vorstellen, wobei die Trennleistung einer Säule oder DC-Platte von der Anzahl dieser theoretischen Trennstufen abhängt.

Dies läßt sich anhand eines einfachen Ausschüttelvorgangs erläutern: Eine wäßrige Lösung enthält zwei Stoffe A und B. Stoff B soll mit einem organischen Lösungsmittel aus der wäßrigen Lösung ausgeschüttelt werden. Stoff A löst sich im organischen Lösungsmittel praktisch überhaupt nicht, Stoff B verteilt sich zwischen organischer und wäßriger Phase im Verhältnis 9:1. Wird mit gleichen Volumina von wäßriger und organischer Phase einmal ausgeschüttelt, so befinden sich 90 % von Stoff B in der organischen Phase. Wird der Ausschüttelvorgang mit frischem Lösungsmittel wiederholt, so sind insgesamt 99 % von Stoff B in der organischen Phase, nach 3 Ausschüttelvorgängen sind es 99,9 %. Der Grad der Auftrennung der beiden Substanzen ist also umso besser, je mehr Verteilungsvorgänge stattfinden. Überträgt man dieses Prinzip auf die Chromatographie, so läßt sich verallgemeinern:

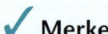 **Merke**

Die Trennleistung einer Säule ist umso größer, desto mehr theoretische Trennstufen eine Säule besitzt.

Die Trennstufenzahl bzw. die Trennleistung einer Säule wird wesentlich von der Säulenlänge, der Partikelgröße, der Packungsdichte und den Oberflächeneigenschaften der stationären Phase beeinflußt. Je länger die Säule, je kleiner und gleichmäßiger die Partikelgröße der stationären Phase ist, desto höher ist die Trennleistung.

Verteilungsverhalten

Neben der Anzahl der theoretischen Trennstufen ist das Verteilungsverhalten der Substanzen zwischen mobiler und stationärer Phase wichtig. Zwei Substanzen, die ein ähnliches Verteilungsverhalten besitzen, sind schwieriger zu trennen als Substanzen, die sich in dieser Hinsicht stark unterscheiden. Das Verteilungsverhalten einer Substanz läßt sich durch den Verteilungskoeffizienten k (Arzneibuchtext: Gleichgewichts-Verteilungskoeffizient K) charakterisieren, welcher dem Verhältnis der Substanzkonzentration in der stationären Phase c_s und in der mobilen Phase c_m entspricht.

$$k = \frac{c_s}{c_m}$$

Gehen in die Berechnungen auch die Volumina (V_s, V_m) der beiden Phasen ein, so wird die Größe als Verteilungszahl oder als Mengenverhältnis k' (Arzneibuch: Massenverteilungsverhältnis D_m) bezeichnet.

$$k' = \frac{c_s \cdot V_s}{c_m \cdot V_m}$$

Der Verteilungskoeffizient bzw. die Verteilungszahl sind stoffspezifische Größen, die jedoch nur in einem bestimmten Konzentrationsbereich einer Substanz eine Konstante darstellen (s.u.). Gleiches gilt für chromatographische Trennungen, die auf Adsorptionsvorgängen beruhen und durch den entsprechenden Adsorptionskoeffizienten charakterisiert werden.

Adsorptionsisotherme

Bei Adsorptionsvorgängen läßt sich das Verhältnis der Substanzkonzentrationen in mobiler und stationärer Phase graphisch wiedergeben (☞ Abb. 14.6).

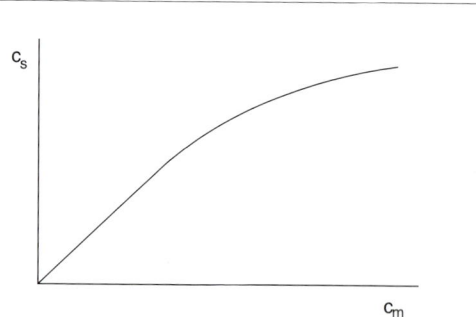

Abb. 14.6: Adsorptionsisotherme. c_s = Gleichgewichtskonzentration von Stoff A in der stationären Phase, c_m = Gleichgewichtskonzentration von Stoff A in der mobilen Phase

Dabei wird die Konzentration einer Substanz in der stationären Phase (d.h. der adsorbierte Anteil) gegen die Konzentration in der mobilen Phase aufgetragen. Die so erhaltene Gerade bzw. Kurve wird als **Adsorptionsisotherme**, bei Verteilungsvorgängen als **Verteilungsisotherme** bezeichnet. Im linearen Bereich stellt das Verhältnis c_s/c_m eine Konstante dar, deren Wert von den Eigenschaften des Stoffes, der mobilen Phase und der stationären Phase abhängt. Die Steigung der Kurve ist ein Maß für das Verteilungsverhalten bzw. Adsorptionsverhalten einer Substanz und zum Adsorptionskoeffizienten proportional. Je größer die Steigung ist, desto besser wird die Substanz von der stationären Phase festgehalten. Abb. 14.7 zeigt die Adsorptionsisotherme der Verbindungen A und B. Wie man aus den beiden Adsorptionsisothermen ablesen kann, wird Stoff A stärker an die stationäre Phase gebunden. Die Wanderungsgeschwindigkeit von Stoff A ist daher geringer, er wird auf der DC-Platte nicht so weit transportiert wie Stoff B.

Der gekrümmte Teil der Adsorptionsisotherme (☞ Abb. 14.6) entspricht dem Sättigungsbereich. Hier ist die Adsorptionsfähigkeit der stationären Phase erschöpft, die Säule wird überladen. Außer von den oben genannten Parametern ist der Adsorptionskoeffizient einer Substanz daher in diesem Bereich noch von der aufgetragenen Substanzmenge abhängig.

Temperaturabhängigkeit

Das Verhältnis von c_m zu c_s, bzw. der Adsorptionskoeffizient ist **temperaturabhängig**, weil die Adsorption eines Stoffes an die Oberfläche der stationären Phase mit zunehmender Temperatur abnimmt. Die Steigerung der Wanderungsgeschwindigkeit von Substanzen mit der Temperaturzunahme läßt sich bei verschiedenen chromatographischen Techniken ausnutzen (z.B. Temperaturgradient bei der GC [☞ 18.5.2] oder HPLC [☞ 17.2.2]).

> ✔ **Merke**
>
> Die Adsorption eines Stoffes an die Oberfläche der stationären Phase nimmt mit zunehmender Temperatur ab.

Selektivität

Aus Abb. 14.7 wird deutlich, daß die Trennung von zwei Substanzen umso besser ist, je unterschiedlicher die Verteilungs- oder Adsorptionskoeffizienten der Stoffe A und B sind. Der Unterschied in den k'-Werten von zu trennenden Substanzen hängt wesentlich von der Art der stationären Phase ab. Wird eine stationäre Phase verwendet, an der die Substanzen stark unterschiedlich festgehalten werden, so erhält man eine gute Trennung. Man spricht von einer hohen **Selektivität** der Trennsäule. Mathematisch läßt sich die Selektivität durch das Verhältnis α der k'-Werte zweier Substanzen A und B beschreiben. Das Verhältnis α wird auch als **Trennfaktor** bezeichnet.

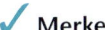

$$\alpha = \frac{k'_A}{k'_B}$$

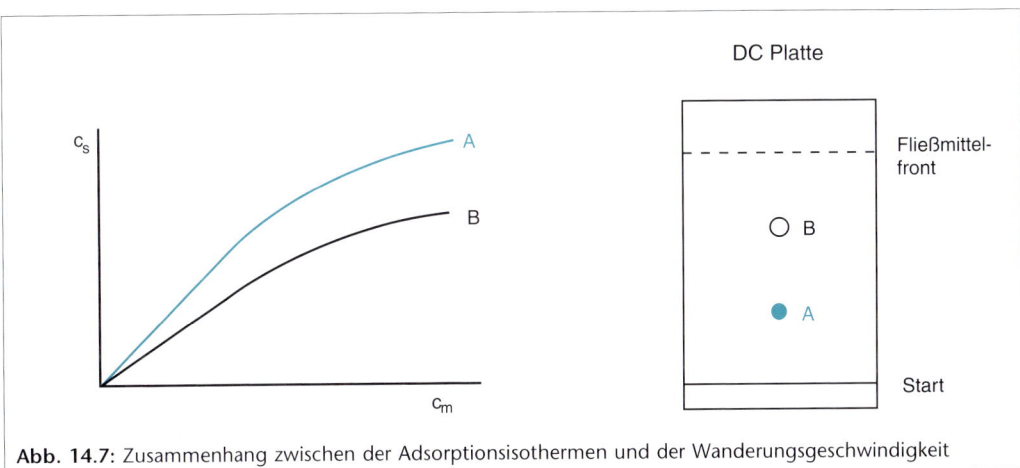

Abb. 14.7: Zusammenhang zwischen der Adsorptionsisothermen und der Wanderungsgeschwindigkeit

Je stärker sich α dem Wert 1 nähert, desto schlechter ist die Selektivität der Säule. Nimmt α den Wert 1 an, so können die beiden Substanzen mit dem gewählten chromatographischen System nicht getrennt werden. Das chromatographische System muß verändert werden, z.B. durch Verwendung einer anderen stationären Phase.

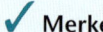 **Merke**

Die Qualität der Trennung zweier Substanzen hängt von der Trennleistung und der Selektivität der verwendeten Trennsäule ab.

14.2.2 Das chromatographische Resultat

Das Ergebnis einer chromatographischen Trennung wird als Chromatogramm erfaßt (☞ 14.1.4). Bei einer säulenchromatographischen Methode wird der Zeitpunkt erfaßt, an dem die Substanzen das Säulenbett verlassen und vom Detektor registriert werden. Es wird also das Detektorsignal in Abhängigkeit von der Zeit registriert, die seit der Injektion der Substanz in das chromatographische System vergangen ist (☞ Abb. 14.8).

Retentionszeit

Die Zeit, bei der eine Substanz die Säule verläßt, d.h. eluiert wird, wird als **Retentionszeit** bezeichnet. Die Retentionszeit kann in Stunden, Minuten oder Sekunden oder bei konstantem Fluß als das

Volumen an mobiler Phase angegeben werden, welches für die Elution der Substanz benötigt wurde.

Da die Retentionszeit in einem bestimmten chromatographischen System von den Substanzeigenschaften abhängt, erlaubt diese Angabe (mit gewissen Einschränkungen) Aussagen über die Identität eines Stoffes. Dagegen läßt sich die Peakfläche zur Quantifizierung einer Substanz nutzen, da die Höhe des Detektorsignals von der Substanzkonzentration abhängig ist, die sich zu einem bestimmten Zeitpunkt in der Detektormeßzelle befindet. Anhand eines Chromatogramms lassen sich daher sowohl *qualitative* als auch *quantitative* Aussagen zu einer Substanz machen.

Die Retentionszeit einer Verbindung hängt von der Aufenthaltsdauer in der stationären Phase ab. Je höher diese Aufenthaltsdauer ist, desto höher ist die Retentionszeit. Am schnellsten werden Substanzen eluiert, die theoretisch überhaupt nicht von der stationären Phase festgehalten werden. Die Zeit, welche für die Elution einer solchen Substanz benötigt wird, entspricht der Aufenthaltsdauer der Substanz in der mobilen Phase, sie wird als **Totzeit** t_m (m steht für **m**obile Phase) bezeichnet. Sie entspricht somit der Zeit, welche für den Transport einer Substanz vom Injektor bis zum Detektor benötigt wird. Da alle Substanzen dieselbe Wegstrecke zurücklegen müssen, ist die Totzeit für alle Komponenten einer Analyse gleich. Die Retentionszeit einer Substanz, die von der stationären Phase festgehalten wird und deshalb nach der Totzeit eluiert, wird als Brutto- oder Gesamtretentionszeit t_{m+s} bezeichnet, da sich diese Größe aus der Summe der Aufenthaltszeiten in mobiler und stationärer Phase zusammensetzt (☞ Abb. 14.8).

$$t_{m+s} = t_m + t_s$$

Die Differenz von Bruttoretentionszeit und Totzeit ergibt die Nettoretentionszeit t_s (s steht für stationäre Phase), welche der Aufenthaltsdauer einer Substanz in der stationären Phase entspricht.

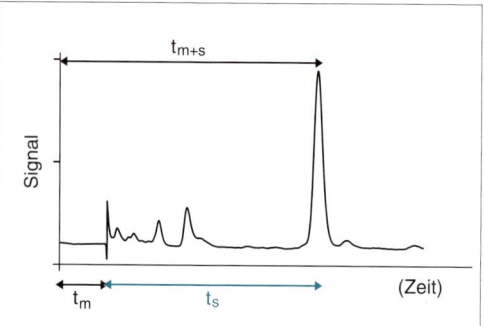

Abb. 14.8: Chromatogramm. t_m = Totzeit, t_s = Nettoretentionszeit, t_{m+s} = Gesamtretentionszeit

---

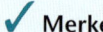 **Merke**

Die Totzeit entspricht der Aufenthaltsdauer einer Substanz in der mobilen Phase.

Die Nettoretentionszeit entspricht der Aufenthaltsdauer einer Substanz in der stationären Phase.

14.2.3 Chromatographische Kenngrößen

Zahlreiche chromatographische Kenngrößen lassen sich anhand eines Chromatogramms ermitteln.

Kapazitätsfaktor

Mit Hilfe der Totzeit und der Nettoretentionszeit läßt sich sehr einfach die Verteilungszahl k' (☞ 14.2.1) bestimmen. Die Verteilungszahl, die auch als **Kapazitätsfaktor** bezeichnet wird, ergibt sich aus dem Verhältnis von Nettoretentionszeit (t_s) zu Totzeit (t_m):

$$k' = \frac{t_s}{t_m}$$

Selektivität

Ein weiterer Parameter, der sich leicht aus einem Chromatogramm ermitteln läßt, ist die **Selektivität** α (☞ 14.2.1) einer Säule für die Trennung zweier Substanzen A und B. Mit obiger Gleichung ergibt sich:

$$\alpha = \frac{k'_A}{k'_B} = \frac{t_{sA}/t_m}{t_{sB}/t_m} = \frac{t_{sA}}{t_{sB}}$$

Da es sich hierbei um den Quotienten zweier Retentionszeiten handelt, wird α auch als **relative Retention** bezeichnet.

Theoretische Trennstufenzahl

Die Trennleistung einer Säule läßt sich anhand eines Chromatogramms ermitteln. Je höher die Trennleistung einer Säule ist, d.h. je mehr theoretische Trennstufen eine Säule besitzt (☞ 14.2.1), desto schmaler und höher sind die Peaks im Chromatogramm. Außer von der Trennleistung einer Säule ist die Peakbreite noch von der Retentionszeit abhängig, da eine hohe Retentionszeit zu einer breiteren statistischen Verteilung der Substanz und so zu größeren Peakbreiten führt. Anhand der Peakbreite und der Gesamtretentionszeit (t_{m+s}) eines Substanzpeaks, der die Form einer Gaußschen Glockenkurve aufweisen sollte, ergibt sich für die Anzahl der theoretischen Trennstufen n:

$$n = 5{,}54 \cdot \left(\frac{t_{m+s}}{b_{0,5}}\right)^2$$

n:　Zahl der theoretischen Trennstufen
t_{m+s}:　Gesamtretentionszeit
$b_{0,5}$:　Peakbreite in halber Höhe

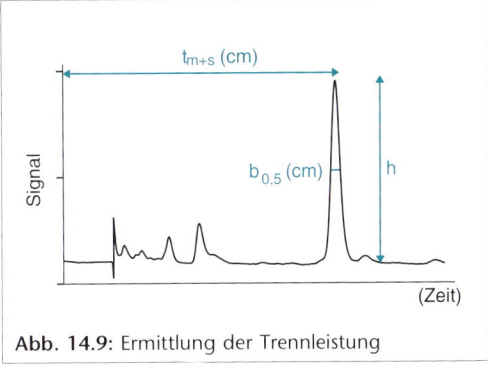

Abb. 14.9: Ermittlung der Trennleistung

Die Werte für die Retentionszeit und für die Peakbreite müssen in der gleichen Einheit angegeben werden, d.h. in cm oder min. Das Arzneibuch schreibt die Bestimmung beider Parameter in cm vor (☞ Abb. 14.9).

Wird statt der Bruttoretentionszeit die Nettoretentionszeit verwendet, so erhält man die effektive Trennstufenzahl.

Die Anzahl der theoretischen Trennstufen ist nur dann eine Konstante, wenn ihr Wert nicht von der Retentionszeit bzw. vom Retentionsvolumen abhängt. Dies ist jedoch nur dann der Fall, wenn das Elutionsvolumen sehr viel größer als das Volumen der mobilen Phase innerhalb der chromatographischen Trennstrecke (= Totvolumen) ist. Für die Praxis bedeutet dies, daß die Trennstufenzahl nicht anhand eines Peaks mit sehr kleiner Retentionszeit bestimmt werden sollte.

Die Anzahl der theoretischen Trennstufen, welche eine Säule besitzt, hängt von der Teilchengröße, der Korngrößenverteilung, der Oberfläche und der Packungsdichte der stationären Phase ab. Je kleiner die Teilchengröße, je homogener die Korngrößenverteilung und je länger die Säule ist, desto höher ist ihre Trennleistung.

Theoretische Trennstufenhöhe

Der Säulenabschnitt, der für einen abgeschlossenen Verteilungs- oder Adsorptionsvorgang benötigt wird, wird als theoretische Trennstufenhöhe bezeichnet. Die theoretische Trennstufenhöhe h (oder HETP = *height equivalent to a theoretical plate*) ergibt sich aus der Säulenlänge L und der Anzahl der theoretischen Trennstufen n:

$$HETP = \frac{L}{n}$$

L: Säulenlänge, n: Anzahl der theoretischen Trennstufen

Auflösung

Die Güte der Trennung zweier Peaks a und b läßt sich durch die chromatographische Auflösung beschreiben (☞ Abb. 14.10)

$$R_s = 1,18 \; \frac{(t_{Rb} - t_{Ra})}{b_{0,5a} + b_{0,5b}}$$

$b_{0,5}$: Peakbreite in halber Höhe (in mm)
t_R: Retentionszeit in mm (☞ Abb. 14.5)

Das Arzneibuch schreibt eine Auflösung > 1 vor. Nur in diesen Fällen darf das Chromatogramm zur Quantifizierung der entsprechenden Substanz verwendet werden. Die Werte für die Retentionszeiten und für die Peakbreiten müssen in der gleichen Einheit (z.B. in mm) angegeben werden.

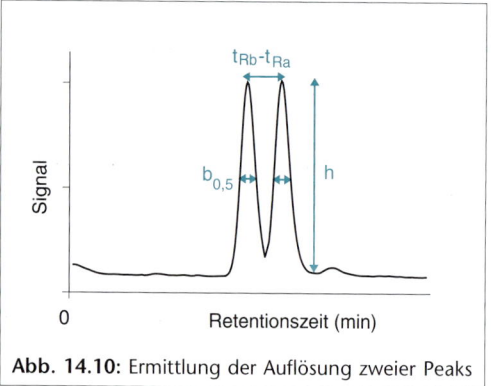

Abb. 14.10: Ermittlung der Auflösung zweier Peaks

Verbesserung der Auflösung

Wird mit einem chromatographischen System nur eine schlechte Trennung von zwei Peaks erzielt, so gibt es prinzipiell zwei Möglichkeiten, die Auftrennung zu verbessern:

- die Erhöhung der Trennleistung
- die Erhöhung der Selektivität.

Die Auswirkungen dieser Veränderungen auf das Chromatogramm sind in Abb. 14.11 wiedergegeben. Die Erhöhung der Selektivität führt zu größeren Retentionszeitunterschieden, während eine höhere Trennleistung zu geringeren Peakbreiten führt. In beiden Fällen resultiert eine bessere Auftrennung der Peaks.

Eine Erhöhung der Trennleistung läßt sich in der Praxis durch Erhöhung der Säulenlänge, Reduktion der Teilchengröße (siehe HPLC) oder durch Reduktion der Schichtdicke bei flüssigen stationären Phasen in der Gaschromatographie erreichen. Eine Erhöhung der Selektivität läßt sich ggf. durch Verwendung einer stationären Phase mit anderer chemischer Struktur (☞ 14.2.1) erzielen.

Peaksymmetrie

Außer einer ungenügenden Trennung zweier Peaks können Peakasymmetrien zu Fehlern führen, wenn die Peakhöhe zur Quantifizierung einer Substanz verwendet wird. Das Arzneibuch schreibt vor, daß der Symmetriefaktor S_s zwischen 0,8 und 1,2 liegen muß. Der Symmetriefaktor ergibt sich aus:

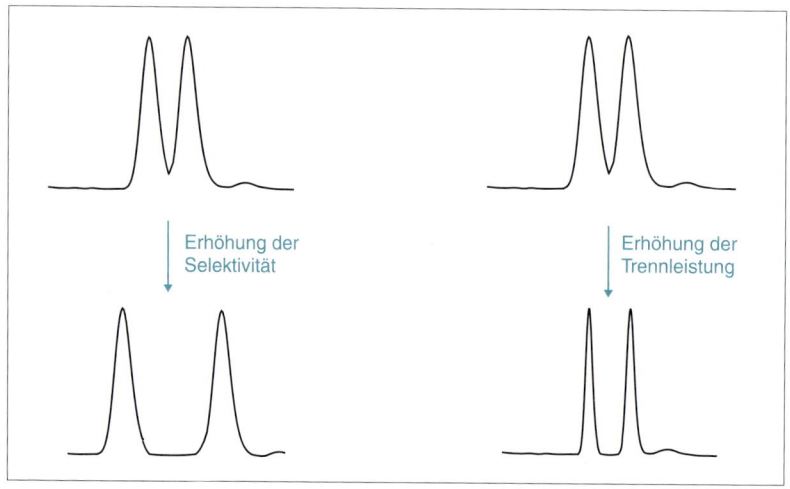

Abb. 14.11: Effekte von Änderungen der Selektivität und der Trennleistung auf das Chromatogramm

$$S_s = \frac{b_{0,05}}{2\,A}$$

$b_{0,05}$: Peakbreite bei einem 1/20 der Peakhöhe

A: Entfernung zwischen der durch das Maximum des Peaks gezogenen Senkrechten und dem aufsteigenden Kurvenast bei einem Zwanzigstel der Peakhöhe (☞ Abb 14.12)

Peaks mit einem sogenannten *tailing* (Schwanzbildung) besitzen Symmetriefaktoren > 1, ein symmetrischer Peak ergibt einen Wert von 1, *heading* führt zu S_s-Werten < 1 (☞ Abb. 14.13).

Abkürzung	Bezeichnung
k	Verteilungskoeffizient
k′	Verteilungszahl, Mengenverhältnis
α	Selektivität, Trennfaktor
t_m	Totzeit
t_s	Nettoretentionszeit
t_{m+s}	Bruttoretentionszeit
n	theoretische Trennstufenzahl
HETP oder h	theoretische Trennstufenhöhe
R_s	chromatographische Auflösung
$b_{0,5}$	Peakbreite in halber Höhe

Tab. 14.1: Übersicht über chromatographische Kenngrößen

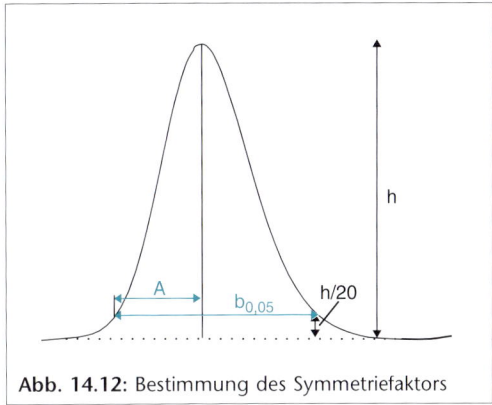

Abb. 14.12: Bestimmung des Symmetriefaktors

14.3 Methoden zur Quantifizierung in der Chromatographie

Die Peakfläche ist in der Regel proportional zur Konzentration einer Substanz in der Probelösung und kann daher zur Quantifizierung herangezogen werden. Bei symmetrischen Peaks läßt sich die Peakfläche näherungsweise graphisch über das Produkt von Peakhöhe und Peakbreite in halber Höhe bestimmen:

$$F = h \cdot b_{0,5}$$

Bei asymmetrischen Peaks führt diese Berechnungsweise zu relativ großen Fehlern, in diesen Fällen läßt sich die Peakfläche näherungsweise wie folgt ermitteln:

$$F = h \cdot 1/2\,(b_{0,15} + b_{0,85})$$

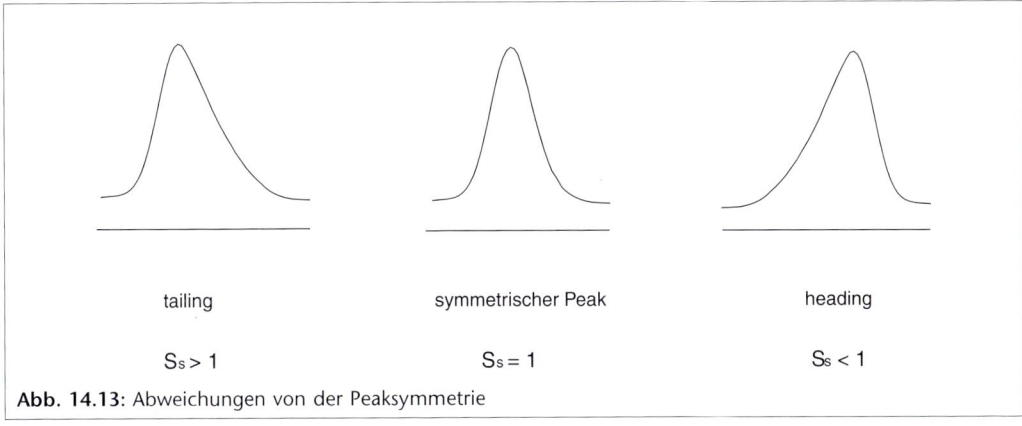

tailing   symmetrischer Peak   heading

$S_s > 1$ $S_s = 1$ $S_s < 1$

Abb. 14.13: Abweichungen von der Peaksymmetrie

Unter konstanten chromatographischen Bedingungen (d.h. konstanter Peakbreite in halber Höhe) kann auch die Peakhöhe für die Quantifizierung einer Substanz herangezogen werden. Die Quantifizierung über die Peak*fläche* ist jedoch in der Regel genauer als die Quantifizierung über die Peak*höhe* und dieser daher vorzuziehen.

Eine weitere Methode, die allerdings weniger für die Auswertung großer Meßreihen geeignet ist, ist die Bestimmung der Peakfläche durch Ausschneiden der Peaks aus dem Schreiberpapier und anschließendes Wiegen der ausgeschnittenen Papierstücke.

Integratoren

Die Methode der Wahl zur Bestimmung der Peakfläche ist jedoch die mittels elektronischer **Integratoren**. Mathematisch entspricht die Fläche eines Peaks dem Integral des Detektorsignals über die Zeit. Wird das Signal vom Detektor als elektrische Spannung an den Integrator weitergegeben, so erhält man als Einheit für die Peakfläche V · s bzw. μV · s.

Als Integratoren werden heute oft Personal Computer mit entprechender Hard- und Software eingesetzt. Personal Computer haben gegenüber den konventionellen Integratoren den Vorteil, daß die Zuordnung der Flächen zu den einzelnen Peaks leichter kontrolliert und interaktiv korrigiert werden kann. Außerdem erlauben Computer im Gegensatz zu konventionellen Integratoren die Archivierung und weitere Prozessierung großer Datenmengen.

14.3.1 Externe Standardmethode

Die Peakfläche ist zwar ein Maß für die injizierte Substanzmenge, sie erlaubt allerdings keine direkte Aussage über die in der Probe enthaltenen Substanzmenge.

Anhand von Standards, d.h. mit Proben bekannter Konzentration, lassen sich aber **Korrektur-** bzw. **Responsfaktoren** (f) ermitteln, mit denen sich die Peakflächen (F) der Probe in die entsprechenden Substanzmengen (m) umrechnen lassen.

$$m = f \cdot F$$

Im Idealfall besteht eine lineare Beziehung zwischen dem Detektorsignal (d.h. der Peakfläche) und der applizierten Substanzmenge oder -Konzentration. Abweichungen von diesem Verhalten lassen sich durch Injektion verschiedener Standardkonzentrationen und Erstellung einer Kalibriergerade bzw. Eichkurve ermitteln. Bei der Kalibriergerade wird die Peakfläche gegen die Standardkonzentration aufgetragen.

Da die Analyse von Standard und Probe getrennt erfolgt, der Standard also nicht zur Probe zugesetzt wird, bezeichnet man diese Methode auch als Quantifizierung mittels **externem Standard**.

14.3.2 Interne Standardmethode

Bei dieser Methode wird der Probe eine bekannte Menge eines Standards zugesetzt, der sich von der zu analysierenden Substanz unterscheidet und im Chromatogramm als zusätzlicher Peak erscheint. Die Quantifizierung der Substanz beruht auf der Ermittlung des Verhältnisses der Peakflächen von internem Standard und der Substanz. Für Absolutbestimmungen muß das Verhältnis der Responsfaktoren von Probe und internem Standard anhand von Referenzsubstanzen ermittelt werden. Die in einer Probe enthaltene Stoffmenge der zu bestimmenden Komponente x läßt sich wie folgt berechnen:

$$m_x = \frac{m_s \cdot F_x \cdot f}{F_s} \quad mit \ f = \frac{f_x}{f_s}$$

m_x: Masse der zu bestimmenden Substanz

m_s: zugesetzte Menge an internem Standard

F_x: Peakfläche der zu bestimmnden Substanz

F_s: Peakfläche des internen Standards

f_x: Responsfaktor der zu bestimmenden Substanz

f_s: Responsfaktor des internen Standards

Damit eine Substanz als interner Standard geeignet ist, muß sie bestimmte Kriterien erfüllen:

- sie sollte im Chromatogramm bei einer Retentionszeit erscheinen, bei der kein anderer Peak der Probe eluiert, und sollte in der Nähe der zu untersuchenden Komponenten eluieren

- sie sollte ähnliche chemische Eigenschaften wie die zu untersuchenden Verbindungen besitzen. Dies ist vor allem dann wichtig, wenn die Proben vor der chromatographischen Analyse aufbereitet (z.B. extrahiert) werden müssen
- Interner Standard und die zu bestimmende Substanz sollten ähnliche Responsfaktoren besitzen.

Die interne Standardmethode hat gegenüber den anderen Quantifizierungsmethoden den Vorteil, daß Ungenauigkeiten bei der Probeninjektion automatisch korrigiert werden. Außerdem werden Probenverluste bei Extraktionsschritten und Ungenauigkeiten bei Verdünnungsschritten während der Probenvorbereitung berücksichtigt, wenn der interne Standard vor der Probenaufbereitung zugesetzt wird.

14.4 Übungen

1) Wie verändert sich die Peakbreite in halber Höhe mit zunehmender Retentionszeit?

2) Wie äußert sich eine hohe Trennleistung im Chromatogramm?

3) Welche chromatographischen Kenngrößen lassen sich anhand eines Chromatogramms ermitteln?

4) Gegen welche Größen (x-Achse) wird das Detektorsignal bei einem äußeren bzw. inneren Chromatogramm aufgetragen?

5) Wie kann die Trennleistung eines chromatographischen Systems erhöht werden?

6) Bei einer chromatographischen Trennung ermitteln Sie eine Totzeit von 2 min bei einem Fluß von 2 ml/min. Wie groß ist das Totvolumen?

7) Bei einem HPLC-Chromatogramm ist die Fläche eines Peaks zur jeweiligen Substanzmenge proportional. Unter welchen Umständen kann man die Peak**höhe** für die Quantifizierung einer Substanz verwenden?

8) Sie wollen Diclofenac mittels HPLC und der internen Standardmethode bestimmen. Sie lösen dazu 120,0 mg internen Standard und 117,5 mg Diclofenac Vergleichssubstanz in einem bestimmten Volumen Lösungsmittel, analysieren 30 µl dieser Mischung und erhalten folgendes Ergebnis:

		Peakhöhe	$b_{0.5}$	Retentionszeit
Peak 1	Interner Standard	256 mm	5,6 mm	5,3 min
Peak 2	Diclofenac	126 mm	6,8 mm	7,8 min

Danach analysieren Sie 35 µl Ihres Probenextrakts, welchen Sie wie den Standard verdünnt haben und dem Sie vor der Extraktion 106,4 mg internen Standard zugesetzt hatten und erhalten folgendes Ergebnis:

		Peakhöhe	$b_{0.5}$	Retentionszeit
Peak 1	Interner Standard	208 mm	5,5 mm	5,38 min
Peak 2	Diclofenac	56 mm	6,7 mm	7,89 min

Berechnen Sie den Gehalt Ihrer Probe an Diclofenac.
Berechnen Sie die Wiederfindungsrate (in %) des internen Standards nach der Extraktion.

15 Stationäre Phasen und deren Elutionsverhalten

Abhängig von der verwendeten stationären Phase und den chromatographischen Bedingungen kann z.B. ein Adsorptionsvorgang auch von anderen Trennmechanismen wie Siebeffekten oder Ionenaustauschvorgängen begleitet sein. Die einzelnen stationären Phasen und ihre chromatographischen Eigenschaften werden im folgenden dargestellt. Stationäre Phasen, die in der Gaschromatographie verwendet werden, sind in Kap. 18.3 aufgeführt.

15.1 Stationäre Phasen der Adsorptions- und Verteilungschromatographie

15.1.1 Kieselgel

Kieselgel ist die am häufigsten verwendete stationäre Phase in der Dünnschichtchromatographie. Aufgrund freier OH-Gruppen an der Oberfläche besitzt Kieselgel polare Eigenschaften (☞ Abb. 15.1). An Kieselgel werden deshalb bevorzugt polare Moleküle unter Ausbildung von H-Brücken gebunden.

15.1.2 Aluminiumoxid

Im Gegensatz zu Kieselgel spielen bei Al_2O_3 Lewis-Säure-Base-Wechselwirkungen eine große Rolle. Abhängig vom Herstellungsprozeß kann Aluminiumoxid saure oder basische Eigenschaften aufweisen. Basisches Aluminiumoxid kann als Kationenaustauscher, saures Aluminiumoxid als Anionenaustauscher fungieren. Bei unpolaren Fließmitteln finden jedoch keine Austauschreaktionen, sondern nur Adsorptionsvorgänge statt.

15.1.3 Cellulose

Cellulose wird häufig in der Dünnschichtchromatographie zur Trennung hydrophiler Substanzen wie Zucker oder Aminosäuren eingesetzt. Cellulose bildet eine Hydratschicht aus. Die Trennung beruht hauptsächlich auf der Verteilung der Substanzen zwischen der mobilen Phase und der Hydratschicht der Cellulose.

15.1.4 Chemisch modifizierte Kieselgele

Die Bindungseigenschaften von Kieselgel lassen sich durch Derivatisierung der freien OH-Gruppen an der Oberfläche verändern. Die Umsetzung von Kieselgel mit Organochlorsilanen erlaubt die Einführung verschiedener Reste an der Oberfläche der Teilchen (☞ Abb. 15.2).

Die chemische Struktur der eingeführten Reste R bestimmt im wesentlichen die chromatographischen Eigenschaften dieser modifizierten Kieselgele (☞ Tab. 15.1).

Um die Wechselwirkung dieser Reste mit den zu trennenden Substanzen zu gewährleisten, kann der Abstand der funktionellen Gruppen von der Oberfläche des Trägers (z.B. Kieselgel) durch Abstandshalter (*Spacer*) verlängert werden. Als Spacer eignet sich u. a. eine kurze Alkylkette wie bei der Cyano- oder Aminopropylphase.

Abb. 15.1: Struktur von Kieselgel

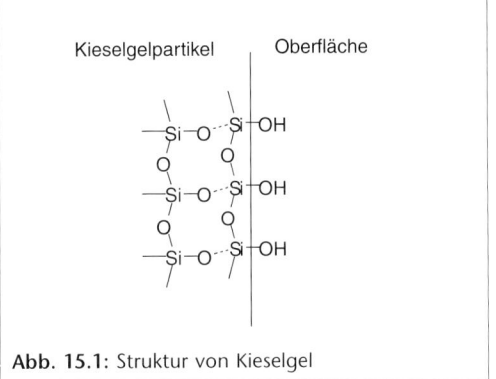

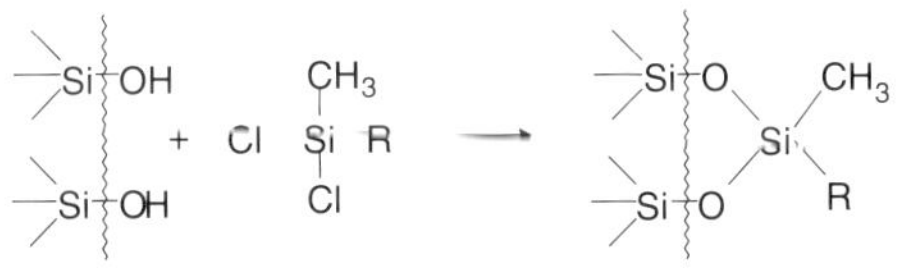

Abb. 15.2: Herstellung modifizierter Kieselgele

Einteilung	stationäre Phase	funktionelle Gruppen
natives Kieselgel	Kieselgel	-OH
polare modifizierte Kieselgele	Diolphase	-CHOH-CH$_2$OH
	Cyanopropylphase	-CH$_2$-CH$_2$-CH$_2$-CN
unpolare modifizierte Kieselgele (Umkehrphasen)	C2, C4, C8, C18	- Alkyl
	Cyclohexylphasen	-Cyclohexyl
	Phenylphasen	-Phenyl
	Cyanopropylphasen (endcapped)	-CH$_2$-CH$_2$-CH$_2$-CN
Ionenaustauscherphasen	quartäre Amine	u.a. -N(CH$_3$)$_3^+$
	Diethylaminoethylphase (DEAE)	-CH$_2$-CH$_2$-N(C$_2$H$_5$)$_2$
	Aminopropylphase	-CH$_2$-CH$_2$-CH$_2$-NH$_2$
	Sulfonsäurephasen	-SO$_3^-$
	Carboxymethylphasen	-CH$_2$-COO$^-$

Tab. 15.1: Stationäre Phasen auf Kieselgelbasis in der Säulen- und Dünnschichtchromatographie

Modifizierte Kieselgele mit polaren Eigenschaften

Zu den modifizierten Kieselgelen mit polaren Eigenschaften gehören die Diol- und die Nitrilphase (☞ Tab. 15.1). Aufgrund der benachbarten OH-Funktionen besitzt die Diolphase eine relativ hohe Affinität für mehrwertige Kationen.

Umkehrphasen

Eine sehr wichtige Gruppe bei den modifizierten Kieselgelen stellen die sogenannten *Umkehrphasen* dar. Sie entstehen durch Einführung lipophiler Gruppen wie Alkyl-, Phenyl- oder Cyclohexylreste (☞ Tab. 15.1). Etwas problematisch für die chromatographischen Eigenschaften dieser Säulenmaterialien sind freie OH-Gruppen auf der Kieselgeloberfläche, welche auf unvollständige Derivatisierung zurückzuführen sind (☞ Abb 15.3). Die freien OH-Gruppen bewirken, daß diese stationären Phasen sowohl polare als auch unpolare Eigenschaften besitzen, so daß das Retentionsverhalten von Substanzen schwierig vorherzusagen ist. Bei der Modifizierung nicht umgesetzte, freie OH-Gruppen werden daher in einer weiteren Umsetzung mit Trimethylchlorsilan entfernt (☞ Abb. 15.3). Dieses Verfahren wird als *Endcapping* bezeichnet und führt zu stationären Phasen, die einen stark lipophilen Charakter besitzen und praktisch keine polaren Interaktionen mehr eingehen können.

Lipophile Substanzen werden an solchen Säulenfüllungen besser gebunden als hydrophile, die Elutionsreihenfolge dreht sich im Vergleich zu einer polaren Phase um. Aufgrund dieser „umgekehrten" Eigenschaften werden derartige Phasen als Umkehrphasen (engl. *Reversed Phase*, abgekürzt *RP*) bezeichnet. Die am häufigsten verwendete Umkehrphase ist die C-18 Phase (☞ Tab. 15.1), sie spielt heute in der Arzneistoffanalytik eine wichtige Rolle. Eine wichtige Einschränkung bei der Verwendung chemisch modifizierter Kieselgele ist deren begrenzte Stabilität im alkalischen Milieu. Der pH-Wert des Fließmittels sollte im Bereich 2-8 liegen.

Für die Interaktion von Umkehrphasen mit Substanzen werden zwei Mechanismen diskutiert. Zum einen liegen Adsorptionsvorgänge vor, zum anderen kommt es zu Verteilungsvorgängen zwischen den Alkylresten der stationären Phase und der mobilen Phase. Dieser Effekt ist besonders bei Umkehrphasen mit langen Alkylketten (C-18 Phasen) sehr ausgeprägt (☞ Abb. 15.4).

15.1.5   Das Elutionsmittel, eluotrope Reihe

Um Substanzen bei der Adsorptionschromatographie entlang der stationären Phase transportieren zu können, muß die mobile Phase in der Lage sein, mit den Bindungsstellen an der stationären Phase zu konkurrieren. Bei einer polaren stationären Phase (Kieselgel, Al_2O_3) gelingt dies umso besser, je polarer das Fließmittel ist. Ordnet man verschiedene Lösungsmittel nach ihrer Elutionskraft, so erhält man eine **eluotrope Reihe**. In Tab. 15.2 ist die eluotrope Reihe für Kieselgel dargestellt.

Bei Verwendung einer Umkehrphase kehrt sich die Reihenfolge um, d.h. lipophile Lösungsmittel besitzen eine stärkere Elutionskraft als hydrophile (☞ Tab. 15.2).

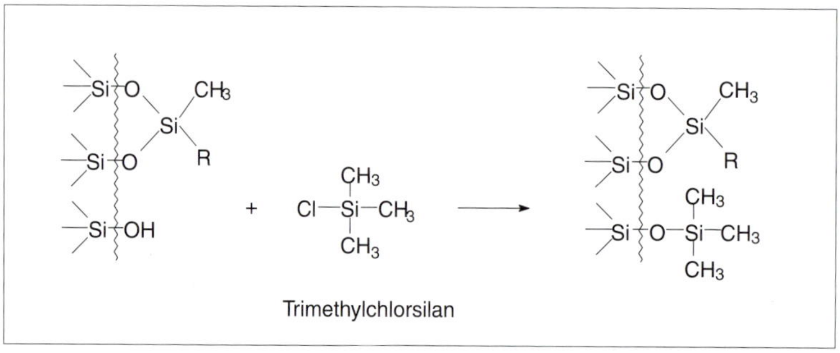

Trimethylchlorsilan

Abb. 15.3: Endcapping von Umkehrphasen

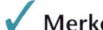
Merke

Hydrophile Lösungsmittel besitzen an polaren stationären Phasen eine hohe Elutionskraft, lipophile Lösungsmittel weisen an Umkehrphasen eine hohe Elutionskraft auf.

Lösungsmittel	Polarität	Elutionskraft	
		Kieselgel	C-18 U.
Hexan	niedrig	niedrig	hoch
Cyclohexan			
Benzen			
Chloroform			
Dichlormethan			
Diethylether			
Ethylacetat			
Aceton			
Dioxan			
Acetonitril			
Methanol			
Wasser	hoch	hoch	niedrig

Tab. 15.2: Die eluotrope Reihe

15.1.6 Ionenpaarchromatographie

Die Ionenpaarchromatographie kann bei allen ionischen und ionisierbaren Verbindungen angewendet werden. Sie beruht auf der Assoziation von Ionen entgegengesetzter Ladung zu einem Ionenpaar, welches lipophile Eigenschaften aufweist und somit eine höhere Affinität zu einer lipophilen stationären Phase besitzt als die Einzelkomponenten. Das Prinzip der Ionenpaarchromatographie wird häufig zur Analyse von Aminen (d.h. zahlreichen Arzneistoffen) an Umkehrphasen angewendet. Aufgrund der Alkalilabilität der Umkehrphasen ist es erforderlich, in einem pH-Bereich von 2-8 zu arbeiten. In diesem pH-Bereich kommt es zur Protonierung der Amine, es stellt sich ein pH-abhängiges Gleichgewicht zwischen der protonierten und unprotonierten Form ein. Um die Dissoziation der protonierten Amine zurückzudrängen, welche zu einem starken *Tailing* (Schwanzbildung, ☞14.2.3) führt, sollte bei möglichst niedrigen pH-Werten gearbeitet werden. Im protonierten Zustand werden die Verbindungen aufgrund ihrer hohen Polarität aber relativ schlecht von Umkehrphasen festgehalten. Die Zugabe eines Ionenpaarreagenzes zur mobilen Phase führt zur Ausbildung lipophiler Ionenpaare, was die Bindung der Substanz an die stationäre Phase erhöht. Gleichzeitig kommt es in der Regel zu einer Verbesserung der Peaksymmetrie. Als Ionenpaarreagenzien werden häufig Trifluoressigsäure und Heptansulfonsäure für Kationen und Tetrabutylammoniumsalze für Anionen verwendet (☞ Abb. 15.5).

Probe$^+$ + Ionenpaarreagenz$^-$ → Ionenpaar (lipophil)
Probe + Ionenpaarreagenz$^+$ → Ionenpaar (lipophil)

Abb. 15.5: Prinzip der Ionenpaarchromatographie

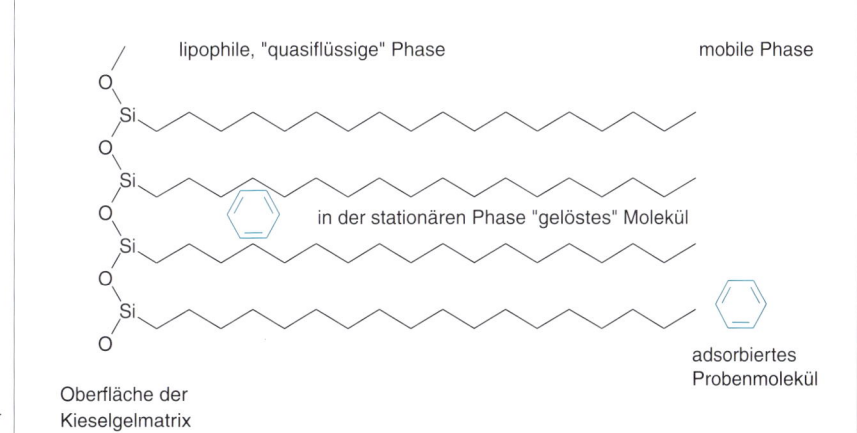

Abb. 15.4: Oberflächeneigenschaften von C-18 Phasen

lipophile, "quasiflüssige" Phase

mobile Phase

in der stationären Phase "gelöstes" Molekül

adsorbiertes Probenmolekül

Oberfläche der Kieselgelmatrix

15.2 Ionenaustausch-chromatographie

15.2.1 Prinzip

Als stationäre Phasen für Ionenaustauscher eignen sich geladene Gruppen, die an eine hochmolekulare Matrix wie z.B. Kieselgel oder synthetische Polymere gebunden sind. Die geladenen Gruppen binden entgegengesetzt geladene Ionen, sogenannte **Gegenionen**. Wird eine Probelösung appliziert, so werden die Gegenionen durch Moleküle der Probe, welche dieselbe Ladung tragen, ausgetauscht, und auf diese Weise an die stationäre Phase gebunden (☞ Abb. 15.6). Neben ionischen Wechselwirkungen treten bei den meisten Ionenaustauschern noch Adsorptionsvorgänge auf.

Für einen **Kationenaustauscher** eignen sich funktionelle Gruppen, die eine negative Ladung tragen, z.B. $-SO_3^-$, $-COO^-$. Funktionelle Gruppen von **Anionenaustauschern** tragen eine positive Ladung. Verwendet werden primäre bis quartäre Amine (☞ Tab. 15.1).

Ionenaustauscher, deren funktionelle Gruppen im pH-Bereich 1-14 eine permanente Ladung besitzen (Sulfonsäuren, quartäre Amine), werden als *starke Ionenaustauscher* bezeichnet. Stationäre Phasen, deren Austauschereigenschaften pH-abhängig sind, werden als *schwache Ionenaustauscher* bezeichnet. Dazu gehören primäre, sekundäre und tertiäre Amine und Carboxymethylphasen (☞ Tab. 15.1).

15.2.2 Anwendung

Die Ionenaustauschchromatographie wird häufig zur Reinigung von Proteinen und Peptiden benutzt. Liegt der pH-Wert der mobilen Phase oberhalb des isoelektrischen Punkts einer amphoteren Verbindung, so ist das Peptid negativ geladen, es bindet an einen Anionenaustauscher. Liegt der pH-Wert der mobilen Phase niedriger als der isoelektrische Punkt, dann kann ein Kationenaustauscher zur chromatographischen Trennung verwendet werden.

An Ionenaustauscher gebundene Verbindungen können durch Erhöhung der Salzkonzentration (Ionenstärke) der mobilen Phase eluiert werden. Durch die erhöhte Ionenkonzentration werden die gebundenen Substanzen von ihren Bindungsstellen verdrängt, es erfolgt die reverse Austauschreaktion. Bei schwachen Ionenaustauschern oder bei Substanzen, die keine permanente Ladung tragen, kann die Elution auch über den pH-Wert der mobilen Phase gesteuert werden.

Wird die Salzkonzentration (z.B. NaCl) durch Änderung der Fließmittelzusammensetzung während eines chromatographischen Laufes erhöht, spricht man von einem **Salzgradienten,** wird der pH-Wert verändert, so handelt es sich um einen **pH-Gradienten**.

Ionenaustauscher mit großer Austauschkapazität können auch zur Wasserenthärtung und zum Entsalzen von Wasser verwendet werden. Dabei werden die im Wasser enthaltenen Kationen mittels Kationenaustauscher gegen H_3O^+ und die Anionen mittels Anionenaustauscher gegen OH^- ausgetauscht.

15.3 Ausschlußchromatographie

15.3.1 Prinzip

Bei der Ausschlußchromatographie (oder Gelfiltration) werden Substanzen aufgrund ihrer Molekülgröße getrennt. Die Trennung beruht auf dem größenabhängigen Ausschluß von Verbindungen vom Porenvolumen der stationären Phase. Im Gegensatz zu den meisten anderen chromatographischen Verfahren (z.B. der Adsorptionschromatographie) beruht die Trennung bei der Ausschlußchromatographie nicht auf der Wechselwirkung zweier Phasen.

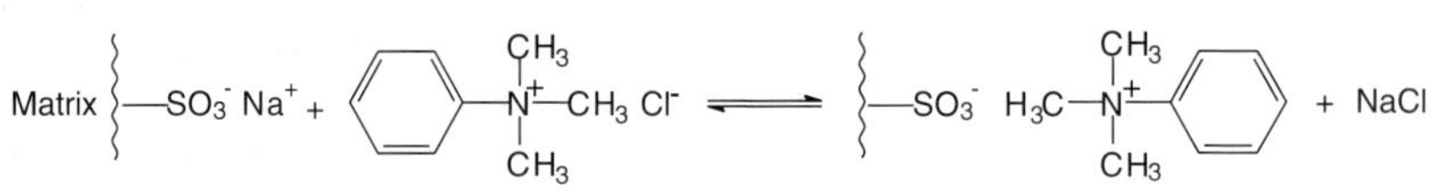

Abb. 15.6: Beispiel für einen Kationenaustausch

Als stationäre Phasen dienen poröse Festkörper oder organische Polymere, die eine definierte Porengröße aufweisen (☞ Tab. 15.3). Je größer ein Molekül ist, desto kleiner wird der Anteil des Porenvolumens, welches der Substanz zur Verfügung steht. Diffundieren Moleküle in die Poren hinein, so werden sie so lange nicht weitertransportiert wie sie sich in den Poren befinden. Die Wanderungsgeschwindigkeit von Molekülen ist also umso größer, je geringer das zur Verfügung stehende Porenvolumen ist, d.h. je größer die Moleküle sind (☞Abb. 15.7).

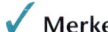

> **✓ Merke**
>
> Größere Moleküle werden bei der Ausschlußchromatographie schneller eluiert als kleine.

15.3.2 Scheinbarer Verteilungskoeffizient

Das Volumen, welches allen Substanzen zur Verfügung steht, wird als **äußeres Porenvolumen** bezeichnet. Das Volumen eines Gels, von dem ein Teil der Probenmoleküle aufgrund ihrer Molekülgröße ausgeschlossen ist, wird als **inneres Porenvolumen** bezeichnet. Die Verteilung einer Substanz zwischen dem äußeren und inneren Porenvolumen ist daher ein Maß für das Retentionsverhalten von Substanzen. Der scheinbare Verteilungskoeffizient K_D läßt sich bestimmen über:

$$K_D = \frac{V_e - V_0}{V_t - V_0}$$

V_t: Retentionsvolumen einer Substanz, die in alle Poren eindringen kann

V_0: Retentionsvolumen einer Substanz, die nicht in die Poren eindringt

V_e: Retentionsvolumen der gesuchten Substanz

Das Retentionsvolumen einer Substanz läßt sich bei konstanter Fließgeschwindigkeit über die Retentionszeit berechnen:

$$V = \text{Flußrate} \cdot \text{Retentionszeit}$$

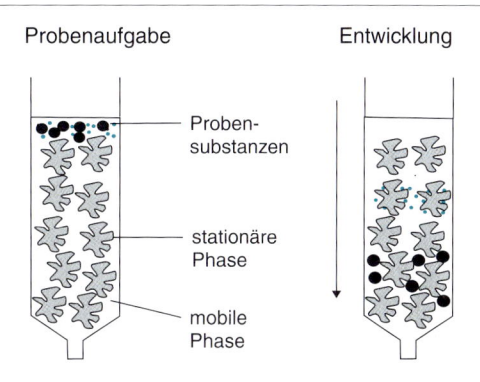

Abb. 15.7: Prinzip der Größenausschlußchromatographie

Da die Ausschlußchromatographie die Moleküle aufgrund ihrer Größe trennt, läßt sich diese Methode zur Molekulargewichtsbestimmung von Substanzen verwenden. Es besteht theoretisch eine lineare Beziehung zwischen dem Logarithmus des Molekulargewichts (MG) einer homologen Reihe und dem scheinbaren Verteilungskoeffizient.

$$\log (MG) \sim K_D$$

In der Praxis können jedoch Unregelmäßigkeiten in der Molekülform zu Abweichungen von diesem Verhalten führen.

Die Ausschlußchromatographie wird häufig zur Molekulargewichtsbestimmung von nativen Proteinen oder Proteinkomplexen verwendet, da diese Methode unter Bedingungen durchgeführt werden kann, die nicht zur Denaturierung oder Inaktivierung der Proteine führen.

15.3.3 Stationäre und mobile Phasen

Stationäre Phasen für die Ausschlußchromatographie sollten eine ausreichende mechanische und chemische Stabilität aufweisen. Außerdem sollten sie möglichst definierte Porendurchmesser besitzen und keinerlei polare Wechselwirkungen mit Substanzen eingehen können. Neben rigiden Materialien mit definierter Porengröße werden organische Polymere verwendet, die mit Wasser bzw. mit der mobilen Phase ein Gel ausbilden. Dazu zählen Agarose-, Dextran- und Polyacrylamidgele und deren

Derivate (☞ Tab. 15.3). Polystyren und lipophile Dextranderivate bilden Gele mit organischen Lösungsmitteln, sie eignen sich daher für chromatographische Trennungen mit organischen Fließmitteln. Die Quellung wenig quervernetzter Gele wie Dextran und einige Sephadex-Gele (und somit deren chromatographische Eigenschaften) hängt stark vom verwendeten Lösungsmittel ab. Diese Gele eignen sich daher kaum oder nur bedingt für organische Lösungsmittel. Außerdem sind sie mechanisch nicht so stabil wie stärker quervernetzte Gele (Sephacryl, Polyacrylamid), das Säulenbett kann bei hohen Flußraten der mobilen Phase unter Umständen komprimiert werden. Daher werden bei diesen stationären Phasen häufig wäßrige, gepufferte Systeme als mobile Phase und niedrige Flußraten verwendet.

Sephacryl- oder Polyacrylamidgele bilden mechanisch und chemisch stabilere Gele, es können organische Lösungsmittel und wäßrige Systeme in einem breiten pH-Bereich als mobile Phase eingesetzt werden.

stat. Phase	Zusammensetzung
Sepharose	gereinigte Agarose (Gruppen mit permanenter Ladung werden entfernt)
Sepharose CL	mit 2,3-Dibrompropanol querverknüpfte Sepharose
Dextran	α-1,6-verknüpfte Glucose mit α-1,3-ständigen Quervernetzungen
Sephadex	mit Epichlorhydrin quervernetztes Dextran
Sephacryl	mit N,N'-Methylenbisacrylamid quervernetztes Allyldextran
Polyacrylamid	Copolymer aus Acrylamid und N,N'-Methylenbisacrylamid
Kieselgel	
Polystyren	

Tab. 15.3: Stationäre Phasen in der Ausschlußchromatographie

15.4 Affinitätschromatographie

Unter der Affinitätschromatographie werden Trennprinzipien zusammengefaßt, die auf ganz spezifischen Wechselwirkungen zwischen Substanzen und stationärer Phase beruhen. Diese Methode spielt in der Biochemie eine große Rolle, dabei wird z.B. die Affinität eines Enzyms zu seinem Substrat oder Kofaktor, oder es werden Antigen-Antikörperwechselwirkungen für die chromatographische Trennung von Substanzen bzw. Proteinen ausgenutzt. Als stationäre Phase dient ein Träger (Agarose, Sepharose), an den z.B. der Kofaktor eines zu reinigenden Proteins kovalent gebunden ist (☞ Tab. 15.4). Proteine, die eine hohe Affinität zu dem Kofaktor besitzen, werden von der stationären Phase sehr gut festgehalten. Die Elution der gebundenen Substanzen kann dann durch Zusatz des Kofaktors zur mobilen Phase, durch eine starke Erhöhung der Salzkonzentration oder ggf. durch pH-Änderung der mobilen Phase erreicht werden. Die Zugabe des Kofaktors erlaubt der mobilen Phase, mit der stationären Phase um die Bindung der Substanz zu konkurrieren. Die Erhöhung der Ionenstärke führt zur Herabsetzung der Wechselwirkung zwischen Substanz und stationärer Phase.

stationäre Phase	Spezifität
Avidin-Agarose	Biotin
ATP-Agarose	ATP-bindende Proteine
5'-AMP-Sepharose	Enzyme mit NAD^+ als Kofaktor
2',5'-ADP-Sepharose	Enzyme mit $NADP^+$ als Kofaktor
Blue-Sepharose	Enzyme mit Nukleotidkofaktoren, Albumin
Glutathion-Agarose	Glutathion-S-Transferase, Glutathion-Peroxidase

Tab. 15.4: Beispiele für stationäre Phasen der Affinitätschromatographie

15.5 Chromatographische Trennung von Enantiomeren

Eine früher sehr häufig angewendete Methode zur Racemattrennung war die Bildung diastereomerer Salze. Dabei wird z.B. eine racemische Säure mit einer optisch aktiven Base versetzt, es entsteht ein diastereomeres Salzpaar. Aufgrund ihrer unterschiedlichen chemisch-physikalischen Eigenschaften können solche Diastereomere durch fraktionierte Kristallisation voneinander getrennt werden.

Ein ähnliches Prinzip wird bei der chromatographischen Trennung von Enantiomeren angewendet. Eine racemische Probensubstanz interagiert mit einem chiralen Bestandteil des chromatographischen Systems (= chiraler Selektor), so daß, während des Zeitraums der Wechselwirkung, das Enantiomerenpaar in ein Diastereomerenpaar überführt wird, bei dem sich die Diastereomeren aufgrund ihrer physikalisch-chemischen Eigenschaften (Stabilität, Löslichkeit, Siedetemperatur) unterscheiden, was dann zur chromatographischen Trennung genutzt wird.

Prinzip der chromatographischen Enantiomerentrennung: Überführung von Enantiomeren in Diastereomere durch Einführung eines zusätzlichen chiralen Zentrums

(S)-Probensubstanz + (R)-Selektor
    → (S)-Probensubstanz-(R)-Selektorkomplex

(R)-Probensubstanz + (R)-Selektor
    → (R)-Probensubstanz-(R)-Selektorkomplex

(Racemat) → *(Diastereomere)*

Anhand dieser Grundlagen ergeben sich verschiedene Voraussetzungen für die chromatographische Enantiomerentrennung. Eine Bedingung ist die Präsenz eines chiralen Selektors im chromatographischen System. Da die üblichen stationären Phasen wie z.B. Kieselgel in der Flüssigchromatographie oder Polysiloxane in der GC nicht chiral sind, lassen sich mit diesen stationären Phasen keine Enantiomerentrennungen durchführen. Erst nach Einführung chiraler Zentren in die stationären Phasen durch entsprechende Derivatisierung oder bei der GC durch Belegung der stationären Phase mit chiralen Selektoren wie z.B. mit Cyclodextrinen sind diese zur Enantiomerentrennung geeignet.

Eine weitere Möglichkeit besteht im Zusatz eines chiralen Selektors zur mobilen Phase, der mit der Probe interagiert. Als dritte Möglichkeit bietet sich die Derivatisierung einer racemischen Probesubstanz mit einem chiralen Agens an, falls die zu bestimmende Verbindung eine funktionelle Gruppe wie z.B. eine Amino-, Hydroxy- oder Säurefunktion besitzt, die zur Derivatisierung genutzt werden kann. Durch die Derivatisierung werden die Enantiomere in Diastereomere überführt, die anschließend unter konventionellen, d.h. achiralen chromatographischen Bedingungen getrennt werden können.

Ob eine chirale stationäre Phase in der Praxis in der Lage ist, ein bestimmtes Racemat zu trennen, läßt sich allerdings nicht voraussagen. Chiralität der stationären Phase ist zwar eine notwendige, aber häufig nicht ausreichende Bedingung für die Trennung von Enantiomeren. Sehr oft ist man gezwungen, mehrere verschiedene chirale stationäre Phasen zu testen, bis ein geeigneter chiraler Selektor für ein bestimmtes Trennproblem gefunden wird. Dies hängt damit zusammen, daß eine chirale Substanz an mehreren Stellen mit der stationären Phase in Wechselwirkung treten muß, damit sich die unterschiedliche Konformation der beiden Enantiomeren am chiralen Zentrum auf das Adsorptionsverhalten auswirkt (Abb. 15.8).

Wie aus Abbildung 15.8 (oben) hervorgeht, interagiert das (S-)Enantiomer mit drei verschiedenen Bindungsstellen an der chiralen stationären Phase, während das (R)-Enantiomer aufgrund der unterschiedlichen Anordnung der Substituenten am chiralen C-Atom nur mit zwei Bindungsstellen interagieren kann. In Abb. 15.8 (unten) binden beide Enantiomere nur an zwei (identischen) Stellen an die stationäre Phase. Dies hat zur Folge, daß die beiden Enantiomeren in diesem chromatographischen System nicht getrennt werden können.

 Merke

Enantiomere lassen sich nicht in achiralen chromatographischen Systemen trennen. Es bestehen u.a. folgende Möglichkeiten, Enantiomere zu trennen:

- Verwendung einer chiralen stationären Phase
- Zusatz eines chiralen Selektors zur mobilen Phase
- Derivatisierung der Probe mit einem chiralen Agens und anschließende Trennung unter konventionellen (achiralen) chromatographischen Bedingungen.

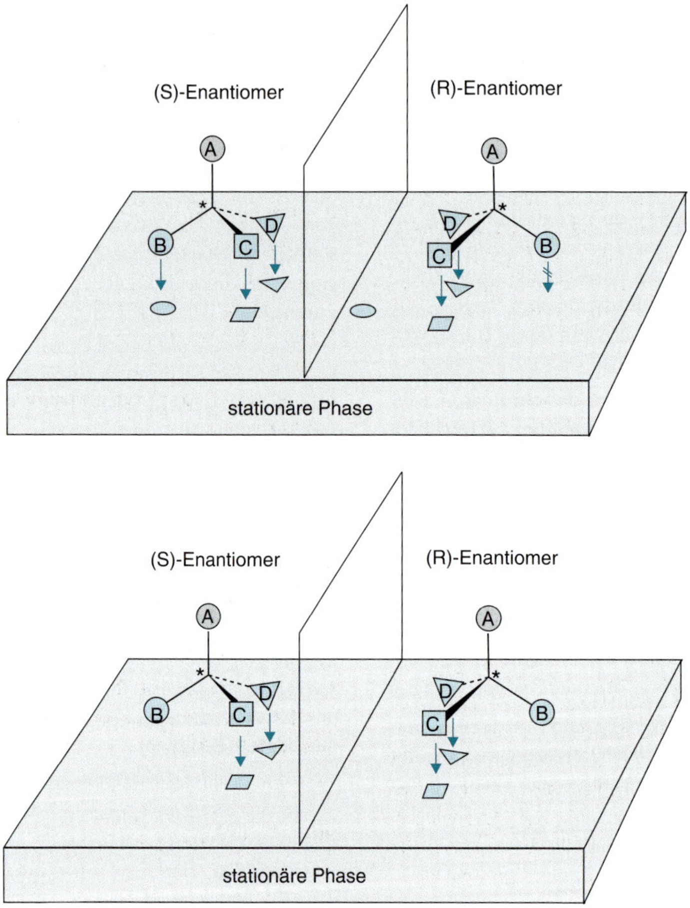

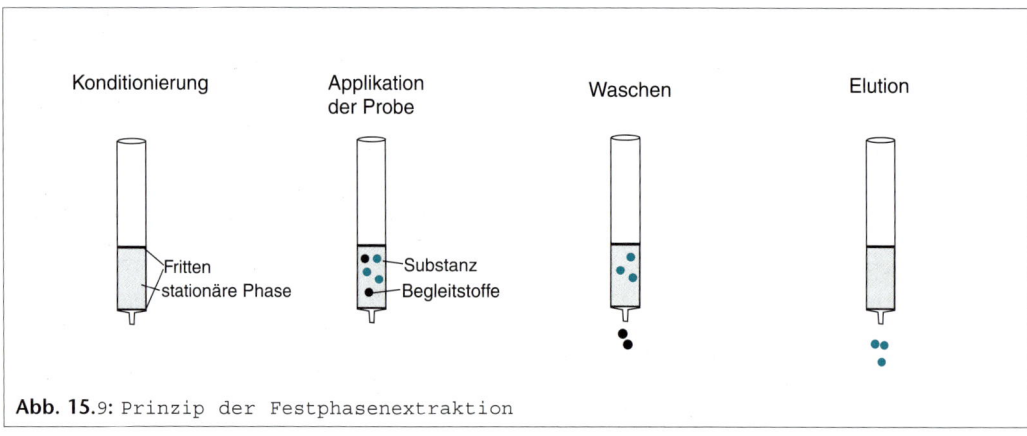

Abb. 15.8: Theorie der chromatographischen Enantiomerentrennung

Abb. 15.9: Prinzip der Festphasenextraktion

15.6 Methoden zur Probenvorbereitung

Soll eine Substanz aus einer komplexen Mischung von Verbindungen chromatographisch bestimmt werden (z.B. aus biologischen Proben oder Pflanzen), ist es häufig notwendig, die Substanz vor der Injektion in den Chromatographen vom Großteil der Verunreinigung zu trennen. Sind geringe Mengen an festen Partikeln in der Probelösung, so müssen diese durch Zentrifugation oder Filtration der Probe entfernt werden.

15.6.1 Flüssig-flüssig-Extraktion

Ein klassisches Probenvorbereitungsverfahren ist die flüssig-flüssig-Extraktion. Hierbei wird in der Regel der pH-Wert der wäßrigen Phase auf einen geeigneten Wert eingestellt, und die zu bestimmende Substanz mit einem organischen Lösungsmittel extrahiert. Die Nachteile der Methode sind, daß die Extraktion oft unvollständig ist, die Phasentrennung wegen Emulsionsbildung manchmal schlecht ist, und daß das Volumen des Extrakts vom Volumen der Probe abhängt, d.h. große Probenvolumina führen zu einem großen Volumen des Extrakts. Der Vorteil der konventionellen (flüssig-flüssig-) Extraktion liegt darin, daß das Verfahren auch bei großen Substanzmengen gut durchführbar ist.

Eine Alternative zur konventionellen Extraktion ist die Festphasenextraktion.

15.6.2 Festphasenextraktion

Die Festphasenextraktion wird zur Extraktion von Substanzen aus einem komplexen Substanzgemisch oder zur Aufkonzentrierung von Probenkomponenten bei der Spurenanalyse verwendet und mit Kartuschen durchgeführt. Bei den Kartuschen handelt es sich in der Regel um Kunststoffspritzen, die mit 100-500 mg Sorbens gefüllt sind (☞ Abb. 15.9). Als Sorbens werden polare Phasen (z.B. Kieselgel), Umkehrphasen oder Ionenaustauscherphasen angeboten (☞ Tab. 15.1). Da die Schwerkraft alleine nicht ausreicht, die flüssige Probe und die Waschlösungen oder die Elutionsmittel durch das Säulenbett zu transportieren, werden die Kartuschen auf Ex-

traktionsvorrichtungen gesteckt, an die ein Wasserstrahlvakuum gelegt wird.

Die Wahl des Sorbens hängt von den Eigenschaften der zu bestimmenden Substanz ab. Lipophile Verbindungen lassen sich z.B. mit einer C-18 Phase, ionische mit einer Ionenaustauscherphase extrahieren.

Der Extraktionsvorgang kann in 4 Schritte unterteilt werden (☞ Abb. 15.9):

* Konditionierung des Sorbens. Hierbei wird die Oberfläche der stationären Phase mit geeigneten Lösungsmitteln benetzt und für die Applikation der Probe vorbereitet
* Aufgabe der Probe
* Waschen der Probe mit einem Fließmittel geringer Elutionskraft
* Elution der Probe mit einem Fließmittel mit ausreichender Elutionskraft

Die Methode kann zum Aufkonzentrieren der Probe benutzt werden. Dabei wird ein großes Volumen der Probe durch die Kartusche gesaugt, und die gebundenen Probenkomponenten werden mit einem geringen Volumen Lösemittel eluiert.

Die Festphasenextraktion ist eine effiziente, einfach durchzuführende Extraktionsmethode mit geringem Lösemittelverbrauch.

15.7 Übungen

1) Ein Peptid mit einem pK_I-Wert von 6,6 soll mit einer Ionenaustauschersäule gereinigt werden. Beschreiben Sie die funktionellen Gruppen eines starken Kationen- und Anionenaustauschers und die chromatographischen Bedingungen bei denen das Peptid an den Austauschersäulen haftet und wie es eluiert werden kann.

2) Welche Eigenschaft von Molekülen spielt bei der gelchromatographischen Trennung die entscheidende Rolle?

3) Eine Substanz besitzt bei der chromatographischen Bestimmung an einer C-18 Säule und Methanol/Wasser 60/40 eine Retentionszeit von 16 min. Wie können Sie die Retentionszeit der Verbindung verringern?

4) Sie injizieren eine insulin- und NaCl-haltige Lösung und führen eine Trennung an einer Sephacryl S-200 Säule durch. Was wird zuerst eluiert, NaCl oder Insulin?

16 Dünnschichtchromatographie

Die Dünnschichtchromatographie (DC) spielt in der Pharmazie bei der qualitativen und quantitativen Analyse von Substanzen eine wichtige Rolle. Das ist zum einen auf den geringen apparativen Aufwand zurückzuführen, zum anderen lassen sich zahlreiche Substanzen durch den Einsatz verschiedener Detektionsmethoden (z.B. Sprühreagenzien) problemlos und in niedrigen Mengen nachweisen.

16.1 Stationäre Phasen

Die stationäre Phase besteht aus einem Träger (Glasplatte, Aluminiumplatte), auf dem die Sorbentien als dünne Schicht aufgetragen sind. Als Sorbentien eignen sich zahlreiche verschiedene Materialien (☞ Tab. 16.1).

Sorbens	Eigenschaften
Kieselgel	polare Adsorptionsphase
chemisch modifizierte Kieselgele	RP-Phasen (C-2, C-8, C-18) Nitril-, Diol-, Aminophasen
Kieselgur	amorphes Kieselgel, aus Schalen von Kieselalgen gewonnen
Al_2O_3	neutrale, basische oder saure Eigenschaften
Cellulose	Verteilungsphase, zur Auftrennung polarer Verbindungen geeignet
Polyamid	Umkehrphase mit hoher Affinität zu phenolischen Verbindungen

Tab. 16.1: Stationäre Phasen in der DC

Im pharmazeutischen Bereich spielen Kieselgel-platten heute die größte Rolle. Wachsende Bedeutung erlangen in jüngster Zeit chemisch modifizierte Kieselgele, v.a. die C-18 Umkehrphase.

Im Gegensatz zu Kieselgel und dessen Derivaten besitzt Kieselgur nur ein geringes Adsorptionsvermögen, es wurde früher vor allem als Trägermaterial für verschiedene Imprägnierungen verwendet (☞ Tab. 16.1). Mit *Paraffinum subliquidum* imprägniertes Kieselgel kann zur Charakterisierung von fetten Ölen verwendet werden. Durch die Imprägnierung entsteht eine Umkehrphase, bei der die Trennung von Substanzen auf der unterschiedlichen Löslichkeit in der mobilen Phase und dem immobilisierten Paraffin beruht.

In der DC wird Polyamid relativ selten als stationäre Phase angewendet. Es eignet sich v.a. zur Trennung phenolischer Verbindungen, da phenolische OH-Gruppen mit Polyamid starke H-Brücken ausbilden können.

16.1.1 Spezifikationen bei DC-Platten

Bei Platten für rein analytische Anwendungen beträgt die *Schichtdicke* des Sorbens ca. 0,25-0,5 mm. Platten, die zur präparativen Trennung von Substanzen verwendet werden, besitzen eine größere Schichtdicke (in der Regel 1 bis 2 mm). Die *Plattengrößen* liegen bei 10 x 20 oder 20 x 20 cm. Normalerweise werden Sorbentien mit einer *Korngröße* von 10-40 μm verwendet. Um die Trennleistung der DC zu erhöhen, hat man jedoch Materialien mit kleinerer Korngröße (5-10 μm), engerer Korngrößenverteilung und gleichmäßigerer Beschichtung entwickelt. Derartige DC-Platten werden als **HPTLC-Platten** (engl.: *high performance thin layer chromatography,* Hochleistungs-Dünnschichtchromatographie) bezeichnet (☞ 16.6).

In der Regel wird Kieselgel mit einer durchschnittlichen *Porengröße* von 60 Å (Ångström) verwendet. Die Porengröße des verwendeten Materials läßt sich aus den Herstellerangaben ablesen (☞ Abb. 16.1).

Kieselgel G enthält ca. 13 % Gips als Bindemittel, der eine gute Haftfestigkeit auf dem Träger (Glasplatte) gewährleisten soll. Kieselgel H enthält als Bindemittel feines, amorphes SiO_2. Bei Fertigplat-

Kieselgel 60 G F_{254}
mit Fluoreszenzindikator
Gips als Bindemittel
Porengröße in Ångström

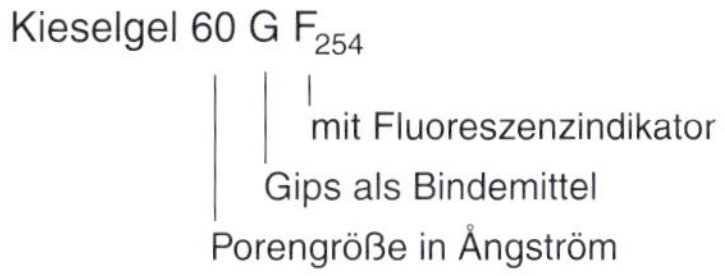

Abb. 16.1: Herstellerangaben bei DC-Platten

ten entfällt meistens die Angabe des Bindemittels, da die Platten spezielle, chromatographisch inerte Bindemittel enthalten.

Die Bezeichnung F_{254} kennzeichnet den Zusatz eines Fluoreszenzindikators, der durch Einstrahlung von UV-Licht mit einer Wellenlänge von 254 nm zur Fluoreszenz angeregt wird. Der Zusatz eines Fluoreszenzindikators erlaubt die Detektion von UV-absorbierenden Substanzen durch Bestrahlung der Platte mit UV-Licht (254 nm) (☞ 16.4).

16.1.2 Die Aktivität des Sorbens

Das Adsorptionsvermögen, d.h. die Aktivität (☞ 14.1.3) der stationären Phase beeinflußt das chromatographische Ergebnis. Je höher die Aktivität des Sorbens ist, desto besser wird eine Substanz von der stationären Phase adsorbiert, desto geringer ist folglich die Laufstrecke, die eine Substanz während der Entwicklung eines Dünnschichtchromatogramms zurücklegt. Die Aktivität eines Sorbens hängt v.a. vom Herstellungsprozeß ab. Daher kann die Verwendung von DC-Platten unterschiedlicher Hersteller zu unterschiedlichen chromatographischen Ergebnissen führen.

Aktivität von Kieselgel

Die Aktivität von Kieselgel wird durch die relative Luftfeuchtigkeit beeinflußt. Durch das von der Luft aufgenommene Wasser wird ein Teil der adsorptionsaktiven Stellen belegt. Dadurch wird der Oberflächenanteil des Sorbens, welcher für chromatographische Adsorptionsprozesse zur Verfügung steht, verringert. Die Aktivität von Kieselgel wird also erniedrigt.

Die Wasseraufnahme, d.h. die Gleichgewichtseinstellung anhand der relativen Luftfeuchte geschieht relativ schnell, so daß die vorherige Aktivierung von Kieselgel durch Erhitzen der DC-Platte auf 105 °C (1 Stunde) unter den normalen chromatographischen Bedingungen (d.h. ohne Kontrolle der Luftfeuchtigkeit) in der Regel nicht sinnvoll ist. Schon nach wenigen Minuten ist die Platte durch den Wassergehalt der Raumluft wieder deaktiviert.

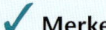 **Merke**

Je höher die relative Luftfeuchtigkeit ist, desto niedriger ist die Aktivität des Kieselgels.

16.2 Mobile Phase

Die mobile Phase, welche in der DC auch als Fließmittel bezeichnet wird, wird durch Kapillarkräfte entlang der Kieselgelschicht transportiert. Eine Kieselgelplatte kann daher sowohl vertikal (in der Normalkammer) als auch horizontal (HPTLC, ☞ 16.6) entwickelt werden. Die Wanderungsgeschwindigkeit hängt u.a. von der Viskosität und der Oberflächenspannung des Fließmittels ab. Mit zunehmender Entwicklungsstrecke verringert sich die Wanderungsgeschwindigkeit. Die Beziehung zwischen der Entwicklungsstrecke s und der Zeit t, welche für die Entwicklung benötigt wurde, ergibt sich aus

$$s^2 = K \cdot t$$

K: Fließkonstante

Aus dieser Gleichung läßt sich ablesen, daß die Wanderungsgeschwindigkeit der Fließmittelfront mit zunehmender Entfernung vom Startpunkt abnimmt.

Als Fließmittel werden häufig Gemische verschiedener Lösungsmittel verwendet. Die Zusammensetzung des Fließmittels hängt von den Eigenschaften der Probe und dem verwendeten Sorbens ab. In Tabelle 16.2 sind einige Fließmittel aufgelistet, die häufig zur dünnschichtchromatographischen Trennung von Arzneistoffen verwendet werden. Besitzen Substanzen saure oder basische Eigenschaften, so kann die Dissoziation und das damit verbundene *Tailing* (☞ 14.2.3) durch Zugabe von Säure (z.B. Essigsäure) oder Base (z.B. Diethylamin) zurückgedrängt werden.

Substanz	Fließmittel	Zus.setzung
Organische Säuren	Toluol/Isopropanol/NH$_3$ (25 %)	30/60/10
	Toluol/Aceton/HCOOH	60/39/1
Neutralstoffe	Methylenchlorid/Ethanol	90/10
	Toluol/Aceton	60/40
Alkaloide	Methylenchlorid/Aceton/NH$_3$ (25%)	20/78/2
	Methylenchlorid/Methanol/NH$_3$	85/14/1
	Methylenchlorid/Diethylamin	90/10

Tab. 16.2: In der Arzneimittelanalytik häufig verwendete Fließmittel bei Kieselgelplatten

16.2.1 Beta-Fronten

Bei Fließmittelgemischen kann sich durch Adsorption oder Verdunstung einer Komponente während der Entwicklung die Zusammensetzung verändern. Kommt es zur vollständigen Adsorption einer Fließmittelkomponente durch das Sorbens, so fehlt diese Komponente ab einer bestimmten Entwicklungsstrecke und es kommt zur Ausbildung einer sogenannten β-Front (☞ Abb. 16.2). Substanzen, die sich in der Nähe der β-Front befinden, werden als bandenförmige Flecke detektiert.

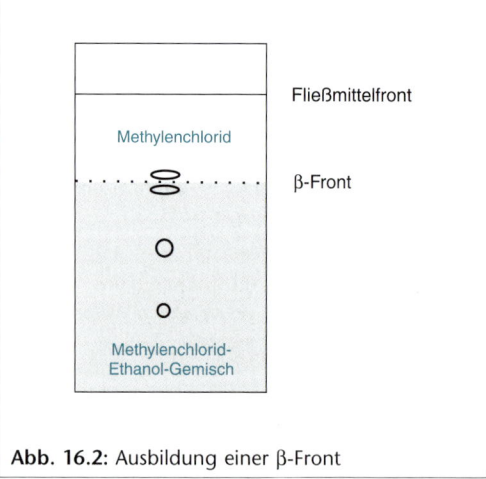

Abb. 16.2: Ausbildung einer β-Front

16.2.2 Kammersättigung

Wird die DC-Kammer mit Filterpapier ausgekleidet und nach dem Einfüllen des Fließmittels und vor dem Einbringen der DC-Platte eine Zeitlang stehengelassen, so erreicht man eine relativ schnelle Sättigung des Gasraums mit den Fließmitteldämpfen. Es handelt sich hierbei um eine **gesättigte** Kammer. Die Kammersättigung verhindert, daß leichtflüchtige Komponenten des Fließmittels während der Entwicklung des Chromatogramms verdampfen. Dagegen kommt es in ungesättigten Kammern bei leicht flüchtigen Lösungsmitteln zu stärkeren Änderungen der Fließmittelzusammensetzung entlang der Trennstrecke. Die chromatographischen Ergebnisse mit und ohne Kammersättigung sind daher nicht unbedingt miteinander vergleichbar.

16.3 Praktische Durchführung

Die Wahl des verwendeten Fließmittels hängt von den zu trennenden Substanzen ab. In Tab. 16.2 sind häufig verwendete Fließmittel für Kieselgel aufgelistet.

Die Wanderungsstrecke der einzelnen Substanzen läßt sich über das Fließmittel verändern, siehe eluotrope Reihe (☞ 15.1.5).

Nach dem Mischen wird das Fließmittel in die DC-Kammer eingefüllt und ggf. eine Kammersättigung durchgeführt.

 Merke

Die Erhöhung des Elutionsvermögens der mobilen Phase führt zu einer größeren Wanderungsstrecke der Substanzen.

Die zu untersuchenden Substanzen oder Proben werden in einem geeigneten organischen Lösungsmittel gelöst. Als günstig haben sich Konzentrationen von ca. 0,1-0,25 % erwiesen, d.h. 10 mg Substanz werden in 4-10 ml organischem Lösungsmittel gelöst. Das Auftragen der Lösung erfolgt mit Schmelzpunktkapillaren oder speziell dafür vorgesehenen Auftragekapillaren mit definiertem Volumen (häufig 2-10 µl). Beim Auftragen sollte darauf geachtet werden, daß der Substanzfleck möglichst klein bleibt. Große Substanzflecke verschlechtern die Trennung. Nach dem Auftragen wird das Lösungsmittel der Probe vollständig verdampft. Daher spielt das Lösungsmittel der Probe im Gegensatz zu säulenchromatographischen Methoden für das chromatographische Ergebnis nur eine untergeordnete Rolle. Der Abstand der Startlinie vom unteren Rand der Platte sollte so groß gewählt werden, daß die aufgetragenen Substanzflecke später in der Kammer nicht in das Fließmittel eintauchen (meistens sind 1-1,5 cm Abstand ausreichend; Abb. 16.3). Der Abstand zwischen den einzelnen Proben auf der DC-Platte sollte 1-1,5 cm betragen. Die äußeren Proben sollten ca. 1,5 cm vom Plattenrand entfernt sein, um Randeffekte zu vermeiden. Die Startlinie, die Auftragestellen für die Proben und die Probenbezeichnung können mit einem (weichen) Bleistift

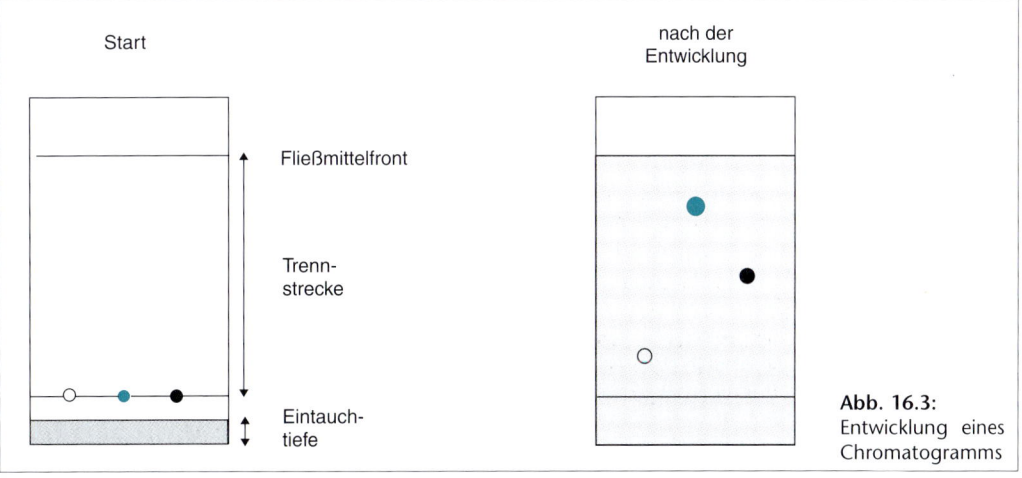

Abb. 16.3: Entwicklung eines Chromatogramms

auf der DC-Platte markiert werden. Nach dem Auftragen der Proben wird die DC-Platte in die Kammer gestellt und entsprechend der Vorschrift über eine bestimmte Strecke (meistens 10 oder 15 cm) entwickelt (☞ Abb. 16.3). Nach abgeschlossener Entwicklung wird das Fließmittel unter dem Abzug abgedampft. Ggf. kann die Platte nach der vollständigen Entfernung des Fließmittels mit einem anderen Fließmittel erneut entwickelt werden (Mehrfachentwicklung). Anschließend wird die Platte ausgewertet.

16.4 Detektionsmethoden

Zur Visualisierung der Substanzflecke gibt es mehrere Möglichkeiten:

- Die Substanzen sind gefärbt. In diesem Fall läßt sich die Lage der Bande an der Eigenfarbe der Substanzen erkennen.

- Die Substanzen absorbieren im UV-Bereich. Substanzen, die in der Lage sind, UV-Licht mit einer Wellenlänge von 254 nm zu absorbieren, lassen sich mit DC-Platten detektieren, die mit einem Fluoreszenzindikator imprägniert sind. Hält man diese Platten unter eine UV-Lampe, so wird der Indikator zur Fluoreszenz angeregt. Durch das abgestrahlte Fluoreszenzlicht erscheint die Platte als hell leuchtende Fläche. An Stellen, an denen sich UV-absorbierende Substanzen befinden, wird die Fluoreszenz gemindert, es entsteht ein dunkler Fleck (bei: Aromaten, Verbindungen mit konjugierten Doppelbindungen).

- Die Substanzen können entweder direkt oder nach dem Besprühen der Platten mit entsprechenden Reagenzien zur Fluoreszenz angeregt werden. Viele dieser Verbindungen können durch Einstrahlung von UV-Licht (365 nm) zur Fluoreszenz angeregt werden, wobei die Wellenlänge des abgestrahlten Lichts im sichtbaren Bereich liegt. Wird die DC-Platte mit UV-Licht bestrahlt, erscheinen diese Verbindungen als helle Flecken auf dunklem Grund.

- Die Substanzen sind weder UV- noch fluoreszenzaktiv. Derartige Verbindungen lassen sich u.U. durch den Einsatz von Sprühreagenzien sichtbar machen. In Tab. 16.3 sind verschiedene Sprühreagenzien beschrieben.

Die vom Auge wahrgenommene Fleckgröße hängt von der Nachweisgrenze des Detektionsverfahrens ab. Je niedriger die Nachweisgrenze des verwendeten Detektionsverfahrens ist, desto eher entspricht die von Auge wahrgenommene Fleckgröße (**visuelle Fleckgröße**) der **wahren Fleckgröße**.

Eine Alternative zum Besprühen ist bei manchen Derivatisierungsreaktionen das Eintauchen der DC-Platte in die Reagenzlösung. Das Verfahren eignet sich besonders für Reihenuntersuchungen und in Fällen, bei denen die DC-Platte quantitativ ausgewertet wird. Das Eintauchen gewährleistet eine gleichmäßigere Benetzung der Oberfläche mit dem Derivatisierungsreagenz als das Besprühen. Die Bedingungen müssen jedoch so gewählt werden, daß die Desorption von Substanzen beim Eintauchen vermieden wird.

Sprühreagenz	Substanzgruppe	Farbreaktion
Joddampf	universell	braune Flecken
Kaliumpermanganat/ Schwefelsäure	universell, reduzierende Verbindungen	weiße Flecken auf rosa Grund
Anisaldehyd/Schwefelsäure	Zucker, Steroide, Terpene	verschiedene Farben
Ninhydrin	Aminosäuren	gelb bis violett
Eisen(III)chlorid/HCl	Phenole, Hydroxamsäuren	blau, rot
Formaldehyd-Schwefelsäure	mehrkernige Aromaten	unterschiedlich
Molybdatophosphorsäure	reduzierende Verbindungen, Lipide, Sterine, Steroide	blau (Antioxidantien)
Nitroprussid-Natrium	SH-Verbindungen	rote Flecken
4-Dimethylbenzaldehyd/HCl	Amine	gelb bis violett

Tab. 16.3: Sprühreagenzien in der Dünnschichtchromatographie

16.5 Das chromatographische Resultat, Rf-Wert

Die Wanderung der Substanzflecke auf der DC-Platte läßt sich durch den Rf-Wert charakterisieren. Der Rf-Wert ist der Quotient aus der Entfernung der Substanz vom Start und der Entfernung der Fließmittelfront vom Start (= Trennstrecke; Abb. 16.3).

$$Rf\!-\!Wert = \frac{Entfernung\ der\ Substanz\ vom\ Start}{Entfernung\ der\ Fließmittelfront\ vom\ Start}$$

Da sich bei einem **inneren Chromatogramm** (☞ 14.1.4) alle Substanzen innerhalb der Trennstrecke befinden, kann der Rf-Wert lediglich Werte zwischen 0 und 1 annehmen. Je weniger eine Substanz während der Trennung wandert, d.h. je besser die Substanz von der stationären Phase festgehalten wird, desto geringer ist der Rf-Wert. Für Kieselgel gilt daher: Je niedriger der Rf-Wert bei einer bestimmten Trennung ist, desto hydrophiler ist die Verbindung.

Der Rf-Wert hängt außer von der verwendeten stationären und mobilen Phase noch von mehreren anderen Faktoren ab:

- der Aktivität des Sorbens
- der relativen Luftfeuchtigkeit
- der Temperatur
- der Kammersättigung.

Der Rf-Wert ist somit keine Stoffkonstante und für qualitative Aussagen nur bedingt geeignet. Daher ist die Verwendung authentischer Vergleichssubstanzen bei der Charakterisierung bzw. dem Nachweis von Substanzen zu empfehlen. Stehen keine authentischen Vergleichssubstanzen zur Verfügung, so kann das Retentionsverhalten von Substanzen durch den R_{St}-Wert charakterisiert werden.

$$R_{St}\!-\!Wert = \frac{Entfernung\ der\ Substanz\ vom\ Start}{Entfernung\ der\ Standardsubstanz\ vom\ Start}$$

16.6 Hochleistungs-Dünnschichtchromatographie

Der größte Nachteil der konventionellen Dünnschichtchromatographie ist die im Vergleich zur Gaschromatographie oder HPLC relativ niedrige Trennleistung. Durch Verkleinerung des Teilchendurchmessers des Sorbens (in der Regel 5 μm), Verwendung von Material mit enger Korngrößenverteilung und durch eine gleichmäßige Schichtdicke des Sorbens konnte die Trennleistung von DC-Platten gesteigert werden. Diese Verbesserungen führten zur Entwicklung der **Hochleistungs-Dünnschichtchromatographie** (HPTLC, *engl. high performance thin layer chromatographie*). Derartige Platten haben Abmessungen von 5 x 5 oder 5 x 10 cm. Die Applikation der Probe erfolgt mit speziellen Kapillaren und Auftragegeräten, das Auftragevolumen liegt meistens unter 1 μl. HPTLC-Platten werden meistens in speziellen Horizontalkammern mit der Kieselgelschicht nach unten entwickelt (☞ Abb. 16.4). Die Fritte dient zum Übertragen des Fließmittels vom Fließmittelvorrat auf die Platte. Platten mit 10 cm Länge können gleichzeitig von beiden Seiten her entwickelt werden. Die kurze Entwicklungsstrecke (ca. 4 cm) führt zu kurzen Analysenzeiten (wenige Minuten), außerdem ist der Lösungsmittelverbrauch bei Verwendung von HPTLC-Kammern gering (wenige ml).

Aufgrund der hohen Trennleistung und der gleichmäßigen Beschichtung der HPTLC-Platten eignet sich die HPTLC sehr gut zur Durchführung quantitativer Bestimmungen.

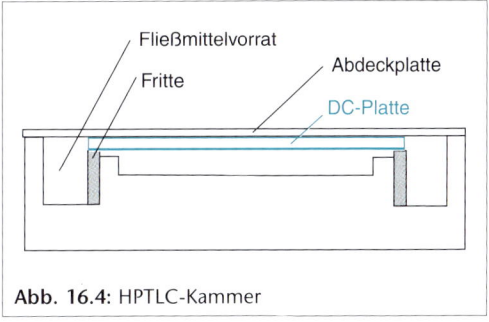

Abb. 16.4: HPTLC-Kammer

16.7 Quantitative Dünn- schichtchromatographie

Neben qualitativen Aussagen erlauben chromatographische Methoden auch die quantitative Bestimmung von Substanzen. Bei chromatographischen Quantifizierungen spielen v.a. säulenchromatographische Methoden eine Rolle (Gaschromatographie, HPLC), da in diesen Fällen das chromatographische Ergebnis mittels Detektor und Schreiber registriert wird und die Quantifizierung ohne großen Mehraufwand durchgeführt werden kann. Gegenüber säulenchromatographischen Methoden bietet die DC jedoch den Vorteil, daß auf einer DC-Platte mehrere Proben gleichzeitig analysiert werden können. Der Nachteil quantitativer DC-Bestimmungen liegt darin, daß der apparative Mehraufwand für die Quantifizierung im Vergleich zu rein qualitativen Anwendungen relativ hoch ist.

16.7.1 DC-Scanner

Fluoreszierende Substanzen (☞ Kap. 9) oder Substanzen, die in der Lage sind, Licht zu absorbieren (☞ Kap. 8) lassen sich durch Einsatz eines **DC-Scanners** quantifizieren. Ein DC-Scanner besteht prinzipiell aus einem Photometer oder Fluorimeter, dessen Lichtstrahl bzw. Meßzelle über die Oberfläche der DC-Platte bewegt werden kann (☞ Abb. 16.5). Auf diese Weise wird die Fluoreszenz oder Lichtabsorption der DC-Platte in Abhängigkeit von der Trennstrecke bzw. dem Rf-Wert erfaßt.

Wird die Lichtabsorption gemessen, so entsteht beim Durchmessen (Scannen) einer Analysenbahn genau dann ein Signal, wenn sich der Meßkopf über eine Stelle bewegt, an der sich eine lichtabsorbierende Substanz befindet (☞ Abb. 16.5). Im Unterschied zur Photometrie wird bei dieser Methode in der Regel nicht der Anteil des Lichts gemessen, der durch die Probe tritt, sondern es wird der Anteil des

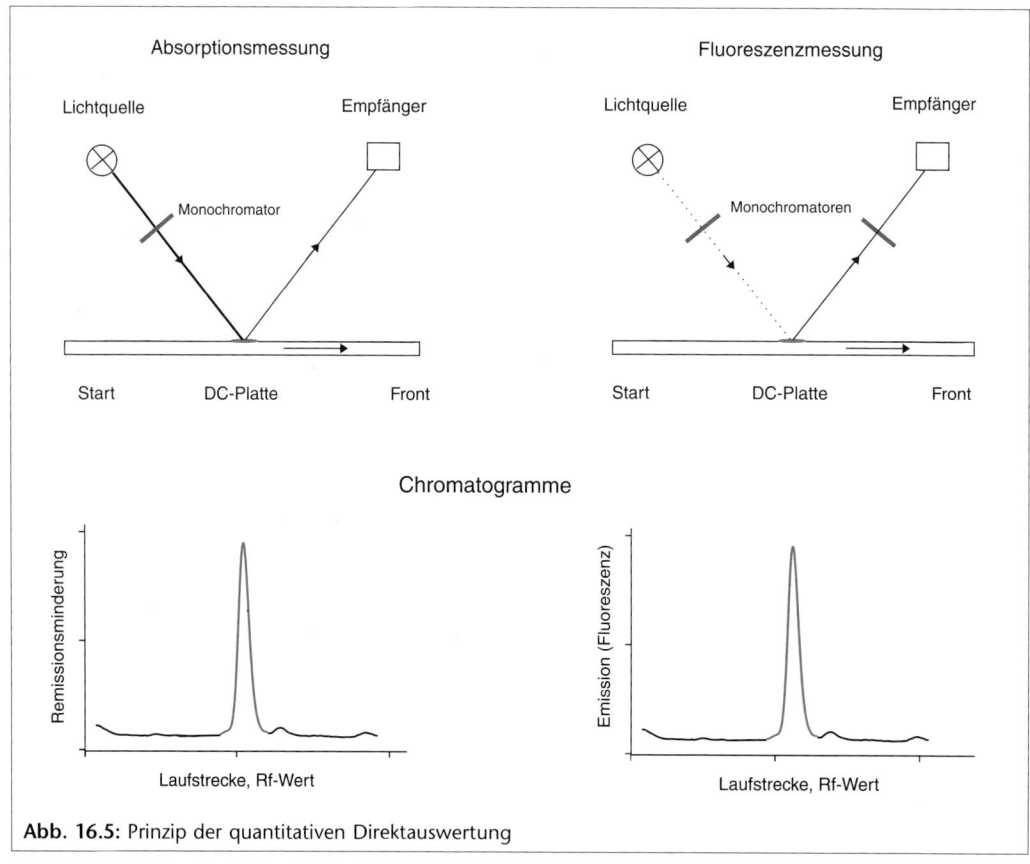

Abb. 16.5: Prinzip der quantitativen Direktauswertung

Lichts bestimmt, der von der DC-Platte wieder zurückgestrahlt wird. Eine derartige Meßmethode wird als **Remissionsmessung** bezeichnet. Befindet sich auf der DC-Platte eine Substanz, welche das eingestrahlte Licht absorbiert, so wird die Intensität des reflektierten Lichts vermindert (Remissionsminderung).

Beruht die Messung dagegen auf den fluoreszierenden Eigenschaften von Verbindungen, so wird die Intensität des Fluoreszenzlichts erfaßt, welches von den Verbindungen bei entsprechender Anregung abgestrahlt wird (☞ Abb. 16.5). Im Gegensatz zur Absorptionsmessung werden bei einer fluorimetrischen Bestimmung zwei Monochromatoren benötigt. Ein Monochromator (Anregungsmonochromator) sorgt für die Auswahl der richtigen Wellenlänge der Anregungsstrahlung, der zweite Monochromator (Fluoreszenz- oder Emissionsmonochromator) läßt nur Fluoreszenzlicht durch und bewirkt, daß nur das von der Substanz emittierte Fluoreszenzlicht auf die Detektormeßzelle trifft (☞ Abb. 16.5).

16.7.2 Dünnschicht-Chromatogramm

Im Gegensatz zur Säulenchromatographie, bei der das Signal in Abhängigkeit von der Zeit oder dem Elutionsvolumen seit der Probeninjektion erfaßt wird, entstehen beim Einsatz eines DC-Scanners Chromatogramme, bei denen das Detektorsignal in Abhängigkeit von der Laufstrecke oder dem Rf-Wert aufgetragen ist (☞ Abb. 16.5). Beruht die

Messung auf der Ermittlung der Remission (was in der Regel der Fall ist), so werden die Chromatogramme auch als **Remissionsgrad-Ortskurve** bezeichnet. Zur quantitativen Bestimmung von Substanzen wird die *Peakfläche* herangezogen, die ein Maß für die in der Probe enthaltenen Substanzmenge darstellt. Unter konstanten chromatographischen Bedingungen besitzt der Peak einer bestimmten Substanz eine konstante Peakbreite in halber Höhe, so daß die *Peakhöhe* ein Maß für die Substanzkonzentration darstellt. In diesen Fällen kann die Peakfläche oder die Peakhöhe zur Quantifizierung einer Substanz herangezogen werden. Die Auswertung erfolgt anhand von Kalibrier- bzw. Eichkurven (☞ Abb. 16.6). Im Gegensatz zu photometrischen Bestimmungen (☞ Kap. 8) verlaufen die Kalibrierkurven von Remissionsmessungen meistens gekrümmt.

16.7.3 Auswahl der Meßparameter zur Quantifizierung

Die Ermittlung der optimalen Meßwellenlänge ist ein wichtiger Parameter für die Quantifizierung. Die einfachste Methode, die optimale Wellenlänge zu ermitteln, ist die Aufnahme eines Absorptionsspektrums. Dabei wird die Lichtabsorption in Abhängigkeit von der eingestrahlten Wellenlänge bestimmt. Erfolgt die Messung der Absorption über die Bestimmung der Lichtremission, so wird das Spektrum als **Remissionsspektrum** bezeichnet. Das Remissionsspektrum einer Substanz kann sich vom Absorptionsspektrum, welches man bei der klassischen UV/VIS-Spektroskopie (☞ Kap. 8) mit der gelösten Substanz erhält, unterscheiden.

Bei fluorimetrischen Bestimmungen ist darauf zu achten, daß eine Anregungswellenlänge gewählt wird, bei der die Substanz einen hohen Absorptionskoeffizienten besitzt (☞ Kap. 9). Außerdem sollten Anregungs- und Emissionswellenlänge so weit auseinanderliegen, daß der Emissionsmonochromator lediglich das emittierte Licht durchläßt.

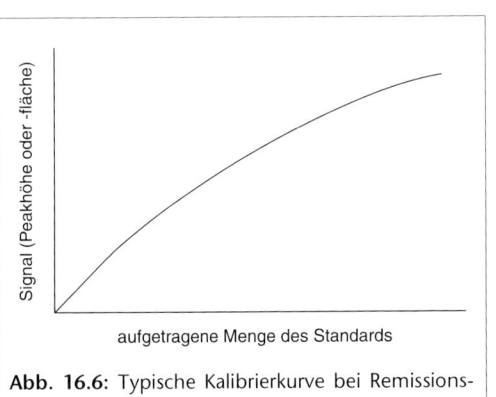

Abb. 16.6: Typische Kalibrierkurve bei Remissionsmessungen

16.8 Übungen

1) Bei der Trennung eines Stoffgemisches mittels DC besitzt Phenolrot einen Rf-Wert von 0,32 bei einer Entwicklungszeit von 10 min und einer Fließmittelfront von 12 cm. Berechnen Sie die Laufstrecken von Fließmittelfront und Phenolrot nach einer Zeit von 15 min.

2) Eine Substanz besitzt einen Rf-Wert von 0,8 bei Verwendung von Kieselgelplatten und einem Fließmittel von Dichlormethan/Methanol 90/10. Wie muß das Fließmittel verändert werden, um zu niedrigeren Rf-Werten zu kommen?

3) Sie werten eine dünnschichtchromatographische Trennung zuerst mittels UV-Licht aus. Danach besprühen Sie die DC-Platte mit einem geeigneten Reagenz und Ihnen fällt auf, daß der Substanzfleck bei diesem Detektionsverfahren größer ist. Worauf ist dies zurückzuführen?

4) Bei einer Substanz ist bei einem Rf-Wert von 0,2 (Plattenmaterial: Kieselgel) gerade noch ein Fleck zu erkennen. Sie steigern die Hydrophilie des Fließmittels und führen Trennung mit derselben Substanzmenge nochmals durch. Bei der Auswertung des Platte ist kein Fleck mehr zu erkennen. Worauf ist dies zurückzuführen?

5) Welche Größen werden bei einer Remissionsgradortskurve gegeneinander aufgetragen ?

17 Hochleistungs-Flüssigkeits-chromatographie (HPLC)

Die Hochleistungs-Flüssigkeitschromatographie (HPLC, *engl. high performance liquid chromatography*) stellt eine bestimmte Form der Säulenchromatographie dar. Abb. 17.1 zeigt den einfachsten Aufbau einer HPLC-Säulenchromatographie. Ein säulenchromatographisches System besteht aus einer Vorrichtung zur Förderung der mobilen Phase, einem Injektor zur Applikation der Probe, einer Trennsäule und einem Detektor, der an einen Schreiber oder Integrator angeschlossen ist. Die Entwicklung der HPLC als Trennverfahren ist darauf zurückzuführen, daß die Trennleistung einer Säule vom Teilchendurchmesser und der Porengröße der Teilchen abhängt.

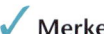 **Merke**

Je kleiner die Korngröße und je gleichmäßiger die Korngrößenverteilung der Partikel der stationären Phase ist, desto höher ist die Trennleistung.

Kleinere Partikelgrößen führen jedoch zu einer hohen Packungsdichte der stationären Phase. Aufgrund der hohen Packungsdichte reicht die Schwerkraft für den Transport der mobilen Phase nicht mehr aus, das Fließmittel wird daher mit Hilfe spezieller HPLC-Pumpen durch das Säulenbett gepumpt.

17.1 HPLC-Pumpen

Die Pumpen sorgen für einen konstanten Fluß der mobilen Phase. HPLC-Pumpen für analytische Anwendungen liefern Flußraten von 0,1-10 ml/min und Drucke bis zu 400 bar. Zur Vermeidung von Signalschwankungen bei der Detektion sollten die Pumpen möglichst pulsationsarm arbeiten.

17.2 Stationäre und mobile Phasen in der HPLC

Prinzipiell lassen sich neben Kieselgel und dessen Modifikationen (Tab. 15.1) alle in der Säulenchromatographie üblichen stationären Phasen auch in der HPLC verwenden. In Tab. 17.1 sind die typischen Kenndaten analytischer HPLC-Anwendungen aufgeführt. Im pharmazeutischen Bereich spielt die C-18 Umkehrphase heute die größte Rolle. Dabei werden häufig Methanol-Wasser- oder Acetonitril-Wasser-Mischungen mit den entsprechenden Zusätzen (Puffer, Säuren, Ionenpaarreagenzien, ☞ 15.1.6) als Fließmittel verwendet. Die starke Verbreitung der Umkehrphasen ist z.T. darauf zurückzuführen, daß diese Phasen gegenüber den Normalphasen den Vorteil haben, daß Wasser ein relativ schwaches Elutionsmittel darstellt, so daß der Wassergehalt der organischen Fließmittelbestandteile die Elutionskraft kaum beeinflußt. Außerdem werden häufig wasserhaltige Fließmittel verwendet, so daß der Wasseranteil der organischen Fließmittelkomponenten für die Zusammensetzung der mobilen Phase unerheblich ist. Bei Normalphasen wird die Elutionskraft des Fließmittels dagegen stark vom Wassergehalt der verwendeten organischen Lösungsmittel und von der relativen Luftfeuchte beeinflußt (☞ 16.1.2).

Die Wahl der mobilen Phase hängt von den Eigenschaften der zu bestimmenden Substanz und von der stationären Phase ab. Erhöht man zum Beispiel die Elutionskraft des Fließmittels, so werden die Retentionszeiten von Substanzen verkürzt. Die Elution von Substanzen an einer bestimmten stationären Phase läßt sich folglich über die Zusammensetzung der mobilen Phase steuern (siehe eluotrope Reihe, ☞ 15.1.5). Das Lösungsmittel für die Probe sollte eine niedrigere Elutionskraft als das Fließmittel aufweisen. Wird dies nicht beachtet, so kommt es insbesondere bei größeren Probenvolumina zur Verschlechterung der Trennung aufgrund des hohen Elutionsvermögens des injizierten Lösungsmittels und der dadurch verursachten Störung des chromatographischen Systems.

Trenn-prinzipien	Adsorptions- und Verteilungschromatographie (Normalphasen, Umkehrphasen), Ionenpaarchromatographie, Ionenaustauschchromatographie, Ausschlußchromatographie
Säulen	Korngröße des Säulenmaterials 3-10 μm Säulenlänge 10-50 cm Säulendurchmesser 4-10 mm
Fließmittel	Wasser, Acetonitril, Methanol, Dichlormethan, n-Hexan, Propanol
Fließmittel-zusätze	Mineralsäuren, Essigsäure, Trifluoressigsäure, aliphatische Sulfonsäuren, Tetrabutylammoniumchlorid, Puffer, Salze
Detektoren	UV/VIS-Detektor, Fluoreszenzdetektor, elektrochemischer Detektor, Brechungsindexdetektor, Leitfähigkeitsdetektor, HPLC-MS-Kopplung

Tab. 17.1: Typische chromatographische Kenndaten analytischer HPLC-Anwendungen

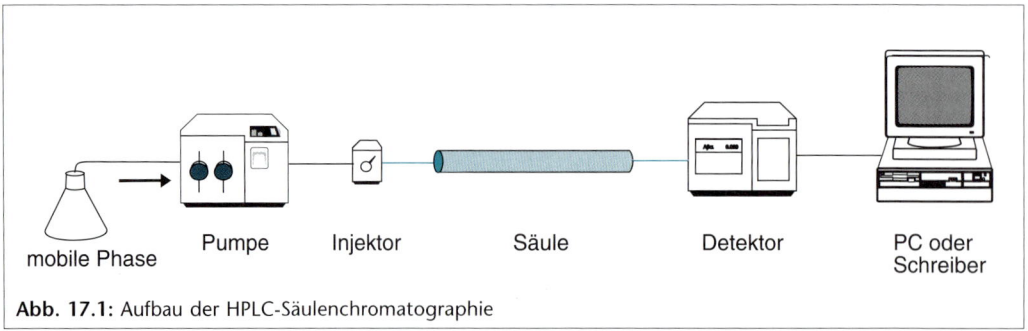

mobile Phase   Pumpe   Injektor   Säule   Detektor   PC oder Schreiber

Abb. 17.1: Aufbau der HPLC-Säulenchromatographie

17.2.1 Isokratische Elution, Gradientenelution

Wird die Fließmittelzusammensetzung während eines chromatographischen Laufs konstant gehalten, so spricht man von einer isokratischen Elution. Dies ist die einfachste Form der Elution in der Säulenchromatographie. Zur isokratischen Elution wird bei der HPLC nur eine Pumpe für die Förderung des Fließmittels benötigt. Die isokratische Elution ist ausreichend, wenn die zu bestimmenden Substanzen keine zu großen Retentionszeitunterschiede aufweisen, so daß alle zu bestimmenden Komponenten innerhalb einer akzeptablen Zeit getrennt werden.

Sollen jedoch mit einem chromatographischen Lauf Substanzen bestimmt werden, die sich in ihren chromatographischen Eigenschaften stark unterscheiden und daher stark unterschiedliche Retentionszeiten aufweisen, muß die Fließmittelzusammensetzung während eines chromatographischen Laufes verändert werden. Auf diese Weise gelingt es, große Retentionszeitunterschiede zu verringern.

Abb. 17.2 zeigt die Trennung der Probenkomponenten A, B, C und D mit Fließmittel 1 an einer C-18 Umkehrphase. Hier sind die Komponenten A und B zwar optimal getrennt, die Elutionskraft des Fließmittels reicht jedoch nicht aus, die Komponenten C und D innerhalb einer vernünftigen Zeit zu eluieren.

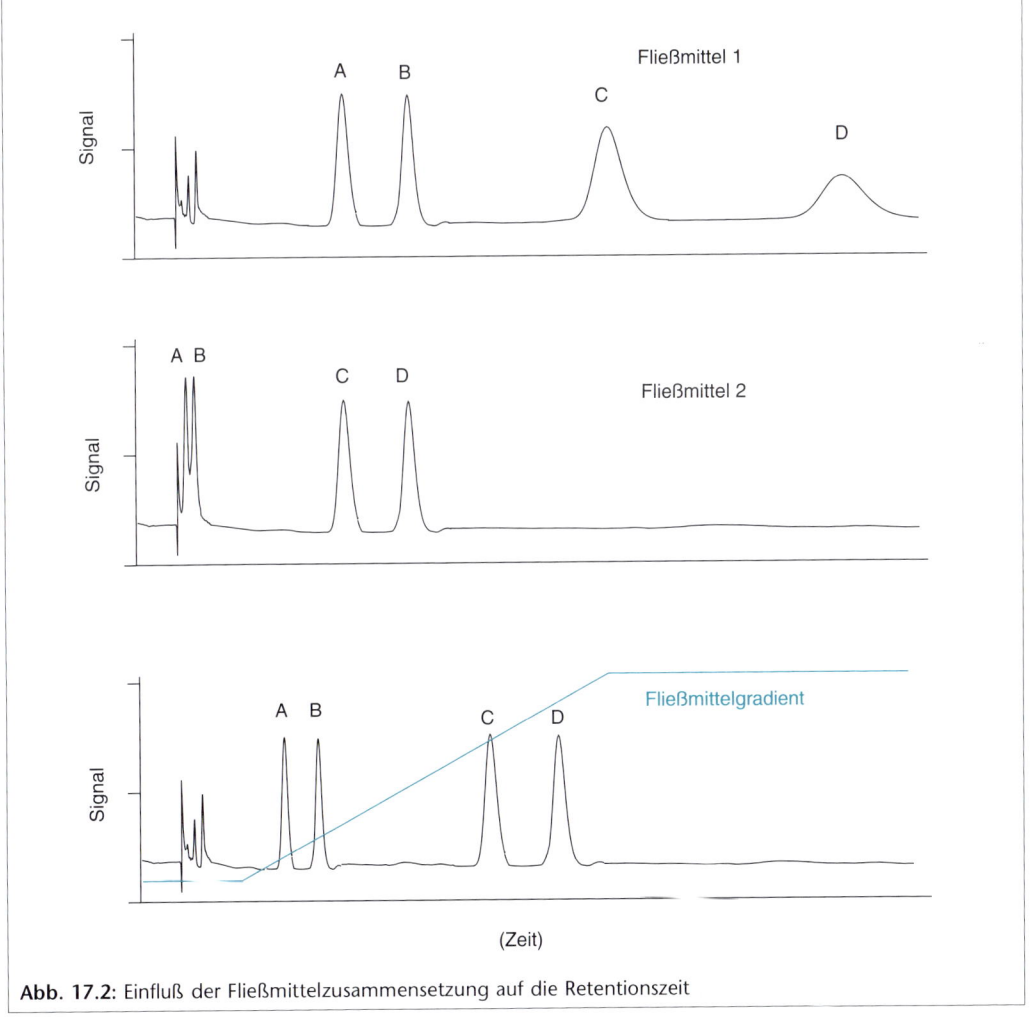

Abb. 17.2: Einfluß der Fließmittelzusammensetzung auf die Retentionszeit

Wird die Elutionskraft des Fließmittel durch Steigerung der Lipohilie (z.B. Erhöhung des Methanolanteils) erhöht, so ist eine gute Trennung der Komponenten C und D zu beobachten, die Substanzen A und B können jedoch nicht mehr ausreichend getrennt werden. Die Bestimmung aller 4 Komponenten in einem chromatographischen Lauf gelingt in so einem Fall meistens durch die Veränderung der Fließmittelzusammensetzung während der Trennung (☞ Abb. 17.2). Diese Elutionsform wird als **Gradientenelution** bezeichnet. Da die Fließmittelzusammensetzung geändert wird, spricht man auch von einem **Fließmittelgradienten**.

17.2.2 Niederdruck- und Hochdruckgradientensysteme

Prinzipiell gibt es mehrere Möglichkeiten, Fließmittelgradienten zu erzeugen. Die reproduzierbarsten Gradienten erhält man bei Verwendung von HPLC-Anlagen, bei denen die Mischung von Fließmitteln programmiert werden kann. Man unterscheidet zwei Bauweisen: **Hochdruck-** und **Niederdruckgradientensysteme** (☞ Abb. 17.3). Beim Hochdruckgradientensystem werden die einzelnen Fließmittel von separaten Pumpen gefördert und die Fließmittelanteile nach den Pumpen, folglich auf der Hochdruckseite, gemischt. Die Steuerung der Fließmittelzusammensetzung erfolgt über die Regulation der Förderleistung der einzelnen Pumpen

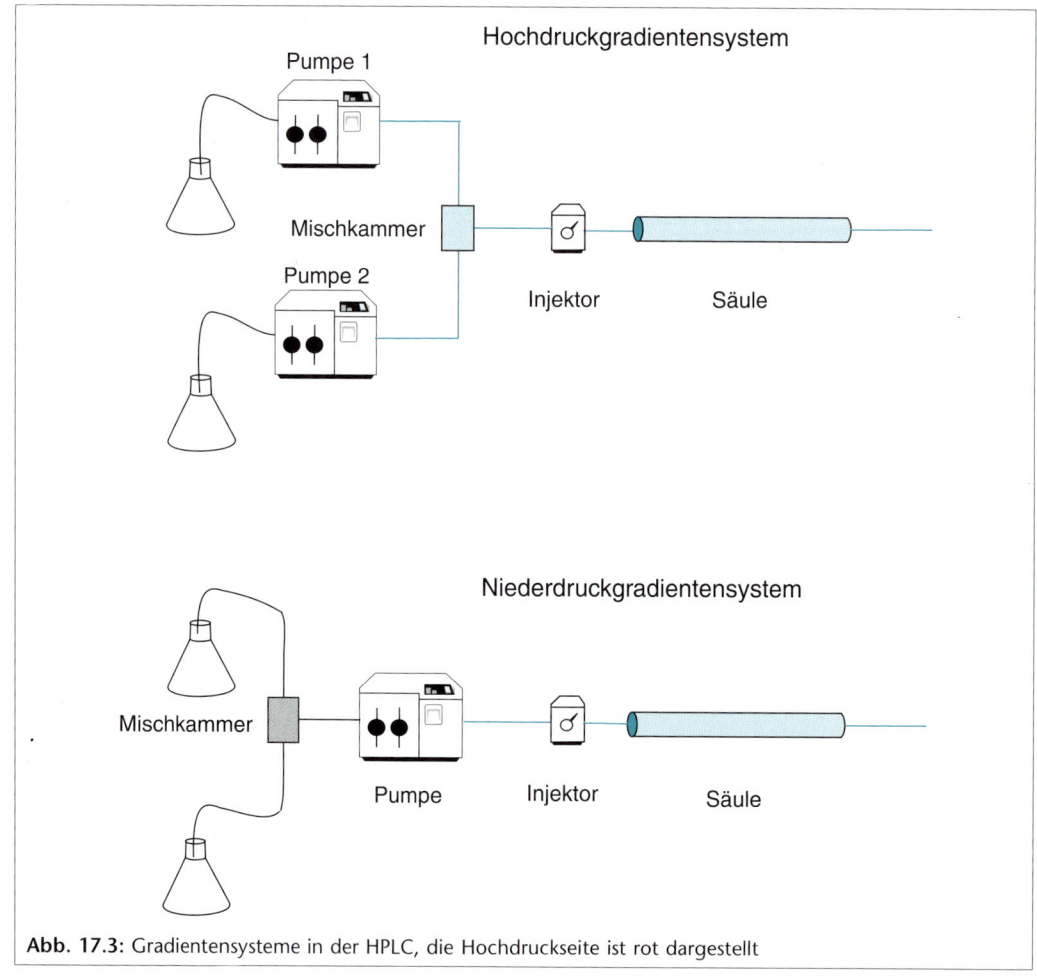

Abb. 17.3: Gradientensysteme in der HPLC, die Hochdruckseite ist rot dargestellt

durch eine programmierbare Steuereinheit. Beim Niederdruckgradienten werden die einzelnen Fließmittel vor der Pumpe, somit auf der Niederdruckseite, durch Schaltventile gemischt (☞ Abb. 17.3). Die Schaltventile werden ebenfalls von einer programmierbaren Steuereinheit reguliert.

Da die Adsorption von Substanzen an die stationäre Phase temperaturabhängig ist, und mit zunehmender Temperatur die Retentionszeit von Substanzen abnimmt, kann die Elution von Verbindungen auch über die Säulentemperatur gesteuert werden. **Temperaturgradienten** werden im Vergleich zu Fließmittelgradienten seltener angewendet.

17.2.3 Anforderungen an das Fließmittel

Die bei der HPLC verwendeten Fließmittel müssen sehr rein sein und sollten vor Gebrauch entgast werden. Die Entgasung gelingt durch Ultraschallbehandlung im Vakuum, durch Inertgasspülung mit Helium oder durch Filtration durch engporige Filtermembranen. Die bei nicht entgasten Fließmitteln auftretende Gasblasenbildung stört die Förderleistung der Pumpen und führt zu Störsignalen bei der Detektion.

Vor allem bei der Mischung verschiedener Lösungsmittel kommt es gerne zur Gasblasenbildung, was ein Problem bei Niederdruckgradientensystemen darstellt. In diesen Fällen muß besonders auf eine effektive Entgasung der Fließmittel geachtet werden. Da bei Hochdruckgradienten die Mischung der Fließmittel unter hohem Druck erfolgt, sind diese Systeme in der Hinsicht weniger störungsanfällig. Aufgrund der Druckentlastung nach dem Durchtritt des Fließmittels durch die Säule kann es jedoch im Detektor zur Gasblasenbildung kommen. Dies kann jedoch durch Installation eines Gegendruckventils am Ausgang des Detektors verhindert werden.

Wird ein UV-Detektor zum Nachweis der Probe eingesetzt, so ist bei der Wahl des Fließmittels darauf zu achten, daß es bei der gewählten Wellenlänge keine signifikante Eigenabsorption besitzt (siehe *Cut off* von Lösungsmitteln, 17.5.1).

17.3 Fließmittelgeschwindigkeit

Die Trennleistung eines chromatographischen Systems hängt u.a. von der Elutionsgeschwindigkeit ab. Zu niedrige bzw. zu hohe Flußraten verschlechtern die Trennung. Die Abhängigkeit der Trennleistung von der linearen Fließmittelgeschwindigkeit läßt sich durch die Van Deemter-Kurve charakterisieren (☞ 18.5.1). Im Vergleich zur Gaschromatographie sind der Wahl der Flußrate bei der HPLC engere Grenzen gesetzt, da die Packungsdichte von HPLC-Säulen sehr groß ist. Dadurch nimmt der Druckabfall in der Trennsäule bei steigenden Elutionsgeschwindigkeiten schnell zu und der Arbeitsbereich der Pumpe (meistens bis 400 bar) wird überschritten.

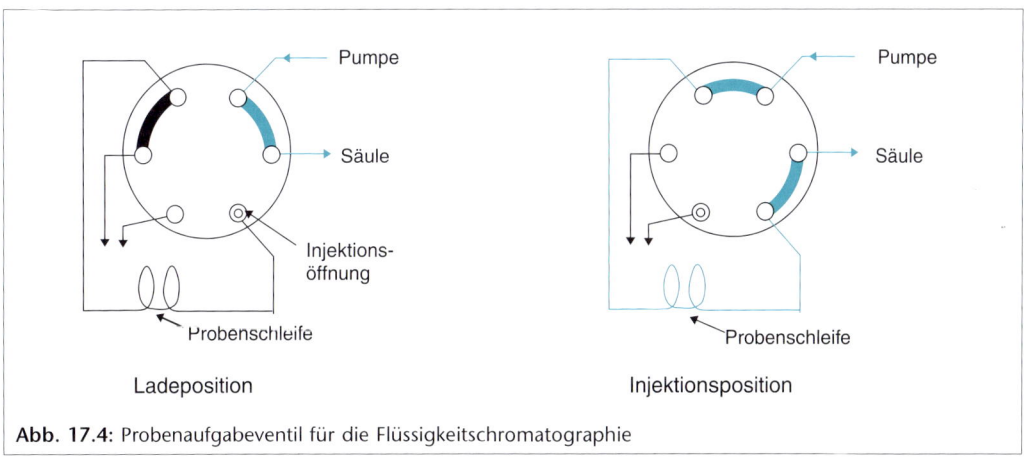

Abb. 17.4: Probenaufgabeventil für die Flüssigkeitschromatographie

17.4 Injektor

Die Injektion der Probe erfolgt in der Regel mit einem Probenaufgabeventil, das eine Dosierschleife besitzt (☞ Abb. 17.4). In der Ladeposition des Ventils ist die Verbindungsleitung von Pumpenausgang und Ventil direkt mit der Verbindungsleitung von Ventil und Säule verbunden. Die Dosierschleife wird nicht von der mobilen Phase durchströmt. Dagegen besteht eine Verbindung zwischen der Injektionsöffnung des Ventils und der Probenschleife, was die Füllung der Schleife mit der Probe erlaubt. Das Volumen, welches von der Probe injiziert wird, hängt vom Volumen der Probeschleife ab. Stellt man das Ventil auf die Injektionsposition, so wird die Probeschleife in die Verbindung von Pumpe und Säule eingebracht, die Probenschleife wird vom Elutionsmittel durchströmt, und die Probe zur Säule transportiert.

Das Volumen der Verbindungsleitungen zwischen Injektor und Säule und Säule und Detektor sollte möglichst gering gehalten werden. Damit lassen sich sogenannte Totvolumina vermeiden, die nicht am Trennprozeß beteiligt sind, aber Diffusionsvorgänge begünstigen und dadurch die Trennleistung eines chromatographischen Systems verschlechtern. Deshalb werden für die Verbindungen zwischen den einzelnen HPLC-Komponenten Metall- oder Kunststoffkapillaren mit sehr niedrigem Innendurchmesser (0,17-0,8 mm) verwendet.

17.5 Detektoren

Detektoren dienen der Erfassung der Substanzen nach ihrem Austritt aus der Trennsäule. Die Detektion der Substanzen ist eine wichtige Voraussetzung für den Nachweis und die Quantifizierung der Analysenkomponenten. Im Chromatogramm erscheinen daher nur die Bestandteile der Analyse, welche vom Detektor erfaßt werden. Um kleine Substanzmengen in der Analyse erfassen zu können, sollte ein Detektor in der Lage sein, möglichst geringe Mengen nachzuweisen, d.h. er sollte eine hohe Empfindlichkeit für die zu bestimmende Substanz besitzen. Beispiele hierfür sind der UV/VIS-, der Fluoreszenz- und der elektrochemische Detektor. Mit diesen Detektoren lassen sich die entsprechenden Substanzen in niedrigen Konzentrationen bestimmen. Dagegen lassen sich Substanzen, die weder fluores-

zieren, noch UV/VIS- bzw. redox-aktiv sind, mangels geeigneter Detektoren mittels HPLC schlecht nachweisen.

Für eine bestimmte Methode ist es manchmal wünschenswert, einen möglichst selektiven Detektor zur Verfügung zu haben, der es erlaubt, die zu bestimmenden Analysenkomponenten selektiv und empfindlich nachzuweisen. Ein Vertreter dieser Gattung ist der Fluoreszenzdetektor, mit dem sich fluoreszierende Verbindungen erfassen lassen.

17.5.1 UV/VIS Detektor

Der UV/VIS-Detektor ist der mit Abstand am häufigsten eingesetzte Detektor in der HPLC. Er mißt die Lichtabsorption des Eluats. Seine Bauweise entspricht einem Photometer, welches mit einer Durchflußküvette versehen ist (☞ Kap. 8). Es wird die Lichtabsorption des Eluates in der Küvette kontinierlich bestimmt und das Signal an einen Schreiber weitergegeben. Gelangt eine Substanz, welche bei der eingestellten Meßwellenlänge Licht absorbiert, in die Meßzelle des Detektors, so steigt die Lichtabsorption an, die Substanz wird im Chromatogramm als Peak registriert. Substanzen, die keinen Chromophor besitzen, können mittels entsprechender Derivatisierungsreagenzien in lichtabsorbierende Derivate überführt werden. Die Derivatisierung kann vor der Applikation der Probe oder bei entsprechender apparativer Ausstattung auch nach der Trennung *(Postcolumn-Derivatisierung)* durchgeführt werden.

Eine wichtige Voraussetzung für den Einsatz eines UV/VIS-Detektors ist, daß die mobile Phase keine hohe Eigenabsorption aufweist. Die Wellenlänge, unterhalb der die verschiedenen Lösungsmittel nicht mehr eingesetzt werden können *(Cut off)*, sind in Tab. 17.2 aufgelistet.

UV/VIS-Detektoren sind in verschiedenen Ausführungen erhältlich. Zum einen gibt es Detektoren, die bei einer oder mehreren festgelegten Wellenlängen messen können, zum anderen gibt es Geräte mit variabler Wellenlänge, bei denen die Meßwellenlänge frei wählbar ist. Ein Spezialfall stellen die Photodiodenarray-Detektoren dar. Sie registrieren die Lichtabsorption des Eluats bei zahlreichen Wellenlängen gleichzeitig. Dadurch erhält man zu jedem Zeitpunkt des Chromatogramms ein UV-Spektrum des Eluats. Die Peaks können also also nicht nur aufgrund der Retentionszeit, sondern auch anhand ihres UV-Spektrums identifiziert werden.

Lösungsmittel	UV-Cut off (nm)
Aceton	330
Acetonitril	200
Dichlormethan	233
Ethanol	205
Ethylacetat	255
Methanol	206
2-Propanol	205
Pyridin	330
Tetrahydrofuran	230
Toluol	285
Trifluoressigsäure	212

Tab. 17.2: Cut off verschiedener Lösungsmittel in HPLC-Qualität

17.5.2 Fluoreszenzdetektor

Mit Hilfe des Fluoreszenzdetektors lassen sich Substanzen erfassen, die zur Fluoreszenz angeregt werden können (☞ Kap. 9). Der Aufbau des Detektors entspricht dem eines Fluorimeters. Fluoreszierende Verbindungen lassen sich mit diesem Detektor selektiv und mit hoher Empfindlichkeit nachweisen.

17.5.3 Elektrochemischer Detektor

Mit dem elektrochemischen Detektor lassen sich redox-aktive Verbindungen nachweisen. Das Detektionsprinzip entspricht dem der Amperometrie (+ 23.1.1). Mit Hilfe des elektrochemischen Detektors lassen sich z.B. phenolische Verbindungen (wie Adrenalin) in sehr geringen Mengen nachweisen.

17.5.4 Brechungsindexdetektor

Dieser Detektor erlaubt die Detektion von Substanzen, die eine Änderung des Brechungsindex verursachen. Da der Unterschied im Brechungsindex zwischen reinem Fließmittel und der Mischung von Substanz und Fließmittel für das Detektorsignal

entscheidend ist, ist die Methode umso empfindlicher, je stärker der Berechungsindex des Fließmittels durch die jeweilige Substanz verändert wird. Im Vergleich zum UV/VIS-Detektor ist der Brechungsindexdetektor weit weniger sensitiv und reagiert empfindlich auf Druck- und Temperaturänderungen. Da Änderungen der Fließmittelzusammensetzung in der Regel mit einer starken Änderung des Brechungsindex verbunden sind, kann der Detektor bei Fließmittelgradienten nicht eingesetzt werden.

17.5.5 Leitfähigkeitsdetektor

Mit dem Leitfähigkeitsdetektor lassen sich Verbindungen erfassen, die in Lösung dissoziiert vorliegen und die Leitfähigkeit der mobilen Phase verändern. Das Meßprinzip entspricht dem der Konduktometrie (+ Kap. 21). In der Meßzelle des Detektors befinden sich zwei Elektroden, an die eine konstante Wechselspannung angelegt wird. Je höher die Ionenkonzentration der Meßlösung ist, desto höher ist die Leitfähigkeit (desto geringer ist der elektrische Widerstand) und desto größer ist die Stromstärke.

17.5.6 Massenselektiver Detektor (HPLC-MS-Kopplung)

Die HPLC-MS-Kopplung ist das aufwendigste Detektionsverfahren in der HPLC. Bei dieser Methode wird eine HPLC-Anlage mit einem Massenspektrometer (MS) über eine spezielle Kopplungseinrichtung (Interface) verbunden. Die mittels HPLC getrennten Substanzen werden über das Interface in das Massenspektrometer eingebracht und anschließend analysiert. Somit erhält man ein Massenspektrum von den Substanzen (☞ Kap. 13). Im Chromatogramm kann entweder der Gesamtionenstrom in Abhängigkeit von der Retentionszeit aufgezeichnet werden oder es kann das Auftreten von bestimmten, für die jeweiligen Substanzen charakteristischen Molekülfragmenten registriert werden. Im letzteren Modus lassen sich bestimmte Moleküle selektiv detektieren.

Technisch gesehen ist die Kopplung von HPLC und MS relativ schwierig. Das im Massenspektrometer erforderliche Hochvakuum würde ohne eine entsprechende Kopplungseinrichtung (Interface) durch die großen Mengen an Fließmittel, die in das Massenspektrometer eintreten und verdampfen würden, zusammenbrechen. Das Interface hat daher vor allem die Aufgabe, das Fließmittel vor dem Eintritt der Substanzen in das Massenspektrometer zu entfernen.

17.5.7 Derivatisierung

Sollen Substanzen, die weder UV/VIS-Absorption besitzen noch fluoreszieren, mittels HPLC in geringen Mengen bestimmt werden, so müssen sie vor der Detektion (Ausnahme: HPLC-MS) mit geeigneten Reagenzien derivatisiert werden. Für die Derivatisierung müssen folgende Voraussetzungen vorliegen:

- Die zu bestimmende Substanz muß eine funktionelle Gruppe besitzen, welche die Umsetzung mit dem Derivatisierungsreagenz erlaubt (z.B. Hydroxy-, Amino-, Carboxyl- oder Carbonylfunktion).

- Die derivatisierte Probe muß entweder fluoreszieren oder eine UV/VIS-Absorption aufweisen, damit die Verbindung mit dem entsprechenden Detektor detektiert werden kann.

- Die Umsetzung der Probe mit dem Derivatisierungsreagenz sollte auch bei geringen Probekonzentrationen quantitativ verlaufen.

- Überschüssiges Derivatisierungsreagenz darf bei der chromatographischen Bestimmung des Derivats nicht stören.

17.6 Übungen

1) Welche Lösungsmittel eignen sich nicht als Fließmittel für die HPLC-Bestimmung von Salicylsäure mit UV-Detektion bei 235 nm?

2) Wann ist die Anwendung eines Fließmittelgradienten in der HPLC sinnvoll?

3) Welche Detektionsverfahren sind für Bestimmung von Fettsäuren mittels HPLC denkbar?

4) Welche Lösungsmittel eignen sich zum Lösen der Probe, wenn die Trennung an einer C-18 HPLC-Säule mit Acetonitril-Wasser 70/30 als Fließmittel durchgeführt wird?

5) Sie wollen die Trennleistung ihres HPLC-Systems erhöhen. Welche Maßnahmen müssen Sie treffen?

18 Gaschromatographie

Bei der Gaschromatographie werden Substanzen in gasförmigem Zustand unter Verwendung einer gasförmigen mobilen Phase (dem **Trägergas**) und einer flüssigen oder festen stationären Phase getrennt. Voraussetzung für die gaschromatographische Bestimmung einer Substanz ist somit, daß diese unter den chromatographischen Bedingungen in gasförmigem Zustand vorliegt. Schwerflüchtige Verbindungen lassen sich gaschromatographisch nicht oder nur nach entsprechender Derivatisierung bestimmen.

Als Trägergase eignen sich u.a. (nach steigender Polarität geordnet) Helium, Wasserstoff, Argon, Stickstoff und Kohlendioxid.

Bei flüssigen stationären Phasen beruht die Trennung v.a. auf Verteilungsvorgängen zwischen der gasförmigen mobilen und der flüssigen stationären Phase, bei festen stationären Phasen liegen vor allem Adsorptionsvorgänge vor. Ferner spielt die Flüchtigkeit der Probenkomponenten eine Rolle. Bei homologen Reihen werden die leichter flüchtigen Verbindungen zuerst eluiert.

18.1 Aufbau eines Gaschromatographen

Abb. 18.1 zeigt den schematischen Aufbau eines Gaschromatographen. Die Gasdruckflasche, der Druckminderer und der Feinregler sorgen für die konstante Durchströmung der Säule mit dem Trägergas. Der Injektor dient zur Probenaufgabe. Nach der Trennung der Probenkomponenten durch die Säule werden die Substanzen mit dem Detektor registriert. Das Signal wird mit einem Schreiber oder

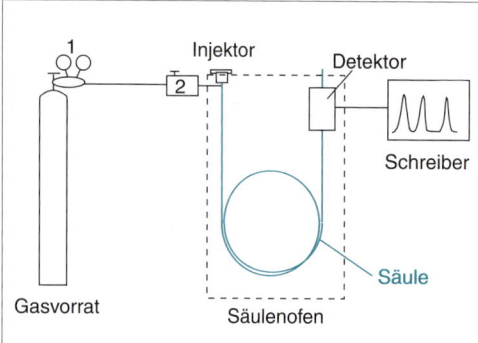

Abb. 18.1: Aufbau eines Gaschromatographen (1 = Druckminderer, 2 = Feinregler für die Trägergasströmung)

Integrator (oder Computer) aufgezeichnet. Der Injektor, die Säule und der Detektor lassen sich genau temperieren. Dadurch läßt sich die Verdampfungs- und Trenntemperatur an die jeweiligen Substanzeigenschaften (v.a. den Siedepunkt) anpassen.

18.2 Injektor

Eine wichtige Aufgabe des Injektors ist die Überführung flüssiger Proben in den gasförmigen Zustand. Anschließend wird die Probe durch das Trägergas auf die Säule transportiert. Das Injektionsverfahren hängt u.a. von der verwendeten Säule ab:

- Die **Splitinjektion** ist die heute am meisten angewendete Technik bei Kapillarsäulen. Bei dieser Technik wird die Probe sofort nach der Injektion verdampft, aber nur ein Teil der verdampften Probe wird auf die Säule gebracht, die Probe wird gesplittet. Dadurch wird die Probenmenge, die auf die Säule kommt, reduziert und es wird verhindert, daß die Kapillarsäulen mit ihrer geringen Probenkapazität überladen werden.

- Die **splitlose Injektion** wird mit einem Splitinjektionssytem im nichtsplittenden Modus durchgeführt. Sie wird v.a. bei der Spurenanalyse mit Kapillarsäulen angewendet.

- Die **direkte Injektion** wird bei gepackten Säulen und Kapillarsäulen mit großem Innendurchmesser angewendet. Die Bauweise eines Injektors für die Direktinjektion ist relativ einfach (☞ Abb. 18.2). Die Probe wird mit einer Spritze durch das Septum in den Injektor eingebracht, dort verdampft und durch das Trägergas auf die Säule transportiert.

- Die **On-Column-Injektion** ist im Gegensatz zu den obengenannten Verfahren ein sogenanntes kaltes Injektionsverfahren, die Probe wird nicht sofort verdampft, sondern in flüssiger Form mit einem speziellen Injektionssystem und einer Spritze mit sehr dünner Nadel direkt an den Kapillarsäuleneingang injiziert. Anschließend wird der Ofen des Injektors hochgeheizt und die Probe verdampft. Die Methode eignet sich v.a. für quantitative Bestimmungen und für thermisch labile Verbindungen.

18.3 Trennsäulen

Trennsäulen für die Gaschromatographie lassen sich in **gepackte Säulen** und **Kapillarsäulen** unterteilen.

18.3.1 Gepackte Säulen

Gepackte Säulen bestehen aus einem Glas- oder Metallrohr (2-4 mm Innendurchmesser, 0,5-4 m Länge) das mit dem Säulenmaterial gefüllt ist. Als stationäre Phasen dienen entweder feste Adsorbentien oder Trennflüssigkeiten, die auf einen Träger (z.B. Kieselgur) aufgebracht sind.

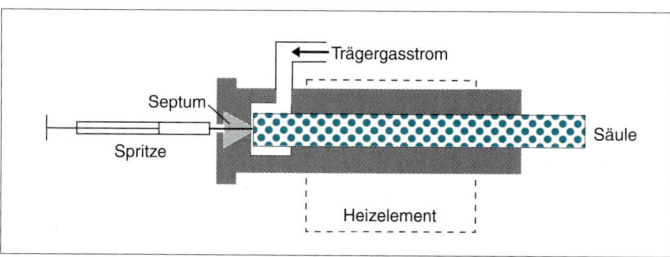

Abb. 18.2: Injektor zur indirekten Injektion bei gepackten Säulen

Adsorbentien

Feste stationäre Phasen (Adsorbentien) werden häufig bei Bestimmungen von Gasen oder kleinen organischen Molekülen verwendet. Als Adsorbentien dienen u.a. Kieselgel, Al_2O_3, Aktivkohle und verschiedene organische Polymere (☞ Tab. 18.1).

Adsorbens	chem. Zusammensetzung	Handelsname (Bsp.)
Kieselgel	SiO2	Chromosil
Aluminiumoxid	Al_2O_3	
Aktivkohle	Kohlenstoff	Carbopack
Molekularsiebe	auf Kohlenstoffbasis	Carboxen
	Aluminiumsilikat	Zeolite
Organische Polymere	Divinylbenzen - Ethylenglykol- dimethacrylat Copolymer	Chromosorb 100-Serie
	Divinylbenzen - Acrylnitril Copolymer	bzw. Porapak-Serie
	Divinylbenzen - Styren Copolymer	
	Divinylbenzen - Ethylvinylbenzen Copolymer	

Tab. 18.1: Adsorbentien für die Gaschromatographie

Trägermaterialien für Trennflüssigkeiten

Neben festen stationären Phasen werden in der Gaschromatographie flüssige stationäre Phasen verwendet. Bei gepackten Säulen werden die flüssigen Phasen (bzw. Trennflüssigkeiten) auf entsprechende Trägermaterialien aufgebracht. Die Trennung beruht auf der Verteilung der Probenkomponenten zwischen der mobilen Phase (Gasphase) und der auf entsprechende Trägermaterialien aufgebrachten Trennflüssigkeit. Als Träger eignen sich z.B. Kieselgur (Chromosorb G, P, W, AW), Dimethyldichlorsilan-behandeltes Kieselgur und Teflon.

Trennflüssigkeiten

Die Anzahl der in der Gaschromatographie verwendeten Trennflüssigkeiten ist enorm. Die Belegung des Trägers mit der Trennflüssigkeit wird in Prozent angegeben und liegt im Bereich von 0,5-20%. Die Polarität der verwendeten Trennflüssigkeiten

erstreckt sich über einen breiten Bereich, sie ist ein wichtiger Parameter bei der Auswahl der stationären Phase für eine bestimmte Trennung.

Damit eine Substanz als Trennflüssigkeit geeignet ist, muß sie bestimmte Eigenschaften besitzen:
- thermische Beständigkeit
- geringer Dampfdruck bei der Trenntemperatur
- geringe Viskosität bei der Trenntemperatur
- chemisch inert
- hohe Selektivität für das entsprechende Trennproblem.

Als Trennflüssigkeiten bei gepackten Säulen werden u.a. verwendet: Squalan, Squalen, Polyethylenglykole, Polypropylenglykole, Silikonöle (☞ 18.3.2), Phthalsäureester

18.3.2 Kapillarsäulen

Die Trennleistung einer Säule ist umso höher, je länger eine Säule ist. Bei gepackten Säulen sind der Säulenlänge aufgrund des hohen Widerstands, der dem Trägergas durch die Säulenfüllung entgegengesetzt wird, enge Grenzen gesetzt.

Kapillarsäulen besitzen im Gegensatz zu den gepackten Säulen keine Säulenfüllung, die sich über den gesamten Querschnitt erstreckt. Durch den Hohlraum in der Mitte der Kapillare ist der Säulenwiderstand geringer als bei einer gepackten Säule. Dies erlaubt die Verwendung von sehr langen Säulen, die Säulenlänge von Kapillarsäulen liegt im Bereich von 15-150 m.

Die Kapillarenwand ist der Regel aus synthetischem Quarz (engl. *fused silica*) hergestellt und auf der Innenseite mit der Trennflüssigkeit beschichtet. Es werden in der Regel Kapillaren mit Innendurchmesser von 0,2-0,75 mm verwendet. Bei Kapillaren mit 0,2 mm Innendurchmesser liegen die Schichtdicken der Trennflüssigkeiten bei 0,1-0,8 µm, bei Kapillaren mit größerem Innendurchmesser (0,53 mm) sind Schichtdicken von 0,1-5 µm erhältlich.

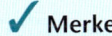 Merke

Je größer die Schichtdicke der Trennflüssigkeit ist, desto größer ist die Kapazität der Trennsäule und desto geringer ist die Trennleistung.

Temperaturbeständigkeit der stationären Phase

Eine wichtige Angabe bei den Kapillarsäulen ist der Temperaturbereich, in dem die Säule verwendet werden kann. Ist die gewählte Trenntemperatur für eine bestimmte Trennflüssigkeit zu niedrig, so führt das zu einer schlechten Trennleistung, ist die Trenntemperatur zu hoch, so kann es zur Zersetzung der Trennflüssigkeit oder zum Ausbluten der Säule durch den erhöhten Dampfdruck der stationären Phase kommen.

Um das Ausbluten der Säule zu vermindern, wird die Trennflüssigkeit chemisch an der Kapillarwand fixiert. Man unterscheidet daher immobilisierte/chemisch gebundene Phasen *(engl. bonded phases)* von ungebundenen Phasen *(nonbonded phases)*, bei denen die Trennflüssigkeit lediglich auf die Kapillarwand aufgetragen und nicht weiter in der Kapillare fixiert ist.

Trennflüssigkeiten

Silikonöle und Polyethylenglykole sind häufig verwendete Trennflüssigkeiten. Bei den Silikonölen (Polysiloxanen) hängt die Polarität von der Zusammensetzung ab. Reine Polydimethylsiloxane besitzen unpolare Eigenschaften (☞ Abb. 18.3). Die Polarität der Polysiloxane steigt durch Erhöhung des Anteils an Diphenyl-, Cyanopropylphenyl- oder Dicyanopropylsiloxanen. Zu den polaren Trennflüs-

sigkeiten zählen Polysiloxane mit einem hohen Anteil an Cyanopropyl- oder Phenylsiloxan und die Polyethylenglykolphasen.

Die Trennflüssigkeiten werden durch Sauerstoff oxidiert und zersetzt. Dieser Effekt tritt insbesondere bei den hohen Trenntemperaturen auf. Daher ist darauf zu achten, daß die verwendeten Trägergase möglichst sauerstofffrei sind und daß die Trennsäulen bis zum Abkühlen mit Trägergas durchspült werden.

18.4 Detektoren

Wie bei der HPLC (☞ 17.5) werden bei der Gaschromatographie Detektoren eingesetzt, um die Substanzen nach der Elution von der Säule nachzuweisen. Die Wahl des Detektors hängt von den Eigenschaften der nachzuweisenden Substanz ab.

18.4.1 Flammenionisationsdetektor (FID)

Beim Flammenionisationsdetektor werden die Substanzen im Detektor mit Knallgas vermischt und beim Austritt aus der Düse verbrannt (☞ Abb. 18.4). An der Düse und an der Spitze der Flamme befinden sich zwei Elektroden, an denen eine Span-

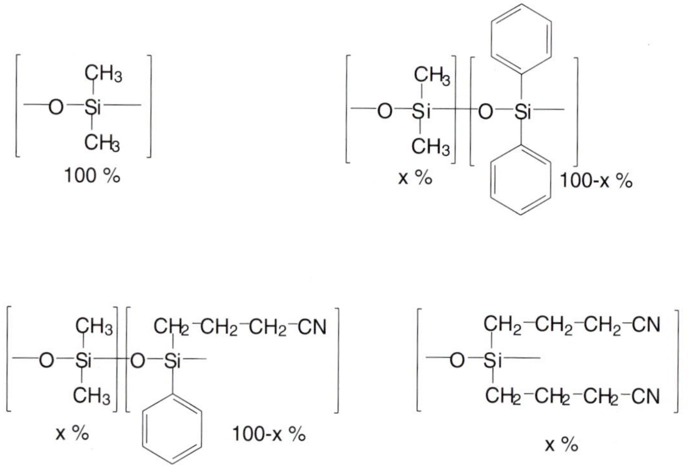

Abb. 18.3: Polysiloxane als Trennflüssigkeit

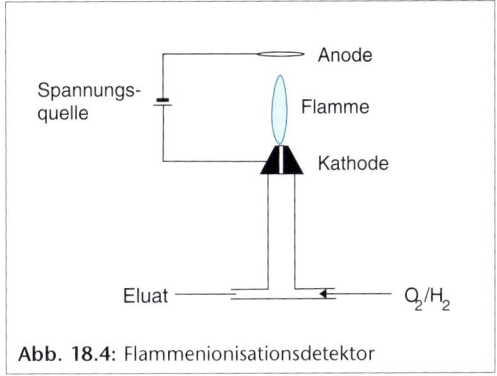

Abb. 18.4: Flammenionisationsdetektor

nung anliegt. Bei der Verbrennung der Probe entstehen Ionen, die einen Stromfluß und somit ein Signal erzeugen.

Das Signal wird vom Schreiber oder Integrator registriert. Da die Substanzen zur Detektion verbrannt werden, handelt es sich hierbei um einen destruktiven Detektor, der somit nicht für präparative Anwendungen geeignet ist. Der FID ist ein universeller Detektor für organische Verbindungen, er besitzt eine hohe Empfindlichkeit und einen großen Linearitätsbereich, was vor allem bei quantitativen Bestimmungen von Vorteil ist. Da die Detektion auf der Verbrennung der Probe beruht, spricht der FID nur auf brennbare Substanzen an. Verbindungen wie H_2O, N_2 sowie CO_2 werden daher nicht erfaßt. Stark halogenierte Verbindungen ergeben meistens nur ein schwaches Signal.

Das Signal des Flammenionisationsdetektors ist zur umgesetzten Stoffmenge proportional, es handelt sich um einen **Stoffmengendetektor**. Die meisten Detektoren sind dagegen konzentrationsabhängige Detektoren, das Signal dieser Detektoren ist proportional zur Konzentration der Probe, z.B. Wärmeleitfähigkeitsdetektor, UV/VIS-Detektor (HPLC), Leitfähigkeitsdetektor (HPLC) und Brechungsindexdetektor (HPLC). Konzentrations- und stoffmengenabhängige Detektoren zeigen u.a. ein unterschiedliches Verhalten gegenüber Änderungen des Fließmittelstromes. Da die Verweildauer des Eluats in der Detektorküvette von der Flußrate abhängt, hängt auch die Peakfläche im Chromatogramm, welche eine Funktion des Detektorsignals und der Zeit ist, von der Flußrate ab. Je geringer die Fließgeschwindigkeit ist, desto länger befindet sich eine bestimmte Substanzkonzentration im Detektor, desto größer wird die Peakfläche. Daher ist bei quantitativen Bestimmungen mit konzentrationsabhängigen Detektoren auf einen möglichst konstanten Fluß der mobilen Phase zu achten. Da bei einem stoffmengenabhängigen Detektor wie dem FID das Signal auf der Umsetzung der Substanz beruht, ist die Peakfläche in diesem Fall weitgehend unabhängig vom Trägergasstrom.

18.4.2 Elektroneneinfangdetektor (ECD)

Der Elektroneneinfangdetektor (engl. *electron capture detector, ECD*) besteht u.a. aus einer Kammer, in der sich ein ß-Strahler (^3H oder ^{63}Ni) befindet. Enthält das Säuleneluat, welches kontinuierlich in die Kammer geleitet wird, Verbindungen mit hoher Elektronenaffinität, so nehmen diese Verbindungen ein Elektron auf. In der Meßkammer befinden sich zwei Elektroden, an die eine elektrische Spannung angelegt ist. Aufgrund der Elektronenaufnahme und des Ladungstransports durch elektronenaffine Verbindungen kommt es zur Veränderung des Grundstroms zwischen beiden Elektroden. Der Elektroneneinfangdetektor eignet sich besonders zum Nachweis von halogenierten Verbindungen und wird somit häufig in der Umweltanalytik eingesetzt.

18.4.3 Wärmeleitfähigkeitsdetektor (WLD, TCD)

Mit dem Wärmeleitfähigkeitsdetektor (engl. *thermal conductivity detector, TCD*) wird die Änderung der Wärmeleitfähigkeit erfaßt, welche bei der Elution von Substanzen im Vergleich zum reinen Trägergasstrom verursacht wird. Die Empfindlichkeit des Detektors ist folglich umso höher, je stärker sich die Wärmeleitfähigkeiten von Trägergas und Substanz unterscheiden. Da die Wärmeleitfähigkeit des Trägergases höher als die der Substanzen ist, ist die Empfindlichkeit am größten, wenn ein Trägergas mit einer hohen Wärmeleitfähigkeit (d.h. Helium oder Wasserstoff) gewählt wird.

Der Detektor ist nicht so empfindlich wie der FID oder ECD, jedoch sehr universell einsetzbar und kann zur Detektion von N_2, CO, CO_2 und H_2O verwendet werden.

18.4.4 GC-MS-Kopplung

Bei diesem Verfahren wird ein Gaschromatograph (GC) mit einem Massenspektrometer (MS) gekoppelt. Diese Methode verbindet die Vorteile einer chromatographischen Methode mit dem selektiven und empfindlichen Nachweis von Substanzen durch die Massenspektrometrie (☞ Kap. 13). Außer der Retentionszeit kann bei diesem Verfahren das Massenspektrum zum qualitativen Nachweis herangezogen werden.

Bei Verwendung von gepackten Säulen wird ein Großteil des Trägergases vor dem Eintritt des Eluats in das Massenspektrometer durch entsprechende Kopplungsvorrichtungen entfernt (siehe auch HPLC-MS Kopplung, 17.5.6). Bei Kapillarsäulen ist die direkte Kopplung von GC und MS aufgrund des niedrigeren Trägergasstromes möglich.

18.5 Trennbedingungen

Das chromatographische Ergebnis wird von mehreren Faktoren beeinflußt. Neben den Eigenschaften der zu analysierenden Substanz spielen die Polarität der stationären Phase, die Trenntemperatur, das Trägergas und die Trägergasgeschwindigkeit eine wesentliche Rolle.

18.5.1 Wahl der Trägergasgeschwindigkeit

Die Trennleistung eines chromatographischen Systems hängt von der Trägergasgeschwindigkeit ab. Die Abhängigkeit der Trennstufenhöhe h (oder HETP, ☞ 14.2.1 und 14.2.3) von der linearen Trägergasgeschwindigkeit u (Einheit cm · s^{-1}) wird von der Van-Deemter-Kurve beschrieben (☞ Abb. 18.5). Die lineare Trägergasgeschwindigkeit entspricht dem Quotienten aus der Säulenlänge und der Durchflußzeit einer nicht von der Säule festgehaltenen Substanz. Wie der Abb. 18.5 zu entnehmen ist, nimmt die Trennstufenhöhe h mit steigender Trägergasgeschwindigkeit zuerst ab, durchläuft dann ein Minimum und steigt wieder an. Das Minimum der Kurve gibt die optimale Trägergasgeschwindigkeit an, hier erhält man die kleinste Trennstufenhö-

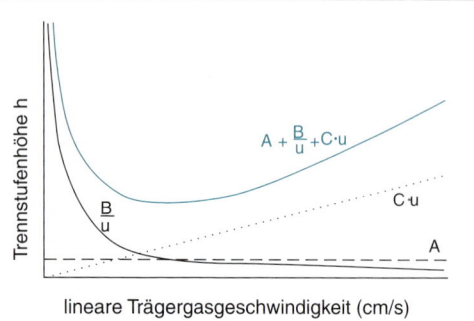

Abb. 18.5: Van-Deemter-Kurve, Abhängigkeit der Trennstufenhöhe von der Geschwindigkeit der mobilen Phase

he bzw. die größte Anzahl an theoretischen Trennstufen.

Voraussetzung für eine niedrige Trennstufenhöhe ist die schnelle, d.h. ungehemmte Gleichgewichtseinstellung bei Adsorptions- oder Verteilungsvorgängen und eine geringe Diffusion während der Trennung. Beide Parameter gehen in die Van-Deemter-Gleichung ein, welche den Zusammenhang zwischen der linearen Trägergasgeschwindigkeit und der Trennstufenhöhe (HETP) beschreibt:

$$HETP = A + \frac{B}{u} + C \cdot u$$

Die Terme A, B, C stellen für ein bestimmtes chromatographisches System konstante Größen dar, wobei die A- und B-Terme Diffusionseffekte und der C-Term Gleichgewichtseffekte beschreiben. Um eine hohe Trennleistung zu erreichen, müssen die Terme einen geringen Wert annehmen. Die einzelnen Terme beschreiben Vorgänge, die bei sämtlichen chromatographischen Trennungen auftreten. Daher besitzt die Van-Deemter-Kurve bzw. -Gleichung bei allen chromatographischen Verfahren Gültigkeit.

A-Term: beschreibt die Streudiffusion. Je homogener die Säulenpackung und je geringer und einheitlicher die Korngröße des Säulenmaterials ist, desto geringer ist die Streudiffusion.

B-Term: beschreibt die Diffusion in Längsrichtung der Trennstrecke (Longitudinaldiffusion). Die Größe des B-Terms wird von den Oberflächeneigenschaften der stationären Phase wie Porenform und Porengröße bestimmt.

C-Term: Massenübergangsterm, er beinhaltet die Geschwindigkeit der Gleichgewichtseinstellung. Je weniger die Gleichgewichtseinstellung behindert ist, umso kleiner ist der Wert des C-Terms und umso besser ist die Trennung.

In Abbildung 18.5 ist der Beitrag der einzelnen Terme zum Verlauf der Van-Deemter-Kurve aufgezeigt. Je größer die lineare Trägergasgeschwindigkeit ist, desto geringer ist die Diffusion, aber desto stärker wird die Gleichgewichtseinstellung behindert.

18.5.2   Temperatureinflüsse

Die Verweildauer von Substanzen in der stationären Phase nimmt mit steigender Temperatur ab (☞ 14.2.1). Die Retentionszeit einer Substanz ist daher stark temperaturabhängig und nimmt mit steigender Trenntemperatur ab. Die Trennung von Verbindungen bei konstanter Temperatur wird als **isotherme** Elution bezeichnet. Problematisch ist die isotherme Elution, wenn man Gemische von Verbindungen stark unterschiedlicher Polarität (und unterschiedlichen Siedepunkten) analysieren möchte. Bei konstanter Trenntemperatur besitzen die einzelnen Komponenten eines solchen Gemisches stark unterschiedliche Retentionszeiten und lassen sich oft nicht in einem chromatographischen Lauf erfassen. Die Retentionsunterschiede lassen sich durch die Erhöhung der Trenntemperatur während des chromatographischen Laufes vermindern, man führt einen **Temperaturgradienten** durch.

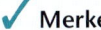

> ✓ **Merke**
>
> Die Erhöhung der Trenntemperatur führt zur Verringerung der Retentionszeit.

18.5.3   Probenvorbereitung

Voraussetzung für die gaschromatographische Analyse ist, daß das Lösungsmittel der Probe und die zu untersuchende Substanz bei der gewählten Temperatur verdampfbar sind. Das Lösungsmittel der Probe sollte außerdem bei hohen Temperaturen nicht mit der Substanz reagieren, sondern chemisch inert sein und bei der Verbrennung im FID keine Verbrennungsprodukte liefern, die den Detektor korrodieren. Sollen schwerflüchtige Verbindungen gaschromatographisch analysiert werden, so müssen sie durch Derivatisierung in leichter flüchtige Verbindungen überführt werden.

Bei der Bestimmung von Substanzen aus komplexen Gemischen (wie z.B. Serum) ist es in den meisten Fällen notwendig, die Substanzen vor der GC-Analyse zu extrahieren und vom Großteil der Verunreinigungen zu trennen. Die Methoden der Probenvorbereitung sind in Kapitel 15.5 beschrieben.

Eine spezielle Methode zur Bestimmung flüchtiger Verbindungen in einer Lösung ist die **Headspace Analyse** (oder Gasraumanalyse). Bei dieser Methode wird die Probe in einem verschlossenen Gefäß auf eine bestimmte Temperatur gebracht. Zwischen

Reaktion	Reagenz	Substanzklasse
	Trifluoressigsäureanhydrid	Amine, Alkohole
Acylierung	N-Methyl-bis-trifluoracetamid	Amine, Alkohole
	Pentafluorpropionsäureanhydrid	Amine, Alkohole
	Essigsäureanhydrid	Amine, Alkohole
Alkylierung	Diazomethan	Carbonsäuren, Phenole, Enole
	Dimethylformamiddimethylacetal	Carbonsäuren, Amine, Alkohole
	Trimethylchlorsilan (TMS)	Alkohole, Amine, Carbonsäuren
Silylierung	N-Methyltrimethylsilyltrifluoracetamid (MSTFA)	
	N,O-bis-(Trimethylsilyl)-trifluoracetamid (BSA)	
	bis-(Trimethylsilyl)-trifluoracetamid (BSTFA)	

Tab. 18.2: Häufig verwendete Derivatisierungsreagenzien in der Gaschromatographie

der Gasphase und der flüssigen Phase stellt sich ein Konzentrationsgleichgewicht ein. Mit einer Spritze wird ein bestimmtes Volumen aus der Gasphase entnommen und in den Injektor eingespritzt.

Derivatisierung

Viele schwerflüchtige Substanzen lassen sich nach Derivatisierung zu leichter flüchtigen Verbindungen gaschromatographisch bestimmen. Der hohe Siedepunkt vieler Verbindungen ist auf polare funktionelle Gruppen (COOH-, OH- oder NH_2-Gruppen) zurückzuführen. Die Derivatisierung dieser Funktionen zu unpolareren Strukturelementen (z.B. Ester, Amide) senkt die Siedetemperatur. Weitere Gründe für die Derivatisierung:

* Verbesserung der Trennung der entsprechenden Komponenten
* Verbesserung der Nachweisgrenze durch Einführung detektorspezifischer Gruppen (z.B. bei Heptafluorbuttersäureanhydrid und ECD-Detektion)
* Verbesserung der thermischen Stabilität.

Eine wichtige Rolle spielt die Umsetzung von Verbindungen zu Trimethylsilyl-Derivaten (☞ Tab. 18.2, Abb. 18.6). Die Reaktionsgeschwindigkeit der Silylierungsmittel hängt stark vom gewählten Reagenz und der funktionellen Gruppe (OH, NH oder COOH-Funktion) sowie dem Lösungsmittel ab.

18.6   Retentionsindex

Analog zum Rf-Wert in der DC läßt sich das chromatographische Verhalten von Substanzen in der GC über die Retentionszeit charakterisieren. Da die Brutto- bzw. Nettoretentionszeit bei der GC aber von sehr vielen Parametern abhängt, wie z.B. der genauen Trenntemperatur, dem verwendeten Säulenmaterial, der Säulenlänge, dem Trägergasfluß usw., ist es sinnvoller, die Retentionszeit einer zu charakterisierenden Verbindung auf Standardsubstanzen zu beziehen (was mit dem R_{St}-Wert

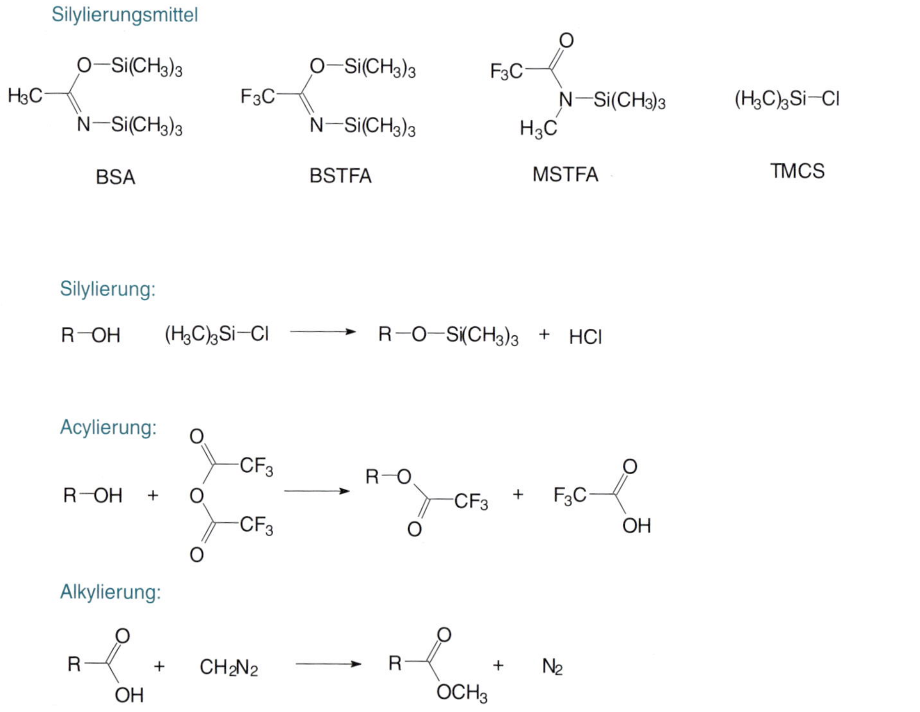

Abb. 18.6: Silylierungsmittel, Derivatisierungsreagenzien

der DC vergleichbar ist), anstatt absolute Angaben zu machen.

Als Standardsubstanzen werden in der GC n-Alkane verwendet. Bei dieser homologen Reihe besteht bei isothermen Trennbedingungen ein linearer Zusammenhang zwischen dem Logarithmus der Nettoretentionszeit und der C-Zahl des Alkans. Man kann daher das Retentionsverhalten einer Substanz als Retentionsindex oder C-Zahl angeben, was soviel bedeutet als daß eine Substanz mit einem Retentionsindex von 10 in einem bestimmten chromatographischen System dieselbe Retentionszeit wie Decan besitzt. Da zwischen der Nettoretentionszeit und der C-Zahl ein mathematischer Zusammenhang besteht, lassen sich auch Retentionszeiten, welche nicht genau der eines n-Alkans entsprechen, als C-Zahl ausdrücken und nach folgender Formel berechnen:

$$C-Zahl = z + \frac{\log (ts_a) - \log (ts_z)}{\log (ts_{z+1}) - \log (ts_z)}$$

ts_z: Nettoretentionszeit des Alkans, welches am kürzesten vor der zu charakterisierenden Substanz eluiert

ts_{z+1}: Nettoretentionszeit des Alkans, welches am schnellsten nach der zu charakterisierenden Substanz eluiert

z: Anzahl der C-Atome des Alkans mit der kürzeren Retentionszeit

$z+1$: Anzahl der C-Atome des Alkans mit der längeren Retentionszeit

ts_a: Nettoretentionszeit der zu charakterisierenden Substanz

18.7 Übungen

1) Welche Parameter (Säulentemperatur, Strömungsgeschwindigkeit des Trägergases, Polarität der stationären Phase, Dampfdruck der Probensubstanz usw.) beeinflussen die Retentionszeit und wie ist der jeweilige Effekt?

2) Welche Verbindungen lassen sich mit dem FID detektieren?

3) Wie verhalten sich Probenkapazität und Trennleistung einer Säule zueinander?

4) Gilt die Van-Deemter-Gleichung nur bei der Gaschromatographie oder auch bei anderen chromatographischen Verfahren?

5) Wie verändert sich die Peakfläche bei einem Stoffmengendetektor und einem Konzentrationsdetektor bei Halbierung der Trägergasgeschwindigkeit (retentionszeitbedingte Effekte seien zu vernachlässigen)?

6) Welche Substanzen werden bevorzugt gaschromatographisch bestimmt?

7) Wie ändern sich Totzeit, Bruttoretentionszeit, $b_{0,5}$ und die Peakhöhe, wenn bei einer gaschromatographischen Trennung die Säulentemperatur erhöht wird?

8) Wozu dient die Derivatisierung von Probesubstanzen, welche funktionelle Gruppen werden derivatisiert?

9) Um die optimale Trägergasgeschwindigkeit einer gaschromatographischen Trennung zu ermitteln, wurde eine Probe bei verschiedenen Trägergasgeschwindigkeiten in den Gaschromatographen eingespritzt (Säulenlänge 10 m) und folgende Daten wurden erhalten: ☞ Tab. zu Frage 9)

Vervollständigen Sie die Tabelle und ermitteln Sie die optimale Trägergasgeschwindigkeit.

Nr.	Totzeit	lin. Geschw. [m/min]	Retentionszeit Peak [cm]	Peakfläche [µVsec]	$b_{0,5}$ [mm]
1	1,5	?	30	6835	15,79
2	1,0	?	20	6778	4,71
3	0,75	?	15	6910	3,06
4	0,5	?	10	6752	2,35
5	0,25	?	5	6840	1,86

Tabelle zu Frage 9

19 Grundlagen der Elektrochemie

19.1 Übersicht

Bei elektrochemischen Analysenmethoden wird aus einer elektrischen Meßgröße auf die Zusammensetzung der Analysenlösung geschlossen. Meßgröße kann entweder Stromfluß, elektrische Spannung oder der elektrische Widerstand der Lösung sein. Das setzt voraus, daß die Lösung eine gewisse Leitfähigkeit für Gleichstrom oder Wechselstrom besitzt. Meist werden daher wäßrige Lösungen von Salzen elektrochemisch bestimmt.

In die Lösung werden zwei (oder mehr) sog. Elektroden getaucht, an die eine elektrische Spannung angelegt wird. Die Größe von Strom und Spannung erlaubt Rückschlüsse auf die Art der gelösten Teilchen und deren Konzentrationen.

Viele elektrochemische Methoden vereinen eine hohe **Selektivität** (gezielter Nachweis einzelner Komponenten in Substanzgemischen) mit einer großen **Sensitivität** (kleine Nachweisgrenze und hohe Meßgenauigkeit) und sind deshalb klassisch chemischen Analysemethoden überlegen.

Grundsätzlich gibt es zwei Möglichkeiten elektrochemische Analysen durchzuführen: Entweder wird die Probenkonzentration direkt aus der gemessenen elektrischen Größe abgeleitet, oder die elektrischen Eigenschaften der Probe werden nur als Indikator für eine Titration verwendet.

Elektrochemische Direktbestimmungen

Um aus einer gemessenen elektrischen Größe (wie Strom, Spannung oder Widerstand) direkt die Probenkonzentration zu berechnen, müssen alle elektrischen Vorgänge, die sich in der Lösung abspielen, berücksichtigt werden. In der Regel wird von der elektrischen Meßgröße mit Hilfe von Eichkurven oder Eichgeraden (Kalibriergeraden) auf die Probenkonzentration geschlossen.

Elektrochemische Indikation

Bei der elektrochemischen Indikation dient die elektrische Meßgröße nicht der Gehaltsbestimmung, sondern dem exakten Nachweis des Äquivalenzpunktes einer Titration. Dazu wird der Verlauf der Meßgröße (Leitfähigkeit, Strom, Elektrodenspannung usw.) während der Titration beobachtet. Sehr oft zeigt dieser Verlauf genau am Äquivalenzpunkt eine typische Veränderung.

Da die erhaltenen Titrationskurven nur qualitativ interpretiert werden, muß bei diesen Methoden nicht im Detail erklärt werden, wie jeder einzelne Meßwert zustande kommt. Deshalb erfordern diese Verfahren meist weniger Aufwand und keine Eichmessungen.

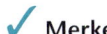 **Merke**

Elektrochemische Analysen lassen sich durchführen

- als Direktbestimmung
- zur Indikation von Titrationen.

19.2 Elektroden

Abb. 19.1 zeigt schematisch den Aufbau einer **elektrochemischen Halbzelle** bzw. einer Elektrode. Im Probengefäß befindet sich die wäßrige Lösung eines Salzes (im Beispiel $CuSO_4$). In die Lösung taucht ein Metallstab des gleichen Metalls (Kupfer). Die elektrisch leitende Lösung wird als **Elektrolyt** bezeichnet, der Metallstab, der den elektrischen Stom in die Lösung hineinleitet heißt **Elektrode** (genau genommen gehört zur Elektrode immer auch noch die *Elektrodenreaktion*, so daß eigentlich der Elektrolyt Teil der Elektrode ist).

An der Elektrode können sich Redox-Gleichgewichte einstellen, deren Gleichgewichtslage von den elektrochemischen Potentialen der beteiligten Teilchen abhängt. Tauchen zwei Elektroden in die Lösung, an denen sich unterschiedliche Redox-Gleichgewichte einstellen, so kann der Potentialun-

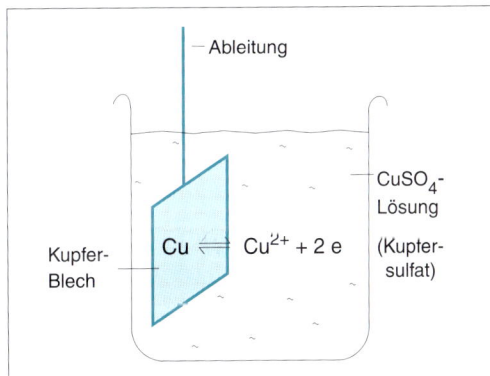

Abb. 19.1: Schematischer Aufbau einer Kupfer/Kupfersulfat-Elektrode

Verfahren	Meßgröße	Stromart	Anwendung
Potentiometrie	Spannung zwischen Bezugs- und Indikatorelektrode	leistungslos	Bestimmung + Indikation
Konduktometrie	Widerstand	WS	Indikation
Polarographie	Strom	GS	Bestimmung
Amperometrie	Strom	GS	Indikation
Voltametrie	Spannung	GS	Indikation
Elektrogravimetrie	Masse	GS	Bestimmung
Coloumetrie	Ladung	GS	Bestimmung + Indikation

Tabelle 19.1: Zusammenstellung der wichtigsten elektrochemischen Analysenmethoden (GS = Gleichstrom, WS = Wechselstrom)

> ✔ **Merke**
>
> - Eine elektrisch leitende Lösung heißt **Elektrolyt**
> - Eine **Elektrode,** die in den Elektrolyten eintaucht, besitzt ein Elektrodenpotential
> - Das Elektrodenpotential wird durch ein Redox-Gleichgewicht bestimmt, das sich an der Elektrode (oder im Elektrolyt) einstellt
> - Die Potentialdifferenz zweier Elektroden kann als elektrische Spannung zwischen den Elektroden gemessen werden.

terschied zwischen den Elektroden als elektrische Spannung gemessen werden.

19.2.1   Elektrodenpotential

Elektrodenreaktion

Im Beispiel taucht ein Kupferstab in eine Lösung von $CuSO_4$ in Wasser. Am Kupferstab kann sich deshalb ein Gleichgewicht zwischen den gelösten Kupfer^{2+}-Ionen und metallischem Kupfer einstellen:

$$Cu^{2+} + 2\,e^- \;\rightleftharpoons\; Cu$$

Die Elektrodenreaktion ist eine Redox-Gleichung. Ob die Reaktion als Reduktion (von links nach rechts) oder als Oxidation (von rechts nach links) abläuft, hängt von den elektrochemischen Potentialen der an der Reaktion beteiligten Substanzen ab. Bei der Abscheidung eines Metalls (Reduktion der

gelösten Ionen) werden Elektronen aus dem Metall verbraucht, und die Elektrode lädt sich positiv auf. Löst sich das Metall auf (Oxidation des Metalls), hinterläßt jedes Ion Elektronen an der Elektrode, so daß diese sich negativ auflädt.

Elektrochemische Doppelschicht

Der Stoffumsatz der Elektrodenreaktion ist verschwindend gering. Löst sich das Elektrodenmaterial auf, dann wird die Elektrode immer stärker negativ aufgeladen, bis die entstehenden Kationen die Oberfläche nicht mehr verlassen können (Plus und Minus ziehen sich an).

Bei der Abscheidung eines Metalles wird die Elektrode positiv aufgeladen, bis sich keine weiteren positiven Metallkationen mehr nähern können (Plus und Plus stossen sich ab). Dadurch kommt die Elektrodenreaktion sehr schnell zum Erliegen. In beiden Fällen bildet sich an der Elektrodenoberfläche eine sog. elektrochemische Doppelschicht aus (☞ Abb. 19.2).

Redoxpotential

Die Größe des Elektrodenpotentials hängt davon ab, wie groß die Tendenz der gelösten Metallionen ist, sich abzuscheiden, bzw. wie groß die Tendenz der Elektrode ist, sich aufzulösen. Diese *Tendenz* kann durch das Redoxpotential der Elektrodenreaktion und die Konzentration der Ionen im Elektrolyten beschrieben werden.

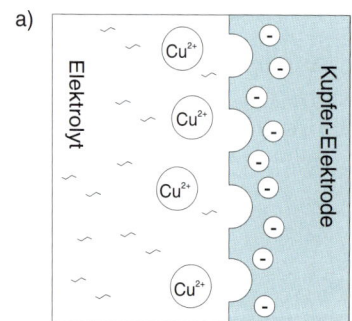 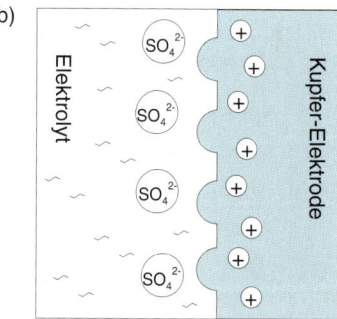

Abb. 19.2: Aufbau der elektrolytischen Doppelschicht; a) bei Auflösen des Elektrodenmaterials, und b) bei Abscheidung eines Metalles an der Elektrodenoberfläche

Normalpotential

Das Elektrodenpotential hat die Einheit einer elektrischen Spannung (Volt, V). Zur Messung der Spannung sind immer zwei Pole nötig, die mit den beiden Polen des Meßgerätes verbunden werden. Deshalb ist das Potential einer einzigen Elektrode nicht meßbar. Erst wenn zwei Elektroden in den Elektrolyten eintauchen, kann eine Spannung gemessen werden, die die Potentialdifferenz zwischen den beiden Elektroden angibt.

Alle tabellierten Elektroden- und Redoxpotentiale sind demzufolge Potentialdifferenzen zwischen zwei Elektroden. Um die Werte der Potentiale trotzdem vergleichen zu können, wird immer dieselbe Elektrode als Bezugselektrode verwendet. Dies ist die sog. **Normalwasserstoffelektrode (NWE,** ☞ 19.2.4), die das Redoxpotential der Reaktion

$$2\ H_3O^+ + 2\ e^- \rightleftharpoons H_2 + 2\ H_2O$$

unter Normalbedingungen* angibt. Die Potentialdifferenz zwischen jeder anderen Elektrode zur Normalwasserstoffelektrode wird als **Normalpotential E^0** bezeichnet. Die Wasserstoffelektrode selbst hat ein Potential von genau *0,0 V* wenn die Konzentration der H_3O^+-Ionen 1 mol/l ist (pH = 0).

Damit das Vorzeichen der Normalpotentiale immer gleich gewählt wird, ist die Reaktionsrichtung der Elektrodenreaktionen festgelegt. Alle Normalpotentiale sind **Reduktionspotentiale** und beziehen sich auf die Reduktionsreaktion:

$$Ox + n\ e^- \rightleftharpoons Red$$

Wenn E^o negativ ist, dann liegt das Gleichgewicht auf der Seite der oxidierten Form (links) und umgekehrt. Die Anordnung aller Redoxreaktionen nach ihrem Normalpotential ergibt die sog. **Spannungsreihe** (☞ Tab. 19.2). In der Spannungsreihe stehen z.B. unedle Metalle oben (negatives E^0), sie werden deshalb leicht oxidiert.

Redoxreaktion	E^0 (V)
$Li^+ + e^- \rightleftharpoons Li$	-3,02
$K^+ + e^- \rightleftharpoons K$	-2,92
$Ca^{2+} + 2\ e^- \rightleftharpoons Ca$	-2,87
$Na^+ + e^- \rightleftharpoons Na$	-2,71
$Mg^{2+} + 2\ e^- \rightleftharpoons Mg$	-2,34
$Al^{3+} + 3\ e^- \rightleftharpoons Al$	-1,67
$Zn^{2+} + 2\ e^- \rightleftharpoons Zn$	-0,76
$Fe^{2+} + 2\ e^- \rightleftharpoons Fe$	-0,44
$Co^{2+} + 2\ e^- \rightleftharpoons Co$	-0,28
$Ni^{2+} + 2\ e^- \rightleftharpoons Ni$	-0,25
$Pb^{2+} + 2\ e^- \rightleftharpoons Pb$	-0,13
$2\ H_3O^+ + 2\ e^- \rightleftharpoons 2\ H_2O + H_2$	0,00
$Cu^{2+} + e^- \rightleftharpoons Cu^+$	0,17
$Cu^{2+} + 2\ e^- \rightleftharpoons Cu$	0,35
$I_2 + 2\ e^- \rightleftharpoons 2I^-$	0,54
$O_2 + 2\ H_3O^+ + 2\ e^- \rightleftharpoons H_2O_2$	0,68
$Fe^{3+} + e^- \rightleftharpoons Fe^{2+}$	0,77
$Ag^+ + e^- \rightleftharpoons Ag$	0,80
$Hg^{2+} + 2\ e^- \rightleftharpoons Hg$	0,85
$Br_2 + 2\ e^- \rightleftharpoons 2\ Br^-$	1,07
$O_2 + 4\ H_3O^+ + 4\ e^- \rightleftharpoons 6\ H_2O$	1,23
$Cl_2 + 2\ e^- \rightleftharpoons 2\ Cl^-$	1,36
$Au^{3+} + 3\ e^- \rightleftharpoons Au$	1,42
$MnO_4^- + 8\ H_3O^+ + 5\ e^- \rightleftharpoons Mn^{2+} + 12\ H_2O$	1,52
$H_2O_2 + 2\ H_3O^+ + 2\ e^- \rightleftharpoons 4\ H_2O$	1,78
$F_2 + 2\ e^- \rightleftharpoons 2\ F^-$	2,85

Tab. 19.2: Normalpotentiale von Redoxreaktionen, angeordnet in der Spannungsreihe.
E^0 (V): Normalpotential

---

* Unter Normalbedingungen ist der Partialdruck der H_2-Gases p^0 = 1013,25 mbar, die Temperatur T^0 = 298,15 K und die Konzentration der H_3O^+-Ionen exakt 1 mol/l.
Analog läßt sich die Standardwasserstoffelektrode (SWE) unter Standardbedingungen definieren, wobei keine Temperatur festgelegt ist und die Aktivitäten statt der Konzentrationen verwendet werden.

19.2.2 Nernstsche Gleichung

Der exakte mathematische Zusammenhang zwischen Elektrodenpotential, Normalpotential und den Konzentrationen im Elektrolyten wird durch die **Nernstsche Gleichung** beschrieben:

$$E = E^0 + \frac{RT}{zF} \cdot \ln \frac{a\,(ox)}{a\,(red)}$$

E: Elektrodenpotential
E^0:   Normalpotential
R: Gaskonstante, $R = 8{,}31441$ J/(K·mol)
z: Zahl der ausgetauschten Elektronen
F: Faraday-Konstante (Ladung von 1 mol Elektronen), $F = 96485$ C/mol
$a(ox)$: Aktivität der oxidierten Reaktionspartner
$a(red)$: Aktivität der reduzierten Reaktionspartner

Statt den Ionenkonzentrationen werden zur Berechnung der Elektrodenpotentiale die Aktivitäten a verwendet. In die Aktivität einer Lösung geht neben der Konzentration noch der **Aktivitätsfaktor f** mit ein:

$$a = c \cdot f$$

Wenn der Wert für f nicht bekannt ist, muß ersatzweise mit den Konzentrationen c gerechnet werden (d.h. $f \approx 1$).

Üblicherweise werden die Konstanten in der Nernstschen Gleichung zusammengefaßt und der natürliche Logarithmus *(ln)* in den dekadischen Logarithmus (zur Basis 10) umgerechnet. Bei 25 °C ergibt sich eine Konstante von 0,059 V bei 20 °C ein Wert von 0,058 V.

$$E = E_0 + \frac{0{,}059}{z} V \cdot \lg \frac{a\,(ox)}{a\,(red)}$$

Üblicherweise wird die Nernstsche Gleichung allerdings in einer etwas anderen und nicht ganz korrekten Form geschrieben: Die Einheit der zusammengefaßten Konstante wird weggelassen und der Logarithmus zur Basis 10 als *log* abgekürzt (das korrekte Kurzzeichen für den Logarithmus zur Basis 10 ist *lg*). Diese gängige Schreibweise der Nernstschen Gleichung lautet dann:

$$E = E^0 + \frac{0{,}059}{z} \cdot \log \frac{a\,(ox)}{a\,(red)}$$

19.2.3 Arten elektrochemischer Halbzellen (Elektroden)

Metallelektrode

Eine Metallelektrode besteht aus dem elementaren Metall, das in eine Lösung eines seiner Salze taucht (z.B. Kupfer/$CuSO_4$). In der Lösung befinden sich Metall-Kationen mit der Ladung z. An der Oberfläche stellt sich ein Gleichgewicht zwischen der Auflösung des Metalls und der Abscheidung aus der Lösung ein:

$$Me^{z+} + z\,e^- \;\rightleftharpoons\; Me$$

Je edler das Metall ist, desto größer ist die Tendenz zur Abscheidung aus der Lösung, d.h. zur Reduktion, und umso positiver ist dadurch das Elektrodenpotential.

Die Aktivität der reduzierten Form (der Metallelektrode selbst) ist gleich 1. Die Nernstsche Gleichung der Metallelektrode lautet:

$$E = E^0 + \frac{0{,}059}{z} \cdot \log a \, (Me^{z+})$$

Die im Beispiel beschriebene Kupferelektrode ist eine typische Metallelektrode.

Gas-Elektrode

Bei einer Gas-Elektrode ist an der Elektrodenreaktion ein Gas beteiligt. Eine typische Gas-Elektrode ist die Wasserstoffelektrode (☞ 19.2.4):

$$H_3O^+ + e^- \ \rightleftharpoons \ H_2O + 1/2 \, H_2$$

Zur Ableitung des Potentials der Elektrodenreaktion aus der Lösung kann z.B. ein Platindraht verwendet werden, der aber nur die Aufgabe hat, die Elektronen für die Reaktion aufzunehmen oder abzugeben. Auf die Größe des Potentials hat das Material der sog. **Ableitelektrode** theoretisch keinen Einfluß. Allerdings gibt es bei der Abscheidung von Gasen an Metalloberflächen immer Überspannungen, die dazu führen, daß das Potential einer Gaselektrode in der Praxis doch vom Elektrodenmaterial abhängt.

Redox-Elektrode

Bei vielen elektrochemischen Halbzellen sind Redoxreaktionen für das Entstehen der Elektrodenpotentiale verantwortlich. Mit der Bezeichnung Redoxelektrode sind aber speziell die Elektroden gemeint, bei denen das Elektrodenmaterial nicht an der Redoxreaktion beteiligt ist (d.h. das Elektrodenmaterial ist nicht *potentialbestimmend*). Das ist dann der Fall, wenn *alle* Reaktionspartner im Elektrolyten gelöst vorliegen.

Wenn z.B. Fe^{2+}- und Fe^{3+}-Ionen im Elektrolyten gelöst sind, dann stellt sich ein Redoxgleichgewicht ein:

$$Fe^{3+} + e^- \ \rightleftharpoons \ Fe^{2+}$$

Ein in die Lösung getauchter Platin-Draht nimmt das Potential dieser Redoxreaktion an, ohne selbst an der Reaktion beteiligt zu sein. Der Platin-Draht übernimmt nur die Ableitung des Potentials und wird deshalb **Ableitelektrode** genannt.

Die Nernstsche Gleichung lautet:

$$E = E^0 + 0{,}059 \cdot \log \frac{a \, (Fe^{3+})}{a \, (Fe^{2+})}$$

19.2.4 Beispiele gebräuchlicher Elektroden

Wasserstoffelektrode

Die Wasserstoffelektrode hat eine grundlegende Bedeutung für die Elektrochemie. Das Potential der Normalwasserstoffelektrode ist per Definition gleich Null. Die Wasserstoffelektrode ist die Elektrode, gegenüber der alle anderen Elektrodenpotentiale gemessen und angegeben werden. Sie besteht aus einer sog. *inerten* Platinelektrode, die in den Elektrolyten (Lösung von H_3O^+ in Wasser) taucht, und die mit Wasserstoff-Gas mit genau bekanntem Druck umspült wird (☞ Abb. 19.3). Die Platin-Ableitelektrode gibt das Potential der Wasserstoffelektrode wieder:

$$H_3O^+ + e^- \ \rightleftharpoons \ H_2O + 1/2 \, H_2$$

In der Nernstschen Gleichung muß statt der Konzentration des Wasserstoff-Gases als Aktivität der Partialdruck $p(H_2)$ eingesetzt werden. Der Faktor 1/2 in der Reaktionsgleichung wird dabei (wie im Massenwirkungsgesetz) zu einer Wurzel:

$$E = E^0 + \frac{0{,}059}{z} \cdot \log \frac{a \, (H_3O^+)}{\sqrt{p \, (H_2)}}$$

E_0 der Wasserstoffelektrode ist per Definition gleich Null. Nach den Rechenregeln wird $\log \left(\frac{1}{\sqrt{p}} \right)$ zu $-\frac{1}{2} \log (p)$. Beim Standarddruck ist

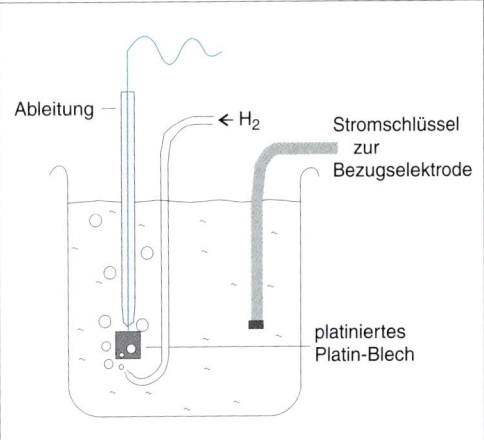

Abb. 19.3: Schematischer Aufbau einer Wasserstoff-Elektrode

p = 1 und log p = 0. Somit vereinfacht sich die Gleichung:

$$E = -0,059 \cdot \{pH + 1/2 \log p(H_2)\}$$

$$E = -0,059 \cdot pH$$

Die Platin-Ableitung muß *platiniert* sein, d.h. einen Überzug aus fein verteiltem Platin (sog. **Platinmohr**) besitzen. Dieser Überzug wird hergestellt, indem vor einer Messung aus einer PtCl$_2$-Lösung Platin elektrolytisch auf der Elektrode abgeschieden wird. Dieses Platinmohr ist nötig, weil sonst bei der Wasserstoffabscheidung am Platin immer eine mehr oder weniger große Überspannung auftritt (Polarisierung der Elektrode).

Silber/Silberchlorid-Elektrode

Bei der Silber/Silberchlorid-Elektrode taucht eine Silber-Metallelektrode in eine gesättigte Lösung von schwerlöslichem Silberchlorid (☞ Abb. 19.4). In einer solchen Lösung wird die Aktivität der Metallionen durch das Löslichkeitsprodukt $K_L(AgCl)$ von Silberchlorid bestimmt.

Neben der Reaktionsgleichung der Elektrodenreaktion muß deshalb auch noch das Lösungsgleichgewicht berücksichtigt werden:

$$Ag^+ + e^- \rightleftharpoons Ag$$

$$AgCl \rightleftharpoons Ag^+ + Cl^-$$

Löslichkeitsprodukt:

$$K_L(AgCl) = a(Ag^+) \cdot a(Cl^-)$$

Nernstsche Gleichung:

$$E = E^0 + 0,059 \cdot \log a(Ag^+)$$

$$E = E^0 + 0,059 \cdot \log \frac{K_L(AgCl)}{a(Cl^-)}$$

Da K_L eine Konstante ist, kann es mit E^0 zu E^0_{neu} zusammengefaßt werden:

$$E = E^0_{neu} - 0,059 \cdot \log a(Cl^-)$$

Das Potential der Elektrode hängt nur noch von der Chlorid-Konzentration ab. Die Konzentration der an der Elektrodenreaktion beteiligten Ag$^+$-Ionen geht nicht in die Nernstsche Gleichung ein. Solche Elektroden werden als **Elektroden 2. Art** bezeichnet.

In der Praxis wird als Elektrolyt eine gesättigte Kaliumchlorid-Lösung verwendet. Durch den großen Überschuß der Chlorid-Ionen kann die Ag$^+$-Konzentration in der Lösung, und somit das Potential, als konstant betrachtet werden, solange ein Bodenkörper aus Silberchlorid vorhanden ist und solange die Stromdichte (Strom pro Elektrodenfläche) klein ist.

Das Potential einer solchen Elektrode hat deshalb bei 25 °C einen konstanten Wert von $E = 0,198$ V.

Kalomel-Elektrode

Auch die Kalomel-Elektrode ist eine Elektrode 2. Art, bei der metallisches Quecksilber mit einer Lösung von Quecksilber(I)chlorid (Hg$_2$Cl$_2$ = *Kalomel*) im Gleichgewicht steht (☞ Abb. 19.5). Der Elektrolyt besteht aus einer konzentrierten KCl-Lösung. Das Potential berechnet sich analog zu dem der Silber/Silberchlorid-Elektrode:

$$Hg_2^{2+} + 2e^- \rightleftharpoons 2Hg$$

$$Hg_2Cl_2 \rightleftharpoons Hg_2^{2+} + 2Cl^-$$

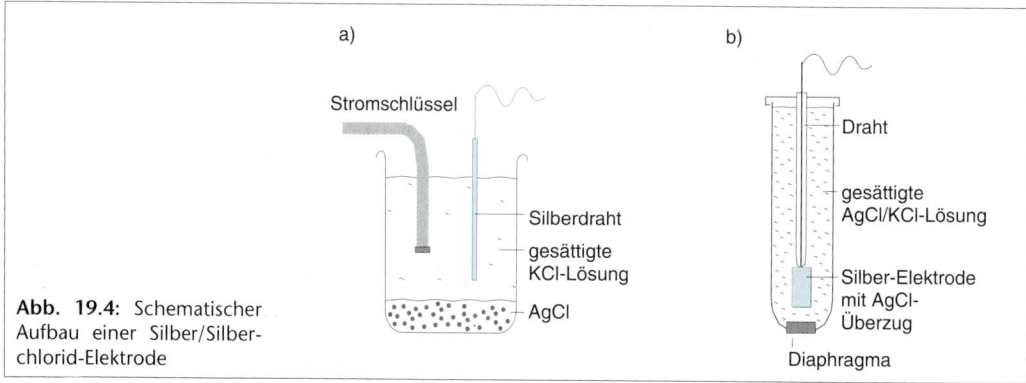

a)   b)

Stromschlüssel

Silberdraht
gesättigte KCl-Lösung
AgCl

Draht
gesättigte AgCl/KCl-Lösung
Silber-Elektrode mit AgCl-Überzug
Diaphragma

Abb. 19.4: Schematischer Aufbau einer Silber/Silberchlorid-Elektrode

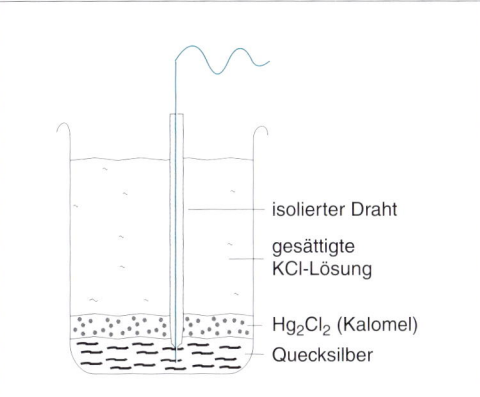

Abb. 19.5: Schematischer Aufbau einer Kalomel-Elektrode

- isolierter Draht
- gesättigte KCl-Lösung
- Hg$_2$Cl$_2$ (Kalomel)
- Quecksilber

Löslichkeitsprodukt:

$$K_L (Hg_2Cl_2) = a (Hg_2^{2+}) \cdot a^2 (Cl^-)$$

Nernstsche Gleichung:

$$E = E^0 + \frac{0{,}059}{2} \cdot \log a (Hg_2^{2+})$$

$$E = E^0 + \frac{0{,}059}{2} \cdot \log \frac{K_L (Hg_2Cl_2)}{a^2 (Cl^-)}$$

$$E = E_{neu}^0 - 0{,}030 \cdot \log a^2 (Cl^-)$$

$$E = E_{neu}^0 - 0{,}059 \quad \log a (Cl^-)$$

Mit einer gesättigten KCl-Lösung als Elektrolyt hat die Kalomel-Elektrode bei 25 °C ein Potential von $E = 0{,}241$ V.

Chinhydron-Elektrode

Die Chinhydron-Elektrode ist eine besonders einfache Redox-Elektrode. Chinhydron ist ein Charge-Transfer-Komplex, der aus je einem Molekül Hydrochinon und p-Benzochinon besteht (☞ Abb. 19.6). Hydrochinon läßt sich zu ~~zu~~ Benzochinon

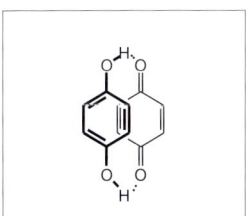

Abb. 19.6: Chinhydron

oxidieren und umgekehrt. Wird Chinhydron in Wasser gelöst, dann wird ein kleiner Teil des Komplexes in die beiden Komponenten aufgespalten. Diese stehen dann miteinander im Redox-Gleichgewicht:

p-Benzochinon + 2H$^+$ + 2e$^-$ ⇌ Hydrochinon

$$E^0 = 0{,}699 \ V$$

Da durch den Zerfall des Chinhydrons die oxidierte und die reduzierte Form immer in exakt gleicher Menge produziert werden, vereinfacht sich die Nernstsche Gleichung:

$$E = E^0 + \frac{0{,}059}{2} \cdot \log \frac{a \, (p{-}Benzochinon) \cdot a^2 (H^+)}{a \, (Hydrochinon)}$$

$$E = E^0 + \frac{0{,}059}{2} \cdot \log a^2 (H^+)$$

$$E = E^0 + 0{,}059 \cdot \log a (H^+)$$

$$E = E^0 - 0{,}059 \, pH \qquad E^0 = 0{,}699 \ V$$

Das Potential der Chinhydron-Elektrode ist demnach nur vom pH-Wert der Lösung abhängig.

In der Praxis besteht die Elektrode aus einer gepufferten Chinhydron-Lösung, in die zur Ableitung des Redoxpotentials ein Platindraht eintaucht.

> ✓ **Merke**
>
> Das Elektrodenpotential
>
> - einer Metallelektrode hängt von der Konzentration der entsprechenden Metall-Ionen im Elektrolyten ab
> - einer Gaselektrode hängt zusätzlich vom Druck des Gases ab
> - cincr Elektrode zweiter Art hängt von der Konzentration des Gegenions ab
> - vieler Elektroden hängt vom pH-Wert des Elektrolyten ab.

19.3 Elektrochemische Zellen

19.3.1 Galvani-Element

Wird ein Kupferstab in eine Kupfersalz-Lösung getaucht, dann kann an der Metalloberfläche die Elektrodenreaktion anlaufen, und Kupfer scheidet sich aus der Lösung an der Elektrode ab. Das Ausmaß (der Stoffumsatz) der Reaktion ist aber nur sehr gering, weil sich die Elektrode bei der Reaktion positiv auflädt und damit die Annäherung weiterer positiv geladener Kupfer-Ionen unmöglich wird.

Erst wenn die Ladungen abfließen können, ist ein Stoffumsatz möglich. Dazu werden zwei solcher sog. **Halbzellen** zu einem **galvanischen Element** kombiniert und die Elektroden mit einem Kabel verbunden (☞ Abb. 19.7).

Da auch in den Elektrolyt-Lösungen ein Ladungsausgleich nötig ist, müssen die Elektrolyte ebenfalls so verbunden werden, daß ein Austausch der Ionen möglich ist. Dazu gibt es zwei einfache Möglichkeiten:

• Die beiden Halbzellen werden durch ein **Diaphragma** getrennt. Das ist eine Trennwand (Membran), die verhindert, daß sich die beiden Lösungen der Zellen vermischen und die zur Ermöglichung des Ladungsausgleichs trotzdem Ionen durchläßt. Einfache Diaphragmen sind z.B. eine Glasfritte oder ein Gel-Pfropfen, in dem sich die Ionen nur langsam bewegen können.

• Die Elektroden können sich in getrennten Gefäßen befinden, die durch eine **Salzbrücke** miteinander verbunden sind. Die Salzbrücke (auch Stromschlüssel genannt) ist ein Glasrohr, das mit einer konzentrierten Lösung eines inerten Salzes (z.B. Kaliumchlorid) gefüllt ist. Die Enden sind jeweils mit einem Diaphragma verschlossen, so daß sich die Elektrolyte nicht vermischen können.

Anoden- und Kathodenreaktion

Im Beispiel des Daniell-Elements besteht das galvanische Element aus einer Kupfer- und einer Zinkelektrode. Da Kupfer das positivere Normalpotential hat, ist die Kupferelektrode positiv und die Zinkelektrode negativ aufgeladen (gleiche Konzentrationen bzw. Aktivitäten vorausgesetzt). An der Zinkelektrode gehen deshalb Zn^{2+}-Ionen in Lösung und hinterlassen je zwei Elektronen. Die Elektronen fließen im Kabel dann zur Kupferelektrode*. Dort verbinden sie sich mit den Cu^{2+}-Ionen der Lösung und metallisches Kupfer scheidet sich ab.

An der einen Elektrode findet demzufolge eine Oxidation und an der anderen eine Reduktion statt. Die Elektrode, an der oxidiert wird (im Beispiel Zink zu Zn^{2+}), heißt Anode, die Elektrode, an der reduziert wird (im Beispiel Cu^{2+} zu Kupfer), ist die Kathode.

Durch das Verbindungskabel der Elektroden fließt ein Strom; deshalb ist jedes galvanische Element eine Batterie, mit der elektrischer Strom erzeugt werden kann.

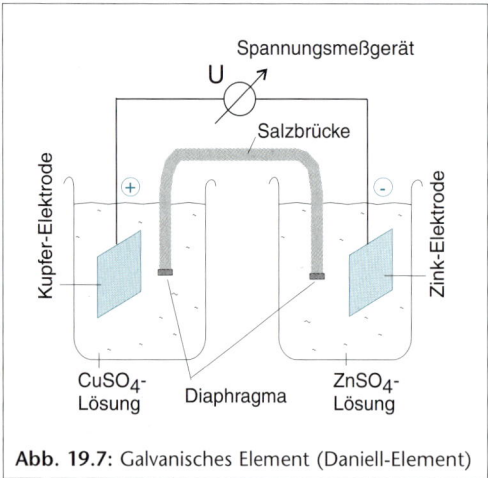

CuSO$_4$-Lösung   Diaphragma   ZnSO$_4$-Lösung

Abb. 19.7: Galvanisches Element (Daniell-Element)

✓ **Merke**

• An der Anode findet immer eine Oxidation statt. Hier nimmt die Elektrode Elektronen aus dem Elektrolyten auf

• An der Kathode findet immer eine Reduktion statt. Hier gibt die Elektrode Elektronen an den Elektrolyten ab.

---

*   *Achtung: Die physikalische „konventionelle" Stromrichtung geht immer von Plus nach Minus. Diese Definition stammt aus einer Zeit, in der noch nicht genau bekannt war, was der elektrische Strom eigentlich ist. Tatsächlich fließen die negativ geladenen Elektronen in entgegengesetzter Richtung!*

Elektromotorische Kraft

Die Potentialdifferenz zwischen den Elektroden macht sich als elektrische Spannung bemerkbar. Diese Spannung ist am größten, solange kein Strom durch das Verbindungskabel fließt. Sobald sich die Ladungen ausgleichen können, wird die Spannung kleiner. Die Größe der stromlos gemessenen Spannung ist ein Maß für die Arbeit, die mit dem elektrischen Strom eines galvanischen Elements geleistet werden kann. Diese Spannung heißt **elektromotorische Kraft (EMK).**

Die EMK eines Galvani-Elements läßt sich mit der Nernstschen Gleichung berechnen (Bsp.: Daniell-Element):

$$EMK = E_{(Cu/Cu^{2+})} - E_{(Zn/Zn^{2+})}$$

$$EMK = E_{(Cu/Cu^{2+})} \frac{0,059}{2} \log c_{Cu^{2+}}$$
$$- (E^0_{(Zn/Zn^{2+})} + \frac{0,059}{2} \log c_{Zn^{2+}})$$

$$EMK = \Delta E^0 + \frac{0,059}{2} \log \frac{c_{Cu^{2+}}}{c_{Zn^{2+}}}$$

EMK und freie Reaktionsenthalpie

Die elektromotorische Kraft steht in engem Verhältnis zur freien Reaktionsenthalpie ΔG (Gibbs-Enthalpie), da beide Größen angeben, wieviel Arbeit von einer chemischen Reaktion geleistet werden kann. Die freie Reaktionsenthalpie ΔG ist durch die Gibbs-Helmholtz-Gleichung gegeben:

$$\Delta G = \Delta H - T \cdot \Delta S$$

ΔH: Reaktionswärme
ΔS: Reaktionsentropie

Der Zusammenhang mit der EMK lautet:

$$\Delta G = - z \cdot F \cdot EMK$$

F: Faraday-Konstante (Ladung von einem Mol Elektronen)

✔ Merke

- Im galvanischen Element stehen zwei Elektroden miteinander in Kontakt, so daß der relative Unterschied der Elektrodenpotentiale gemessen werden kann
- Die elektromotorische Kraft (EMK) ist die Spannung zwischen den Elektroden eines Galvanischen Elements bei stromloser Messung
- Wird an ein Galvanisches Element eine genügend große Gegenspannung angelegt, so können die Elektrodenreaktionen umgekehrt werden (Elektrolyse)
- Die Zersetzungsspannung ist um den Betrag der Überspannung (η) größer als die EMK.

Konzentrationskette

Da das Potential einer Elektrode auch von der Konzentration im Elektrolyten abhängt, gibt es auch eine Potentialdifferenz (bzw. EMK) zwischen zwei gleichen Elektroden, bei denen nur die Konzentrationen verschieden sind. Für eine solche sog. Konzentrationskette aus zwei Kupfer-Metallelektroden ergibt sich:

$$E_{Cu} = E^0 + \frac{0,059}{2} \cdot \log a (Cu^{2+})$$

$$\Delta E = E_{1,Cu} - E_{2,Cu}$$

$$\Delta E = (E^0 + 0,0295 \cdot \log a_1 (Cu^{2+}))$$
$$- (E^0 + 0,0295 \cdot \log a_2 (Cu^{2+}))$$

$$\Delta E = 0,0295 \cdot \log \frac{a_1 (Cu^{2+})}{a_2 (Cu^{2+})}$$

19.3.2 Elektrolyse

Durch das Anlegen einer elektrischen Spannung, die der elektromotorischen Kraft entgegengesetzt ist, lassen sich die Elektrodenreaktionen umkehren. Dies wird Elektrolyse genannt (*lyse* = Zersetzung durch *elektr*ischen Strom).

Die Elektrode, an der vorher eine Oxidation stattfand, zeigt jetzt eine Reduktionsreaktion und umgekehrt. Deshalb ist die Elektrode, die beim Galvani-Element die Anode war, bei der Elektrolyse die Kathode. Die Polung der Elektroden ist aber die gleiche.

Zersetzungsspannung

Die Abb. 19.8 zeigt schematisch die Größe des Stromes I in Abhängigkeit von der angelegten Spannung U. Ein Stromfluß setzt erst ein, wenn die angelegte Spannung größer ist als die Zersetzungsspannung U_z der Elektrolysezelle.

Strom und Spannung verhalten sich in einem großen Bereich proportional zueinander. In diesem Bereich gilt das **Ohmsche Gesetz**, R ist der Ohmsche Widerstand der Lösung:

$$U = R \cdot I$$

Der Strom in der Elektrolysezelle verhält sich wie der Strom in einem Metalldraht. Bei weiterer Erhöhung der Spannung steigt der Strom aber nicht über einen Maximalwert, den Grenzstrom, an.

Überspannung

Meist ist die Zersetzungsspannung U_z größer als die U_{EMK}.

$$U_z = U_{EMK} + \eta$$

Die Differenz η *(griech. eta)* wird Überspannung oder **Polarisation** genannt und die Elektrode als **polarisiert** bezeichnet.

Eine Überspannung läßt sich immer dann beobachten, wenn für die Elektrodenreaktion eine Aktivierungsenergie notwendig ist. Diese muß erst noch aufgebracht werden, bevor die Reaktion starten kann.

Bei einer Metallabscheidung ist die Überspannung meist vernachlässigbar klein. Wenn sich ein Gas an der Elektrode abscheidet, muß jedoch eine Überspannung beachtet werden, die vom Material der

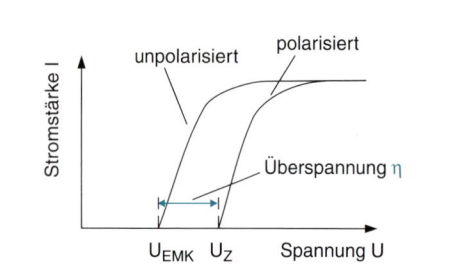

Abb. 19.8: Strom/Spannungs-Diagramm der Elektrolyse. Die angelegte Spannung kompensiert gerade die EMK (U_{EMK} = -EMK); U_z: Zersetzungsspannung; η: Überspannung

Elektrode abhängt (z.B. η für die Abscheidung von Wasserstoff an Pt: 0-0,5 V).

Die Überspannung entspricht der Aktivierungsenergie, die überwunden werden muß, damit die elektrochemische Reaktion ablaufen und sich das elektrochemische Gleichgewicht einstellen kann.

19.4 Theorie der Leitfähigkeit

Der Mechanismus, mit dem in Elektrolytlösungen der elektrische Strom geleitet wird, unterscheidet sich grundsätzlich von dem in einem metallischen Leiter („Draht"). In einem Metalldraht bewegen sich nur die Elektronen und alle Atome bleiben an ihren Plätzen. Deshalb sind die Geschwindigkeit dieser sog. elektronischen Stromleitung und die Leitfähigkeit sehr groß. Der elektrische Widerstand eines Drahtes ist relativ klein.

In einer Elektrolyt-Lösung sind nicht bewegliche Elektronen für den Ladungstransport verantwortlich. Hier wandern Ionen (Anionen und Kationen), die in der Lösung beweglich sind.

19.4.1   Ionenleitung in Elektrolyten

Es gibt verschiedene mögliche Mechanismen, auf Grund derer sich Ionen in einer Lösung bewegen können. Die wichtigsten sind Konvektion, Migration und Diffusion.

Konvektion

Unter Konvektion werden alle Bewegungen bzw. Strömungen zusammengefaßt, die das gesamte Lösungsmittel betreffen. Dabei bewegen sich auch alle enthaltenen Ionen mit. Ursachen können Temperaturunterschiede (thermische Konvektion) oder Rühren (mechanische Konvektion) sein.

Migration

Wird ein elektrisches Feld an einen Elektrolyten angelegt, dann wandern alle positiven Ionen zum Minuspol und alle negativen zum Pluspol. Dieser Effekt heißt Migration oder *Überführung im elektrischen Feld* und tritt immer auf, wenn eine Spannung zwischen zwei Elektroden im Elektrolyten besteht.

Da die Migration zu Konzentrationsunterschieden der Ionen in einer Lösung führt, muß sie bei manchen elektrochemischen Methoden unterdrückt werden. Dazu wird ein sog. **Leitsalz** in hoher Konzentration zugegeben (meist Kaliumchlorid). Die Ionen dieses Leitsalzes wandern im elektrischen Feld und gleichen die Potentialunterschiede in der Lösung aus, bevor die zu bestimmenden Substanzen, die in viel kleinerer Konzentration vorliegen, zu wandern beginnen.

Diffusion

Wenn innerhalb des Elektrolyten Konzentrationsunterschiede einzelner Ionen bestehen, dann werden diese durch die Diffusion im Lauf der Zeit ausgeglichen. Konzentrationsunterschiede können durch Migration oder durch Stoffumsatz an den Elektroden entstehen.

19.4.2 Leitfähigkeit des Elektrolyten

Widerstand der Ionen bei der Bewegung

Wenn ein elektrisches Feld im Elektrolyten besteht, versuchen alle Ionen zu wandern (Migration). Dabei werden sie aber durch das Lösungsmittel gebremst. Die Ursache dieses Widerstandes, den die wandernden Ionen überwinden müssen, ist hauptsächlich der **Reibungswiderstand,** der aus der Reibung des wandernden Ions an den Lösungsmittelmolekülen resultiert. Er gehorcht dem Stokesschen Gesetz und ist proportional zum Radius r und der Geschwindigkeit v der Ionen sowie zur Viskosität η (griech.: eta) der Lösung:

$$F_{reib} = Konst. \cdot r_1 \cdot v_1 \cdot \eta$$

F_{reib}: Reibungswiderstand
r_i: Radius der Ionen
v_i: Geschwindigkeit der Ionen
η: Viskosität der Lösung

Bei der Bestimmung des Radius r_i muß allerdings beachtet werden, daß alle Ionen im Wasser hydratisiert vorliegen, und daß Ionen mit einem kleinen Radius meist eine große Hydrathülle besitzen. Da zumindest ein Teil dieser Hydrathülle immer mit dem Ion mitwandert, ist der effektive Radius des Ions sehr viel größer als der eigentliche Ionenradius.

Daneben spielen aber auch der sog. Relaxationseffekt und der sog. elektrophoretische Effekt eine Rolle. Der **Relaxationseffekt** ist eine Folge der Anziehungkraft zwischen positiven und negativen Ionen in der Lösung. Da diese in verschiedene Richtungen wandern, muß die Anziehungskraft zwischen diesen Ionen überwunden werden. Auch der **elektrophoretische Effekt** folgt aus der entgegengesetzten Bewegungsrichtung der Ionen, weil sich jedes Kation gegen die Strömung der Anionen bewegen muß und umgekehrt.

Leitfähigkeit

Grundsätzlich leitet ein Elektrolyt den elektrischen Strom um so besser

- je größer die Konzentration c aller Ionen ist,
- je höher die Ladung z aller Ionen ist,
- je größer die Beweglichkeit u aller Ionen in der Lösung ist.

Die Leitfähigkeit κ (griech. kappa) einer Lösung ergibt sich als Summe der Leitfähigkeiten aller i Sorten gelöster Ionen:

$$\kappa = \sum_i F \cdot z_i \cdot c_i \cdot u_i$$

κ: Leitfähigkeit der Lösung, Einheit $[\kappa] = 1$ S/cm (Siemens/cm)
F: Faraday-Konstante, F = 96485 C/mol
z_i: Ladungszahl der Ionensorte i
c_i: Konzentration der Ionensorte i
u_i: Beweglichkeit der Ionensorte i

Leitwert

Der Leitwert ist definiert als

$$L = \kappa \cdot \frac{A}{l}$$

κ: Leitfähigkeit der Lösung
A: Elektrodenfläche
l: Elektrodenabstand

Die Einheit des Leitwertes ist $[L] = 1$ S (Siemens). In den Leitwert geht demnach die Geometrie der Elektrode mit ein.

Widerstand und Ohmsches Gesetz

Das Ohmsche Gesetz besagt, daß Spannung und Strom zueinander proportional sind (bei doppelter Spannung ist der Strom doppelt so groß). Das gilt in metallischen Leitern fast immer, in Elektrolyten allerdings nur innerhalb enger Grenzen.

Trotzdem läßt sich formal auch in Lösungen ein elektrischer Widerstand R als Kehrwert des Leitwertes definieren. R hat die Einheit Ω (sprich: Ohm, *griech.* Omega).

$$R = \frac{U}{I} = \frac{1}{L}$$

U: Spannung
I: Stromstärke
L: Leitwert

Äquivalentleitfähigkeit

Die Äquivalentleitfähigkeit Λ^{eq} *(griech.:* Lambda) ist die auf die Konzentration bezogene Leitfähigkeit.

$$\Lambda^{eq} = \frac{\kappa}{z \cdot c}$$

Hier ist z die Ladungszahl der Ionen und c deren Konzentration, angegeben in mol/ml.

Λ^{eq} sollte deshalb nicht mehr von der Konzentration abhängig sein. Tatsächlich ist sie aber trotzdem konzentrationsabhängig, da die Leitfähigkeit κ im allgemeinen **nicht** proportional zur Konzentration ist.

Molare Leitfähigkeit

Die molare Leitfähigkeit Λ^m ist analog zur Äquivalentleitfähigkeit Λ^{eq} definiert, nur daß hier die Zahl der Ladungen nicht berücksichtigt ist:

$$\Lambda^m = \frac{\kappa}{c} = z \cdot \Lambda^{eq}$$

Grenzleitfähigkeit

Alle bisherigen Größen zur Messung der Leitfähigkeit sind nicht tabellierbar, da sie von den Meßbedingungen (v.a. von der Konzentration) abhängen. Je größer die Konzentration des Elektrolyten ist, desto mehr beeinflussen sich die Ionen in der Lösung gegenseitig, so daß die Äquivalentleitfähigkeit nicht so schnell steigt wie die Konzentration. Um die „ideale" Leitfähigkeit eines im Elektrolyt gelösten Salzes zu messen, müßte deshalb bei der Konzentration $c = 0,0 \ mol/cm^{-3}$ gemessen werden. Das ist aber nicht möglich, weil dann überhaupt keine Ionen mehr vorhanden sind.

In der Praxis wird deshalb die Äquivalentleitfähigkeit Λ^{eq} bei verschiedenen Konzentrationen be-

stimmt und in ein Diagramm (Leitfähigkeit gegen Konzentration) eingetragen. Somit kann die Äquivalentleitfähigkeit auf die Konzentration Null extrapoliert werden (☞ Abb. 19.9).

$$\lim_{c \to 0} \Lambda^{eq} = \lim_{c \to 0} \frac{\kappa}{z \cdot c} = \Lambda_0$$

Bei der Konzentration Null wird κ zwar Null (weil keine Ionen mehr in der Lösung sind), aber die Konzentration c wird auch Null und somit ist der Bruch κ/c nicht definiert (λ = 0/0). Der Grenzwert der Äquivalentleitfähigkeit bei einer Konzentration von *fast* Null ist die sog. Grenzäquivalentleitfähigkeit Λ_0 (kurz **Grenzleitfähigkeit**). Λ_0 ist eine von den Meßbedingungen unabhängige stoffspezifische Konstante, die für alle Ionensorten in Tabellen angegeben werden kann.

Kationen	Λ_0	Anionen	Λ_0
H_3O^+	349,8	OH^-	197,0
Li^+	38,6	F^-	55,4
Na^+	50,1	Cl^-	76,4
K^+	73,5	Br^-	78,4
NH_4^+	73,7	I^-	76,5
Ag^+	62,2	SO_4^-	80,8

Tab. 19.3: Grenzleitfähigkeiten einiger Ionen in wäßriger Lösung bei 25 °C; ($[\Lambda_0] = S \cdot cm^2 \cdot mol^{-1}$)

✔ **Merke**

• Die Leitfähigkeit eines Elektrolyten ist die Summe der Leitfähigkeiten aller gelösten Ionen

• Der Leitwert ist der Kehrwert des elektrischen Widerstandes

• Die Äquivalentleitfähigkeit Λ^{eq} ist die auf die Konzentration bezogene Leitfähigkeit; Λ^{eq} ist trotzdem konzentrationsabhängig

• Die Grenzleitfähigkeit Λ_0 entspricht der Äquivalenleitfähigkeit einer unendlich verdünnten Lösung. Λ_0 ist eine Stoffkonstante.

19.4.3 Leitfähigkeit spezieller Lösungen

Die Art der Konzentrationsabhängigkeit der Äquivalentleitfähigkeit Λ^{eq} ist wiederum von der Art der gelösten Ionen abhängig.

Starke Elektrolyte

Starke Elektrolyte sind Lösungen von Substanzen, die vollständig dissoziiert sind (z.B. Salze oder starke Säuren). In grober Näherung ist hier die Äquivalentleitfähigkeit unabhängig von der Konzentration. Schon bei kleinen Konzentrationen treten allerdings Wechselwirkungen zwischen den Ionen auf, so daß bei einer Vergrößerung der Konzentration die Leitfähigkeit κ langsamer ansteigt als die Konzentration. Die Äquivalentleitfähigkeit Λ^{eq} wird deshalb bei größeren Konzentrationen im Verhältnis kleiner (☞ Abb. 19.9, **a**):

$$\Lambda^{eq} = \Lambda_0 - Konst. \cdot \sqrt{I}$$

Λ^{eq}: Leitfähigkeit der Lösung
Λ_0: Grenzleitfähigkeit der Lösung
I: Ionenstärke der Lösung

Der Effekt ist umso größer, je größer die Ionenstärke I der Lösung ist. Die Ionenstärke ist ein Maß für die gegenseitige Behinderung der Ionen im Elektrolyten.

Bei verdünnten Lösungen starker Elektrolyte ergibt sich die Ionenstärke aus der Summe der Konzentrationen aller i Sorten gelöster Ionen:

$$I = \frac{1}{2} \sum_i c_i \cdot z_i^2$$

c_i: Konzentration der Ionensorte i
z_i: Ladungszahl der Ionensorte i

Diese Abhängigkeit der Äquivalentleitfähigkeit von der Wurzel der Konzentrationen ist das sog. **Kohlrauschsche Quadratwurzelgesetz**. Es gilt nur für Konzentrationen, die kleiner als 0,01 mol/l sind. Bei größeren Konzentrationen oder nicht vollständig dissoziierten Elektrolyten ist die Berechnung der Ionenstärke komplizierter.

Schwache Elektrolyte

Zur Berechnung der Äquivalentleitfähigkeit schwacher Elektrolyte (z.B. einer schwachen Säure) muß

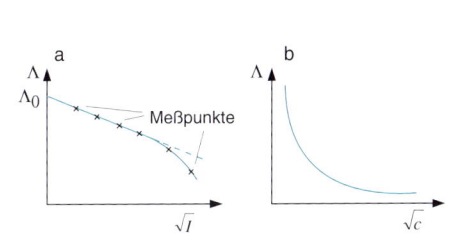

Abb. 19.9: Abhängigkeit der Äquivalentleitfähigkeit Λ von der Konzentration des Elektrolyten; a) für starke Elektrolyte, b) für schwache Elektrolyte

der Dissoziationsgrad, der auch von der Konzentration abhängig ist, mitberücksichtigt werden ($\Lambda = \Lambda^{eq}$):

$$\kappa = \Lambda \cdot z \cdot c = \Lambda_0 \cdot z \cdot c \cdot \alpha$$

$$\Lambda = \Lambda_0 \cdot \alpha$$

Der konzentrationsabhängige Dissoziationsgrad α kann durch das **Ostwaldsche Verdünnungsgesetz** beschrieben werden:

$$\frac{\alpha^2}{1 - \alpha} = \frac{K_a}{c_0}$$

α: Dissoziationsgrad
K_a: Dissoziationskonstante
c_0: Gesamtkonzentration

Eingesetzt ergibt sich:

$$\frac{\Lambda^2 \cdot c}{\Lambda_0 (\Lambda_0 - \Lambda)} = K_a$$

Wenn die Dissoziation sehr klein ist, dann ist Λ sehr klein gegenüber Λ_0, und die Formel vereinfacht sich näherungsweise zu:

$$\Lambda = \frac{Konst.}{\sqrt{c}}$$

Im Diagramm Λ gegen $\sqrt{c}$ ergibt sich ein hyperbelartiger Kurvenverlauf (☞ Abb. 19.9, **b**).

Extraleitfähigkeit von Wasser

Die Leitfähigkeit von reinem Wasser ist zwar nicht groß, in bezug auf die außerordentlich kleine Konzentration an H_3O^+- b.zw. OH^--Ionen ist sie aber dennoch erstaunlich. Die Grenzleitfähigkeiten dieser Ionen sind auch um ein Vielfaches größer als die

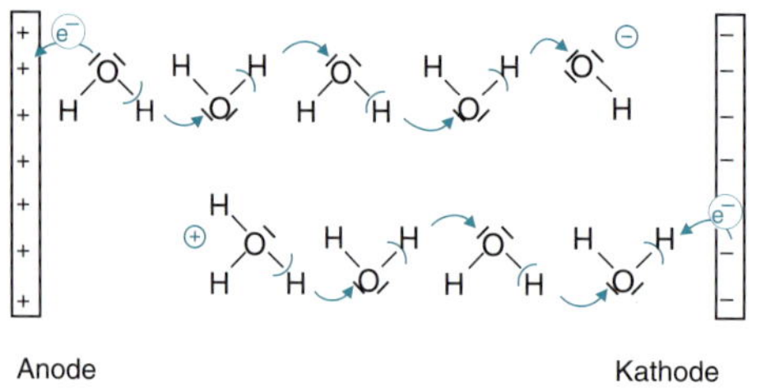

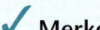

Anode   Kathode

Abb. 19.10: Extraleitfähigkeit von Wasser

aller anderen Ionen (☞ Tabelle 19.3). Diese sog. Extraleitfähigkeit des Wassers kommt durch eine besondere Art des Ladungstransports im Wasser zustande.

Zwischen den Wassermolekülen in flüssigem Wasser bestehen viele Wasserstoffbrücken. Durch einfaches Umklappen dieser Wasserstoffbrücken können im Wasser Ladungen zwischen den Molekülen weitergegeben werden, ohne daß diese dazu selbst wandern müssen (☞ Abb. 19.10).

19.5 Elektrochemische Methoden in der pharmazeut. Analytik

In der pharmazeutischen Analytik spielen die elektrochemischen Analysemethoden (Elektrometrie) eine wichtige Rolle. Neben potentiometrischen Direktbestimmungen (v.a. pH-Wert) werden hauptsächlich elektrochemisch indizierte Maßanalysen durchgeführt. Gegenüber klassischen, mit optischen Farbindikatoren durchgeführten Titrationen zeigen die Verfahren eine große Genauigkeit bei einfacher und schneller Durchführung. Außerdem fallen die Ergebnisse unmittelbar als elektrisches Signal an, das direkt an ein elektronisches Datenverarbeitungssystem (Computer) weitergegeben werden kann. Das ist v.a. für Reihen- und Routineuntersuchungen sinnvoll, da der Computer die Erstellung von Kalibrierkurven und die Auswertung der Ergebnisse vollautomatisch durchführen kann. Eine solche direkte Verbindung von Analysengerät und Computer wird **Online-Datenverarbeitung** genannt.

Elektrometrie im DAB

Im DAB wird die Elektrochemie im Teil V.6 „Methoden der Physik und der physikalischen Chemie" beschrieben. Allerdings sind die Methoden, im Vergleich zum Maße ihrer Anwendung in der Praxis, deutlich unterrepräsentiert. Zur Messung des pH-Werts wird die *potentiometrische* Methode mittels einer Glaselektrode vorgeschlagen (☞ Kap. 20, Potentiometrie). Desweiteren gibt es einen Abschnitt *Amperometrie*, worunter amperometrische Titrationen mit einer oder zwei polarisierbaren Elektroden (☞ Kap. 23, Voltammetrie) verstanden werden.

> ✓ **Merke**
>
> Die Vorteile elektrochemischer Analysemethoden sind
> - große Empfindlichkeit (**Sensitivität**)
> - große Genauigkeit
> - gezielter Nachweis einzelner Substanzen möglich (**Selektivität**)
> - schnelle Durchführung
> - einfacher apparativer Aufbau
> - Online-Datenverarbeitung möglich.

19.6 Übungen

1) Wie groß ist die EMK eines elektrochemischen Elements, das aus einer $Ag/AgNO_3$-Halbzelle (0,5 mol/l) und einer $Zn/ZnSO_4$-Halbzelle (0,2 mol/l) besteht? An welcher Elektrode ist der Plus- bzw. der Minus-Pol? Welche Elektrode ist Anode bzw. Kathode?

2) Ein Silber-Draht, der in eine 1-molare Kaliumchlorid-Lösung taucht, die an AgCl gesättigt ist, zeigt ein Elektrodenpotential von $E = +0,222$ V (gegen H_2-Elektrode). Wie groß ist das Löslichkeitsprodukt von AgCl?

3) Welche Elektrodenreaktionen laufen an Anode und Kathode bei der Elektrolyse folgender elektrochemischer Zellen ab:

	Elektrolyt	Anode	Kathode
a)	HCl	Pt	Pt
b)	H_2SO_4	Pt	Pt
c)	$CuCl_2$	Pt	Pt
d)	$Zn(NO_3)_2$	Zn	Pt

4) Beschreiben Sie kurz, welche Komponenten der folgenden Typen von elektrochemischen Zellen jeweils potentialbestimmend sind:

Metallelektrode, Gaselektrode, Elektrode 2. Art, Konzentrationskette.

20   Potentiometrie

Bei den potentiometrischen Analysemethoden wird das Elektrodenpotential einer Indikatorelektrode gemessen, die in die Probenlösung taucht. Wenn die zu bestimmende Substanz an der Elektrodenreaktion der Meßelektrode beteiligt ist, ist die Größe des Elektrodenpotentials von deren Konzentration abhängig und kann als Maß für die Probenkonzentration verwendet werden.

Bei **direkt-potentiometrischen Methoden** wird aus dem Wert des Elektrodenpotentials *direkt* die Konzentration der Probe ermittelt. Bei den **potentiometrischen Titrationen** wird die Größe des Potentials im Verlauf einer Titration registriert. Der Endpunkt der Titration kann dem Potentialverlauf entnommen werden.

20.1 Grundlagen der Potentiometrie

Zur Messung der Größe eines Elektrodenpotentials wird immer eine **Indikatorelektrode** (Meßelektrode) und eine **Referenzelektrode** (Vergleichselektrode, Bezugselektrode) benötigt. Die Potentialdifferenz zwischen Indikatorelektrode und Referenzelektrode kann als elektrische Spannung gemessen werden.

Damit der Stromkreis geschlossen ist, muß zwischen den Elektrolyten der Indikatorelektrode und der Referenzelektrode eine Verbindung bestehen. Um zu verhindern, daß sich die Elektrolyten über diese Verbindung vermischen, werden die beiden elektrochemischen Halbzellen meist mit einer Salzbrücke verbunden.

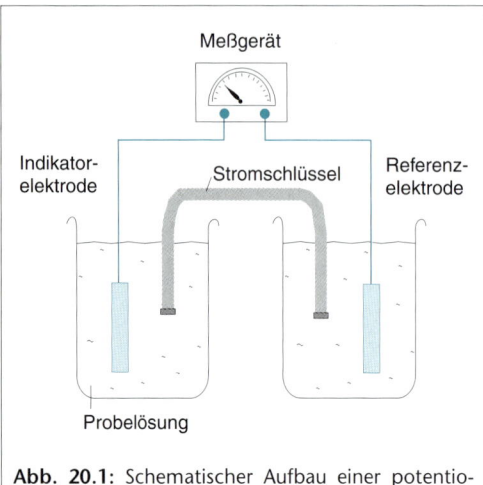

Abb. 20.1: Schematischer Aufbau einer potentiometrischen Messung

20.1.1   Referenzelektroden

Als Referenzelektroden kommen nur solche in Frage, deren Potential konstant ist; meist werden Elektroden 2. Art verwendet (☞ 19.2.4).

Silber/Silberchlorid-Elektrode

Bei der Silber/Silberchlorid-Elektrode taucht ein mit festem Silberchlorid überzogener Silberdraht in eine gesättigte Lösung von schwerlöslichem Silberchlorid (☞ 19.2.4). Der Elektrolyt ist mit Kaliumchlorid (KCl) gesättigt. Das Potential einer solchen Elektrode ist bei 25 °C *E = 0,198 V*.

Kalomel-Elektrode

Auch die Kalomel-Elektrode ist eine Elektrode 2. Art, bei der metallisches Quecksilber mit einer Lösung von Quecksilber(I)chlorid (Hg_2Cl_2 = Kalomel) im Gleichgewicht steht (☞ 19.2.4). Der Elektrolyt besteht aus einer konzentrierten KCl-Lösung. Das Potential *E* ist bei 25 °C *E = 0,241 V*.

Wasserstoff-Elektrode

Prinzipiell ist auch eine Wasserstoff-Elektrode als Referenzelelektrode geeignet, da alle Normalpotentiale ja sowieso auf diese Elektrode bezogen sind

(☞ 19.2.4). Allerdings wird sie in der Praxis nicht verwendet, da das Elektrodenpotential nicht konstant genug ist. Fehler entstehen bei:

- Schwankungen des Wasserstoffdrucks
- Verunreinigungen des Wasserstoffs
- Vergiftung der Elektrode (durch Abscheidung von Substanzen aus dem Elektrolyten)
- Anwesenheit von reduzierenden oder oxidierenden Substanzen in der Lösung
- Alterung der platinierten Platin-Elektrode.

20.1.2   Messung des Potentials

Die Messung der Spannung zwischen den Elektroden muß immer **stromlos** (bzw. leistungslos) erfolgen; d.h. es darf im Stromkreis (im Elektrolyten und in den Verbindungskabeln) kein elektrischer Strom fließen (der Stromkreis muß aber trotzdem auf jeden Fall geschlossen sein!). Sobald ein Strom fließt, laufen die Elektrodenreaktionen ab, was zu einem Stoffumsatz an der Oberfläche der Elektroden führt. Dadurch würden die Konzentrationen in der Probenlösung verändert und das Elektrodenpotential verfälscht.

Poggendorffsche Kompensationsmethode

Zur stromlosen Messung wurde früher meist die Poggendorffsche Kompensationsmethode verwendet. Dazu wird mit Hilfe eines regelbaren Widerstandes an die elektrochemische Zelle eine Gegenspannung angelegt, die so eingestellt wird, daß gerade kein Strom mehr fließt. Dann ist die Gegenspannung genau gleich groß wie die Potentialdifferenz der Elektroden, nur entgegengesetzt gerichtet. Die Gegenspannung *U* gibt dann die *stromlose* Potentialdifferenz an (☞ Abb. 20.2).

Hochohmige Meßgeräte

Heute werden normalerweise hochohmige elektronische Halbleitermeßgeräte zur Spannungsmessung verwendet. Der Innenwiderstand dieser Meßgeräte ist so groß, daß praktisch kein Strom durch sie hindurchfließen kann. Mit einem solchen Meßgerät läßt sich die Potentialdifferenz direkt bestimmen (☞ Abb. 20.1).

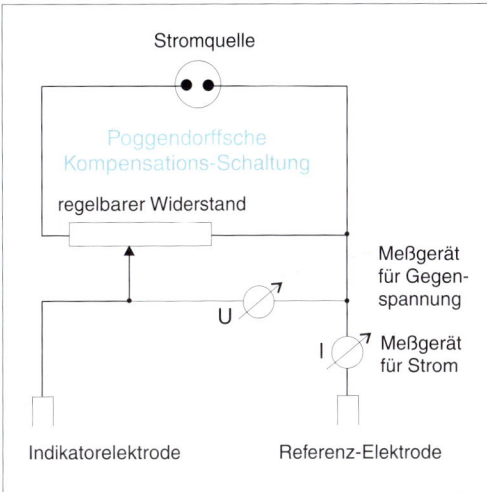

Stromquelle

Poggendorffsche
Kompensations-Schaltung

regelbarer Widerstand

U

I

Meßgerät
für Gegen-
spannung

Meßgerät
für Strom

Indikatorelektrode   Referenz-Elektrode

Abb. 20.2: Stromlose Potentialmessung mit der Poggendorffschen Kompensationsmethode

20.1.3 Auswertung

Aus der gemessenen Potentialdifferenz zwischen Indikator- und Referenzelektrode läßt sich mit Hilfe der Nernstschen Gleichung der Gehalt einer Analyse berechnen. Allerdings kommt es oft zu Abweichungen des gemessenen Potentials vom theoretischen Wert.

✔ **Merke**

- Für jede potentiometrische Messung wird eine Referenz- und eine Indikatorelektrode benötigt
- Die Referenzelektrode muß ein konstantes Potential aufweisen (Ag/AgCl- oder Kalomelelektrode)
- Die zu bestimmenden Ionen müssen an der potentialbestimmenden Redoxreaktion der Indikatorelektrode beteiligt sein
- Die Spannung zwischen Indikator- und Referenzelektrode muß stromlos gemessen werden.

Fehler des Potentials resultieren aus:

- Unbekannter Zusammensetzung des Elektrolyten
- Polarisation der Elektroden
- Vergiftung der Elektroden.

Zudem wird bei allen potentiometrischen Messungen die Aktivität der Ionen gemessen und nicht de-

ren Konzentration (☞ Nernstsches Gesetz, 19.2.2). Besonders große Abweichungen zur Konzentration sind möglich bei:

- sehr konzentrierten Lösungen („die Ionen behindern sich gegenseitig")
- Komplexen im Elektrolyten; dann ist die Aktivität der Ionen gleich der Konzentration der *unkomplexierten* Ionen, und nur diese wird bestimmt (andererseits können auf Grund dieser Tatsache komplexometrische Titrationen potentiometrisch durchgeführt werden!).

Kalibriergeraden

Zur Umrechnung des Potentials in Konzentrationen sind deshalb meist Kalibriergeraden nötig. Meßgeräte für Routinemessungen sind heute mit kleinen Computern ausgestattet, die diese Kalibriergeraden berechnen und dann direkt die berechnete Konzentration anzeigen.

20.2 Direkt-potentiometrische Bestimmungen

Bei den sog. direkt-potentiometrischen Bestimmungen wird die Konzentration einer Ionensorte in der Probe aus der Größe des Elektrodenpotentials einer Indikatorelektrode berechnet. Das ist nur möglich, wenn die zu bestimmenden Teilchen an der Elektrodenreaktion beteiligt sind. Deshalb ist für jede Bestimmung eine passende Indikatorelektrode nötig.

Ein einfaches Beispiel ist die Bestimmung von Cu^{2+} mit Hilfe einer Kupferelektrode. Das Potential dieser Elektrode gehorcht dem Nernstschen Gesetz; es hängt direkt von der Cu^{2+}-Konzentration (bzw. Aktivität) im Elektrolyten ab:

$$Cu^{2+} + 2e^- \rightleftharpoons Cu$$

$$E = E^0 + \frac{0,059}{2} \cdot \log a\,(Cu^{2+})$$

Durch Messen des Potentials eines Kupferdrahtes, der in die Analysenlösung taucht, läßt sich deshalb die Cu^{2+}-Konzentration direkt bestimmen.

In der Praxis funktioniert dieser einfache Weg allerdings meist nicht, da an der Elektrode auch noch andere Elektrodenreaktionen ablaufen können. Wenn sich ein edleres Metall, wie z.B. Ag^+ in der Lösung befindet, dann scheidet sich dieses zuerst an der

Elektrode ab und statt des Kupfer-Potentials wird das Ag$^+$/Ag-Potential gemessen. Deshalb ist eine solche einfache Metallelektrode nicht ausreichend *selektiv* und läßt sich nur anwenden, wenn die Zusammensetzung des Elektrolyten genau bekannt ist und keine Störungen auftreten können.

Damit einzelne Ionen in einer Lösung selektiv nachgewiesen werden können, wurden spezielle Indikatorelektroden entwickelt, an denen jeweils nur eine ganz bestimmte Elektrodenreaktion möglich ist. Ob eine Ionensorte direkt-potentiometrisch bestimmt werden kann, hängt somit davon ab, ob es eine dafür geeignete Indikatorelektrode gibt.

Die wichtigste Bestimmung, die so durchgeführt wird, ist die **pH-Wert-Messung**, d.h. die Bestimmung der H$_3$O$^+$-Konzentration. Dazu kann eine Wasserstoff-, Glas- oder Chinhydronelektrode verwendet werden.

Auch für einige andere Ionen gibt es *selektive* Elektroden, d.h. Elektroden, die nur, bzw. hauptsächlich auf eine Ionensorte reagieren (☞ 20.2.2).

20.2.1 Indikatorelektroden zur pH-Wert-Messung

pH-Wert

In seiner ursprünglichen Bedeutung entspricht der pH-Wert dem negativen dekadischen Logarithmus der Konzentration von H$_3$O$^+$-Ionen in einer Lösung:

$$pH = -\log_{10} c(H^+)$$

Da in wäßriger Lösung aber keine H$^+$-Ionen vorhanden sind, ist die H$^+$-Konzentration (sowie die H$^+$-Aktivität) keine reale Größe. Es ist grundsätzlich unmöglich, die c(H$^+$) bzw. a(H$^+$) zu bestimmen.

Deshalb wird der pH-Wert heute über Standard-Pufferlösungen definiert. Der pH-Wert dieser Lösungen ist per Definition festgelegt und im DAB für verschiedene Temperaturen angegeben.

Lösung	Konz.	pH
Kaliumtrihydrogenoxalat KH$_3$C$_4$O$_8 \cdot$ 2 H$_2$O	0,05 M	1,68
Kaliumhydrogentartrat KHC$_4$H$_4$O$_6$	gesättigt	3,56
Kaliumhydrogencitrat KHC$_6$H$_6$O$_7$	0,05 M	3,78
Kaliumhydrogenphtalat KHC$_8$H$_4$O$_4$	0,05 M	4,01
Kaliumdihydrogenphosphat KH$_2$PO$_4$ und Natriumhydrogenphosphat Na$_2$HPO$_4$	je 0,025 M	6,87
Kaliumdihydrogenphosphat KH$_2$PO$_4$ und Natriumhydrogenphosphat Na$_2$HPO$_4$	0,0087 M und 0,0303 M	7,41
Natriumtetraborat Na$_2$B$_4$O$_7 \cdot$ 10 H$_2$O	0,01 M	9,18
Natriumcarbonat Na$_2$CO$_3$ und Natriumhydrogencarbonat NaHCO$_3$	je 0,025 M	10,01

Tab. 20.1: pH-Wert der Standardlösungen bei einer Temperatur von 25 °C

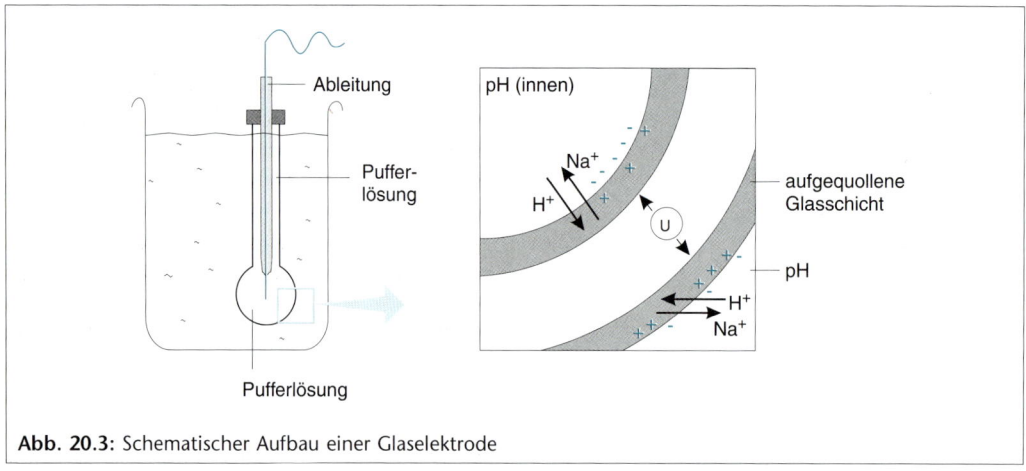

Abb. 20.3: Schematischer Aufbau einer Glaselektrode

Wasserstoffelektrode

Mit einer Wasserstoffelektrode läßt sich der pH-Wert einer Lösung bestimmen, da das Elektrodenpotential von der H_3O^+-Konzentration abhängt:

$$E = -0{,}059 \cdot pH$$

Bei der Verwendung der Wasserstoffelektrode als Indikatorelektrode treten allerdings dieselben technischen Schwierigkeiten auf, wie bei ihrer Verwendung als Referenzelektrode (☞ 20.1.1). Zur pH-Wert-Bestimmung wird die Elektrode deshalb heute nicht mehr verwendet.

Glaselektrode

Zur pH-Messung werden heute ausschließlich sog. Glaselektroden verwendet.

Diese bestehen aus einem kleinen dünnwandigen (ca. 0,5-0,05 mm) Glaskolben, der mit einer Pufferlösung gefüllt ist. Die Oberfläche des Glases (der sog. Glasmembran) kann im Wasser ein wenig aufquellen, so daß ein gewisser Austausch von Ionen zwischen Glas und Lösung möglich ist. Natrium-Ionen können aus dem Glas herausgelöst und durch H^+-Ionen ersetzt werden. Zwischen den H_3O^+-Ionen in der Quellschicht und denen im Elektrolyten stellt sich ein Gleichgewicht ein, dessen Lage vom pH-Wert abhängt. Daraus resultiert ein Potential an der Phasengrenze zwischen Glas und Elektrolyt (sog. Phasengrenzpotential). Dieser Vorgang spielt

sich sowohl auf der Innenseite als auch auf der Außenseite der Glasmembran ab. Wenn der pH-Wert innen und außen verschieden ist, entsteht dadurch an der Glasmembran eine Potentialdifferenz zwischen Innen- und Außenseite. Die genauen Vorgänge an der Glasmembran sind allerdings bis heute noch nicht restlos geklärt.

Zur Ableitung des Potentials im Innern dient meist eine Ag/AgCl-Elektrode. Dazu taucht in die Pufferlösung (die mit KCl gesättigt ist) ein mit AgCl überzogener Silberdraht.

Die Größe des Potentials, das sich an der Glasmembran einstellt, ist nur vom pH-Wert des äußeren Elektrolyten abhängig:

$$E = Konst. + 0{,}059\,(pH_{innen} - pH_X)$$

Mit Hilfe einer Kalibriergerade wird aus dem gemessenen Potential der pH-Wert bestimmt.

Für Routinemessungen werden heute pH-Meter verwendet, bei denen die Glaselektrode mit einer Referenzelektrode (Ag/AgCl- oder Kalomel-Elektrode) zu einer Einstab-Meßkette kombiniert ist (☞ Abb. 20.4). Das angeschlossene Spannungsmeßgerät ist so geeicht, daß es direkt den pH-Wert anzeigt.

Fehler der Glaselektrode

Die Größe der Potentialdifferenz an einer Glaselektrode hängt von den Meßbedingungen und vom aktuellen Zustand der Quellschichten an Innen- und Außenseite ab. Deshalb muß die Glaselektrode regelmäßig mit Pufferlösungen bekannten pH-Wertes geeicht werden.

Als **Asymmetriepotential** wird die Spannung bezeichnet, die an der Glasmembran gemessen wird, wenn Außen- und Innenelektrolyt identisch sind (theoretisch sollte dann die Spannung exakt Null sein). Das Asymmetriepotential kann z.B. durch unterschiedlichen Aufbau oder Alterung der Quellschichten an Innen- und Außenseite entstehen.

In Elektrolyten mit großen Ionenstärken kann ein **Salzfehler** auftreten, da sich hohe Konzentrationen von Fremdionen auch auf die Einstellung des Gleichgewichtspotentials an der Phasengrenze auswirken.

Der optimale Meßbereich der Glaselektrode liegt zwischen pH = 1 und pH = 12. Abweichungen vom idealen Potentialverlauf bei kleinerem pH-Wert

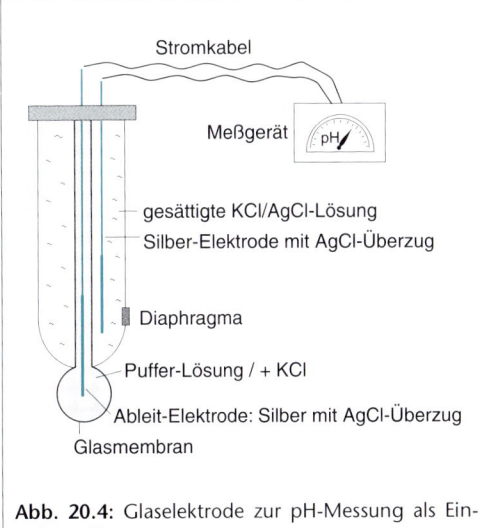

Stromkabel

Meßgerät   pH

gesättigte KCl/AgCl-Lösung
Silber-Elektrode mit AgCl-Überzug

Diaphragma

Puffer-Lösung / + KCl

Ableit-Elektrode: Silber mit AgCl-Überzug

Glasmembran

Abb. 20.4: Glaselektrode zur pH-Messung als Einstab-Meßkette

werden als **Säurefehler,** Abweichungen bei größerem pH-Wert als **Alkalifehler** bezeichnet.

Chinhydron-Elektrode

Das Potential einer Chinhydron-Elektrode ist vom pH-Wert der Lösung abhängig (☞ 19.2.4):

$$E = E^0 - 0{,}059\,pH \qquad E^0 = 0{,}699\ V$$

Für die pH-Messung werden der Analysenlösung einige Tropfen Chinhydron-Lösung beigefügt und ein Platindraht als Ableitelektrode eingetaucht.

Diese einfache Methode der pH-Messung kann allerdings nur angewendet werden, wenn in der Lösung (im Elektrolyt) keine anderen Redox-Reaktionen ablaufen können, weil sonst deren Potential angezeigt wird. Es dürfen auch keine Ionen in der Lösung sein, die am Platindraht abgeschieden werden können (H_3O^+-Ionen stören nicht, da die Überspannung eine Wasserstoffabscheidung verhindert)

Im alkalischen Bereich (pH > 8) kann die Chinhydron-Elektrode nicht eingesetzt werden, da Chinhydron sonst polymerisiert und das Redox-System zerstört wird („Verharzung der Elektrode").

Berechnung des pH-Wert

Aus der gemessenen Spannung zwischen der pH-empfindlichen Elektrode und der Referenzelektrode kann der pH-Wert entweder über eine Kalibriergerade bestimmt oder berechnet werden:

$$pH_X = pH_S - \frac{\Delta E_X - \Delta E_S}{k}$$

pH_X: pH-Wert der Probe
pH_S: pH-Wert der Eichlösung
ΔE_x: gemessene Potentialdifferenz der Probe
ΔE_s: gemessene Potentialdifferenz der Eichlösung
k: temperaturabhängiger Faktor

Der temperaturabhängige Faktor k ist im DAB für verschiedene Temperaturen angegeben. Diese Werte sind allerdings nur gültig, wenn das Potential der Indikatorelektrode exakt dem Nernstschen Gesetz gehorcht. Deshalb sollte er für jedes Meßgerät bei den tatsächlichen Meßbedingungen bestimmt werden.

20.2.2 Spezielle ionenselektive Elektroden

Ionenselektive Elektroden bestehen wie die Glaselektrode aus einer Membran, in die nur ganz bestimmte Ionen eindringen können. Auf Grund der Diffusion einzelner Ionensorten in die Membran treten, ähnlich wie bei der Glaselektrode, Phasengrenzpotentiale auf. Als Membranen können spezielle Glassorten, wasserunlösliche Mineralien **(Feststoffmembran-Elektrode)** oder organische Polymere **(Flüssigmembran-Elektrode)** verwendet werden. Das Potential an einer solchen Elektrode läßt sich meist analog dem Nernstschen Gesetz formulieren:

$$E = Konst. + \frac{0{,}059}{z} \cdot \log a_i$$

Die Konstante *Konst.* enthält alle geräteabhängigen Größen und kann nicht vorhergesagt werden. Im Normalfall müssen deshalb Kalibriergeraden verwendet werden.

Glaselektroden

Mit speziellen Glassorten lassen sich Elektroden herstellen, die nicht für H_3O^+, sondern z.B. für Na^+ oder ein anderes Alkalimetall-Ion selektiv sind.

Feststoffmembran-Elektrode

Neben Glas können noch andere Materialien zur Herstellung einer Elektrodenmembran verwendet werden, sofern sie folgende Bedingungen erfüllen:

• *Eine* Ionensorte muß vom Elektrolyten in den Festkörper eindringen oder aus dem Kristallgitter austreten können

• Der Kristall muß den elektrischen Strom wenigstens gering leiten, da sonst der Stromkreis in der elektrochemischen Zelle nicht geschlossen ist, und deshalb keine Spannungsmessung möglich ist.

• Das Membranmaterial darf nicht wasserlöslich sein.

Vor allem die zweite Bedingung schränkt die Zahl der verwendbaren Materialien drastisch ein. Die wichtigsten sind Lanthanfluorid (LaF_3) und Silbersulfid (Ag_2S). Mit der Lanthanfluorid-Elektrode kann Fluorid bestimmt werden, da die F^--Ionen aus dem Kristallgitter in den Elektrolyten entkommen können, so daß sich ein konzentrationsabhängiges Gleichgewicht einstellt, das zu einem Potential an der Oberfläche führt.

Mit einer **Silbersulfid-Elektrode** lassen sich Ag^+ und S^{2-} bestimmen. Wenn zur Silbersulfid-Membran zusätzlich kleine Mengen anderer Ionen beigemischt werden, lassen sich noch weitere selektive Elektroden herstellen (☞ Tab. 20.2).

zu bestimmendes Ion	Membran
F^-	LaF_3
S^{2-}	Ag_2S
Ag^+	Ag_2S
Cl^-, Br^-, I^-	Ag_2S mit AgCl, AgBr bzw. AgI
Cu^{2+}	Ag_2S mit CuS
Pb^{2+}	Ag_2S mit PbS

Tab. 20.2: Ionenselektive Feststoffmembran-Elektroden

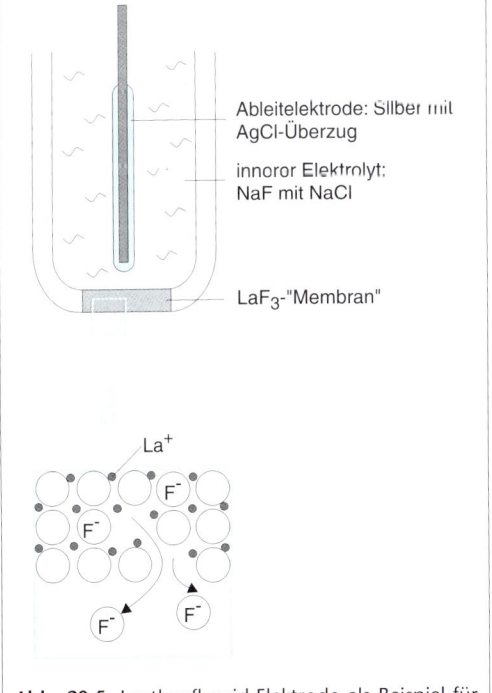

Abb. 20.5: Lanthanfluorid-Elektrode als Beispiel für eine ionenselektive Feststoffmembran-Elektrode

Flüssigmembran-Elektroden

Auch organische Polymere sind als Membranmaterial verwendbar, wenn sie ähnlich wie ein Ionenaustauscher mit geladenen funktionellen Gruppen versehen sind. Je nach Polymer und Art der Gruppen (Carboxyl, Phosphat usw.) sind die Elektroden dann für bestimmte Ionensorten spezifisch. Die Bezeichnung „Flüssigmembran-Elektrode" kommt daher, daß das Polymer oft in einer *lipophilen* Phase vorliegt.

Da es für die Membran eine große Vielfalt von Variationsmöglichkeiten gibt, können heute viele Kationen und Anionen selektiv mit solchen Flüssigmembran-Elektroden bestimmt werden (z.B. K^+, Mg^+, Cu^{2+}, NO_3^- usw.).

 Merke

Direktpotentiometrische Bestimmungen:
- Die Konzentration einer Ionensorte wird direkt aus der Größe des Elektrodenpotentials berechnet
- Die wichtigste direktpotentiometrische Bestimmung ist die Messung des pH-Wertes mit einer Glaselektrode (= Messung der H_3O^+-Konzentration)
- Für jede Bestimmung ist eine spezielle Elektrode notwendig
- Heute sind ionenselektive Elektroden für eine große Zahl von Ionen erhältlich.

20.3 Potentiometrische Titrationen

Potentiometrische Messungen können zur Auswertung einer Titration verwendet werden. Dazu wird über den Äquivalenzpunkt hinaus titriert und in einem Schaubild die Spannung zwischen Indikator- und Bezugselektrode gegen die zugegebene Menge Maßlösung aufgetragen. Aus dem Schaubild kann der Endpunkt oft sehr genau abgelesen werden.

20.3.1 Vorteile potentiometrischer Titrationen

Wird eine Maßanalyse (Titration) potentiometrisch verfolgt, dann ergibt sich oft eine Erhöhung der Meßgenauigkeit in Verbindung mit weniger apparativem Aufwand. Das gilt sowohl im Vergleich zu einer „normalen" Maßanalyse (mit Indikator) als auch im Vergleich zu potentiometrischen Direktbestimmungen.

Vorteile gegenüber „normalen" Titrationen mit Indikator

Der Vorteil gegenüber einer Titration mit Indikator besteht darin, daß die Genauigkeit der Analyse nicht mehr davon abhängt, wie genau der Endpunkt erkannt wird. Der Verbrauch an Maßlösung wird erst nach der Titration abgelesen. Auch die Tropfengröße begrenzt die Meßgenauigkeit nicht, weil zwischen den einzelnen Meßpunkten interpoliert werden kann.

Vorteile gegenüber potentiometrischen Direktbestimmungen

Die Genauigkeit einer potentiometrischen Direktbestimmung hängt in erster Linie davon ab, wie gut ein Meßgerät geeicht ist, bzw. wie genau die Eichkurven sind. Zur Auswertung einer Titrationskurve ist dagegen der exakte Wert der gemessenen Spannung völlig unwichtig. Der Äquivalenzpunkt kann jederzeit richtig abgelesen werden, auch wenn die Elektrode ein falsches Potential liefert (z.B. wegen Polarisation, Vergiftung usw.).

Anwendbarkeit

Fast jede beliebige Titration kann potentiometrisch ausgewertet werden, da zur Bestimmung keine Eichung der Elektroden erforderlich ist und die Elektrodenreaktionen nicht genau bekannt sein müssen. Wichtig ist nur, daß sich zwischen Indikator- und Referenzelektrode ein Potential einstellt, das von der Konzentration eines an der Titration beteiligten Ionen abhängt.

Allerdings muß die Elektrode relativ schnell auf Konzentrationsänderungen ansprechen, weil ja eine zeitabhängige Kurve registriert wird (z.B. Feststoffmembran-Elektroden benötigen meist zu lange, bis das Potential einen konstanten Wert erreicht hat).

20.3.2 Auswertung der potentiometrischen Titrationskurven

Normalerweise wird für die Titrationskurve das Volumen zugefügter Maßlösung auf der x-Achse und das gemessene Potential auf der y-Achse aufgetragen (☞ Abb. 20.6). In der Nähe des Äquivalenzpunkts ändert sich das Potential meist sprunghaft, so daß eine einfache Auswertung der Kurve möglich ist.

Tangentenverfahren

Wenn der Kurvenverlauf am Äquivalenzpunkt nicht so steil ist, dann läßt sich das Volumen verbrauchter Maßlösung *nicht* mit ausreichender Genauigkeit direkt aus der Kurve ablesen. Mit Hilfe des Tangentenverfahrens läßt sich auch dann noch der Äquiva-

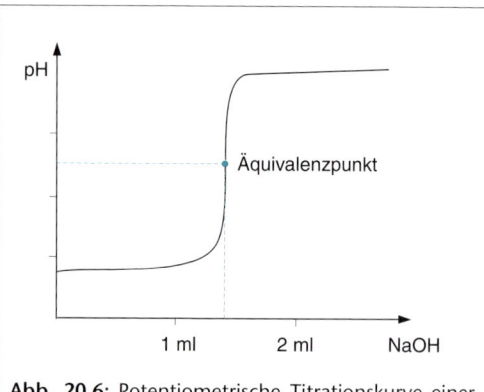

Abb. 20.6: Potentiometrische Titrationskurve einer starken Säure mit Natronlauge

lenzpunkt genau bestimmen. Dazu werden an die Kurve vor und hinter dem Äquivalenzpunkt zwei parallele Tangenten angelegt (☞ Abb. 20.7). Genau in der Mitte wird eine weitere Parallele gezeichnet. Diese schneidet die Titrationskurve im Äquivalenzpunkt.

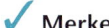 **Merke**

Potentiometrische Titrationen

- sind genauer als potentiometrische Direktbestimmungen und genauer als konventionelle Maßanalysen
- liefern Titrationskurven, aus denen der Äquivalenzpunkt abgelesen werden kann
- erlauben Simultanbestimmungen
- sind möglich als Säure/Base-Titrationen, Fällungstitrationen, komplexometrische oder Redoxtitrationen.

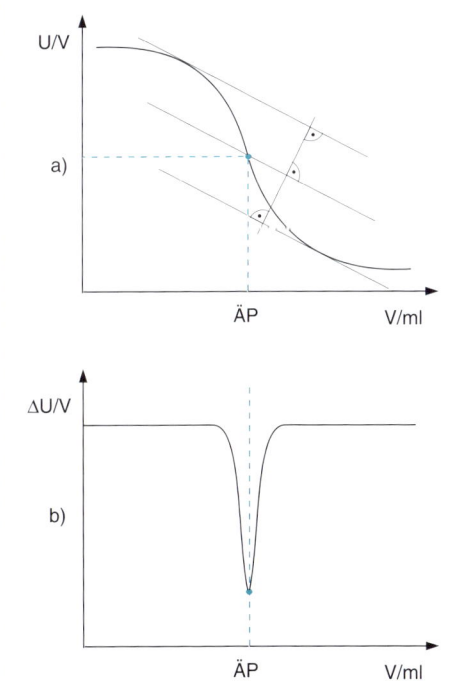

Abb. 20.7: Auswertung einer potentiometrischen Titrationskurve: a) Tangentenverfahren, b) differentielle Darstellung des Potentialverlaufs

Differentielle Darstellung

Moderne Meßgeräte für die Potentiometrie können die 1. oder 2. Ableitung des Potentialverlaufs ausdrucken. Die 1. Ableitung gibt an jedem Meßpunkt die Differenz zum vorherigen Meßpunkt an. In dieser Darstellung der Titrationskurve erscheint der Äquivalenzpunkt als Minimum oder Maximum und ist einfach abzulesen (☞ Abb. 20.7).

20.4 Potentiometrie in der pharmazeutischen Analytik

Die wichtigste Anwendung einer potentiometrischen Direktbestimmung ist die pH-Wert-Messung mit einer Glaselektrode (☞ 20.2.1). Die Indikation von Säure-Base-Titrationen ist ein weiteres wichtiges Anwendungsgebiet. Aber auch viele Redoxtitrationen können potentiometrisch ausgewertet werden, was zu einer Erhöhung der Meßgenauigkeit bei gleichzeitig vereinfachter Durchführung führt.

20.4.1 Neutralisation von Säuren und Basen

Die häufigste potentiometrische Titration ist die Neutralisation einer Säure oder Base, da sehr viele Gehaltsbestimmungen von Arzneistoffen auf diesem Prinzip beruhen.

Zur Messung werden fast ausschließlich Einstabmeßketten mit einer Glasindikatorelektrode und einer Silberchlorid- oder Kalomelreferenzelektrode verwendet.

Im folgenden werden nur die Bestimmungen von Säuren beschrieben, da alle Gesetzmäßigkeiten für die Titration von Basen ebenso gelten. Auch die Titrationskurven sehen analog aus, nur daß der pH-Wert (bzw. die Elektrodenspannung) während der Titration natürlich fällt.

Neutralisation einer starken Säure

Die Titration einer starken Säure ergibt meist einfach auswertbare Titrationskurven (☞ Abb. 20.6). Die an der Glaselektrode gemessene Spannung wird auf der y-Achse aufgetragen. Die Elektrode braucht dazu nicht geeicht zu sein, da der Äquivalenzpunkt ohne Kenntnis des pH-Wertes abgelesen werden kann.

Titration einer schwachen Säure

In der Titrationskurve einer schwachen Säure ist der Äquivalenzpunkt nicht ganz so gut zu erkennen wie bei einer starken Säure (☞ Abb. 20.8).

In der Kurve erkennt man einen zweiten Wendepunkt, an dem sie (fast) horizontal verläuft. Wenn die Glaselektrode geeicht war, kann an diesem Punkt auf der pH-Skala der pK_S-Wert der Säure abgelesen werden.

Simultanbestimmung

Bei mehrwertigen Säuren, die mehrfach deprotoniert werden können, lassen sich mehrere Äquivalenzpunkte auf einmal (simultan) bestimmen, wenn die pK_S-Werte genügend weit auseinanderliegen (☞ Abb. 20.9).

Dasselbe gilt für Gemische aus mehreren Säuren. Eine starke und eine schwache Säure lassen sich simultan titrieren, da beide Äquivalenzpunkte in der Titrationskurve gut zu erkennen sind.

20.4.2   Fällungstitration

Beim Ausfällen eines schwerlöslichen Salzes verändert sich die Metallionen-Konzentration in einer Lösung. Mit Hilfe einer einfachen Metallelektrode läßt sich diese Konzentrationsänderung potentiometrisch verfolgen.

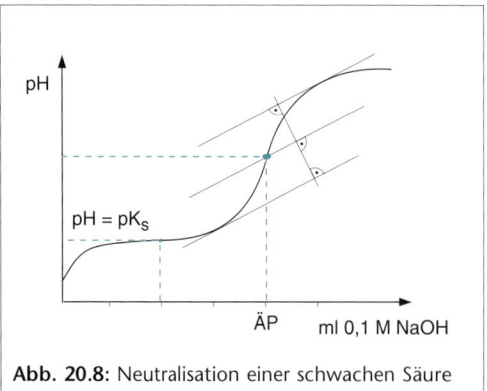

Abb. 20.8: Neutralisation einer schwachen Säure

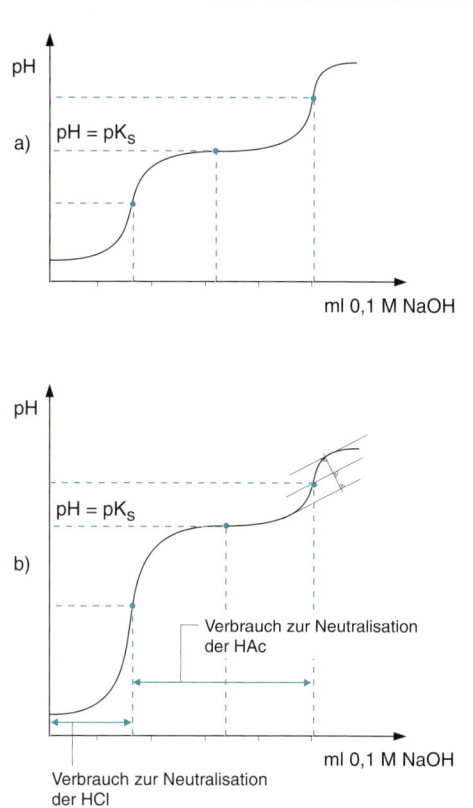

Abb. 20.9: Simultantitration von Säuren: a) 0,1 M Schwefelsäure, b) Gemisch aus 0,1 M Salzsäure und 0,5 M Essigsäure

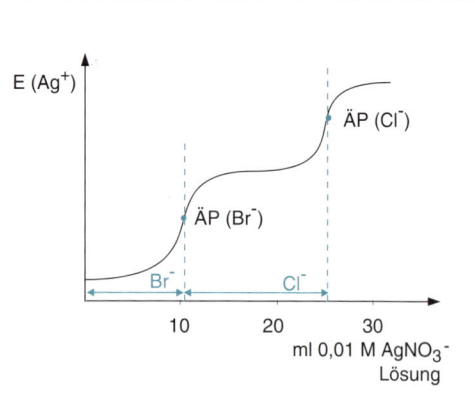

Abb. 20.10: Fällungstitration von 10 ml einer Lösung mit 0,12 M Br$^-$ und 0,15 M Cl$^-$ mit AgNO$_3$ an einer Silber-Metallelektrode.

Ein Beispiel ist die Halogenid-Bestimmung durch Ausfällen mit Silbernitrat-Lösung und Detektion mit einer Silberelektrode.

Dazu wird in die Analysenlösung ein Silberdraht getaucht und das Potential gegenüber einer Referenzelektrode gemessen. Auch die simultane Bestimmung mehrerer Halogenide ist möglich (☞ Abb. 20.10).

20.4.3 Komplexometrische Titrationen

Auch komplexometrische Titrationen lassen sich potentiometrisch verfolgen. Da in die Nernstsche Gleichung die Aktivität und nicht die Konzentration der Ionen eingeht, spielen in Komplexen gebundene Ionen keine Rolle für das Elektrodenpotential, nur die freien Ionen werden erfaßt.

Somit läßt sich die fortschreitende Komplexierung einer Metallionensorte Me^+ mit Hilfe einer Me-Metallelektrode verfolgen und als Titrationskurve aufzeichnen. Der Kurvenverlauf entspricht dem einer Fällungstitration.

20.4.4 Redox-Titrationen

Fast alle Redox-Titrationen sind potentiometrisch verfolgbar. Als Elektrode wird ein Platindraht oder ein Platin-Blech zur Ableitung des Redox-Potentials verwendet und die Spannung gegen eine Referenzelektrode (z.B. Kalomel-Elektrode) gemessen. Der Verlauf der Titrationskurve hängt von der jeweiligen Bestimmung ab. Der Äquivalenzpunkt ist aber meist zu erkennen.

20.4.5 Potentiometrie im DAB

Das DAB 10 beschreibt als einziges potentiometrisches Verfahren im Methodenteil die Direktbestimmung des pH-Wertes. Damit hinkt das Arzneibuch der analytischen Praxis hinterher. Es ist aber davon auszugehen, daß die Potentiometrie wie alle instrumentellen Analysemethoden in Zukunft immer stärker vertreten sein wird.

20.5 Übungen

1) Welche Bedingungen müssen an Referenzelektroden gestellt werden? Welche Bedingungen müssen an Indikatorelektroden gestellt werden?

2) Warum muß die potentiometrische Messung leistungslos erfolgen und wie wird diese Voraussetzung in der Praxis erfüllt?

3) Was sind die Vorteile und Nachteile potentiometrisch indizierter Titrationen gegenüber Direktbestimmungen?

4) Eine argentometrische Halogenid-Bestimmung (Fällungstitration) wird potentiometrisch verfolgt. Es ergibt sich die in Abb. 20.10 dargestellte Titrationskurve. Wie groß ist das Potential des als Indikatorelektrode verwendeten Silberdrahtes gegenüber einer gesättigten Kalomel-Elektrode am ersten und am zweiten Äquivalenzpunkt ($K_L(AgBr) = 5,23 \cdot 10^{-13}$, $K_L(AgCl = 1,67 \cdot 10^{-10})$?

21 Konduktometrie

Bei den konduktometrischen Analysemethoden wird die elektrische Leitfähigkeit eines Elektrolyten gemessen. Da diese von der Konzentration sowie der Art der gelösten Ionen abhängt, können konduktometrische Gehaltsbestimmungen durchgeführt werden. Analog zur Potentiometrie können auch bei der Konduktometrie Titrationskurven registriert werden. Die Anwendbarkeit der konduktometrischen Indikation ist noch allgemeiner als die der potentiometrischen. Die Meßgenauigkeit ist aber etwas kleiner.

Die Theorie der Leitfähigkeit eines Elektrolyten ist im Kapitel 19.4 detailliert beschrieben.

21.1 Durchführung der Messung

Die Messung der Leitfähigkeit erfolgt in einer sog. Leitfähigkeitszelle. Es wird immer mit Wechselstrom gearbeitet, so daß Anode und Kathode ständig vertauscht werden und es zu keinem nennenswerten Stoffumsatz an den Elektroden kommen kann.

Je nach der Frequenz des Wechselstromes wird die Methode als Niederfrequenz-Messung oder als Hochfrequenz-Messung (Oszillometrie) bezeichnet.

21.1.1 Niederfrequenz-Messung (Konduktometrie)

„Normale" konduktometrische Messungen werden mit Wechselstrom von ca. 1 kHz (1000 Hz) durchgeführt. Unter dem Einfluß dieser Wechselspannung müssten die Elektrodenreaktionen 1000-mal in der Sekunde hin und her laufen, so daß an den Elektroden kein Stoffumsatz mehr stattfindet.

Die Polung der Elektroden bleibt jeweils ca. eine tausendstel Sekunde gleich. In dieser Zeit wandern die Ionen ein Stück zur jeweils anderen Elektrode (Anionen zum Plus-Pol, Kationen zum Minus-Pol. Deshalb wird bei dieser Meßfrequenz die Gleichstromleitfähigkeit registriert.

Die Leitfähigkeitszelle für Niederfrequenz-Konduktometrie besteht aus einem Glasgefäß mit Rührvorrichtung. Als Elektroden werden meist platinierte Platinelektroden verwendet, an denen kaum Überspannungen auftreten. Die Elektroden tauchen in die Elektrolyt-Lösung ein (☞ Abb. 21.1).

Zur Auswertung wird der Leitwert der Probenlösung registriert (☞ 19.4.2) bei dessen Berechnung Fläche und Abstand der beiden Elektroden berücksichtigt werden. Die Messung des Widerstandes erfolgte früher mit einer sog. **Wheatstoneschen Brückenschaltung**, heute werden ausschließlich elektronische Meßgeräte (sog. Konduktometer) verwendet.

21.1.2 Hochfrequenz-Messung (Oszillometrie)

Zur Oszillometrie werden Wechselströme mit mehr als 1 MHz (1 Million Hz) verwendet. Die Polung der Elektroden, und damit die Wanderungsrichtung der Ionen ändert sich hier 2 Mio. mal in der Sekunde. Die Ionen im Elektrolyten können diesen schnellen Änderungen nicht mehr folgen und führen deshalb nur noch leichte Schwingungen um ihre Plätze aus. Die dabei registrierte Leitfähigkeit stimmt nicht mehr mit der überein, die mit Gleichstrom gemessen wird.

Die Wechselstromleitfähigkeit hat ihre Ursache nicht mehr in der Wanderung der Ionen an die Elektroden und in den dort ablaufenden Redoxreaktionen. Der Wechselstromwiderstand wird deshalb auch Scheinwiderstand genannt und entspricht der Kondensatorkapazität der Meßzelle.

Die Leitfähigkeit wird umso größer, je größer die Meßfrequenz ist:

$$Z_C = \frac{1}{\omega \cdot C}$$

Z_c: Wechselstromwiderstand

ω: (griech. omega) Frequenz des Wechselstroms

C: Kapazität der Leitfähigkeitszelle mit Probe

Auch in Materialien, die den Gleichstrom nicht leiten (sog. Isolatoren), wie z.B. Glas, können die Atome oder Ionen solche Schwingungen ausführen. Deshalb haben auch Isolatoren bei einer sehr großen Meßfrequenz einen kleinen Wechselstromwiderstand. Das führt zu großen Vereinfachungen im Aufbau der Leitfähigkeitszelle (☞ Abb. 21.1) und in der Durchführung der Messung:

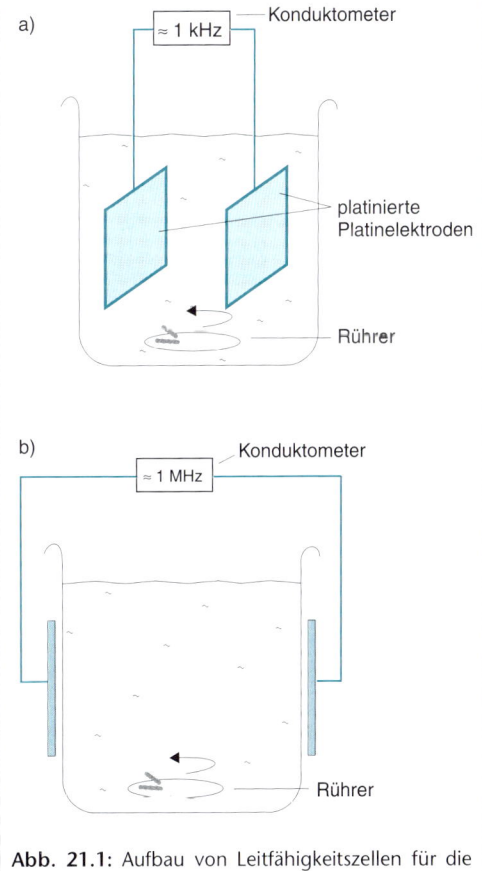

Abb. 21.1: Aufbau von Leitfähigkeitszellen für die Konduktometrie (a) und die Oszillometrie (b)

- Die Elektroden können **außerhalb** des Gefäßes angebracht werden
- Es treten keine Störungen durch Elektrodenreaktionen auf
- Die Elektroden können nicht polarisiert werden
- Messungen können auch in Lösungsmitteln, die den elektrischen Strom nicht leiten, durchgeführt werden (z.B. organische Lösungsmittel)
- Auch Lösungen mit sehr großer Leitfähigkeit können vermessen werden.

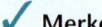 **Merke**

Konduktometrie: Messung der Leitfähigkeit mit Wechselstrom niedriger Frequenz (ca. 1 kHz); entspricht der Gleichstromleitfähigkeit.

Oszillometrie: Messung der Wechselstromleitfähigkeit mit Wechselstrom hoher Frequenz (ca. 1 MHz). Die Leitfähigkeit wird durch den sog. Scheinwiderstand bzw. die Kondensatorkapazität der Meßzelle bestimmt.

21.2 Konduktometrische Direktbestimmungen

Aus der Leitfähigkeit einer Elektrolyt-Lösung kann auf die Konzentration der Ionen geschlossen werden, da die Leitfähigkeit κ linear von den Konzentrationen aller Ionen i abhängig ist (☞ 19.4.2):

$$\kappa = F \cdot \sum_i z_i \cdot c_i \cdot u_i$$

Allerdings gilt dieser Zusammenhang nur im Idealfall. In der Praxis treten so starke Abweichungen auf, daß sich Konzentrationsbestimmungen nur mit Eichkurven durchführen lassen. Auch dann sind die Ergebnisse oft nicht reproduzierbar, weil sich Geräteparameter z.T. schon während einer Messung ändern:

- Die Elektroden altern, und werden polarisiert
- Die Leitfähigkeit hängt stark von der Temperatur der Lösung ab (die wiederum durch den elektrischen Strom bei der Messung verändert wird)
- Die Viskosität der Lösung beeinflußt die Wanderungsgeschwindigkeit der Ionen und damit die Leitfähigkeit
- Die Ionenstärke hängt von allen gelösten Ionen ab.

Deshalb werden solche Direktbestimmungen nur selten angewendet.

21.3 Konduktometrische Titrationen

Der weitaus größte Teil der konduktometrischen Methoden betrifft die Indikation von Titrationen. Da sich die Zusammensetzung einer Lösung während einer Titration immer ändert, läßt sich (fast) jede Titration konduktometrisch verfolgen. Dazu wird der **Leitwert** L während der Titration gemessen und in einem Diagramm gegen das Volumen zugesetzter Maßlösung aufgetragen. In vielen Fällen treten während der Titration charakteristische Veränderungen im Verlauf der Titrationskurven auf, aus denen der Äquivalenzpunkt bestimmt werden kann.

21.3.1 Neutralisation einer starken Säure

Bei der Neutralisation einer starken Säure oder Base ergibt sich eine einfache Titrationskurve (☞ Abb. 21.2).

Der Kurvenverlauf läßt sich folgendermaßen beschreiben:

- Vor der Titration liegen H_3O^+- und Cl^--Ionen vor und führen zu einem bestimmten Leitwert L_0.
- Bei Zusatz von Natronlauge werden H_3O^+- Ionen verbraucht und durch Na^+ ersetzt. Die Reaktionsgleichung lautet:

$$H_3O^+ + Cl^- + Na^+ + OH^- \rightleftharpoons Na^+ + Cl^- + 2\,H_2O$$

Die Gesamtzahl der Ionen bleibt deshalb im Bereich **A** der Titrationskurve gleich. Da aber die Äquivalentleitfähigkeit von Na^+ viel kleiner ist als die von H_3O^+ nimmt L ab.

- Nach Überschreiten des Äquivalenzpunktes (Bereich **B** der Kurve) läuft keine chemische Reaktion mehr ab. Da aber weitere Natronlauge zugegeben wird, steigt die Konzentration von Na^+ und OH^- an, weshalb die Leitfähigkeit (und auch der Leitwert L) wieder ansteigt.

- Der Schnittpunkt zwischen den beiden Geraden im Bereich **A** und **B** ergibt den Äquivalenzpunkt (ÄP).

Diesem idealen Kurvenverlauf überlagert sich noch die Volumenzunahme beim Titrieren. Alle Konzentrationen werden dadurch im Verlauf der Titration relativ kleiner. Um diesen Fehler klein zu halten, wird in der Praxis mit möglichst konzentrierten Maßlösungen gearbeitet (das ist möglich, da sich der Äquivalenzpunkt sehr genau bestimmen läßt).

21.3.2 Neutralisation einer schwachen Säure

Bei der Titration einer schwachen Säure (z.B. 0,1 M Essigsäure) muß noch deren Dissoziation berücksichtigt werden, wodurch der Kurvenverlauf etwas komplizierter wird (☞ Abb. 21.3):

- Zu Beginn der Titration liegt wenig dissozierte Essigsäure vor und L ist relativ klein.
- Die wenigen H_3O^+-Ionen werden bei Zugabe von Natronlauge verbraucht und L wird noch kleiner (Bereich **A** der Kurve).
- Durch die Neutralisation bildet sich Natriumacetat, dessen Konzentration immer mehr zunimmt. Damit steigt die Gesamtzahl der Ionen in der Lösung, der Gehalt an undissoziierter Essigsäure sinkt (diese leistet keinen Beitrag zur Leitfähigkeit!) und L steigt langsam an (Bereich **B**).
- Nach Überschreiten des Äquivalenzpunktes steigt die Zahl der OH^--Ionen (mit großer Äquivalentleitfähigkeit) weshalb die Leitfähigkeit schneller ansteigt.
- Der Äquivalenzpunkt ergibt sich wieder aus dem Schnittpunkt zweier Geraden (hier: **B** und **C**).

21.3.3 Simultantitration

Eine starke und eine schwache Säure können nebeneinander auf einmal (simultan) titriert werden, wenn ihre Säurekonstanten genügend weit auseinander liegen (☞ Abb. 21.4).

Da die Dissoziation der schwachen Säure bei kleinem pH-Wert zurückgedrängt ist, wird zuerst der Äquivalenzpunkt für die starke Säure beobachtet, dann der für die schwache.

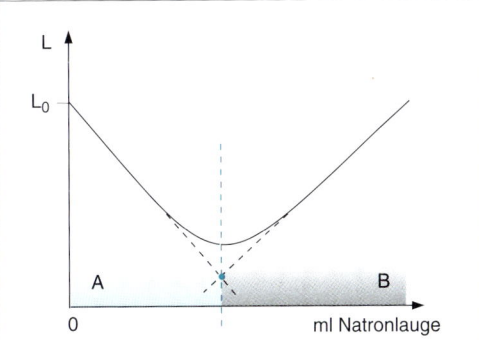

Abb. 21.2: Konduktometrische Titrationskurve bei der Neutralisation einer starken Säure (z.B. 0,1 M HCl mit NaOH)

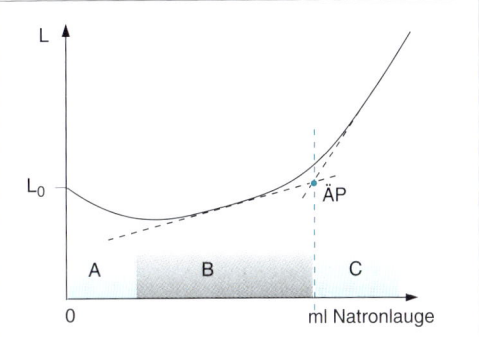

Abb. 21.3: Konduktometrische Titrationskurve bei der Neutralisation einer schwachen Säure (z.B. 0,1 M Essigsäure mit NaOH)

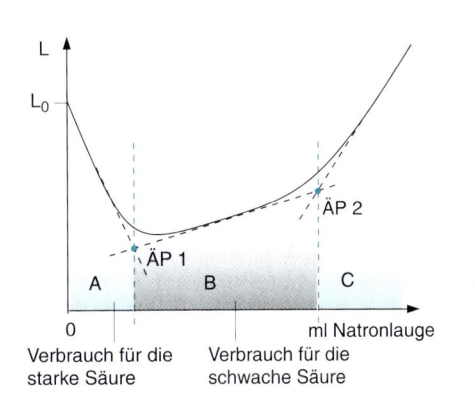

Abb. 21.4: Simultantitration einer starken und einer schwachen Säure (z.B. HCl und Essigsäure)

21.3.4 Fällungstitration

Auch Fällungstitrationen (für die es oft keinen geeigneten Farbindikator gibt) lassen sich konduktometrisch auswerten, da sich beim Ausfallen eines Salzes die Zusammensetzung des Elektrolyten und damit die Leitfähigkeit immer ändert. Auf diese Art und Weise lassen sich z.B. Halogenide mit Silbernitrat titrieren (☞ Abb. 21.5).

- Kurvenbereich **A:** Die Gesamtzahl der Ionen ändert sich beim Ausfällen nicht. Die Veränderung der Leitfähigkeit resultiert aus den verschiedenen Äquivalentleitfähigkeiten der Ionensorten.
- Kurvenbereich **B:** Bei Zugabe von überschüssiger Maßlösung steigt die Ionenkonzentration.

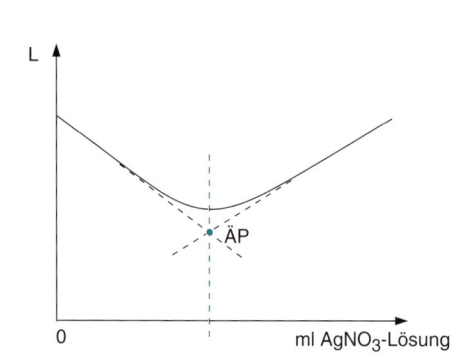

Abb. 21.5: Konduktometrische Fällungstitration von Br^- mit $AgNO_3$

✔ **Merke**

Konduktometrische **Direktbestimmungen** sind möglich, werden aber selten durchgeführt (ungenau!).

Konduktometrische **Indikation** ist bei (fast) allen maßanalytischen Bestimmungen möglich:

- Säure-Base-Titrationen
- Fällungstitrationen
- Redox-Titrationen
- Verdrängungs-Titrationen.

21.4 Konduktometrie in der pharmazeutischen Analytik

Fast alle Titrationen der pharmazeutischen Analytik lassen sich konduktometrisch indizieren. Besonders geeignet ist die Methode, wenn die Probelösungen trüb oder stark gefärbt sind, so daß optische Indikatoren zur Endpunktbestimmung nicht verwendet werden können.

Nur wenn die Gesamtkonzentration an Ionen in der Analyselösung sehr groß ist, führt die Leitfähigkeitsmessung nicht mehr zu auswertbaren Titrationskurven, weil dann die Änderung der Gesamtleitfähigkeit bei der Titration zu klein ist.

Konduktometrie im DAB

Konduktometrische Titrationen werden im DAB 10 bisher nicht angewendet.

21.5 Übungen

1) Warum können bei der Oszillometrie die Elektroden an der Außenseite der Leitfähigkeitskammer angebracht sein?

2) Welchen Einfluß hat die Temperatur auf die Leitfähigkeit Λ eines Elektrolyten?

3) Warum sind die Äquivalentleitfähigkeiten von OH^- und H_3O^+ in wäßriger Lösung größer als die aller anderen Anionen?

4) Welche Maßanalysen lassen sich prinzipiell konduktometrisch auswerten? Welche besonders gut?

22 Polarographie

In der Polarographie wird eine Gleichspannung an die elektrochemische Zelle angelegt. Die Elektrodenreaktionen laufen ab und es kommt zur Polarisation der Elektroden – die in diesem Fall gewünscht ist.

Im Polarogramm wird die Größe des Stromes in Abhängigkeit der angelegten Spannung registriert. Aus dem Verlauf dieser Kurve läßt sich die Konzentration der Ionen sowie die Ionensorte bestimmen (quantitative und qualitative Analyse).

Als Sammelbegriff für alle elektrochemischen Methoden, die mit polarisierbaren Elektroden arbeiten, wird in der Literatur auch die Bezeichnung **Voltammetrie** verwendet (☞ Kap. 23).

22.1 Grundlagen der Polarographie

22.1.1 Polarisation

Als Polarisation wird allgemein jeder Effekt bezeichnet, der das elektrochemische Potential einer Elektrode verändert. Polarisation tritt immer dann auf, wenn an den Elektroden ein *Stoffumsatz* stattfindet. Viele Ursachen sind möglich, die wichtigsten sind:

- Vergiftung oder (teilweise) Zerstörung der Elektroden
- Veränderung des Elektrodenmaterials (durch Abscheidung einer Substanz)
- Überspannung wegen einer Aktivierungsenergie der Elektrodenreaktion (z.B. bei Abscheidung eines Gases)

- Diffusionspolarisation: Die Elektrodenreaktion läuft schneller ab, als Ionen aus dem Elektrolyt nachdiffundieren können (s.u.).

In der Polarographie wird ausschließlich die **Diffusionspolarisation** zur Analyse des Elektrolyten verwendet.

Quecksilber-Tropfelektrode

Die Quecksilber-Tropfelektrode besteht aus einer Kapillare, aus der langsam metallisches Quecksilber fließt, so daß sich ein stetig wachsender Tropfen am Ende der Kapillare bildet (☞ Abb. 22.1). In regelmäßigen Zeitabständen (z.B. jede Sekunde) wird der Tropfen mit einem kleinen Hammer abgeklopft. Da sich immer wieder neue Quecksilbertropfen bilden, hat die Elektrode immer eine saubere Oberfläche und ist vor Vergiftung geschützt. Das Potential der Elektrode wird alleine durch die an ihr ablaufenden Redoxreaktionen und die Diffusionspolarisation bestimmt.

Diffusionspolarisation

Durch die Elektrodenreaktionen werden an den Elektroden Ionen verbraucht oder geliefert, d.h. die Konzentration der an der Reaktion beteiligten Ionen ändert sich, und zwar besonders stark an der Elektrodenoberfläche. Dadurch tritt an der Elektrode eine Überspannung auf und es fließt weniger Strom durch den Elektrolyten. Man sagt, die Elektrode ist **polarisiert.**

Durch Erhöhen der Spannung kann der Strom wieder vergrößert werden, weil der Stoffumsatz dann steigt. Je mehr die Spannung steigt, desto mehr Ionen müssen zur Elektrode wandern, um dort zu reagieren. Wenn der Stoffumsatz an der Elektrode so groß wird, daß der Nachschub aus der Lösung nicht mehr ausreicht, dann kann die Stromstärke nicht weiter ansteigen, gleichgültig wie stark die Spannung erhöht wird. Der **Grenzstrom** ist erreicht. Die Größe der Stromstärke hängt dann ausschließlich davon ab, wie schnell neue Ionen aus der Lösung zur Elektrode wandern können und ist somit unabhängig von der Spannung. Sie ist umso größer, je schneller die Ionen wandern können und je größer ihre Konzentration ist.

> ✓ **Merke**
>
> Die Polarographie ermöglicht gleichzeitig:
> - qualitative Analysen (Identifizierung von Substanzen)
> - quantitative Analysen (Gehaltsbestimmungen)
> - Trennungen (Nachweis einzelner Substanzen unabhängig von Verunreinigungen)
> - Simultanbestimmungen vieler Substanzen nebeneinander
>
> Der Stoffumsatz ist vernachlässigbar klein.

22.1.2   1. Fall: gerührter Elektrolyt

Durch starkes Umrühren kann dafür gesorgt werden, daß im gesamten Elektrolyten immer dieselben Konzentrationen vorliegen. Allerdings haftet trotzdem an der Elektrodenoberfläche, wie an jeder festen Oberfläche im Kontakt mit einer Flüssigkeit, ein dünner Film, in dem keine Konvektion mehr wirkt. In dieser **Diffusionsschicht** wandern die Ionen deshalb nur durch Diffusion (☞ Abb. 22.2).

1. Ficksches Gesetz

Diese Diffusion kann durch das 1. Ficksche Gesetz beschrieben werden, das besagt, daß der Ionenstrom dn/dt dem Konzentrationsgradienten dc/dx proportional ist:

$$\frac{dn}{dt} = -D \cdot q \cdot \left[\frac{dc}{dx}\right]_0$$

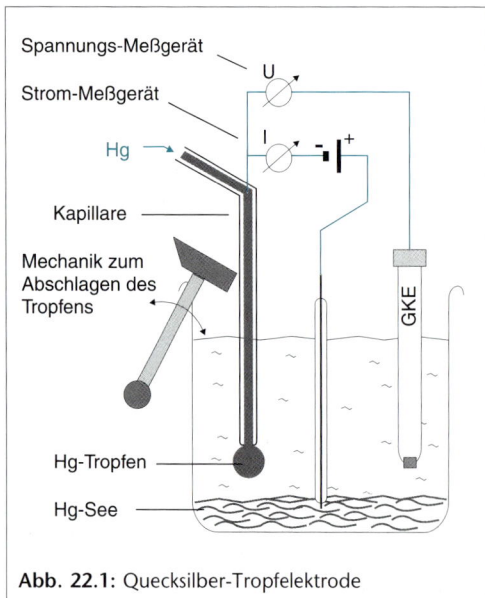

Abb. 22.1: Quecksilber-Tropfelektrode

D ist der Diffusionskoeffizient und q die Fläche der Elektrode. Auf die Polarographie angewendet wird $dn/dt = i /zF$ (Stromstärke), $dc = c_0 - c_E$ (Unterschied der Konzentrationen in der Lösung c_0 und an der Elektrodenoberfläche c_E) und $dx = δ$ (Dicke der Diffusionsschicht). z ist die Ladungszahl der Ionen und F die Faraday-Konstante (Ladung von 1 mol Elektronen):

$$i = z \cdot F \cdot D \cdot q \cdot \frac{c_0 - c_E}{δ}$$

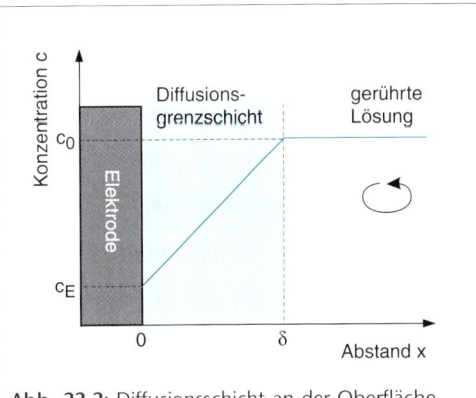

Abb. 22.2: Diffusionsschicht an der Oberfläche einer Elektrode

Grenzstrom

Im Fall des Grenzstromes ist $c_E = 0$ und es ergibt sich:

$$i_{gr} = z \cdot F \cdot D \cdot q \cdot \frac{c_0}{δ}$$

$$i_{gr} = Konst. \cdot c_0$$

Solange die Dicke der Diffusionsschicht $δ$ gleich bleibt (konstante Rührgeschwindigkeit) ist die einzige veränderliche Größe in der Gleichung die Konzentration c_0. Mittels einer Kalibriergerade kann deshalb aus dem Grenzstrom die Konzentration bestimmt werden.

22.1.3 2. Fall: ungerührter Elektrolyt

In der Praxis führt man polarographische Bestimmungen meist ohne Rühren des Elektrolyten durch. Dann gilt allerdings das 1. Ficksche Gesetz nicht mehr, weil der Ionenstrom nicht mehr allein von der Diffusion abhängt.

2. Ficksches Gesetz

Das 2. Ficksche Gesetz ist ein allgemeinerer Ansatz zur Lösung des Diffusionsproblems. Es gibt an, wie sich die Konzentration c an einer Stelle x im Lauf der Zeit t ändert:

$$\frac{\partial c\,(x,t)}{\partial t} = D \cdot \frac{\partial^2\,c(x,t)}{\partial\,x^2}$$

Die mathematische Ableitung der Formel für den Grenzstrom ist entsprechend komplizierter; es ergibt sich:

$$i = z \cdot F \cdot D \cdot q \cdot \frac{c_0}{\sqrt{π \cdot D \cdot t}}$$

Die Formel entspricht der des gerührten Elektrolyten, nur daß die konstante Dicke $δ$ der Diffusionsschicht durch den Ausdruck $\sqrt{π \cdot D \cdot t}$ ersetzt ist. Das bedeutet, daß die Diffusionsschicht mit der Zeit immer dicker wird und der Grenzstrom dementsprechend abnimmt.

Ilkovič-Gleichung

Ein Nachteil der Quecksilber-Tropfelektrode ist, daß die Oberfläche q der Elektrode (d.h. die Oberfläche des Tropfens) ihre Größe verändert. Wenn die Fließgeschwindigkeit in der Kapillare konstant ist, dann ist das Volumen V des Tropfens proportional zur Zeit t. Volumen und Oberfläche lassen sich durch den Radius des Tropfens ausdrücken:

$$V = \frac{4}{3} \cdot π \cdot r^3$$

$$q = 4π \cdot r^2$$

Durch Einsetzen ergibt sich für die Oberfläche des Tropfens:

$$q = 4\,π \cdot (\frac{3}{4π} \cdot V\,)^{2/3}$$

$$V \sim t$$

$$q \sim V^{2/3}$$

$$q \sim t^{2/3}$$

Die Oberfläche q ist demnach proportional zu $t^{2/3}$. Eingesetzt in die Gleichung für den Grenzstrom ergibt sich die Ilkovič-Gleichung, die die Abhängigkeit des Grenzstroms von der Zeit angibt. Alle nicht veränderlichen Größen können zu einer einzigen Konstanten zusammengefaßt werden:

$$i_{gr} = Konst. \cdot z \cdot D^{1/2} \cdot m^{2/3} \cdot c_0 \cdot t_1^{1/6}$$

z: Zahl der übertragenen Elektronen

D: Diffusionskonstante

m: Massenfluß des Quecksilbers durch die Kapillare (in mg/s)

c_0: Konzentration im Elektrolyten

t_1: Tropfzeit (Alter des Tropfens)

Die Konstante *Konst.* ist von den Meßbedingungen abhängig und muß durch Eichmessungen bestimmt werden.

Der Grenzstrom steigt demnach während des Tropfenwachstums mit einem Zeitgesetz von $t^{1/6}$. Jedesmal, wenn ein Tropfen abfällt, fällt der Strom wieder auf Null, so daß sich ein sägezahnförmiger Kurvenverlauf ergibt (☞ Abb. 22.3).

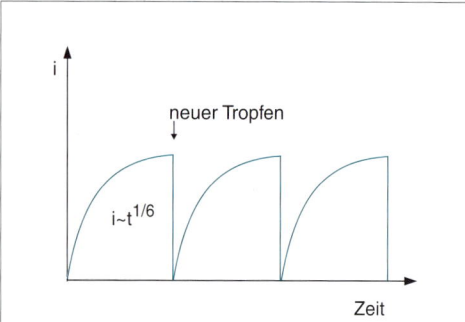

Abb. 22.3: Verlauf der Stromstärke an einer Quecksilber-Tropfelektrode nach der Ilkoviç-Gleichung

---

✔ **Merke**

Die Ilkoviç-Gleichung beschreibt die Größe des Grenzstromes einer Tropfelektrode in Abhängigkeit von der Tropfzeit t_1:

$$i_{gr} \sim c_0 \cdot t_1^{1/6}$$

22.2 Durchführung der Messung

22.2.1 Apparativer Aufbau

Elektroden

Eine polarographische Meßzelle enthält normalerweise drei Elektroden (☞ Abb. 22.1):

- An der **Quecksilber-Tropfelektrode** scheiden sich die zu bestimmenden Ionen ab.
- Über die **Gegenelektrode** wird der Stromkreis geschlossen. Dazu wird meist einfach der Quecksilbersee verwendet, der sich auf dem Grund der Meßzelle durch das heruntertropfende Quecksilber ansammelt. In das Quecksilber taucht ein Metalldraht zur Ableitung des Potentials ein.
- Als **Referenzelektrode** wird eine Kalomel- oder Silber/Silberchlorid-Elektrode verwendet.

Zur Messung wird zwischen der Quecksilber-Tropfelektrode und der Gegenelektrode eine Spannung angelegt und der **Strom** zwischen den beiden Elektroden gemessen.

Die Spannung (für die x-Achse des Polarogrammes) wird zwischen der Quecksilberelektrode und der Referenzelektrode gemessen.

Zur Vereinfachung kann auch mit einer 2-Elektrodenzelle gearbeitet werden (z.B. Tropfelektrode und GKE). Das ist möglich, weil eine Elektrode 2. Art bei kleinen Stromdichten praktisch nicht polarisiert wird.

Eichung der Spannung

Eigentlich müßte vor dem Registrieren der gemessenen Spannung noch das konstante Potential der Referenzelektrode abgezogen werden. Normalerweise wird aber im Polarogramm einfach die gemessene Spannung registriert und die Art der Referenzelektrode mit angegeben (z.B. wird eine Potentialdifferenz von 1,3 V gegenüber einer gesättigten Kalomel-Elektrode als 1,3 V (GKE) bezeichnet).

Anoden- und Kathodenreaktionen

Normalerweise wird die Meßzelle so geschaltet, daß an der Tropfelektrode Reduktionsreaktionen ablaufen (Tropfelektrode ist Kathode). Hier werden dann z.B. Metalle aus ihren Lösungen abgeschieden. An der Gegenelektrode muß dann eine Oxidation stattfinden (Anode); metallisches Quecksilber wird zu Hg_2^{2+} oxidiert, das in Lösung geht.

Meßbereich der Quecksilber-Tropfelektrode

Der Meßbereich, in dem polarographisch gearbeitet werden kann, wird auf der positiven Seite (d.h. bei positiven Spannungen) durch die Auflösung der Quecksilberelektrode bei ca. +0,3 Volt begrenzt.

Auf der negativen Seite (bei negativen Spannungen) ist die Grenze durch die Zersetzung des Lösungsmittels Wasser gegeben. Theoretisch müßte sich schon bei 0 Volt Wasserstoff abscheiden (☞ 19.2.1). Allerdings besteht für die Abscheidung von H_2 an einer Quecksilberoberfläche eine große Überspannung, so daß sich Wasserstoff erst bei ca. -1,8 Volt entwickelt (pH-abhängig, ☞ 19.2.4).

Andere Indikatorelektroden

Um den bei der Quecksilberelektrode begrenzten Meßbereich zu vergrößern, können auch andere Elektrodenmaterialien verwendet werden. Die gebräuchlichste Alternative ist eine rotierende Platindraht-Elekrode, die aber anfällig gegen Vergiftung ist.

Probenvorbereitung

Zur Vorbereitung einer Probelösung für eine polarographische Untersuchung werden meist Leitsalz, Puffer, Komplexbildner und einige Tropfen Gelatine-Lösung zugegeben. Dann wird die Probe mit Stickstoff gespült, um den gelösten Sauerstoff zu entfernen. Das ist nötig, da gelöster Sauerstoff an der Quecksilber-Elektrode in zwei polarographische Stufen reduziert wird, die zwischen 0,0 V und -1,0 V liegen (pH-abhängig):

$$O_2 + 2\,e^- + 2\,H_3O^+ \rightleftharpoons H_2O_2 + 2\,H_2O$$

E: 0,0 bis -0,05 V

$$H_2O_2 + 2\,e^- + 2\,H_3O^+ \rightleftharpoons 4\,H_2O$$

E: -0,7 bis -1,0 V

- Das **Leitsalz** (z.B. KCl) soll die Gesamtionenzahl im Elektrolyten erhöhen. Dadurch wird die *Migration* verhindert (☞ 19.4.1)
- Arbeiten in **Pufferlösung** ist nötig, da viele Redox-Potentiale in wäßriger Lösung vom pH-Wert abhängig sind

- Mit Hilfe von **Komplexbildnern** lassen sich die Halbstufenpotentiale selektiv verschieben, so daß sie in den Meßbereich fallen oder Trennungen möglich sind
- Zusatz von **Gelatine-Lösung** erhöht die Viskosität und verringert die Oberflächenspannung des Elektrolyten. Dadurch bleibt die Diffusionsschicht um den Quecksilber-Tropfen während des Wachstums geschlossen. Ohne Zusatz kann die Diffusionsschicht durch Turbulenzen gestört werden, so daß „frischer" Elektrolyt an die Tropfenoberfläche gelangt, was zu einer zeitweiligen Erhöhung der Stromstärke führt. Im Polarogramm führt dieser Effekt zur Ausbildung von störenden Maxima im Bereich der polarographischen Stufen. Der Gelatinezusatz wird deshalb als Maximumdämpfer bezeichnet.

 Merke

Die Vorteile der Quecksilber-Tropfelektrode sind:
- immer frische Elektrodenoberfläche (keine Vergiftung, **nur** Diffusionspolarisation)
- abgeschiedene Metalle werden als Amalgam entfernt
- große Überspannung der Wasserstoffabscheidung (deshalb Abscheidung unedler Metalle aus wäßriger Lösung möglich).

22.2.2 Verlauf und Auswertung des Polarogrammes

Als einfaches Beispiel soll der Verlauf einer polarimetrischen Strom-Spannungs-Kurve erklärt werden, der sich ergibt, wenn eine Lösung von $CdSO_4$ bestimmt wird.

Kurvenverlauf

Bei kleiner Potentialdifferenz zwischen den Elektroden (positive Zellspannung U) am Beginn der Bestimmung kann kein Cadmium abgeschieden werden. Im Bereich **A** der Kurve wird deshalb nur der sog. **Reststrom** gemessen, der durch die Reduktion von gelöstem Sauerstoff und durch den Kapazitätsstrom zustandekommt.

Der Kapazitätsstrom (Ladestrom) fließt während des Tropfenwachstums und ermöglicht die Ausbil-

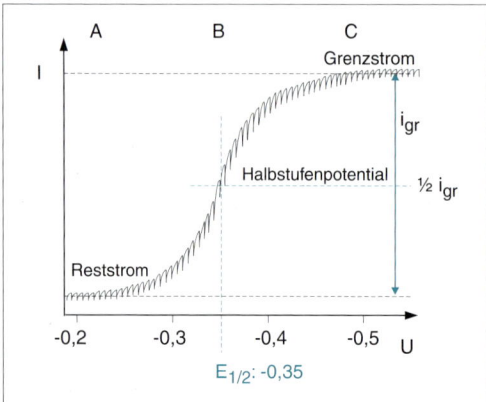

Abb. 22.4: Polarographische Strom-Spannungs-Kurve einer CdSO₄-Lösung

dung der elektrochemischen Doppelschicht (☞ 19.2.1). Er ist zu Beginn des Tropfenwachstums am größten und fällt dann ab, da bei konstantem Quecksilberzufluß die Oberfläche des Tropfens immer langsamer wächst.

Wenn die Zellspannung in die Nähe der Zersetzungsspannung des Elektrolyten (hier Cd²⁺) kommt, beginnt die Cd-Abscheidung an der Quecksilber-Tropfelektrode und die Stromstärke steigt (Bereich **B** der Kurve). Bei weiterer Erhöhung der Potentialdifferenz steigt der Strom weiter an, bis er so groß ist, daß nicht mehr ausreichend viele Cadmium-Ionen aus der Lösung an die Elektrode diffundieren können. Dann ist der Grenzstrom erreicht (Bereich **C** der Kurve).

Sind mehrere abscheidbare Ionensorten im Elektrolyten, dann ergibt sich für jede eine solche sog. **polarographische Stufe** (manchmal wird auch die Bezeichnung „polarographische Welle" verwendet, die eine Übersetzung der angelsächsischen Bezeichnung *polarographic wave* ist).

Grenzstrom

Die Höhe jeder Stufe des Polarogrammes gibt den Grenzstrom für jede abgeschiedene Ionensorte an und ist direkt proportional zur jeweiligen Konzentration:

$$i_{gr} = Konst. \cdot c_0$$

Halbstufenpotential

Die Spannung, bei der die Stromstärke gerade den halben Wert des Grenzstroms erreicht hat, heißt

Halbstufenpotential. Diese Spannung ist unabhängig von der Probenkonzentration und entspricht im Prinzip dem Normalpotential der abgeschiedenen Ionen (wenn das Potential der Referenzelektrode abgezogen wurde!). Die Halbstufenpotentiale weichen stark von den tabellierten Normalpotentialen ab, da sie von der Zusammensetzung des Elektrolyten (pH-Wert, Komplexbildner) beeinflußt werden. Trotzdem sind sie bei gleichen Meßbedingungen immer konstant und spezifisch für jede abgeschiedene Ionensorte, so daß ein qualitativer Nachweis einzelner Ionen möglich ist.

Auswertung

Die Halbstufenpotentiale können zur Identifizierung einzelner Redox-Vorgänge verwendet werden.

Der Grenzstrom jeder polarographischen Stufe ist ein Maß für die Probenkonzentration. Zur Auswertung sind Kalibriergeraden nötig, die für jede zu bestimmende Substanz unter den Meßbedingungen erstellt werden müssen, bei denen auch die Analyse durchgeführt wird.

✓ **Merke**

Das Polarogramm liefert

- **Halbstufenpotentiale** zur Identifizierung von Verbindungen
- **Grenzstrom** zur Gehaltsbestimmung mittels Eichgeraden.

22.2.3 Apparative Methoden der Polarographie

Die bisher beschriebenen polarographischen Strom-Spannungskurven beziehen sich alle auf eine einfache Gleichstrompolarographie. In der Praxis werden verschiedene Verbesserungen angewendet, die zu leichter interpretierbaren Polarogrammen führen (☞ Abb. 22.5).

Einfache Gleichstrompolarographie

Im einfachsten Fall wird zwischen Tropfelektrode und Gegenelektrode eine Gleichspannung angelegt, die langsam einen Bereich von ca. 0,3 V bis -1,8 V überstreicht. Die Strom-Spannungskurve wird im

Polarogramm registriert: Die x-Achse gibt das Potential zwischen Tropfelektrode und Vergleichselektrode an, die y-Achse die dazugehörige Stromstärke (☞ Abb. 22.5, a).

Der zick-zack-förmige Verlauf erschwert die Auswertung, da der Grenzstrom nur schlecht abgelesen werden kann. Zur Verbesserung läßt sich die Kurve *dämpfen*. Heute wird aber stattdessen normalerweise die Tast-Methode angewendet.

Tastpolarographie

Bei dieser Methode registriert das Strommeßgerät nicht den gesamten Kurvenverlauf des Stromes während des Wachstums jedes Tropfens. Stattdessen wird nur die Stromstärke am Ende des Tropfenwachstums gemessen. Daraus resultieren sehr viel glattere Polarogramme (☞ Abb. 22.5, b). Außerdem

wird der Fehler durch den Kapazitätsstrom am Ende des Tropfenwachstums kleiner.

Differential-Pulspolarographie

Bei dieser Polarographie wird der Spannung immer am Ende jedes Tropfenwachstums zusätzlich ein Spannungspuls von 10 bis 50 mV aufgesetzt. Der Strom wird jeweils kurz vor dem Puls (I_n) und wieder kurz vor dem Abfallen des Tropfens (I_P) gemessen. Im Polarogramm wird aber nur der Unterschied dieser beiden Stromstärken $\Delta I = I_P - I_v$ aufgezeichnet.

In einem solchen Polarogramm erscheint für jede polarographische Stufe ein scharfer Peak. Das Maximum gibt das Halbstufenpotential an, die Höhe des Peaks ist proportional zur Konzentration (☞ Abb. 22.5, c).

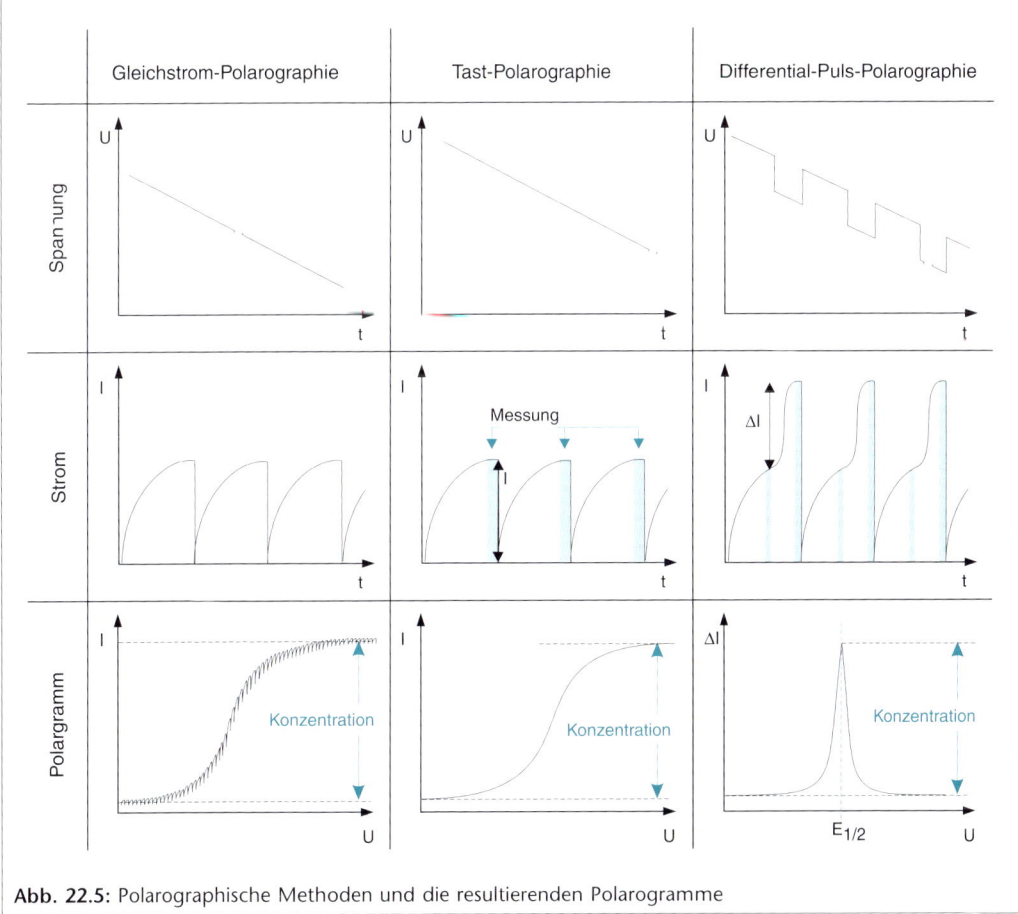

Abb. 22.5: Polarographische Methoden und die resultierenden Polarogramme

Inverse Polarographie

Mit dieser Methode läßt sich die Nachweisgrenze der Polarographie bis zur Spurenanalyse im ppb-Bereich (*engl.: parts per billion*, 1 ppb = 10⁻⁹*) steigern. Dazu wird an einer statischen Quecksilberelektrode gearbeitet, d.h. ein einziger Hg-Tropfen bleibt an der Tropfelektrode hängen. An diesem Quecksilbertropfen werden zuerst die Ionen der Lösung bei einem stark negativen Potential einige Minuten lang abgeschieden, ohne den Strom zu registrieren. Dadurch können die Bestandteile der Analyse im Quecksilber angereichert werden. Dann wird die Polung der Elektrode vertauscht, und die abgeschiedenen Metalle gehen wieder in Lösung. Jede Ionensorte ergibt auch jetzt eine Stufe, wobei das Polarogramm rückwärts durchlaufen wird. Die inverse Polarographie wird auch als **anodic-stripping polarography** bezeichnet.

Wechselstrompolarographie

Polarographische Bestimmungen lassen sich auch mit Wechselstrom durchführen. Dem linearen Potentialverlauf wird dabei eine Wechselspannung von 1 bis 250 Hz und 10 bis 50 mV überlagert. Die Polarogramme ähneln denen der Differential-Pulspolarographie und sind leicht auswertbar. Allerdings ist die Theorie der Elektrodenvorgänge etwas komplizierter.

22.3 Polarographische Bestimmungen in der pharmazeutischen Analytik

Anorganische Analysen können oftmals polarographisch einfach, schnell und genau durchgeführt werden. Substanzgemische müssen nicht getrennt werden, und kleinste Substanzmengen sind neben großem Überschuß qualitativ und quantitativ nachweisbar.

Die Polarographie eignet sich auch zur Bestimmung organischer Moleküle, wenn diese reduzierbare funktionelle Gruppen enthalten. Deshalb sind in der pharmazeutischen Analytik von Arzneistoffen und von Naturstoffen solche Bestimmungen oft möglich und sinnvoll.

Die Vorteile der Polarographie sind hier dieselben wie in der anorganischen Analytik: Eine große Meßgenauigkeit wird erreicht, ohne daß eine aufwendige Trennung der Proben nötig ist. Viele Substanzgemische können simultan bestimmt werden, weil die verschiedenen Komponenten der Probe jeweils eine eigene polarographische Stufe ergeben.

Beispiele für pharmazeutische Bestimmungen sind: Kohlenhydrate (Zucker), Benzodiazepine oder Vitamine.

22.3.1 Anorganische Analysen

Am häufigsten werden Konzentration von Metall-Kationen im Elektrolyten bestimmt. Wenn die an der Tropfelektrode angelegte Spannung das Reduktionspotential des Metalls unterschritten hat, kann die Redoxreaktion ablaufen und das Metall wird an der Quecksilberelektrode abgeschieden.

$$Me^{z+} + z\,e^- \rightleftharpoons Me$$

Verschiebung der Halbstufenpotentiale

Es ist zu beachten, daß das Reduktionspotential, und damit das Halbstufenpotential, oft nicht dem tabellierten Normalpotential entspricht. Das Reduktionspotential kann durch Komplexbildung verschoben werden, wobei mögliche Liganden aus dem Leitsalz oder dem Puffer stammen können (OH^-, Cl^-, NH_3 usw.). Dadurch wird die Konzentration der freien Ionen, die in die Nernstsche Gleichung einzusetzen ist, sehr klein, und das Reduktionspotential negativer (das Metall wird sozusagen *unedler,* da es sich weniger leicht abscheidet).

Gemische von Metall-Ionen

Jede reduzierbare Ionensorte im Elektrolyten führt zu einer Stufe in der Strom-Spannungskurve, und zwar an der Stelle seines Halbstufenpotentials. Wenn die Halbstufenpotentiale genügend weit auseinanderliegen, können mehrere Ionensorten nacheinander im selben Polarogramm erfaßt werden.

---

* *Die aus dem angelsächsischen stammende Bezeichnung ppb = parts per billion entspricht 10^{-9}, d.h. einem Milliardstel und **nicht** einem Billionstel, weil es die Bezeichnung Milliarde für 10^9 nur im deutschen Sprachgebrauch gibt. One billion ist deshalb gleich einer Milliarde (10^9).*

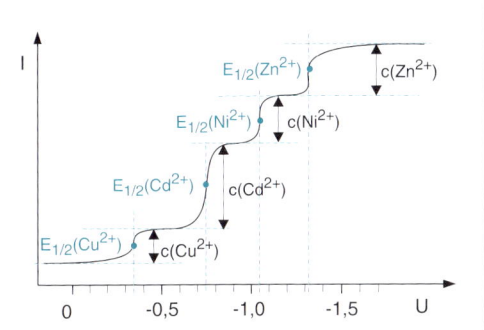

Abb. 22.6: Simultanbestimmung von Cd^{2+}, Cu^{2+}, Ni^{2+} und Zn^{2+} aus NH_3/NH_4Cl-gepufferter Lösung

Auf diese Weise sind **Simultanbestimmungen** von über 20 Metallen in einem Arbeitsgang möglich.

Auch Ionen, deren Halbstufenpotentiale an derselben Stelle liegen, sind oft noch simultan bestimmbar. Durch Zusatz eines Komplexbildners kann in vielen Fällen eine der Ionensorten selektiv komplexiert und dadurch das Halbstufenpotential verschoben werden.

So ergibt sich aus dem Polarogramm in Abb. 22.6 eine Abscheidungsreihenfolge von Cu^{2+}, Cd^{2+}, Ni^{2+}, Zn^{2+}, was nicht der Spannungsreihe entspricht. Die Änderung erklärt sich durch den Zusatz von NH_3/NH_4Cl-Puffer. Ni^{2+} bildet mit NH_3 einen besonders stabilen Komplex und scheidet sich daher erst später ab (☞ Tab. 22.1).

Ion	Halbstufenpotential	Normalpotential
Cu^{2+}	-0,47 V	0,345 V
Cd^{2+}	-0,77 V	-0,402 V
Ni^{2+}	-1,03 V	-0,250 V
Zn^{2+}	-1,33 V	-0,762 V

Tab. 22.1: Abscheidung von Cd^{2+}, Cu^{2+}, Ni^{2+} und Zn^{2+} aus NH_3/NH_4Cl-gepufferter Lösung.

22.3.2 Organische Analysen

Nicht nur Metall-Ionen lassen sich potentiometrisch bestimmen, sondern jede Redoxreaktion, deren Redoxpotential innerhalb des Meßbereiches der Quecksilber-Tropfelektrode liegt. Da von allen Stofftransport-Mechanismen im Elektrolyten allei-

ne die Diffusion erfaßt wird, müssen die beteiligten Moleküle nicht geladen sein.

Allerdings können mit der Quecksilber-Tropfelektrode fast ausschließlich Reduktions-Reaktionen zur Bestimmung verwendet werden, da im Meßbereich (+0,3 V bis -1,8 V) nur sehr leicht oxidierbare Substanzen oxidiert werden können.

Reduktionsreaktionen

Gesättigte Kohlenwasserstoffe sind im Meßbereich der Quecksilberelektrode **nicht** reduzierbar. Deshalb können nur solche Moleküle polarographisch bestimmt werden, die leicht reduzierbare funktionelle Gruppen enthalten. Wichtige erfaßbare Gruppen sind:

* **Konjugierte Doppelbindungen** (Aromaten allerdings **nicht**!)
* **Ketone** und **Aldehyde** nur, sofern sie mit weiteren Doppelbindungen in Konjugation stehen
* **Chinoide Systeme**
* **Azoverbindungen**
* **Azomethine,** auch in ungesättigten stickstoffhaltigen Heterocyclen
* **Peroxysäuren**
* **Nitro-** und **Nitrosogruppen**
* **Disulfide.**

Viele pharmazeutisch interessierende Verbindungen enthalten solche funktionellen Gruppen und können problemlos bestimmt werden.

Oxidationsreaktionen

An der Quecksilber-Tropfelektrode kann nur ein Potential von maximal +0,3 V erreicht werden, da sich sonst die Elektrode selbst auflöst. Nur wenige Substanzen sind so leicht oxidierbar (z.B. Ascorbinsäure $E_{1/2}$ = 0,02 V bei pH 7). Andere Elektrodenmaterialien (edlere Metalle, z.B. Silber) sind zwar grundsätzlich möglich, allerdings altern diese Elektroden schnell (Vergiftung).

22.3.3 Polarographie im DAB

Das DAB 10 kennt die Polarographie als Methode nur zur Indikation von Titrationen. Diese Anwendung ist in Kapitel 23 (Voltammetrische Titration) ausführlich behandelt.

22.4 Übungen

1) Welche Vorgänge können zur Polarisation einer Elektrode führen? Welche davon werden bei der polarographischen Messung verwendet, und wie können die anderen verhindert werden?

2) Warum können unedle Metalle wie z.B. Zink aus einer wäßrigen Lösung abgeschieden werden?

3) Was gibt das Halbstufenpotential an? Welche Möglichkeiten gibt es, das Halbstufenpotential eines Elements zu verändern?

4) Was sind die Vorteile der Differential-Puls-Polarographie gegenüber der einfachen Polarographie?

23   Voltammetrische Titration

Prinzipiell ist es möglich, die Polarographie als Indikator für Titrationen zu verwenden. Dazu muß nach jeder Zugabe von Maßlösung ein Polarogramm registriert werden. Das Ergebnis ist eine Schar von Polarogrammen, die den Verlauf der Titration dokumentiert und aus der der Äquivalenzpunkt abgelesen werden kann (☞ Abb. 23.1). Alle Verfahren, bei denen Strom-Spannungskurven registriert werden, werden als voltammetrische Methoden bezeichnet (**Volta**-**Am**pero-**Metrie**).

In der Praxis ist dieser relativ große Aufwand allerdings nicht nötig. Um eine interpretierbare Titrationskurve zu erhalten, genügt es, den Verlauf des

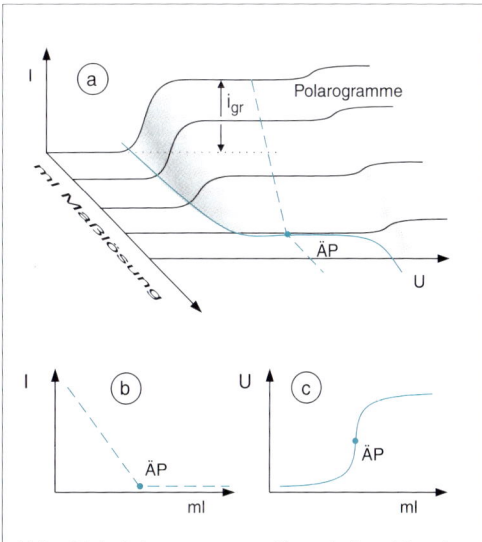

Abb. 23.1: Polarogramme während einer Titration, und die Vereinfachung zur Amperometrie (b) und Voltametrie (c)

Stromes bei einer einzigen Spannung zu verfolgen (**Amperometrie**). Alternativ dazu kann auch der Verlauf des Potentials der Elektrode bei konstanter Stromstärke registriert werden (**Voltametrie**).

Diese Vereinfachung ist möglich, weil hier (wie bei allen elektrochemisch indizierten Titrationen) keine Konzentration genau bestimmt werden muß, sondern nur der qualitative Verlauf der Änderung einer Meßgröße ausgewertet wird.

23.1 Grundlagen voltamme- trischer Titrationen

Abb. 23.1 zeigt die Polarogramme, die sich bei der komplexometrischen Titration einer Cu^{2+}-Lösung mit EDTA ergeben*. Der Aufbau der Analysenzelle ist der gleiche wie bei der Polarographie. Im Schaubild ist nach rechts das Potential der Quecksilber-Tropfelektrode gegenüber der Kalomel-Elektrode angegeben. Nach oben ist der Strom zwischen Tropf- und Gegenelektrode und nach vorne die Zugabe der Maßlösung (in ml) angegeben.

Das erste Polarogramm (ganz hinten) zeigt die polarographische Stufe von Cu^{2+}, aus deren Höhe die Konzentration direkt bestimmt werden könnte. Die zweite polarographische Stufe stammt von einer unbekannten Verunreinigung, die aber nicht stört.

Bei Zugabe von Komplexbildner wird Cu^{2+} komplexiert, so daß die Konzentration an freien Cu^{2+}-Ionen kleiner wird. Die Stufe, die den Cu^{2+}-Grenzstrom angibt, wird deshalb immer niedriger. Am Äquivalenzpunkt ist sie ganz verschwunden.

23.1.1 Amperometrie

Bei amperometrischer Indikation der Titration wird statt des gesamten Polarogrammes die Stromstärke bei nur einer einzigen Spannung gemessen. Diese muß größer sein als das Halbstufenpotential der zu bestimmenden Reaktion (im Beispiel: Kupfer-Abscheidung) und im Grenzstrombereich dieser Reaktion liegen.

Mit kleiner werdender Cu^{2+}-Konzentration wird der Grenzstrom kleiner, bis er am Äquivalenzpunkt verschwunden ist. Aus einer solchen Titrationskurve ist der Endpunkt der Titration einfacher abzulesen als aus der Schar der Polarogramme (Abb. 23.1, b).

Da die Spannung zwischen den Elektroden konstant ist, wird auch von einer **potentiostatischen** Arbeitsweise gesprochen.

Grenzstrom = $e^{\ominus}$ kommen nicht mehr nach I unabhängig von U

23.1.2 Voltametrie

Bei voltametrischer Indikation der Titration wird der Strom an der Elektrode elektronisch gesteuert konstant gehalten (**galvanostatische** Arbeitsweise). In der Titrationskurve ist die Spannung dargestellt, die an die Elektroden angelegt werden muß, um diese Stromstärke aufrecht zu erhalten.

Am Beginn der Titration ist diese Spannung nur wenig kleiner als das Halbstufenpotential des Kupfers (entsprechend der gerade beginnenden Kupfer-Abscheidung). Sie bleibt nahezu konstant, solange Cu^{2+}-Ionen in der Lösung sind. Sobald keine freien Kupferionen mehr vorhanden sind, steigt sie

---

✓ **Merke**

Voltametrie und **Amperometrie** sind voltammetrische Methoden zur Aufzeichnung von Titrationskurven. Es gibt 4 mögliche Arbeitsweisen:

	eine polarisierbare Elektrode und Referenzelektrode	zwei polarisierbare Elektroden
potentiostatisch	Amperometrie	Biamperometrie
galvanostatisch	Voltametrie	Bivoltametrie

Am häufigsten angewendet wird die Biamperometrie (*Dead-Stop-Titration*).

---

*   *EDTA (= Ethylendiamintetraacetat) bildet mit vielen Metall-Kationen sehr stabile 1:1-Komplexe (☞ Lehrbücher der anorganischen Analytik).*

sprunghaft an, weil dann der Stromfluß von einem anderen Redoxpaar übernommen werden muß (Abb. 23.1, c).

23.1.3 Dead-Stop-Titrationen

Bei den Dead-Stop-Verfahren wird mit zwei polarisierbaren Elektroden gearbeitet. Dazu können z.B. einfach zwei Platindrähte verwendet werden. Der apparative Aufwand ist deshalb noch kleiner als bei den Verfahren mit Referenzelektrode.

Da keine Referenzelektrode vorhanden ist, liefern diese Verfahren nur rein *qualitative* Titrationskurven, die ausschließlich zur Endpunktsbestimmung von Titrationen verwendet werden können (aus dem Anfangswert einer amperometrischen Kurve ließe sich theoretisch die Probenkonzentration noch bestimmen). Dafür ist aus den Kurven oftmals der Äquivalenzpunkt eindeutiger zu entnehmen. Manchmal fällt der gemessene Strom am Äquivalenzpunkt abrupt auf Null (toter Punkt = *Dead-Stop*).

Heute werden in der analytischen Praxis meist diese Verfahren eingesetzt.

Auch Dead-Stop Titrationen lassen sich **amperometrisch** oder **voltametrisch** durchführen. Die Bezeichnungen der Methoden sind allerdings in der Literatur uneinheitlich. Die Methoden mit zwei polarisierbaren Elektroden werden zur Unterscheidung auch als **Biamperometrie** und **Bivoltametrie** bezeichnet.

23.2 Apparativer Aufbau

23.2.1 Elektroden

Drei-Elektroden-Zelle

Die Analysenzelle für voltammetrische Titrationen unterscheidet sich kaum von der Polarographie. Auch hier wird oft mit drei Elektroden gearbeitet. Der Strom wird zwischen Tropfelektrode und Gegenelektrode, die Spannung zwischen Tropfelektrode und Referenzelektrode (z.B. Kalomel-Elektrode) gemessen (☞ 22.2.1).

Zwei-Elektroden-Zelle

Zur Vereinfachung können amperometrische und voltametrische Titrationen auch mit nur zwei Elektroden durchgeführt werden. Dann werden Spannung und Strom zwischen der Indikatorelektrode (Hg-Tropfelektrode) und der Referenzelektrode (z.B. Kalomel-Elektrode) gemessen (☞ Abb. 23.2). Das ist möglich, da eine Elektrode 2. Art (Referenzelektrode) bei kleinen Stromdichten praktisch nicht polarisiert wird.

Quecksilber-Tropfelektrode

Die Tropfelektrode hat den großen Vorteil, daß sie nicht vergiftet werden kann, weil immer frisches Quecksilber nachfließt und eine neue Oberfläche bildet. Allerdings stören Bewegungen des Elektrolyten den gleichmäßigen Aufbau der Quecksilbertropfen. Bei einer Titration muß aber gut gerührt werden. Deshalb kann es nötig sein, nach jedem Zusatz von Maßlösung für die Messung den Rührer abzuschalten.

Ein weiterer Nachteil ist der begrenzte Meßbereich aufgrund der elektrolytischen Auflösung des Quecksilbers (22.2.1).

Platinelektroden

Da zur Indikation von Titrationen Fehler des Elektrodenpotentials kaum stören, können neben Quecksilber auch andere (polarisierbare) Elektrodenmaterialien verwendet werden.

Gebräuchlich sind **rotierende Platinelektroden,** die aus einem rotierenden Platinblech oder Platindraht bestehen.

Referenzelektrode

Referenzelektrode ist meist eine Kalomel- oder Silber/Silberchlorid-Elektrode.

23.2.2 Schaltbilder

Potentiostat

Für die Amperometrie und die Biamperometrie wird eine Spannungsquelle benötigt, die ein konstantes Potential zwischen den Elektroden bereitstellt (potentiostatische Arbeitsweise). Im einfachsten Fall besteht ein solcher sog. Potentiostat (Spannungsteiler) aus einem regelbaren elektrischen Widerstand, an den eine Gleichspannung angeschlossen wird. Dazu kann z.B. ein langer, auf einen Keramikstab gewickelter Draht verwendet werden. Je nachdem, an welcher Stelle der Strom mit einem Schieber abgeleitet wird, ist die Spannung unterschiedlich (ganz am Anfang ist die Spannung Null, am Ende ist die Spannung so groß wie die der Stromquelle).

Galvanostat

Für die Voltametrie und Bivoltametrie wird eine Stromquelle benötigt, die eine konstante Stromstärke zwischen den Elektroden bereitstellt (galvanostatische Arbeitsweise). Dazu genügt es, in den Stromkreis einen sehr großen Widerstand (ca. 10 MΩ) einzubauen. Die Änderung des Widerstandes der Analysenzelle während der Bestimmung ist dann vernachlässigbar gegenüber dem Gesamtwiderstand und die Stromstärke deshalb konstant.

Elektronische Meßgeräte

Heute werden normalerweise elektronische Meßgeräte verwendet, die ein konstantes Potential oder eine konstante Stromstärke zur Verfügung stellen. Bei Drei-Elektroden-Meßzellen kann auch die Potentialdifferenz zur Referenzelektrode überwacht werden, um die Spannung zwischen den Elektroden ständig anzupassen.

23.3 Typen voltammetrischer Titrationskurven

Die Form der Titrationskurven hängt von den möglichen elektrochemischen Reaktionen der Probe und der verwendeten Maßlösung ab. Eine Lösung ist dann elektrochemisch aktiv, wenn sie Substanzen enthält, die an der Elektrode reduziert oder oxidiert werden können. Dann kann an der polarisierbaren Elektrode ein Strom fließen. Natürlich ist das auch von der Größe der Spannung zwischen den Elektroden abhängig. Diese sollte im Grenzstombereich der beobachteten Redoxreaktion liegen. Am einfachsten verständlich sind die amperometrischen Kurven. Es lassen sich drei Typen unterscheiden:

- **a:** Die Probelösung ist elektrochemisch aktiv, die Maßlösung nicht
- **b:** Die Maßlösung ist elektrochemisch aktiv, die Probe nicht
- **c:** Beide Lösungen sind elektrochemisch aktiv.

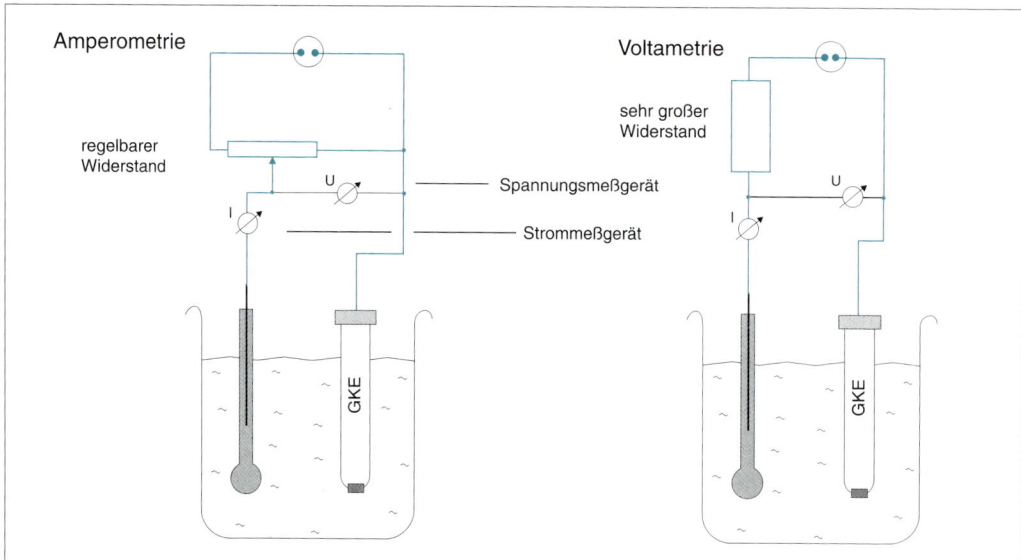

Abb. 23.2: Schaltbilder für die potentiostatische und galvanostatische Durchführung einer voltammetrischen Messung mit einer Hg-Tropfelektrode

GKE= gesättigte Kalomel-Elektrode

Typ a

Im Typ **a** fällt der Strom bei fortschreitender Titration, weil die Probenkonzentration abnimmt. Nach dem Äquivalenzpunkt bleibt er konstant, weil keine elektrochemisch aktiven Substanzen mehr vorhanden sind.

Typ b

Im Typ **b** ist bis zum Äquivalenzpunkt kein Strom meßbar, weil keine elektrochemisch aktiven Substanzen vorliegen und die Maßlösung ständig verbraucht wird. Nach dem Äquivalenzpunkt steigt der Strom, da jetzt unverbrauchte Maßlösung vorliegt.

Typ c

Im Typ **c** fällt der Strom bis zum Äquivalenzpunkt ab und steigt danach wieder an.

Dead-Stop-Titrationen

Dead-Stop-Messungen werden meist mit einer sehr kleinen Spannungen zwischen den Elektroden durchgeführt (50-100 mV). Unter diesen Bedingungen kann normalerweise keine Komponente der Lösung oxidiert oder reduziert werden. Ein Strom fließt dann durch die Meßzelle, wenn ein *reversibles Redox-System* vorliegt, d.h. oxidierte und reduzierte Form sind beide vorhanden (z.B. Fe^{2+} und Fe^{3+}),

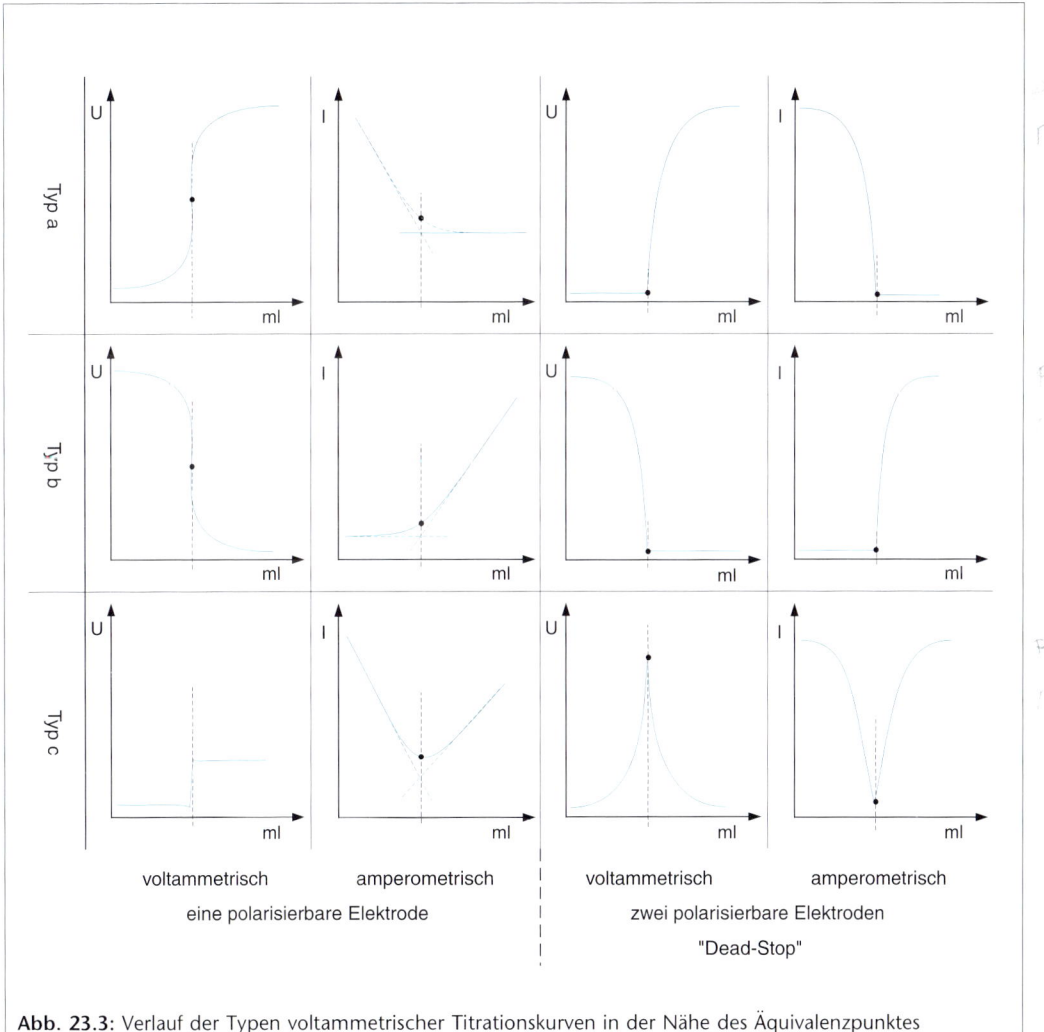

Abb. 23.3: Verlauf der Typen voltammetrischer Titrationskurven in der Nähe des Äquivalenzpunktes

oder wenn die Redoxpotentiale der reduzierbaren und oxidierbaren Bestandteile des Elektrolyten ähnlich sind. Nur dann kann sich an beiden Elektroden (Anode und Kathode) ein Redoxgleichgewicht einstellen und ein Strom fließen. Deshalb sind bei Dead-Stop-Titrationen nur Lösungen elektrochemisch aktiv, die ein reversibles Redox-System enthalten. Je nach Titrans und Titrator ergeben sich prinzipiell dieselben drei Typen von Titrationskurven wie bei den Verfahren mit einer polarisierbaren Elektrode.

Die amperometrischen Kurven, die mit einer polarisierbaren Elektrode registriert wurden, zeigen meist einen linearen Verlauf. Die mit zwei polarisierbaren Elektroden registrierten Kurven sind oft steiler, so daß der Äquivalenzpunkt noch besser zu erkennen ist.

✓ **Merke**

- Der Verlauf einer voltammetrischen Titrationskurve hängt davon ab, ob Titrans oder Titrator (oder beide) bei der gegebenen Spannung zwischen den Elektroden elektrochemisch oxidiert oder reduziert werden können.

- Daraus resultieren 3 Typen von Kurven a-c.

- Alle maßanalytischen Bestimmungen, bei denen solche elektrochemisch aktiven Substanzen beteiligt sind, können voltammetrisch durchgeführt werden.

- Das Arzneibuch verwendet die Dead-Stop-Methode zur Karl-Fischer-Titration und zur nitrisometrischen Bestimmung von primären aromatischen Aminen.

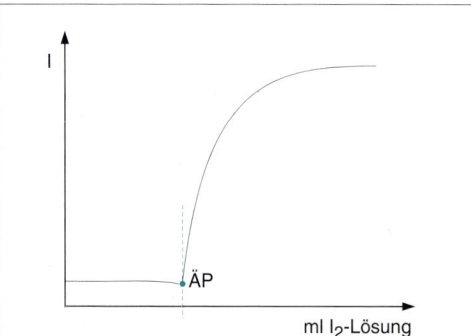

Abb. 23.4: (Bi)amperometrische Titrationskurve einer Karl-Fischer-Titration nach der Dead-Stop-Methode

23.4 Anwendungen voltammetrischer Titrationen in der pharmazeutischen Analytik

Fast alle maßanalytischen Bestimmungen können voltammetrisch indiziert werden, da an der Reaktion zwischen Probe und Maßlösung fast immer wenigstens ein oxidierbares oder reduzierbares Teilchen beteiligt ist.

Alle Bestimmungen können sowohl amperometrisch (potentiostatisch) als auch voltametrisch (galvanostatisch) durchgeführt werden. Der Vorteil potentiostatischer Arbeitsweise liegt in der größeren Selektivität. Durch Einstellen der Spannung zwischen Meß- und Referenzelektrode kann die zu bestimmende Redox-Reaktion ausgewählt werden.

Galvanostatische Titrationen sind allerdings meist leichter interpretierbar, da der Knick am Äquivalenzpunkt stärker ausgeprägt ist.

23.4.1 Beispiele

Karl-Fischer-Titration

Karl-Fischer-Titrationen eignen sich zur Bestimmung kleiner Wassermengen in Lösungsmitteln, Hydraten, Komplexen, usw. Zugrunde liegt die Bunsen-Reaktion, nach der Schwefeldioxid mit Iod in Gegenwart von Wasser zu Schwefelsäure oxidiert wird*:

$$SO_2 + I_2 + 2\ H_2O \rightleftharpoons 4\ H^+ + 2\ I^- + SO_4^{2-}$$

Zur Bestimmung kann SO_2 der Probe zugegeben und dann mit Iod-Lösung titriert werden. Solange noch Wasser vorhanden ist, reagiert das Iod ab, und die Lösung ist **nicht** elektrochemisch aktiv. Erst nach dem Äquivalenzpunkt kann überschüssiges Iod an der Elektrode reduziert werden, so daß ein Strom fließt. Es ergibt sich deshalb eine Titrationskurve vom Typ b.

$$I_2 + 2\ e^- \rightleftharpoons 2\ I^-$$

---

*   Das zur Titration eingesetzte Reagens enthält Methanol. Es ergibt sich dann ein Molverhältnis von 1:1:1, d.h. es reagieren formal 1 Mol SO_2 mit 1 Mol I_2 und 1 Mol H_2O (☞ Lehrbücher der anorganischen Analytik).

Rücktitration von Iod mit Thiosulfat

Zur Bestimmung oxidierender Verbindungen können diese mit überschüssigem Kaliumiodid reduziert und dann das entstandene Iod mit Thiosulfat zurücktitriert werden:

$$I_2 + 2\ S_2O_3^{2-} \rightleftharpoons 2\ I^- + S_4O_6^{2-}$$

Solange noch freies Iod vorhanden ist, kann bei amperometrischer Indikation ein Strom registriert werden, der auf Null abfällt, sobald der Äquivalenzpunkt erreicht ist (Dead-Stop). Es ergibt sich eine Titrationskurve vom Typ a.

Bestimmung von Stickstoff in primären aromatischen Aminen

Zur salzsauren Lösung des Amins wird Bromid zugesetzt (als Katalysator) und dann mit Natriumnitrit-Lösung titriert. Dabei wird das aromatische Amin diazotiert (☞ Abb. 23.5).

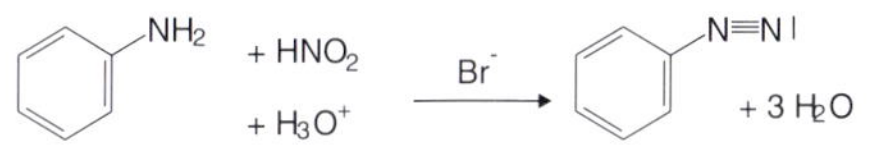

Abb. 23.5: Reaktionsgleichung der Diazotierung von primären aromatischen Aminen

Bei einer Potentialdifferenz von 50-100 mV kann die Oxidation des Bromids noch nicht stattfinden, so daß kein Strom fließt. Erst nach Überschreiten des Äquivalenzpunktes wird Bromid durch überschüssige salpetrige Säure zu Brom oxidiert. Dann liegt ein reversibles Redoxgleichgewicht zwischen Brom und Bromid vor, das zu einem Strom führt.

Es ergibt sich deshalb eine Titrationskurve vom Typ b (Dead-Stop, wobei hier eigentlich *Birth-Stop* korrekter wäre).

23.4.2 Voltammetrische Titration im DAB

Im Methodenteil des DAB 10 wird im Abschnitt V.6.13 die Amperometrie beschrieben. Damit ist die amperometrische sowie die biamperometrische (Dead-Stop) Indikation von Maßanalysen gemeint. Zur Messung darf sowohl ein Drei-Elektroden-Aufbau als auch ein Zwei-Elektroden-Aufbau verwendet werden. Die am Potentiostat einzustellende Spannung muß in der Monographie angegeben sein.

Zur Durchführung der Messung schlägt das Arzneibuch eine sehr schnelle Methode vor, die mit 6 Einzelmessungen der Stromstärke auskommt. Diese Methode ist **nicht empfehlenswert,** da sie nicht bei allen Titrationskurven anwendbar ist (vor allem nicht bei den üblichen Dead-Stop-Methoden). Mit den heute üblichen Meßgeräten ist es kein Problem, immer die gesamten Titrationskurven zu registrieren, aus denen der Äquivalenzpunkt richtig entnommen werden kann.

In den Monographien des DAB 10 wird die Amperometrie bisher noch nicht beschrieben. Angewendet wird sie zur Indikation der Wasserbestimmung nach Karl-Fischer und zur Indikation der Bestimmung von Stickstoff in primären aromatischen Aminen.

23.5 Übungen

1) Welche Vorteile besitzen die voltammetrischen Methoden mit zwei polarisierbaren Elektroden gegenüber denen mit Referenzelektrode?

2) Was sind die Vor- und Nachteile einer potentiostatischen Arbeitsweise (Amperometrie) gegenüber der galvanostatischen Arbeitsweise (Voltametrie)?

3) Eine Fällungstitration (argentometrische Bestimmung von Cl⁻ mit $AgNO_3$-Maßlösung) soll amperometrisch verfolgt werden. Wie groß sollte die Spannung zwischen Indikator-Elektrode und Referenzelektrode (gesättigte Kalomel-Elektrode) gewählt werden? Wie ist der prinzipielle Verlauf der Titrationskurve?

4) Welcher Kurvenverlauf ergibt sich bei einer voltametrischen Durchführung der Titration aus Aufgabe 3?

24   Elektrolytische Methoden

Eine Reihe relativ einfacher elektrochemischer Methoden beruhen auf der Elektrolyse der Analysenlösung. Bei der **Elektrogravimetrie** werden die zu bestimmenden Substanzen elektrolytisch auf einer Elektrode abgeschieden und dann gewogen. In der **Coulometrie** wird dagegen die elektrische Ladung gemessen, die zur Abscheidung nötig war. Dadurch kann der Wägefehler umgangen werden. Außerdem lassen sich noch sog. **coulometrische Titrationen** durchführen. Dabei wird keine Maßlösung zugetropft, sondern das Reagens durch Elektrolyse direkt in der Probelösung erzeugt.

24.1 Grundlagen der Elektrolyse

Werden in die wäßrige Lösung eines Salzes zwei Elektroden (z.B. Platinbleche) getaucht, zwischen denen eine elektrische Spannung anliegt, dann kann ein elektrischer Strom durch die Lösung fließen (☞ 19.3.2, Elektrolyse). Der Elektrolyt wird zersetzt, wobei eine Sorte der im Elektrolyt gelösten Teilchen an der Anode oxidiert, und eine andere an der Kathode reduziert wird. Die Größe der Spannung, die nötig ist, damit diese Oxidations- und Reduktionsreaktionen ablaufen können, heißt die Zersetzungsspannung.

24.1.1   Zersetzung des Elektrolyten

Die Spannung, bei der ein Elektrolyt zersetzt wird, hängt von den Redox-Potentialen der Elektrodenreaktionen ab, die jeweils mit der Nernstschen Gleichung berechnet werden können:

$$E = E^0 + \frac{0,059}{z} \cdot \log \frac{a\,(ox)}{a\,(red)}$$

Die Zersetzungsspannung ist die Differenz zwischen den Potentialen der Anoden- und der Kathodenreaktion:

$$U_z = |\,E\,(Anode) - E\,(Kathode)\,|$$

Anodenreaktion

Bei Elektrolysen von Metallsalzen werden meist schwefelsaure Lösungen der entsprechenden Sulfate verwendet. Als Oxidationsreaktion wird dann an der Anode das Lösungsmittel Wasser zersetzt und Sauerstoff abgeschieden. Chloride oder Nitrate sind zur Elektrolyse nicht so gut geeignet, weil diese nach der Abscheidung weiterreagieren oder die Elektrode zerstören können.

Mit der Nernstschen Gleichung ergibt sich für das Potential der Oxidation von Wasser zu Sauerstoff:

$$E\,(O_2) = E^0\,(O_2) - 0,059 \cdot pH + \eta\,(O_2)$$

$E^0(O_2)$: Normalpotential der Sauerstoffabscheidung, $E^0(O_2) = 1,23$ V

$\eta(O_2)$: Überspannung der Sauerstoffabscheidung

Das Potential der Sauerstoffelektrode ist vom pH-Wert abhängig und wird noch durch eine **Überspannung** $\eta(O_2)$ verändert. Eine solche Überspannung ist fast immer zu erwarten, wenn an einer Elektrode ein Gas entsteht. Die Überspannung hat hier meist eine Größe zwischen 0,3 V und 0,5 V.

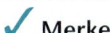 **Merke**

Elektrolyse:

- Bei einer gravimetrischen Bestimmung werden die zu bestimmenden Stoffe quantitativ an einer Elektrode abgeschieden und anschließend gewogen
- Bei coulometrischen Bestimmungen wird statt der Masse die Menge des bei der Abscheidung geflossenen Stromes gemessen
- Bei einer coulometrischen Titration wird das Maßreagens durch eine Elektrolyse im Elektrolyten erzeugt.

Kathodenreaktion

Für die Reduktion eines Metall-Kations Me^{z+} zum Metall liefert die Nernstsche Gleichung:

$$E = E^0 + \frac{0,059}{z} \cdot \log c\,(Me^{z+})$$

Das Potential, und damit auch die Zersetzungsspannung, ist von der Konzentration der gelösten Ionen abhängig. Während der Elektrolyse nimmt diese Konzentration natürlich ab, weshalb die Zersetzungsspannung steigt.

Zersetzungsspannung

Zusammenfassend ergibt sich für einen Elektrolyten, der ein gelöstes Metall Me^{z+} enthält, die Zersetzungsspannung:

$$\begin{aligned}
U_z &= E\,(O_2) - E\,(Me) \\[4pt]
&= E^0\,(O_2) - 0,059 \cdot pH + \eta\,(O_2) \\[4pt]
&\quad - E^0\,(Me) - \frac{0,059}{z} \cdot \log c\,(Me^{z+})
\end{aligned}$$

Zur Berechnung der Zersetzungsspannung einer elektrolytischen Bestimmung muß in die Gleichung die geforderte Konzentration $c(Me^{z+})$ am Ende der Abscheidung eingesetzt werden (z.B. 1/1000 der Probenkonzentration, wenn eine Genauigkeit von 0,1% gefordert ist).

Die Veränderung der Zersetzungsspannung ist, wie die Zersetzungsspannung selbst, pH-Wert-abhängig. Im sauren Milieu (pH = 1) beträgt die Veränderung meist weniger als 0,2 V, im neutralen maximal 0,5 V.

Wasserstoffentwicklung

Das Normalpotential für die Reduktion von H_3O^+-Ionen zu Wasserstoff ist 0 V bei pH = 0. Deshalb dürften Metalle, die ein negatives (und damit kleineres) Normalpotential besitzen, durch Elektrolyse aus wäßriger Lösung eigentlich nicht abgeschieden werden können. Es müßte sich stattdessen an der Elektrode Wasserstoffgas entwickeln. Allerdings sind die Überspannungen für die H_2-Entwicklung an Metalloberflächen relativ groß (bis zu ca. 1 V), so daß auch noch unedle Metalle mit einem Normalpotential von bis zu ca. -1 V elektrolytisch abgeschieden werden können.

Trennungen

Sind im Elektrolyten mehrere Sorten von Metall-Kationen vorhanden, dann wird zuerst das abgeschieden, dessen Potential am positivsten ist (das *edelste* Metall) und deshalb die kleinste Zersetzungsspannung ergibt. Wenn die Elektrodenpotentiale der Metalle weit genug auseinanderliegen, so ist es möglich, durch geeignete Wahl der Elektrolysenspannung erst ein Metall vollständig abzuscheiden, und danach mit einer größeren Spannung ein weiteres zu bestimmen (☞ Abb. 24.1).

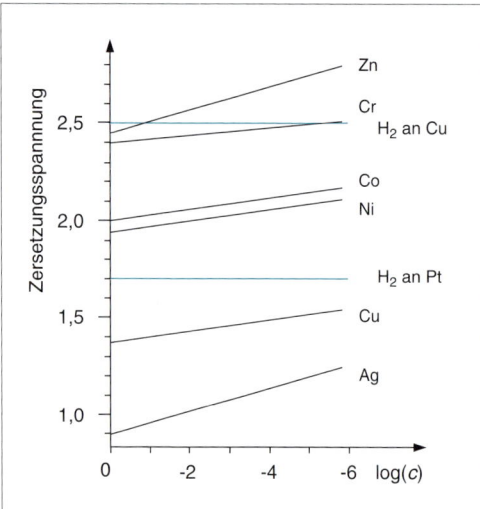

Abb. 24.1: Zersetzungsspannungen von Metallsulfaten in 0,1-molarer Schwefelsäure

24.1.2   Praktische Durchführung

Meßzelle

Bei einer Elektrolyse soll meistens der Stoffumsatz möglichst groß sein, damit die Abscheidung in möglichst kurzer Zeit vollständig ist. Deshalb müssen alle Mechanismen der Ionenwanderung im Elektrolyten ausgenutzt werden. Rühren und Erhitzen erhöhen die mechanische und thermische **Konvektion**. Bei höherer Temperatur wird auch die **Diffusion** beschleunigt und die abgeschiedenen Metalle haften besser an der Elektrode. Große Elektroden erlauben große Stromstärken.

Elektroden

Als Elektroden werden zur Elektrolyse oft Platinnetze oder -bleche verwendet, die eine relativ große Oberfläche besitzen. Die Elektroden können vor der Messung elektrolytisch mit Kupfer überzogen werden (Elektrolyse einer $CuSO_4$-Lösung) um die höhere Überspannung der Wasserstoff-Abscheidung auszunutzen, oder um die Platinelektrode vor Beschädigung durch Folgereaktionen zu schützen.

Potentiostatische Elektrolyse

Die Elektrolyse kann entweder mit einer konstanten Elektrolysenspannung oder mit einem konstanten Elektrolysenstrom durchgeführt werden.

Der Vorteil einer konstanten Spannung (potentiostatische Methode) ist die **Selektivität**, weil dann nur Stoffe abgeschieden werden können, deren Zersetzungsspannung kleiner ist als die vorgegebene Elektrolysenspannung. Der Nachteil ist, daß der Strom im Verlauf der Elektrolyse immer kleiner wird, weil die Konzentration der abscheidbaren Ionen abnimmt. Die Elektrolyse wird dann abgebrochen, wenn die Stromstärke fast Null ist.

Die konstante Spannung kann mit einem sog. **Potentiostat** erzeugt werden. Das ist ein Schiebewiderstand, an dem eine Spannung anliegt, so daß ein Strom fließt. Durch Verschieben des Kontaktes kann eine Elektrolysenspannung genau eingestellt werden (☞ Abb. 24.2).

Galvanostatische Elektrolyse

Bei einer galvanostatischen Arbeitsweise bleibt der Elektrolysenstrom während der gesamten Elektrolyse konstant. Dazu muß die Spannung immer mehr erhöht werden, um die kleiner werdende Ionenkonzentration im Elektrolyten auszugleichen. Dadurch ergibt sich während der gesamten Elektrolyse eine gleichbleibend hohe Abscheidungsgeschwindigkeit und als Folge eine kurze Elektrolysendauer.

Der Nachteil der Methode ist, daß das Ende der Elektrolyse nicht am Stromverlauf erkannt werden kann. Wenn eine Ionensorte vollständig abgeschieden ist, steigt die Spannung automatisch, so daß gleich die nächste abgeschieden wird. Die Endpunktbestimmung muß deshalb mit einem Indikator erfolgen.

Zur Bereitstellung der konstanten Stromstärke wird eine relativ starke Stromquelle und ein großer Widerstand (einige 1000 Ω) benötigt, der in den

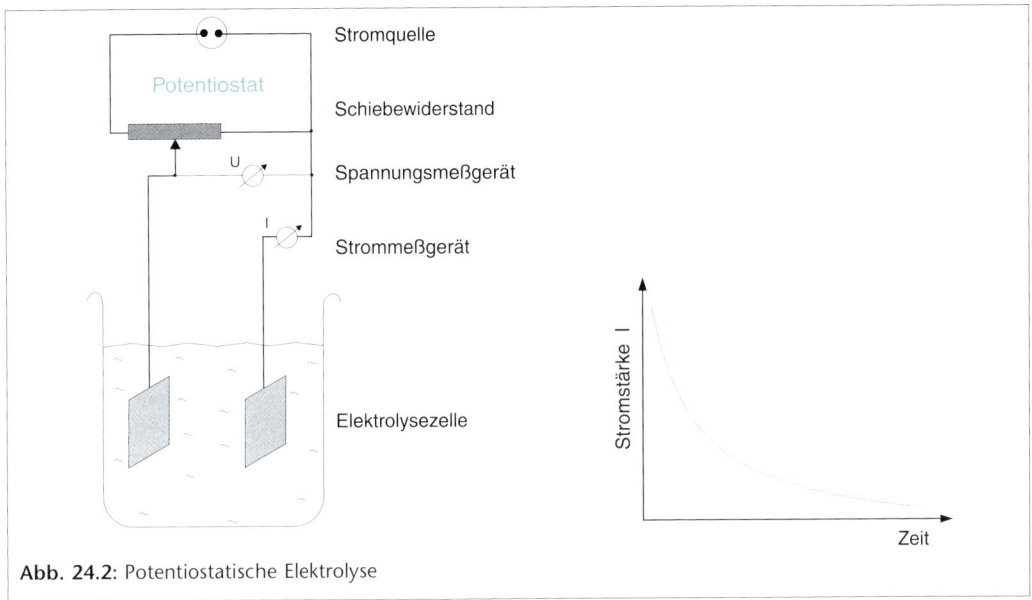

Abb. 24.2: Potentiostatische Elektrolyse

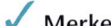 **Merke**

Eine Elektrolyse kann durchgeführt werden:

- **galvanostatisch:** mit konstanter Stromstärke (Vorteil: schnell; Nachteile: Nebenreaktionen; schwierige Endpunktbestimmung)

- **potentiostatisch:** mit konstanter Elektrolysenspannung (Vorteile: sehr genau, Endpunkt ergibt sich von selbst; Nachteil: lange Elektrolysendauer).

Stromkreis mit eingebaut wird (☞ Abb. 24.3). Weil der elektrische Widerstand der Meßzelle relativ klein ist und deshalb nur einen kleinen Anteil des Gesamtwiderstandes des Stromkreises ausmacht, bleibt die Stromstärke insgesamt (fast) gleich, wenn sich der Widerstand der Meßzelle ändert.

Heute werden allerdings meist Meßgeräte verwendet, bei denen Stromstärke und Spannung elektronisch überwacht und gesteuert werden.

Drei-Elektroden-Meßzellen

Manchmal ist es sinnvoll, den Verlauf der Elektrolysenspannung zu kontrollieren (bei potentiostatischer Arbeitsweise zur Kontrolle des aktuellen Potentials der Elektrode; bei galvanostatischer Arbeitsweise zur Indikation des Endpunktes). Die Spannung zwischen den Arbeitselektroden weicht allerdings von der erforderlichen U_z ab (Polarisierung).

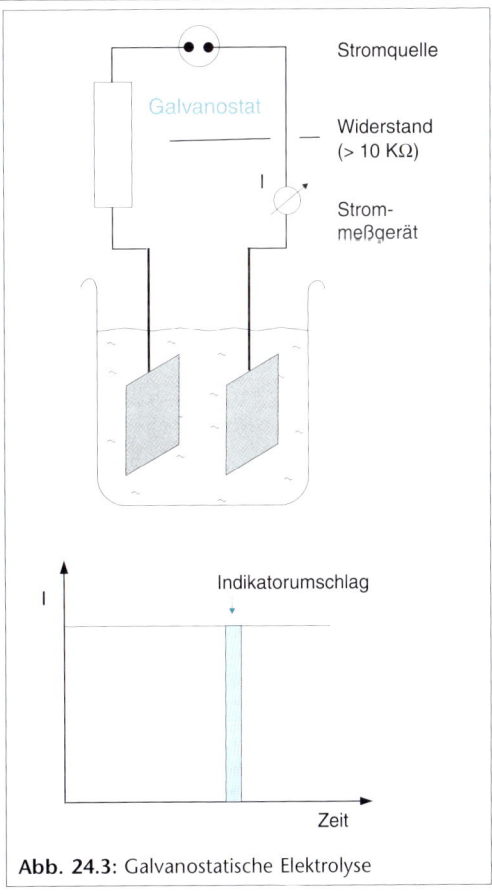

Abb. 24.3: Galvanostatische Elektrolyse

Bei einer Drei-Elektroden-Meßzelle wird deshalb zusätzlich eine Referenzelektrode (z.B. eine Kalomel-Elektrode) verwendet. Das Potential der Elektrode, an der die zu bestimmenden Ionen abgeschieden werden (meist Kathode), wird dann **stromlos** zwischen dieser Elektrode und der Referenzelektrode gemessen und gleichzeitig mit dem Elektrolysenstrom registriert (☞ Abb. 24.4).

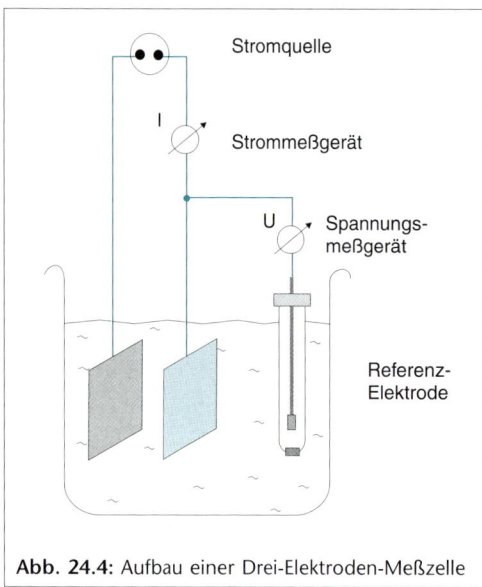

Abb. 24.4: Aufbau einer Drei-Elektroden-Meßzelle

24.2 Elektrogravimetrie

24.2.1 Grundlagen

Für eine elektrogravimetrische Bestimmung wird ein genau gewogenes Platin- oder Kupfernetz als Kathode verwendet. Auf dieser Elektrode wird das zu bestimmende Metall möglichst vollständig abgeschieden. Die Masse des abgeschiedenen Metalls wird dann durch Wägen ermittelt.

Arbeitsbereich

Elektrogravimetrisch werden Metalle in Salzen bestimmt, deren Zersetzungsspannung kleiner ist als die von Wasser. Dabei muß die Überspannung der Wasserstoffentwicklung berücksichtigt werden.

So lassen sich edle Metalle, mit positivem Normalpotential wie Kupfer oder Silber, an Platinelektroden abscheiden (☞ Abb. 24.1). Für unedle Metalle wie Nickel oder Zink können Kupferelektroden (bzw. elektrolytisch verkupferte Platinelektroden) verwendet werden. Auch Zink läßt sich so noch gut abscheiden, weil die Überspannung an Zink noch größer ist als an Kupfer; d.h. sobald ein Zinküberzug auf der Elektrode ist, kann kein Wasserstoff mehr entstehen.

pH-Wert

Der Arbeitsbereich kann auch durch Ändern des pH-Wertes verschoben werden. Zwar ist die Zersetzungsspannung von Wasser pH-unabhängig, weil sich die pH-Abhängigkeiten der O_2-Abscheidung und die der H_2-Abscheidung gegenseitig aufheben. Die Zersetzungsspannungen der Metalle sind aber umso kleiner, je größer der pH-Wert ist:

$$U_z = E\,(O_2) - E\,(Me)$$

$$E\,(Me) = E^0\,(Me) + \frac{0{,}059}{z} \cdot \log c\,(Me^{z+})$$

$$E\,(O_2) = E^0\,(O_2) - 0{,}059 \cdot pH + \eta\,(O_2)$$

$$U_z = [\, E^0\,(O_2) + \eta\,(O_2) - E^0\,(Me)$$

$$- \frac{0{,}059}{z} \cdot \log c\,(Me^{z+})\,] - 0{,}059 \cdot pH$$

So ergibt sich z.B. für die Zersetzung einer 1 molaren $CuSO_4$-Lösung ($E^0(O_2) = 1{,}23$ V, $\eta(O_2) = 0{,}47$ V, $E^0(Cu^{2+}) = 0{,}35$ V):

pH = 0:

$$U_z = [\, 1{,}23 + 0{,}47 - 0{,}35$$

$$- \frac{0{,}059}{2} \cdot \log 1\,] - 0{,}059 \cdot 0$$

$$U_z = [\, 1{,}35\,V\,] - 0\,V = 1{,}35\,V$$

pH = 14:

$$U_z = [\, 1{,}35\,V\,] - 0{,}059 \cdot 14\,V = 0{,}52\,V$$

Arbeitsweise

Gravimetrische Bestimmungen werden meist potentiostatisch, d.h. mit konstanter Elektrolysenspannung durchgeführt. Dadurch ist gewährleistet, daß nur das gewünschte Metall abgeschieden wird (Selektivität). Steht eine Drei-Elektroden-Meßzelle zur Verfügung, so kann das Potential an der Kathode (wo die Metalle abgeschieden werden) ständig kontrolliert werden. Die Spannung zwischen den Arbeitselektroden wird immer so angepaßt, daß das Potential wirklich konstant bleibt.

Die Metalle sollen sich in möglichst kompakter, fest haftender Form auf der Elektrode niederschlagen. Teile, die während der Elektrolyse abfallen, können nicht mehr gewogen werden und verfälschen das Analysenergebnis! Bewährt hat sich das Erwärmen des Elektrolyten und eine nicht zu schnelle Elektrolyse (ca. 100 mg in 30 Min). Ebenfalls günstig ist das Abscheiden aus Komplexsalz-Lösungen.

24.2.2 Elektrogravimetrische Bestimmungen

Elektrogravimetrisch werden v.a. Metalle bestimmt, deren Zersetzungsspannung kleiner ist als die von Wasser. Das sind edle Metalle (☞ Abb. 24.1) wie Platin, Silber und Kupfer. Zink ist das unedelste Metall, das aus einer wäßrigen Lösung abgeschieden werden kann.

24.3 Coulometrie

24.3.1 Grundlagen

Bei coulometrischen Bestimmungen gelten dieselben Gesetzmäßigkeiten wie für die Elektrogravimetrie. Der einzige Unterschied ist, daß hier die Menge an abgeschiedener Substanz nicht durch Wiegen ermittelt wird. Vielmehr wird aus der Zahl der Elektronen (Strommenge), die durch die Meßzelle geflossen sind, der genaue Umsatz errechnet. Diese Zahl der Elektroden wird mit einem sog. **Coulometer** bestimmt. Dieser Zusammenhang zwischen umgesetzter Stoffmenge und geflossener Ladung wird durch die Faradayschen Gesetze beschrieben.

Voraussetzung für eine coulometrische Bestimmung ist eine Stromausbeute von 100%, d.h. es dürfen keine Nebenreaktionen ablaufen.

Coulometer

Früher wurde die Zahl der umgesetzten Elektronen meist mit sog. **chemischen Coulometern** bestimmt. Dazu wird in den Stromkreis noch eine zweite Elektrolysenzelle eingebaut. In dieser wird dann z.B. Wasser zersetzt und das entstehende Wasserstoff- oder Sauerstoffgas aufgefangen. Aus dem

Volumen des während der Bestimmung freigesetzten Gases kann die Menge der geflossenen Elektronen direkt berechnet werden: 22,4 l entsprechen 1 mol H_2-Gas und damit 2 mol Elektronen.

Heute wird allerdings die Strommenge von der Elektronik des Meßgerätes direkt berechnet. Dazu muß der Verlauf der Stromstärke registriert werden. Die Fläche unter der Kurve gibt die Zahl der Ladungen an. Mathematisch gesehen ist das eine **Integration** der Strom/Zeit-Kurve. Die Meßgeräte können normalerweise diese Integration durchführen und drucken als Ergebnis direkt die umgesetzte Ladungsmenge aus.

Faradaysche Gesetze

Die Ladungsmenge wird in der Einheit Coulomb (1 C) angegeben. 1 C entspricht ca. 0,0000104 mol Elektronen.

Aus dem 2. Faradayschen Gesetz läßt sich eine Gleichung ableiten, mit der die Zahl der Elektronen in die Masse der an der Elektrode abgeschiedenen Substanz umgerechnet werden kann:

$$m = \frac{M}{z \cdot F} \cdot Q$$

m: Masse des abgeschiedenen Stoffes (in Gramm)
M: Molmasse (in g/mol)
z: stöchiometrischer Faktor (Äquivalenzzahl)
F: Faraday-Konstante (1 F = 96 485 C/mol)
Q: Ladungsmenge (in C, 1 C = 1 A·s)

 Merke

Die Grundlage der Coulometrie sind die Faradayschen Gesetze:

1. Faradaysches Gesetz
Die Gewichtsmenge eines elektrolytisch umgesetzten Stoffes ist der im Stromkreis geflossenen Ladungsmenge (der Fläche der Strom/Zeit-Kurve) proportional.

2. Faradaysches Gesetz
Die Gewichte verschiedener Stoffe, die durch dieselbe Ladungsmenge abgeschieden werden, verhalten sich wie die Äquivalentgewichte der Stoffe.

Arbeitsweise

Wegen der kürzeren Analysezeiten werden coulometrische Bestimmungen meist galvanostatisch durchgeführt. Dann ist aber eine Indikation des Endpunktes durch einen Farbindikator erforderlich.

Wenn es für eine Analyse keinen Indikator gibt, kann sie potentiostatisch durchgeführt werden. Das Ende der Elektrolyse ist dann erreicht, wenn der Elektrolysenstrom auf Null abgefallen ist.

24.3.2 Coulometrische Bestimmungen

Alle elektrogravimetrischen Analysen sind auch coulometrisch durchführbar. Zusätzlich können Substanzen abgeschieden werden, die nicht wägbar sind (Gase, Flüssigkeiten oder Ionen, die wieder in Lösung gehen). Die meisten coulometrischen Bestimmungen werden allerdings als sog. coulometrische Titrationen ausgeführt, da diese sehr viel genauere Ergebnisse liefern.

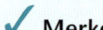 **Merke**

Vorteile der Coulometrie gegenüber der Elektrogravimetrie
- Die Genauigkeit ist nicht durch die Waage, sondern nur durch die elektronischen Meßgeräte begrenzt
- Kein Fehler durch schlecht abgeschiedene Substanzen, die von der Elektrode wieder abfallen
- Es sind auch Substanzen bestimmbar, die nach der Abscheidung nicht gewogen werden können, wie z.B. Gase oder Stoffe, die wieder in Lösung gehen
- Es sind auch Analysen möglich, die auf Redoxreaktionen beruhen, bei denen keine Substanz an der Elektrode abgeschieden wird (z.B. Reduktion von Fe^{3+} zu Fe^{2+}).

24.4 Coulometrische Titrationen

24.4.1 Grundlagen

Die coulometrische Titration ist keine Maßanalyse im eigentlichen Sinne. Hier wird keine Maßlösung zugetropft, sondern das Reagens wird in genau vorgegebener Menge in der Meßzelle durch eine Elektrolyse erzeugt.

Arbeitsweise

Aus Zeitgründen wird meist galvanostatisch gearbeitet, so daß eine Indikation des Endpunktes erforderlich ist. Dazu eignen sich Farbindikatoren oder voltammetrische Methoden (Dead-Stop-Titrationen).

Zur Durchführung der Bestimmung wird der Analysenlösung eine Vorstufe der eigentlichen Maßlösung zugesetzt. Aus dieser Vorstufe wird elektrolytisch die Maßlösung erzeugt, die dann mit der Analyse reagiert.

 Merke

Vorteile der coulometrischen Titration
- Keine Maßlösung erforderlich
- Keine Ungenauigkeit der Einstellung der Maßlösung möglich
- Die Maßlösung kann nicht altern
- Die Meßgenauigkeit hängt nicht von der Ablesegenauigkeit der Bürette ab, sondern von der Genauigkeit der elektronischen Meßgeräte
- Das Ergebnis liegt als elektrisches Signal vor und kann *on-line* von einem Computer ausgewertet werden.

24.4.2 Coulometrische Titrationen in der pharmazeutischen Analytik

Viele klassische Titrationen lassen sich auch coulometrisch durchführen. Bei dieser „elektrischen Titration" ohne Bürette und Maßlösung können dieselben Indikatoren verwendet werden wie bei den entsprechenden *normalen* Titrationen.

Fällungstitration

Halogenide können durch Fällen als Silbersalze mit $AgNO_3$ titriert werden. Die Endpunktsbestimmung kann konduktometrisch, amperometrisch (☞ Kap. 23) oder mit Hilfe eines Farbindikators erfolgen (z.B. Eosin, ☞ Lehrbücher der anorganischen Analytik).

Statt durch Zutropfen einer Silbernitrat-Lösung können die Ag^+-Ionen auch durch elektrolytisches Auflösen einer Silberelektrode freigesetzt werden. Dazu wird ein Silberblech als Anode (d.h. hier am

Plus-Pol der Stromquelle) angeschlossen. Durch anodische Oxidation wird das Silber zu Ag^+-Ionen umgesetzt, die dann als schwerlösliches Silberhalogenid ausfallen.

Neutralisation

Auch Säure-Base-Titrationen lassen sich coulometrisch durchführen. H_3O^+-und OH^--Ionen entstehen bei der Zersetzung von Wasser:

Kathodenreaktion: $2\ H_2O + 2\ e^- = H_2 + 2\ OH^-$

Anodenreaktion: $3\ H_2O = O_2 + 2\ H_3O^+ + 2\ e^-$

Da natürlich immer beide Reaktionen ablaufen, müssen die beiden Elektrodenräume durch ein Diaphragma oder eine Strombrücke getrennt sein.

Redoxtitration

Auch viele Redoxtitrationen lassen sich coulometrisch ohne Maßlösung durchführen (z.B. alle Iodometrischen Bestimmungen). Dazu wird der Analysenlösung ein Überschuß Iodid zugesetzt, das dann zur Titration an der Anode nach und nach zu elementarem Ion oxidiert wird. Die Menge des freigesetzten Iods kann aus der Strom-Kurve abgelesen werden. Der Endpunkt der Titration kann wie bei der „normalen" Iodometrie z.B. mit Stärke-Lösung erfolgen.

Coulometrie im DAB

Trotz der vielfältigen Anwendungsmöglichkeiten hat die Coulometrie (wie auch die Elektrogravimetrie) bisher noch keinen Einzug ins DAB 10 gefunden.

24.5 Übungen

1) Wie groß ist die Zersetzungsspannung von Wasser? Durch welche Parameter kann sie bei einer Elektrolyse beeinflußt werden?

2) Wie groß muß die Elektrolysenspannung gewählt werden, um Blei aus einer Probelösung quantitativ abzuscheiden, wenn die Lösung eine Konzentration von 0,1 mol/l besitzt, und das Blei zu mindestens 99,99% erfaßt werden soll?

3) Warum müssen bei einer coulometrischen Säure-Base-Titration die beiden elektrischen Halbzellen durch ein Diaphragma getrennt werden?

4) Die bromometrische Bestimmung von Iodid soll coulometrisch durchgeführt werden. Wie ist die Vorgehensweise? Welche elektrochemischen Methoden sind zur Erkennung des Endpunktes geeignet?

Methode	„Maß-lösung"	Vorstufe und elektrolytische Reaktion	Beispiele, Bestimmung von
Iodometrie	I_2	$2\ I^- = I_2 + 2\ e^-$	As(III), Sb(III), S^{2-}, H_2O nach Karl Fischer, ...
Bromometrie	Br_2	$2\ Br^- = Br_2 + 2\ e^-$	As(III), Sb(III), I^-, NH_3, ...
Manganometrie	MnO_4^-	$Mn^{2+} + 4\ H_2O = MnO_4^- + 8\ H^+ + 5\ e^-$	Fe(II), Oxalat, Peroxid, Nitrit, ...
Ferrometrie	Fe^{2+}	$Fe^{3+} + e^- = Fe^{2+}$	CrO_4^{2-}, Nitrat, ...

Tab. 24.1: Beispiele für coulometrische Redox-Titrationen

25 Elektrophorese

Unter Elektrophorese versteht man die Wanderung geladener Teilchen in einem Elektrolyten durch Einwirkung eines elektrischen Feldes. Die geladenen Teilchen können in gelöster oder disperser Form vorliegen. Aufgrund der unterschiedlichen elektrophoretischen Beweglichkeit wandern die verschiedenen Teilchen unter dem Einfluß des elektrischen Feldes unterschiedlich schnell und lassen sich somit auftrennen.

25.1 Grundlagen

Auf ein geladenes Teilchen wirkt im elektrischen Feld eine Kraft, die der Ladung und der elektrischen Feldstärke proportional ist. Es gilt:

$$F_E = E \cdot z \cdot e$$

F_E: Kraft, die auf ein geladenes Teilchen einwirkt
z: Ladungszahl
e: Elementarladung
E: elektrische Feldstärke

Aufgrund der auf das geladene Teilchen wirkenden Kraft kommt es in der Anfangsphase zur Beschleunigung bis die Reibungskräfte, die der elektrischen Kraft entgegengesetzt wirken, den gleichen Betrag annehmen und die Teilchen sich mit konstanter Geschwindigkeit weiterbewegen. Die auftretenden Reibungskräfte lassen sich nach dem Stokesschen Gesetz berechnen:

$$F_R = 6 \cdot \pi \cdot r \cdot \eta \cdot v$$

F_R: Reibungskraft
r: Stokes-Radius
η: dynamische Viskosität der Lösung

v: Wanderungsgeschwindigkeit

Bei konstanter Wanderungsgeschwindigkeit gilt $F_E = F_R$. Für die Wanderungsgeschwindigkeit v ergibt sich aus den beiden obigen Gleichungen folgende Beziehung:

$$v = \frac{E \cdot z \cdot e}{6 \cdot \pi \cdot r \cdot \eta}$$

Wie aus der Gleichung hervorgeht, hängt die Wanderungsgeschwindigkeit eines Teilchens von seiner Ladung, seinem Radius, von der Feldstärke und von der Viskosität des Elektrolyten ab. Die Bewegungsrichtung hängt von der Ladung des Teilchens ab: positiv geladene Teilchen wandern zur Kathode, negativ geladene zur Anode.

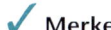 **Merke**

Je höher die Ladung und je kleiner ein Teilchen ist, desto größer ist die Wanderungsgeschwindigkeit.

Außer den Parametern, die direkt in die Gleichung eingehen, spielen für das elektrophoretische Ergebnis die Zusammensetzung, die Ionenstärke und der pH-Wert des Elektrolyten, die Temperatur, die Eigenschaften des elektrischen Feldes sowie die Oberflächeneigenschaften des Trägermaterials eine Rolle.

Elektrophorese mit und ohne Träger

Bei den elektrophoretischen Verfahren unterscheidet man die **trägerfreie Elektrophorese** und die **Elektrophorese auf Trägermaterial**. Zur Trennung von Verbindungen wird heute fast ausschließlich die Trägerelektrophorese verwendet, während die trägerfreie Methode hauptsächlich zur Bestimmung der Ionenbeweglichkeit benutzt wird.

Das Trägermaterial dient zum einen dazu, die Konvektionsströme zu vermeiden, welche durch Temperaturunterschiede in der Lösung entstehen, und die sich negativ auf die Trennung auswirken. Zum

anderen wirken die Träger häufig als Molekularsiebe und verbessern so die Auflösung.

Als Träger dienen:

- Polyacrylamidgele
- Agarosegele
- Agargele
- Stärkegele
- Celluloseacetat
- Papier.

25.2 Prinzipieller Aufbau von Elektrophoreseapparaturen

Eine Apparatur setzt sich aus einer Gleichstromquelle, die die entsprechende Spannung liefert und aus der Elektrophoresekammer zusammen (☞ Abb. 25.1). Die Celluloseacetat-, Agarose- und die Stärkegelelektrophorese werden vor allem mit Gelen in horizontaler Anordnung, die Polyacrylamidgelelektrophorese häufig in Kammern mit vertikaler Ausrichtung der Gele (☞ Abb. 25.2) durchgeführt. Ferner können die Träger nicht nur in Form von Platten bzw. Folien, sondern auch als Zylinder verwendet werden.

Eine Kammer besteht aus zwei Elektrodenräumen, die durch das Gel verbunden sind. Das Gel dient oft gleichzeitig als leitende Verbindung zwischen dem Kathoden- und Anodenraum. Um die Verdampfung der Pufferflüssigkeit durch die Wärmeentwicklung während der Trennung zu vermeiden, werden die Kammern mit einem Deckel verschlossen. Als Elektroden dienen meist Platindrähte.

Kommerziell erhältliche Apparaturen besitzen häufig noch eine Wasserkühlung, die dafür sorgt, daß die während der Elektrophorese erzeugte Wärme abgeleitet wird. Eine Kühlvorrichtung ist insbesondere bei hohen Spannungen erforderlich, um eine starke Hitzeentwicklung zu verhindern.

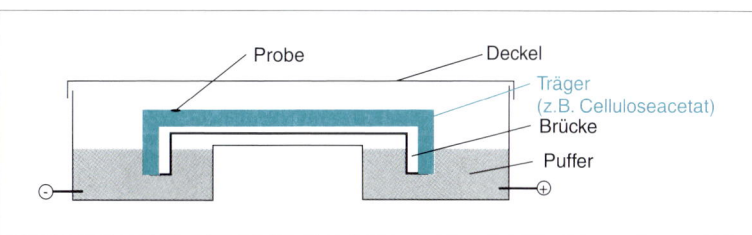

Abb. 25.1: Schematischer Aufbau einer Elektrophoresekammer

25.3 Elektrophoretische Verfahren

25.3.1 Polyacrylamidgel-elektrophorese

Aufgrund der Ladung und der ausgeprägten Größenunterschiede ist die Elektrophorese ein hervorragendes Verfahren zur Auftrennung von Proteinen bzw. Peptiden und DNA. Außer an ihrem isoelektrischen Punkt (pI) besitzen Proteine stets eine positive (pH-Wert des Puffers < pI) oder negative Ladung (pH > pI). Aufgrund der Phosphatreste besitzt DNA bei physiologischen pH-Werten mindestens eine negative Ladung pro Base. Die Polyacrylamid-Gelelektrophorese (Abk. PAGE) ist ein sehr häufig verwendetes Verfahren zur Trennung von Proteinen und DNA-Fragmenten.

Polyacrylamidgele sind chemisch inert und werden durch Polymerisation von Acrylamid und Methylenbisacrylamid als Quervernetzer hergestellt. Bei der Herstellung läßt sich die Porengröße des Gels über das Verhältnis von Acrylamid zu Methylenbisacrylamid steuern. Polyacrylamidgele besitzen Molekularsiebwirkung (☞ 15.3), so daß für die Wanderungsgeschwindigkeit der Teilchen weniger die Ladung, sondern die Molekülgröße eine wesentliche Rolle spielt. Je kleiner ein Teilchen ist, desto weniger wird es durch das dreidimensionale Netz des Trägers in der Bewegung gehindert, desto schneller wandert es. Elektrophoretische Trennungen mit Polyacrylamidgelen werden meistens in

Vertikalkammern durchgeführt (☞ Abb. 25.2). Die Probenaufgabe erfolgt in Probentaschen, welche beim Gießen des Gels durch entsprechende Einsätze entstehen.

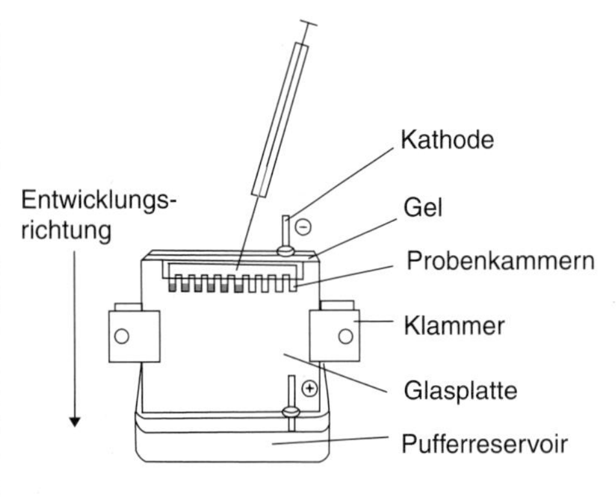

Die Polyacrylamid-Gelelektrophorese kann unter Bedingungen durchgeführt werden, die nicht zur Denaturierung der Proteine führen. Der Vorteil dieser Methode ist, daß die enzymatische Aktivität der Proteine erhalten bleibt. Der Nachteil ist, daß die Wanderungsgeschwindigkeit sowohl von der Ladung als auch von der Größe und Form des Proteins abhängt.

25.3.2 Natriumdodecylsulfat-Polyacrylamid-Gelelektrophorese

Zusatz von Natriumdodecylsulfat (engl. Sodium-Dodecylsulfate, SDS) als Detergens und Zugabe von Mercaptoethanol zur Reduktion von Disulfidbrücken führt zur Denaturierung der Proteine und zur Trennung von Aminosäureketten, die über Disulfidketten verknüpft sind. Außerdem entsteht ein Komplex aus SDS und dem Protein, dessen stark negative Ladung der Masse des Proteins ungefähr

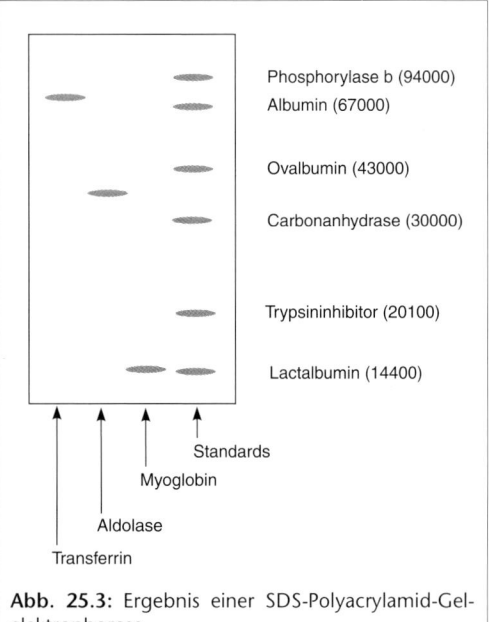

Abb. 25.2: Vertikalkammer für die Polyacrylamidgelelektrophorese

Abb. 25.3: Ergebnis einer SDS-Polyacrylamid-Gelelektrophorese

Entwicklungs-richtung

Kathode
Gel
Probenkammern
Klammer
Glasplatte
Pufferreservoir

Phosphorylase b (94000)
Albumin (67000)
Ovalbumin (43000)
Carbonanhydrase (30000)
Trypsininhibitor (20100)
Lactalbumin (14400)
Standards
Myoglobin
Aldolase
Transferrin

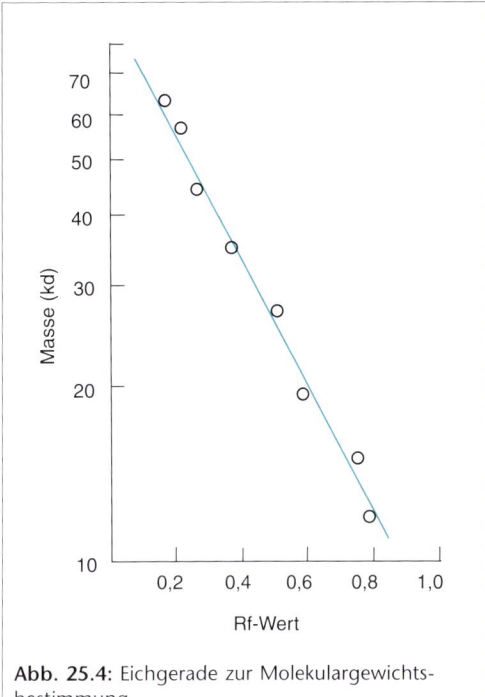

Abb. 25.4: Eichgerade zur Molekulargewichts-bestimmung

proportional ist. Die vom SDS verursachte negative Ladung übersteigt die Eigenladung des Proteins bei weitem, so daß die Eigenladung zu vernachlässigen ist. Die Trennung erfolgt somit lediglich aufgrund der Molekülgröße, so daß sich diese Methode zur Molekulargewichtsbestimmung von Proteinen eignet. Dieses Verfahren wird als Natriumdodecylsulfat-Polyacrylamidgelelektrophorese (**SDS-PAGE**) bezeichnet.

In Abbildung 25.3 ist das Ergebnis einer SDS-PAGE abgebildet. Anhand der Wanderungsstrecke der Probe und der Standards mit bekanntem Molekulargewicht läßt sich das Molekulargewicht der Probe ermitteln. Es besteht eine inverse Korrelation zwischen dem Logarithmus des Molekulargewichts und der Wanderungsstrecke bzw. dem Rf-Wert. Wird der Rf-Wert der Standards gegen den Logarithmus des Molekulargewichts aufgetragen, so erhält man eine Gerade (☞ Abb 25.4). Anhand der Eichgerade läßt sich das Molekulargewicht der einzelnen Proteinbanden über den Rf-Wert ermitteln.

25.3.3 Agarose-Gelelektrophorese

Die Agarose-Gelelektrophorese wird häufig zur Auftrennung von DNA-Bruchstücken verwendet. Die Agarose besteht im Gegensatz zum Agar fast ausschließlich aus neutralen Zuckern, sie geliert bei ca. 40 °C. Zur Herstellung des Gels wird die Agarose in Puffer suspendiert und aufgekocht. Anschließend wird die Lösung in eine entsprechende Gußform gefüllt. Beim Abkühlen der Agarose bildet sich das Gel aus. Die Elektrophorese wird anschließend meistens in horizontaler Ausrichtung des Gels durchgeführt. Für Protein- und DNA-Trennungen werden in der Regel 1-4%ige Gele verwendet.

25.3.4 Isoelektrische Fokussierung

Die isoelektrische Fokussierung (IEF) ist ein elektrophoretisches Verfahren, bei dem amphotere Makromoleküle (meist Proteine bzw. Peptide) in einem Elektrolyten mit einem entlang der Trennstrecke kontinuierlich steigendem oder fallendem pH-Wert aufgetrennt werden. Die Proteine wandern entsprechend ihrem isoelektrischen Punkt. Ist der pH-Wert des Elektrolyten kleiner als der isoelektrische Punkt, dann ist das Protein positiv geladen und wandert zur Kathode, und zwar so lange, bis der pH-Wert der Umgebung dem isoelektrischen Punkt entspricht. An dieser Stelle des Gels ist das Protein ungeladen, es bleibt also stehen. Ist der pH-Wert der Umgebung dagegen höher als der isoelektrische Punkt wandert das Protein aufgrund seiner negativen Nettoladung in entgegengesetzter Richtung, d.h. zur Anode, und dies wiederum so lange bis der pH-Wert der Umgebung dem isoelektrischen Punkt entspricht. Das Protein wird folglich an der Stelle des Gels aufkonzentriert (fokussiert), an der der pH-Wert des Elektrolyten dem isolelektrischen Punkt des Proteins entspricht. Da die Trennung auf der Fokussierung beruht und die getrennten Proteine nicht der Diffusion unterliegen, besitzt die IEF ein sehr hohes Auflösungsvermögen. Die IEF ist z.B. zur Auftrennung von Isoformen von Proteinen geeignet, die sich lediglich in 1 Aminosäure bzw. 1 Ladung unterscheiden.

Der pH-Gradient kann zum einen durch den Einbau von Acrylamidderivaten mit sauren oder basischen Endgruppen bei der Polymerisation von Acrylamidgelen erreicht werden. Generiert man anhand dieser Derivate ein Polyacrylamidgradientengel, so erhält man einen **immobilisierten pH-Gradienten**.

Wird der pH-Gradient dagegen mit Trägerampholytlösungen durch Anlegen eines elektrischen Feldes erzeugt, so erhält man einen mobilen pH-Gradienten. Als Trägerampholyten eignen sich z.B. Polyamincarbonsäuren mit unterschiedlichen pI-Werten. Aufgrund ihrer Ladung wandern sie im elektrischen Feld und bleiben stehen, wenn sie den isoelektrischen Punkt erreicht haben und bauen auf diese Weise einen pH-Gradienten zwischen den Elektroden auf.

25.3.5 Zweidimensionale Elektrophorese

Bei der zweidimensionalen Elektrophorese wird die isoelektrische Fokussierung (IEF) mit der Natriumdodecylsulfat-Polyacrylamidgelelektrophorese (SDS-PAGE) kombiniert. Zuerst werden die Bestandteile einer Probe durch die IEF aufgetrennt (☞ Abb. 25.5). Anschließend wird der Gelstreifen horizontal auf ein SDS-Polyacrylamidgel gelegt und mittels SDS-PAGE analysiert. Mit dieser Methode lassen sich in einem einzigen Ansatz z.T. über tausend Proteine trennen und nachweisen. Die Lage des Signals gibt dabei Aufschluß über die Größe (in y-Richtung) und den isoelektrischen Punkt (in x-Richtung) des Proteins.

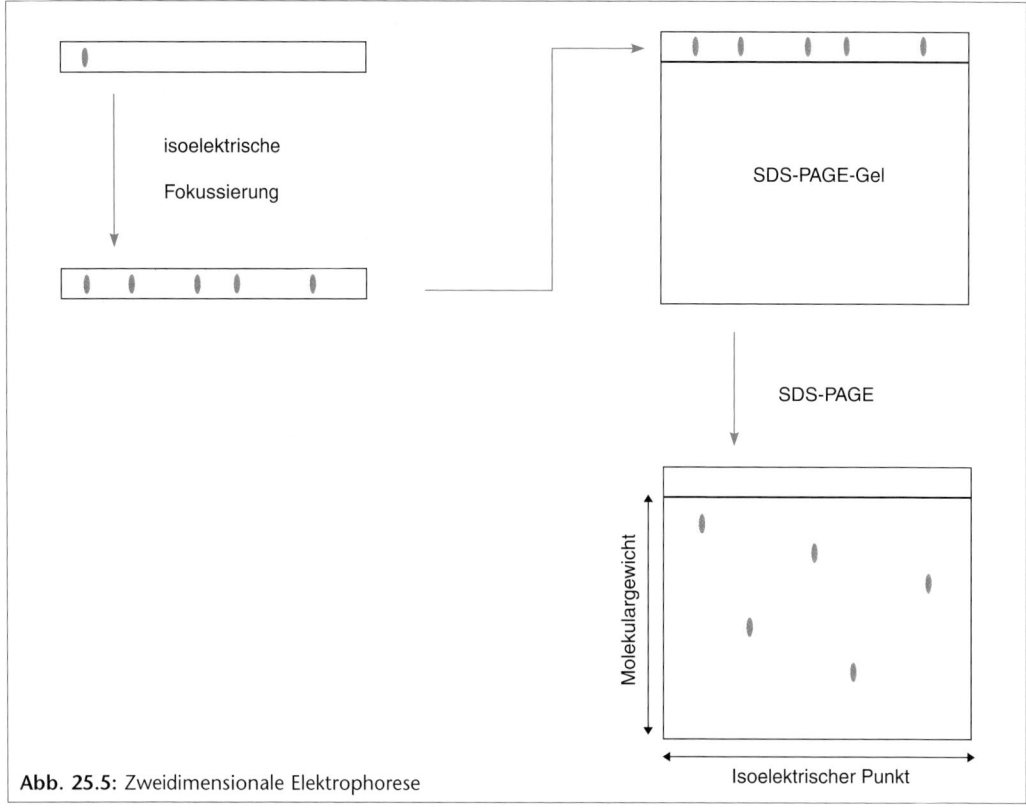

Abb. 25.5: Zweidimensionale Elektrophorese

25.4 Praktische Durchführung elektrophoretischer Verfahren

Die praktische Durchführung läßt sich in folgende Schritte einteilen:

- Herstellung des Gels
- Einfüllen des Puffers in die Elektrodenräume
- Auftragen der Proben
- Anlegen einer Spannung für eine bestimmte Zeit
- Detektion der getrennten Substanzen.

Die Art der Detektion richtet sich nach den nachzuweisenden Verbindungen. Proteine lassen sich mit bestimmten Farbstoffen (z.B. Coomassie-Blau) anfärben. Ferner existieren zahlreiche spezifische Nachweismethoden für bestimmte Substanzen und Substanzklassen (z.B. Glykoproteine, Hämoproteine). Die Silberfärbung ist ein empfindliches Nachweisverfahren für Proteine und DNA in Polyacrylamidgelen. DNA in Agarosegelen wird sehr häufig mittels Ethidiumbromid detektiert. Ethidiumbromid bildet mit DNA oder RNA Komplexe, welche bei Bestrahlung mit UV-Licht fluoreszieren.

Ein weiteres Nachweisverfahren für Proteine nützt die spezifische Erkennung von Antigenen durch die entsprechenden Antikörper aus. Nach der Übertragung der getrennten Proteine vom Gel auf spezielle Membranen lassen sich die einzelnen Proteine spezifisch mit entsprechenden Antiseren (Antigen-Antikörperreaktion) nachweisen. Diese Methode (der sog. Western Blot) kombiniert die elektrophoretische Trennung mit einem spezifischen, immunologischen Nachweisverfahren.

Elektrophoretische Verfahren liefern nicht nur qualitative sondern auch quantitative Aussagen. Die Intensitäten der nach der Färbung erhaltenen Banden lassen sich z.B. mit einem Scanner (☞ 16.7.1) ermitteln.

25.5 Kapillarelektrophorese

Diese Methode unterscheidet sich apparativ sehr von den klassischen elektrophoretischen Verfahren, deshalb wird sie hier separat behandelt. Bei der Kapillarelektrophorese erfolgt die Trennung von Substanzen in einer dünnen Röhre (Kapillare), an der ein elektrisches Feld anliegt. Die Verwendung von Kapillaren anstatt von Flachgelen bringt mehrere Vorteile mit sich:

- Aufgrund des geringen Innendurchmessers sind die Konvektionströme gering
- Die große Oberfläche der Kapillare und das geringe Puffervolumen erlaubt den schnellen Abtransport der Wärme, man kann bei hohen Spannungen arbeiten
- Es stehen Kapillarmaterialien zur Verfügung, die optische Durchlässigkeit besitzen, so daß die Komponenten direkt mit einem entsprechenden Detektor quantifiziert werden können.

Die Kapillarelektrophorese vereint somit die Trenntechnik der klassischen Elektrophorese mit den ins-

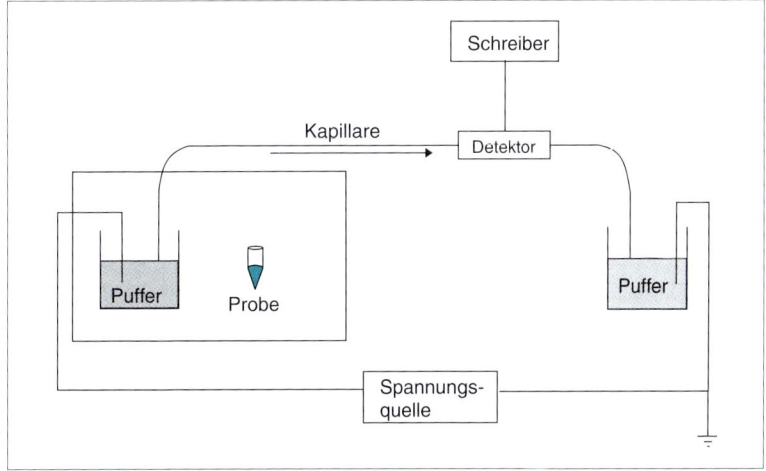

Abb. 25.6: Apparatur zur Kapillarelektrophorese

trumentellen Möglichkeiten der Chromatographie. Abb 25.6. zeigt den schematischen Aufbau einer Apparatur für die Kapillarelektrophorese. Zwei Pufferreservoirs, welche die Elektroden enthalten, werden durch die Kapillare miteinander verbunden. Am Ende der Kapillaren befindet sich ein Detektor (meistens ein UV-Detektor), welcher die getrennten Substanzen registriert und das Signal an einen Schreiber bzw. Integrator weitergibt. Wie bei der GC oder HPLC wird das Signal in Abhängigkeit von der Zeit registriert, das elektrophoretische Ergebnis entspricht formal einem äußeren Chromatogramm (☞ 14.1.4, 14.2.2).

Die Kapillaren besitzen einen Innendurchmesser zwischen 20 und 200 µm und sind in der Regel zwischen 20 und 150 cm lang. Das Wandmaterial der Kapillaren besteht normalerweise aus amorphem Siliziumdioxid (*fused silica,* ☞ 18.3.2). Um Bandenverbreiterung durch große Probenzonen zu vermeiden, sind die injizierten Probenvolumina sehr gering und liegen im Bereich von 2-30 nl. Die kleinen Auftragevolumina haben zur Folge, daß mit relativ hohen Probenkonzentrationen gearbeitet werden muß, um die Probenkomponenten noch detektieren zu können. Zum reproduzierbaren Auftragen derart kleiner Volumina wurden spezielle Injektionsverfahren entwickelt.

Die Trennleistungen, die mit der Kapillarelektrophorese erreicht werden sind sehr hoch, die durchschnittliche Anzahl der theoretischen Böden (☞ 14.2.3) liegt bei 100 000 - 300 000. Die Trennungen werden üblicherweise bei Spannungen von 10-30 kV durchgeführt.

Je nach Trennbedingungen wird zwischen verschiedenen Arten der Kapillarelektrophorese unterschieden.

25.5.1 Wanderung der Ionen, elektroosmotischer Fluß

Die Ionen einer Probe wandern entsprechend ihrer Ladung, d.h. Kationen wandern zur Kathode während Anionen zur Anode wandern. Bei der Verwendung von unbeschichtetem Kieselgel als Kapillare entsteht bei Elektrolyten (Puffern) mit einem pH-Wert >2,5 wegen der teilweisen Deprotonierung der freien Silanolgruppen der Kapillarwand eine negative Ladung auf der Oberfläche der Kapillaren (Abb. 25.7). Durch die freigesetzten Protonen ent-

steht ein positiver Ladungsüberschuß im Elektrolyten. Wird eine Spannung angelegt, so wandern die Kationen des Elektrolyten zur Kathode und ziehen wegen ihrer Solvathüllen die gesamte Pufferlösung mit. Dieser Fluß in Richtung Kathode wird als elektroosmotischer Fluß bezeichnet. Bei einem kationischen Probenmolekül addieren sich die elektroosmotische und die elektrophoretische Mobilität, da beide gleich gerichtet sind. Andere Verhältnisse liegen bei negativ geladenen Teilchen vor. Hier sind die elektroosmotische und elektrophoretische Mobilität entgegengerichtet. Übertrifft die Geschwindigkeit des elektroosmotischen Flusses die elektrophoretische Mobilität einer anionischen Probe, so wandert diese sogar zur Kathode, obwohl sie negativ geladen ist.

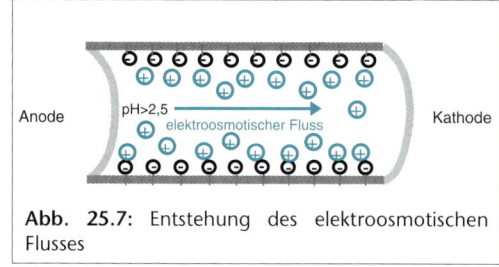

Abb. 25.7: Entstehung des elektroosmotischen Flusses

25.5.2 Kapillarzonenelektrophorese

Bei der Kapillarzonenelektrophorese ist die Kapillare ausschließlich mit dem Elektrolyten gefüllt. Hier beruht die Trennung auf den Mobilitätsdifferenzen der einzelnen Probenbestandteile. Dieses Verfahren ist die zur Zeit am häufigsten angewendete Methode.

25.5.3 Kapillargelelektrophorese

Bei der Kapillargelelektrophorese ist die Kapillare mit einem Gel oder einer Polymerlösung gefüllt. Wie bei der normalen Gelelektrophorese hängt die Wanderungsgeschwindigkeit von der Molekülgröße und der Ladung ab.

25.5.4 Micellare elektrokinetische Chromatographie

Die micellare elektrokinetische Chromatographie (MEKC) ist eine Sonderform der Kapillarelektrophorese, mit der ungeladene Moleküle getrennt werden können. Dazu werden dem Puffer Detergentien zugesetzt, welche Micellen ausbilden. Aufgrund der Ladung der Detergentien besitzen die Micellen eine elektrophoretische Mobilität, sie wandern im elektrischen Feld. Die Analysensubstanz verteilt sich entsprechend ihrer Lipophilie zischen dem hydrophilen Elektrolyten und den lipophilen Micellen. Die Wanderungsgeschwindigkeit einer Substanz hängt also vom Verteilungsverhalten zwischen den beiden Phasen ab. Diese Wechselwirkung entspricht der Verteilung zwischen mobiler und stationärer Phase in der Chromatographie (☞ 14.1.3), so daß es sich bei der MEKC um ein echtes chromatographisches Verfahren handelt.

Lösungen der Übungsaufgaben

1 Einführung

1.1)

In einem Spektrum wird immer die gemessene Intensität der elektromagnetischen Strahlung gegen die Energie aufgetragen. Die Intensität kann als Absorption, als Transmission oder als Emissionsintensität aufgetragen werden. Als Energieskala wird meist entweder die Wellenlänge oder die Frequenz der Strahlung angegeben.

1.2)

NMR, IR, UV/VIS/AAS

Die Energie E der Strahlung ist proportional zu ihrer Frequenz ν bzw. umgekehrt proportional zur Wellenlänge λ.

$$E = h \cdot \nu = h \cdot \frac{c}{\lambda}$$

Die Wellenlängen der Methoden sind:

NMR	10 cm bis einige Meter
IR	2,5 µm bis 50 µm
UV/VIS	200 nm bis 800 nm.

AAS ist auch eine UV/VIS-spektroskopische Methode.

1.3)

Es gelten die Beziehungen:

$$E = h \cdot \nu$$

$$c = \nu \cdot \lambda$$

$$E = h \cdot \frac{c}{\lambda}$$

E: Energie

ν: Frequenz der Strahlung

λ: Wellenlänge der Strahlung

h: Plancksches Wirkungsquantum,
$h = 6,626 \cdot 10^{-34}$ J s

c: Lichtgeschwindigkeit, $c = 2,998 \cdot 10^8$ ms^{-1}

Um die Energie in Joule zu erhalten, müssen alle Größen in den Einheiten des SI angegeben werden.

a) $E = h \cdot \dfrac{c}{\lambda}$

$\qquad = 6,626 \cdot 10^{-34} \, Js \cdot \dfrac{2,998 \cdot 10^8 \, ms^{-1}}{500 \cdot 10^{-9} \, m}$

$\qquad = 3,97 \cdot 10^{-19} \, J$

b) $E = h \cdot \dfrac{c}{\lambda}$

$\qquad = 6,626 \cdot 10^{-34} \, Js \cdot \dfrac{2,998 \cdot 10^8 \, ms^{-1}}{0,005 \cdot 10^{-3} \, m}$

$\qquad = 3,97 \cdot 10^{-20} \, J$

c) $E = h \cdot \dfrac{c}{\lambda}$

$\qquad = 6,626 \cdot 10^{-34} \, Js \cdot 60 \cdot 10^6 \, s^{-1} = 3,97 \cdot 10^{-26} J$

1.4)

Licht (allgemein: elektromagnetische Strahlung) kann nur dann absorbiert werden, wenn die Energie jedes einzelnen Lichtquants *(E = h · ν)* genau ausreicht, um die Moleküle oder Atome in einen angeregten Zustand zu versetzen.

Wenn die Energie der Quanten kleiner ist, findet keine Absorption statt, da es nicht möglich ist, die Energie mehrerer Quanten für eine Anregung aufzusummieren.

Wenn die Energie der Quanten größer ist, findet auch keine Absorption statt, da die Strahlung ihre Energie nicht in kleineren „Portionen" als die der Quanten abgeben kann.

1.5)

a) Die Transmission ist die Durchlässigkeit der Probe in Prozent:

$$T = \frac{I}{I_0} = \frac{25}{100} = 25 \, \%$$

b) Die Absorption ist logarithmisch definiert:

$$A = \log_{10} \frac{I_0}{I} = \log_{10} \frac{100}{25} = 0,602$$

c) Die Größe einer gemessenen Absorptionen darf im Bereich zwischen 0,2 und 1,5 liegen, da sonst der relative Fehler zu groß ist.

1.6)

Eine Messung darf nur dann mit der Zumischmethode ausgewertet werden, wenn sichergestellt ist, daß im gesamten Meßbereich ein linearer Zusammenhang zwischen der Meßgröße (meist Absorption) und der Konzentration der Probe besteht. Da bei der Zumischmethode extrapoliert wird, kann dies nicht bei der graphischen Auswertung der Messung überprüft, sondern muß durch eine gesonderte Meßreihe sichergestellt werden.

Darüber hinaus darf das Meßgerät weder eine Verschiebung der Nullinie noch eine fehlerhafte Eichung der Absorptionsskala aufweisen (☞ 1.5.4).

2   Refraktometrie

2.1)

Totalreflexion kann nur auftreten, wenn der Austrittswinkel des Lichtstrahls zum Lot größer ist als der Eintrittswinkel.

Da der Winkel eines Lichtstrahls auf der Seite des optisch dünneren Medium immer kleiner ist als auf der des optisch dichteren, wird der Lichtstrahl beim Übergang vom optisch dünneren zum optisch dichteren Medium immer zum Lot hin gebrochen und es kann keine Totalreflexion auftreten.

2.2)

Die relative Brechzahl ist gegenüber der von Luft definiert. Die relative Brechzahl von Luft ist deshalb *immer* exakt Eins.

2.3)

Es gilt das Brechungsgesetz von Snellius:

$$\frac{\sin \alpha}{\sin \beta} = \frac{n_2}{n_1}$$

α: Einfallswinkel (in Luft)
β: Ausfallswinkel (in Wasser)
n_1: relativer Brechungsindex von Luft ($n_1 = 1,0$)
n_2: relativer Brechungsindex von Wasser ($n_2 = 1,333$)

Das Brechungsgesetz muß nach sin β aufgelöst und der Sinus in den Winkel umgerechnet werden:

$$\sin \beta = \frac{n_1}{n_2} \cdot \sin 25° = 0,317$$

$$\beta = 18,5°$$

Da Wasser das opt. dichtere Medium ist, kann keine Totalreflexion auftreten. Im umgekehrten Fall (Lichtstrahl vom Wasser in die Luft) ergibt sich der Grenzwinkel α, indem der Ausfallswinkel β gleich 90° gesetzt wird:

$$\sin \alpha = \frac{n_2}{n_1} \cdot \sin 90° = \frac{1,0}{1,333} \cdot 1 = 0,750$$

$$\alpha = 48,6°$$

3 Polarimetrie

3.1)

Der Drehwinkel ist proportional zur Probenkonzentration. Deshalb bringt eine zweite Messung mit anderer Konzentration Klarheit über das Vorzeichen des Drehwinkels.

Wenn z.B. eine zweite Messung mit einer Konzentration von 3 g pro 100 ml Wasser durchgeführt wird, dann ergibt sich entweder ein Drehwinkel von +97/2 = +48,5°, oder ein Drehwinkel von -263/2 = -131,5°.

3.2)

a) Zur Gehaltsbestimmung kann die Definitionsgleichung des spez. Drehwerts umgeformt werden:

$$c = \frac{\alpha_{gemessen} \cdot 100}{[\alpha]_{20}^{D} \cdot l}$$

$$c = \frac{0,51° \cdot 100}{2,7° \, ml \cdot dm^{-1} \cdot g^{-1} \cdot 1 \, dm} = 18,9$$

Das Ergebnis ist die Konzentration in g/100 ml entsprechend der Definition des spezifischen Drehwerts. $c = 18,9 \%$.

b) Alanin besitzt ein asymmetrisches Kohlenstoffatom. Es ist deshalb ein chirales Molekül.

c) L-Alanin und D-Alanin sind Enantiomere. Sie zeigen denselben Betrag der optischen Drehung, jedoch mit umgekehrtem Vorzeichen.

Eine Lösung mit gleicher Konzentration an D-Alanin würde deshalb die Ebene von linear polarisiertem Licht um -0,51° drehen.

4 Spektralpolarimetrie

4.1)

ORD: Der Betrag des Drehwerts wird bei normaler ORD mit zunehmender Wellenlänge immer kleiner. Das Vorzeichen ändert sich nicht und bleibt positiv. Da Glucose keine Absorption zeigt, liegt im gesamten Meßbereich eine normale ORD vor.

CD: Im Bereich normaler ORD tritt kein Circulardichroismus auf! Die CD-Kurve ist deshalb im gesamten Meßbereich Null.

4.2)

Bei positivem Cotton-Effekt geht der erste Ausschlag der ORD-Kurve immer nach unten. Die ORD-Kurve verläuft im Bereich positiver Drehwinkel. Der Betrag des Drehwertes fällt mit größer werdender Wellenlänge. Bei ca. 238 nm tritt ein Cotton-Effekt auf. Der erste Ausschlag zeigt nach unten, der zweite nach oben.

Die CD-Kurve zeigt im Bereich der Absorptionswellenlänge einen positiven Ausschlag. Die Kurven entsprechen denen in Abb. 4.2.

5   Kolorimetrie

5.1)

Von einer orangeroten Substanz wird das Licht der Komplementärfarbe Blau absorbiert. Von einer blauen Substanz wird das Licht der Komplementärfarbe Orange absorbiert (☞ Tab. 5.1). Da blaues Licht energiereicher ist, wird zur Anregung der Elektronen im β-Karotin mehr Energie benötigt als zur Anregung der Elektronen des Kupfersulfates.

5.2)

Beim Eintauchkolorimeter können die Intensitäten direkt verglichen werden, weil auf gleiche Intensitäten abgeglichen wird. Theoretisch müssen auch hier die Absorptionen verglichen werden. Wenn aber die Absorptionen zweier Lösungen bei derselben Bestrahlungsintensität gleich sind, dann sind zwingend auch die absoluten Intensitäten gleich.

Das Lambert-Beersche Gesetz für die Probe P und für die Referenz R lautet:

$$A_P = \varepsilon \cdot c_P \cdot b_P$$

$$A_R = \varepsilon \cdot c_R \cdot b_R$$

Bei gleicher Absorption können die Formeln gleichgesetzt werden (die Extinktionskoeffizienten sind ebenfalls gleich):

$$\varepsilon \cdot c_P \cdot b_P = \varepsilon \cdot c_R \cdot b_R$$

$$\frac{c_P}{c_R} = \frac{b_R}{b_P}$$

6   Atomabsorptions-spektroskopie

6.1)

Ein Bandenspektrum ergibt sich, wenn neben der zur Bestimmung verwendeten Anregung noch weitere relativ energiearme Anregungen des Moleküls möglich sind. Im UV/VIS-Spektrum sind z.B. die Molekülschwingungen als Feinstruktur der Absorptionsbanden zu sehen.

Bei der AAS werden Anregungen gasförmiger Atome beobachtet. Mit UV/VIS-Strahlung können in gasförmigen Atomen nur Elektronen angeregt werden. Deshalb sind die Absorptionen sehr schmal (Absorptionslinien).

6.2)

In der AAS gilt, wie bei allen absorptionsspektroskopischen Verfahren, das Lambert-Beersche Gesetz. Allerdings gibt es hier keine exakte Küvettenlänge oder Probenkonzentration. Diese geräteabhängigen Größen können nur mit Hilfe von Kalibriergeraden berücksichtigt werden. Die Absorptionskoeffizienten können deshalb auch nicht tabelliert und auf andere Meßinstrumente übertragen werden.

6.3)

Vorteile der AAS:
- große Empfindlichkeit und Meßgenauigkeit.
- Selektivität: Auf Grund der schmalen Absorptionslinien können einzelne Elemente ohne vorherige Abtrennung aus dem Probengemisch erfaßt werden.
- Die Konzentration eines Elements in der Probe kann bestimmt werden, ohne daß die Art der chemischen Bindung des Elements bekannt sein muß.

7   Flammenphotometrie

7.1)

In der Flammenphotometrie werden die Emissionslinien neutraler Atome zur Analyse herangezogen. Die Flammentemperatur muß hoch genug sein um die Probe zu *atomisieren* und *anzuregen*. Je größer die Konzentration angeregter Atome ist, desto intensiver ist die Emission.

Wenn die Flammentemperatur allerdings zu hoch ist, können die Atome auch ionisiert werden. Ionisierte Atome zeigen andere Emissionslinien als neutrale. Die Intensität der Linien der neutralen Atome fällt daher bei sehr hohen Temperaturen wieder. Es gibt für jedes Element eine optimale Temperatur.

7.2)

Zur quantitativen Bestimmung soll nur eine Linie eines Elements verwendet werden. Ohne Monochromator würde auch von anderen in der Probe vorhandenen Elementen emittiertes Licht registriert werden.

8 UV/VIS-Spektroskopie

8.1)

Die Anregungsenergien der core-Elektronen sind zu groß. Sie liegen außerhalb des Meßbereichs der UV/VIS-Spektroskopie.

8.2)

- Chromophor: Strukturelement eines Moleküls, das Absorptionen im UV/VIS-Bereich des elektromagnetischen Spektrums zeigt.
- auxochrome Gruppe: Strukturelement eines Moleküls, das die Absorptionen eines Chromophors verschiebt oder verändert.
- bathochromer shift: Verschiebung der Absorption zu größeren Wellenlängen (Rotverschiebung).
- hypsochromer shift: Verschiebung der Absorption zu kleineren Wellenlängen (Blauverschiebung).
- hyperchromer shift: Verstärkung einer Absorption.
- hypochromer shift: Abschwächung einer Absorption.

8.3)

Die α-Bande des Benzols resultiert aus einem verbotenen Elektronenübergang. Bei substituierten Benzol-Derivaten ist die Symmetrie des Moleküls kleiner als beim Benzol selbst. Dadurch wird das Verbot *gelockert*. Zusätzlich gibt es bei substituierten Aromaten mehr Möglichkeiten zu Molekülschwingungen die das Symmetrieverbot auch lokkern.

8.4)

Durch Protonierung wird immer ein freies Elektronenpaar eines Moleküls für eine neue kovalente Bindung benutzt. Wenn das Elektronenpaar zuvor an einem Chromophor (bzw. einer auxochromen Gruppe) beteiligt war, wird durch die Protonierung das mesomere System des Chromophors verklei-

nert. Die Absorption eines Moleküls ist aber umso langwelliger, je größer das mesomere System ist.

8.5)

Mit der ersten Messung wird der spezifische Absorptionskoeffizient bestimmt:

$$A_{1cm}^{1\%}(\lambda) = \frac{A}{c \cdot b}$$

$$A_{1cm}^{1\%}(250\ nm) = \frac{0,86}{9,5 \cdot 10^{-4}\ \% \cdot 1\ cm} = 905,3$$

Damit kann die Konzentration der Analyse berechnet werden:

$$c = \frac{A}{A_{1cm}^{1\%}(\lambda) \cdot b}$$

$$c = \frac{0,65}{905,3 \cdot 1\ cm} = 7,2 \cdot 10^{-4}$$

Die Konzentration ist $c = 7,2 \cdot 10^{-4}\ \%$.

8.6)

Beim Wechsel vom unpolaren zum polareren Lösungsmittel wird die Energie des $n \rightarrow \pi^*$-Übergangs größer und die des $\pi \rightarrow \pi^*$-Übergangs kleiner. Die Absorptionswellenlänge der verbotenen langwelligen Absorption wird deshalb kleiner (hypsochrom) und die Wellenlänge der kurzwelligen Absorption größer (bathochrom, ☞ 8.2.3).

9 Fluorimetrie

9.1)

Vorteile

- Größere Selektivität, da nur wenige Verbindungen Fluoreszenz zeigen.
- Große Genauigkeit (bei hoher Quantenausbeute der Fluoreszenz), da nicht die Schwächung eines Lichtstrahls, sondern die Gesamtintensität des Fluoreszenzlichts registriert wird.

Nachteile

- Nur fluoreszierende Verbindungen können erfaßt werden.
- Bei kleiner Quantenausbeute ist die Fluoreszenzintensität sehr klein.

9.2)

Größere Selektivität, da nur wenige Verbindungen Fluoreszenz zeigen. Diese können neben einem Überschuß anderer Verbindungen erfaßt werden.

Die Spurenanalyse fluoreszierender Verbindungen ist sehr genau, wenn als Detektor für das Fluoreszenzlicht ein sehr empfindlicher Photoelektronenmultiplier verwendet wird.

9.3)

Vor der Fluoreszenz findet immer eine teilweise Deaktivierung der Moleküle durch Abgabe von Energie als Wärme an das Lösungsmittel statt (*vibrational relaxion*, ☞ 1.3.2).

10   IR-Spektroskopie

10.1)

Da im IR-Spektrum Schwingungen der kovalenten Bindungen von Molekülen erfaßt werden, sind nur die Materialien uneingeschränkt IR-durchlässig, die keine chemischen Bindungen enthalten. Meist werden zur Herstellung der optischen Bauteile eines IR-Spektrometers Alkalihalogenide (z.B. Kaliumbromid, Natriumchlorid) verwendet.

10.2)

Die Frequenz einer Valenzschwingung zwischen den Atomen A und B läßt sich mit der Formel

$$\nu = Konst. \cdot \sqrt{\frac{k_{AB}}{\mu_{AB}}}$$

k_{AB}: Kraftkonstante der chemischen Bindung zwischen A und B

μ_{AB}: reduzierte Masse der Atome A und B

abschätzen. Die Bindungsstärke der C-S-Bindung ist sicher kleiner als die der C-O-Bindung (größeres Atom, kleinere Elektronegativität). Die Masse des Schwefelatoms ist größer als die eines Sauerstoffatoms. Beide Effekte führen zu einer **kleineren** Schwingungsfrequenz und damit auch zu einer kleineren Wellenzahl gegenüber einer C-O-Valenzschwingung.

10.3)

Polare Strukturelemente und funktionelle Gruppen ergeben intensive Banden im IR-Spektrum.

10.4)

Schwach oder gar nicht zu sehen sind die Schwingungen von unpolaren Molekülteilen sowie die von symmetrischen Molekülen.

10.5)

Die Frequenz einer Valenzschwingung kann direkt mit der Stärke der chemischen Bindung zwischen zwei Atomen in korreliert werden (☞ 10.1.2).

10.6)

Spektrum ☞ Abb. 10.18

1. Erster Blick

sicher:

- 1700 cm^{-1}: Carbonyl-Gruppe
- > 3000 cm^{-1}: H an ungesättigten C-Atomen
- < 3000 cm^{-1}: H an gesättigten C-Atomen

2. Genauere Analyse

- 3600 - 3400 cm^{-1} (b): evtl. N-H-Valenzschwingung
- 1500 - 1600 cm^{-1}: 2 scharfe Banden, ν(C=C) oder Aromat
- 800 - 700 cm^{-1}: oop-Schwingungen eines Aromaten

3. Zuordnung zu funktionellen Gruppen

- Carbonyl-Verbindung. Nicht Säure/Ester, da keine ν(C-O). Vermutlich Säureamid
- Aromatische Struktur wegen C-H-Valenzschwingungen, oop-Schwingungen und den Valenzschwingungen der Doppelbindung
- Alkylreste wegen der C-H-Valenzschwingungen

4. Weitere charakteristische Banden

- 1220 cm^{-1}: ?
- ca. 1400 cm^{-1}: evtl. Amidbande bei sehr kleiner Wellenzahl, N-H-Deformationsschwingung (Amid II) oder C-N-Valenzschwingung (Amid III)

5. Ergebnis

Wellenzahl, Form	Zuordnung	Strukturelement
3400 - 3600 cm^{-1} (b)	$\nu(N\text{-}H)$	N-H-Valenzschwingung, sehr breit
3000 - 3090 cm^{-1}	$\nu(C\text{-}H)$	Valenzschwingungen aromatischer und olefinischer C-H-Bindungen
3000 - 2800 cm^{-1}	$\nu(C\text{-}H)$	Valenzschwingungen aliphatischer C-H-Bindungen
1700 cm^{-1} (ss)	Amid I	Valenzschwingung einer Carbonylverbindung
1600 cm^{-1} (w, sp) 1500 cm^{-1} (sp)	$\nu(C_{ar}\text{-}C_{ar})$	Valenzschwingungen des Aromaten
690 cm^{-1} (sp) 770 cm^{-1} (sp)	$\Gamma(Aromat)$	out-of-plane Schwingung der H-Atome am Aromaten: monosubstituiert

10.7)

- Das IR-Spektrum ist sehr viel charakteristischer für eine chemische Verbindung als das UV/VIS-Spektrum. Es gibt (praktisch) keine zwei Arzneistoffe mit identischem IR-Spektrum.
- Jeder Arzneistoff zeigt ein IR-Spektrum!

11   Raman-Spektroskopie

11.1)

Der Streuung des Lichts durch den Raman-Effekt liegt ein Zwei-Photonen-Prozeß zugrunde. Ein Lichtquant des Anregungslichts wird absorbiert und ein anderes mit anderer Energie emittiert. Dementsprechend kann die Energie des Raman-Lichts kleiner oder größer sein als die des Anregungslichts.

11.22)

Die Wellenlänge des Anregungslichts für die Raman-Spektroskopie liegt meist im sichtbaren Spektralbereich. Durch die Anregung von Molekülschwingungen ist das emittierte Raman-Licht um den Betrag der Schwingungsenergien gegenüber der Anregungswellenlänge verschoben. Die relativ kleinen Schwingungsenergien führen aber nur zu einer minimalen Veränderung der Wellenlänge, so daß das gesamte im Raman-Spektrum erfaßte Licht im sichtbaren Bereich liegt.

Im Raman-Schwingungsspektrum wird nicht die Wellenlänge des Streulichts, sondern die Differenz der Wellenlängen von Streulicht und Anregungslicht dargestellt.

12   NMR-Spektroskopie

12.1)

Bei allen spektroskopischen Methoden mit Ausnahme der Kernspinresonanz-Spektroskopie wird die Lage von Energieniveaus von Molekülen bestimmt, die von Natur aus vorhanden sind. Die verschiedenen Energien der Orientierungen der Kernspins entstehen dagegen erst im Magnetfeld des Spektrometers. Eine Probe außerhalb des Spektrometers zeigt keine Kernspinresonanz.

Da auch die Größe der Anregungsenergien von der Magnetfeldstärke abhängt, kann im Spektrum keine absolute Energieskala verwendet werden.

12.2)

Ein Isotop eines Elements wird empfindlich genannt, wenn es zu einem starken Signal im NMR-Spektrum führt. Dazu muß das Isotop

- im natürlichen Isotopengemisch mit großer Häufigkeit vorkommen
- ein großes magnetogyrisches Verhältnis besitzen
- eine Kernspinquantenzahl von ungleich Null haben, da die Atomkerne dieses Isotops sonst kein magnetisches Moment besitzen.

12.3)

Je stärker das Magnetfeld ist, desto größer ist der Energieunterschied der verschiedenen Orientierungen eines atomaren magnetischen Moments im Magnetfeld.

Je stärker das Magnetfeld ist, desto

- mehr unterscheiden sich die Resonanzenergien verschiedener Atomkerne
- intensiver werden die Absorptionen, weil weniger Atomkerne thermisch angeregt werden können (☞ 12.1.2)
- einfacher interpretierbar werden die NMR-Spektren.

In schwachen Magnetfeldern sind eher Aufspaltungen höherer Ordnung zu finden. In starken Magnetfeldern eher Aufspaltungen 1. Ordnung.

12.4)

Die Energieeinheit im NMR-Spektrum ist die chemische Verschiebung δ. Die chemische Verschiebung ist der Unterschied der Resonanzfrequenz der Atome einer Probe zu der der Atome des Standards TMS, bezogen auf die TMS-Frequenz.

Da die Unterschiede der Resonanzfrequenzen sehr klein sind wird δ in ppm angegeben. Die chemische Verschiebung ist unabhängig von der Magnetfeldstärke (☞ 12.1.3).

12.5)

Die ^{1}H-NMR-Spektroskopie ist heute die wichtigste Methode zur Strukturaufklärung organischer Verbindungen.

12.6)

Die Feinstruktur eines NMR-Signals spiegelt die Kopplungen eines Atomkernes mit anderen Kernen des Moleküls wieder. Es lassen sich deshalb Zahl, Art und Abstand von Atomen in der Umgebung eines Atomkernes ableiten.

12.7)

Prinzipiell müßten im ^{1}H-NMR-Spektrum Kopplungen zwischen H-Atomen mit unterschiedlichen Abständen im Moleküls zu sehen sein:

- ^2J (geminale Kopplungen): Kopplungen von H-Atomen die am selben Kohlenstoff-Atom gebunden sind, werden im Routinespektrum meist nicht beobachtet, da geminale Wasserstoffatome meist (näherungsweise) isochron sind.
- ^3J (vicinale Kopplungen): Kopplungen von H-Atomen, die an benachbarten C-Atomen gebunden sind, bestimmen im Normalfall die Feinstruktur der Signale im Spektrum.
- ^nJ (long-range Kopplungen): Kopplungen von H-Atomen, die mehr als 3 Bindungen voneinander entfernt sind, zeigen meist eine sehr kleine Kopplungskonstante. Sie sind deshalb im Spektrum nur selten zu sehen.

12.8)

Im ^{1}H-NMR-Spektrum von Iodethan ist durch die Spin-Spin-Kopplung mit den zwei Protonen der CH_2I-Gruppe das Signal der CH_3-Gruppe in 3 Linien aufgespalten (Triplett).

Das Signal der CH_2Br-Gruppe wird entsprechend in 4 Linien aufgespalten (Quartett).

12.9)

Nr.	δ [ppm]	Integral	Signalform	Kopplungen	J [Hz]	Fragment
a	4,1	1	Septett	6	7,2	C-H, stark entschirmt am Heteroatom
b	1,5	6	Dublett	1	7,2	2 chemisch äquivalente CH_3-Gruppen, entschirmt durch Heteroatom am Nachbarkohlenstoff

Zusammen mit der Summenformel C_3H_7Cl kommt als Struktur nur 2-Chlorpropan in Frage.

12.10)

Bei einer Kopplungskonstanten von $J = 7\ Hz$ muß die Differenz der Resonanzfrequenzen mindestens 70 Hz sein, damit sich eine Aufspaltung 1. Ordnung ergibt. Die chemischen Verschiebungen sind $\delta_A = 2{,}26\ ppm$ und $\delta_B = 1{,}98\ ppm$. Die Differenz beträgt $\Delta\delta = 0{,}28\ ppm$.

$$\Delta\nu = x\,MHz \cdot 0{,}28\ ppm$$

$$x = \frac{70}{0{,}28} = 250\ \text{MHz}$$

Ab einer Meßfrequenz von 250 MHz resultiert eine Aufspaltung 1. Ordnung. Bei kleineren Frequenzen ist die Aufspaltung höherer Ordnung.

12.11)

Das Signal von TMS ist in einem gekoppelt registrierten ^{13}C-NMR-Spektrum in ein Quartett aufgespalten, weil jeder ^{13}C-Kern mit den drei Protonen der CH_3-Gruppe koppeln kann. Das Kopplungsmuster gleicht dem von ^{1}H-^{1}H-Kopplungen.

Im $CDCl_3$ kann das ^{13}C-Atom mit dem Deuterium-Atom koppeln. ^{2}D hat eine Kernspinquantenzahl von $I = 1$, weshalb eine Triplett-Aufspaltung mit dem Intensitätsverhältnis 1:1:1 resultiert.

13 Massenspektroskopie

13.1)

Im elektrischen Feld werden geladene Teilchen beschleunigt. Negative Teilchen werden zum Pluspol und positive Teichen zum Minuspol des Feldes gezogen.

Im magnetischen Feld wird eine Kraft nur auf sich bewegende geladene Teilchen ausgeübt. Diese werden von ihrer geradlinigen Bahn abgelenkt.

13.2)

Für den Ablenkradius gilt folgende Formel (☞ 13.1.1):

$$r = \frac{m \cdot v}{z \cdot B}$$

Der Ablenkradius eines Teilchens wird größer, je größer seine Masse m/z, je größer seine Geschwindigkeit und je schwächer das Magnetfeld B ist.

13.3)

Bei weicher Ionisierung sind im Massenspektrum mehr Fragmente mit großen Massenzahlen m/z zu finden. Solche Fragmente sind für die Strukturaufklärung aussagekräftiger als die kleinen Bruchstücke, die nach EI-Ionisierung auftreten.

Bei vielen Molekülen ist im EI-Massenspektrum kein oder nur ein sehr schwacher Molekülpeak zu erkennen. Der Molekülpeak enthält aber, ebenso wie die Isotopenpeaks des Molekülpeaks, wichtige Informationen (Molekülmasse, Zahl der Kohlenstoffatome, Art der Heteroatome).

m/z	Fragment	Reaktion
91	Tropylium	Benzylspaltung
65	Pentadienyl-Kation	C_2H_2-Abspaltung aus Tropylium
77	Phenyl-Kation	Alkyl-Spaltung am Aromaten
51	Cyclobutadienyl-Kation	(77) - C_2H_2
59	$^+COO\text{-}CH_3$	α-Spaltung am Carbonyl
119	$C_6H_5\text{-}CH_2CH_2CH_2^+$	α-Spaltung oder CO-Abspaltung aus (147)
31	$^+O\text{-}CH_3$	α-Spaltung am Carbonyl
147	$C_6H_5\text{-}CH_2CH_2CH_2C(O)^+$	α-Spaltung am Carbonyl
74	$[H_2C{=}C(OH)\text{-}OCH_3]^+$	Abspaltung von Styrol (Phenylethen) durch McLafferty-Umlagerung

Tabelle zu Aufgabe 13.4

13.4)

Das Massenspektrum enthält die Signale des Tropylium-Ions und seiner Abbauprodukte.

An der Carbonyl-Gruppe sind zwei α-Spaltungen möglich, die zu vier verschiedenen Produkten führen. Das Fragment mit $m/z = 119$ kann entweder durch α-Spaltung oder durch Decarbonylierung des Fragments mit $m/z = 147$ entstehen.

Eine McLaffery-Umlagerung führt zum Signal bei $m/z = 74$, das typisch für Methylester ist.

Siehe Tabelle zu Aufgabe 13.4.

13.5)

p-Brom-ethylbenzol

m/z	
184 (51%)/ 186 (49%)	Zwei Molpeaks (Isostopenpeaks Br)
169/171	Tropylium (mit Brom und Isotopenpeak)
105	M - Br

Alle Fragmente, die Brom enthalten, sind in zwei Signale aufgespalten.

14 Grundlagen der Chromatographie

14.1)

Die Peakbreite in halber Höhe nimmt mit steigender Retentionszeit aufgrund der breiteren statistischen Verteilung der Substanz zu. Außerdem werden Diffusionsvorgänge mit zunehmender Retentionszeit begünstigt.

14.2)

Eine hohe Trennleistung zeichnet sich durch schmale Peakbreiten im Chromatogramm aus.

14.3)

Es lassen sich Totzeit, Nettoretentionszeit, Bruttoretentionszeit, die Trennleistung (Zahl der theoretischen Trennstufen, Trennstufenhöhe), der Kapazitätsfaktor, der Symmetriefaktor, die Selektivität, die Auflösung zweier Peaks sowie das Totvolumen des chromatographischen Systems (bei bekannter Flußrate) ermitteln.

14.4)

Bei einem äußeren Chromatogramm (wie man es z.B. bei der HPLC oder GC erhält) wird in der Regel das Detektorsignal gegen die Zeit aufgetragen, die seit der Injektion der Probe vergangen ist. Bei einem inneren Chromatogramm (z.B. in der DC) wird das Detektorsignal gegen den Rf-Wert bzw. die Laufstrecke aufgetragen.

14.5)

Es gibt verschiedene Möglichkeiten, die Trennleistung zu erhöhen:

- Vergrößerung der Säulenlänge
- Verwendung von Säulenmaterial mit geringerem Teilchendurchmesser
- Verringerung des Totvolumens des chromatographischen Systems
- Erniedrigung der Kapazität der Säule (falls möglich), z.B. durch eine geringere Belegung des Trägers mit Trennflüssigkeit (in der GC).

14.6)

4 ml (2 ml/min · 2 min)

14.7)

Die Peakhöhe kann zur Quantifizierung verwendet werden, wenn unter den entsprechenden chromatographischen Bedingungen konstante Peakbreiten in halber Höhe (d.h. relativ konstante Retentionszeiten) erreicht werden. Fehlerquellen können sein:

- leicht unterschiedliche Fließmittelzusammensetzungen der jeweiligen Fließmittelpräparationen führen zu Retentionszeitunterschieden und unterschiedlichen Peakbreiten in halber Höhe
- Verschlechterung der Trennleistung der Säule durch Alterung.

14.8)

Berechnung der Peakflächen mit $F = b_{0,5} \cdot h$:

	Substanz	Fläche
Standards	Int. Standard	1433,6 mm^2
	Diclofenac	856,8 mm^2
Probe	Int. Standard	154,0 mm^2
	Diclofenac	375,2 mm^2

Berechnung der Responsfaktoren anhand des Standardchromatogramms:

$$f_{is} = 0,0837 \text{ mg/mm}^2$$

$$f_{Diclo} = 0,1371 \text{ mg/mm}^2$$

Berechnung des Diclofenac-Gehalts mit der Formel:

$$m_{Diclo} = \frac{m_{is} \cdot F_{Diclo} \cdot f_{Diclo}}{F_{is} \cdot f_{is}}$$

ergibt einen Diclofenac-Gehalt der Probe von 57,2 mg.

Berechnung der Wiederfindungsrate des internen Standards:

Zuerst wird die Pekfläche berechnet, die einer 100%igen Wiederfindung entspricht:

$$F_{theor} = \frac{m_{is}}{f_{is}}$$

ergibt eine Fläche von 1271 mm^2.

Unter Berücksichtigung der unterschiedlichen Injektionsvolumina läßt sich die Wiederfindung wie folgt berechnen:

$$Wiederfindung \text{ (\%)} = \frac{30 \cdot 1144}{35 \cdot 1271} = 77\%$$

15 Stationäre Phasen und deren Elutionsverhalten

15.1)

Ein starker Kationenaustauscher besitzt funktionelle Gruppen, die über einen weiten pH-Bereich hinweg eine negative Ladung tragen (Bsp: -SO$_3^-$). Ein starker Anionenaustauscher trägt funktionelle Gruppen mit positiver Ladung (Bsp: quartäre Ammoniumgruppen).

Ein Peptid mit einem pK$_i$-Wert von > 6,6 besitzt bei einem pH-Wert 6,6 der mobilen Phase eine negative Ladung, bei niedrigerem pH-Wert dagegen eine positive Ladung. Ist der pH-Wert der mobilen Phase größer als 6,6, so bindet das Peptid an einen Anionenaustauscher, bei kleinerem pH-Wert wird es von einem Kationenaustauscher festgehalten.

Die Elution des Peptids kann entweder durch Zusatz von Salzen (z.B. NaCl) zur mobilen Phase oder durch entsprechende Veränderung des pH-Werts der mobilen Phase erfolgen.

15.2)

Die Molekülgröße.

15.3)

Durch Erhöhung der Lipophilie des Fließmittels, d.h. durch Erhöhung des Methanolanteils.

15.4)

Insulin wird zuerst eluiert, da bei der Gelfiltration größere Moleküle schneller eluiert werden als kleine.

16 Dünnschicht-chromatographie

16.1)

Berechnung der Fließkonstante mit $s^2 = k \cdot t$:

$$k = 14,4 \text{ cm}^2/\text{min}$$

Nach derselben Gleichung läßt sich die Laufstrecke nach 15 min berechnen:

$$s = 14,7 \text{ cm}$$

Anhand des Rf-Werts läßt sich dann die Laufstrecke von Phenolrot errechnen:

$$14,7 \text{ cm} \cdot 0,32 = 4,7 \text{ cm}$$

16.2)

Die Elutionskraft der mobilen Phase muß reduziert werden. Das bedeutet bei Kieselgel, daß die Lipophilie des Fließmittels erhöht werden muß, z.B. durch Erhöhung des Dichlormethananteils.

16.3)

Die Nachweisgrenze wird durch Verwendung des Sprühreagenzes erniedrigt, so daß die visuelle Fleckgröße zunimmt und sich der wahren Fleckgröße nähert.

16.4)

Aufgrund der gesteigerten Hydrophilie des Fließmittels wird der Rf-Wert der Substanz erhöht, was eine Fleckverbreiterung mit sich bringt. Aufgrund der Fleckverbreiterung nimmt die maximale Substanzkonzentration des Flecks ab und liegt dann unterhalb der Nachweisgrenze.

16.5)

Detektorsignal gegen Rf-Wert (oder Laufstrecke).

17 Hochleistungs-Flüssigkeitschromatographie

17.1)

Lösungsmittel mit einem Cut-off größer oder um 235 nm (z.B. Toluol, Ethylacetat, Dichlormethan).

17.2)

Wenn zwei zu bestimmende Substanzen unter isokratischen Bedingungen sehr große Retentionszeitunterschiede aufweisen.

17.3)

Umsetzung der Fettsäuren zu Estern oder Amiden, die im UV/VIS-Bereich Licht absorbieren oder fluoreszieren. Nach der chromatographischen Trennung erfolgt die Detektion der Derivate mittels UV/VIS bzw. Fluoreszenzdetektor.

17.4)

Es eignen sich Acetonitril-Wasser Mischungen mit einem Acetonitrilanteil bis ca. 70%.

17.5)

Verringerung des Totvolumens durch Verwendung dünner Verbindungskapillaren; Erhöhung der Säulenlänge; Verwendung von Material geringer Korngröße.

18 Gaschromatographie

18.1)

Je höher die Säulentemperatur, desto kürzer die Retentionszeit; dasselbe gilt für die Strömungsgeschwindigkeit und den Dampfdruck. Für die Polarität der stationären Phase gilt: da es sich bei den meisten stationären Phasen in der GC um Verteilungsphasen handelt, ist die Retentionszeit einer Substanz bei diesen Phasen umso größer, desto besser sich die Substanz in der stationären Phase löst.

18.2)

Brennbare Substanzen.

18.3)

Umgekehrt proportional.

18.4)

Die Van-Deemter Gleichung gilt für alle chromatographischen Verfahren, welche auf einem Übergang der Probesubstanzen zwischen mobiler und stationärer Phase beruhen.

18.5)

Stoffmengendetektor: Halbierung der Peakhöhe, Verdoppelung der Peakbreite.

Konzentrationsdetektor: Konstante Peakhöhe, Verdoppelung der Peakbreite.

18.6)

Leicht flüchtige Verbindungen.

18.7)

Die Totzeit bleibt konstant, die Bruttoretentionszeit nimmt ab, $b_{0,5}$ nimmt ab, die Peakhöhe nimmt zu.

18.8)

Die Derivatisierung dient der Erniedrigung des Siedepunkts. Derivatisiert werden polare funktionelle Gruppen wie Säure-, OH- und Aminogruppen.

18.9)

Die Berechnung der linearen Geschwindigkeiten und der Trennstufenhöhen ergibt für die einzelnen Chromatogramme:

Nr	lineare Geschwindigkeit [m/min]	Trenn-stufen-zahl	Trenn-stufen-höhe [cm]
1	6,7	2000	5
2	10	10000	1
3	13,3	13300	0,75
4	20	10000	1
5	40	4000	2,5

Wird die Trennstufenhöhe gegen die lineare Trägergasgeschwindigkeit aufgetragen, so ergibt sich die Van-Deemter Kurve. Aus der Van-Deemter Kurve bzw. aus der Tabelle wird ersichtlich, daß die optimale Trägergasgeschwindigkeit bei ca. 13,3 m/min liegt, da unter diesen Bedingungen die Trennstufenhöhe den kleinsten Wert annimmt.

19 Grundlagen der Elektrochemie

19.1)

Potential der Silberelektrode:

$$E(Ag) = E^0(Ag) + 0,059 \cdot \log c(Ag^+)$$

$$= 0,80\ V + 0,059\ V \cdot \log 0,5$$

$$= 0,78\ V$$

Das Potential der Zinkelektrode ergibt sich analog zu $E(Zn) = -0,78\ V$.

Damit ist die elektromotorische Kraft:

$$EMK = 0,78\ V - (-0,78\ V) = 1,56\ V$$

Der Pluspol ist an der Silberelektrode, denn dort werden Elektronen zur Reduktion der Ag^+-Ionen verbraucht. Dementsprechend ist die Silberelektrode die Kathode.

Anode ist die Zinkelektrode, weil hier die Oxidationsreaktion abläuft.

19.2)

Aus der Nernstschen Gleichung folgt:

$$\log c(Ag^+) = \frac{E - E^0}{0,059} = -9,797$$

$$c(Ag^+) = 1,597 \cdot 10^{-10}\ \frac{mol}{l}$$

Die Chlorid-Konzentration kann als konstant betrachtet werden. Damit ergibt sich das Löslichkeitsprodukt:

$$K_L = 1 \cdot 1,597 \cdot 10^{-10}\ \frac{mol^2}{l^2}.$$

$$K_L = 1,6 \cdot 10^{-10}\ \frac{mol^2}{l^2}.$$

Literaturwert: $K_L = 1,67 \cdot 10^{-10}\ \frac{mol^2}{l^2}$.

19.3)

Zur Bestimmung der Anoden- bzw. Kathodenreaktion muß das Redox-Potential jeder im Elektrolyt enthaltenen Spezies betrachtet werden. An der Anode werden die Ionen oxidiert, die am leichtesten oxidierbar sind (kleinstes Redox-Potential). An der Kathode werden die Ionen reduziert, die am leichtesten reduzierbar sind (größtes Redox-Potential).

	Anodenreaktion	Kathodenreaktion
a)	Chlorentwicklung	Wasserstoffentwicklung
b)	Sauerstoffentwickl.	Wasserstoffentwicklung
c)	Chlorentwicklung	Kupferabscheidung
d)	Zinkauflösung	Wasserstoffentwicklung

19.4)

Metallelektrode

- Metalloberfläche (muß sich auflösen bzw. Abscheidung erlauben)
- Konzentration der Metall-Kationen in der Lösung

Gaselektrode

- Druck des Gases
- Konzentration der Ionen in Lösung

Elektrode 2. Art

- Metalloberfläche (muß sich auflösen bzw. Abscheidung erlauben)
- Konzentration der Gegenionen im Elektrolyten

Konzentrationskette

- Das Normalpotential geht **nicht** in die Berechnung der Zellspannung ein.
- Konzentrationen in den zwei Halbzellen.

20   Potentiometrie

20.1)

Referenzelektroden müssen unter den Meßbedingungen während der gesamten Messung ein konstantes Potential zeigen.

Das Elektrodenpotential einer Indikatorelektrode muß selektiv von der Konzentration einer Ionensorte im Elektrolyt abhängen. Sie sollte unempfindlich gegen Polarisation sein. Das konzentrationsabhängige Potential sollte sich möglichst schnell einstellen.

20.2)

Nur bei stromloser (leistungsloser) Messung ist die gemessene Zellspannung gleich der Galvanispannung zwischen Meßelektrode und Indikatorelektrode. Wenn ein Strom fließt, findet ein Stoffumsatz an der Elektrode statt. Dann stimmen die Konzentrationen nicht mehr mit den Gleichgewichtskonzentrationen überein und die Elektrode ist polarisiert.

Früher wurde zur leistungslosen Potentialmessung die Poggendorffsche Kompensationsmethode verwendet (☞ 20.1.2).

Heute werden ausschließlich hochohmige elektronische Spannungsmeßgeräte verwendet.

20.3)

Bei potentiometrischen Titrationen wirken sich Fehler des Elektrodenpotentials von Meßelektrode und Referenzelektrode praktisch nicht auf das Er-

gebnis der Bestimmung aus. Die Bestimmungen werden kaum durch Polarisation der Elektroden beeinträchtigt.

Nachteilig ist der größere Aufwand gegenüber einer Direktbestimmung. Für die Maßanalyse muß immer eine Maßlösung hergestellt und die Titration durchgeführt werden. Bei einer Direktbestimmung kann das Ergebnis nach wenigen Sekunden auf dem Meßgerät abgelesen werden.

20.4)

Das Potential des Silberdrahtes hängt von der Ag^+-Konzentration im Elektrolyten ab. Am ersten Äquivalenzpunkt ist die Ag^+-Konzentration genau gleich groß wie die Br^--Konzentration:

$$c(Ag^+) = c(Br^-) = c_{ÄP}$$

$$K_L = c(Ag^+) \cdot c(Br^-) = c_{ÄP}^2$$

$$
\begin{aligned}
E(Ag) \quad &= E^0(Ag) + 0{,}059 \cdot \log c(Ag) \\
&= E^0(Ag) + 0{,}059 \cdot \log \sqrt{K_L} \\
&= E^0(Ag) + \frac{0{,}059}{2} \cdot \log K_L
\end{aligned}
$$

$$E(Ag) \quad = 0{,}44 \ V$$

Damit ergibt sich gegenüber der Kalomel-Elektrode ein Potential von

$$\Delta E = E(Ag) - E(Kalomel)$$

$$\Delta E = 0{,}44 \ V - 0{,}24 \ V = 0{,}20 \ V$$

Für den zweiten Äquivalenzpunkt ergibt sich aus dem Löslichkeitsprodukt von AgCl $E(Ag) = 0{,}51 \ V$ und eine Potentialdifferenz von $\Delta E = 0{,}27 \ V$.

21   Konduktometrie

21.1)

Bei einer oszillometrischen Messung wird der Wechselstromwiderstand Z (Scheinwiderstand) der Meßzelle bestimmt. Z entspricht nicht der elektrischen Leitfähigkeit für Gleichstrom, sondern ist eine Folge der Kapazität (Kondensator-Eigenschaft). Deshalb können auch elektrische Isolatoren (z.B. Glas) einen kleinen Scheinwiderstand besitzen.

21.2)

Die Temperatur wirkt sich v.a. auf die Viskosität des Elektrolyten aus. Diese wird bei Vergrößerung der Temperatur kleiner, so daß die Reibungskraft, welche die Ionen an ihrer Bewegung hindert, auch kleiner wird. Die Leitfähigkeit einer Elektrolyt-Lösung steigt deshalb mit steigender Temperatur.

21.3)

Der Mechanismus der Ionenwanderung von H_3O^+- und OH^--Ionen in wäßriger Lösung unterscheidet sich bei von dem aller anderen Ionen (Extraleitfähigkeit des Wassers). Die H_3O^+- und OH^--Ionen müssen nicht wandern, da über die Wasserstoffbrückenbindungen im Wasser nur die Ladungen weitergegeben werden (☞ Abb. 19.10).

21.4)

Prinzipiell lassen sich alle Titrationen konduktometrisch auswerten. Auch bei Lösungsmitteln ohne elektrische Leitfähigkeit können, mit Hilfe der Oszillometrie, Titrationskurven erhalten werden.

Besonders geeignet sind Maßanalysen, bei denen OH^-- oder H_3O^+-Ionen umgesetzt werden, da die Kurven dann am Äquivalenzpunkt einen besonders starken Knick zeigen.

Auch Titrationen, bei denen sich die Gesamtionenkonzentration ändert, sind gut konduktometrisch indizierbar.

Analysen, bei denen sich die Gesamtkonzentration der Ionen nicht ändert, ergeben u.U. schwer interpretierbare Titrationskurven. Hier resultiert die unterschiedliche Steigung der Kurvenäste vor und nach dem Äquivalenzpunkt nur aus der unterschiedlichen Äquivalentleitfähigkeit der Ionensorten.

22 Polarographie

22.1)

Zur Polarisation einer Elektrode führen:

- Abscheidung von Substanzen auf der Elektrodenoberfläche
- chemische Umsetzung des Elektrodenmaterials
- Aktivierungsenergie einer Elektrodenreaktion
- Ungleichmäßige Zusammensetzung des Elektrolyten durch Migration
- Stoffumsatz an der Elektrode führt zur Veränderung der Konzentrationen in der Nähe der Oberfläche (Diffusionspolarisation).

Zur polarographischen Bestimmung wird nur die Diffusionspolarisation verwendet.

- Die Vergiftung der Elektrode wird durch die Verwendung einer, sich ständig erneuernden, Quecksilber-Tropfelektrode beseitigt
- Migration wird durch Zugabe eines Leitsalzes vermieden
- Durch Rühren wird eine konstante Ionenkonzentration im Volumen des Elektrolyten gewährleistet.

22.2)

Unedle Metalle können abgeschieden werden, weil zur Wasserstoffabscheidung an einer Quecksilberelektrode eine große Überspannung zu überwinden ist. Zusätzlich werden die abgeschiedenen Metalle als Amalgam gebunden und so dem Redox-Gleichgewicht entzogen.

22.3)

Das Halbstufenpotential entspricht dem Normalpotential der entsprechenden Redox-Reaktion. Der Zahlenwert stimmt aber nur dann mit dem Normalpotential überein, wenn als Referenzelektrode eine Wasserstoffelektrode verwendet wird. Meist werden die Halbstufenpotentiale gegenüber einer gesättigten Kalomelelektrode angegeben (GKE).

Das Halbstufenpotential einzelner Ionen kann durch Zugabe von Komplexbildnern verändert werden, da komplexierte Ionen nicht am Redox-Gleichgewicht teilnehmen können.

22.4)

Die Differential-Puls-Polarographie ergibt einfach auswertbare Polarogramme.

23 Voltammetrische Titration

23.1)

Der apparative Aufbau der voltammetrischen Methoden mit zwei polarisierbaren Elektroden ist kleiner und die Titrationskurven zeigen meist einen deutlicheren Knick am Äquivalenzpunkt.

23.2)

Bei potentiostatischer Arbeitsweise kann die Spannung zwischen den Elektroden so eingestellt weden, daß nur die zu bestimmende Elektrodenreaktion ablaufen kann. Somit ist ein selektiver Nachweis möglich, was die Probenvorbereitung erleichtert, da andere Inhaltsstoffe des Elektrolyten nicht stören.

Voltametrische Titrationskurven (galvanostatische Arbeitsweise) sind dagegen meist leichter auswertbar, da der Äquivalenzpunkt leichter zu erkennen und genauer abzulesen ist (☞ Abb. 26.1).

23.3)

Die Spannung sollte so groß gewählt werden, daß Ag$^+$-Ionen an der Elektrode abgeschieden werden können. $E^0(Ag) = 0,80\ V$, $E(GKE) = 0,24\ V$. Bei einer Ag$^+$-Konzentration von z.B. $c(Ag^+) = 10^{-4}$ *mol/l* beträgt das Elektrodenpotential $E = 0,56\ V$. Das Halbstufenpotential ist bei ca. $E_{1/2} = + 0,32\ V$ *(GKE)* zu erwarten. Das Potential kann z.B. auf + 0,2 V eingestellt werden, so daß unedlere Metalle noch nicht abgeschieden werden können.

Der Grenzstrom ist proportional zur Ag+-Konzentration in der Lösung. Vor Erreichen des Äquivalenzpunktes ist die Konzentration an Ag+ sehr klein, so daß nur ein minimaler Strom fließt. Nach Überschreiten des Äquivalenzpunktes steigt die Ag+-Konzentration linear mit der Zugabe der Maßlösung. Es ergibt sich eine Titrationskurve vom Typ b.

23.4)

Bei voltametrischen Durchführung der Titration ergibt sich ebenfalls ein Kurvenverlauf vom Typ b. Vor dem Äquivalenzpunkt ist die Ag$^+$-Konzentration sehr klein, so daß Zellspannung sehr groß sein muß, um den geforderten elektrischen Strom zu erreichen. Nach Überschreiten des Äquivalenzpunktes gibt die Zellspannung das Potential der Ag/Ag$^+$-Elektrode an.

24 Elektrolyse

24.1)

Die Zersetzungsspannung ist die Differenz von Anoden- und Kathodenreaktion. Anodenreaktion: Oxidation von H_2O zu O_2. Kathodenreaktion: Reduktion von H_2O zu H_2.

Die Zersetzungsspannung ist pH-unabhängig, da sich die pH-abhängigen Summanden der Nernstschen Gleichung der Wasserstoffelektrode und der Sauerstoffelektrode gegenseitig aufheben.

Allerdings ist an beiden Elektroden mit einer Überspannung zu rechnen. Die Überspannung ist vom Elektrodenmaterial abhängig.

$$E_Z = |E^0(O_2) - E^0(H_2)| + \eta(O_2) + \eta(H_2)$$

$$E_Z = 1,23\ V + \eta(O_2) + \eta(H_2)$$

24.2)

Wenn aus einer 0,1 molaren Lösung 99,99 % abgeschieden werden sollen, dann muß die Elektrolysenspannung groß genug sein, um aus einer 10^{-5} molaren Lösung gerade noch Blei abzuscheiden.

Mit $E^0(O_2) = 1,23\ V$, $\eta(O_2) = 0,4\ V$ und $E^0(Pb) = -0,13\ V$ ergibt sich:

$$U_Z = E(O_2) - E(Pb)$$

$$E(Pb) = E^0(Pb) + \frac{0,059}{2} \cdot \log 10^{-5}$$

$$= -0,13\ V + 0,0295 \cdot (-5)\ V$$

$$= -0,278\ V$$

$$E(O_2) = E^0(O_2) - 0,059 \cdot pH + \eta(O_2)$$

$$= 1,23\ V + 0,4\ V - 0,059 \cdot pH$$

$$= 1,63\ V - 0,059 \cdot pH$$

Die Zersetzungsspannung ist pH-abhängig:

pH = 1: U_Z = 1,85 V
pH = 7: U_Z = 1,50 V
pH = 14: U_Z = 1,08 V

24.3)

Anoden- und Kathodenraum müssen bei der coulo-metrischen Säure-Base-Titration getrennt sein, weil an der Kathode Hydroxid-Ionen und an der Anode Hydronium-Ionen entstehen. Wenn sich die Elektrolyten vermischen, reagieren OH$^-$ und H$_3$O$^+$ wieder zu Wasser und es findet insgesamt kein Stoffumsatz statt.

24.4)

Bei der coulometrischen Durchführung der Bromometrie wird zur Analyse etwas an Bromid zugegeben. Das Bromid wird elektrolytisch zu Brom oxidiert, das als Reagenz für Iodid verwendet wird. Dabei wird Iodid zu Iod oxidiert und das Bromid zurückerhalten. Der Stoffumsatz entspricht der durch die Elektrolysezelle geflossenen Ladungsmenge.

Vor Erreichen des Äquivalenzpunktes liegen im Elektrolyt Bromid, Iodid und, mit fortschreitender Umsetzung, eine steigende Konzentration an Iod vor.

Nach Überschreiten des Äquivalenzpunktes liegt zusätzlich freies Brom vor.

Die Indikation des Endpunktes ist mit verschiedenen elektrochemischen Methoden möglich:

- **Konduktometrie:** Vor Erreichen des Äquivalenzpunktes fällt die I$^-$-Konzentration, die Brom- und Bromid-Konzentrationen bleiben konstant. Nach dem Äquivalenzpunkt fällt die Bromid-Konzentration. Auf Grund der unterschiedlichen Äquivalentleitfähigkeiten von Br$^-$ und I$^-$ zeigt der Verlauf der Leitfähigkeit am Äquivalenzpunkt einen Knick.

- **Potentiometrie:** Das Potential einer Indikatorelektrode wird durch die Bromid-Abscheidung (E^0 = +1,07 V) bestimmt. Die Bromid-Konzentration bleibt bis zum Äquivalenzpunkt konstant und fällt dann.

- **Voltammetrie:** Wenn das Potential der Indikatorelektrode so eingestellt wird, daß nur Brom aber nicht Iod abgeschieden werden kann, dann bleibt der registrierte Strom bis zum Äquivalenzpunkt konstant, und fällt danach ab (gespiegelter Kurvenverlauf vom Typ b).

- **Dead-Stop:** Das Potential einer Indikatorelektrode wird vor Erreichen des Äquivalenzpunktes durch das Redox-Paar Iod/Iodid (E^0 = +0,45 V), nach Überschreiten des Äquivalenzpunktes durch das Redox-Paar Brom/Bromid (E^0 = +1,07 V) bestimmt.

Bei biamperometrischer oder bivoltametrischer Durchführung ergibt sich ein Kurvenverlauf vom Typ c.

Anhang

A.1   Wichtige Naturkonstanten

Größe	Symbol	Wert
absoluter Nullpunkt der Temperatur	T_0	-273,15 °C
Normaltemperatur	T^0	25 °C (298,15 K)
Normaldruck	p^0	1013,25 mbar
Molvolumen	V^0	22,41383 l
Loschmidtsche Konstante	N_A	$6,022045 \cdot 10^{23}$ mol^{-1}
Gaskonstante	R	8,31441 J K^{-1} mol^{-1}
Bolzmannkonstante	$k = R/N_A$	$1,380622 \cdot 10^{-23}$ J K^{-1}
Lichtgeschwindigkeit im Vacuum	c	$2,99792458 \cdot 10^8$ m s^{-1}
Elementarladung	e	$1,6021892 \cdot 10^{-19}$ C
Faraday-Konstante	$F = N_A \cdot e$	$9,6485456 \cdot 10^4$ C mol^{-1}
Plancksches Wirkumsquantum	h	$6,626176 \cdot 10^{-34}$ J s
Borsches Magneton	μ_B	$9,274078 \cdot 10^{-24}$ J T^{-1}
magnetogyrisches Verhältnis des Protons	γ_P	$6,2751987 \cdot 10^8$ s^{-1} T^{-1}

A.2   Physikalische Einheiten

A.2.1   SI-System

Das SI-System wurde von der *Conférence Générale des Poids et Mesures* entwickelt, um international einheitliche Einheiten für physikalische und chemische Größen einzuführen. Alle Größen des SI-Systems werden von 7 Basiseinheiten abgeleitet.

SI Basiseinheiten

Größe	Einheit	Symbol	Definition
Länge l, s	Meter	m	1 m ist gleich der Strecke die ein Lichtstrahl im Vacuum in einer 299792458stel Sekunde zurücklegt
Masse m	Kilogramm	kg	1 kg ist gleich der Masse des Platin-Iridium-Zylinders der als Kilogramm-Prototyp in Paris aufbewahrt wird
Zeit t	Sekunde	s	1 s ist gleich der Dauer von 9192631770,0 Schwingungen der ^{133}Cs-Uhr (Atomuhr)
Elektrische Stromstärke I	Ampere	A	1 A ist der Strom, der durch zwei unendlich lange parallele elektrische Leiter von 1 m Abstand fließt, und zwischen diesen eine Kraft von $2 \cdot 10^{-7}$ N je Meter Leitungslänge hervorruft
Temperatur T	Kelvin	K	1 K ist der 273,16te Teil der thermodynamischen Temperatur des Tripelpunktes von Wasser. Der Nullpunkt der Kelvin-Skala ist der absolute Nullpunkt der Temperatur
Strahlungsstärke I_v	Candela	cd	1 cd ist die Strahlungsstärke eines schwarzen Strahlers mit 1/600000 m^2 Fläche, bei der Schmelztemperatur von Platin bei einem Druck von 101325 N/m^2
Stoffmenge n	Mol	mol	1 mol ist die Zahl der Atome in 0,012 kg des Kohlenstoff Isotops ^{12}C

Von den Basiseinheiten abgeleitete Einheiten

Alle anderen physikalischen Einheiten werden von den Basiseinheiten abgeleitet, bzw. über diese definiert:

Größe	Definition	Einheit	Symbol	als Basiseinheiten
Kraft F	$F = m \cdot a$	Newton	N	$m \cdot kg \cdot s^{-2}$
Druck p	$p = F/A$	Pascal Bar	Pa bar	$m^{-1} \cdot kg \cdot s^{-2} (= N / m^2)$ 10^5 Pa
Energie W, E	$W = F \cdot s$	Joule	J	$m^2 \cdot kg \cdot s^{-2} (= N \cdot m)$
Leistung P	$P = W/t$	Watt	W	$m^2 \cdot kg \cdot s^{-3} (= J / s)$
elektrische Ladung Q	$Q = I \cdot t$	Coulomb	C	$A \cdot s$
elektrische Spannung U	$U = W/Q$	Volt	V	$m^2 \cdot kg \cdot s^{-3} (= J \cdot A^{-1} \cdot s^{-1})$
elektrischer Widerstand R	$R = U/I$	Ohm	Ω	$m^2 \cdot kg \cdot s^{-3} \cdot A^{-2} (= V / A)$
elektrischer Leitwert L	$L = I/U$	Siemens	S	$m^{-2} \cdot kg^{-1} \cdot s^3 \cdot A^2 (= \Omega^{-1})$
magnetische Feldstärke H	-	-	-	$A \cdot m^{-1}$

Größe	Definition	Einheit	Symbol	als Basiseinheiten
magnetische Induktion B	$B = m_0 \cdot m_r \cdot H$	Tesla	T	$kg \cdot s^{-2} \cdot A^{-1}$ $(= V \cdot s \cdot m^{-1})$
Frequenz ν	$\nu = 1/t$	Hertz	Hz	s^{-1}
Beleuchtungsdichte D	$D = W/A$	Lux	lx	$W\ m^{-2}$
elektrische Kapazität C	$C = Q/U$	Farad	F	$m^2 \cdot kg \cdot s^4 \cdot A^2$ $(= C / V)$
Volumen V	$V = a \cdot b \cdot c$	-	-	m^3
		Liter	l	$10^{-3}\ m^3$

A.2.2   Andere Einheiten

Obwohl heute eigentlich ausschließlich die SI-Einheiten verwendet werden sollten, sind oftmals noch die alten Einheiten und Bezeichnungen gebräuchlich.

Größe	alte Einheit	Symbol	Umrechnung
Kraft	Dyn	dyn	1 dyn = 10^{-5} N
	Pond	p	1 p = 9,80665 $\cdot$ 10^{-3} N
Energie	Calorie	cal	1 cal = 4,1868 J
	Erg	erg	1 erg = 10^{-7} J
	Watt-Sekunde	Ws	1 Ws = 1 J
Leistung	Pferdestärke	PS	1 PS = 735,499 W
Druck	standard Atmosphäre	atm	1 atm = 1,01325 $\cdot$ 10^5 Pa (= 760 Torr)
	technische Atmosphäre	at	1 at = 0,980665 $\cdot$ 10^5 Pa (= 1 kp/cm^2)
	Torr	Torr	1 Torr = 1,33322 $\cdot$ 10^2 Pa
	mm Quecksibersäule	mmHg	1 mm Hg = 1,33322 $\cdot$ 10^2 Pa
Ladung	Faraday	F	1 F = 9,6484 $\cdot$ 10^4 C
	Elementarladung	e	1 e = 1,602189 $\cdot$ 10^{-19} C

A.2.3   Prefixe im metrischen System

Das international verwendete metrische System erlaubt dezimale Vielfache und Teile von Einheiten mit einer Vorsilbe (Prefix) zu benennen:

Multiplikator	Prefix	Zeichen		Multiplikator	Prefix	Zeichen
10^{-18}	Atto	a		10	Deka	da
10^{-15}	Femto	f		102	Hekto	h
10^{-12}	Pico	p		103	Kilo	k
10^{-9}	Nano	n	$10^0 = 1$	10^6	Mega	M
10^{-6}	Mikro	μ		10^9	Giga	G
10^{-3}	Milli	m		1012	Tera	T
10^{-2}	Centi	c		1015	Peta	P
10^{-1}	Dezi	d		1018	Exa	E

A.3   Besondere Einheiten in der Spektroskopie

A.3.1   Spektroskopische Energieskalen

Bei verschiedenen spektroskopischen Methoden werden aus historischen Gründen unterschiedliche Einheiten für die Strahlungsenergie verwendet. Statt einer Energieeinheit, wie Joule oder Calorie, wird meist die Wellenlänge oder die Frequenz verwendet.

Größe	Symbol	Einheit	Definition	Umrechnungsfaktor
Frequenz	ν	Hz	$E = h \cdot \nu$	1 Hz entspricht $6{,}626 \cdot 10^{-34}$ J
Wellenlänge	l	m	$E = h \cdot c \cdot \dfrac{1}{\lambda}$	kein linearer Zusammenhang!
Wellenzahl	$\tilde{\nu}$	cm^{-1}	$E = h \cdot c \cdot \tilde{\nu} \cdot 100^*$	1 cm-1 entspricht $1{,}968 \cdot 10^{-23}$ J
Elektronenvolt	-	eV	-	1 eV = $1 \cdot e \cdot 1$ V = $1{,}6022 \cdot 10^{-19}$ J

*Der Faktor 100 ist notwendig um von der Wellenzahl (cm^{-1}) in Meter umzurechnen.

A.3.2   Spektroskopische Längeneinheiten

Als Längeneinheiten für die Wellenlänge der elektromagnetischen Strahlung wird aus praktischen Gründen meist nicht 1 m, sondern eine kleinere Einheit verwendet:

Einheit	Symbol	Umrechnung
Nanometer	nm	1 nm = 10^{-9} m
Ångström	Å	1 Å = 10^{-10} m = 0,1 nm
Mikron	μ	1 μ = 10^{-6} m
Milliμ	mμ	1 mμ = 10^{-9} m = 1 nm

A.4   Griechisches Alphabet

α A Alpha	η H Eta	ν N Ny	τ T Tau
β B Beta	ϑ Θ Theta	ξ Ξ Xi	υ Y Ypsilon
γ Γ Gamma	ι I Jota	o O Omikron	φ Φ Phi
δ Δ Delta	κ K Kappa	π Π Pi	χ X Chi
ε E Epsilon	λ Λ Lambda	ρ P Rho	ψ Ψ Psi
ζ Z Zeta	μ M My	σ Σ Sigma	ω Ω Omega

Sachregister

Sachregister

D

E

Sachregister

Original-IMPP-Fragen

1 Einführung

1.1 H94 Welche Aussage trifft **nicht** zu?

Unter einem „Spektrum" versteht man eine Auftragung folgender Größen:

(A) Absorption gegen Wellenlänge
(B) Durchlässigkeit (in %) gegen Wellenzahl
(C) Frequenz gegen Wellenlänge
(D) Transmission gegen Wellenzahl
(E) Absorptionskoeffizient gegen Wellenlänge

1.2 H97 Unter einem „Spektrum" versteht man beispielsweise die graphische Auftragung der

(A) Frequenz gegen die Wellenlänge
(B) Wellenlänge gegen die Wellenzahl
(C) Durchlässigkeit (%) gegen die Absorption
(D) Absorption gegen die Frequenz
(E) Transmission gegen die Absorption

Lösungsschema für die Weil-Fragen

	Aussage 1	Aussage 2	Verknüpfung
A	richtig	richtig	richtig
B	richtig	richtig	falsch
C	richtig	falsch	–
D	falsch	richtig	–
E	falsch	falsch	–

1.3 H91 Bei welchen der folgenden Methoden finden Gasentladungslampen als Lichtquelle Verwendung?

(1) UV-Photometrie
(2) Fluorimetrie
(3) Polarimetrie

(A) nur 2

(B) nur 3

(C) nur 1 und 2

(D) nur 2 und 3

(E) 1 bis 3 (alle)

1.4 H92   Welche Aussagen treffen zu?

Zur Zerlegung des Lichtes in seine spektralen Bestandteile eignen sich in Spektrometern:

(1) geritzte Gitter

(2) Nicolsche Prismen

(3) 60°-Prismen

(A) nur 3

(B) nur 1 und 2

(C) nur 1 und 3

(D) nur 2 und 3

(E) 1 bis 3 (alle)

Ordnen Sie bitte den spektroskopischen Methoden der Liste 1 die jeweils zutreffenden Begriffe der Liste 2 zu!

Liste 1

1.5 F99   IR-Spektroskopie

1.6 F99 ^{1}H-NMR-Spektroskopie

Liste 2

(A) Kernspinänderung

(B) Schwingungsanregung

(C) Elektronenspinänderung

(D) Elektronenanregung

(E) Resonanzfluoreszenz

Ordnen Sie bitte den spektroskopischen Methoden der Liste 1 jeweils den Vorgang in Liste 2 zu, auf den die betreffende Meßgröße zurückzuführen ist!

Liste 1

1.7 H97   Flammenphotometrie (AES)

1.8 H97   Fluoreszenz-Spektroskopie von Molekülen

Liste 2

(A) Absorption von Banden

(B) Absorption von Linien

(C) Emission von Banden

(D) Emission von Linien

(E) Reflexion von Linien

1.9 F90   Welche der folgenden Methoden sind **nicht** der Absorptionsspektroskopie zuzurechnen?

(1) Fluorimetrie

(2) UV-VIS-Spektroskopie

(3) IR-Spektroskopie

(4) Flammenphotometrie

(5) Kolorimetrie

(A) nur 1

(B) nur 1 und 4

(C) nur 4 und 5

(D) nur 1, 2 und 3

(E) nur 1, 4 und 5

1.10 F92   Welche Aussagen treffen zu?

Zu den emissionsspektroskopischen Verfahren gehören die

(1) Flammenphotometrie

(2) Kolorimetrie

(3) Fluorimetrie

(4) UV-Spektroskopie

(A) nur 1

(B) nur 3

(C) nur 1 und 3

(D) nur 2, 3 und 4

(E) 1 bis 4 (alle)

1.11 F99   Welche der folgenden Methoden ist ein emissionsspektrometrisches Verfahren?

(A) Fluorimetrie

(B) IR-Spektrometrie

(C) NMR-Spektrometrie

(D) UV-Spektrometrie

(E) Vis-Spektrometrie

1.12 F95 Bei welchen der folgenden spektroskopischen Methoden wird das von den Atomen bzw. Molekülen der Probe **emittierte** Licht gemessen?

(1) IR-Spektroskopie
(2) Atomabsorptionsspektroskopie
(3) Flammenphotometrie
(4) Fluorimetrie
(5) VIS-Spektroskopie

(A) nur 3
(B) nur 1 und 2
(C) nur 3 und 4
(D) nur 1, 2 und 3
(E) nur 3, 4 und 5

1.13 F00 Welche der folgenden Analysenmethoden sind für die Strukturaufklärung einer unbekannten organischen achiralen Verbindung geeignet?

(1) Coulometrie
(2) Polarimetrie
(3) MS (Massenspektrometrie)
(4) NMR-Spektroskopie

(A) nur 1
(B) nur 2
(C) nur 4
(D) nur 3 und 4
(E) 1 bis 4 (alle)

1.14 F93 Das Lambert-Beersche Gesetz gilt prinzipiell bei der Anwendung der:

(1) UV-VIS-Spektroskopie
(2) IR-Spektroskopie
(3) Atomabsorptions-Spektroskopie
(4) NMR-Spektroskopie

(A) nur 1
(B) nur 1 und 2
(C) nur 2 und 3
(D) nur 1, 2 und 3
(E) 1 bis 4 (alle)

1.15 F97 Das Lambert-Beersche Gesetz gilt grundsätzlich auch für die Absorption von Strah-

lung durch organische Moleküle im infraroten Bereich des Spektrums,

weil

die Zahl der Normalschwingungen nach dem Beerschen Gesetz berechnet werden kann.

1.16 H95 Bei welchem der folgenden Vorgänge findet typischerweise eine zweifache Spinumkehr statt?

(A) IR-Absorption
(B) UV-Absorption
(C) Fluoreszenz
(D) Atomemission
(E) Phosphoreszenz

1.17 H99 Bei welchem der folgenden Vorgänge wird typischerweise intermediär ein Triplett-Zustand durchlaufen?

(A) Fluoreszenz
(B) Kernresonanz
(C) IR-Absorption
(D) Phosphoreszenz
(E) UV-Absorption

1.18 H01

Ketoform   Enolform

Acetylaceton liegt in einer Keto- und einer Enolform vor (vgl. obige Abb.).

Welches Verfahren ist zur Unterscheidung der beiden Formen geeignet?

(A) ^{1}H-NMR-Spektroskopie
(B) Vis-Spektroskopie
(C) Atomabsorptions-Spektroskopie
(D) Polarimetrie
(E) Flammenphotometrie

1.19 H95   100 mg eines Stoffes werden zu 100,0 ml gelöst und 2,0 ml dieser Lösung zu 100,0 ml verdünnt. Die Absorption dieser Verdünnung, in einer Schichtdicke von 1,0 cm gemessen, beträgt 0,35.

Wie groß ist die spezifische Absorption des Stoffes?

(A) 0,70

(B) 17,5

(C) 87,5

(D) 175

(E) 700

1.20 F95   Die Absorption A ist definiert (Intensität des eingestrahlten Lichtes = I_0, Intensität nach Durchtritt durch die Lösung = I) nach folgender Gleichung:

(A) $A = \dfrac{I_0}{I}$

(B) $A = lg\dfrac{I_0}{I}$

(C) $A = lg\dfrac{I_0 - I}{I_0}$

(D) $A = lg\dfrac{I - I_0}{I_0}$

(E) $A = \dfrac{I_0}{I}$

1.21 F96   Eine Verbindung zeige bei Bestrahlung sowohl Fluoreszenz als auch Phosphoreszenz. Die entsprechenden Absorptions- bzw. Emissionsmaxima lassen sich wie folgt nach steigender Wellenlänge ordnen:

(A) Phosphoreszenz, Fluoreszenz, Absorption

(B) Fluoreszenz, Phosphoreszenz, Absorption

(C) Fluoreszenz, Absorption, Phosphoreszenz

(D) Absorption, Fluoreszenz, Phosphoreszenz

(E) Absorption, Phosphoreszenz, Fluoreszenz

1.22 H99   Die Wellenlänge einer elektromagnetischen Welle betrage $2,5 \cdot 10^{-5}$ cm .

Welchem Spektralbereich gehört sie an?

(A) UV

(B) γ-Strahlung

(C) VIS

(D) IR

(E) Keinem der genannten Spektralbereiche.

F00   Ordnen Sie bitte den in Liste 1 aufgeführten Spektralbereichen den größenordnungsmäßig zutreffenden Wellenlängen- bzw. Wellenzahlbereich zu!

Liste 1

1.23   Infrarot-Bereich

1.24   Ultraviolett-Bereich

Liste 2

(A) 0,01 bis 1 nm

(B) 200 bis 400 nm

(C) 400 bis 800 nm

(D) 500 μm bis 30 cm

(E) 12500 bis 200 cm^{-1}

1.25 F96   Bei welcher der folgenden Methoden wird zur Anregung der kleinste Quantenenergiebetrag benötigt?

(A) IR-Spektroskopie

(B) Kernresonanz-Spektroskopie

(C) Röntgen-Spektroskopie

(D) UV-Spektroskopie

(E) VIS-Spektroskopie

1.26 F01   In eine Küvette der Schichtdicke b = 0,1 cm wird monochromatisches Licht der Intensität I_0 eingestrahlt. Der aus der Küvette austretende Lichtstrahl hat die Intensität

$I = \dfrac{I_0}{10}$

Die Absorption (früher Extinktion) beträgt:

(A) 0,1

(B) 1

(C) 10

(D) 100

(E) 10 %

✓ **Lösungen**

1.1 C	1.2. D	1.3 E	1.4 C	1.5 B
1.6 A	1.7 D	1.8 C	1.9 B	1.10 C
1.11 A	1.12 C	1.13 D	1.14 D	1.15 C
1.16 E	1.17 D	1.18 A	1.19 D	1.20 B
1.21 D	1.22 A	1.23 E	1.24 B	1.25 B
1.26 B				

2 Refraktometrie

2.1 F89, F01 Welche der folgenden Aussagen über die Lichtbrechung treffen zu?

(1) Die Brechzahl (Brechungsindex) ist wellenlängenabhängig.

(2) Die Brechzahl ist temperaturabhängig.

(3) Zur Kontrolle eines Refraktometers eignet sich dest. Wasser.

(4) Zur praktischen Messung der Brechzahl kann der Grenzwinkel der Totalreflexion herangezogen werden.

(A) nur 2

(B) nur 1 und 4

(C) nur 1, 2 und 3

(D) nur 2, 3 und 4

(E) 1 bis 4 (alle)

2.2 H95 Welche Aussagen treffen zu?

Die Brechzahl ist abhängig von der:

(1) Polarisierbarkeit der Substanz

(2) Temperatur der Substanz

(3) Wellenlänge des Meßlichtes

(4) relativen Dichte der Substanz

(A) nur 1

(B) nur 1 und 4

(C) nur 2 und 3

(D) nur 2, 3 und 4

(E) 1 bis 4 (alle)

2.3 F95 Welche Aussagen über die Brechzahl treffen zu?

(1) Die Brechzahl ist von der Temperatur abhängig.

(2) Die Brechzahl ist von der Wellenlänge abhängig.

(3) Die Brechzahlen von bei Raumtemperatur flüssigen organischen Stoffen sind kleiner als 1,0.

(4) Bei vielen gebräuchlichen Refraktometern (Beispiel: Abbé-Refraktometer) erfolgt die Messung der Brechzahl über die Ermittlung des Grenzwinkels der Totalreflexion.

(A) nur 1 und 2

(B) nur 3 und 4

(C) nur 1, 2 und 4

(D) nur 2, 3 und 4

(E) 1 bis 4 (alle)

2.4 F99 Welche Aussagen über die Brechzahl (Brechungsindex) treffen zu?

(1) Die Brechzahl ist von der Temperatur abhängig.

(2) Die Brechzahl ist von der Wellenlänge abhängig

(3) Die Brechzahl von Lösungen ist von ihrer Konzentration abhängig.

(4) Bei vielen gebräuchlichen Refraktometern (Beispiel: Abbe-Refraktometer) erfolgt die Messung der Brechzahl über die Ermittlung des Grenzwinkels der Totalreflexion.

(A) nur 1 und 2

(B) nur 3 und 4

(C) nur 1, 2 und 4

(D) nur 2, 3 und 4

(E) 1 bis 4 (alle)

2.5 F94 Welche Aussage trifft **nicht** zu?

Die Brechzahl einer Substanz hängt ab von der:

(A) Frequenz des verwendeten Lichtes.

(B) Dicke der durchstrahlten Schicht.

(C) Polarisierbarkeit der Substanz.

(D) Lichtgeschwindigkeit in der Substanz.

(E) Temperatur.

2.6 H98 Welche Aussage **trifft** nicht zu?

Der bei der Brechzahlbestimmung einer Substanzlösung mittels eines monochromatischem Licht arbeitenden Refraktometers ermittelte Wert hängt ab von der:

(A) Wellenlänge des Meßlichtes

(B) Schichtdicke des Substanzfilmes

(C) Probentemperatur

(D) Substanzkonzentration

(E) Art des Lösungsmittels

2.7 F00 Bei der Angabe der Brechzahl (Brechungsindex) eines Mediums ist stets die Angabe der Wellenlänge (im Vakuum) des verwendeten Messlichtes notwendig,

weil

die Brechzahl von der Wellenlänge des eingestrahlten Lichtes abhängt.

2.8 F94 Die Brechzahl kann zur Charakterisierung von flüssigen Stoffgemischen herangezogen werden,

weil

die Brechzahl sich additiv aus den Brechzahlen der Komponenten des Gemisches ergibt.

2.9 F91 Bei der Bestimmung der Brechzahl mittels des Grenzwinkels der Totalreflexion muß die Brechzahl des Meßprismas größer sein als die Brechzahl der zu messenden Substanz,

weil

Totalreflexion nur auftreten kann, wenn Licht im optisch dichteren Medium an die Phasengrenze zum optisch dünneren Medium auftritt.

2.10 F96 Zur Bestimmung der Brechzahl (Brechungsindex) kann der Grenzwinkel der Totalreflexion gemessen werden,

weil

der Grenzwinkel der Totalreflexion von der Wellenlänge des Lichtes abhängig ist.

2.11 H92 Die Bestimmung der Brechzahl einer farblosen Flüssigkeit mit dem Abbé-Refraktometer mit Kompensator kann mit Tageslicht erfolgen,

weil

die Brechzahl farbloser Flüssigkeiten im Bereich von 400 bis 800 nm nicht von der Wellenlänge des Lichtes abhängt.

2.12 F90 Welcher Aussage zur Bestimmung der Brechzahl nach Arzneibuch stimmen Sie **nicht** zu?

(A) Zur Kontrolle des Refraktometers kann Toluol CRS verwendet werden.

(B) Die Brechzahl wird meist auf die Wellenlänge der Na-D-Linie bezogen.

(C) Das Refraktometer muß die Ablesung der Brechzahl auf mindestens drei Dezimalen gestatten.

(D) Die Brechzahl organischer Flüssigkeiten nimmt mit der Temperatur zu.

(E) Die Messung muß bei definierter Temperatur erfolgen.

2.13 F97

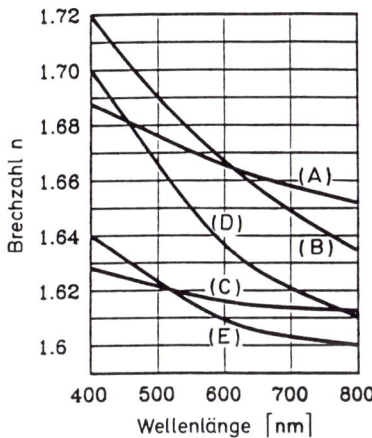

Brechzahl n / Wellenlänge [nm]

Obige Abbildung zeigt die Veränderung der Brechzahl für 5 Substanzen (A bis E) mit der Wellenlänge.

Welche Substanz zeigt die größte Brechzahl n_D^{20}?

2.14 H96   Obige Abbildung zeigt die Veränderung der Brechzahl für 5 Substanzen (A bis E) mit der Wellenlänge (Abb. siehe Frage 2.13).

Welche Substanz zeigt im gesamten Bereich die größte Dispersion der Brechzahl?

2.15 F95   Die Brechzahl von wasserhaltigem Glycerol kann zur Bestimmung des Wassergehaltes herangezogen werden,

weil

die Brechzahl von Glycerol mit zunehmendem Wassergehalt zunimmt.

2.16 H97   Der Gehalt einer wäßrigen Lösung an Glucose kann durch Bestimmung der Brechzahl ermittelt werden,

weil

die Brechzahl einer Lösung einer Substanz durch die Formel n = $n_D^{20} \cdot c \cdot d$ beschrieben werden kann (d = Schichtdicke).

✔ **Lösungen**

2.1 E	2.2 E	2.3 C	2.4 E	2.5 B
2.6 B	2.7 A	2.8 C	2.9 A	2.10 B
2.11 C	2.12 D	2.13 B	2.14 D	2.15 C
2.16 C				

3   Polarimetrie

3.1 H99   Welche Bauelemente in der folgenden Schema-Zeichnung eines Polarimeters sind vertauscht?

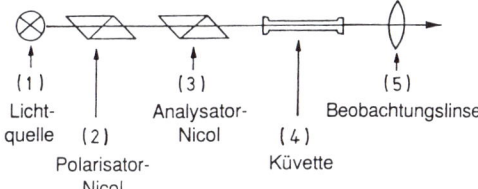

(1) Lichtquelle   (2) Polarisator-Nicol   (3) Analysator-Nicol   (4) Küvette   (5) Beobachtungslinse

(A) 2 mit 3
(B) 2 mit 4
(C) 3 mit 4
(D) 4 mit 5
(E) Alle Bauteile sind richtig angeordnet.

3.2 F93   Welche Aussagen treffen zu?

Die spezifische Drehung $[\alpha]_{20}^{D}$ ist definiert als der Drehwinkel α, um den die Schwingungsebene des linear polarisierten Lichts durch eine optisch aktive Substanz gedreht wird

(1) unter Verwendung von Licht der Wellenlänge 589 nm
(2) in einer Konzentration von 1 g · ml⁻¹
(3) nur in wäßriger Lösung
(4) in einer Schichtdicke von 10 cm

(A) nur 1 und 2
(B) nur 3 und 4
(C) nur 1, 2 und 3
(D) nur 1, 2 und 4
(E) 1 bis 4 (alle)

3.3 F91   Die spezifische Drehung $[\alpha]_{20}^{D}$ **flüssiger Substanzen** läßt sich nach Arzneibuch mit Hilfe der nachfolgenden Formel berechnen:

Es bedeuten:

α = Drehungswinkel in Grad, gemessen mit Licht der D-Linie des Natriums bei $(20 \pm 0{,}5)$ °C

l = Länge des Polarimeterrohres in dm

ρ_{20} = Dichte der Substanz bei 20 °C

n_{20}^{D} = Brechzahl (bei Licht der D-Linie des Natriums, 20 °C)

ε = molarer Absorptionskoeffizient

(A) $[\alpha]_{20}^{D} = \dfrac{\alpha \cdot l}{\rho_{20}}$

(B) $[\alpha]_{20}^{D} = \dfrac{\alpha}{\rho_{20} \cdot l}$

(C) $[\alpha]_{20}^{D} = \dfrac{\alpha \cdot \varepsilon}{l}$

(D) $[\alpha]_{20}^{D} = \dfrac{n_{D}^{20} \cdot \varepsilon}{l}$

(E) $[\alpha]_{20}^{D} = \dfrac{\alpha}{n_{20}^{D} \cdot l}$

3.4 H90   Zur Bestimmung der Spezifischen Drehung nach Arzneibuch wird bei einer rechtsdrehenden Substanz die D-Linie des Natriumlichtes verwendet,

weil

zur Messung der Spezifischen Drehung nach Arzneibuch bei linksdrehenden Substanzen die L-Linie des Lithiums benutzt wird.

3.5 H89   Welche Aussagen treffen zu?

Die Größe der gemessenen Drehung der Lösung einer optisch aktiven Substanz hängt ab von der:

(1) Wellenlänge des Meßlichtes
(2) Art des Lösungsmittels
(3) Anzahl der drehenden Teilchen im Lichtweg
(4) Meßtemperatur

(A) nur 3
(B) nur 1 und 2
(C) nur 1 und 3
(D) nur 1, 2 und 3
(E) 1 bis 4 (alle)

3.6 H90, F01   Welche Aussagen treffen zu?

Der Drehungswinkel einer optisch aktiven Substanz ist abhängig von der:

(1) Wellenlänge des polarisierten Lichtes
(2) Schichtdicke der durchstrahlten Lösung
(3) Konzentration der Substanz
(4) Temperatur der Lösung

(A) nur 1
(B) nur 1 und 4
(C) nur 2 und 3
(D) nur 1, 2 und 3
(E) 1 bis 4 (alle)

3.7 H92   Welche Aussage trifft **nicht** zu?

Der Drehwinkel α der Lösung einer optisch aktiven Substanz

(A) hängt ab von der verwendeten Lichtwellenlänge.
(B) ist proportional der Zahl der Chiralitätszentren eines Moleküls der Substanz.
(C) hängt ab von der Dicke der durchstrahlten Schicht.
(D) hängt ab von der Temperatur.
(E) hängt ab von der Konzentration der optisch aktiven Substanz.

3.8 H94   Welche Aussage trifft **nicht** zu?

Die optische Drehung α einer Substanz ist im allgemeinen abhängig von:

(A) der Konzentration.
(B) der Temperatur.
(C) der Wellenlänge des Meßlichtes.
(D) der Länge der Küvette.
(E) dem Durchmesser der Küvette.

3.9 F90   Welche Aussage über die **spezifische** Drehung der Weinsäure trifft **nicht** zu?

Sie ist abhängig

(A) von der Art des Lösungsmittels.

(B) von der Wellenlänge des zur Messung verwendeten Lichtes.

(C) vom pH-Wert der Meßlösung.

(D) von der Länge des Polarimeterrohres.

(E) von der Temperatur.

3.10 F00   Welche Aussagen treffen zu?

Die spezifische Drehung der Lösung einer festen Substanz ist abhängig von

(1) der Frequenz des verwendeten Lichtes

(2) der Länge des verwendeten Polarimeterrohres

(3) der Beobachtungstemperatur

(4) dem Lösungsmittel

(A) nur 1

(B) nur 3

(C) nur 1 und 2

(D) nur 1, 3 und 4

(E) nur 2, 3 und 4

3.11 F98   Die Bestimmung der spezifischen Drehung einer optisch aktiven Substanz muß mit monochromatischem Licht erfolgen,

weil

der Betrag der optischen Drehung von der Wellenlänge des verwendeten Meßlichtes abhängt.

3.12 F95   Welche Aussagen treffen zu?

Der Betrag des Drehungswinkels α einer Substanz

(1) nimmt mit steigender Konzentration zu

(2) nimmt in der Regel mit abnehmender Wellenlänge des polarisierten Lichtes zu

(3) verändert sich bei Wechsel des Lösungsmittels

(A) nur 1

(B) nur 2

(C) nur 3

(D) nur 1 und 3

(E) 1 bis 3 (alle)

3.13 F92   Die spezifische Drehung einer gelösten Substanz ist eine von der Konzentration völlig unabhängige Größe,

weil

bei der Berechnung der spezifischen Drehung einer gelösten Substanz die Konzentration der Lösung berücksichtigt wird.

3.14 F91   Für Benzylpenicillin-Kalium wurde die spezifische Drehung zu $[\alpha]_{20}^{D} = 270°$ (Definition und Bezeichnungsweise der Einheit gemäß Arzneibuch) in einer Lösung der Konzentration c = 2 g/100 ml und der Schichtdicke 1 dm bestimmt.

Der abgelesene Winkel α betrug:

(A) 2,7°

(B) 5,4°

(C) 10,8°

(D) 54°

(E) 135°

3.15 H90, F01   Welche Aussagen treffen zu?

Bei der Bestimmung der spezifischen Drehung wird ein Drehwert von 90° ermittelt. Zur Klärung, ob α entweder + 90 oder - 270 beträgt, dient die:

(1) Verdünnung der Lösung auf die halbe Konzentration.

(2) Messung in einem Polarimeterrohr halber Länge.

(3) Drehung des Polarimeterrohres um 180°.

(A) nur 1

(B) nur 2

(C) nur 3

(D) nur 1 und 2

(E) 1 bis 3 (alle)

3.16 H95   Eine optisch aktive Substanz dreht die Ebene des linear polarisierten Lichtes,

weil

eine optisch aktive Substanz für unterschiedliche Lichtwellenlängen unterschiedliche Brechzahlen aufweist.

I

3.17 H96   Eine optisch aktive Substanz dreht die Ebene des linear polarisierten Lichtes,

weil

bei einer optisch aktiven Substanz die Brechzahl von der Wellenlänge unabhängig ist.

(A)   (B)

(C)   (D)

(E)

3.18 H90   Die Eigenschaft einer Substanz, die Ebene des polarisierten Lichtes nach rechts zu drehen, wird üblicherweise gekennzeichnet durch

(A) δ
(B) D
(C) r
(D) R
(E) +

3.21 F93   Welche Aussagen treffen zu?

Ein ätherisches Ölgemisch zeige bei einer polarimetrischen Untersuchung eine Drehung linear polarisierten Lichtes. Verantwortlich hierfür können folgende Bestandteile des Öles sein:

(A) nur 1
(B) nur 4
(C) nur 3 und 4
(D) nur 2, 3 und 4
(E) 1 bis 4 (alle)

3.19 F92   Die Eigenschaft einer Substanz, die Ebene des polarisierten Lichtes nach links zu drehen, wird üblicherweise gekennzeichnet durch

(A) -
(B) l
(C) L
(D) s
(E) S

(1)   (2)

(3)   (4)

3.20 F93   Verbindung I zeige eine spezifische Drehung von $[\alpha]_{20}^{D} = - 48°$. Welche Verbindung zeigt als Enantiomer von I eine spezifische Drehung von + 48°?

3.22 F89   Die Polarimetrie wird zur Unterscheidung der geometrischen Isomere Elaidin- und Ölsäure (s. Formel) benutzt,

weil

die spezifische Drehung von Enantiomeren zwar dem absoluten Betrag nach gleich, aber in der Richtung verschieden ist.

Elaidinsäure

Ölsäure

3.23 F95

Hyoscyamin (s. obige Formel) dreht die Ebene linear polarisierten Lichtes.

Bei welchen der folgenden Reaktions- und Umwandlungsprodukte wäre ebenfalls eine optische Aktivität zu erwarten?

(A)   nur 3
(B)   nur 4
(C)   nur 1 und 2
(D)   nur 1 und 4
(E)   nur 1, 3 und 4

(1)

(2)

(3)   (4)

3.24 F92   Vor der Bestimmung der spezifischen Drehung für Glucose muß nach dem Lösen eine gewisse Zeit abgewartet werden,

weil

der Drehwert einer frisch bereiteten Glucose-Lösung sich zunächst ändert.

3.25 F96

Zur Überprüfung der Richtigkeit der von einem Polarimeter angezeigten optischen Drehung eignet sich grundsätzlich

(A)   β-Alanin
(B)   Maleinsäure
(C)   meso-Weinsäure
(D)   Citronensäure
(E)   Saccharose

3.26 F89 Welche Aussage trifft zu?

Zur Kontrolle eines Polarimeters ist nach Arzneibuch eine Lösung folgender Substanzen geeignet:

(A) meso-Weinsäure

(B) Saccharose

(C) Atropinsulfat

(D) Propylenglycol

(E) Kaliumhydrogenphthalat

3.27 F99 Welche Aussagen treffen zu?

Zur Bestimmung der spezifischen Drehung ist die Einstellung des Mutarotationsgleichgewichtes abzuwarten bei:

(1) Mannit

(2) Mannose

(3) Saccharose

(4) Fructose

(A) nur 1 und 2

(B) nur 1 und 4

(C) nur 2 und 4

(D) nur 3 und 4

(E) 1 bis 4 (alle)

3.28 H00 In einem sogenannten Halbschattenpolarimeter dient eines der Nicolschen Prismen zur Erzeugung von monochromatischem Licht,

weil

die Bestimmung der optischen Drehung mit monochromatischem Licht erfolgen muß.

4   Spektralpolarimetrie

4.1 F94 Der Einfluß der Vakuum-Lichtwellenlänge auf die optische Drehung einer farblosen Substanz im sichtbaren Spektralbereich kann durch folgende Kurve beschrieben werden:

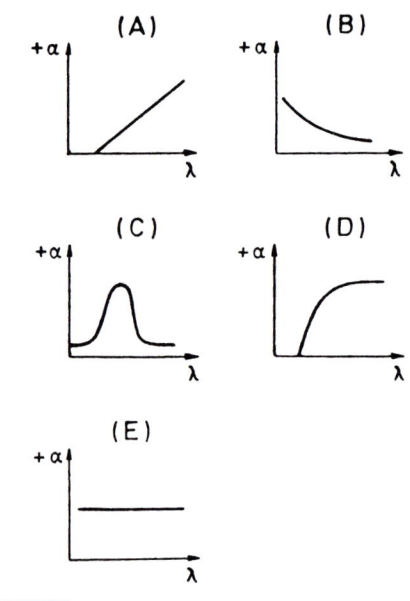

4.2 F92 Bei der Polarimetrie ergibt die Messung von Drehwinkeln bei kürzerer Wellenlänge häufig bessere relative Meßgenauigkeit,

weil

normale Rotationsdispersion vorausgesetzt, der Betrag des Drehungswinkels mit zunehmender Wellenlänge abnimmt.

4.3 H91 Bei der Messung der spezifischen Drehung einer chiralen Substanz, die im UV-VIS-Bereich keine Absorption zeigt, wird anstelle der D-Linie des Natriums ($\lambda = 589{,}3$ nm) die Quecksilber-Linie bei $\lambda = 436$ nm verwendet.

Was beobachten Sie?

(A) Eine Erhöhung des Drehwinkels (Betrag).

(B) Eine Erniedrigung des Drehwinkels (Betrag).

(C) Einen Verlust der optischen Aktivität.

(D) Keine Änderung.

(E) Eine Umkehr des Vorzeichens beim Drehwinkel.

✓ **Lösungen**				
3.1 C	3.2 D	3.3 B	3.4 C	3.5 E
3.6 E	3.7 B	3.8 E	3.9 D	3.10 D
3.11 A	3.12 E	3.13 D	3.14 B	3.15 D
3.16 B	3.17 C	3.18 E	3.19 A	3.20 A
3.21 C	3.22 D	3.23 D	3.24 A	3.25 E
3.26 B	3.27 C	3.28 D		

4.4 H00   Von einer gelösten optisch aktiven Substanz wird bei nachfolgend genannten Wellenlängen die optische Drehung bestimmt. Unter der Voraussetzung des Vorliegens normaler Rotationsdispersion ist der Betrag der optischen Drehung am größten bei Verwendung von:

(A) 589 nm

(B) 578 nm

(C) 564 nm

(D) 436 nm

(E) 365 nm

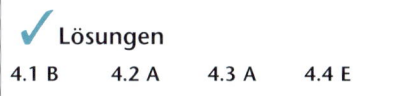

✓ **Lösungen**

4.1 B   4.2 A   4.3 A   4.4 E

5   Kolorimetrie

5.1 H89   Welche Aussagen treffen zu?

Bei der Prüfung „Färbung von Flüssigkeiten" nach Arzneibuch werden Lösungen verwendet, welche aus folgenden (salzsauren) Stammlösungen hergestellt werden können:

(1) Eisen(III)chlorid-Lösung

(2) Kupfer(II)sulfat-Lösung

(3) Nickel(II)chlorid-Lösung

(4) Kobalt(II)chlorid-Lösung

(A) nur 3

(B) nur 1 und 2

(C) nur 1, 2 und 3

(D) nur 1, 2 und 4

(E) 1 bis 4 (alle)

5.2 F90   Welche Aussagen treffen zu?

Die „Prüfung auf Färbung von Flüssigkeiten" nach Arzneibuch ist ein kolorimetrisches Verfahren, bei welchem Farbvergleichslösungen über Farbreferenzlösungen durch Mischen wie folgt gefärbter

(salzsäurehaltiger) Stammlösungen erhalten werden:

(1) Gelb (Eisen(III)chlorid)

(2) Blau (Kupfer(II)sulfat)

(3) Rot (Kobalt(II)chlorid)

(4) Braun (Holmium(III)perchlorat)

(A) nur 1 und 2

(B) nur 1 und 3

(C) nur 1, 2 und 3

(D) nur 2, 3 und 4

(E) 1 bis 4 (alle)

5.3 H97   Zur kolorimetrischen Bestimmung eines rot gefärbten Reaktionsproduktes muß der Vergleich folgende Farbe haben:

(A) rot

(B) gelb

(C) grün

(D) blau

(E) violett

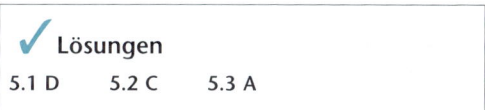

✓ **Lösungen**

5.1 D   5.2 C   5.3 A

6   Atomabsorptionsspektroskopie

6.1 F98   Welches der Bauelemente in der folgenden Schema-Zeichnung eines Atomabsorptionsspektrometers ist **nicht** zutreffend (an der falschen Stelle) angeordnet?

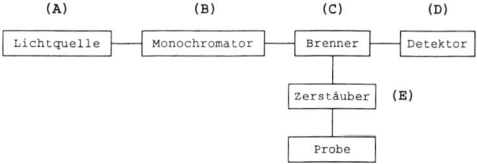

6.2 H98 Welche Aussagen treffen zu?

Bei der Flammen-AAS wird ein Monochromator benötigt. Dieser dient zur:

(1) Auswahl der Meßwellenlänge
(2) Festlegung der Wellenlänge des in den Brenner eintretenden Meßlichtes
(3) Ausblendung von Emissionen der Flamme
(4) Festlegung der spektralen Bandbreite der Meßlinie

(A) nur 2
(B) nur 4
(C) nur 1 und 3
(D) nur 2 und 4
(E) 1 bis 4 (alle)

6.3 F97 Welche Einheiten gehören zum prinzipiellen Aufbau eines Atomabsorptionsspektrometers?

(1) Strahlenquelle
(2) Magnetfeldanalysator
(3) Monochromator
(4) Detektor

(A) nur 1 und 4
(B) nur 1, 2 und 3
(C) nur 1, 3 und 4
(D) nur 2, 3 und 4
(E) 1 bis 4 (alle)

6.4 F92, H95 Welche Aussage trifft **nicht** zu?

Bei der Atomabsorptionsspektroskopie

(A) muß die für die Messung ausgewählte Spektrallinie genügend weit von anderen Linien entfernt sein.
(B) nimmt die Intensität des aus der Flamme austretenden gemessenen Lichtes mit der Konzentration des zu bestimmenden Elements in der Probe zu.
(C) wird der zu untersuchende Stoff in einer Flamme oder in einem elektrisch beheizten Graphitrohr atomisiert.
(D) muß die Linienbreite der Meßlinie kleiner sein als die der Atomabsorptionslinie des zu bestimmenden Elements.
(E) ist eine quantitative Auswertung mit Hilfe von Eichkurven möglich.

6.5 H92 Welche Aussage trifft **nicht** zu?

Die Atomabsorptionsspektroskopie

(A) verwendet in der Regel das Licht der D-Linie des Natriums.
(B) beruht darauf, daß Atome des zu bestimmenden Elements eingestrahltes Licht absorbieren.
(C) ist ein Verfahren, bei dem mit zunehmender Konzentration des zu bestimmenden Elements die Intensität des aus der Probe austretenden Meßlichtes abnimmt.
(D) ist ein Verfahren zur Analyse von Metallen bzw. deren Verbindungen.
(E) ermöglicht den Nachweis von Elementen in Massenanteilen unterhalb 0,01 ppm.

6.6 H00 Welche Aussage **trifft** nicht zu?

Die Atomabsorptionsspektroskopie ist ein Verfahren bei dem

(A) die Absorption direkt proportional zur Konzentration der Probe ist
(B) meist das Licht der D-Linie des Natriums verwendet wird
(C) Metallionen (in Form ihrer Atome) quantitativ bestimmt werden können
(D) durch thermische Dissoziation von Salzen Atome entstehen
(E) die Bandbreite der verwendeten Linie der Lichtquelle kleiner als die Absorptionsbreite des Elementes der Probe sein muß

6.7 F89 Welche Aussagen treffen zu?

Die Atomabsorptionsspektrophotometrie

(1) dient zur quantitativen Bestimmung von Metallen.
(2) beruht darauf, daß bei der thermischen Dissoziation eines Salzes Atome entstehen.
(3) verwendet elektromagnetische Wellen der gleichen Wellenlänge, die auch von dem zu bestimmenden Element im angeregten Zustand emittiert werden.
(4) ist ein Verfahren, bei dem die Extinktion direkt proportional zur Konzentration der untersuchten Probe ist.

(A) nur 1

(B) nur 2

(C) nur 3

(D) nur 4

(E) 1 bis 4 (alle)

6.8 F96   In der Atomabsorptions-Spektroskopie (AAS) werden Lampen mit dem betreffenden Element als Kathodenmaterial eingesetzt,

weil

jede Hohlkathodenlampe nur **eine** dem jeweiligen Element entsprechende Linie aussendet.

6.9 H89   Welche Aussagen treffen zu?

In der Atomabsorptionsspektroskopie (AAS) werden an die Lichtquelle besondere Anforderungen gestellt.

Diese sind u.a.:

(1) Die für die Messung ausgewählte Linie muß genügend isoliert sein.

(2) Die Linie muß im sichtbaren Spektralbereich liegen.

(3) Die Bandenbreite der Linie muß bedeutend kleiner als die Absorptionsbandbreite des zu bestimmenden Elementes sein.

(4) Die Intensität der emittierten Linie muß während der Meßreihe genügend konstant sein.

(A) nur 1

(B) nur 2

(C) nur 2 und 3

(D) nur 1, 3 und 4

(E) 1 bis 4 (alle)

6.10 H90   In der Atomabsorptionsspektroskopie wird als Lichtquelle häufig eine Hohlkathodenlampe des zu bestimmenden Elements verwendet,

weil

bei jeder Form der quantitativen Absorptionsspektroskopie die spektrale Bandbreite des Meßlichtes wesentlich größer als die des Absorptionsbereiches sein muß.

6.11 F01   Die Natrium-D-Linie kann in der Atomemissions-Spektroskopie, nicht aber in der Atomabsorptions-Spektroskopie zur Messung der Natriumionen-Konzentration verwendet werden,

weil

der Grundzustand bei dem für die Natrium-D-Linie verantwortlichen Elektronenübergang nicht gleichzeitig der Grundzustand im Natrium-Atom ist.

6.12 F93   Welche Aussage zur Atomabsorptionsspektroskopie trifft **nicht** zu?

(A) Die Strahlungsquelle darf im Sichtbaren (400 bis 700 nm) nur eine Linie ausstrahlen.

(B) Die für die Messung ausgewählte Linie muß genügend isoliert sein.

(C) Die Linienbreite der für die Messung ausgewählten Linie der Strahlungsquelle muß bedeutend kleiner als die Atomabsorptionslinienbreite des zu bestimmenden Elementes sein.

(D) Die Intensität der für die Messung ausgewählten Linie muß genügend groß und zeitlich konstant sein.

(E) Die Apparatur muß eine Einrichtung zur Erzeugung von Atomdämpfen haben.

6.13 H94   In der AAS muß die Linienbreite der Emissionslinie der Hohlkathodenlampe bedeutend größer als die Absorptionslinienbreite sein,

weil

das Prinzip der AAS auf einer Verminderung der Intensität des durch einen Atomdampf gestrahlten Lichtes beruht.

6.14 H98   Welche Aussagen treffen zu?

Als Lichtquellen für die AAS werden verwendet

(1) Hohlkathodenlampen

(2) Wolframfadenlampe

(3) Deuteriumlampe

(A) nur 1

(B) nur 3

(C) nur 1 und 2

(D) nur 2 und 3

(E) 1 bis 3 (alle)

6.15 F01   Als Lichtquelle für den Atomabsorptionsvorgang der ASS wird verwendet:

(A) Hohlkathodenlampe

(B) Wolframfadenlampe

(C) Deuteriumlampe

(D) Nernststift

(E) Graphitrohrküvette

6.16 H91   In der Atomabsorptionsspektroskopie (AAS) kann auf eine Kalibrierung verzichtet werden,

weil

auch bei der AAS im Prinzip das Lambert-Beersche Gesetz gilt.

6.17 H89   Welche Aussagen treffen zu?

Durch Atomabsorptionsspektroskopie lassen sich folgende Ionen quantitativ bestimmen:

   (1) Li^+

   (2) Na^+

   (3) K^+

   (4) Mg^{2+}

(A) nur 2

(B) nur 1 und 3

(C) nur 1, 2 und 3

(D) nur 2, 3 und 4

(E) 1 bis 4 (alle)

6.18 H93   Welche Aussagen treffen zu?

Durch Atomabsorptionsspektroskopie können folgende Ionen bestimmt werden:

   (1) Zn^{2+}

   (2) Pb^{2+}

   (3) Mg^{2+}

   (4) Ca^{2+}

(A) nur 1 und 2

(B) nur 2 und 3

(C) nur 3 und 4

(D) nur 2, 3 und 4

(E) 1 bis 4 (alle)

6.19 H93   Der Zinkgehalt einer verdünnten Zink-EDTA-Lösung werde mit Hilfe der Atomabsorptionsspektroskopie bei 214 nm bestimmt.

Durch welche der nachfolgend aufgeführten Teilchen wird diese Lichtabsorption verursacht?

(A) Zinkatome

(B) Zinkionen

(C) Zinkradikale

(D) Zinkhydroxid

(E) Zinkoxid

6.20 F94   Der Gehalt einer wäßrigen Lösung an Mg^{2+} kann nicht durch Atomabsorptionsspektroskopie bestimmt werden,

weil

eine wäßrige Lösung von Mg^{2+}, in der Bunsenflamme zerstäubt, im Sichtbaren weder eine Lichtemission noch eine Lichtabsorption aufweist.

6.21 H91   Bei der Atomabsorptionsspektroskopie (AAS) ist kein Monochromator erforderlich,

weil

die in der AAS als Lichtquellen benutzten Hohlkathodenlampen bereits monochromatisches Licht ausstrahlen.

6.22 H93   Die in der AAS verwendeten Hohlkathodenlampen enthalten ein Füllgas. Hierzu eignet sich:

(A) Cl_2

(B) O_2

(C) CO_2

(D) Ar

(E) CH_4

6.23 H94   Als Füllgas für eine Hohlkathodenlampe zur Bestimmung von Calcium mittels AAS eignet sich

(A) N_2

(B) O_2

(C) Ne

(D) Cl_2 (E) H_2

6.24 F93   Zur quantitativen Bestimmung von Quecksilber eignet sich die flammenlose Atomabsorption bei 254 nm.

Welches der folgenden Materialien ist für das Austrittsfenster der hierzu nötigen Hohlkathodenlampe am besten geeignet?

(A)   Glas

(B)   KBr

(C)   Quarz

(D)   Polystyrol

(E)   Thalliumbromid

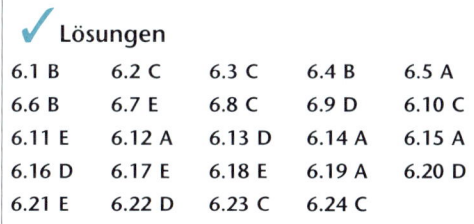

✓ **Lösungen**

6.1 B	6.2 C	6.3 C	6.4 B	6.5 A
6.6 B	6.7 E	6.8 C	6.9 D	6.10 C
6.11 E	6.12 A	6.13 D	6.14 A	6.15 A
6.16 D	6.17 E	6.18 E	6.19 A	6.20 D
6.21 E	6.22 D	6.23 C	6.24 C	

7   Flammenphotometrie

7.1 H99   Welche Aussagen zur Flammenphotometrie treffen zu?

(1)   Bei der Flammenphotometrie werden die Absorptionsspektren organischer Verbindungen zu ihrer Identifizierung herangezogen.

(2)   Bei der Flammenphotometrie erfolgt eine thermische Anregung von Elektronen des zu bestimmenden Elementes.

(3)   Bei der Flammenphotometrie wird die Intensität des abgestrahlten Lichtes zur quantitativen Bestimmung von Elementen herangezogen.

(4)   Zur Auswertung flammenphotometrischer Messungen werden Standardzumischverfahren oder Eichkurven herangezogen.

(A)   nur 1 und 2

(B)   nur 1 und 3

(C)   nur 2 und 4

(D)   nur 1, 2 und 4

(E)   nur 2, 3 und 4

7.2 F94   Welche Aussagen treffen zu?

Bei der flammenphotometrischen Bestimmung der Konzentration einer verdünnten Natriumchlorid-Lösung wird das Licht der Natrium-D-Linie von folgenden Teilchen abgestrahlt:

(1)   von Natriumchlorid-Molekülen

(2)   von Natrium-Atomen

(3)   von Natrium-Ionen

(A)   nur 1

(B)   nur 2

(C)   nur 3

(D)   nur 1 und 2

(E)   1 bis 3 (alle)

7.3 H95   Beim Zerstäuben einer Natriumchlorid-Lösung in der Bunsenflamme wird die gelbe „Natrium-D-Linie" emittiert.

Diese Emission rührt her von

(A)   undissoziierten NaCl-Molekülen im Dampfzustand

(B)   NaCl-Kriställchen

(C)   Natrium-Ionen (Na^+)

(D)   dem dissoziierten Ionenpaar Na^+/Cl^-

(E)   Natrium-Atomen

7.4 H96   Bei der Flammenphotometrie von NaCl geht die Emission aus von:

(A)   Natriumionen

(B)   Natriumchloridpartikeln

(C)   Natriummolekülen

(E)   freien Elektronen

7.5 H98   Die gelbe Emissionslinie des Natriums (sog. D-Linie) kommt zustande durch Änderung

(A)   des Kerndrehimpulses

(B)   der Rotationsenergie

(C)   des Schwingungszustandes

(D)   der Translationsenergie

(E)   des elektronischen Zustandes

7.6 F90   Bei der flammenphotometrishen Bestimmung von Natrium in NaCl wird vorwiegend das Emissionsspektrum des Natrium-**Ions** gemessen,

weil

in Flammen eine homolytische Spaltung von NaCl in Atome unmöglich ist.

7.7 H94   Bei der Atomemissions-Spektroskopie durchläuft die Intensität der Na-D-Linie mit steigender Temperatur ein Maximum,

weil

mit steigender Temperatur bei der Atomemissions-Spektroskopie zwar der Anteil der angeregten Atome steigt, die Gesamtzahl der Atome dann aber stärker wegen zunehmender Ionisierung abnimmt.

7.8 F89, F96   Bei der flammenphotometrischen Bestimmung von Natrium nimmt die Intensität der gelben Emissionslinie mit steigender Temperatur zu,

weil

mit steigender Temperatur der Grad der Ionisierung von Natriumdampf zunimmt.

7.9 F95   Bei der Flammenphotometrie von Natrium steigt die Emission der Na-D-Linie proportional zur Temperatur an,

weil

der Quotient aus den Anzahlen der angeregten Atome und nicht angeregten Atome nach der Boltzmann-Beziehung mit steigender Temperatur größer wird.

7.10 F89   Bei der Flammenphotometrie werden Absorptionsspektren aufgenommen,

weil

das Emissionsspektrum eines Elementes im Dampfzustand linienreicher ist als das Absorptionsspektrum des Elementes unter den gleichen Bedingungen.

7.11 H00   Bei der Flammenphotometrie werden Absorptionsspektren aufgenommen,

weil

die Flammenphotometrie auf der Anregung der gebildeten Atome durch die Einstrahlung von Licht beruht.

7.12 F89   Welche Aussage trifft zu?

Unter „Serien" der Emissionsspektren von Alkalimetallen versteht man

(A) Gruppen äquidistanter Linien im Spektrum.

(B) Folgen von Spektrallinien, deren Frequenzen (ν) einer allgemeinen Formel folgender Form gehorchen:

$$\nu = const. \cdot \left(\frac{1}{n^2} - \frac{1}{m^2} \right)$$

(C) Folgen zeitlich nacheinander auftretender Linien im Flammenspektrum.

(D) die Gesamtheit jener Linien, welche der Natrium-D-Linie bei den anderen Alkalimetallen entsprechen.

(E) durch Triplett-Übergänge entstehende Emissionslinien-Dreiergruppen.

7.13 H90   Unter „Serien" des Emissionsspektrums eines Elementes versteht man

(A) Gruppen äquidistanter Linien im Wellenzahllinearen Spektrum.

(B) Spektrallinien, die zu Übergängen mit gemeinsamen Grundzustand gehören.

(C) Folgen zeitlich nacheinander auftretender Linien im Flammenspektrum.

(D) Spektrallinien mit gemeinsamem angeregtem Zustand.

(E) die Gesamtheit aller Linien des Elementes.

7.14 H92   Welches Bauteil ist **nicht** Bestandteil eines Flammenphotometers für die Atomemissionsspektroskopie?

(A) Zerstäuber

(B) Detektor

(C) Brenner

(D) Monochromator

(E) Quarzküvette

7.15 H97   Welches der Bauelemente in der folgenden Schema-Zeichnung eines Flammenphotometers ist **nicht** zutreffend oder falsch angeordnet?

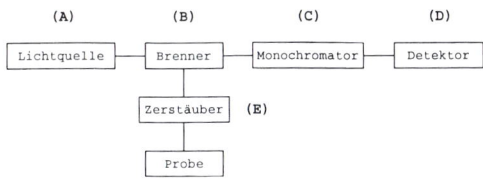

7.16 H94   In welcher Reihenfolge sind die in der Flammenphotometrie verwendeten Brenngase nach **steigender** Flammentemperatur, die mit ihnen erreicht werden kann, zutreffend geordnet?

(A) Acetylen/Sauerstoff < Wasserstoff/Luft < Propan/Luft

(B) Acetylen/Sauerstoff < Propan/Luft < Wasserstoff/Luft

(C) Wasserstoff/Luft < Propan/Luft < Acetylen/Sauerstoff

(D) Wasserstoff/Luft < Acetylen/Sauerstoff < Propan/Luft

(E) Propan/Luft < Wasserstoff/Luft < Acetylen/Sauerstoff

7.17 H98   Welche Aussage trifft **nicht** zu?

Als Brenngasmischung für die Flammenphotometrie sind geeignet:

(A) Leuchtgas (Erdgas)/Luft

(B) Acetylen/Wasserstoff

(C) Sauerstoff/Acetylen

(D) Wasserstoff/Luft

(E) Sauerstoff/Dicyan

7.18 F92   Welche Aussage trifft zu?

Die rote Flammenfärbung einer Bunsenflamme bei Einbringen von Lithiumchlorid wird hervorgerufen durch

(A) Li-Ionen

(B) Li-Atome

(C) LiCl-Moleküle

(D) Li_2-Moleküle

(E) freie Elektronen

7.19 H95   Welche Aussagen treffen zu?

Eine rote Flammenfärbung tritt auf, wenn folgende Verbindung in die nichtleuchtende Bunsenflamme gebracht wird:

(1) $Ni(OH)_2$

(2) Li_2CO_3

(3) $SrCl_2$

(4) MnO_2

(5) $Cd(OH)_2$

(A) nur 2

(B) nur 1 und 2

(C) nur 2 und 3

(D) nur 4 und 5

(E) nur 1, 2, 3 und 5

7.20 F95   Welche der folgenden Verbindungen ergeben eine grüne oder blaugrüne Flammenfärbung, wenn sie in die nichtleuchtende Bunsenflamme gebracht werden?

(1) $SnCl_2$

(2) $CuCl_2$

(3) $B(OCH_3)_3$

(4) Cr_2O_3

(A) nur 2 und 3

(B) nur 3 und 4

(C) nur 1, 2 und 4

(D) nur 2, 3 und 4

(E) 1 bis 4 (alle)

7.21 F89 Betrachtet man monochromatisches Licht mit einem Prismenspektroskop, so beobachtet man **eine** Linie,

weil

im Spektroskop das Bild eines Spaltes durch ein dispergierendes Medium betrachtet wird.

7.22 F90 Folgende Abbildung zeigt schematisch den Aufbau eines Handspektroskopes.

Durch welches Bauteil erfolgt dabei die Zerlegung des Lichtes?

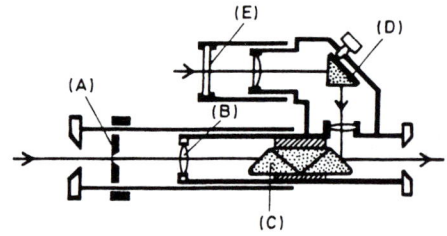

✓ Lösungen

7.1 E	7.2 B	7.3 E	7.4 C	7.5 E
7.6 E	7.7 A	7.8 B	7.9 D	7.10 D
7.11 E	7.12 B	7.13 B	7.14 E	
7.15 A	7.16 E	7.17 B	7.18 B	7.19 C
7.20 A	7.21 B	7.22 C		

8 UV/VIS-Spektroskopie

8.1 F96 Welche der folgenden Vorgänge im Molekül werden bei der UV-VIS-Spektroskopie angeregt?

(1) Rotation des Moleküls um seinen Schwerpunkt
(2) Schwingungen innerhalb des Moleküls
(3) Anhebung von Bindungs- oder Außenelektronen auf höhere Energieniveaus

(A) nur 1
(B) nur 2
(C) nur 1 und 2
(D) nur 2 und 3
(E) 1 bis 3 (alle)

8.1a F01 Welche der folgenden Anregungsarten ist für die UV-Spektroskopie am charakteristischsten?

(A) Anregung von Molekülrotationen
(B) Anregung von symmetrischen Molekülschwingungen
(C) Anregung des Elektronensystems der Moleküle
(D) Anregung von antisymmetrischen Molekülschwingungen
(E) Anregung von Atomkernen unter Änderung des Kernspins

8.2 F00 Zur Kalibrierung der Wellenlängenskala von UV-Vis-Spektralphotometern kann die in einer ,,Wasserstoffflamme" erzeugte Emissionslinie bei ca. 656 nm verwendet werden.

Wodurch entsteht sie?

(A) Molekülschwingungen
(B) Rekombination von Wasserstoffatomen zu H_2
(C) Bildung von Protonen
(D) Elektronenübergänge in Wasserstoffatomen
(E) Elektronenübergänge in Wasserstoffmolekülen

8.3 F91 In welchem der folgenden Absorptionsbereiche ist die relative Genauigkeit einer Messung mit einem Einstrahlphotometer am größten?

(A) 0 bis 0,1
(B) 0,1 bis 0,3
(C) 0,3 bis 0,6
(D) 0,7 bis 1,0
(E) 1,0 bis 1,5

8.4 H91 Beim Passieren eines Lichtstrahls durch die Lösung eines Stoffes nimmt die Lichtabsorption grundsätzlich mit größer werdender Wellenlänge zu,

weil

die Brechzahl einer Lösung von der Wellenlänge des verwendeten Lichtes abhängt.

8.4a H01   Welche Aussagen treffen zu?

Eine sehr große spektrale Bandbreite führt bei spektralphotometrischen Messungen

(1) am Absorptions**maximum** zu einem zu kleinen Wert für die Absorption

(2) am Absorptions**minimum** zu einem zu großen Wert für die Absorption

(3) zu weitestgehend monochromatischem Licht des Messstrahls

(4) zu einer erhöhten Lichtintensität

(A) nur 1

(B) nur 3

(C) nur 4

(D) nur 3 und 4

(E) nur 1, 2 und 4

8.4b H01

Zur photometrischen Gehaltsbestimmung muss die Messung immer im Absorptionsmaximum erfolgen,

weil

eine Ungenauigkeit in der Wellenlängeneinstellung bei einer photometrischen Gehaltsbestimmung im Maximum einen kleineren Fehler der Absorptionsmessung bewirkt als bei Messung auf der Flanke eines Absorptionspeaks.

8.5 F92   Das in der Photometrie gemessene Licht muß sein:

(A) linear polarisiert.

(B) zirkular polarisiert.

(C) weitgehend monochromatisch.

(D) weitgehend kohärent.

(E) weiß.

8.6 H93   Zur Bestimmung der Absorption A einer Lösung mit Hilfe eines Zweistrahl-Photometers sollte sich im Referenz-Strahlengang befinden:

(A) keine Küvette

(B) eine leere Küvette

(C) eine mit dem betreffenden Lösungsmittel gefüllte Küvette

(D) eine 1%-ige Lösung der zu untersuchenden Substanz

(E) eine 1%-ige Lösung der Referenzsubstanz

8.7 F00   Der molare Absorptionskoeffizient ε einer Lösung steigt bei gleichbleibender Konzentration der Lösung linear mit der Schichtdicke an,

weil

die Intensität des Lichtes bei Durchtritt durch die Lösung linear mit der Schichtdicke abnimmt.

8.8 H99   Welche der folgenden Gleichungen beschreibt den Zusammenhang zwischen molarem Absorptionskoeffizient (ε) und spezifischer Absorption ($A_{1cm}^{1\%}$) richtig (M_r = relative Molekülmasse)?

(A) $A_{1cm}^{1\%} = \dfrac{10 \cdot c}{M_r}$

(B) $A_{1cm}^{1\%} = \dfrac{100 \cdot \varepsilon}{M_r}$

(C) $A_{1cm}^{1\%} = \dfrac{\varepsilon}{M_r}$

(D) $A_{1cm}^{1\%} = \dfrac{M_r}{10 \cdot \varepsilon}$

(E) $A_{1cm}^{1\%} = \dfrac{M_r}{100 \cdot \varepsilon}$

8.9 F00   Zwischen der spezifischen Absorption $A_{1cm}^{1\%}$ und dem molaren Absorptionskoeffizienten ε besteht folgende Beziehung (M_r = relative Molmasse):

(A) $A_{1cm}^{1\%} = 10 \cdot \varepsilon \cdot M_r$

(B) $A_{1cm}^{1\%} = \dfrac{\varepsilon}{10 \cdot M_r}$

(C) $A_{1cm}^{1\%} = \dfrac{M_r}{10 \cdot \varepsilon}$

(D) $A_{1cm}^{1\%} = \dfrac{10 \cdot \varepsilon}{M_r}$

(E) $A_{1cm}^{1\%} = \dfrac{10}{\varepsilon \cdot M_r}$

8.10   H00   In eine Küvette der Schichtdicke b = 4 cm wird monochromatisches Licht der Wellenlänge λ = 500 nm und der Intensität I_0 eingestrahlt. Der aus der Küvette austretende Lichtstrahl hat die Intensität

$$I = \frac{1}{100} \cdot I_0 \, .$$

Wie groß ist die Absorption bei Durchgang durch die Küvette?

(A)   0,5

(B)   1

(C)   2

(D)   4

(E)   8

8.11   F94   Unter der spezifischen Absorption $A_{1cm}^{1\%}$ versteht man die Absorption (früher Extinktion) der Lösung einer Substanz mit einer Konzentration von 1 g/100 ml bei einer Schichtdicke von 1 cm bei einer bestimmten Wellenlänge.

Für die Lösung eines Arzneistoffes wird nach Verdünnung 1:100 in einer Küvette von 0,5 cm Schichtdicke die Absorption 0,8 gemessen.

Wie groß ist die Konzentration der Ausgangslösung, wenn der Zahlenwert der spezifischen Absorption 200 beträgt?

(A)   0,008 g/100 ml

(B)   0,08 g/100 ml

(C)   0,8 g/100 ml

(D)   8 g/100 ml

(E)   80 g/100 ml

8.12   F91   Welche Absorption besitzt eine 0,01%-ige ($\frac{m}{v}$ = 10 mg / 100 ml) Lösung eines Arzneistoffes bei einer Schichtdicke von 0,5 cm, wenn die spezifische Absorption (Definition und Einheit gemäß Arzneibuch) des Arzneistoffes 100 beträgt?

(A)   0,05

(B)   0,1

(C)   0,2

(D)   0,5

(E)   0,9

8.13   F92   Für die Lösung eines Arzneistoffes mit einem molaren Absorptionskoeffizienten von 1000 l · mol^{-1} · cm^{-1} wird eine Absorption von 0,5 gemessen. Die Schichtdicke betrug 0,5 cm.

Wie groß ist die Konzentration der Lösung?

(A)   10 mol · l^{-1}

(B)   10^{-1} mol · l^{-1}

(C)   10^{-2} mol · l^{-1}

(D)   10^{-3} mol · l^{-1}

(E)   10^{-4} mol · l^{-1}

8.14   F89   Bei der photometrischen Gehaltsbestimmung eines Arzneistoffes mit Hilfe einer 2%-igen Vergleichslösung wird für die Vergleichslösung eine Extinktion von 0,3, für die Analysenlösung eine Extinktion von 0,45 gemessen.

Welche Konzentration hat die Analysenlösung?

(A)   1,5 %

(B)   2,5 %

(C)   3,0 %

(D)   4,0 %

(E)   4,5 %

8.14a H01 Ein Arzneistoff ($A_{1cm}^{1\%}$ = 200) enthält als mögliche Verunreinigung eine Substanz, deren spezifische Absorption (gleiche Messbedingungen vorausgesetzt) 250 beträgt.

Wie groß ist der prozentuale Anteil der Verunreinigung einer Probe, deren spezifische Absorption 201 beträgt?

(A) 1 %

(B) 1,5 %

(C) 2 %

(D) 2,5 %

(E) 5 %

8.15 F93 Für die Lösung eines Arzneistoffes (M_1 = 200, molarer Absorptionskoeffizient ε = 4000) wird in einer Lösung der Massenkonzentration c = 0,001 g/100 ml eine Absorption von 0,8 gemessen.

Wie groß ist die Schichtdicke der Küvette?

(A) 0,5 cm

(B) 1 cm

(C) 2 cm

(D) 3 cm

(E) 4 cm

8.16 F97

Der Arzneistoff Riboflavin besitzt bei 444 nm eine spezifische Absorption $A_{1cm}^{1\%}$ = 330.

Welche Konzentration gibt in einer Küvette der Schichtdicke 2 mm bei der gleichen Wellenlänge eine Absorption A = 0,66?

(A) 1,0 mg/100 ml

(B) 3,3 mg/100 ml

(C) 6,6 mg/100 ml

(D) 8,0 mg/100 ml

(E) 10 mg/100 ml

8.17 F99

Für die Lösung eines Arzneistoffes mit einer Konzentration von 10^{-3} mol · l^{-1} wird eine Absorption von 0,5 gemessen. Die Schichtdicke der Küvette beträgt 1 cm.

Wie groß ist der molare Absorptionskoeffizient?

(A) 500 l · mol^{-1} · cm^{-1}

(B) 1000 l · mol^{-1} · cm^{-1}

(C) 1500 l · mol^{-1} · cm^{-1}

(D) 2000 l · mol^{-1} · cm^{-1}

(E) 2500 l · mol^{-1} · cm^{-1}

8.18 H97

Der Arzneistoff Chloramphenicol besitzt im Maximum bei 278 nm die spezifische Absorption $A_{1cm}^{1\%}$ = 300.

Welche Konzentration von Chloramphenicol gibt in einer Küvette der Schichtdicke 0,5 cm eine Absorption A von 0,30?

(A) 2 mg/l

(B) 3 mg/l

(C) 6 mg/l

(D) 15 mg/l

(E) 20 mg/l

8.19 F89 Welche Aussage trifft **nicht** zu?

Zur Bestimmung von $E_{1cm}^{1\%}$ einer Substanz bei 225 nm eignet sich (hinreichende Löslichkeit sei vorausgesetzt) als Lösungsmittel:

(A) Methanol

(B) Wasser

(C) Cyclohexan

(D) n-Hexan

(E) Toluol

8.20 H90 Welches der folgenden reinen Lösungsmittel hat bei 220 nm die höchste Absorption?

(A) 1-Propanol

(B) 2-Propanol

(C) Cyclohexan

(D) Cyclohexanol

(E) Chloroform

8.21 H93   Welches der folgenden reinen Lösungsmittel hat bei 220 nm die höchste Absorption?

(A) 1-Propanol
(B) Diethylether
(C) Cyclohexan
(D) Cyclohexanol
(E) Toluen

8.21a H01   Zur UV-photometrischen Bestimmung einer Substanz bei 220 nm eignen sich nach dem Kriterium ihrer Eigenabsorption folgende Lösungsmittel:

(1) Methanol
(2) Wasser
(3) Cyclohexan
(4) 0,1 M-Salzsäure

(A) nur 1
(B) nur 2
(C) nur 1 und 2
(D) nur 2 und 4
(E) 1 bis 4 (alle)

8.21b F01   Welches der folgenden Lösungsmittel ist im ultravioletten Bereich bei Wellenlängen bis herab zu 230 nm wegen mangelnder Durchlässigkeit am wenigsten geeignet?

(A) Diethylether
(B) Wasser
(C) Ethanol
(D) Cyclohexan
(E) Benzen

8.21c F00   In welcher der Reihen (A) bis (E) sind die in der UV-Spektrometrie verwendeten Lösungsmittel mit ansteigender Durchlässigkeitsgrenze (in nm) aufgeführt (von links nach rechts)?

(A) Toluen, Dichlormethan, Wasser, Ethanol
(B) Dichlormethan, Ethanol, Wasser, Toluen
(C) Wasser, Ethanol, Dichlormethan, Toluen
(D) Ethanol, Toluen, Dichlormethan, Wasser
(E) Wasser, Toluen, Ethanol, Dichlormethan

8.22 F93   Die UV-photometrische Bestimmung von Nitrobenzen soll bei 269 nm durchgeführt werden. Welche Lösungsmittel sind für die Bestimmung geeignet?

(1) Cyclohexan
(2) C_2H_5OH
(3) ⬡–CH₃

(A) nur 1
(B) nur 2
(C) nur 3
(D) nur 1 und 2
(E) nur 2 und 3

8.23 H99   Die kleinste Lichtdurchlässigkeit bei 235 nm hat (als Lösungsmittel)

(A) Acetonitril
(B) Wasser
(C) Methanol
(D) n-Hexan
(E) Chloroform

8.24 H96   Für spektralphotometrische Untersuchungen in möglichst kurzwelligem UV-Bereich ist aufgrund seiner Durchlässigkeit für UV-Strahlen als Lösungsmittel am besten geeignet

(A) Ethylacetat
(B) Methanol
(C) Dichlormethan
(D) Tetrachlormethan
(E) Toluen

8.25 F91   Ein farbiges Reaktionsprodukt weise folgendes Spektrum auf:

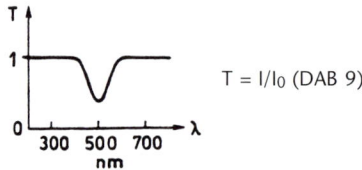

T = I/I₀ (DAB 9)

Welche Durchlässigkeitskurve sollte bei einer filterphotometrischen Bestimmung das verwendete Filter aufweisen?

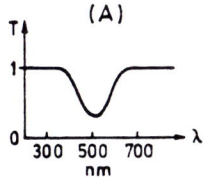 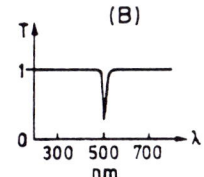

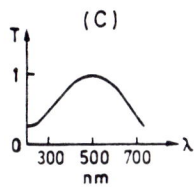 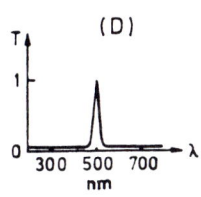

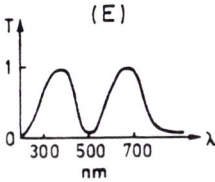

8.26 F91 Was ist ein „bathochromer Effekt" (Rotverschiebung) in der Elektronenspektroskopie?

(A) Erhöhung der Absorptionsintensität des Maximums der Absorptionskurve.

(B) Erniedrigung der Absorptionsintensität des Maximums der Absorptionskurve.

(C) Verschiebung des Absorptionsmaximums nach kürzeren Wellenlängen.

(D) Verschiebung des Absorptionsmaximums nach größeren Wellenlängen.

(E) Absorption von Licht bestimmter Wellenlänge aus einem eingestrahlten Gemisch (z.B. Tageslicht).

8.27 F97 Was versteht man unter Bathochromie?

(A) Verschiebung eines Absorptionsmaximums nach längeren Wellenlängen

(B) Verschiebung eines Absorptionsmaximums nach kürzeren Wellenlängen

(C) Erhöhung der Absorptionsintensität

(D) Erniedrigung der Absorptionsintensität

(E) Verkleinerung des molaren Absorptions(Extinktions)-koeffizienten

8.28 F96 Was versteht man unter Hypsochromie?

(A) Verschiebung eines Absorptionsmaximums nach längeren Wellenlängen

(B) Verschiebung eines Absorptionsmaximums nach kürzeren Wellenlängen

(C) Erhöhung der Absorptionsintensität

(D) Erniedrigung der Absorptionsintensität

(E) Vergrößerung des molaren Absorptions(Extinktions)-koeffizienten

8.29 H96 Bei Verschiebung einer Absorptionsbande einer funktionellen Gruppe zu kleinerer Wellenlänge nennt man diesen Effekt

(A) Hyperchromie

(B) Hypochromie

(C) Bathochromie

(D) Hypsochromie

(E) Auxochromie

8.29a H00 In der UV-Vis-Spektroskopie wird eine Absorptionserhöhung (Vergrößerung von ε_{max}) einer Bande, z.B. durch Lösungsmittelwechsel, bezeichnet als:

(A) bathochromer Effekt

(B) hypochromer Effekt

(C) hypsochromer Effekt

(D) hyperchromer Effekt

(E) hypertoner Effekt

8.30 H93 Welche Aussagen zur längstwelligen Absorptionsbande des Benzens im UV treffen zu?

(1) Ein Substituent mit einem + M-Effekt verschiebt die Bande bathochrom.

(2) Ein Substituent mit einem - M-Effekt verschiebt die Bande hypsochrom.

(3) Sie ist die intensivste Bande im UV-Spektrum.

(A) nur 1
(B) nur 2
(C) nur 1 und 2
(D) nur 2 und 3
(E) 1 bis 3 (alle)

8.31 H95   In konjugierten Polyenen verschiebt sich mit zunehmender Zahl der Doppelbindungen das längstwellige Absorptionsmaximum bathochrom,

weil

in konjugierten Polyenen die Energiedifferenz zwischen HOMO und LUMO mit zunehmender Zahl von Doppelbindungen steigt.

8.32 F97   Bei konjugierten Polyenen kann der Zusammenhang zwischen der Lage des längstwelligen Absorptionsmaximums λ_{max} und der Zahl n der Doppelbindungen prinzipiell wie folgt formuliert werden:

(A) $\lambda_{max} = a \cdot \dfrac{1}{n^2} + b$

(B) $\lambda_{max} = a \cdot \dfrac{1}{n} + b$

(C) $\lambda_{max} = a^n + b$

(D) $\lambda_{max} = a \cdot n + b \cdot n^2$

(E) $\lambda_{max} = a \cdot \sqrt{n} + b$

8.33 H96   Wenn die Zahl der in Konjugation befindlichen Doppelbindungen in Polyenen steigt, erreicht die Wellenlänge des längstwelligen Absorptionsmaximums den sichtbaren Spektralbereich,

weil

die zur Anregung erforderliche Energiedifferenz zwischen HOMO und LUMO mit steigender Zahl der Doppelbindungen in Polyenen größer wird.

8.34 H97   In konjugierten Polyenen verschiebt sich mit zunehmender Zahl der Doppelbindungen das längstwellige Absorptionsmaximum bathochrom,

weil

in konjugierten Polyenen die Energiedifferenz zwischen HOMO und LUMO mit zunehmender Zahl von Doppelbindungen sinkt.

8.35 F98   Das Absorptionsmaximum konjugierter Polyene wird mit zunehmender Zahl der Doppelbindungen hypsochrom verschoben,

weil

sich der Abstand der Energieniveaus von HOMO (höchstes besetztes Molekülorbital) und LUMO (tiefstes unbesetztes Molekülorbital) mit der Zahl der Doppelbindungen vergrößert.

8.36 F92   Durch Protonierung der folgenden Verbindungen tritt eine bathochrome Verschiebung der UV-Absorption ein bei

(A) ⬡—NH_2

(B) ⬡—$NHCH_3$

(C) ⬡—$N(CH_3)_2$

(D) ⬡—O^-

(E) ⬡—COO^-

8.37 F99   Welche Aussagen treffen zu?

Das längstwellige Absorptionsmaximum (UV) der Lösung folgender Verbindungen in Methanol wird durch Zugabe von Natriumhydroxid-Lösung um mehrere nm bathochrom verschoben:

(1) Phenol
(2) Anilin
(3) 2-Phenylethanol
(4) 2-Phenylethylamin

(A) nur 1
(B) nur 2
(C) nur 2 und 3
(D) nur 3 und 4
(E) nur 2, 3 und 4

8.37a H01 Welcher der folgenden monosubstituierten Aromaten zeigt im UV-Spektrum bei Übergang vom neutralen zu alkalischem Medium eine deutliche Rotverschiebung?

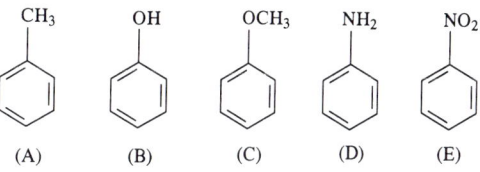

| CH₃ | OH | OCH₃ | NH₂ | NO₂ |
| (A) | (B) | (C) | (D) | (E) |

8.38 H91 Primidon (s. Abb.) weist drei Absorptionsbanden bei 252, 257 und 264 nm auf. Diese sind dem folgenden Elektronenübergang zuzuordnen:

(A) π→π* der Phenyl-Gruppe
(B) n→σ* der Carbonyl-Gruppe
(C) σ→σ* der Carbonyl-Gruppe
(D) n→π* der Carbonyl-Gruppe
(E) π→π* der Carbonyl-Gruppe

8.39 F92 Primidon (s. Formel) weist drei Absorptionsmaxima bei 252, 257 und 264 nm auf. Diese sind den folgenden Elektronenübergängen zuzuordnen:

(1) π→π* der Phenyl-Gruppe
(2) π→π* der Carbonyl-Gruppe
(3) n→π* der Carbonyl-Gruppe

(A) nur 1
(B) nur 2
(C) nur 3
(D) nur 2 und 3
(E) 1 bis 3 (alle)

8.40 F99 n → π*-Übergänge, z.B. in Ketonen, können im UV-Vis-Spektrum nicht beobachtet werden,

weil

n → π*-Übergänge einer Carbonylfunktion schwächere Absorptionen als π → π*-Übergänge ergeben.

8.41 H99 Welcher der folgenden Übergänge ist der längstwelligen Absorptionsbande (des Elektronenspektrums) einer Carbonylgruppe zuzuordnen?

(A) n → π*
(B) π* → n
(C) π → π*
(D) π* → π
(E) n → σ

8.42 H96 Welche Aussage trifft **nicht** zu?

Im UV-Spektrum sind Maxima, welche auf n → π*-Übergänge zurückzuführen sind, bei Vorliegen folgender funktioneller Gruppen zu beobachten:

(A) Chinone
(B) Olefine
(C) Azomethine
(D) Ketone
(E) Aldehyde

Ordnen Sie bitte jeder der Substanzen der Liste 1 die zutreffende Art der Anregung im sichtbaren bzw. nahen UV-Bereich (Liste 2) zu!

Liste 1

8.43 F96 Anthracen

8.44 F96 Pyridin

Liste 2

(A) nur n → π*-Übergänge

(B) nur π → π*-Übergänge

(C) n → π*-Übergänge und π → π*-Übergänge

(D) σ → π*-Übergänge

(E) keine Anregung im UV- oder sichtbaren Bereich

Ordnen Sie bitte den C,C-Mehrfachbindungen in Liste 1 den jeweils für sie zutreffenden energieärmsten Elektronenübergang bei Absorption zu (Liste 2)!

Liste 1

8.44a H00

$$C = C$$

8.44b H00

$$— C \equiv C —$$

Liste 2

(A) σ → σ*

(B) π → π*

(C) n → σ*

(D) n → π*

(E) π* → n

8.45 F95 Welchem Elektronenübergang ist das Absorptionsmaximum bei 290 nm im UV-Spektrum von Campher zuzuordnen?

(A) σ→σ*

(B) n→σ*

(C) π→π*

(D) n→π*

(E) Keine der Antworten (A) bis (D) trifft zu.

8.46 F91

Eine UV-photometrische Gehaltsbestimmung von Campher in Isopropanol ist mittels eines üblichen Spektrophotometers nach DAB 9 nicht möglich,

weil

das durch den π→π*-Übergang der Carbonyl-Gruppe des Camphers hervorgerufene Absorptionsmaximum unterhalb von 210 nm liegt.

8.47 H97 Bei einer stark verdünnten Benzylalkohol-Wasser-Emulsion wurde bei 420 nm und d = 1 cm eine Lichtabsorption von 0,1 gemessen. Die gemessene Absorption beruht auf

(A) einem π → π*-Übergang

(B) einem n → π*-Übergang

(C) einem n → σ*-Übergang

(D) einem σ → σ*-Übergang

(E) Lichtstreuung

Ordnen Sie bitte jeder Verbindung der Liste 1 das mit ihrer Struktur vereinbare Absorptionsspektrum (A = Absorption, 1 = Wellenlänge, Zeichnungen schematisch) aus Liste 2 zu!

Liste 1

8.48 F90

$$OH$$
$$|$$
$$H_3C-CH-CH_2-CH_3$$

8.49 F90

$$O$$
$$\|$$
$$H_3C-C-CH=CH_2$$

Liste 2

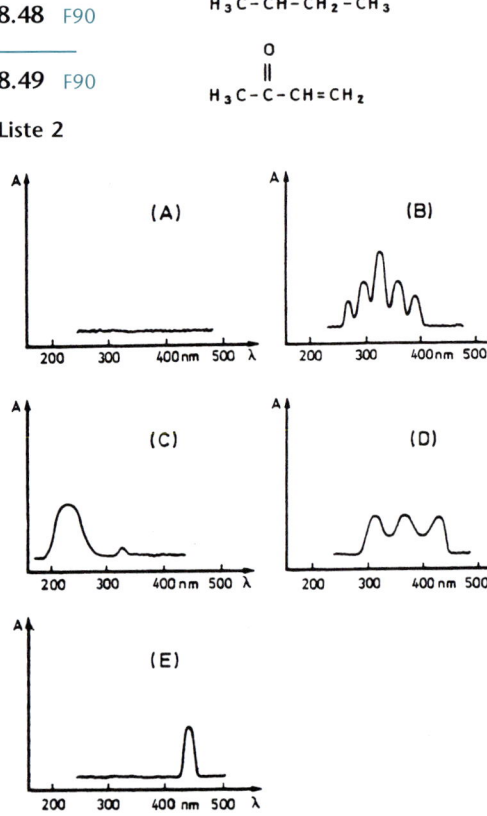

8.50 H92   Sorbinsäure (s. Formel) zeigt bei 264 nm ein Maximum, dessen spezifische Absorption 2350 beträgt. Diese Absorption läßt sich zuordnen zu:

(A) π→π* des Diens

(B) π→π* der Carboxyl-Gruppe

(C) π→π* der α, β, γ, δ-ungesättigten Carbonsäure

(D) n→π* der Carbonyl-Gruppe

(E) n→σ* der Hydroxyl-Gruppe

8.51 H89   Welche Aussage trifft zu?

Colecalciferol

zeigt ein Absorptionsmaximum bei etwa

(A) 205 nm

(B) 265 nm

(C) 355 nm

(D) 500 nm

(E) 615 nm

8.52 F91   Vitamin A

zeigt ein Absorptionsmaximum bei etwa

(A) 225 nm

(B) 325 nm

(C) 425 nm

(D) 525 nm

(E) 625 nm

8.53 H90   Welche der folgenden Verbindungen hat das längstwellige Absorptionsmaximum im UV?

(A) $CH_2 = CH - CH = CH - Cl$

(B) $CH_2 = CH - CH = CH - CH_2$

(C) $CH_2 = CH - CH = CH - Br$

(D) $CH_2 = CH - CH = CH - S - CH_3$

(E) $CH_2 = CH - CH = CH - O - CH_3$

8.54 F90   Welche Aussage trifft zu?

Das Primärprodukt der Carr-Price-Reaktion von Vitamin A

weist das längstwellige Maximum der Lichtabsorption auf bei etwa

(A) 300 nm

(B) 400 nm

(C) 500 nm

(D) 600 nm

(E) 700 nm

8.55 I198

A

B

Bei der Umsetzung von Retinol (s. obige Formel A) mit $SbCl_3$ in Chloroform erfolgt primär die Bildung von B (s. obige Formel).

Die beiden Verbindungen A und B zeigen gleiche Lage ihres längstwelligen Absorptionsmaximums,

weil

die Ladungsdichten an den C-Atomen der konjugierten Systeme von A und B praktisch gleich sind.

8.56 H94 Die längstwellige Absorption eines Cyanins folgender Struktur

$$(CH_3)_2N-(CH=CH)_n-CH=N^+(CH_3)_2$$

erhöht sich etwa um den angegebenen Betrag, wenn die Zahl n der Doppelbindungen von 3 auf 4 erhöht wird:

(A) 10 nm

(B) 20 nm

(C) 30 nm

(D) 100 nm

(E) 200 nm

8.57 F93 Bei welchem der folgenden Stoffe (gelöst in Ethanol) liegt das längstwellige Absorptionsmaximum bei etwa 325 nm?

(A)

(B)

(C)   (D)

(E)

8.58 H89 Welche Aussage trifft zu?

Von den folgenden Verbindungen hat im UV das längstwellige Absorptionsmaximum

(A) Atropin-sulfat

(B) Betanidinsulfat

(C) Guanethidinsulfat

(D) Chininsulfat

(E) Ephedrin-hydrochlorid

8.59 F94 Bei welchem der folgenden Stoffe (gelöst in Ethanol) liegt das längstwellige Absorptionsmaximum bei etwa 330 nm?

(A) [Struktur: Benzoesäure]

(B) [Struktur: 2-Methyl-1,4-naphthochinon]

(C) [Struktur: Acetylsalicylsäure]

(D) [Struktur: HO–C–H mit Phenyl, H₃C–N–C–H, H, CH₃]

(E) [Struktur: Methylenblau mit Cl⁻]

8.60 F96

In welcher Reihenfolge nimmt im UV-Bereich die Wellenlänge des jeweils längstwelligen Absorptionsmaximums der folgenden Verbindungen zu (gemessen in methanolischer Lösung)?

a [Benzol] b [4-Nitroanilin, NH_2 / NO_2] c [Anilin, NH_2]

(A) a → b → c
(B) a → c → b
(C) b → c → a
(D) c → a → b
(E) c → b → a

8.61 F00

Für welche der folgenden Verbindungen liegt das jeweils längstwellige Absorptionsmaximum im UV-Bereich bei der größten Wellenlänge (gemessen in methanolischer Lösung)?

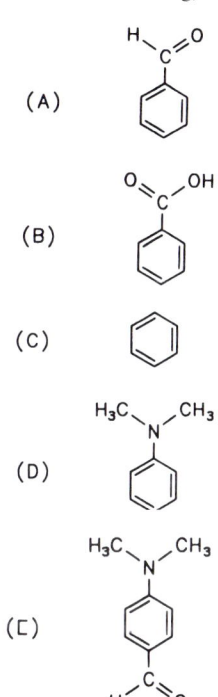

(A) [Benzaldehyd]

(B) [Benzoesäure]

(C) [Benzol]

(D) [N,N-Dimethylanilin]

(E) [4-Dimethylaminobenzaldehyd]

8.62 H95 Als isosbestischer Punkt wird bezeichnet

(A) die Wellenlänge, bei der zwei im Gleichgewicht zueinander befindliche Formen eines Stoffes mit unterschiedlichen Absorptionskurven den gleichen Absorptionskoeffizienten besitzen

(B) der pH-Wert, bei dem die Anzahlen der positiven und negativen Ladungen eines Ampholyten gleich sind

(C) die niedrigste Schmelztemperatur eines Gemisches von zwei nicht identischen Stoffen

(D) der Wendepunkt im Verlauf einer polarographischen Stufen einer voltammetrischen Strom-Spannungs-Kurve

(E) der Sättigungswert eines Adsorbens, d.h. die pro Flächeneinheit adsorbierte Stoffmenge bei maximaler Oberflächenbesetzung

8.62a F01   Welche der folgenden chemischen Gruppen ruft bei der UV-Spektrometrie **keine** Absorptionsbanden oberhalb von 210 nm hervor?

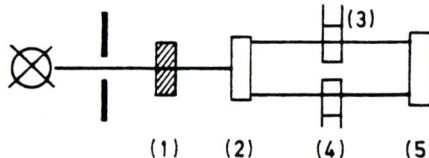

(A) $\text{C}=\text{N}-$

(B)

(C) $\text{C}=\text{O}$

(D) $\text{CH}-\text{CH}_2-$

(E) $-\text{CH}=\text{CH}-\text{CH}=\text{CH}-$

8.63 F91   Im folgenden Grundschema eines Zweistrahl-Photometers sind zwei Bauteile miteinander vertauscht.

Welche sind das?

(1) Spektralfilter
(2) Detektorsystem
(3) Vergleichsküvette
(4) Meßküvette
(5) Strahlenteiler

(A)   1 mit 2
(B)   2 mit 5
(C)   3 mit 4
(D)   3 mit 5
(E)   4 mit 5

8.64 F92   Was enthält ein UV-VIS-Absorptionsspektrometer typischerweise **nicht**?

(A) Glühlampe
(B) Natriumchlorid-Prisma
(C) D_2-Lampe
(D) Küvettenhalter
(E) Photozelle

8.65 F00   Bei welchem der folgenden spektroskopischen Verfahren kann eine Wolframfadenlampe als Quelle für die benötigte elektromagnetische Strahlung dienen?

(A) UV-Photometrie im Bereich 200 – 300 nm
(B) Vis-Spektroskopie im Bereich 400 – 800 nm
(C) Atomemissions-Spektroskopie
(D) Atomabsorptions-Spektroskopie
(E) ^{1}H-NMR-Spektroskopie

8.66 H98   Welche Aussage trifft **nicht** zu?

In einem Monochromator ist zur Zerlegung weißen Lichtes (λ = 400 – 800 nm) in seine spektralen Bestandteile geeignet ein:

(A) Quarzprisma
(B) Gitter
(C) Nicolsches Prisma
(D) Glasprisma
(E) Geradsichtprisma

8.67 F99

Welches Küvettenmaterial eignet sich am besten für die UV-Spektroskopie?

(A) Kaliumbromid
(B) Natriumchlorid
(C) Geräteglas
(D) Polystyrol
(E) Quarz

8.68 F92   Zur Überprüfung des Auflösungsvermögens eines UV-VIS-Spektralphotometers eignet sich am besten eine Lösung von

(A) $\text{K}_2\text{Cr}_2\text{O}_7$ in Schwefelsäure (0,01 mol · l^{-1})
(B) CuSO_4 in ammoniakalischer Tartrat-Lösung
(C) gleichen Teilen Methanol und Ethanol in Wasser
(D) Kaliumchlorid in Wasser
(E) Toluol in Hexan

8.69 H91 Zur Überprüfung der Richtigkeit des von einem Spektralphotometer angezeigten Betrages der Absorption eignet sich Holmiumperchlorat besser als Kaliumdichromat,

weil

die Halbwertbreite der meisten UV-Absorptionsbanden einer Holmiumperchlorat-Lösung geringer ist als die der UV-Absorptionsbanden einer Kaliumdichromat-Lösung.

8.70 F90 Welche der folgenden Lösungen wird nach Arzneibuch zur Überprüfung der Wellenlängenskala eines Spektralphotometers verwendet?

(A) Nickelsulfat-Lösung

(B) Holmiumperchlorat-Lösung

(C) Nitroprussidnatrium-Lösung

(D) Zirkonoxidchlorid-Lösung

(E) Hafniumperchlorat-Lösung

8.71 F91 Welche Aussage trifft **nicht** zu?

Die Kontrolle der Wellenlängenskala eines UV-VIS-Spektrometers kann nach Arzneibuch erfolgen mittels einer

(A) Wasserstoff-Entladungslampe

(B) Deuterium-Entladungslampe

(C) Quecksilberdampflampe

(D) Holmiumperchlorat-Lösung

(E) Kaliumdichromat-Lösung

8.72 H95 Welcher der folgenden Stoffe würde sich (in wäßriger Lösung) am besten zur Justierung der Wellenlängenskala einer Spektralphotometers eignen?

(A) Neodymperchlorat

(B) Eisen(III)-chlorid

(C) Kobaltchlorid

(D) Nickelsulfat

(E) Kaliumdichromat

✔ **Lösungen**

8.1 E	8.1a C	8.2 D	8.3 C	8.4 D
8.4a E	8.4b D	8.5 C	8.6 C	8.7 E
8.8 A	8.9 D	8.10 C	8.11 C	8.12 D
8.13 D	8.14 C	8.14a C	8.15 E	8.16 E
8.17 A	8.18 E	8.19 E	8.20 E	8.21 E
8.21a E	8.21b E	8.21c C	8.22 D	8.23 E
8.24 B	8.25 D	8.26 D	8.27 A	8.28 B
8.29 D	8.29a D	8.30 A	8.31 C	8.32 E
8.33 C	8.34 A	8.35 E	8.36 E	8.37 A
8.37a B	8.38 A	8.39 A	8.40 D	8.41 A
8.42 B	8.43 B	8.44 C	8.44a B	8.44b B
8.45 D	8.46 D	8.47 E	8.48 A	8.49 C
8.50 C	8.51 B	8.52 B	8.53 D	8.54 D
8.55 E	8.56 D	8.57 B	8.58 D	8.59 D
8.60 B	8.61 E	8.62 A	8.62a D	8.63 B
8.64 B	8.65 B	8.66 C	8.67 E	8.68 E
8.69 D	8.70 B	8.71 E	8.72 A	

9 Fluorimetrie

9.1 H92 Welche Aussage trifft **nicht** zu?

Bei der Fluorimetrie

(A) handelt es sich um eine selektivere Methode als bei der UV-VIS-Spektrometrie.
(B) ist die Wellenlänge des Anregungslichtes größer als die des Fluoreszenzlichtes.
(C) ist bei hoher Quantenausbeute (nahe 1) die Empfindlichkeit größer als bei der UV-VIS-Spektrometrie.
(D) handelt es sich um eine emissionsspektrometrische Methode.
(E) ist bei hinreichender Verdünnung die Intensität des Fluoreszenzlichtes der Konzentration der Substanz direkt proportional.

9.2 F97 Die Fluoreszenz eines organischen Moleküls beruht auf Übergängen zwischen folgenden Zuständen (S = Singulettzustand; T = Triplettzustand):

(A) S → S
(B) S → T
(C) T → S
(D) T → T
(E) Keine der obigen Aussagen trifft zu.

9.3 F89 Welche Aussage über die Fluoreszenz organischer Moleküle trifft **nicht** zu?

(A) Das Fluoreszenzmaximum eines Fluorophors ist gegenüber dem Absorptionsmaximum bathhochrom verschoben.
(B) Fluoreszenz wird häufig bei starren Molekülen beobachtet.
(C) Es gibt Stoffe, die ultraviolettes Fluoreszenzlicht abstrahlen.
(D) Die Abklingdauer der Fluoreszenz liegt typischerweise im Sekundenbereich.
(E) Fluoreszenzerscheinungen beruhen nur auf Singulett-Singulett-Übergängen.

9.4 H96 Die Fluoreszenzstrahlung organischer Moleküle ist meistens kürzerwellig als die entsprechende Anregungsstrahlung,

weil

bei organischen Molekülen mit der Elektronenanregung meistens keine Änderung des Schwingungsniveaus erfolgt.

9.5 F99, F01 Welche Aussage zur Fluoreszenz trifft zu?

(A) Die Wellenlänge der Fluoreszenzstrahlung ist kleiner als die Wellenlänge der (monochromatischen) Anregungsstrahlung.
(B) Bei intensiv fluoreszierenden Substanzen ist die Quantenausbeute größer als 1.
(C) Die Fluoreszenzintensität ist unabhängig vom molaren Absorptionskoeffizienten der fluoreszierenden Substanz.
(D) Für einen gegebenen Stoff gilt, daß die Fluoreszenzintensität der Frequenz der Anregungsstrahlung proportional ist.
(E) Bei hinreichend kleinen Konzentrationen ist der Quotient aus der Intensität der Fluoreszenzstrahlung und der Konzentration der fluoreszierenden Substanz eine Konstante.

9.6 F98 Welche Aussagen treffen zu?

Bei der Fluoreszenzspektroskopie wird

(1) die Lage einer bestimmten Fluoreszenzbande durch die Frequenz der Primärstrahlung beeinflußt
(2) die Lage einer bestimmten Fluoreszenzbande durch die Frequenz der Primärstrahlung nicht beeinflußt
(3) die Intensität des Fluoreszenzsignals durch die Frequenz der Primärstrahlung beeinflußt
(4) die Intensität des Fluoreszenzsignals durch die Frequenz der Primärstrahlung nicht beeinflußt

(A) nur 3
(B) nur 1 und 3
(C) nur 1 und 4
(D) nur 2 und 3
(E) nur 2 und 4

9.7 H94 Unter dem Begriff „Quantenausbeute" versteht man in der Fluorimetrie:

(A) die Quantenzahl des Grundzustandes des für die Fluoreszenz verantwortlichen Überganges.
(B) die Zahl der Schwingungszustände des angeregten Zustandes des Fluorophors.
(C) eine Gerätekonstante.
(D) die Differenz zwischen der eingestrahlten und der ausgesandten Lichtintensität.
(E) den Quotienten aus der Zahl der emittierten Photonen zur Zahl der absorbierten Photonen.

9.8 H97 Unter dem Begriff „Fluoreszenz-Quantenausbeute" versteht man

(A) das Verhältnis der Intensität des eingestrahlten Lichtes zur Fluoreszenzintensität
(B) die Differenz zwischen den Intensitäten von eingestrahltem und absorbiertem Licht
(C) das Produkt aus Anregungs- und Emissionswellenlänge
(D) den Quotienten aus den Zahlen der emittierten und der absorbierten Lichtquanten
(E) die Zahl der emittierten Lichtquanten pro mol Fluorophor

9.9 F94 Phosphoreszenz-Banden organischer Moleküle sind längerwellig als die entsprechenden Fluoreszenz-Banden,

weil

Triplett-Zustände stets energieärmer als die entsprechenden Singulett-Zustände sind.

9.10 H92 Das längstwellige Emissionsmaximum der Fluoreszenz einer organischen Verbindung liegt in der Regel bei kürzeren Wellenlängen als das längstwellige der Phosphoreszenz,

weil

die energieärmsten Triplett-Terme energetisch tiefer liegen als die zugehörigen Singulett-Terme.

9.11 F93 Die Anregung der Fluoreszenz einer gelösten Substanz muß durch Licht mit der Wellenlänge des Absorptionsmaximum der Substanz erfolgen,

weil

die Fluoreszenz eines Moleküls, das nur gepaarte Elektronen enthält, dessen Anregung in einen Singulett-Zustand voraussetzt.

9.11a H00 Eine verdünnte schwefelsaure Lösung eines Arzneistoffes ist farblos und zeigt bei entsprechender Anregung eine intensive blaue Fluoreszenz.

Welche Anregungswellenlänge kann **nicht** geeignet sein?

(A) 200 nm
(B) 250 nm
(C) 300 nm
(D) 350 nm
(E) 500 nm

9.11b H01 Quantitative fluorimetrische Bestimmungen werden meistens mit Hilfe von Referenzlösungen bekannter Konzentration durchgeführt.

Nach welcher Formel wird die Konzentration der zu untersuchenden Lösung berechnet?

(A) $\quad C_x = \dfrac{I_s \cdot C_s}{I_x}$

(B) $\quad C_x = \dfrac{I_s + C_s}{I_x}$

(C) $\quad C_x = \dfrac{I_x \cdot C_s}{I_s}$

(D) $\quad C_x = \dfrac{I_x \cdot I_s}{C_s}$

(E) $\quad C_x = \dfrac{C_s}{I_s + I_x}$

C_x = Konzentration der Prüflösung
C_s = Konzentration der Referenzlösung

I_x = Intensität des Fluoreszenzlichtes der Prüflösung

I_s = Intensität des Fluoreszenzlichtes der Referenzlösung

9.12 H91   Welche Aussagen treffen zu?

Bei der Fluorimetrie hängt die Fluoreszenzintensität
von folgenden Größen ab:

(1) Intensität des Anregungslichtes
(2) molarer Absorptionskoeffizient der fluo-
    reszierenden Substanz bei der Anregungs-
    wellenlänge
(3) Fluoreszenzquantenausbeute

(A) nur 1
(B) nur 2
(C) nur 1 und 2
(D) nur 2 und 3
(E) 1 bis 3 (alle)

9.13 F92   Welche Aussagen treffen zu?

Die Bestimmungsgrenze bei der fluorimetrischen
Bestimmung einer organischen Substanz ist u.a. abhängig von

(1) der Intensität des Anregungslichtes
(2) der Quantenausbeute
(3) der Wellenlänge des Anregungslichtes

(A) nur 1
(B) nur 2
(C) nur 3
(D) nur 1 und 3
(E) 1 bis 3 (alle)

9.14 H99   Welche Aussagen treffen zu?

Die Fluoreszenzintensität einer Lösung hängt ab
von:

(1) der Intensität des Anregungslichtes
(2) dem Absorptionskoeffizienten des Fluoro-
    phors
(3) der Konzentration der Substanz
(4) der Quantenausbeute

(A) nur 3
(B) nur 1 und 2
(C) nur 2 und 3
(D) nur 3 und 4
(E) 1 bis 4 (alle)

9.15 F00   Welche Aussagen treffen zu?

Die Fluoreszenzintensität hängt ab von

(1) dem molaren Absorptionskoeffizienten bei
    der Anregungswellenlänge
(2) der Intensität des Anregungslichtes
(3) der Fluoreszenzquantenausbeute

(A) nur 1
(B) nur 2
(C) nur 3
(D) nur 1 und 2
(E) 1 bis 3 (alle)

9.16 H93   Primäre Amine sollen fluorimetrisch
bestimmt werden.

Welche der folgenden Reagenzien sind zur Derivatisierung als Fluoreszenzmarker geeignet?

(1)   (2)   (3)

(A) nur 1
(B) nur 2
(C) nur 3
(D) nur 1 und 2
(E) nur 2 und 3

9.17 H97 Welche Verbindung zeigt – bei entsprechender Anregung – die intensivste Fluoreszenz?

(A) (B) (C)

(D) (E)

9.18 F99 Bei welchen der folgenden Arzneistoffe ist in Lösung bei Bestrahlung mit UV-Licht eine sichtbare Fluoreszenz zu erwarten?

(1)

(als Sulfat)

(2)

(3)

(4)

(in sauren Lösungen)

(A) nur 2
(B) nur 1 und 3
(C) nur 1 und 4
(D) nur 2, 3 und 4
(E) 1 bis 4 (alle)

9.19 F97 Welche der folgenden Substanzen sollte bei Bestrahlung mit UV-Licht von 254 nm, ausgehend von ihrer Struktur, die geringste Fluoreszenz zeigen?

(A)

(B)

(C)

(D)

(E)

9.19a H00 Bei welchem der formulierten Arzneistoffe ist am ehesten eine sichtbare Fluoreszenz zu erwarten?

(A)

(B)

(C)

(D)

(E)

9.20 H89 Die Fluoreszenz wäßriger Chininsulfat-Lösungen im UV-Licht wird durch die Gegenwart hinreichender Mengen Chlorid-Ionen gelöscht,

weil

Chlorid-Ionen bei ca. 300 nm eine sehr starke Absorptionsbande aufweisen.

9.21 F91 Bei der Fluorimetrie nach Arzneibuch wird das ausgestrahlte Fluoreszenzlicht gewöhnlich in einem Winkel von 90° zum eingestrahlten Lichtbündel gemessen,

weil

in einem Winkel von 90° zum eingestrahlten Licht das ausgestrahlte Fluoreszenzlicht ein Intensitätsmaximum aufweist.

9.22 F90 Welche Aussage trifft zu?

Als Detektor in Fluorimetern eignet sich besonders:

(A) Photozelle
(B) Fluorid-spezifische Elektrode
(C) Sekundärelektronenvervielfacher
(D) PbS-Zelle
(E) Thermoelement

✔ Lösungen				
9.1 B	9.2 A	9.3 D	9.4 E	9.5 E
9.6 D	9.7 E	9.8 D	9.9 A	9.10 A
9.11 D	9.11a E	9.11b C	9.12 E	9.13 E
9.14 E	9.15 E	9.16 C	9.17 C	9.18 C
9.19 D	9.19a D	9.20 C	9.21 C	9.22 C

10   IR-Spektroskopie

10.1 H92   Von einer Substanz, gelöst in $CHCl_3$, werden in Küvetten gleicher Schichtdicke IR-Spektren aufgenommen.

Bei einer Verdoppelung der Konzentration der Lösung sinkt die in % gemessene **Durchlässigkeit** im gesamten Bereich des Spektrums auf die Hälfte der zuvor gemessenen Werte,

weil

das Lambert-Beersche-Gesetz für monochromatisches Licht prinzipiell sowohl im UV-VIS- als auch im IR-Bereich gilt.

10.2 H97   Welche der folgenden durch Energiezufuhr induzierten Vorgänge werden in der IR-Spektroskopie ausgenutzt?

(A) Ionisation und Fragmentierung der Moleküle

(B) Umorientierung von ungepaarten Elektronen in einem Magnetfeld

(C) Umorientierung von Kernen in einem Magnetfeld

(D) Schwingungen innerhalb des Moleküls

(E) Keiner der angegebenen Vorgänge.

10.3 F93   Welche Wellenlänge λ entspricht der Wellenzahl $\nu = 2500\ cm^{-1}$?

(A) 0,25 μm

(B) 1 μm

(C) 4 μm

(D) 50 μm

(E) 100 μm

10.4 H93   Welche Wellenzahl ν entspricht der Wellenlänge $\lambda = 4$ μm?

(A) 500 cm^{-1}

(B) 1000 cm^{-1}

(C) 2500 cm^{-1}

(D) 4000 cm^{-1}

(E) 10000 cm^{-1}

10.5 H97   Die Wellenzahl der IR-Absorptionsbande einer Molekülschwingung

(A) ist bei Einfachbindungen zwischen zwei Atomen A und B größer als bei Doppelbindungen zwischen A und B

(B) nimmt ab bei zunehmenden Massen der beteiligten Atome bzw. Molekülteile

(C) ist bei Valenzschwingungen von X-H-Gruppen besonders wichtig

(D) ist in der Regel für die Deformationsschwingungen einer Gruppierung höher als für ihre Valenzschwingung

(E) ist in der Regel für Dreifachbindungen niedriger als für Doppelbindungen

10.5a F01   Welche Aussagen treffen zu?

Die Wellenzahl der IR-Absorptionsbande einer Molekülschwingung nimmt zu bei

(1) zunehmenden Massen der beteiligten Atome bzw. Molekülteile

(2) abnehmenden Massen der beteiligten Atome bzw. Molekülteile

(3) zunehmender Bindungsstärke zwischen den beteiligten Atomen bzw. Molekülteilen

(4) abnehmender Bindungsstärke zwischen den beteiligten Molekülteilen

(A) nur 1

(B) nur 1 und 3

(C) nur 1 und 4

(D) nur 2 und 3

(E) nur 2 und 4

10.5b H01   Zur Anregung einer C–H-Valenzschwingung ist eine elektromagnetische Welle mit höherer Wellenzahl erforderlich als zur Anregung einer C=O-Valenzschwingung,

weil

die reduzierte Masse der C-H-Einheit größer ist als die der C=O-Einheit.

10.6 H94 Im IR-Spektrum wird von den Valenzschwingungen des Kohlendioxids nur die asymmetrische Valenzschwingung registriert,

weil

bei Kohlendioxid die symmetrische Valenzschwingung IR-inaktiv ist.

10.6a H00 Welche der folgenden Valenzschwingungen sind IR-**inaktiv?**

(1) $\vec{O} = C = \overleftarrow{O}$
(2) $\overleftarrow{O} = C = \vec{O}$
(3) $\overleftarrow{O} = \vec{C} = \overleftarrow{O}$
(4) $\vec{O} = \overleftarrow{C} = \vec{O}$

(A) nur 1 und 2
(B) nur 2 und 3
(C) nur 3 und 4
(D) nur 2, 3 und 4
(E) 1 bis 4 (alle)

10.7 H95 Welche der folgenden Vorgänge im Molekül werden bei der IR-Spektroskopie von Gasen oder gelösten Stoffen angeregt?

(1) Rotationen des Moleküls um seinen Schwerpunkt
(2) Schwingungen innerhalb des Moleküls
(3) Anhebung von Bindungs- oder Außenelektronen auf höhere Energieniveaus
(4) Spaltung von Bindungen und Ionisation

(A) nur 1
(B) nur 3
(C) nur 1 und 2
(D) nur 2 und 3
(E) 1 bis 4 (alle)

10.8 H94 Die NH-Valenzschwingung von Aminhydrochloriden tritt im Vergleich mit der von Aminen bei kleineren Wellenzahlen auf,

weil

der positiv geladene Stickstoff von Aminhydrochloriden eine weniger feste Bindung des Wasserstoffs als im entsprechenden Amin bewirkt.

10.9 H91, F99 Valenzschwingungen erscheinen im IR-Spektrum bei höherer Wellenzahl als entsprechende Deformationsschwingungen des gleichen Molekülteils,

weil

zur Anregung von Valenzschwingungen größere Energiebeträge als zur Anregung von Deformationsschwingungen des gleichen Molekülteils erforderlich sind.

10.10 F00

Die Valenzschwingungen liegen im IR-Spektrum im allgemeinen bei höheren Wellenzahlen als die Deformationsschwingungen,

weil

zur Anregung von Valenzschwingungen kleinere Energiebeträge als zur Anregung von Deformationsschwingungen notwendig sind.

10.11 F93 Welche Aussagen über die O-H-Valenzschwingung im IR-Spektrum einer Lösung von Ethanol in Tetrachlorkohlenstoff treffen zu?

(1) Die Bande für die freie OH-Gruppe tritt bei größeren Wellenzahlen auf als die Bande für die assoziierte OH-Gruppe.
(2) Die Halbwertbreite der Bande der freien OH-Gruppe ist kleiner als die Halbwertbreite der Bande der assoziierten OH-Gruppe.
(3) Beim Verdünnen der Lösung nimmt die Intensität der Bande der freien OH-Gruppe **relativ** zur Intensität der Bande der assoziierten OH-Gruppe zu.

(A) nur 1
(B) nur 3
(C) nur 1 und 2
(D) nur 1 und 3
(E) 1 bis 3 (alle)

10.12 H93   Welche Aussagen treffen zu?

In der Spektroskopie versteht man unter Gerüst-schwingungen

   (1) durch IR-Strahlung angeregte Schwingun-gen, an denen im allgemeinen alle Atome eines Moleküls beteiligt sind.

   (2) durch elektromagnetische Strahlung ange-regte Überführung von Elektronen in ener-giereichere Orbitale.

   (3) Molekülschwingungen im sog. fingerprint-Bereich.

   (4) Absorptionen, die durch Rotation gelöster oder gasförmiger Moleküle hervorgerufen werden.

(A) nur 1

(B) nur 3

(C) nur 4

(D) nur 1 und 3

(E) nur 2 und 4

10.13 H96   Welchem der dargestellten Wellen-zahlengesamtbereiche sind Deformationsschwin-gungen zuzuordnen?

(A) 4000 bis 2800 cm^{-1}

(B) 2800 bis 2100 cm^{-1}

(C) 2100 bis 1500 cm^{-1}

(D) 4000 bis 1500 cm^{-1}

(E) 1600 bis 500 cm^{-1}

10.13a F01   Welche der nachfolgend aufgeführ-ten Wellenzahlen liegt im charakteristischen Be-reich der Deformationsschwingungen organischer Arzneistoffe?

(A) 1 cm^{-1}

(B) 10 cm^{-1}

(C) 100 cm^{-1}

(D) 1000 cm^{-1}

(E) 10000 cm^{-1}

10.14 H98   In der IR-Spektroskopie versteht man unter dem Begriff „Biegeschwingungen" (De-formationsschwingungen)

(A) die auf den Infrarotbereich oberhalb 2000 cm^{-1} beschränkten Schwingungen

(B) Schwingungen, bei denen sich die Massen-schwerpunkte der beteiligten Atome entlang der (gedachten) Bindungsachse verschieben

(C) die auf flexible Cycloalkane beschränkten, charakteristischen Schwingungen

(D) Schwingungen, die durch eine Änderung von Bindungswinkeln charakterisiert sind

(E) Schwingungen in Richtung der Bindung zwi-schen zwei Atomen sehr unterschiedlicher Masse

Ordnen Sie bitte den Molekülen (Liste 1) die je-weils zutreffende Zahl der Normalschwingungen (Liste 2) zu!

Liste 1

10.15 H95 H_2O

10.16 H95 N_2O

Liste 2

(A) 0

(B) 1

(C) 2

(D) 3

(E) 4

10.17 F95   In der IR-Spektroskopie versteht man unter dem Begriff „Streckschwingungen" (Va-lenzschwingungen)

(A) Schwingungen, die nur im fernen Infrarot zu Absorptionen führen

(B) Schwingungen, bei denen sich die Massen-schwerpunkte der beteiligten Atome entlang der (gedachten) Bindungsachse verschieben

(C) die im Bereich unterhalb 1500 cm^{-1} festzustel-lenden Absorptionsbanden

(D) die auf geradkettige Alkane beschränkten, cha-rakteristischen Schwingungen

(E) Keine der obigen Aussagen trifft zu.

10.18 H92 Zwei Stoffe gleicher chemischer Zusammensetzung können (als KBr-Preßlinge) unter gleichen instrumentellen Bedingungen unterschiedliche IR-Spektren geben,

weil

die IR-Spektren verschiedener Kristallformen von Stoffen gleicher chemischer Zusammensetzung unterschiedlich sein können.

10.19 H93 Welche Aussagen lassen sich dem IR-Spektrum eines stickstofffreien Ketons entnehmen?

(1) Identität der Verbindung aufgrund eines Vergleichsspektrums.
(2) Anwesenheit einer Carbonyl-Gruppe.
(3) Lage des n→π*-Elektronenüberganges der Carbonyl-Gruppe.
(4) Lage des π→π*-Elektronenüberganges der Carbonyl-Gruppe.
(5) eine stärkere Verunreinigung durch den entsprechenden Alkohol (ca. 10 % oder mehr).

(A) nur 1 und 2
(B) nur 1, 2 und 5
(C) nur 1, 3 und 4
(D) nur 2, 3, 4 und 5
(E) 1 bis 5 (alle)

10.20 F98 Welche der folgenden Aussagen läßt sich ohne weiteren Vergleich einem IR-Spektrum einer gelösten Substanz entnehmen?

(A) Verfälschung einer optisch aktiven Verbindung durch das entsprechende Racemat
(B) Lage des n → π*-Elektronenübergangs der Carbonylgruppe
(C) Lage des π → π*-Elektronenübergangs der Carbonylgruppe
(D) Zahl der im Molekül vorhandenen konjugierten Doppelbindungen
(E) Unterscheidung von β- und γ-Lactamen.

10.21 H96 Welche der folgenden Aussagen lassen sich dem IR-Spektrum einer gelösten Substanz üblicherweise entnehmen?

(1) Zahl der konjugierten C=C-Doppelbindungen
(2) Anwesenheit einer Carbonylgruppe
(3) Anwesenheit einer Nitrilgruppe
(4) Verfälschung einer optisch aktiven Verbindung durch das entsprechende Racemat

(A) nur 1 und 2
(B) nur 2 und 3
(C) nur 3 und 4
(D) nur 1, 2 und 4
(E) 1 bis 4 (alle)

10.22 H98 Die folgenden Verbindungen sind nach **steigender** Wellenzahl ihrer Carbonyl-Valenzschwingung geordnet:

(A) Ethylacetat < Benzaldehyd < Divinylketon
(B) Benzaldehyd < Ethylacetat < Divinylketon
(C) Divinylketon < Ethylacetat < Benzaldehyd
(D) Ethylacetat < Divinylketon < Benzaldehyd
(E) Divinylketon < Benzaldehyd < Ethylacetat

10.23 H98 In welchem der folgenden Schwingungsbereiche liegt die IR-Valenzschwingung von

$$\underset{/}{\overset{\backslash}{C}} = O \ ?$$

(A) 500 – 1000 cm^{-1}
(B) 1000 – 1500 cm^{-1}
(C) 1500 – 2100 cm^{-1}
(D) 2100 – 2800 cm^{-1}
(E) 2800 – 4000 cm^{-1}

10.24 H98 Welche Aussage trifft **nicht** zu?

Das IR-Spektrum von Essigsäureethylester weist mittelstarke bis starke Banden auf bei etwa

(A) 2900 cm^{-1}
(B) 2200 cm^{-1}
(C) 1750 cm^{-1}
(D) 1450 cm^{-1}
(E) 1250 cm^{-1}

Ordnen Sie bitte den in Liste 1 aufgeführten Strukturen die entsprechenden Wellenzahlenbereiche (in cm⁻¹) der Valenzschwingungen im IR-Spektrum aus Liste 2 zu!

Liste 1

10.24a F01   Alkene ($\tilde{v}_{CC}$)

10.24b F01   Alkohole ($\tilde{v}_{OH}$)

Liste 2

(A) 2500 – 3700
(B) 2000 – 2500
(C) 1600 – 1700
(D) 1050 – 1300
(E) 500 – 1500

10.24c H01   Welche Molekülgruppierung ist im IR-Spektrum **nicht** durch eine Streckschwingung im Bereich zwischen 2900 – 2100 cm⁻¹ zu erkennen (R = Alkyl)?

(A) $R – C \equiv N$
(B) $R – C \equiv C – H$
(C) $R \quad C = C – CH_3$
(D) $R – N = C = S$
(E) $R – CH = O$

10.25 H93   Das abgebildete IR-Spektrum trifft auf folgende Substanz zu:

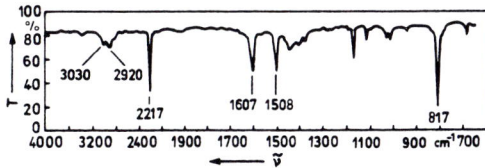

(A) 3-Methylpentan
(B) o-Xylol
(C) Heptatrien
(D) p-Methylbenzonitril
(E) Allylacetat

10.26 F94   Das abgebildete IR-Spektrum trifft auf folgende Substanz zu:

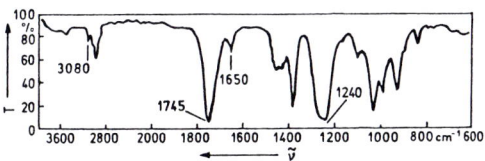

(A) 3-Methylpentan
(B) o-Xylol
(C) Heptatrien
(D) p-Methylbenzonitril
(E) Essigsäureallylester

10.27 F95   Die folgende Abbildung stellt das IR-Spektrum dar von

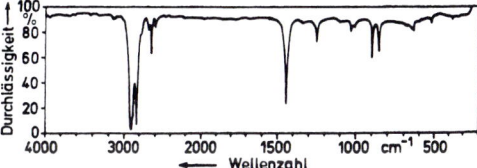

(A) Cyclohexan
(B) Phenol
(C) Essigsäureethylester
(D) Ethanol
(E) Aceton

10.28 H98

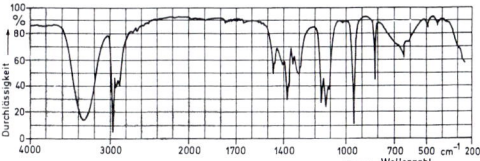

Für welche der folgenden Verbindungen gilt das obige IR-Spektrum?

(A) Aceton
(B) Chlorbenzen
(C) Chloroform
(D) n-Hexan
(E) Isopropanol

10.29 H97

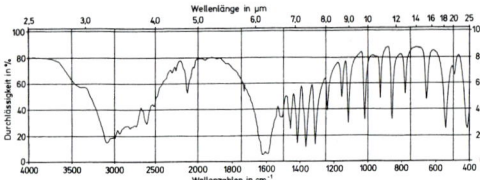

Das oben abgebildete IR-Spektrum wurde erhalten mit

(A) Alanin
(B) Cyclohexanol
(C) Aceton
(D) Benzylalkohol
(E) Menthol

10.30 H95

Das nachfolgende IR-Spektrum kann nicht das Spektrum von Cortisonacetat (s. obige Formel) sein,

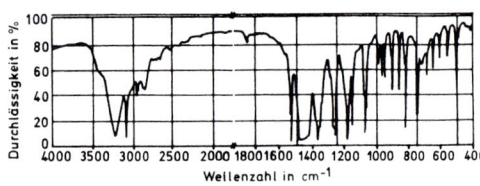

weil

das vorstehend abgebildete Spektrum u.a. keine für Carbonsäurenester typische Bande aufweist.

Ordnen Sie bitte den in obiger Formel gekennzeichneten funktionellen Gruppen von Verapamilhydrochlorid (Liste 1) die zugehörigen Wellenzahlen der Valenzschwingungen im IR-Spektrum (Liste 2) zu!

Liste 1

10.31 H92   I

10.32 H92   II

Liste 2

(A) 2700 – 2400 cm^{-1}
(B) 2200 cm^{-1}
(C) 1700 cm^{-1}
(D) 1550, 1350 cm^{-1}
(E) 700 cm^{-1}

Ordnen Sie bitte den in Liste 1 aufgeführten Strukturen die entsprechenden Wellenzahlenbereiche (cm^{-1}) der Valenzschwingungen im IR-Spektrum aus Liste 2 zu!

Liste 1

10.33 H98

aromatische Ringe (C ⚌ C)

10.34 H98

Nitrile (C ≡ N)

Liste 2

(A) 3500 – 3700
(B) 2200 – 2300
(C) 1700 – 2000
(D) 1450 – 1700
(E) 500 – 1450

10.35 H94   Welche der folgenden Gase lassen sich durch ein IR-Spektrum identifizieren?

(1) Wasserstoff
(2) Helium
(3) Sauerstoff
(4) Stickstof8
(5) Distickstoffmonoxid

(A) nur 2
(B) nur 5
(C) nur 1, 3 und 4
(D) nur 1, 2, 3 und 4
(E) 1 bis 5 (alle)

10.36 F90 Welche Aussagen treffen zu?

Die IR-spektroskopische Identifizierung von Arzneistoffen kann nach Arzneibuch u.a. in den folgenden Formen ausgeführt werden:

(1) Flüssigkeit als Film
(2) Feststoff als Lösung
(3) Feststoff als Dispersion in Paraffin
(4) Gas in spezieller Gasküvette

(A) nur 1
(B) nur 1 und 2
(C) nur 2 und 3
(D) nur 1, 2 und 3
(E) 1 bis 4 (alle)

10.37 H98 Unter welche Bedingungen können IR-Spektren von Proben prinzipiell aufgenommen werden?

(1) als Suspension in Paraffinöl
(2) als KBr-Preßling
(3) in der Gasphase
(4) im geschmolzenen Zustand

(A) nur 2
(B) nur 1 und 3
(C) nur 2 und 4
(D) nur 3 und 4
(E) 1 bis 4 (alle)

10.38 F90 Welche Aussage trifft **nicht** zu?

Als strahlungsdurchlässiges Material in IR-Spektrometern sind geeignet:

(A) Quarz
(B) LiF
(C) CsBr
(D) NaCl
(E) KBr

10.39 H91 Welche Aussage trifft **nicht** zu?

Folgende Küvettenmaterialien sind für die IR-Spektroskopie im Bereich von 4000 bis 625 cm^{-1} geeignet:

(A) Natriumchlorid
(B) Kaliumbromid
(C) Caesiumiodid
(D) Quarz
(E) Calciumfluorid

10.40 H93 Welche Aussagen treffen zu?

Übliche Materialien für Küvetten bei der IR-Spektroskopie im Bereich von 4000 bis 670 cm^{-1} sind:

(1) Natriumchlorid
(2) Quarz
(3) Kaliumbromid
(4) Teflon

(A) nur 1
(B) nur 1 und 3
(C) nur 2 und 4
(D) nur 1, 2 und 3
(E) 1 bis 4 (alle)

10.40a H01 Welches der folgenden Materialien ist (bei Ausschluss von Wasser) als Küvettenmaterial für die IR-Spektroskopie am besten geeignet?

(A) Glas
(B) Quarzglas
(C) Natriumchlorid
(D) Natriumaluminiumsilicat
(E) Polymethylmethacrylat

10.41 F97 Infrarot-Spektren zur Identifizierung von Arzneistoffen werden in Quarzküvetten aufgenommen,

weil

Quarz im Infrarot-Bereich von 4000 bis 600 cm^{-1} vollständig durchlässig ist.

10.42 F95, H95 Festkörper-Infrarotspektren erhält man durch Herstellung eines Preßlings. Dabei wird die Testsubstanz zunächst üblicherweise verrieben mit

(A) Na$_2$HPO$_4$
(B) KBr
(C) MgSO$_4$
(D) NH$_4$NO$_3$
(E) LiF

10.43 H90 Die gemäß Arzneibuch zur Messung von Spektren im Infrarotbereich geeigneten Geräte müssen mindestens folgenden Wellenzahlbereich erfassen:

(A) 2,5 bis 15 cm^{-1}

(B) 80 bis 200 cm^{-1}

(C) 200 bis 800 cm^{-1}

(D) 600 bis 800 cm^{-1}

(E) 700 bis 4000 cm^{-1}

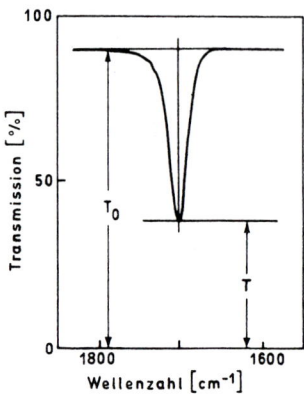

10.44 F91 Welche der nachfolgend aufgeführten Wellenzahlen liegt in dem vom Arzneibuch vorgeschriebenen Meßbereich eines IR-Absorptionsspektrometers?

(A) 0,7 cm^{-1}

(B) 7 cm^{-1}

(C) 70 cm^{-1}

(D) 700 cm^{-1}

(E) 7000 cm^{-1}

10.45 H89 Welche Substanz eignet sich besonders zur Überprüfung der Wellenzahlenskala eines Infrarot-Spektralphotometers?

(A) Wasser

(B) Chloroform

(C) Tetrachlorkohlenstoff

(D) Benzol

(E) Polystyrol

10.47 H96 Zur Bestimmung der Konzentration einer Probelösung aus den Werten des abgebildeten Spektrums ist u.a. folgende Berechnung durchzuführen:

(A) $1 - T_0$

(B) $1 - T$

(C) $T_0 - T$

(D) $\lg T_0 - \lg T$

(E) $\lg[(1 - T_0)/(1 - T)]$

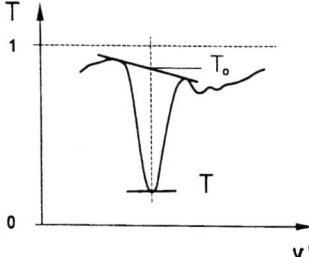

10.46 H91 Die Stoffmengenkonzentration c einer Lösung kann aus dem abgebildeten Transmissionsspektrum nach der in der Abbildung dargestellten Methode nach folgender Formel berechnet werden (die Schichtdicke d und der molare Absorptionskoeffizient ε seien bekannt):

(A) $\lg (T_0 - T) = \varepsilon \cdot c \cdot d$

(B) $T - T_0 = \varepsilon \cdot c \cdot d$

(C) $\lg T_0 - \lg T = \varepsilon \cdot c \cdot d$

(D) $\lg \dfrac{T}{T_0} = \varepsilon \cdot c \cdot d$

(E) c kann nicht in einer der von A bis D angegebenen Weisen ermittelt werden

10.48 F98 Zur Bestimmung der Konzentration einer Probelösung aus den Werten des abgebildeten Spektrums ist u.a. folgende Berechnung durchzuführen:

(A) $1 - T_0$

(B) T_0/T

(C) $T_0 - T$

(D) $T - T_0$

(E) $1 - T$

Abb. siehe Frage oben.

10.49 F97 Welche der folgenden Schritte sind zur Bestimmung der Konzentration einer Lösung mit Hilfe der Bande bei 1750 cm^{-1} des abgebildeten Spektrums u.a. erforderlich?

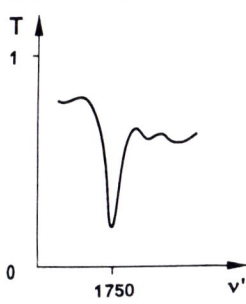

(1) Festlegung einer Basislinie und Ermittlung von T_0
(2) Ermittlung von T
(3) Berechnung von $\lg(T_0/T)$

(A) nur 1
(B) nur 2
(C) nur 3
(D) nur 1 und 2
(E) 1 bis 3 (Alle Schritte sind notwendig.)

✓ **Lösungen**

10.1 D	10.2 D	10.3 C	10.4 C	10.5 B
10.5a D	10.5b C	10.6 A	10.6a A	10.7 C
10.8 A	10.9 A	10.10 C	10.11 E	10.12 D
10.13 E	10.13a D	10.14 D	10.15 D	10.16 E
10.17 B	10.18 A	10.19 B	10.20 E	10.21 B
10.22 E	10.23 C	10.24 B	10.24a C	10.24b A
10.24c E	10.25 D	10.26 E	10.27 A	10.28 E
10.29 A	10.30 A	10.31 A	10.32 B	10.33 D
10.34 B	10.35 B	10.36 E	10.37 E	10.38 A
10.39 D	10.40 B	10.40a C	10.41 E	10.42 B
10.43 E	10.44 D	10.45 E	10.46 C	10.47 D
10.48 B	10.49 E			

12 Kernspinresonanz-Spektroskopie

12.1 H95 Welcher der folgenden durch Energieeinwirkung induzierten Vorgänge im Molekül wird in der NMR-Spektroskopie ausgenutzt?

(A) Rotation des Moleküls um seinen Schwerpunkt
(B) Schwingungen innerhalb des Moleküls
(C) Anhebung von Bindungs- oder Außenelektronen auf höhere Energieniveaus
(D) Umorientierung von Kernen in einem Magnetfeld
(E) Ionisierung von Doppelbindungen

12.2 F96 In der Kernresonanzspektroskopie entspricht das auf das Proton wirkende örtliche Feld nicht dem angelegten Magnetfeld,

weil

die Protonen des Kerns durch die umgebenden Elektronen abgeschirmt sind.

12.3 F96 Welche der folgenden instrumentellen Teile bzw. Parameter sind zur Beobachtung eines kernmagnetischen Resonanz-Signals mit Protonen irrelevant?

(1) ein Radiofrequenzsender
(2) ein homogenes Magnetfeld
(3) ein Radiofrequenzempfänger
(4) elektromagnetische Strahlung im Mikrowellenbereich

(A) nur 1
(B) nur 2
(C) nur 4
(D) nur 1 und 4
(E) nur 3 und 4

12.4 H94 Welche der folgenden Eigenschaften sind günstig für ein Kernresonanz-Experiment?

(1) „empfindliche Kerne" (hohes gyromagnetisches Verhältnis)
(2) Kerne mit Kernspinquantenzahl I = 1/2
(3) Kerne mit großem magnetischen Moment
(4) Kerne mit hoher natürlicher Häufigkeit

(A) nur 4

(B) nur 1 und 2

(C) nur 2 und 3

(D) nur 3 und 4

(E) 1 bis 4 (alle)

12.5 H94   In der NMR-Spektroskopie werden häufig deuterierte Lösungsmittel eingesetzt,

weil

Deuterium einen NMR-aktiven Kern hat.

12.6 F93   Welcher der folgenden Atomkerne ist einer NMR-Messung prinzipiell **nicht** zugänglich?

(A) ^1H

(B) ^2H (= D)

(C) ^{12}C

(D) ^{13}C

(E) ^{19}F

12.7 F94   Welcher der folgenden Atomkerne ist **nicht** NMR-aktiv?

(A) ^1H

(B) ^2H (= D)

(C) ^{13}C

(D) ^{19}F

(E) ^{16}O

12.8 H98   Welche Aussagen treffen zu?

Ein Atomkern ist NMR-aktiv, wenn

(1) seine Ordnungs- und Massenzahl gerade sind

(2) seine Ordnungs- und Massenzahl ungerade sind

(3) seine Ordnungszahl gerade und seine Massenzahl ungerade sind

(4) seine Ordnungszahl ungerade und seine Massenzahl gerade sind

(A) nur 1 und 2

(B) nur 3 und 4

(C) nur 1, 2 und 3

(D) nur 1, 3 und 4

(E) nur 2, 3 und 4

12.9 F99   Welcher der folgenden Atomkerne ist **nicht** NMR-aktiv?

(A) ^{15}N

(B) ^{31}P

(C) ^{13}C

(D) ^{19}F

(E) ^{16}O

12.10 F98   Welcher der folgenden Atomkerne ist einer NMR-Messung prinzipiell nicht zugänglich?

(A) ^{15}N

(B) ^{31}P

(C) ^{32}S

(D) ^{113}Cd

(E) ^{19}F

12.11 H96   Welche der folgenden Isotope ergeben bei der Kernresonanzspektroskopie einer Verbindung ein Resonanzsignal?

(1) ^1H

(2) ^{12}C

(3) ^{31}P

(4) ^{19}F

(A) nur 1

(B) nur 2

(C) nur 1 und 2

(D) nur 1, 3 und 4

(E) 1 bis 4 (alle)

12.11a H00   Welche der folgenden Atomkerne sind NMR-inaktiv?

(1) ^1H

(2) ^{19}F

(3) ^{12}C

(4) ^{16}O

(A) nur 1

(B) nur 2

(C) nur 1 und 2

(D) nur 3 und 4

(E) 1 bis 4 (alle)

12.11b F01   Welcher der folgenden Atomkerne ist **nicht** NMR-aktiv?

(A) ^{15}N
(B) ^{2}D (^{2}H)
(C) ^{13}C
(D) ^{19}F
(E) ^{16}O

12.11c H01   Welche Atomkernsorte besitzt die Kernspinquantenzahl I = 1?

(A) ^{1}H
(B) ^{2}H (D)
(C) ^{13}C
(D) ^{19}F
(E) ^{31}P

12.12 H95   Welches Atom der gezeichneten Verbindung ist (natürliche Isotopenverteilung vorausgesetzt) **nicht** durch ein NMR-Verfahren erfaßbar?

(A) (B)   (C) (D)   (E)

12.13 F97   Welche der gekennzeichneten Atome können in natürlicher Isotopenverteilung für die Kernresonanzspektroskopie der folgenden Verbindung herangezogen werden?

(A) nur 1
(B) nur 3
(C) nur 1 und 3
(D) nur 1, 2 und 3
(E) 1 bis 4 (alle)

12.14 F97   Für die Festlegung des Nullpunktes der δ [ppm]-Skala bei der ^{1}H-NMR-Spektrometrie wird als innerer Standard verwendet:

(A) Dimethylformamid
(B) Tetramethylsilan
(C) Tetrachlorethan
(D) Tetranitromethan
(E) Trichlormethylsilan

12.14a H01   Welches Element in Fluostigmin (vgl. Abb.) lässt sich – natürliche Isotopenverteilung vorausgesetzt – am schlechtesten kernresonanzspektroskopisch erfassen?

(A) Wasserstoff
(B) Kohlenstoff
(C) Sauerstoff
(D) Phosphor
(E) Fluor

12.15 H93   In einem mit einer Betriebsfrequenz von 60 MHz aufgenommenen ^{1}H-NMR-Spektrum entsprechen 0,5 ppm auf der δ-Skala?

(A) 1/120 Hz
(B) 30 Hz
(C) 60 Hz
(D) 90 Hz
(E) 120 Hz

12.16 F94   Tetramethylsilan zeigt im ^{1}H-NMR-Spektrum bei einer Magnetfeldstärke von 2,35 Tesla ein Resonanzsignal bei 100 MHz. Bei Erhöhung der Feldstärke auf 4,70 Tesla ist das Signal zu erwarten bei

(A) 25 MHz
(B) 50 MHz
(C) 100 MHz
(D) 200 MHz
(E) 400 MHz

12.17 F98 Tetramethylsilan gibt in einem ^{1}H-NMR-Experiment bei einer magnetischen Induktion von 2,35 Tesla bei ca. 100 MHz ein Resonanzsignal. Zur Beobachtung dieses Signals bei 400 MHz müßte folgende magnetische Induktion angewandt werden:

(A) 1,18 T
(B) 1,53 T
(C) 4,7 T
(D) 5,52 T
(E) 9,39 T

12.18 H94 Von dem Arzneistoff „Dexamethasondihydrogenphosphat-Dinatrium" (s. Formel) werden NMR-Spektren mit einem PFT-Spektrometer aufgenommen.

Das NMR-Spektrum welchen Kerns liefert den größten Informationsgehalt über die Struktur des Grundgerüstes?

(A) ^{13}C
(B) ^{19}F
(C) ^{23}Na
(D) ^{17}O
(E) ^{31}P

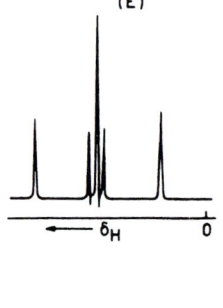

12.19 H94 Das ^{1}H-NMR-Spektrum von Ethylbromid besitzt folgende Signale:

(A) ein Singulett, ein Dublett
(B) ein Dublett, ein Triplett
(C) ein Singulett, ein Triplett
(D) ein Dublett, ein Quartett
(E) ein Triplett, ein Quartett

12.20 F95 Welches der schematisiert dargestellten ^{1}H-NMR-Spektren entspricht dem von Ethylbromid?

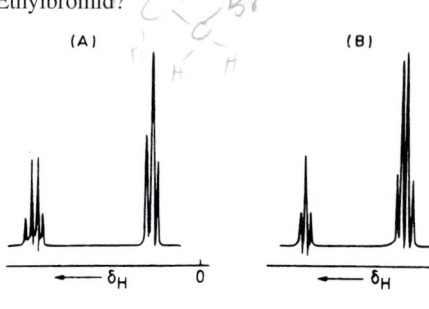

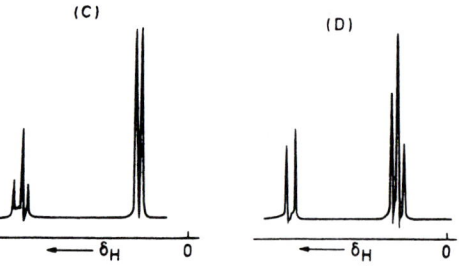

12.21 F99 Welche Methylgruppen-Resonanz tritt im ^{1}H-NMR-Spektrum bei **tiefstem Feld** auf?

(A) $-\overset{|}{\underset{|}{C}}-CH_3$

(B) $=C\overset{\diagup H}{\diagdown CH_3}$

(C) $\overset{\diagdown}{\underset{\diagup}{N}}-CH_3$

(D) $-O-CH_3$

(E) $-\overset{|}{\underset{|}{Si}}-CH_3$

12.22 H98 Die folgenden Strukturelemente sind nach **zunehmender** chemischer Verschiebung der Methylgruppensignale im ^{1}H-NMR-Spektrum geordnet (OC = Carbonyl):

(A) $H_2C\text{-}CH_3 < OC\text{-}CH_3 < O\text{-}CH_3$
(B) $H_2C\text{-}CH_3 < O\text{-}CH_3 < OC\text{-}CH_3$
(C) $O\text{-}CH_3 < H_2C\text{-}CH_3 < O\text{-}CH_3$
(D) $O\text{-}CH_3 < OC\text{-}CH_3 < H_2C\text{-}CH_3$
(E) $OC\text{-}CH_3 < O\text{-}CH_3 < H_2C\text{-}CH_3$

✔ **Lösungen**

12.1 D	12.2 A	12.3 C	12.4 E	12.5 B
12.6 C	12.7 E	12.8 E	12.9 E	12.10 C
12.11 D	12.11a D	12.11b E	12.11c B	12.12 E
12.13 E	12.14 B	12.14a C	12.15 B	12.16 D
12.17 E	12.18 A	12.19 E	12.20 A	12.21 D
12.22 A				

---

14 Grundlagen der Chromatographie

14.1 H91 Bei welchen chromatographischen Verfahren liegt ein inneres Chromatogramm vor?

(1) DC
(2) GC
(3) HPLC
(4) PC

(A) nur 3
(B) nur 1 und 4
(C) nur 2 und 3
(D) nur 1, 2 und 3
(E) 1 bis 4 (alle)

14.2 H90 Bei welchen chromatographischen Methoden liegt ein äußeres Chromatogramm vor?

(1) DC
(2) GC
(3) HPLC
(4) PC

(A) nur 3
(B) nur 1 und 4
(C) nur 2 und 3
(D) nur 1, 2 und 3
(E) 1 bis 4 (alle)

14.3 F90 Welche Aussagen treffen zu?

Die essentiellen Bestandteile **aller** chromatographischen Verfahren sind:

(1) Mobile Phase
(2) Stationäre Phase
(3) Gegenstromverteilung
(4) Absorptionsvorgänge

(A) nur 1 und 2
(B) nur 1 und 3
(C) nur 2 und 4
(D) nur 1, 2 und 3
(E) 1 bis 4 (alle)

14.4 H89 Die Berechnung der Anzahl der theoretischen Trennstufen bei einer gaschromatographischen und bei einer flüssigchromatographischen Trennung, die beide unter jeweils konstanten Bedingungen durchgeführt werden, muß nach verschiedenen Formeln erfolgen,

weil

bei der Gaschromatographie unter isothermen Bedingungen die Halbwertsbreite der Peaks mit zunehmender Retentionszeit größer wird.

14.5 F89 Welcher Graph gibt die Abhängigkeit der Trennstufenhöhe (HETP) von der Größe des Flusses (F) der mobilen Phase (ml · min^{-1}) im Prinzip richtig wieder?

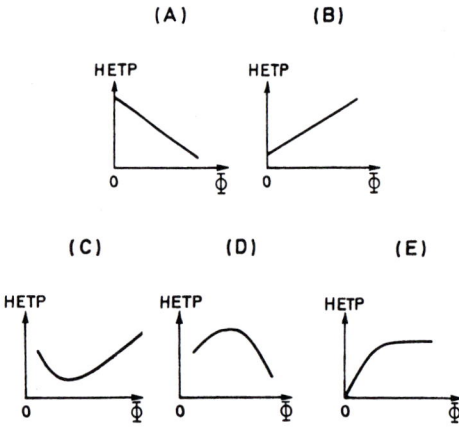

14.6 F93 Die Trennleistung einer chromatographischen Säule ist von der (linearen) Geschwindigkeit der mobilen Phase abhängig,

weil

die Zahl der theoretischen Trennstufen pro Meter Säulenlänge der (linearen) Geschwindigkeit der mobilen Phase direkt proportional ist.

14.7 H94 Das Höhenäquivalent einer theoretischen Trennstufe (HETP) ist nach der van Deemter-Gleichung bei der Verteilungschromatographie eine

streng lineare Funktion der linearen Geschwindigkeit der mobilen Phase,

weil

mit Zunahme der linearen Geschwindigkeit der mobilen Phase ein zunehmend größerer Abschnitt der Trennsäule zur Einstellung des Verteilungsgleichgewichts zwischen stationärer und mobiler Phase benötigt wird.

14.8 F92 Bei der Auswertung einer nach der Standardzumischmethode durchgeführten Analyse wurde folgendes Diagramm erhalten:

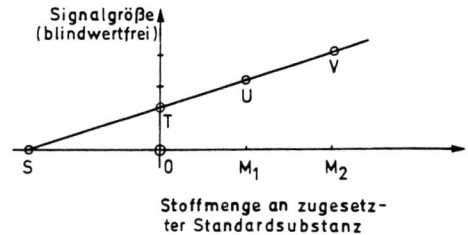

Welche der folgenden Strecken gibt unmittelbar die Stoffmenge der in der Probe enthaltenen Substanz an?

(A) OT
(B) ST
(C) OS
(D) SM$_1$
(E) SU

14.9 F91 Welche Aussagen treffen zu?

Die folgenden chromatographischen Kenngrößen (Definition nach DAB 9) sind sowohl für die Gaschromatographie (isotherm) als auch für die Flüssigchromatographie (isokratisch) nach den jeweils gleichen Formeln zu berechnen?

   (1) Symmetriefaktor
   (2) Auflösung
   (3) Anzahl der theoretischen Böden

(A) nur 1
(B) nur 2
(C) nur 3
(D) nur 1 und 2
(E) 1 bis 3 (alle)

14.10 F95 Als Maß für die Trennleistung eines chromatographischen Systems kann die Trennstufenhöhe verwendet werden,

weil

die Trennleistung mit der Trennstufenhöhe zunimmt.

14.11 F95 Welche Aussagen treffen zu ?

Für ein „inneres" Chromatogramm ist charakteristisch

    (1) die Verwendung eines inneren Standards

    (2) die Chromatographie in einer Trennsäule

    (3) bei der DC das Auftragen der Probe zwischen 2 Referenzsubstanzen

(A) Keine der Aussagen 1 bis 3 trifft zu

(B) nur 1

(C) nur 2

(D) nur 3

(E) nur 1 und 2

14.12 H99 Welche Aussage trifft **nicht** zu?

Als Kenngröße für das chromatographische Verhalten eines Stoffes läßt sich verwenden

(A) der „Rf-Wert" bei Dünnschichtchromatographie

(B) die „Austauschkapazität" bei der Ionenaustauscherchromatographie

(C) die „relative Retention" bei der Gaschromatographie

(D) die „Nettoretentionszeit" bei Gaschromatographie

(E) der „scheinbare Verteilungskoeffizient" bei der Größenausschlußchromatographie

14.13 H96 Durch welche Parameter erfolgt die Bewertung einer chromatographischen Säule bezüglich ihrer Trennleistung?

    (1) Trennstufenzahl

    (2) relative Retention

    (3) Auflösungsvermögen

(A) Keine der Aussagen trifft zu.

(B) nur 1

(C) nur 2

(D) nur 1 und 2

(E) 1 bis 3 (alle)

Ordnen Sie bitte den chromatographischen Verfahren in Liste 1 die jeweils üblicherweise verwendete Kenngröße eines Stoffes für sein chromatographisches Verhalten der Liste 2 zu!

Liste 1

14.14 H96 Größenausschlußchromatographie

14.14a H96 Gaschromatographie

Liste 2

(A) relative Retention

(B) Austauschkapazität

(C) scheinbarer Verteilungskoeffizient

(D) Ionenbeweglichkeit

(E) Rf-Wert

14.15 F98 Welche der dargestellten Kurven gibt die Abhängigkeit der Trennstufenzahl N einer bestimmten Säule von der linearen Trägergasgeschwindigkeit u bei der Gaschromatographie schematisch richtig wieder?

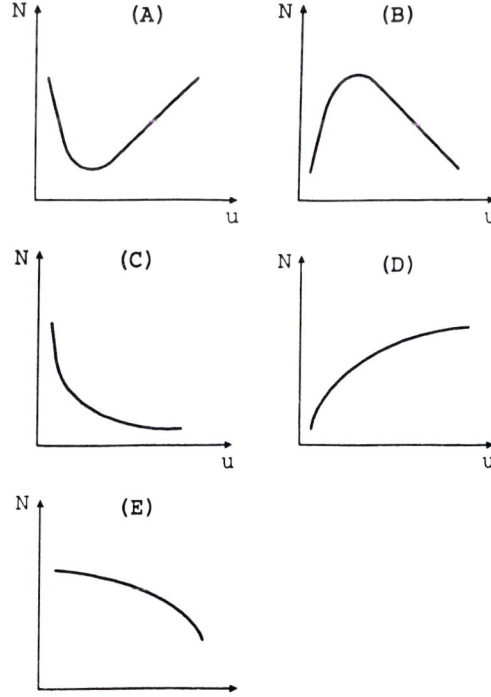

14.16 F96

Welche der folgenden Zusammenhänge werden durch die Van-Deemter-Gleichung beschrieben (HETP = Höhenäquivalent einer theoretischen Trennstufe)?

   (1) zwischen HETP und Volumenfließgeschwindigkeit (ml · min⁻¹)
   (2) zwischen HETP und linearer Fließgeschwindigkeit (cm · min⁻¹)
   (3) zwischen HETP und Teilchengröße der stationären Phase
   (4) zwischen linearer Fließgeschwindigkeit (cm · min⁻¹) und Volumenfließgeschwindigkeit (ml · min⁻¹)

(A) nur 4
(B) nur 1 und 2
(C) nur 2 und 3
(D) nur 1, 2 und 4
(E) 1 bis 4 (alle)

Ordnen Sie bitte den Aussagen der Liste 1 die entsprechende Kennzeichnung in der Abbildung des Gaschromatogramms (Liste 2) zu!

Liste 1

14.17 F99   Verweilzeit der Substanz in der stationären Phase

14.17a F99   Verweilzeit der Substanz in der mobilen Phase

Liste 2

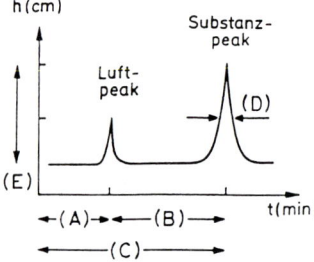

14.18 F98   Bei der quantitativen Bestimmung eines Arzneistoffes durch HPLC unter Verwendung eines inneren Standards muß im Vergleich zur Bestimmung ohne inneren Standard das auf die Trenn-

säule aufgegebene Volumen besonders genau dosiert werden,

weil

bei der Auswertung eines Chromatogramms nach Verwendung eines inneren Standards sowohl die Peakfläche des Arzneistoffs als auch die des inneren Standards verwendet werden.

14.19 F98   Welche Aussagen treffen zu?

Die quantitative Auswertung eines Gaschromatogramms kann näherungsweise erfolgen durch (symmetrische Peaks vorausgesetzt):

   (1) Auswertung der Peakhöhen
   (2) Multiplikation der Halbwertbreite mit der Peakbasisbreite
   (3) Multiplikation der Peakhöhe mit der Halbwertbreite
   (4) Division der Halbwertbreite durch die Retentionszeit
   (5) Bildung des Quotienten aus Retentionszeit und Totzeit

(A) nur 1 und 3
(B) nur 2 und 4
(C) nur 3 und 5
(D) nur 1, 2 und 3
(E) nur 3, 4 und 5

14.20 F01   Von welchen der folgenden Parameter hängt die Trennleistung in der HPLC ab?

   (1) Strömungsgeschwindigkeit
   (2) Teilchengröße der stationären Phase
   (3) Empfindlichkeit des Detektors

(A) nur von 1
(B) nur von 2
(C) nur von 1 und 2
(D) nur von 2 und 3
(E) von 1 bis 3 (allen)

14.21 H00   Bei welchen chromatographischen Verfahren liegt ein inneres Chromatogramm vor?

   (1) DC
   (2) GC
   (3) HPLC
   (4) HPTLC

(A) nur 3

(B) nur 1 und 4

(C) nur 2 und 3

(D) nur 1, 2 und 3

(E) 1 bis 4 (alle)

> ✓ **Lösungen**
>
> | 14.1 B | 14.2 C | 14.3 A | 14.4 D | 14.5 C |
> |--------|--------|--------|--------|--------|
> | 14.6 C | 14.7 D | 14.8 C | 14.9 E | 14.10 C |
> | 14.11 A | 14.12 B | 14.13 E | 14.14 C | 14.14a A |
> | 14.15 B | 14.16 C | 14.17 B | 14.17a A | 14.18 D |
> | 14.19 A | 14.20 C | 14.21 B | | |

15 Stationäre Phasen und deren Elutionsverhalten

15.1 H90   Bei der Umkehrphasen-Chromatographie führt eine Erhöhung der Polarität des Fließmittels zu einer Verkürzung der Retentionszeiten,

weil

bei der Umkehrphasen-Chromatographie die stationäre Phase lipophilen Charakter besitzt.

15.2 H92   Welche Reihenfolge stellt eine eluotrope Reihe auf polaren Sorbenzien dar (geordnet nach zunehmendem Elutionsvermögen)?

(A) Petrolether, Benzol, Chloroform, Aceton, Methanol

(B) Aceton, Methanol, Chloroform, Benzol, Petrolether

(C) Benzol, Chloroform, Aceton, Methanol, Petrolether

(D) Petrolether, Methanol, Aceton, Chloroform, Benzol

(E) Petrolether, Benzol, Methanol, Aceton, Chloroform

15.3 H93   Welche Folge gibt die eluotrope Reihe der genannten mobilen Phasen für die Chromatograhie an Kieselgel richtig wieder?

(A) Wasser, Methanol, Aceton, Petrolether, Ether

(B) Wasser, Methanol, Aceton, Ether, Petrolether

(C) Methanol, Wasser, Aceton, Petrolether, Ether

(D) Wasser, Methanol, Ether, Petrolether, Aceton

(E) Methanol, Wasser, Petrolether, Aceton, Ether

15.4 H92   Ein stark basischer Anionenaustauscher besitze eine Austauschkapazität von 5 mmol/g für 1-wertige Ionen.

Wieviel mg Chloridionen ($M_r = 35,5$) tauschen 10 g dieses Austauschers, frisch regeneriert, bis zur völligen Erschöpfung der Kapazität aus?

(A) ca. 0,7 mg

(B) ca. 1,4 mg

(C) ca. 17 mg

(D) ca. 71 mg

(E) ca. 1775 mg

15.5 H93   Zur Gehaltsbestimmung von Natriumsulfat wird die wäßrige Lösung der Substanz über eine Säule chromatographiert und das Eluat mit 0,1 N-Salzsäure-Lösung titriert.

Welche Säulenfüllung ist dazu geeignet?

(A) basisches Aluminiumoxid

(B) saures Aluminiumoxid

(C) basischer Anionenaustauscher

(D) saurer Kationenaustauscher

(E) Kieselgur

15.6 F94   Die Ausschlußchromatographie kann bei Verwendung von Referenzsubstanzen zur nährungsweisen Bestimmung von Molekülmassen benutzt werden,

weil

bei der Ausschlußchromatographie die Elutionsvolumina als lineare Funktion der Molekülmassen darstellbar sind.

15.7 H91 Welche der nachfolgenden chromatographischen Methoden ist zur (näherungsweisen) Bestimmung von Molekülmassen von Proteinen am besten geeignet?

(A) Gaschromatographie
(B) Hochdruckflüssigkeitschromatographie an Silicagel
(C) Hochdruckflüssigkeitschromatographie an einer RP-Phase
(D) Dünnschichtchromatographie an Kieselgur
(E) Ausschlußchromatographie

(A) $K_D = \dfrac{V_e \cdot V_t}{V_0}$

(B) $K_D = \dfrac{V_e - V_0}{V_t - V_0}$

(C) $K_D = \dfrac{V_t - V_0}{V_e}$

(D) $K_D = \dfrac{V_t}{V_e \cdot V_0}$

(E) $K_D = \dfrac{V_e \cdot V_0}{V_t - V_0}$

15.8 F92 Bei der Ausschlußchromatographie eines Gemisches von zwei Substanzen unterschiedlicher Molekülmassen wird in der Regel die Komponente mit kleinerer Molekülmasse rascher eluiert,

weil

bei der Ausschlußchromatographie die Komponente mit größerer Molekülmasse durch einen Filtereffekt von der stationären Phase stärker festgehalten wird.

15.11 F95 Zur Überführung eines mit Natriumionen beladenen Kationenaustauschers in seine saure Form (Regenerierung) genügt die Zugabe der äquimolaren Menge an Salzsäure,

weil

Kationenaustauscher Metallionen gegen Protonen austauschen können.

15.9 H93 Bei der Ausschlußchromatographie eines Gemisches von zwei Substanzen unterschiedlicher Molekülmassen wird in der Regel die Komponente mit kleinerer Molekülmasse rascher eluiert,

weil

die Adsorption von Substanzen bei der Ausschlußchromatographie mit steigender Molekülmasse zunimmt.

15.12 H95 Welche Aussage trifft **nicht** zu ?

Als Kenngröße für das chromatographische Verhalten eines Stoffes läßt sich verwenden ?

(A) der ,,Rf-Wert" bei der Dünnschichtchromatographie
(B) die ,,Austauschkapazität" bei der Ionenaustauscherchromatographie
(C) die ,,relative Retention" bei der Gaschromatographie
(D) die ,,Nettoretentionszeit" bei der Gaschromatographie
(E) der ,,scheinbare Verteilungskoeffizient" bei der Größenausschlußchromatographie

15.10 H89 Welche Aussage trifft zu?

Bei der Ausschlußchromatographie wird der Verteilungskoeffizient K_D einer Substanz wie folgt berechnet:

V_o = Elutionsvolumen einer nicht permeierenden Substanz,

V_t = Elutionsvolumen einer total permeierenden Substanz,

V_e = Elutionsvolumen der zu prüfenden Substanz

15.13 H96 Welche Aussagen treffen zu?

Kaliumnitrat läßt sich prinzipiell titrieren nach Säulenchromatographie über einen stark

(1) sauren Kationenaustauscher mit Salzsäure-Maßlösung
(2) basischen Anionenaustauscher mit Salzsäure-Maßlösung

(3) sauren Kationenaustauscher mit Natrium-hydroxid-Maßlösung

(4) basischen Anionenaustauscher mit Natri-umhydroxid-Maßlösung

(A) nur 1

(B) nur 4

(C) nur 1 und 2

(D) nur 2 und 3

(E) nur 3 und 4

15.14 F98

Zur Gehaltsbestimmung von Neostigminmetilsulfat (s. obige Formel) wird die wäßrige Lösung der Substanz über eine Säule chromatographiert und das Eluat mit 0,1 N-Salzsäure-Lösung titriert.

Welche Säulenfüllung ist dazu am besten geeignet?

(A) basisches Aluminiumoxid

(B) saures Aluminiumoxid

(C) basischer Anionenaustauscher

(D) saurer Kationenaustauscher

(E) Kieselgur

15.15 F96   Was versteht man unter Umkehrpha-senchromatographie?

(A) Verwendung von hydrophilen Laufmitteln an polaren Trägern

(B) Trennung an polaren, unbehandelten stationä-ren Phasen

(C) Trennung von stark dissoziierten Verbindun-gen an Adsorberharzen

(D) Trennung an unpolaren, chemisch modifizier-ten, stationären Phasen mit längerkettigen ge-bundenen oder adsorbierten Kohlenwasser-stoffen

(E) Gradientenelutionstechnik mit schrittweiser Senkung der Elutionskraft des Eluenten

15.16 H96   Aufgrund welcher Parameter kann eine Trennung eines Analysengemisches in einzel-ne Stoffe mit chromatographischen Verfahren erfol-gen?

(1) Molekülmassen

(2) pK_a-Werte

(3) Lipophilie

(4) spezifische Affinität zu funktionellen Gruppen der stationären Phase

(A) nur 1

(B) nur 2

(C) nur 1, 2 und 3

(D) nur 1, 3 und 4

(E) 1 bis 4 (alle)

15.17 H98   Welche der folgenden Eigenschaf-ten einer Probe können bei der Auswahl einer chro-matographischen Methode prinzipiell eine Rolle spielen?

(1) Molekülmasse

(2) Löslichkeit

(3) Polarität

(4) pK_a-Wert

(A) nur 2

(B) nur 1 und 2

(C) nur 3 und 4

(D) nur 2, 3 und 4

(E) 1 bis 4 (alle)

15.18 F98   Die folgenden in der Normalphasen-Flüssigkeitschromatographie verwendeten Lö-sungsmittel sind nach steigender Elutionskraft ge-ordnet (eluotrope Reihe):

(A) Dichlormethan – Ethylacetat – n-Hexan – Me-thanol

(B) Methanol – Dichlormethan – n-Hexan – Ethyl-acetat

(C) n-Hexan – Dichlormethan – Ethylacetat – Me-thanol

(D) Ethylacetat – Dichlormethan – Methanol – n-Hexan

(E) n-Hexan – Ethylacetat – Dichlormethan – Me-thanol

15.19 F96   Welche Reihenfolge stellt eine eluo-trope Reihe in der Reversed-Phase-HPLC dar (ge-ordnet nach zunehmendem Elutionsvermögen)?

(A) Petroläther, Toluen, Chloroform, Methanol, Wasser

(B) Wasser, Chloroform, Toluen, Methanol, Petro-läther

(C) Wasser, Methanol, Chloroform, Toluen, Petro-läther

(D) Petroläther, Methanol, Wasser, Chloroform, Toluen

(E) Petroläther, Toluen, Methanol, Wasser, Chlo-roform

15.20 F97   Werden funktionelle Gruppen in ei-nen Kohlenwasserstoff eingeführt, so erhöht sich die Adsorptionsaffinität auf Kieselgel in der Rei-henfolge

(A) $-CH_3$, $>C=O$, $-O-Alkyl$, $-COOH$, $-OH$

(B) $-COOH$, $-OH$, $-O-Alkyl$, $>C=O$, $-CH_3$

(C) $-CH_3$, $-O-Alkyl$, $>C=O$, $-OH$, $-COOH$

(D) $-CH_3$, $-OH$, $-O-Alkyl$, $>C=O$, $-COOH$

(E) $-COOH$, $>C=O$, $-O-Alkyl$, $-OH$, $-CH_3$

15.21 F96   Ein stark basischer Ionenaustauscher enthält

(A) fixierte $-SO_3H$-Gruppen

(B) kovalent gebundene $-OH$-Gruppen

(C) primäre Aminogruppen

(D) quartäre Ammoniumreste

(E) fixierte Carboxylgruppen

15.22 H99   Ein stark basischer Anionenaustau-scher (OH^-–Form)

(A) besteht aus basischem Aluminiumoxid

(B) enthält fixierte $-SO_3H$-Gruppen

(C) enthält kovalent gebundene $-OH$-Gruppen

(D) enthält tertiäre Aminogruppen

(E) kann bei der Gehaltsbestimmung einer NaCl-Lösung verwendet werden

15.23 F00   Bei der Chromatographie an nicht-modifiziertem Kieselgel führt eine Erhöhung der Polarität des Fließmittels zu einer Verkürzung von Retentionszeiten,

weil

nichtmodifiziertes Kieselgel lipophilen Charakter besitzt.

15.24 F00   Zur Gehaltsbestimmung von Natri-umsulfat wird wässrige Lösung der Substanz über eine Säule chromatographiert und das Eluat mit 0,1 M-Natriumhydroxid-Lösung titriert.

Welche Säulenfüllung ist dafür geeignet?

(A) basisches Aluminiumoxid

(B) saures Aluminiumoxid

(C) basischer Anionenaustauscher

(D) saurer Kationenaustauscher

(E) Kieselgur

15.25 F01   Welche Folge gibt die eluotrope Reihe der genannten mobilen Phasen für die Chro-matographie an Kieselgel richtig wieder?

(A) Diethylether, Petroläther, Aceton, Methanol, Wasser

(B) Petroläther, Diethylether, Aceton, Methanol, Wasser

(C) Diethylether, Petroläther, Aceton, Wasser, Methanol

(D) Aceton, Petroläther, Diethylether, Methanol, Wasser

(E) Diethylether, Aceton, Petroläther, Wasser, Methanol

15.26 H00   Welche Aussagen treffen zu?

Bei chromatographischen Prozessen kann die Tren-nung eines Stoffgemisches in einzelne Stoffe u.a. erfolgen aufgrund von

(1) unterschiedlichen Polaritäten der Substan-zen

(2) unterschiedlichen Verteilungskoeffizienten zwischen zwei miteinander nicht mischba-ren Phasen

(3) unterschiedlichen Molekülgrößen der Sub-stanzen

(4) Ionenaustauschvorgängen

(A) nur 1 und 4

(B) nur 2 und 3

(C) nur 2 und 4

(D) nur 3 und 4

(E) 1 bis 4 (alle)

15.27 H00   Welche Aussagen über Kationen-austauscher treffen zu?

(1) Sie besitzen z.B. fixierte Sulfonat- oder Carboxylat-Gruppen.

(2) Mit Natriumionen beladene Austauscher können Natriumionen nicht gegen andere Metallionen austauschen.

(3) Zur Überführung von mit Metallionen beladenen Austauschern in ihre saure Form (Regenerierung) ist Salzsäure geeignet.

(4) Ihre Austauschkapazität nimmt mit steigender Stärke der sauren funktionellen Gruppe ab.

(A) nur 1 und 3

(B) nur 2 und 4

(C) nur 1, 2 und 4

(D) nur 2, 3 und 4

(E) 1 bis 4 (alle)

15.28 H01   In der Umkehrphasenchromatographie findet während der chromatographischen Trennung keine Verbreiterung der Substanzzone statt,

weil

bei Verwendung unpolarer stationärer Phasen während des chromatographischen Laufes keine Diffusion erfolgt.

15.29 H01   Aufgrund welches Parameters kann eine Trennung eines Analysengemisches in einzelne Stoffe mit chromatographischen Verfahren **nicht** erfolgen?

(A) Molekülmassen

(B) pK_a-Werte

(C) Normalpotentiale

(D) Lipophilie

(E) spezifische Affinität zu funktionellen Gruppen der stationären Phase

15.30 H01   Werden funktionelle Gruppen in einen aromatischen Kohlenwasserstoff wie Benzen eingeführt, so erhöht sich die Adsorptionsaffinität auf Kieselgel in der Reihenfolge (v.l.n.r)

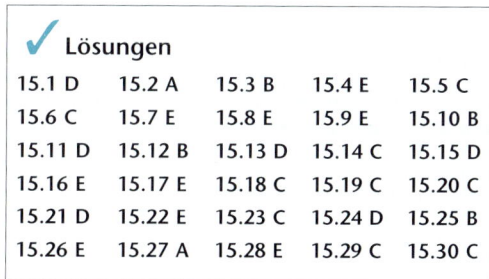

✓ Lösungen				
15.1 D	15.2 A	15.3 B	15.4 E	15.5 C
15.6 C	15.7 E	15.8 E	15.9 E	15.10 B
15.11 D	15.12 B	15.13 D	15.14 C	15.15 D
15.16 E	15.17 E	15.18 C	15.19 C	15.20 C
15.21 D	15.22 E	15.23 C	15.24 D	15.25 B
15.26 E	15.27 A	15.28 E	15.29 C	15.30 C

16   Dünnschicht-chromatographie

16.1 H92   Der Rf-Wert einer Substanz ist definiert als

(A) Entfernung Start-Substanzfleck : Entfernung Start-Lösungsmittelfront

(B) Entfernung Start-Lösungsmittelfront

(C) Entfernung Substanzfleck-Lösungsmittelfront in cm

(D) Entfernung Start-Substanzfleck in cm

(E) Entfernung Start-Substanzfleck : Gesamtlänge der Sorptionsschicht

16.2 F90   Welche Aussage trifft zu?

Der R_{St}-Wert in der Dünnschichtchromatographie

(A) ist der Rf-Wert einer Standard-(Vergleichs)-Substanz.

(B) ist der Quotient aus den Rf-Werten der untersuchten und einer Standard-Substanz.

(C) hat immer den Wert 1 oder kleiner als 1.

(D) ist ein Maß für die Strömungsgeschwindigkeit der mobilen Phase.

(E) ist umso kleiner, je besser zwei Substanzen im gleichen Chromatogramm getrennt werden.

16.3 F93   Hohe Rf-Werte eines Dünnschicht-chromatogramms können eine Verminderung der Nachweisgrenze einer Substanz mit sich bringen,

weil

bei der Dünnschichtchromatographie Substanzflekke mit hohen Rf-Werten eine wesentlich kleinere Ausdehnung als solche in der Nähe des Starts haben.

16.4 F89   Welche Aussagen treffen zu?

In der Dünnschichtchromatographie auf Kieselgel erfolgt üblicherweise eine Erhöhung des Rf-Wertes bei sonst unveränderten Parametern mit

(1) zunehmender Polarität des Fließmittels.

(2) abnehmender Polarität der zu untersuchenden Substanz.

(3) zunehmender Aktivität der stationären Phase.

(4) abnehmendem Wassergehalt der stationären Phase.

(A) nur 1 und 2

(B) nur 2 und 3

(C) nur 3 und 4

(D) nur 1, 2 und 3

(E) nur 2, 3 und 4

16.5 H94   Welche Aussage trifft **nicht** zu?

Bei der Dünnschichtchromatographie mit Kieselgel als Schichtmaterial

(A) besitzen unter gleichen Bedingungen unpolare Stoffe einen größeren Rf-Wert als polare Stoffe.

(B) ist für die Chromatographie polarer Stoffe ein polares Fließmittel erforderlich.

(C) wandern unpolare Stoffe mit polaren Fließmitteln eine weitere Strecke als mit unpolaren Fließmitteln.

(D) sind für Stoffe mittlerer Polarität Gemische aus polaren und unpolaren Lösungsmitteln als Fließmittel ungeeignet.

(E) ist die Trennung eines Gemisches aus polaren und unpolaren Stoffen nur mit einem Fließmittelgemisch aus polaren und unpolaren Lösungsmitteln möglich.

16.6 H91   Welche Aussagen treffen zu?

Zur quantitativen Auswertung eines Dünnschicht-chromatogramms sind geeignet:

(1) Vergleich von Größe und Farbintensität des Flecks mit Vergleichsfleck bekannter Konzentration.

(2) Spektralphotometrische Direktauswertung des Chromatogramms (Remissionsmessung).

(3) Auskratzen des Sorbens mit Fleck, Extraktion des Flecks mit geeignetem Lösungsmittel und photometrische Bestimmung der Lösung.

(A) nur 1

(B) nur 3

(C) nur 1 und 2

(D) nur 1 und 3

(E) 1 bis 3 (alle)

16.7 F90 Das Auskleiden der Chromatographiekammer mit Filterpapier, das mit der mobilen Phase befeuchtet ist, dient zur Sättigung der Kammer mit der mobilen Phase (Kammersättigung),

weil

die dünnschichtchromatographische Trennung von zwei verschiedenen Substanzen nur bei Kammersättigung möglich ist.

16.8 F95 Welche Aussagen treffen zu ?

In der Dünnschichtchromatographie auf Kieselgel erfolgt üblicherweise eine Erhöhung des Rf-Wertes bei sonst unveränderten Parametern mit zunehmender

(1) Polarität des Fließmittels

(2) Polarität der zu untersuchenden Substanz

(3) Aktivität der stationären Phase

(4) relativer Feuchte der Atmosphäre, in der die DC-Platte vorher aufbewahrt wurde

(A) nur 1 und 4

(B) nur 2 und 3

(C) nur 1, 2 und 3

(D) nur 1, 3 und 4

(E) nur 2, 3 und 4

16.9 H95 Eine Vergrößerung der Laufstrecke einer Substanz im Dünnschichtchromatogramm bringt in der Regel eine Verminderung der Nachweisgrenze mit sich,

weil

die Fleckenintensität der gleichen Substanz im Dünnschichtchromatogramm bei direkter Detektion mit steigender Laufstrecke abnimmt.

16.10 H97 Welche Aussage trifft **nicht** zu?

Als Fließmittelkombination für die Dünnschichtchromatographie an Kieselgel eignen sich:

(A) Dichlormethan/Ethanol (90 + 10)

(B) Cyclohexan/Wasser (80 + 20)

(C) Ethanol/Wasser (50 + 50)

(D) Toluen/Aceton (60 + 40)

(E) Ethylacetat/Methanol (80 + 20)

16.11 H97 Welcher Stoff verursacht bei der Dünnschichtchromatographie auf einer Platte mit Kieselgel GF_{254} praktisch **keine** Fluoreszenzminderung?

(A) Benzoesäure

(B) Zimtsäure

(C) Essigsäure

(D) Benzaldehyd

(E) Acetophenon

16.12 H01

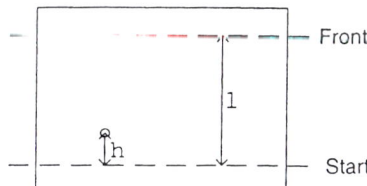

Der Rf-Wert eines Substanzfleckes (s. obige Abb.) in der Dünnschichtchromatographie ist definiert als

(A) h/l

(B) l/h

(C) h in cm

(D) h in mm

(E) (l-h) in cm

Ordnen Sie bitte den in Liste 1 aufgeführten Parametern in der DC jeweils die entsprechenden Definitionen aus Liste 2 zu!

Liste 1

16.13 F01 Rf-Wert

16.13a F01 R_{St}-Wert

Liste 2

(A) Entfernung Start-Lösungsmittelfront

(B) Entfernung Start-Substanzfleck : Entfernung Start-Standardsubstanzfleck

(C) Entfernung Start-Substanzfleck : Entfernung Start-Lösungsmittelfront

(D) Entfernung Substanzfleck-Lösungsmittelfront

(E) Entfernung Start-Substanzfleck : Länge der Sorptionsschicht

16.14 H00

Welcher Parameter in der DC beeinflusst den Rf-Wert der Substanz **nicht**?

(A) Polarität des Fließmittels

(B) Polarität der stationären Phase

(C) Nachweisgrenze des Detektionsmittels

(D) Temperatur

(E) Dissoziationsgrad der Substanz

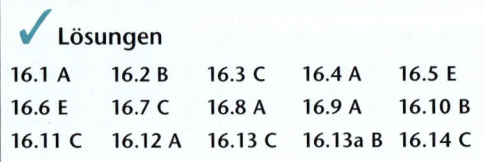

✓ **Lösungen**

16.1 A	16.2 B	16.3 C	16.4 A	16.5 E
16.6 E	16.7 C	16.8 A	16.9 A	16.10 B
16.11 C	16.12 A	16.13 C	16.13a B	16.14 C

17 Hochleistungs-Flüssigkeitschromatographie

17.1 H89 Welche Aussage trifft zu?

Isokratische Elution bei der Chromatographie bedeutet:

(A) Zusammensetzung der mobilen Phase bleibt konstant.

(B) Zusammensetzung der mobilen Phase wird kontinuierlich verändert.

(C) Chromatographie bei konstantem Druck.

(D) Chromatographie bei konstanter Temperatur.

(E) Chromatographie bei konstanter Fließgeschwindigkeit.

17.2 F94 Welche Aussage trifft **nicht** zu?

In unter vergleichbaren, isothermen Bedingungen erhaltenen HPLC-Chromatogrammen:

(A) nimmt die Peakbreite mit zunehmender Retentionszeit zu.

(B) nimmt die Peakhöhe mit zunehmender Retentionszeit ab.

(C) ist die Peakfläche von der Retentionszeit weitgehend unabhängig.

(D) ist das Produkt aus Peakbreite und zugehöriger Retentionszeit proportional der den Peak hervorrufenden Stoffmenge.

(E) erhält man durch die Retentionszeit ähnliche Informationen wie durch den R_f-Wert eines Dünnschichtchromatogramms.

17.3 F95 Als „isokratisch" bezeichnet man eine chromatographische Trennung mit

(A) konstanter Zusammensetzung des Fließmittelgemisches

(B) konstanter Fließgeschwindigkeit der mobilen Phase

(C) durch eine Pufferlösung konstant gehaltenem pH-Wert

(D) konstantem Druck

(E) einer stationären Phase, deren Partikel eine möglichst einheitliche Korngröße besitzen

17.4 H96   Was versteht man unter Gradienten-elution?

(A) Die Zusammensetzung der mobilen Phase bleibt über den Zeitraum der Analyse gleich.
(B) stufen- oder schrittweise Veränderung der Temperatur der mobilen Phase
(C) kontinuierlicher Zusatz eines Lösungsmittels mit höherer Elutionskraft zur mobilen Phase
(D) graduelle Änderung der Detektionswellenlänge
(E) kontinuierliche Erhöhung der Fließgeschwindigkeit der mobilen Phase.

17.5 F96   Welche der folgenden Methoden sind als allgemeine Detektionsverfahren in der HPLC geeignet?

(1) Refraktometrie
(2) Photometrie
(3) Fluorimetrie
(4) Amperometrie

(A) nur 1
(B) nur 3
(C) nur 1 und 4
(D) nur 2 und 3
(E) 1 bis 4 (alle)

17.6 F98   Ein elektrochemischer Detektor kann eingesetzt werden bei der

(A) Dünnschichtchromatographie
(B) Papierchromatographie
(C) Gaschromatographie
(D) Hochdruckflüssigkeitschromatographie
(E) hochauflösenden Dünnschichtchromatographie

✔ **Lösungen**

17.1 A   17.2 D   17.3 A   17.4 C   17.5 E
17.6 D

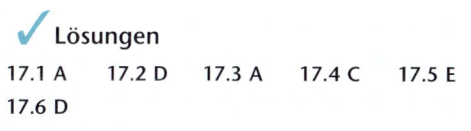

18   Gaschromatographie

18.1 F92   Welcher Bauteil in der folgenden schematischen Abbildung eines im Betrieb befindlichen Gaschromatographen ist **nicht** richtig angeordnet?`

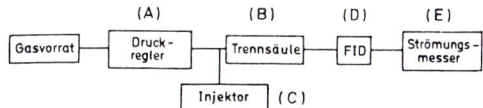

18.2 F91   Welche Aussage trifft **nicht** zu?

Üblich sind bei der Durchführung der Gaschromatographie folgende Geräteteile:

(A) Säulenofen
(B) Einspritzvorrichtung
(C) Entwicklungskammer
(D) Detektor
(E) Strömungsregler

18.3 H92   Welche der folgenden Aussagen trifft für die Nettoretentionszeit der Gaschromatographie zu?

(A) Summe der Aufenthaltszeiten einer Substanz in der stationären und in der mobilen Phase.
(B) Aufenthaltszeit einer Substanz in der stationären Phase.
(C) Aufenthaltszeit einer Substanz in der mobilen Phase.
(D) Summe der Aufenthaltszeiten einer Substanz im Einspritzblock und im Detektor.
(E) Differenz der Aufenthaltszeiten einer Substanz in mobiler und stationärer Phase.

18.4 F92   Welche Bezeichnungen im folgenden Chromatogramm sind vertauscht?

(1) Schreiberausschlag
(2) Retentionszeit
(3) Halbwertbreite
(4) Totzeit
(5) Signalintensität

(A) 1 mit 2
(B) 2 mit 3
(C) 3 mit 4
(D) 4 mit 5
(E) 2 mit 5

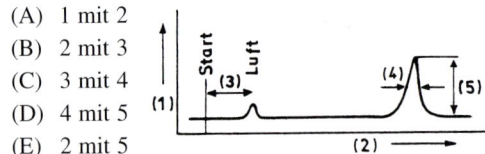

18.5   F92   Welche Aussagen treffen zu?

Im Vergleich zu einem unter isothermen Bedingungen (180 °C) aufgenommenen Gaschromatogramm eines Gemisches von Palmitinsäure und Stearinsäuremethylester ergeben sich bei Anwendung eines Temperaturgradienten (180 °C bis 200 °C von 0 bis 5 Min.) folgende Änderungen:

(1) Die Retentionszeit des Stearinsäuremethylesters wird kleiner.
(2) Die Retentionszeit des Palmitinsäureesters bleibt konstant.
(3) Das Verhältnis der Peakhöhen beider Ester bleibt konstant.

(A) nur 1
(B) nur 2
(C) nur 3
(D) nur 1 und 2
(E) nur 2 und 3

18.6   F93   Bei der Gaschromatographie einer Mischung aus **gleichen Gewichtsteilen** von Methanol und Ethanol an Macrogol 1500 unter Verwendung eines FID werden 2 getrennte Peaks erhalten.

Welche Aussagen über die beiden Peaks treffen zu?

(1) die gleiche Fläche
(2) die gleiche Höhe
(3) die gleiche Halbwertbreite

(A) Keine der Aussagen 1 bis 3 treffen zu
(B) nur 1
(C) nur 2
(D) nur 3
(E) nur 1 und 2

18.7   F94   Welche Aussagen treffen zu?

Bei einer gaschromatographischen Analyse eines Gemisches von Fettsäuremethylestern an einer gepackten Säule (z.B. Macrogoladipat auf einem Trägermaterial) kann eine Erhöhung der Zahl der Trennstufen pro Meter erreicht werden durch:

(1) Erhöhung des Durchmessers der Teilchen des Trägermaterials.
(2) Verminderung der Dicke des Films der stationären Phase (geringe Beladung der Säule vorausgesetzt).
(3) Ersatz eines kugelförmigen Trägermaterials durch ein unregelmäßig geformtes Trägermaterial, um möglichst breite Peaks zu erhalten.

(A) nur 1
(B) nur 2
(C) nur 1 und 2
(D) nur 2 und 3
(E) 1 bis 3 (alle)

18.8   H93   Welche der folgenden Detektoren sind in der Gaschromatographie üblich?

(1) Flammenionisationsdetektor
(2) Wärmeleitfähigkeitsdetektor
(3) Polarimeterdetektor
(4) Elektroneneinfangdetektor

(A) nur 1 und 3
(B) nur 3 und 4
(C) nur 1, 2 und 4
(D) nur 1, 3 und 4
(E) 1 bis 4 (alle)

18.9   H94   Welcher der folgenden Detektoren setzt **nicht** zwangsläufig eine chemische Veränderung bei der Detektion erfaßter Moleküle voraus?

(A) Elektroneneinfangdetektor
(B) Flammenionisationsdetektor
(C) Massenselektiver Detektor
(D) Thermoionischer Detektor
(E) Wärmeleitfähigkeitsdetektor

18.10 H90 In einem Detektorsystem entsteht ein meßbares Signal, indem eine Substanz in einer Wasserstoff/Luft-Flamme verbrannt wird. Die dabei entstehenden Radikale bzw. Ionen bewirken zwischen zwei Elektroden einen Stromfluß, der in geeigneter Weise registriert wird.

Welcher der folgenden Detektoren arbeitet nach diesem Prinzip?

(A) Flammenionisationsdetektor
(B) Elektroneneinfangdetektor
(C) Elektrochemischer Detektor
(D) Fluoreszenzdetektor
(E) Massenselektiver Detektor

18.11 H91 Welche Aussagen treffen zu?

Die quantitative Auswertung eines Gaschromatogramms kann erfolgen durch:

(1) Vergleich der Peakhöhen bei symmetrischen Peaks.
(2) Ausschneiden und Wägen der Peaks.
(3) Multiplikation der Peakhöhe mit der Halbwertsbreite.
(4) Multiplikation der Retentionszeit mit der Peakbasisbreite.
(5) Vergleich der Peakbasisbreiten.

(A) nur 1 und 2
(B) nur 3 und 4
(C) nur 4 und 5
(D) nur 1, 2 und 3
(E) nur 1, 2, 4, und 5

18.12 F95 Welche der folgenden Aussagen über die Totzeit trifft in der Gaschromatographie zu? Sie ist die

(A) Summe der Aufenthaltszeiten einer Substanz in der stationären und in der mobilen Phase
(B) Aufenthaltszeit einer Substanz in der stationären Phase
(C) Aufenthaltszeit einer Substanz in der mobilen Phase
(D) Summe der Aufenthaltszeiten einer Substanz außerhalb der Trennsäule, z.B. im Einspritzblock und im Detektor
(E) Differenz der Aufenthaltszeiten einer Substanz in mobiler und stationärer Phase

18.13 F95 Welche der folgenden Verbindungen ist bei der Gaschromatographie durch den Flammenionisationsdetektor (FID) gut detektierbar?

(A) Stickstoff
(B) Kohlenmonoxid
(C) Kohlendioxid
(D) Tetrachlormethan
(E) Keine der obigen Verbindungen ist gut detektierbar

18.14 F95 Welches Bauteil in der folgenden schematischen Abbildung eines im Betrieb befindlichen Gaschromatographen ist nicht richtig angeordnet?

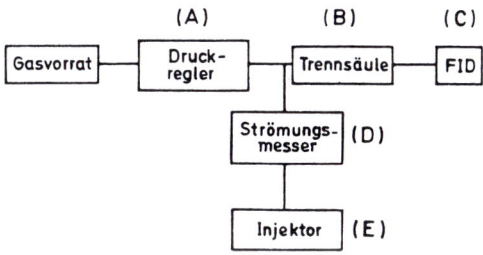

18.15 F95 Welche Verfahren werden in der Gaschromatographie bei schwerflüchtigen Verbindungen angewandt, um eine stärkere Verdampfung zu erreichen?

(1) Temperaturerhöhung im Einspritzblock
(2) Lyophilisation
(3) Derivatisierung

(A) nur 1
(B) nur 1 und 2
(C) nur 1 und 3
(D) nur 2 und 3
(E) 1 bis 3 (alle)

18.16 H95 Bei der isothermen Gaschromatographie an einer geeigneten stationären Phase haben aufeinanderfolgende Glieder einer homologen Reihe wie der n-Alkane grundsätzlich die gleichen Differenzen der Retentionszeiten,

weil

die Retentionszeiten von n-Alkanen bei der Gaschromatographie an einer geeigneten stationären Phase mit steigender Kettenlänge zunehmen.

18.17 F96   Welche Größe der Gaschromatographie hat die gleiche Bedeutung wie der R_{St}-Wert in der Dünnschichtchromatographie?

(A) Nettoretentionszeit

(B) Totzeit

(C) relative Retention

(D) Gesamtretentionszeit

(E) linearer Retentionsindex

18.18 F97   Welche Aussagen treffen zu?

Durch die Erhöhung der Ofentemperatur bei einer gaschromatographischen Analyse eines Stoffgemisches

(1) tritt eine Verkürzung der Retentionszeit ein

(2) vergrößert sich der Abstand zwischen den Signalen (Peaks)

(3) nimmt die Peakbreite ab

(A) nur 1

(B) nur 2

(C) nur 3

(D) nur 1 und 3

(E) nur 2 und 3

18.19 F98   Welche Aussage trifft **nicht** zu?

Erhöhung der Ofentemperatur bei einer gaschromatographischen Analyse bewirkt eine

(A) Verkleinerung der Nettoretentionszeit

(B) Verkleinerung der Peak-Halbwertbreite

(C) Erhöhung der Säulenkapazität

(D) Vergrößerung der Peakhöhe

(E) Verkürzung der Totzeit

18.20 F97   Welche Aussagen über HETP (= Höhenäquivalent einer theoretischen Trennstufe) bei einer GC-Trennung treffen zu?

(1) Die Abhängigkeit des HETP von der Trägergasgeschwindigkeit kann mit der van-Deemter-Gleichung beschrieben werden.

(2) Bei Trägergasgeschwindigkeiten, die kleiner als der optimale Wert sind, steigt HETP an.

(3) Bei Trägergasgeschwindigkeiten, die größer als der optimale Wert sind, fällt HETP ab.

(4) Die optimale Trägergeschwindigkeit ist für alle Trägergase gleich.

(A) nur 1

(B) nur 3

(C) nur 1 und 2

(D) nur 2, 3 und 4

(E) 1 bis 4 (alle)

18.21 F98   Welche Aussagen treffen zu?

Bei der Gaschromatographie gehen in die Berechnung der Anzahl der theoretischen Böden u.a. ein:

(1) Differenz der Retentionszeiten von 2 Substanzen

(2) Peakhöhe einer Subsatnz

(3) Verhältnis der Peahkhöhen von 2 Substanzen

(4) Peakbreite in halber Peakhöhe

(A) nur 1

(B) nur 3

(C) nur 4

(D) nur 1 und 3

(E) 1 bis 4 (alle)

18.22 F99   Welche Aussage trifft **nicht** zu?

Die gaschromatographische Trennstufenhöhe

(A) ist von der Art des verwendeten Trägergases abhängig

(B) wird mit zunehmender Trennleistung höher

(C) ändert sich bei niedriger Trägergasgeschwindigkeit stärker als bei hoher Trägergasgeschwindigkeit

(D) besitzt bei einer bestimmten Trägergasgeschwindigkeit ein Optimum

(E) kann bei sehr niedriger Trägergasgeschwindigkeit ebenso groß sein wie bei sehr hoher Trägergasgeschwindigkeit

18.23 F96 Welche Aussagen treffen zu?

Eine Derivatisierung in der Gaschromatographie ist

(1) eine chemische Modifizierung von Proben, um sie in eine leichter verdampfbare Verbindung zu überführen

(2) ein physikalisches Verfahren, um eine Probe in den Dampfzustand zu versetzen

(3) die chemische Veränderung des Trägergases

(A) nur 1

(B) nur 2

(C) nur 3

(D) nur 1 und 3

(E) 1 bis 3 (alle)

18.24 F97 Primäre aliphatische Amine werden vor ihrer gaschromatographischen Bestimmung üblicherweise mit überschüssigem Methyliodid methyliert,

weil

die bei der Permethylierung primärer aliphatischer Amine entstehenden Verbindungen besser flüchtig sind als die primären aliphatischen Amine.

18.25 H99 Zur gaschromatographischen Trennung werden Fettsäuren im allgemeinen derivatisiert.

Welches der folgenden Reagenzien ist für die Bildung leichter flüchtiger Derivate der Fettsäuren geeignet?

(A) Trifluoressigsäureanhydrid

(B) Diazomethan

(C) Essigsäureanhydrid

(D) Trichlormethylsilan

(E) p-Nitrobenzylchlorid

18.26 F98 Zur gaschromatographischen Trennung werden Fettsäuren im allgemeinen derivatisiert.

Für die Bildung leichter flüchtiger Derivate der Fettsäuren ist geeignet

(A) Trifluoressigsäureanhydrid

(B) Diazomethan

(C) Essigsäureanhydrid

(D) Trichlormethylsilan

(E) Tetramethylsilan

Ordnen Sie bitte den in Liste 1 dargestellten Grundprinzipien eines Detektors den jeweils zutreffenden Detektor in Liste 2 zu!

Liste 1

18.27 H97 Die bei der Verbrennung entstehenden Radikale bzw. Ionen führen zwischen zwei Elektroden zu einem Stromfluß.

18.27a H97 Die geladenen Fragmente werden in einem magnetischen oder elektrischen Feld getrennt und registriert.

Liste 2

(A) Massenselektiver Detektor

(B) Flammenionisationsdetektor

(C) chem. Reaktionsdetektor

(D) Elektroneneinfangdetektor

(E) Thermionischer Detektor

18.28 F97 Der Gehalt eines pharmazeutischen Hilfsstoffs an chlorierten Kohlenwasserstoffen soll nach Anreicherung gaschromatographisch bestimmt werden.

Als Detektor einet sich hierfür am besten ein

(A) Wärmeleitfähigkeitsdetektor

(B) Elektroneneinfangdetektor

(C) Flammenionisationsdetektor

(D) infrarotspektroskopischer Detektor

(E) Brechzahl-Detektor

18.29 H99 Ein Wärmeleitfähigkeitsdetektor kann eingesetzt werden bei der

(A) Gas-Chromatographie

(B) Papier-Chromatographie

(C) Dünnschicht-Chromatographie

(D) Hochdruckflüssigkeits-Chromatographie

(E) hochauflösenden Dünnschicht-Chromatographie

18.30 F96   Welche der folgenden Aussagen über den Wärmeleitfähigkeitsdetektor treffen zu?

(A) Gemessen wird der Strom, der u.a. durch die entstehenden Ionen verursacht wird.
(B) Gemessen wird die durch eine Untersuchungssubstanz verursachte Änderung der Wärmeleitfähigkeit gegenüber der ionisierten Substanz.
(C) Gemessen wird die durch eine Untersuchungssubstanz verursachte Änderung der Wärmeleitfähigkeit gegenüber dem Trägergas.
(D) Gemessen wird die Ionisation durch ein radioaktives Präparat im Vergleich zur Ionisation des Trägergases.
(E) Gemessen wird die Durchlässigkeit einer Flamme für UV-Strahlung.

18.31 H99   In einem Detektorsystem entsteht ein meßbares Signal, indem eine Substanz in einer Wasserstoff/Luft-Flamme verbrannt wird. Die dabei entstehenden Radikale bzw. Ionen bewirken zwischen zwei Elektroden einen Strom, der in geeigneter Weise registriert wird.

Bei welchem der folgenden Analysenverfahren wird dieses Detektorsystem häufig verwendet?

(A) Atomabsorptionsspektroskopie
(B) Elektrophorese
(C) Flammenphotometrie
(D) Fluorimetrie
(E) Gaschromatographie

18.32 F96   Welche der folgenden Verbindungen ist bei der Gaschromatographie durch den Flammenionisationsdetektor (FID) am schlechtesten detektierbar?

(A) Cyclohexan
(B) n-Hexan
(C) Toluen
(D) Wasser
(E) Dichlormethan

18.33 F99   Bei welchen der folgenden Verfahren kann ein Flammenionisationsdetektor eingesetzt werden?

(1) Dünnschicht-Chromatographie
(2) Papier-Chromatographie
(3) Gas-Chromatographie
(4) hochauflösende Dünnschicht-Chromatographie

(A) nur 1
(B) nur 3
(C) nur 1 und 3
(D) nur 1, 2 und 4
(E) 1 bis 4 (alle)

18.34 F96   Welche der folgenden Trägergase werden in der Gaschromatographie bei Verwendung eines Flammenionisationsdetektors üblicherweise verwendet?

(1) Helium
(2) Stickstoff
(3) Luft

(A) nur 1
(B) nur 3
(C) nur 1 und 2
(D) nur 1 und 3
(E) nur 2 und 3

18.35 F97   Welche der folgenden Gase werden als Trägergase in der Gaschromatographie verwendet?

(1) Helium
(2) Stickstoff
(3) Sauerstoff
(4) Acetylen

(A) nur 1
(B) nur 2
(C) nur 1 und 2
(D) nur 2 und 3
(E) nur 3 und 4

18.36 H97 Welche der aufgeführten Gase werden in der Gaschromatographie als Trägergas verwendet?

(1) H_2
(2) He
(3) O_2
(4) N_2

(A) nur 1
(B) nur 2
(C) nur 3
(D) nur 1 und 4
(E) nur 1, 2 und 4

18.37 F98 Welche der aufgeführten Gase werden in der Gaschromatographie als Trägergas verwendet?

(1) H_2
(2) He
(3) C_2H_2
(4) N_2

(A) nur 1
(B) nur 2
(C) nur 3
(D) nur 1 und 4
(E) nur 1, 2 und 4

18.38 F00 Welche Aussagen über HETP (Höhenäquivalent einer theoretischen Trennstufe) bei einer GC-Trennung treffen zu?

(1) Je größer HETP ist, um so kleiner ist die Trennleistung der Säule.
(2) Die optimalen Trägergasgeschwindigkeiten von H_2 und N_2 sind verschieden.
(3) Bei Übergang zu Trägergasgeschwindigkeiten, die kleiner als der optimale Wert sind, steigt HETP an.

(A) nur 1
(B) nur 2
(C) nur 3
(D) nur 2 und 3
(E) 1 bis 3 (alle)

18.39 F00 Die quantitative Auswertung eines Gaschromatogramms kann nach folgender Gleichung erfolgen:

c_x gesuchte Konzentration
c Konzentration des Standards
F_x zur Konzentration c_x gehörige Fläche
F zur Konzentration des Standards gehörige Fläche

(A) $c_x = c \cdot \dfrac{F}{F_x}$

(B) $c_x = \dfrac{1}{c} \cdot F \cdot F_x$

(C) $c_x = c \cdot \dfrac{F + F_x}{2}$

(D) $c_x = c \cdot \dfrac{F_x}{F}$

(E) $c_x = \dfrac{1}{c} \cdot \dfrac{F}{F_x}$

18.40 F00 In der Gaschromatographie ist die Nettoretentionszeit (t_r) einer Substanz (t_{dr} = Gesamtretentionszeit; t_d = Totzeit) wie folgt definiert:

(A) $t_r = t_{dr} + t_d$
(B) $t_r = t_{dr} - t_d$
(C) $t_r - t_d - t_{dr}$
(D) $t_r = t_d \cdot t_{dr}$
(E) $t_r = \dfrac{t_{dr}}{t_d}$

18.41 F00 Welche der folgenden Aussagen über den Flammenionisationsdetektor (FID) trifft zu?

(A) Gemessen wird der Strom, der u.a. durch die entstehenden Ionen verursacht wird.
(B) Gemessen wird die durch eine Untersuchungssubstanz verursachte Änderung der Wärmeleitfähigkeit gegenüber dem Trägergas.
(C) Gemessen wird die durch eine Untersuchungssubstanz verursachte Änderung der Wärmeleitfähigkeit gegenüber der ionisierten Substanz.
(D) Gemessen wird die Ionisation durch ein radioaktives Präparat im Vergleich zur Ionisation des Trägergases.
(E) Gemessen wird die Durchlässigkeit einer Flamme für UV-Strahlung.

18.42 F01 Welche Aussagen treffen zu?

In der Gaschromatographie wird, sachgemäße Durchführung vorausgesetzt, die Gesamtretentionszeit einer Probensubstanz beeinflusst durch:

(1) die Temperatur der Trennsäule
(2) Strömungsgeschwindigkeit des Trägergases
(3) die Polarität der stationären Phase
(4) den Dampfdruck der Probensubstanz

(A) nur 3
(B) nur 1 und 3
(C) nur 2 und 4
(D) nur 1, 2 und 4
(E) 1 bis 4 (alle)

18.43 F01 Welche der folgenden Gase werden üblicherweise als Trägergase in der Gaschromatographie verwendet?

(1) Kohlenmonoxid
(2) Sauerstoff
(3) Stickstoff
(4) Dichlordifluormethan

(A) nur 2
(B) nur 3
(C) nur 1 und 2
(D) nur 2 und 3
(E) nur 3 und 4

18.44 H00 Welche Aussage trifft **nicht** zu?

In der Gaschromatographie wird die Retentionszeit einer Probensubstanz beeinflusst durch:

(A) die Temperatur der Trennsäule
(B) den Verteilungskoeffizienten zwischen stationärer und mobiler Phase
(C) die Polarität der stationären flüssigen Phase
(D) die Trägergasgeschwindigkeit
(E) die Art des Detektors

18.45 H01 Welches Geräteteil wird bei der Gaschromatographie **nicht** verwendet?

(A) Detektor
(B) Einspritzvorrichtung
(C) Polarisator
(D) Strömungsregler
(E) Säulenofen

18.46 H00 Welche der folgenden Trägergase werden in der Gaschromatographie bei Verwendung eines Wärmeleitfähigkeitsdetektors verwendet?

(1) Helium
(2) Wasserstoff
(3) Luft

(A) nur 2
(B) nur 3
(C) nur 1 und 2
(D) nur 1 und 3
(E) nur 2 und 3

18.47 H00 Welche Aussagen treffen zu?

Für die näherungsweise quantitative Auswertung eines Gaschromatogramms kann herangezogen werden:

(1) bei symmetrischen Peaks die Peakhöhe
(2) das Produkt aus Peakhöhe und Halbwertsbreite
(3) das Produkt aus Retentionszeit und Peakbasisbreite
(4) die Retentionszeit

(A) nur 1 und 2
(B) nur 2 und 3
(C) nur 3 und 4
(D) nur 1, 3 und 4
(E) nur 2, 3 und 4

18.48 H01 Welches der folgenden Gase kann in der Gaschromatographie grundsätzlich **nicht** als Trägergas verwendet werden?

(A) Argon
(B) Acetylen
(C) Helium
(D) Stickstoff
(E) Wasserstoff

18.49 H01 Welcher Parameter in der GC beeinflusst die Retentionszeit **nicht**?

(A) Strömungsgeschwindigkeit des Trägergases
(B) Dampfdruck der Probensubstanz
(C) Empfindlichkeit des Detektors
(D) Temperatur der Trennsäule
(E) Polarität der stationären Phase

✔ **Lösungen**

18.1 E	18.2 C	18.3 B	18.4 C	18.5 A
18.6 A	18.7 B	18.8 C	18.9 E	18.10 A
18.11 D	18.12 C	18.13 E	18.14 D	18.15 C
18.16 D	18.17 C	18.18 D	18.19 C	18.20 C
18.21 C	18.22 B	18.23 A	18.24 E	18.25 B
18.26 B	18.27 B	18.27a A	18.28 B	18.29 A
18.30 C	18.31 E	18.32 D	18.33 B	18.34 C
18.35 C	18.36 E	18.37 E	18.38 E	18.39 D
18.40 B	18.41 A	18.42 E	18.43 B	18.44 E
18.45 C	18.46 C	18.47 A	18.48 B	18.49 C

19 Grundlagen der Elektrochemie

19.1 F90, F01   Welche Aussage trifft zu?

Die Zersetzungsspannung eines beliebigen Elektrolyten einer elektrolytischen Zelle

(A) stimmt stets überein mit der jeweils angelegten äußeren Spannung.

(B) errechnet sich aus der Leitfähigkeit der in der Lösung enthaltenen Ionen.

(C) ist stets gleich der Summe der Normalpotentiale der anodischen und kathodischen Elektronenreaktion.

(D) errechnet sich aus dem Widerstand des Elektrolyten bei einer Stromstärke von 1 Ampere.

(E) Keine der Aussagen (A) bis (D) trifft zu.

19.1a H00   Welche Aussagen treffen zu?

Die Zersetzungsspannung eines Elektrolyten einer elektrolytischen Zelle

(1) errechnet sich aus der Leitfähigkeit der in der Lösung vorhandenen Ionen

(2) ist die Summe der Normalpotentiale der in der Zelle ablaufenden Elektrodenreaktionen

(3) hängt von der Temperatur des Elektrolyten ab

(4) hängt im Falle der Zersetzung von Wasser vom ph-Wert der Lösung ab

(A) nur 1

(B) nur 1 und 2

(C) nur 3 und 4

(D) nur 1, 2 und 3

(E) 1 bis 4 (alle)

19.2 F92   Welche Aussagen treffen zu?

Die Zersetzungsspannung eines Elektrolyten einer elektrolytischen Zelle hängt ab von

(1) der Temperatur des Elektrolyten.

(2) den Konzentrationen der anodisch und kathodisch umgesetzten Substanzen.

(3) den Normalpotentialen der an Anode und Kathode ablaufenden Elektrodenreaktionen.

(A) nur 1

(B) nur 2

(C) nur 3

(D) nur 1 und 3

(E) 1 bis 3 (alle)

19.3 H95   Durch Zusatz von Fluoridionen wird das Redoxpotential einer Fe^{2+}/Fe^{3+}-Lösung negativer,

weil

Fe^{3+} stabilere Fluorid-Komplexe bildet als Fe^{2+}.

19.4 H90   Welche Aussage zu einer Elektrode, an der elektrochemisches Gleichgewicht besteht, trifft zu?

(A) Der Betrag der kathodischen Stromstärke ist gleich dem Betrag der anodischen Stromstärke.

(B) Direkt an der Elektrodenoberfläche muß die Aktivität der oxidierten Form gleich der Aktivität der reduzierten Form sein.

(C) Das Elektrodenpotential muß dem Halbstufenpotential gleich sein.

(D) Das Elektrodenpotential muß dem Normalpotential gleich sein.

(E) Die Elektrode ist polarisiert.

19.5 F92 Welche Aussage trifft über die elektrochemische Doppelschicht zu, die sich an der Grenzfläche einer negativ geladenen Edelmetallelektrode in KCl-Lösung ausbildet?

(A) Sie besteht aus einer monomolekularen Schicht von Kalium-Atomen, die von einer monomolekularen Schicht von K^+-Ionen gegen die Lösung abgeschirmt wird.
(B) In ihr sind doppelt so viele K^+-Ionen wie Cl^--Ionen enthalten.
(C) Sie besteht überwiegend aus hydratisierten Elektronen.
(D) Sie weist Eigenschaften eines Kondensators auf.
(E) Ihr elektrisches Verhalten entspricht dem eines Ohmschen Widerstandes.

19.6 H89 Bei der praktisch leistungslosen Messung der Potentialdifferenz zwischen zwei Halbelementen erfolgt praktisch kein Stoffumsatz an den Elektroden,

weil

bei der praktisch leistungslosen Messung der Potentialdifferenz zwischen zwei Halbelementen in der Regel weder eine Salzbrücke noch ein Diaphragma erforderlich ist.

19.7 H94 Bei einer Elektrolyse ist eine größere Zellspannung erforderlich als die mit Hilfe der Nernstschen Gleichung berechnete Gleichgewichtspotentialdifferenz.

Wie heißt die zusätzlich erforderliche Potentialdifferenz?

(A) Leerlaufspannung
(B) Überspannung
(C) Wechselspannung
(D) Zellspannung
(E) Zersetzungsspannung

H97 Ordnen Sie bitte den Begriffen der Liste 1 die zugehörigen Aussagen der Liste 2 zu!

Liste 1

19.8 H97 Überspannung

19.9 H97 Leerlaufspannung

Liste 2

(A) die bei der Elektrolyse eines Stoffes über den Betrag der elektromotorischen Kraft der Zelle hinaus erforderliche zusätzliche Spannung
(B) die zwischen der Elektronenquelle und dem Elektronenauffänger angelegte Spannung in einem Massenspektrometer
(C) die zur Zersetzung eines Elektrolyten mindestens erforderliche Gegenspannung
(D) angelegte entgegengerichtete Zellspannung bei Amperometrie
(E) Spannung einer galvanischen Zelle in stromlosem Zustand

19.10 H94 Ein Platindraht taucht in eine wäßrige Lösung ein, in der gleiche Stoffmengen von H_2SO_4, $FeSO_4$, $NaOH$, $NaCl$, $CdCl_2$ und $FeCl_3$ gelöst wurden.

Welches Redoxpaar bestimmt das Potential des Platindrahtes?

(A) Pt^{2+}/Pt
(B) H^+/H_2
(C) Cd^{2+}/Cd
(D) Fe^{3+}/Fe^{2+}
(E) Na^+/Na

19.11 H95 Welche Anordnung der folgenden Metalle entspricht einer Spannungsreihe, geordnet nach steigenden Standardpotentialen?

(A) K Al Zn Fe $\underline{H}$ Cu Ag Pt
(B) $\underline{H}$ Ag Pt Fe Cu K Al Zn
(C) Ag Pt Fe Cu K Al Zn $\underline{H}$
(D) Pt Ag Cu $\underline{H}$ Fe Zn Al K
(E) K Al $\underline{H}$ Fe Zn Cu Ag Pt

19.12 F97   Eine galvanische Zelle werde unter Zuhilfenahme eines sogenannten Stromschlüssels (Salzbrücke) aufgebaut.

Welches der folgenden Salze eignet sich in wäßriger Lösung am besten zur Füllung des Schlüssels?

(A)   Bariumsulfat

(B)   Kaliumchlorid

(C)   Kaliumpermanganat

(D)   Magnesiumcarbonat

(E)   Lithiumiodid

19.13 H92   Die in der Abbildung skizzierte Konzentrationskette (Aktivitätsangaben a in mol · l⁻¹) besitzt bei 20 °C eine leistungslos gemessene Spannung von etwa

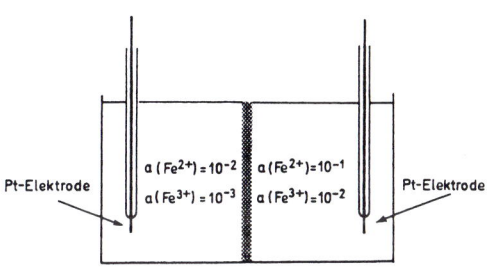

(A)   0 V

(B)   0,058 V

(C)   0,116 V

(D)   0,175 V

(E)   0,58 V

19.14 F93   Die in der Abbildung skizzierte Konzentrationskette (Aktivitätsangaben a in mol · l⁻¹) besitzt bei 20 °C eine leistungslos gemessene Spannung (Betrag) von etwa

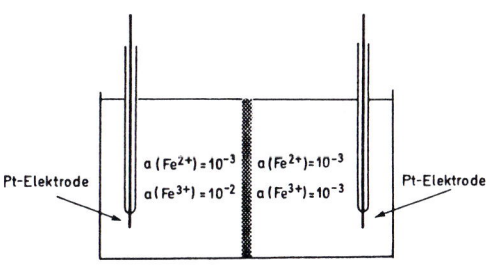

(A)   0 V

(B)   0,058 V

(C)   0,116 V

(D)   0,175 V

(E)   0,58 V

19.15 H93, H01   Die in der Abbildung skizzierte Konzentrationskette (Aktivitätsangaben a in mol · l⁻¹) besitzt bei 20 °C eine leistungslos gemessene Spannung (Betrag) von etwa

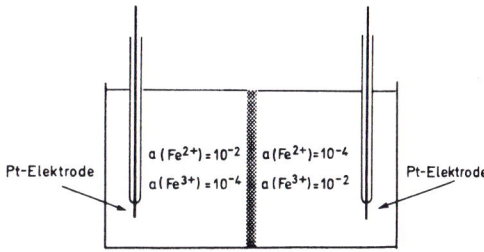

(A)   0 V

(B)   0,058 V

(C)   0,116 V

(D)   0,175 V

(E)   0,232 V

19.16 F96   Die in der Abbildung skizzierte Konzentrationskette (Aktivitätsangaben a in mol · l⁻¹) besitzt bei 20 °C eine leistungslos gemessene Spannung von etwa

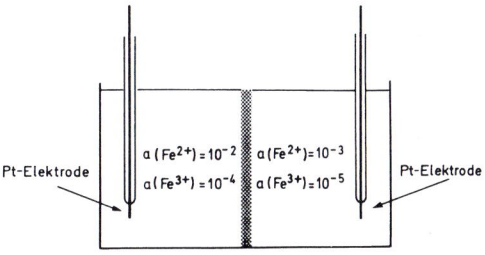

(A)   0 V

(B)   0,058 V

(C)   0,116 V

(D)   0,175 V

(E)   0,58 V

19.17 F00 Die in der Abbildung skizzierte Konzentrationskette (Aktivitätsangaben a in mol · l⁻¹) besitzt bei 20 °C eine leistungslos gemessene Spannung (Betrag) von etwa

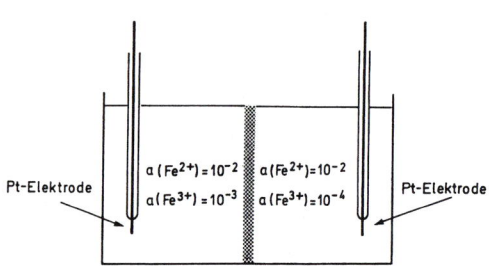

(A) 0 V
(B) 0,058 V
(C) 0,116 V
(D) 0,175 V
(E) 0,58 V

19.18 F99 Die in der Abbildung skizzierte Konzentrationskette (Aktivitätsangaben a in mol · l⁻¹) besitzt bei 20 °C eine leistungslos gemessene Spannung von etwa

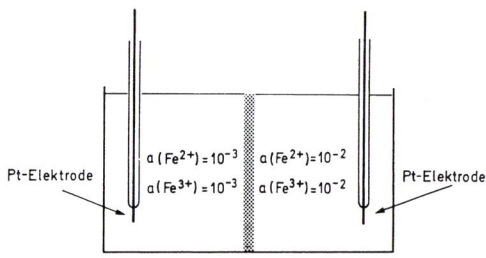

(A) 0 V
(B) 0,058 V
(C) 0,116 V
(D) 0,175 V
(E) 0,58 V

19.19 F94 Die in der folgenden Abbildung skizzierte Zelle zeigt bei 20 °C (und sonst gleichen Bedingungen) eine leistungslos gemessene Zellspannung von annähernd

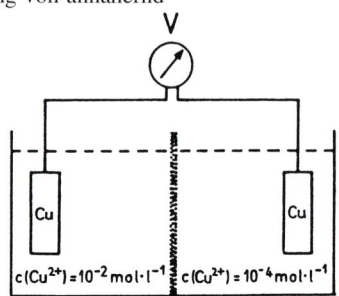

(A) 0,580 V
(B) 0,116 V
(C) 0,058 V
(D) 0,0116 V
(E) 0,0058 V

19.20 H99 Die in der folgenden Abbildung skizzierte Zelle zeigt bei 20 °C (und sonst gleichen Bedingungen) eine leistungslos gemessene Zellspannung (Betrag) von annähernd

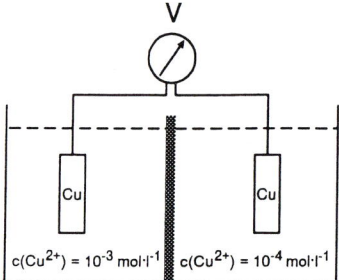

(A) 0,580 V
(B) 0,116 V
(C) 0,058 V
(D) 0,029 V
(E) 0,0058 V

19.21 H90, F01   Die in der folgenden Abbildung skizzierte „Konzentrationskette" besitzt bei 20 °C (und sonst gleichen Bedingungen) eine Leerlaufspannung (leistungslos gemessene Zellspannung) von annähernd

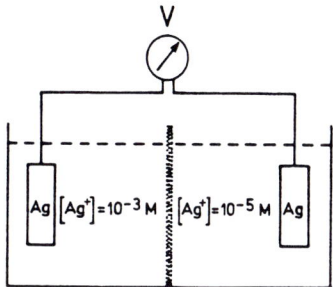

(A) 0,580 V

(B) 0,116 V

(C) 0,058 V

(D) 0,0116 V

(E) 0,0058 V

19.22 H96   Ein mit Silberchlorid beschichteter Silberdraht zeigt in einer 1-molaren Kaliumchlorid-Lösung bei 25 °C gegen die Standardwasserstoffelektrode eine Potentialdifferenz von etwa 230 mV.

Welche Potentialdifferenz zeigt der Draht unter sonst gleichen Bedingungen gegen die Standardwasserstoffelektrode in einer 0,1-molaren Kaliumchlorid-Lösung ungefähr?

(A) 30 mV

(B) 100 mV

(C) 230 mV

(D) 290 mV

(E) 2,3 V

19.23 F94   Bei der Elektrolyse einer 1-M-$CuSO_4$-Lösung wurde eine Zersetzungsspannung von 1,5 V gemessen. Am Ende der Elektrolyse war die Cu^{2+}-Konzentration 10^{-6} M, die H^+-Ionenkonzentration blieb während der Elektrolyse praktisch konstant.

Der Betrag der Zersetzungsspannung betrug am Ende der Elektrolyse etwa:

(A) 1,5 + 0,36 V

(B) 1,5 + 0,18 V

(C) 1,5 + 0,06 V

(D) 1,5 - 0,18 V

(E) 1,5 - 0,36 V

19.24 F94   In einer wäßrigen Lösung von $FeSO_4$ werden 9 % des Fe^{2+} zu Fe^{3+} oxidiert.

Welches Redoxpotential wird in dieser Lösung gegen die Standardwasserstoffelektrode (Standardpotential des Fe^{3+}/Fe^{2+}-Redoxpaares = 0,75 V) annähernd gemessen?

(A) - 0,0075 V

(B) + 0,075 V

(C) + 0,63 V

(D) + 0,69 V

(E) + 0,87 V

19.25 F89   Eine Redoxreaktion läuft nach folgendem Schema ab:

$$x\ Ox_1 + y\ Red_2 \rightleftharpoons x\ Red_1 + y\ Ox_2$$

Unter welchen der folgenden Voraussetzungen ist das Potential am Äquivalenzpunkt gleich dem arithmetischen Mittel der Normalpotentiale des Reduktions- und Oxidationsvorganges (die Potentiale seien pH-unabhängig)?

(A) x = 1, y = 2

(B) x = 1, y = 3

(B) x = 2, y = 1

(D) x = 2, y = 2

(E) x = 3, y = 1

19.26 H94, F01   Zwischen der freien Enthalpieänderung ΔG und der elektromotorischen Kraft (EMK) einer elektrochemischen Zelle besteht folgende Beziehung (z = Zahl der ausgetauschten Ladungen pro Formelumsatz):

(A) $EMK = \dfrac{R \cdot T}{z \cdot F} \cdot \ln \Delta G$

(B) $\Delta G + EMK = z \cdot F$

(C) $\Delta G = - z \cdot F \cdot EMK$

(D) $EMK = \dfrac{0,059}{z \cdot \Delta G}$

(E) $\Delta G = -z \cdot F \cdot \ln EMK$

19.27 H89   Welche Aussage trifft zu?

Die Leitfähigkeit einer Elektrolytlösung ist abhängig

(A) vom Dissoziationsgrad der gelösten Stoffe.
(B) von der Zellkonstante der Leitfähigkeitszelle.
(C) vom Volumen der Elektrolytlösung.
(D) bei gesättigten Lösungen von der Stoffmenge des nicht gelösten Elektrolyten (Bodenkörper).
(E) von keiner der unter (A) bis (D) angegebenen Möglichkeiten.

19.28 H97   Die elektrische Leitfähigkeit einer Elektrolytlösung nimmt im gesamten Konzentrationsbereich mit der Konzentration der darin gelösten Elektrolyte linear zu,

weil

die elektrische Leitfähigkeit einer Elektrolytlösung um so größer ist, je mehr Ionen einer Ionenart darin frei beweglich sind.

19.29 F00   Welche Aussagen treffen zu?

Die elektrische Leitfähigkeit einer Elektrolytlösung ist

(1) abhängig von der Konzentration des Elektrolyten
(2) abhängig von dem Ausmaß der Dissoziation des Elektrolyten
(3) abhängig von den Ladungszahlen der Anionen und Kationen
(4) proportional der elektrischen Feldstärke

(A) nur 1 und 2
(B) nur 1 und 4
(C) nur 3 und 4
(D) nur 1, 2 und 3
(E) nur 2, 3 und 4

19.29a H01   Die elektrische Leitfähigkeit einer Elektrolytlösung hängt **nicht** ab von

(A) den Ionenkonzentrationen
(B) der Temperatur der Lösung
(C) der Viskosität der Lösung
(D) den Ionenbeweglichkeiten
(E) der Zellkonstante der Leitfähigkeitszelle

19.30 F94   Welche Aussage trifft **nicht** zu?

Die Äquivalentleitfähigkeit einer Elektrolytlösung ist abhängig von:

(A) der Art der leitenden Ionen.
(B) bei starken Elektrolyten in sehr verdünnter Lösung von der Anzahl der Ladungsträger.
(C) der Temperatur.
(D) bei schwachen Elektrolyten dem Dissoziationsgrad der gelösten Stoffe.
(E) dem verwendeten Lösungsmittel.

19.31 F98   Welche Aussagen über die elektrische Leitfähigkeit einer NaCl-Lösung treffen zu?

(1) Sie ist direkt proportional zur Konzentration.
(2) Sie ist um so größer, je mehr Ionen in Lösung frei beweglich sind.
(3) Sie ist der Kehrwert des spezifischen Widerstands einer Lösung.
(4) Sie beruht auf der Ionenwanderung im elektrischen Feld (Migration).

(A) nur 1
(B) nur 1 und 2
(C) nur 1, 2 und 3
(D) nur 2, 3 und 4
(E) 1 bis 4 (alle)

19.32 F93   Die größte Äquivalentleitfähigkeit in wäßriger Lösung bei unendlicher Verdünnung hat

(A) Mg^{2+}
(B) K^+
(C) F^-
(D) SO_4^{2-}
(E) OH^-

19.33 H95   Durch eine wäßrige Elektrolytlösung, welche einmolare Mengen Natriumchlorid, Kaliumnitrat und Essigsäure enthält, fließe ein elektrischer Strom.

Welches Ion trägt am wenigsten zum Ladungstransport bei?

(A) Na$^+$

(B) K$^+$

(C) Cl$^-$

(D) NO$_3^-$

(E) CH$_3$COO$^-$

19.34 H99   Die elektrische Leitfähigkeit einer 0,1 M-Salzsäure ist kleiner als die einer 0,1 M-Natriumhydroxyd-Lösung,

weil

bei starker Verdünnung die Ionenbeweglichkeit des Protons kleiner ist als die des Natrium-Ions.

19.35 H91   Die Äquivalentleitfähigkeit von Kaliumchlorid nimmt mit abnehmender Konzentration ab,

weil

der Grenzwert der Äquivalentleitfähigkeit Λ_c einer wäßrigen Kaliumchlorid-Lösung bei unendlicher Verdünnung Null ist ($\lim\limits_{c \to 0} \Lambda_c = 0$).

19.36 H89   Die Äquivalentleitfähigkeit der Lösung eines starken Elektrolyten ist gleich der Äquivalentleitfähigkeit der dem Betrag nach schneller wandernden Teilchenart,

weil

Kationen und Anionen einer Elektrolytlösung im elektrischen Feld in entgegengesetzten Richtungen wandern.

19.37 H92   Die Leitfähigkeit einer wäßrigen Elektrolytlösung steigt im Bereich hoher Konzentrationen (über 1 mol · l^{-1}) proportional zur Konzentration der gelösten Ionen,

weil

die Äquivalentleitfähigkeit im Bereich hoher Konzentrationen von der Konzentration der im Elektrolyten gelösten Ionen abhängt.

19.38 F91   Die Wanderungsgeschwindigkeit von Ionen einer Elektrolytlösung in einem elektrischen Feld ist von dessen Feldstärke **unabhängig,**

weil

die Wanderungsgeschwindigkeit der Ionen einer Elektrolytlösung in einem elektrischen Feld u.a.

von der auf die Teilchen einwirkenden Reibungskraft bestimmt wird.

19.39 H90   Bei der Elektrolyse wandern Neutralteilchen infolge Migration schneller als Ionen,

weil

bei der Bewegung von Neutralteilchen in einer Flüssigkeit keine bremsende Reibungskraft auftritt.

19.40 F92   Werden Protonen in wäßriger Lösung an Metall-Kathoden zu Wasserstoff reduziert, so wird für diesen Vorgang häufig eine Überspannung beobachtet.

Für welches der folgenden Metalle ist diese Überspannung - unter sonst gleichen Bedingungen - am größten?

(A) Ag

(B) Cu

(C) Zn

(D) Hg

(E) Pt

19.41 F96   Quecksilbermetall ist als Elektrodenmaterial zur Indizierung des Prozesses
$$2\ H^+ + 2\ e^- \rightleftharpoons H_2$$
besonders geeignet,

weil

bei der Entladung von Protonen an Quecksilber eine besonders geringe Überspannung auftritt.

19.42 H91   An Quecksilber als Kathode kann aus wäßriger Lösung selbst ein so unedles Metall wie Natrium abgeschieden werden,

weil

Quecksilber als Elektrodenmaterial u.a. für die Abscheidung von Wasserstoff eine hohe Überspannung besitzt und mit abgeschiedenem Natrium ein Amalgam bildet.

19.43 H93 Welches der folgenden Metalle eignet sich besonders gut zum Bau einer Wasserstoff-Elektrode?

(A) Silber
(B) mit Silberchlorid überzogenes Silber
(C) Zink
(D) Platin
(E) Edelmetallamalgam

19.44 H98, H00

Welches Metall eignet sich am besten als Elektrodenmaterial, um das Potential des Systems
$$2 \, H^+ + 2 \, e^- \rightleftharpoons H_2$$
zu bestimmen?

(A) Hg
(B) Zn
(C) Pb
(D) Pt
(E) Cd

19.45 H92, H00 Welches Material enthält eine Kalomelelektrode typischerweise **nicht**?

(A) Pt
(B) Hg
(C) KCl
(D) Hg_2Cl_2
(E) $HgCl_2$

19.46 H96 Welche Aussage trifft **nicht** zu?

Die Kalomelelektrode enthält:

(A) KCl-Lösung
(B) einen Kontaktanschluß (z.B. Platin)
(C) metallisches Quecksilber
(D) $HgCl_2$
(E) Hg_2Cl_2

19.47 F00 Welche der folgenden Komponenten enthält die Kalomelelektrode **nicht**?

(A) KCl-Lösung
(B) einen Kontaktanschluß (z.B. Platin)
(C) metallisches Quecksilber
(D) Hg_2Cl_2
(E) $HgSO_4$

19.48 H92 Die Normal-Kalomelelektrode enthält eine Kaliumchlorid-Lösung folgender Konzentration (M_r (KCl) = 74,6; M_r (Cl) = 35,5):

(A) 1 g/100 ml
(B) 1 kg/1 m^3
(C) 1 mol/l
(D) 0,746 mol/l
(E) 0,355 mol/l

19.49 H90 Die gesättigte Kalomelelektrode ist bei kleinen Stromdichten (z.B. 10 μA/cm^{-2}) praktisch nicht polarisiert,

weil

Quecksilber(II)-chlorid in wäßriger Lösung weitgehend undissoziiert ist.

19.50 H95 Welche Aussage über die **gesättigte** Kalomelelektrode trifft **nicht** zu?

(A) Ihr Potential unterscheidet sich von dem einer 0,1-N-Kalomelelektrode.
(B) Sie zeigt gegenüber der 0,1-N-Kalomelelektrode ein negatives Potential.
(C) Die Elektrode enthält u.a. Hg_2Cl_2.
(D) Der potentialbildende Vorgang ist $Hg^{2+} + 2 \, e^- \rightleftharpoons Hg^0$.
(E) Ihr Potential ist temperaturabhängig.

19.51 H99 Welche der Aussagen über die **gesättigte** Kalomelelektrode trifft **nicht** zu?

(A) Ihr Potential unterscheidet sich von dem einer ,,0,1-N-Kalomelelektrode'' (0,1 M-KCl-Lösung).
(B) Sie zeigt gegenüber der ,,0,1 N-Kalomelelektrode'' (0,1 M-KCl-Lösung) ein negatives Potential.
(C) Die Elektrode enthält u.a. Hg_2Cl_2.
(D) Sie ist in der Argentometrie als Indikatorelektrode (Arbeitselektrode) bei dead-stop-Indizierung verwendbar.
(E) Ihr Potential ist temperaturabhängig.

19.52 F91 Die gesättigte Kalomelelektrode ist bei kleinen Stromdichten (z.B. 10 μA/cm^{-2}) praktisch nicht polarisiert,

weil

Quecksilber(II)-chlorid in wäßriger Lösung vollständig dissoziiert.

19.53 F97 Welche Aussagen treffen zu?

Die Kalomelelektrode enthält:

(1) KCl-Lösung
(2) einen geeigneten pH-Puffer
(3) metallisches Quecksilber
(4) Hg_2Cl_2

(A) nur 1 und 3
(B) nur 1 und 4
(C) nur 1, 3 und 4
(D) nur 2, 3 und 4
(E) 1 bis 4 (alle)

19.54 F99 Welche Bestandteile der abgebildeten Elektrode sind potentialbestimmend?

(1) Platin-Draht
(2) Hg
(3) Hg_2Cl_2
(4) KCl-Lösung

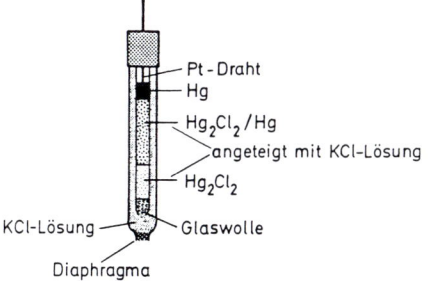

(A) nur 1
(B) nur 2
(C) nur 2 und 3
(D) nur 2, 3 und 4
(E) 1 bis 4 (alle)

19.55 F96 Welche der folgenden Elektroden werden als Elektroden 1. Art bezeichnet?

(1) Platindraht in Fe^{2+}/Fe^{3+}-Lösung
(2) Wasserstoff-Elektrode
(3) Kalomel-Elektrode
(4) Silber-Silberchlorid-Elektrode

(A) nur 1 und 2
(B) nur 2 und 3
(C) nur 3 und 4
(D) nur 2, 3 und 4
(E) 1 bis 4 (alle)

19.56 H91 Bezugselektroden wie z.B. die Kalomelelektrode müssen unter den Meßbedingungen unpolarisierbar sein,

weil

das Potential polarisierbarer Elektroden sich bei entsprechendem Stromfluß verändert.

19.57 H97 Welche Aussagen treffen zu?

Als Bezugselektrode sind geeignet:

(1) Quecksilbertropfelektrode
(2) Silber/Silberchloridelektrode
(3) Kalomelelektrode

(A) nur 1
(B) nur 2
(C) nur 3
(D) nur 1 und 2
(E) nur 2 und 3

19.58 H92 Die Chinhydron-Elektrode kann zur Bestimmung des pH-Wertes herangezogen werden. Sie besteht aus einem Pt-Blech, welches in die fragliche Lösung, welche mit Chinhydron (1 : 1-Verbindung aus Chinon und Hydrochinon) gesättigt ist, eingetaucht.

Welche potentialbildende Reaktion liegt der genannten Anwendung zugrunde?

Welche der in Liste 2 genannten Analysemethoden gehört jeweils zur Meßgröße in Liste 1?

Liste 1

19.59   F92   Ladung

19.60   F92   elektrische Leitfähigkeit

Liste 2

(A) Elektrogravimetrie
(B) Potentiometrie
(C) Konduktometrie
(D) Coulometrie
(E) Polarographie

Ordnen Sie bitte den Verfahren in Liste 1 die jeweils zutreffende Messgröße der Liste 2 zu!

Liste 1

19.60a   F01   Coulometrie

19.60b   F01   Konduktometrie

Liste 2

(A) Gleichspannung der Zelle
(B) Diffusionsgrenzstrom
(C) durch die Zelle transportierte elektrische Ladung
(D) elektrischer Widerstand (bzw. Leitfähigkeit) der Zelle
(E) Wanderungsgeschwindigkeit im elektrischen Feld

19.61   H91   Bei welchem elektroanalytischen Verfahren ist die Diffusionskontrolle der Stromstärke Voraussetzung für eine erfolgreiche Durchführung?

(A) Potentiometrie
(B) Elektrogravimetrie
(C) Coulometrie
(D) Konduktometrie
(E) Polarographie

19.62   H94   Bei welchem der folgenden instrumental-analytischen Verfahren tritt immer eine vollständige stoffliche Umsetzung der zu untersuchenden Substanz ein?

(A) Elektrogravimetrie
(B) Fluorimetrie
(C) Kernresonanzspektrometrie
(D) Direktpotentiometrie
(E) Refraktometrie

19.63   H90   Welche der folgenden Methoden wird häufig zur Bestimmung des pH-Wertes einer Elektrolytlösung verwendet?

(A) Potentiometrie
(B) Polarimetrie
(C) Polarographie
(D) Konduktometrie
(E) Refraktometrie

19.64   F96   Welche der folgenden elektrochemischen Verfahren sind üblicherweise zur Indizierung des Endpunktes einer Neutralisationstitration verwendbar?

(1) Biamperometrie
(2) Coulometrie
(3) Konduktometrie
(4) Potentiometrie

(A) nur 1 und 2
(B) nur 1 und 4
(C) nur 2 und 3
(D) nur 3 und 4
(E) nur 1, 2 und 3

19.65 H99 Die elektrische Leitfähigkeit oder der Leitwert einer Elektrolytlösung wird – als Meß-größe – bestimmt bei der

(A) Konduktometrie

(B) Potentiometrie

(C) Amperometrie

(D) Coulometrie

(E) Voltammetrie

19.66 H95 Bei der potentiometrischen Titration erfolgt die

(A) leistungslose Messung der Potentialdifferenz zwischen Indikator- und Referenzelektrode in Abhängigkeit von der Reagenzzugabe

(B) Messung des Stromflusses zwischen einer Indikator- und einer Referenzelektrode bei konstanter Spannung

(C) Messung des Stromflusses zwischen zwei Indikatorelektroden bei konstanter Spannung

(D) Messung des Stromflusses zwischen Indikator- und Referenzelektrode bei Veränderung der Spannung

(E) Messung der Leitfähigkeit an zwei polarisierbaren Elektroden bei konstanter Spannung

19.67 H92 Welche Aussagen treffen zu?

Die im folgenden gezeigte Anordnung ist geeignet zur Durchführung der:

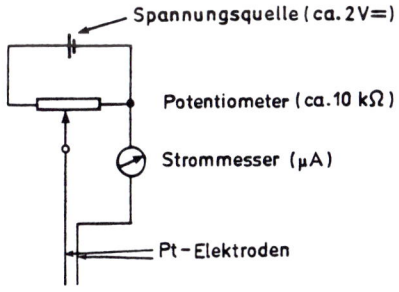

(1) Polarographie

(2) Biamperometrie

(3) Konduktometrie

(A) nur 1

(B) nur 2

(C) nur 3

(D) nur 1 und 2

(E) nur 2 und 3

Ordnen Sie bitte den elektrochemischen Analysenverfahren der Liste 1 den in Liste 2 genannten Vorgang zu, der jeweils für den Massentransport der zu bestimmenden Teilchen verantwortlich ist!

Liste 1

19.68 H95 Polarographie

19.69 H95 Elektrophorese

Liste 2

(A) Konvektion

(B) Migration (unter Einfluß eines elektrischen Feldes)

(C) Diffusion

(D) Dispersion

(E) Absorption

Ordnen Sie bitte den schematischen Diagrammen der Liste 1 das jeweils entsprechende elektrochemische Verfahren der Liste 2 zu (I = Gleichstromstärke, U = Gleichspannung, c – Konzentration)!

Liste 1

19.70 F98

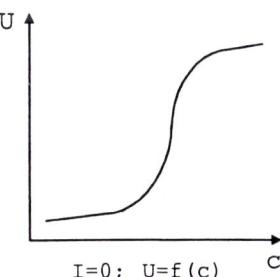

$I=0$; $U=f(c)$

19.71 F98

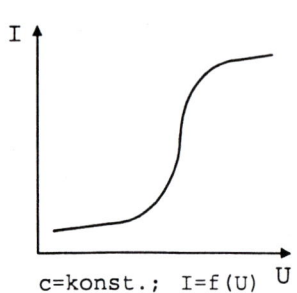

c=konst.; I=f(U)

Liste 2

(A) Amperometrie
(B) Konduktometrie
(C) Polarographie
(D) Potentiometrie
(E) Polarimetrie

Ordnen Sie bitte den Titrationskurven der Liste 1 das jeweils entsprechende elektrochemische Indikationsverfahren der Liste 2 zu (I = Gleichstromstärke, U = Gleichspannung, c = Konzentration)!

Liste 1

19.72 F97

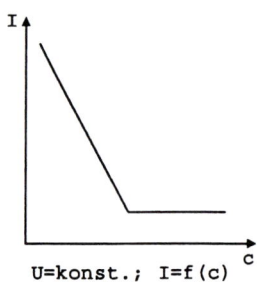

U=konst.; I=f(c)

19.73 F97

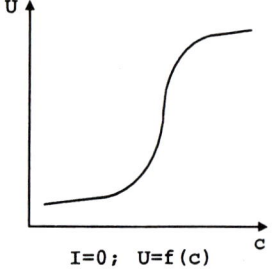

I=0; U=f(c)

Liste 2

A) Amperometrie
(B) Konduktometrie
(C) Polarographie
(D) Potentiometrie
(E) Voltametrie

19.74 H96   Bei welchem der folgenden elektrochemischen Analysenverfahren wird der Diffusionsstrom (i_D) als Funktion der angelegten Gleichspannung gemessen?

(A) Potentiometrie
(B) Amperometrie mit 2 Indikatorelektroden
(C) Polarographie
(D) Konduktometrie
(E) Coulometrie

✓ **Lösungen**

19.1 E	19.1a C	19.2 E	19.3 A	19.4 A
19.5 D	19.6 C	19.7 B	19.8 A	19.9 E
19.10 D	19.11 A	19.12 B	19.13 A	19.14 B
19.15 E	19.16 A	19.17 B	19.18 A	19.19 C
19.20 D	19.21 B	19.22 D	19.23 B	19.24 D
19.25 D	19.26 C	19.27 A	19.28 D	19.29 D
19.29a E	19.30 B	19.31 D	19.32 E	19.33 E
19.34 E	19.35 E	19.36 D	19.37 D	19.38 D
19.39 E	19.40 D	19.41 E	19.42 A	19.43 D
19.44 D	19.45 E	19.46 D	19.47 E	19.48 C
19.49 B	19.50 D	19.51 D	19.52 C	19.53 C
19.54 D	19.55 A	19.56 A	19.57 E	19.58 B
19.59 D	19.60 C	19.60a C	19.60b D	19.61 E
19.62 A	19.63 A	19.64 D	19.65 A	19.66 A
19.67 B	19.68 C	19.69 B	19.70 D	19.71 C
19.72 A	19.73 D	19.74 C		

20 Potentiometrie

20.1 F94 Welche der folgenden Verfahren können prinzipiell zur Bestimmung des pH-Wertes der Lösung einer schwachen Säure bzw. Base herangezogen werden?

(1) potentiometrische Messung an einer in die Lösung eintauchenden Glaselektrode (gegen Bezugselektrode).

(2) Bestimmung des Verbrauchs an Meßlösung bei der Neutralisationstitration (bis zum Äquivalenzpunkt).

(3) potentiometrische Messung an einer in der Lösung eintauchenden, wasserstoffumspülten (entsprechend konditionierten) Platinelektrode (gegen Bezugselektrode).

(4) potentiometrische Messung an zwei gleichen in die Lösung eintauchenden Platinelektroden.

(A) nur 1 und 3
(B) nur 2 und 4
(C) nur 1, 2 und 3
(D) nur 2, 3 und 4
(E) 1 bis 4 (alle)

20.2 F89 Welche der folgenden Methoden werden nach Arzneibuch zur Bestimmung des pH-Wertes einer Lösung herangezogen?

(1) potentiometrisch mit Hilfe einer Glaselektrode

(2) konduktometrisch mit zwei Platinelektroden

(3) kolorimetrisch mit Hilfe von Säure-Base-Indikatoren

(A) nur 1
(B) nur 2
(C) nur 1 und 2
(D) nur 1 und 3
(E) 1 bis 3 (alle)

20.3 F90 Welche Aussagen über die im Abschnitt „pH-Wert, Potentiometrische Methode", DAB 9, angegebene, nachfolgende Formel treffen zu?

$$pH = pH_s - \frac{E - E_s}{k}$$

E = Spannung der Zelle mit der zu untersuchenden Lösung

E_S = Spannung der Zelle mit der Lösung bekannten pH-Wertes

pH_S = pH-Wert der Referenzlösung

k = temperaturabhängiger Parameter

(1) Sie dient zur Kontrolle des pH-Wertes der Referenzlösung.

(2) Ihr liegt zugrunde, daß sich die Spannungsdifferenz der Meßkette bei Änderung der H_3O^+-Aktivität um eine pH-Stufe um einen jeweils gleichen Betrag ändert.

(3) Sie ermöglicht die Berechnung von k bei konstanter Temperatur.

(A) nur 1
(B) nur 2
(C) nur 3
(D) nur 1 und 2
(E) nur 2 und 3

20.4 F93 In der Potentiometrie kann nachstehende Formel verwendet werden:

$$pH = pH_s - \frac{U - U_s}{k}$$

U = Spannung der Zelle mit der zu untersuchenden Lösung

U_S = Spannung der Zelle mit der Lösung bekannten pH-Wertes

pH_S = pH-Wert der Referenzlösung

k = temperaturabhängiger Parameter

Welche Aussagen über diese Gleichung treffen zu?

(1) Für ideal verdünnte Lösungen ist k = 1.

(2) Sie ist unmittelbar aus der Henderson-Hasselbalch-Gleichung abgeleitet.

(3) Ihr liegt zugrunde, daß sich die Spannungsdifferenz der Meßkette bei Änderung der H_3O^+-Aktivität um eine pH-Stufe um einen jeweils gleichen Betrag ändert.

(A) nur 1
(B) nur 2
(C) nur 3
(D) nur 1 und 2
(E) nur 2 und 3

20.5 H94 Die pH-Bestimmung mittels der Glaselektrode beruht auf der pH-Abhängigkeit der Potentialdifferenz

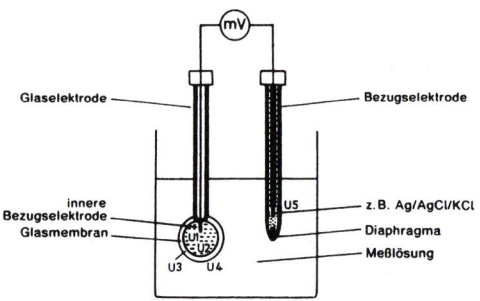

(A) in der inneren Bezugselektrode (U1).

(B) an der Grenzfläche innerer Elektrolyt/Glasmembran (U2).

(C) innerhalb der Glasmembran (U3).

(D) an der Grenzfläche Glasmembran/Meßlösung (U4).

(E) zwischen Silberelektrode und KCl-Lösung (U5).

20.6 H96 Bei einer als Einstab-Meßkette konstruierten Glaselektrode treten mehrere Potentialdifferenzen auf.

Auf welcher Potentialdifferenz beruht die pH-Messung?

Potentialdifferenz

(A) der inneren Ableitelektrode

(B) an der inneren Phasengrenze Glasmembran/Kaliumchloridlösung

(C) an der äußeren Phasengrenze Glasmembran/Lösung

(D) am Diaphragma der Bezugselektrode

(E) der Bezugselektrode

20.7 F94 Der mit einer Glaselektroden-Einstabmeßkette gemessene pH-Wert kann durch ein Diffusionspotential verfälscht werden.

Grund für das Auftreten dieses Diffusionspotentials ist (sind)

(A) eine zu langsame Diffusion der Protonen in der Glasmembran.

(B) eine verminderte Diffusionsgeschwindigkeit der Na^+-Ionen in der Glasmembran.

(C) die temperaturabhängige Diffusion der Hg^+-Ionen in der Kalomel-Bezugselektrode.

(D) unterschiedliche Diffusionsgeschwindigkeiten der Ionenarten der Elektrolytlösung der Bezugselektrode am Diaphragma.

(E) unterschiedliche Diffusionsgeschwindigkeit der H^+-Ionen an der inneren und an der äußeren Glasmembran.

20.7a F01 Bei der pH-Bestimmung mit einer Glaselektrode in stark natronalkalischer Lösung kann ein sogenannter Alkalifehler auftreten. Ursache dafür ist

(A) Auflösung der Glasmembran

(B) Querempfindlichkeit gegenüber Natriumionen

(C) Dehydratisierung der Membranoberfläche

(D) Fällung von unlöslichem Siliciumhydroxid auf der Membran

(E) Auftreten eines Asymmetriepotentials

20.7b H01 Welche Aussagen über den Säurefehler einer Glaselektrode treffen zu?

(1) Im stark sauren Bereich (pH < 0,5) ist der gemessene pH-Wert größer als der mit einer Elektrode ohne Säurefehler gemessene Wert.

(2) Im stark sauren Bereich (pH < 0,5) ist der gemessene pH-Wert kleiner als der mit einer Elektrode ohne Säurefehler gemessene Wert.

(3) Er hängt von der Art der inneren Bezugselektrode der Glaselektrode ab.

(4) Er hängt von der Zusammensetzung der Glasmembran ab.

(A) nur 2

(B) nur 3

(C) nur 1 und 4

(D) nur 2 und 3

(E) nur 3 und 4

20.8 H93 Die pH-Messung mittels der Glaselektrode (Einstabmeßkette) ist nur möglich, wenn bei der Messung ein deutlicher Strom im mA-Bereich durch die Elektrode fließt,

weil

die Gleichung nach Nernst nur bei deutlich meßbarem Stoffumsatz an der Elektrode erfüllt ist.

20.9 H91, H99 Der potentialbestimmende Vorgang bei der Glaselektrode beruht auf einem Redoxprozeß,

weil

sich sowohl an der Innen- wie auch der Außenseite der ionensensitiven Glasmembran einer Glaselektrode Potentialdifferenzen ausbilden.

20.9a H01 Bei der potentiometrischen pH-Messung mithilfe einer Glaselektroden-Einstabmesskette ist ausschließlich die innere Quellschicht der Glasmembran maßgeblich für die Potentialänderung,

weil

bei potentiometrischen pH-Messungen mithilfe einer Glaselektroden-Einstabmesskette im Idealfall alle Potentialdifferenzen mit Ausnahme derer an der inneren Glasmembranseite konstant sind.

20.10 F92 Welche Aussage trifft **nicht** zu?

Zur pH-Bestimmung können folgende Indikatorelektroden verwendet werden:

(A) Chinhydron-Elektrode
(B) Wasserstoff-Elektrode
(C) Antimon-Elektrode
(D) Silber-Elektrode
(E) Glas-Elektrode

20.11 H94 Welche der folgenden Elektroden können als **Indikator**elektroden zur pH-Bestimmung dienen?

(1) Wasserstoff-Elektrode
(2) Antimon-Elektrode
(3) Glas-Elektrode
(4) Normal-Wasserstoff-Elektrode
(5) Silber-Silberchlorid-Elektrode

(A) nur 3
(B) nur 2 und 3
(C) nur 4 und 5
(D) nur 1, 2 und 3
(E) nur 1, 2, 3 und 4

20.12 F94 Welche Aussage trifft **nicht** zu?

Als Indikatorelektroden können in der Potentiometrie verwendet werden:

(A) in das Titrationsgemisch eingetauchter Silberdraht
(B) Glaselektrode
(C) Wasserstoff-Elektrode
(D) Normal-Wasserstoff-Elektrode
(E) Platin-Elektrode

20.13 F98 Welche Aussage trifft **nicht** zu?

Zur potentiometrischen Bestimmung des pH-Wertes läßt sich als Meßelektrode (Indikatorelektrode) verwenden eine:

(A) Antimonelektrode
(B) Chinhydronelektrode
(C) Glaselektrode
(D) Kalomelelektrode
(E) Wasserstoffelektrode

20.14 H93 Eine Einstabmeßkette, bestehend aus Glaselektrode und Kalomel-Elektrode, soll zur Indikation der Titration einer schwachen Base mit Perchlorsäure in wasserfreier Essigsäure eingesetzt werden.

Als Elektrolyt, der die Kalomelelektrode mit der zu titrierenden Lösung verbindet, eignet sich unter den angegebenen Bedingungen eine Lithiumchlorid-Lösung besser als eine Kaliumchlorid-Lösung,

weil

bei Verwendung einer Kaliumchlorid-Lösung im Gegensatz zu einer Lithiumchlorid-Lösung unter den angegebenen Bedingungen auskristallisierendes Kaliumperchlorat das Diaphragma verstopfen kann.

20.15 H95 Das Potential am Äquivalenzpunkt der Titration einer Fe^{2+}-Lösung mit Ce^{4+} betrage 1,07 V.

Wie groß ist dann das Verhältnis $c_{Fe^{3+}}/c_{Fe^{2+}}$ ungefähr (Normalpotential E^0 (Fe^{2+}/Fe^{3+}) = 0,77 V)?

(A) 10^0
(B) 10^1
(C) 10^3
(D) 10^5
(E) 10^7

20.16 H95

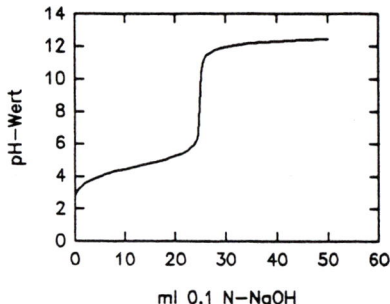

ml 0,1 N−NaOH

Die oben abgebildete Titrationskurve kann erhalten worden sein bei der Titration einer

(A) Oxalsäure-Lösung
(B) Dihydrogenphosphat-Lösung
(C) Monohydrogenphosphat-Lösung
(D) 0,1 N-Essigsäure
(E) 0,1 M-Borsäure

20.17 H95 Welches Metall eignet sich am besten als Elektrodenmaterial der Indikatorelektrode, um das Potential des Redoxsystems $2\,H^+ + 2\,e^- \rightleftharpoons H_2$ zu messen?

(A) Ag
(B) Pb
(C) Pt
(D) Hg
(E) Cu

20.18 H01 Der Endpunkt einer argentometrischen Fällungstitration kann nicht potentiometrisch indiziert werden,

weil

die Silberelektrode während einer argentometrischen Titration, unabhängig vom Titrationsgrad, eine potentialkonstante Bezugselektrode bildet.

21 Konduktometrie

21.1 F89 Welche Aussage zum elektrischen Leitvermögen einer Natriumchlorid-Lösung trifft zu?

(A) Sie ist größer als die Leitfähigkeit einer Chlorwasserstoff-Lösung gleicher Molarität.
(B) Die Wanderungsgeschwindigkeit der Kationen und Anionen ist nur von ihrer Ladung abhängig.
(C) Die Leitfähigkeit nimmt mit zunehmender Verdünnung zu.
(D) Die Äquivalentleitfähigkeit nimmt mit zunehmender Verdünnung zu.
(E) Keine der Aussagen trifft zu.

21.2 F92 Die **Diffusion** der Kationen und Anionen eines starken Elektrolyten leistet keinen Beitrag zur Leitfähigkeit der Elektrolytlösung,

weil

die **Diffusion** der Kationen und Anionen einer Elektrolytlösung bei anliegendem elektrischem Feld grundsätzlich in entgegengesetzter Richtung erfolgt.

21.3 H92 Der Endpunkt der Titration von Salzsäure mit Natriumhydroxid-Lösung kann **nicht** konduktometrisch indiziert werden,

weil

Natrium-Ionen die Leitfähigkeit einer Lösung stärker erhöhen als Hydroxonium-Ionen.

21.4 F01 Bei der konduktometrisch indizierten Titration von Salzsäure mit Natriumhydroxid-Lösung hat die Leitfähigkeit am Äquivalenzpunkt ein Minimum,

weil

die Ionenäquivalentleitfähigkeit von OH^- größer ist als die von H_3O^+.

21.4a H98 Bei der konduktometrisch indizierten Titration von Salzsäure mit Natriumhydroxid-

Lösung hat die Leitfähigkeit am Äquivalenzpunkt ein Minimum,

weil

die Äquivalentionenleitfähigkeit von OH^- kleiner ist als die von H_3O^+.

21.5 F93 Zur konduktometrischen Indikation der Titration von Salzsäure mit Natriumhydroxid-Lösung eignet sich am besten die Elektrodenkombination:

(A) Platin- und Silber/Silberchlorid-Elektrode
(B) Glas- und Kalomel-Elektrode
(C) zwei Silber/Silberchlorid-Elektroden
(D) zwei Platin-Elektroden
(E) zwei Chinhydron-Elektroden

F98 In dem schematisierten Diagramm der konduktometrischen Titration von Salzsäure mit Natriumhydroxid-Maßlösung ist der Verlauf der Gesamtleitfähigkeit und der Teilleitfähigkeiten der einzelnen Reaktionsteilnehmer während der Titration dargestellt.

Ordnen Sie bitte den Reaktionsteilnehmern in Liste 1 die zugehörige Leitfähigkeitskurve im Diagramm („Liste 2") zu!

Liste 1

21.6 F98 Hydroxylionen

21.7 F98 Natriumionen

Liste 2

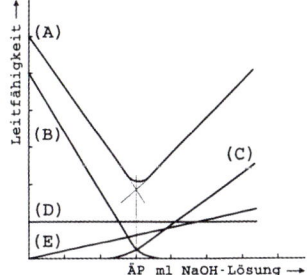

21.8 F95 Welche Aussage trifft für die konduktometrische Indizierung einer Titration zu?

(A) Es wird während der Titration eine zunehmende Gleichspannung an die Elektroden gelegt.

(B) Es werden eine polarisierbare Elektrode (z.B. Platin) und eine unpolarisierbare Elektrode (2. Art, z.B. Kalomelelektrode) verwendet.

(C) Es wird eine Wechselspannung an die Zelle gelegt und die Änderung des fließenden Wechselstromes verfolgt.

(D) Als Maß für die titrierte Stoffmenge dient die bis zum Titrationsendpunkt durch die Lösung transportierte elektrische Gesamtladung.

(E) Die Lösung muß vor der Titration zur Erhöhung der Leitfähigkeit mit einem Leitsalz versetzt werden.

21.9 F95 Welche der folgenden konduktometrischen Titrationskurven entspricht schematisch der Titration eines Gemisches von Salzsäure und Essigsäure mit 0,1 N-Natriumhydroxid-Lösung?

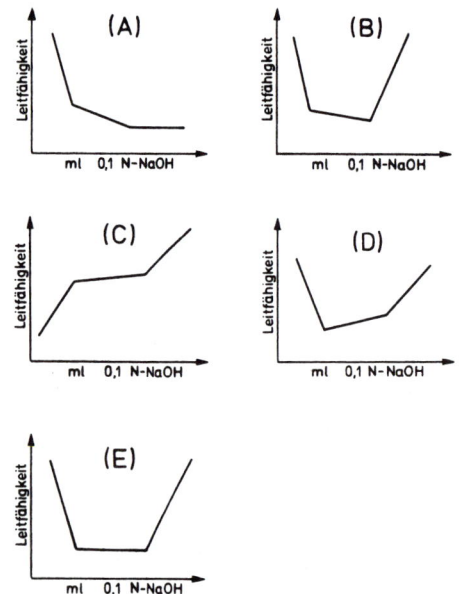

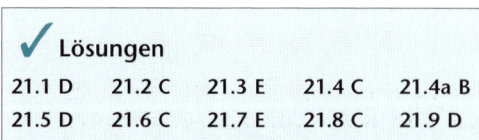

✓ **Lösungen**

| 21.1 D | 21.2 C | 21.3 E | 21.4 C | 21.4a B |
| 21.5 D | 21.6 C | 21.7 E | 21.8 C | 21.9 D |

22 Polarographie

22.1 F00 Welches Teil in der folgenden Prinzipskizze eines Gleichspannungspolarographen (z.B. bei Bestimmung von Pb^{2+} oder Cd^{2+}) ist **nicht** richtig angeordnet?

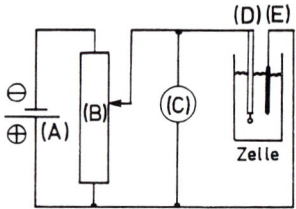

(A) Spannungsquelle (2 V)

(B) Widerstand mit Abgriff (Potentiometer)

(C) Amperemeter

(D) Quecksilbertropfelektrode

(E) Gesättigte Kalomelelektrode

22.1a H01 Zur möglichst leistungslosen Messung der Spannung einer polarographischen Zelle eignet sich ein

(A) Tensiometer mit hohem Widerstand

(B) Leistungsmessgerät mit einem Innenwiderstand von mindestens 10^{-3} Ohm

(C) Drehspulmessinstrument mit einem Messbereich von 0 bis 2 V

(D) Voltmeter mit einem Eingangswiderstand, der viel größer als der Widerstand der Zelle ist

(E) Amperemeter, dessen Innenwiderstand mindestens 1000 mal kleiner ist als der Widerstand der Zelle

22.2 H93 Welche Aussage über die Polarographie trifft **nicht** zu?

In der Polarographie

(A) wird die tropfende Hg-Elektrode als Kathode verwendet.

(B) ist das Halbstufenpotential identisch mit den Redoxpotential der Probelösung, wenn es gegen eine Kalomelelektrode gemessen wird.

(C) wird im Polarogramm die Stromstärke gegen die Spannung registriert.

(D) wird nur ein Teil der in Lösung befindlichen Substanz an der Hg-Elektrode umgesetzt.

(E) ist die Höhe des Diffusionsgrenzstromes der Konzentration des zu bestimmenden Stoffes proportional.

22.3 F94   Welche Aussage über einen an einer Quecksilbertropfelektrode fließenden anodischen Strom trifft **nicht** zu?

(A) Er tritt z.B. bei der polarographischen Bestimmung von Ascorbinsäure auf.

(B) Er tritt bei der Auflösung des Elektrodenquecksilbers auf.

(C) Er ist durch die Übertragung von Elektronen von den umgesetzten Teilchen auf die Quecksilberelektrode charakterisiert.

(D) Voraussetzung für sein Auftreten ist ein positives Elektrodenpotential (> 0 V) gegen die gesättigte Kalomelelektrode.

(E) Ein anodischer Grenzstrom kann diffusionskontrolliert sein.

22.4 F97   Bei der Polarographie in sauren wäßrigen Lösungen ist der Polarisierbarkeitsbereich der Quecksilbertropfelektrode in negativer Richtung größer als bei Platin,

weil

bei der Entladung von Protonen an Quecksilber eine besonders große Wasserstoff-Überspannung auftritt.

22.5 F91   Welche Aussagen treffen zu?

Der Zusatz von Kaliumchlorid bei der Polarographie soll folgende störende Erscheinungen verhindern:

   (1) Konvektion
   (2) Migration
   (3) Diffusion
   (4) Polarisation

(A) nur 2

(B) nur 3

(C) nur 1 und 2

(D) nur 3 und 4

(E) nur 2, 3 und 4

22.6 H90   Welche Aussagen treffen zu?

Der Zusatz von Kaliumchlorid bei der Polarographie soll folgende störende Erscheinungen verhindern:

   (1) Konvektion
   (2) Migration
   (3) Diffusion

(A) nur 1

(B) nur 2

(C) nur 3

(D) nur 1 und 2

(E) nur 2 und 3

22.7 F99   Unter den Bedingungen einer polarographischen Zink-Bestimmung erfolgt der Transport der Zn^{2+}-Ionen zur Elektrode hauptsächlich durch

(A) Migration

(B) Diffusion

(C) Konversion

(D) Konvektion

(E) Polarisation

22.7a F01   Mittels der Polarographie sind nur Ionen quantitativ zu bestimmen,

weil

der Transport des zu bestimmenden Teilchens zur Quecksilbertropfelektrode bei der Polarographie ausschließlich durch elektrostatische Anziehung (Coulombsche Kräfte) erfolgt.

22.8 F89   Bei der polarographischen Bestimmung von Kationen wie Pb^{2+} (in ca. 10^{-4} molarer Konzentration) dürfen möglichst keine Fremdsalze wie KCl in der Lösung enthalten sein,

weil

Fremdsalze wie KCl im Potentialbereich der Bleistufe einen hohen Diffusionsgrenzstrom hervorrufen und damit die polarographische Bestimmung des Bleis stören.

22.9 F89 Welche Aussagen treffen zu?

Die Höhe des polarographischen Diffusionsgrenzstromes einer 10^{-4} molaren wäßrigen Lösung von Pb^{2+} ist abhängig von

(1) dem Diffusionskoeffizienten der Blei-Ionen.

(2) dem Volumen der Lösung in der polarographischen Zelle.

(3) der Ausflußgeschwindigkeit des Quecksilbers aus der Kapillare.

(A) nur 3

(B) nur 1 und 2

(C) nur 1 und 3

(D) nur 2 und 3

(E) 1 bis 3 (alle)

22.10 H97 Welche Aussage trifft **nicht** zu?

Der polarographische Diffusionsgrenzstrom einer Cd^{2+}-Lösung ist abhängig von:

(A) dem Volumen der Probelösung

(B) dem Diffusionskoeffizienten des Cd^{2+}

(C) der Ausflußgeschwindigkeit des Quecksilbers

(D) der Tropfzeit

(E) der Temperatur

22.10a H01 Gleichkonzentrierte Lösungen verschiedener zweiwertiger Kationen, die an der Quecksilbertropfelektrode (DME) zum Metall reduziert werden, ergeben an der gleichen DME exakt gleichgroße mittlere Diffusionsgrenzstromstärken,

weil

die Größe eines Diffusionsgrenzstromes an einer DME der umgesetzten Ladung n (pro Teilchen umgesetzte Ladung) direkt proportional ist.

22.11 H95 Die Polarogramme einer 10^{-4} M-Pb^{2+}-Lösung

- in einem Essigsäure/Acetat-Puffer und
- in einem Ammoniak/Ammoniumchlorid-Puffer

unterscheiden sich am meisten

(A) in der Größe des Diffusionsgrenzstromes

(B) in der Größe des Kapazitätsstromes

(C) im Halbstufenpotential

(D) in der Steilheit der Stufe

(E) in der Zahl der auftretenden Stufen

22.12 H89 Bei Gültigkeit der Ilkoviç-Gleichung sinkt die an einem einzelnen Quecksilbertropfen im Potentialbereich des Grenzstromes gemessene Stromstärke mit zunehmender Lebensdauer des Tropfens,

weil

im Potentialbereich des polarographischen Diffusionsgrenzstromes die Konzentration der elektrochemisch aktiven Substanz an der Elektrodenoberfläche niedriger ist als in größerer Entfernung von der Elektrode.

22.13 H98 Welche Aussage trifft **nicht** zu?

In der Ilkoviç-Gleichung sind **explizit** folgende Größen enthalten:

(A) Zahl der pro Teilchen der umgesetzten Substanz ausgetauschten Elektroden

(B) Temperatur der Probelösung

(C) Ausflußgeschwindigkeit (Massenfluß) des Quecksilbers

(D) Konzentration der zu bestimmenden Substanz

(E) Diffusionskoeffizient

22.13a H00 Welche Aussage trifft **nicht** zu?

In die Ilkoviç-Gleichung gehen folgende Größen ein:

(A) der bei der betreffenden Elektrodenreaktion ablaufende Wertigkeitswechsel in Form eines Ladungsumsatzes pro Mol Stoffumsatz

(B) die Tropfzeit der Kapillare

(C) die Spannung der polarographischen Zelle

(D) die Konzentration des elektrochemisch aktiven Stoffes

(E) der Diffusionskoeffizient des elektrochemisch aktiven Stoffes

22.14 H91   Die nachfolgenden Abbildung zeigt das Polarogramm einer Lösung, die Cd^{2+} und Zn^{2+} enthält.

Welche Größe gibt das Halbstufenpotential des Zn^{2+} an?

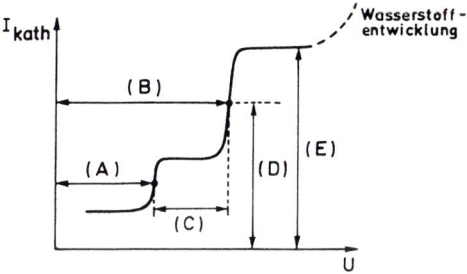

I_{kath} = kathodische Stromstärke
U =   an die Zelle angelegte Spannung

22.15 F96   Bei der polarographischen Bestimmung von Zink(II)- neben Cadmium(II)-Ionen

(A) werden bei fortschreitend negativem Potential zuerst praktisch alle in der Lösung enthaltenen Cadmium(II)- und dann die Zink(II)-Ionen an der Kathode reduziert

(B) wird die Konzentration an Zink(II)- und Cadmium(II)-Ionen aus der Höhe des jeweiligen Diffusionsgrenzstromes bestimmt

(C) werden die Konzentrationen an Zink(II)- und Cadmium(II)-Ionen aus den Halbstufenpotentialen berechnet

(D) stören starke Elektrolyte wie Kaliumchlorid, da solche Elektrolyte die strombestimmte Wanderung der zu reduzierenden Ionen im elektrischen Feld unmöglich machen

(E) geht eine äquivalente Menge Quecksilber an der Kathode in Lösung

22.16 H99   Bei der polarographischen Bestimmung (Gleichspannungspolarographie) von Zink(II)-Ionen neben Cadmium(II)-Ionen

(A) werden zuerst die Cadmium(II)-Ionen weitgehend (> 99,9 % des Gesamtgehaltes der Lösung) zu metallischem Cadmium reduziert, bevor die Reduktion der Zink(II)-Ionen einsetzt

(B) wird die zu untersuchende Lösung durch ein Inertgas wie Stickstoff weitgehend von gelöstem Sauerstoff befreit

(C) wird der Gehalt an Zink(II)-Ionen aus dem Halbstufenpotential berechnet

(D) stören Elektrolyte wie KCl, da diese Elektrolyte die Leitfähigkeit der Lösung zu stark erhöhen

(E) ist die Größe der Diffusionsgrenzströme den Redoxpotentialen der Redoxprozesse
$Zn(II) \rightarrow Zn + 2\ e^-$
$Cd(II) \rightarrow Cd + 2\ e^-$
proportional

22.17 F95   Die Abbildung zeigt das Polarogramm einer Lösung, die Blei(II) und Thallium(I) enthält.

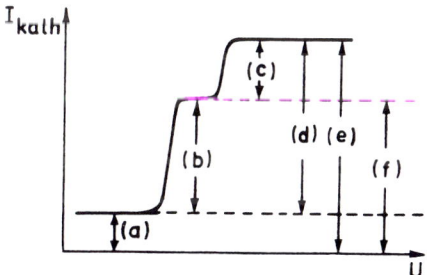

Aus welche(n) Größe(n) kann die **Gesamt**konzentration an beiden Metallionen ermittelt werden (I_{kath} = kathodische Stromstärke, U = an Zelle gelegte Spannung)?

(A) aus d

(B) aus e

(C) aus a und e

(D) aus b und c

(E) aus c und f

22.18 H91 Welche Größe stellt den Diffusionsgrenzstrom in nebenstehendem Polarogramm dar (I = Stromstärke, U = an Zelle angelegte Spannung)?

22.19 F92 Die nachfolgende Abbildung zeigt das Polarogramm einer Blei(II)-Lösung.

Welche Größe stellt den Diffusionsgrenzstrom des Blei (II) dar (I_{kath} = kathodische Stromstärke, U = Zellspannung)?

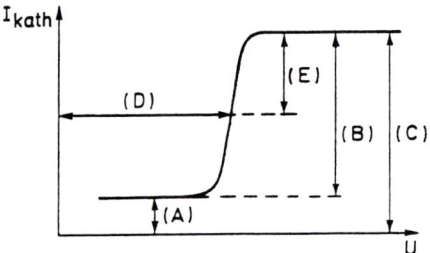

22.20 H92 Nachfolgende schematische Abbildung zeigt den Zusammenhang zwischen Strom I und Spannung U einer elektrolytischen Zelle.

Welcher der eingezeichneten Punkte A bis E gibt die Zersetzungsspannung an?

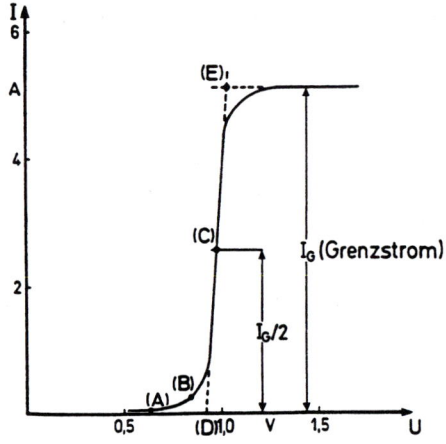

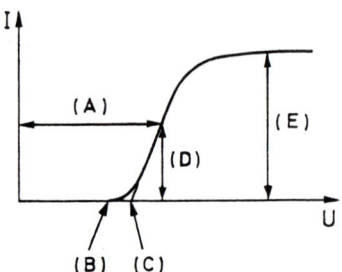

Abb. zu 22.18

22.21 F90 Welche Aussagen treffen zu?

Die folgenden Kationen können an der Quecksilbertropfelektrode unter Ausbildung von 2 getrennten Stufen entsprechend dem Schema $Me^{2+} + e = Me^+$; $Me^+ + e = Me^0$ reduziert werden:

(1) Cu^{2+}
(2) Pb^{2+}
(3) Cd^{2+}
(4) Zn^{2+}

(A) nur 1
(B) nur 3
(C) nur 1 und 3
(D) nur 2, 3 und 4
(E) 1 bis 4 (alle)

22.22 F94 Die Bestimmung von Zink-Ionen mittels der Polarographie ist in schwach sauren Lösungen möglich,

weil

in geeigneten schwach sauren Grundlösungen die Wasserstoffüberspannung an Quecksilber so groß ist, daß die Reduktion der H_3O^+-Ionen bei negativerem Potential erfolgt als die Reduktion der Zink-Ionen.

22.23 F93 Die polarographische Bestimmung von Zink(II)-Ionen neben in gleicher Konzentration vorhandenen Cadmium(II)-Ionen ist nicht möglich,

weil

die Halbstufenpotentiale von Zink (II) und Cadmium (II) in gleichen Grundlösungen praktisch gleich sind.

22.24 F92 Welcher der folgenden Stoffe wird an der Quecksilbertropfelektrode unter gleichen experimentellen Bedingungen am leichtesten reduziert?

(A) $O=\langle\!\!\rangle=O$

(B) Benzaldehyd $-C\!\!\begin{smallmatrix}O\\H\end{smallmatrix}$

(C) $\langle\!\!\rangle-Cl$

(D) $\langle\!\!\rangle-Br$

(E) $\langle\!\!\rangle-I$

22.25 F99 Das schematisch wiedergegebene Polarogramm kann in saurer Lösung mit einer Verbindung erhalten worden sein, die folgende funktionelle Gruppe enthält:

(A) $-O-O-$

(B) $\!\!\begin{smallmatrix}\backslash\\/\end{smallmatrix}C=O$

(C) $\!\!\begin{smallmatrix}\backslash\\/\end{smallmatrix}C=N-$

(D) $-N=O$

(E) $-NO_2$

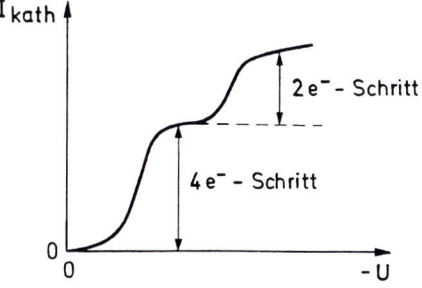

22.26 H98

Welcher der folgenden Stoffe ist polarographisch an einer Quecksilberelektrode am schwersten reduzierbar?

(A) $O=\langle\!\!\rangle=O$

(B) $\begin{smallmatrix}R_1\\R_2\end{smallmatrix}\!\!C=N-R_3$

(C) $R-NO_2$

(D) $\langle\!\!\rangle-NH-\overset{\overset{\textstyle O}{\|}}{C}-NH_2$

(E) $R-CH_2-Br$

22.27 H92 Mittels der Polarographie sind nur Ionen quantitativ zu bestimmen,

weil

neutrale Moleküle nicht durch Diffusion zur (polarisierten) Quecksilbertropfelektrode gelangen können.

22.28 F89 Vor der gleichstrompolarographischen Bestimmung einer etwa 10^{-5} molaren Pb^{2+}-Lösung muß der Sauerstoff aus der Lösung entfernt werden,

weil

Sauerstoff unedle Metalle wie Blei oxidieren kann.

22.29 H89   Vor der gleichstrompolarographischen Bestimmung einer etwa 10^{-5} molaren Cd^{2+}-Lösung muß der Sauerstoff aus der Lösung entfernt werden,

weil

gelöster Sauerstoff das bei der gleichstrompolarographischen Reduktion an der Quecksilbertropfelektrode entstehende Cd^0 wieder zu Cd^{2+} oxidieren und damit das Meßergebnis verfälschen würde.

22.30 H01   Welche der folgenden Aussagen bezüglich Sauerstoff in einer polarographisch untersuchten Lösung treffen zu?

Sauerstoff

   (1)   blockiert die Quecksilbertropfelektrode
   (2)   kann zu Wasserstoffperoxid reduziert werden
   (3)   kann zu Wasser reduziert werden
   (4)   greift die Elektrodenoberfläche an
   (5)   liefert zwei polarographische Stufen

(A)   nur 2
(B)   nur 3
(C)   nur 5
(D)   nur 1 und 4
(E)   nur 2, 3 und 5

23   Voltammetrische Titration

23.1 F90   Welche Aussage zur abgebildeten Meßanordnung, die zur Karl-Fischer-Titration nach DAB 9 (direkte Titration, Methode A) verwendet wird, trifft **nicht** zu?

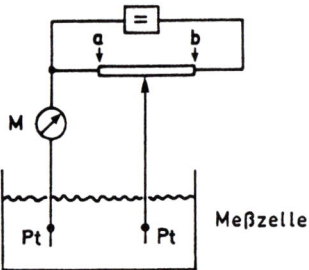

(A)   Während der Titration bleibt die Spannung zwischen a und b praktisch konstant.
(B)   Der Zellwiderstand als Quotient von Zellspannung und Zellstromstärke ist nach Überschreiten des Endpunktes größer als vor Erreichen des Endpunktes.
(C)   Als Meßinstrument M eignet sich ein Mikroamperemeter.
(D)   Die zwischen den Elektroden angelegte Spannung ist kleiner als die zu Beginn der Titration für die Lösung erforderliche Zersetzungsspannung.
(E)   Kurz vor Erreichen des Endpunktes wird nach jedem Reagenzzusatz ein vorübergehender Anstieg der Stromstärke beobachtet.

✔ **Lösungen**

22.1 C	22.1a D	22.2 B	22.3 D	22.4 A
22.5 A	22.6 B	22.7 B	22.7a E	22.8 E
22.9 C	22.10 A	22.10a D	22.11 C	22.12 D
22.13 B	22.13a C	22.14 B	22.15 B	22.16 B
22.17 D	22.18 E	22.19 B	22.20 D	22.21 A
22.22 A	22.23 E	22.24 A	22.25 E	22.26 D
22.27 E	22.28 B	22.29 C	22.30 E	

23.2 F91 Welche der nachfolgenden Abbildungen gibt schematisch die Titrationskurve einer Karl-Fischer-Titration (Dead-stop-Titration nach DAB 9, Methode A = „direkte" Titration) wieder?

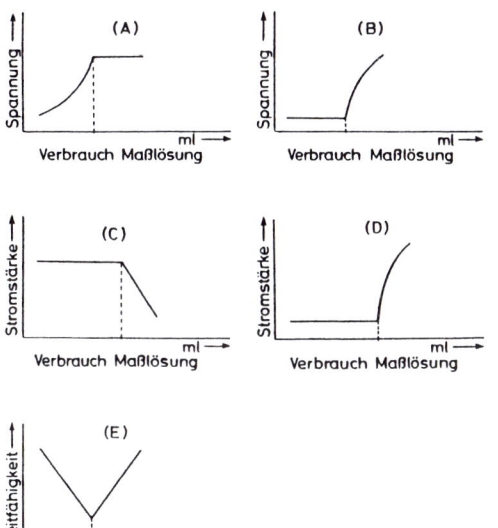

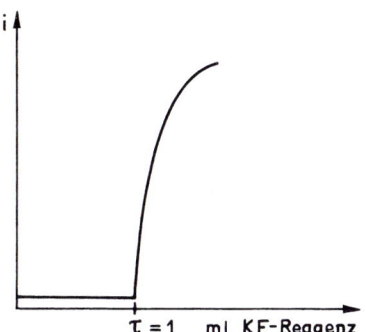

Ordnen Sie bitte den in Liste 1 dargestellten Titrationskurven die jeweils zutreffende, in Liste 2 genannte amperometrische Titration zu!
(Meßbedingungen: Zelle mit Quecksilbertropfelektrode und Ag/AgCl-Elektrode; U = -0,8 V (Hg geg. Ag/AgCl))

Liste 1

23.4 F92

23.5 F92

23.3 F95 Welches Teil der in folgender Darstellung angegebenen Apparatur muß gegen ein anderes ausgetauscht werden, damit bei einer Wasserbestimmung nach Karl Fischer (Titration mit I_2-Lösung) die unten abgebildete Titrationskurve erhalten wird?

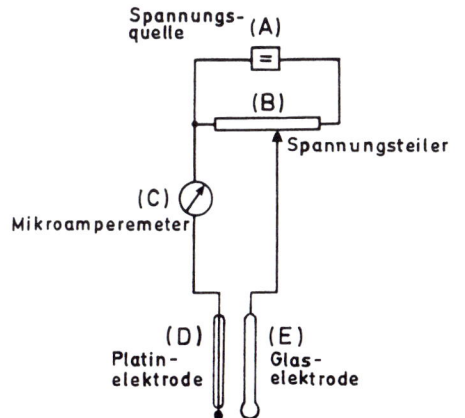

Liste 2

	Titrans	Titrator
(A)	Mg^{2+}	EDTA
(B)	Pb^{2+}	CrO_4^{2-}
(C)	Ca^{2+}	CrO_4^{2-}
(D)	Pb^{2+}	$(COO)_2^{2-}$
(E)	Ca^{2+}	$(COO)_2^{2-}$

23.6 H96   Bei einer amperometrisch indizierten Fällungstitration von Pb^{2+} mit Kaliumdichromat-Maßlösung wird folgende Kurve erhalten:

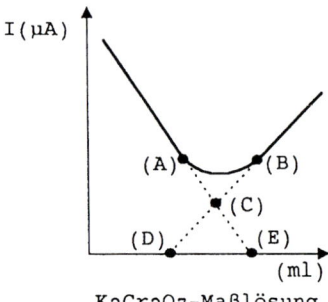

K₂Cr₂O₇-Maßlösung

Welcher der Punkte (A) bis (E) dient zur Bestimmung des Verbrauchs an Maßlösung bis zum Äquivalenzpunkt?

23.7 F89   Bei der oxidimetrischen Titration von Fe^{2+} mit Ce^{4+} betrage der Verbrauch bis zum Äquivalenzpunkt 25 ml Meßlösung. Nach Zugabe von weiteren 25 ml Meßlösung wird in der Titrationslösung ein Potential von + 1,44 V gemessen.

Wie groß ergibt sich daraus das Normalpotential des Ce^{4+}/Ce^{3+}-Redoxsystems?

(A) + 2,88 V
(B) + 1,44 V
(C) + 1,25 V
(D) + 0,72 V
(E) + 0,44 V

23.8 H89   Welche Aussagen treffen zu?

Der Endpunkt einer Titration ,,Stickstoff in primären aromatischen Aminen" kann indiziert werden:

(1) mit Ferrocyphen.
(2) durch Messung der Stromstärke (als Funktion von t), die zwischen zwei in die Lösung eintauchenden, gleichen, polarisierbaren Platinelektroden (ΔE = 200 mV) fließt.
(3) durch Messung der Spannung (als Funktion von τ), die zwischen einer Platinelektrode und einer Ag/AgCl-Elektrode, die beide in die Lösung eintauchen, besteht.

(A) nur 1
(B) nur 2
(C) nur 3
(D) nur 1 und 2
(E) 1 bis 3 (alle)

23.9 H95   Welcher der folgenden Kurventypen wird bei der amperometrischen Titration (mit einer Indikatorelektrode) erhalten, wenn der Titrand **und** der Titrator unter den Bedingungen der Titration elektrochemisch aktiv sind?

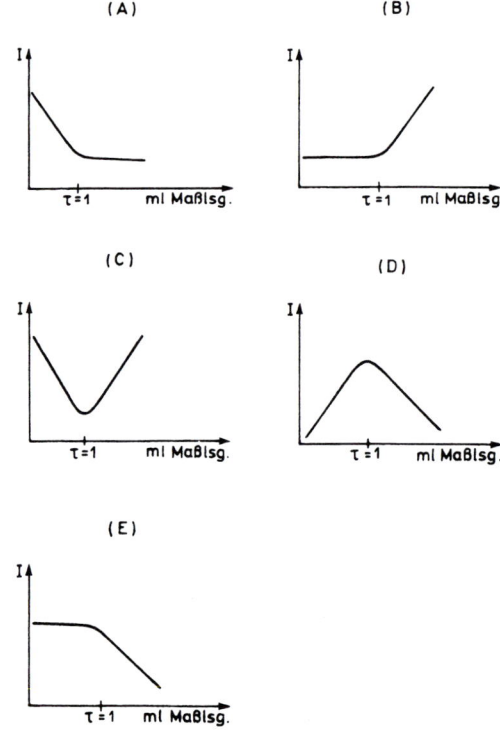

23.10 F00   Welche Aussagen sind richtig?

Die Amperometrie mit zwei polarisierbaren Elektroden (,,Biamperometrie")

(1) gehört zu den potentiometrischen Indikationsmethoden
(2) erfolgt bei konstanter Spannung
(3) ist ein Verfahren, bei dem durch zunehmende Depolarisation die Stromstärke (Betrag) kleiner wird

(A) nur 1

(B) nur 2

(C) nur 3

(D) nur 1 und 2

(E) nur 2 und 3

H00 Eine Apparatur nach dem abgebildeten Schaltschema ist für amperometrische Endpunkt-Bestimmungen geeignet.

Ordnen Sie bitte den Schaltelementen der Liste 1 die entsprechenden Stellen in dem Schaltschema (Liste 2) zu!

Liste 1

23.11 Voltmeter

23.12 veränderbarer Widerstand („Potentiometer")

Liste 2

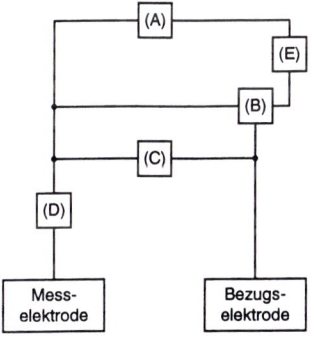

23.13 H00 Vorgelegte Eisen(II)-Ionen sollen cerimetrisch nach folgender Gleichung bestimmt werden:

$$Fe^{2+} + Ce^{4+} \rightarrow Fe^{3+} + Ce^{3+}$$

Welches Potential würde ein Platindraht als Arbeitselektrode bezogen auf das Potential der Normalwasserstoffelektrode bei Halbtitration ($\tau = 0{,}5$) aufweisen

$$(E^{\circ}_{Fe^{3+/2+}} = 0{,}77 \text{ V}; E^{\circ}_{Ce^{4+/3+}} = 1{,}44 \text{ V})?$$

(A) 0,77 V

(B) 1,11 V

(C) 1,44 V

(D) 2,21 V

(E) 4,42 V

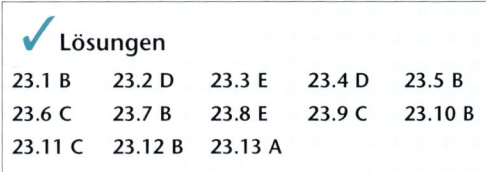

✓ **Lösungen**

23.1 B	23.2 D	23.3 E	23.4 D	23.5 B
23.6 C	23.7 B	23.8 E	23.9 C	23.10 B
23.11 C	23.12 B	23.13 A		

24 Elektrolyse

24.1 H99 Welcher der folgenden Kurvenverläufe entspricht der potentiostatischen Coulometrie (I = Stromstärke, U = Spannung, t = Zeit)?

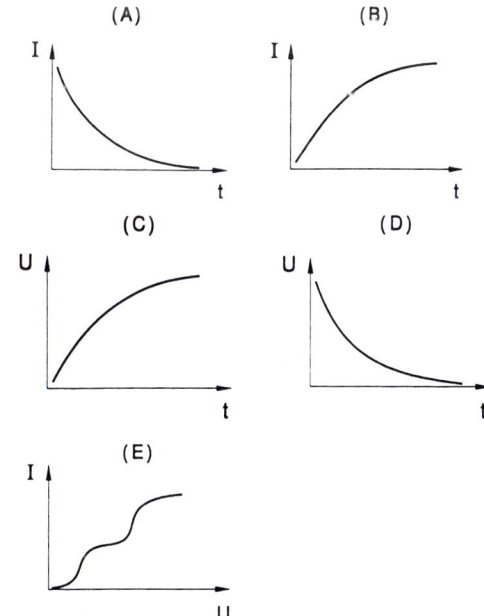

24.1a F01   Welcher der folgenden Kurvenverläufe entspricht der galvanostatischen Coulometrie?

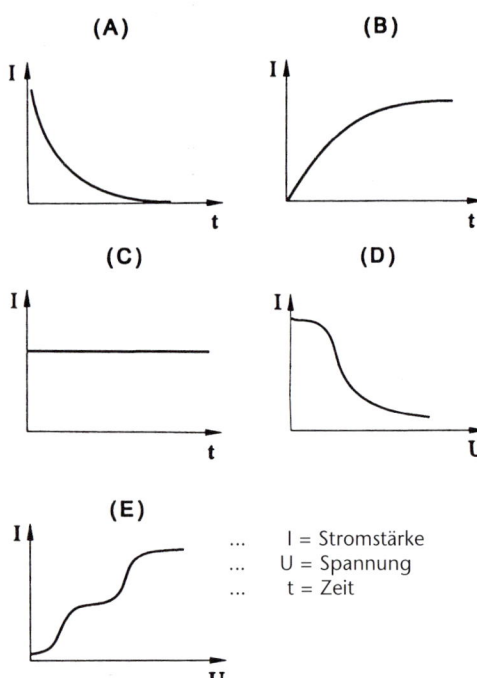

...   I = Stromstärke
...   U = Spannung
...   t = Zeit

24.2 F95   Bei der elektrogravimetrischen Kupferbestimmung aus schwefelsaurer Lösung ist die Zersetzungsspannung (Überspannung bleibe außer Betracht)

(A) der Quotient aus Anoden- und Kathodenpotential
(B) das Produkt aus Anoden- und Kathodenpotential
(C) die Quadratwurzel aus dem Produkt von Anoden- und Kathodenpotential
(D) gleich dem Kathodenpotential
(E) abhängig von der Kupferionen-Konzentration

24.3 H99   Bei einer elektrogravimetrischen Bestimmung von Nickel(II) (relative Atommasse ≈ 58) entsteht gleichzeitig Wasserstoff an der Kathode. Nach 965 s Elektrolysezeit bei einem Strom von 1 A werden 58 mg Nickel ausgewogen.

Wieviel % der Elektrizitätsmenge wurden etwa für die Nickel-Abscheidung aufgewendet (Faraday-Konstante 96 500 C pro Äquivalent)?

(A) 5 %
(B) 10 %
(C) 20 %
(D) 50 %
(E) 80 %

24.4 H95   Welche Aussage trifft **nicht** zu?

In die Berechnung der Zersetzungsspannung bei der gravimetrischen Elektrolyse einer schwefelsauren Kupfer(II)-sulfat-Lösung gehen ein:

(A) das Normalpotential Cu^{2+}/Cu^0
(B) das Normalpotential O_2/H_2O
(C) die Sauerstoffüberspannung
(D) die Cu^{2+}-Konzentration
(E) der Widerstand der Lösung

24.5 H89, H00   Welche Aussage trifft zu?

Bei der coulometrischen Titration einer Base werden unter geeigneten Bedingungen zur Erzeugung von soviel Mol Protonen, wie sie in 1,0 ml einer 0,1 N-Salzsäure enthalten sind, ungefähr benötigt:

(A) 0,5 C
(B) 1 C
(C) 5 C
(D) 10 C
(E) 50 C

24.6 F00   Bei der coulometrischen Titration von 49,05 mg Schwefelsäure (M_r = 98,1), Na_2SO_4 als Elektrolyt,   Pt-Kathode / Diaphragma / Pt-Anode, Äquivalenzpunkt: pH = 7, werden verbraucht (Faraday-Konstante: 96 500 C · mol^{-1}):

(A) 98,1 C
(B) 96,5 C
(C) 49,05 C
(D) 48,25 C
(E) Keine der obigen Angaben trifft zu.

24.7 F89   Bei der coulometrischen Titration von Säuren (an Platinelektroden) durch kathodische Erzeugung von Hydroxid-Ionen dürfen die Lösungen im Anoden- und Kathodenraum nicht miteinander vermischt werden,

weil

bei der coulometrischen Titration von Säuren auch an der Anode Hydroxid-Ionen entstehen und deshalb das Analysenergebnis zu niedrig ist.

24.8 F95   Bei der coulometrischen Titration von Arsen(III) durch anodisch erzeugtes Iod kann Stärke-Lösung zur Erkennung des Titrationsendpunktes verwendet werden,

weil

bei der Titration von Arsen(III) mittels anodisch erzeugten Iods der Gehalt an Iod in der coulometrischen Zelle nach Erreichen des Äquivalenzpunktes ansteigt.

24.9 F00   Bei der Coulometric mit konstanter Spannung sinkt die Stromstärke mit der Zeit im Prinzip entsprechend folgender Kurve,

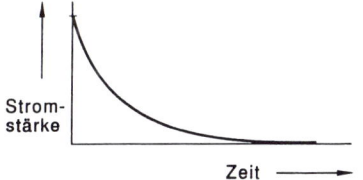

weil

bei der Coulometrie mit konstanter Spannung der (spezifische) Widerstand der Lösung mit der Zeit exponentiell abnimmt.

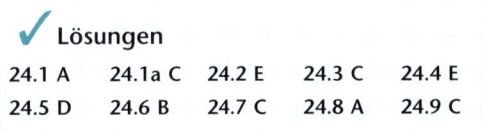

✓ Lösungen				
24.1 A	24.1a C	24.2 E	24.3 C	24.4 E
24.5 D	24.6 B	24.7 C	24.8 A	24.9 C

25   Elektrophorese

25.1 H92   Welche Aussagen treffen zu ?

Bei der Elektrophorese hängt die Wanderungsgeschwindigkeit der Teilchen ab von:

    (1) der elektrischen Feldstärke
    (2) der Viskosität des Mediums
    (3) dem Radius der Teilchen
    (4) der Ladung der Teilchen

(A) nur 1
(B) nur 1 und 2
(C) nur 1 und 4
(D) nur 2 und 3
(E) 1 bis 4 (alle)

25.2 F90   Welche Aussagen treffen zu ?

Elektrophoretische Trennungen beruhen auf:

    (1) Migration
    (2) Konvektion
    (3) Diffusion

(A) nur 1
(B) nur 2
(C) nur 3
(D) nur 1 und 2
(E) nur 2 und 3

25.3 F93   Bei der Elektrophorese mit konstantem homogenen Feld zwischen den Elektroden stellt sich jeweils eine konstante Wanderungsgeschwindigkeit für jede Ionenart ein,

weil

sich bei einer Elektrophorese (im konstanten homogenen Feld) nach einer Anlaufphase die auf die jeweiligen Teilchen wirkende Reibungskraft und die coulombsche Kraft im elektrischen Feld kompensieren.

25.4 H96   Von welchen Parametern ist die Wanderungsgeschwindigkeit geladener Teilchen in der Elektrophorese abhängig?

(1) elektrische Feldstärke

(2) Größe der Ladung

(3) Teilchenradius

(4) Viskosität des Elektrolyten

(A) nur 1

(B) nur 2

(C) nur 1 und 2

(D) nur 1, 2 und 3

(E) 1 bis 4 (alle)

25.5 H98   Welche Aussagen über die elektrophoretische Trennung von Serumalbumin (Isoelektrischer Punkt: 4,6) und γ-Globulin (Isoelektrischer Punkt: 6,5) treffen prinzipiell zu?

(1) Bei Verwendung eines Puffers mit einem pH von 8 bis 9 wandern beide Proteine zur Anode.

(2) Bei Verwendung eines Puffers mit einem pH = 6,5 wandert Serumalbumin zur Kathode.

(3) Bei Verwendung eines Puffers mit einem pH = 4,6 erfolgt nur eine Wanderung des γ-Globulins.

(A) nur 1

(B) nur 2

(C) nur 3

(D) nur 1 und 3

(E) 1 bis 3 (alle)

25.6 H99   Welche Aussage zur Elektrophorese trifft zu?

(A) Elektrophorese ist ohne Verwendung eines Trägers, z.B eines Polyacrylamids, nicht möglich.

(B) Die Ionenbeweglichkeit ist dem Radius der wandernden Teilchen proportional.

(C) Die Ionenbeweglichkeit ist der Zahl der Elementarladungen pro Teilchen umgekehrt proportional.

(D) Am isoelektrischen Punkt ist die Wanderungsgeschwindigkeit eines Proteins am größten.

(E) Am isoelektrischen Punkt eines Proteins findet keine elektrophoretische Wanderung des Proteins statt.

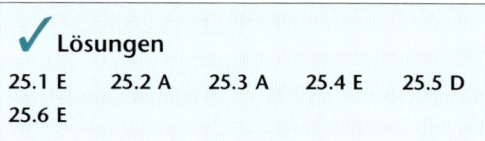

✓ **Lösungen**

25.1 E	25.2 A	25.3 A	25.4 E	25.5 D
25.6 E				

Kommentare

1 Einführung

1.1 C 1.2 D

In einem Spektrum wird immer die Intensität einer Strahlung gegen die Strahlungsenergie aufgetragen. Auf beiden Achsen können auch abgeleitete Größen angegeben sein, die aber immer die Intensität, bzw. die Energie, repräsentieren.

Statt der Intensität selbst können z.B. die Absorption, die Transmission (= Durchlässigkeit), der Absorptionskoeffizient (bzw. Extinktionskoeffizient) verwendet werden. Die Energie wird oft als Frequenz, Wellenlänge oder Wellenzahl der Strahlung angegeben.

zu (1.1 C) Eine Auftragung der Frequenz gegen die Wellenlänge ergibt deshalb kein Spektrum.

1.3 E Gasentladungslampen werden als Lichtquellen für den UV/VIS-Bereich verwendet. Da alle drei angegebenen Methoden (UV-Photometrie, Fluorimetrie und Polarimetrie) in diesem Spektralbereich arbeiten, können bei allen Gasentladungslampen verwendet werden.

1.4 C

zu (1) und (3) Zur spektralen Zerlegung von Licht können Gitter oder Prismen verwendet werden. Bei Gittern erfolgt die Auftrennung auf Grund von Beugung der elektromagnetischen Welle am Spalt, bei Prismen auf Grund von Brechung an der Prismenoberfläche (☞ Kap. 2 Refraktometrie). In der Praxis werden Gitter eher für Strahlung mit größeren Wellenlängen (IR-Bereich, VIS-Bereich) und Prismen für kleinere Wellenlängen (UV-Bereich) verwendet (☞ Merkkasten in Kap. 8).

zu (2)   Ein Nicolsches Prisma wird zur Herstellung von linear polarisiertem Licht verwendet (Polarisator, ☞ Kap. 3).

1.5 B   1.6 A

Kernspinresonanzspektroskopie ist NMR-Spektroskopie (Nuclear Magnetic Resonance).

Molekülschwingungen werden in der IR- und Raman-Spektroskopie registriert.

Elektronenspinänderungen werden in der EPR- (Electron Pair Resonance) Spektroskopie (früher als ESR- (Electron Spin Resonance) Spektroskopie bezeichnet) zur Analyse verwendet. Die EPR-Spektroskopie wird hier nicht näher beschrieben, da sie in der pharmazeutischen Analytik nur in Ausnahmefällen angewendet wird.

Elektronenanregung ist das Prinzip der spektroskopischen Methoden, die mit sichtbarem oder ultraviolettem Licht arbeiten.

1.7 D   1.8 C   1.9 B   1.10 C   1.11 A   1.12 C

Die spektroskopischen Methoden lassen sich in absorptions- und emissionsspektroskopische Verfahren einteilen.

- Bei den **Absorptionsverfahren** wird die Schwächung eines Lichtstrahls (genauer: eines Strahls elektromagnetischer Strahlung) beim Durchdringen der Probe registriert. Die Wellenlängenabhängigkeit der Absorption (= Spektrum) dient zur Identifizierung von Substanzen. Durch exakte Messung der Größe der Absorption bei einer Wellenlänge ist eine quantitative Bestimmung möglich (Photometrie).
  Beispiele: UV/VIS-Spektroskopie, IR-Spektroskopie, Atomabsorptionsspektroskopie, Kolorimetrie.

- Bei den **Emissionsverfahren** wird die Probe dazu gebracht, selbst Licht auszusenden, dessen spektrale Zusammensetzung und Intensität zur Analyse verwendet wird.
  Beispiele: Flammenphotometrie, Fluorimetrie, Raman-Spektroskopie.

Werden bei einer spektroskopischen Methode sehr scharfe Absorptionen oder Emissionen registriert, so spricht man von Linien-Spektren. Dies ist dann der Fall, wenn nur ein einziger Effekt beobachtet wird.

Beispiele: Anregung von Elektronen bei der Flammenphotometrie oder Atomabsorptionsspektroskopie.

Werden jedoch mehrere Effekte gleichzeitig beobachtet (z.B. Elektronenanregung und Anregung von Schwingungen im Molekül), dann verbreitern sich die Linien im Spektrum zu sog. Banden.

Beispiele: Fluoreszenz-, UV/VIS-Spektroskopie, IR-Spektroskopie.

1.13 D

Zur Strukturaufklärung einer unbekannten organischen Substanz sind nur Methoden geeignet, die konkrete Information über die Molekülstruktur liefern.

Coulometrische Messungen dienen zur Gehaltsbestimmung. Polarimetrie liefert nur die grobe Aussage, ob ein Molekül optisch aktiv ist oder nicht. MS liefert Information über vorhandene Molekülfragmente und aus einem NMR-Spektrum läßt sich in vielen Fällen die Molekülstruktur exakt bestimmen.

1.14 D

Bei der quantitativen Auswertung eines Spektrums können drei Fälle unterschieden werden:

Absorptionsspektroskopische Verfahren: Bei allen Methoden, bei denen die Absorption eines Lichtstrahls gemessen wird, gilt grundsätzlich das Lambert-Beersche Gesetz. Hier ist die Absorption A proportional zur Konzentration der Probe (z.B. UV/VIS-Spektroskopie, IR-Spektroskopie, Atomabsorptionsspektroskopie).

$$A = \varepsilon \cdot c \cdot d$$

$$A = \log_{10} \frac{I_0}{I}$$

Emissionsspektroskopische Verfahren: Bei allen Methoden, bei denen von der Probe ausgesendetes Licht gemessen wird, gilt das Lambert-Beersche Gesetz **nicht**. Bei diesen Methoden ist die Intensität der emittierten Strahlung direkt proportional zur Konzentration der Probe (z.B. Flammenphotometrie, Fluorimetrie, auch ^{1}H-NMR-Spektroskopie!).

$$I = Konst. \cdot c$$

Spezielle Verfahren: Bei manchen spektroskopischen Verfahren ist der Zusammenhang zwischen der Konzentration der Probe und der gemessenen

Intensität sehr kompliziert, so daß eine quantitative Bestimmung nur mit Kalibrierkurven möglich ist (z.B. Photometrie an festen Proben, Remissionsmessungen an DC-Platten).

1.15 C

Das Lambert-Beersche Gesetz beschreibt den Zusammenhang zwischen Absorption und Konzentration und Schichtdicke. Es gilt selbstverständlich auch im IR-Bereich. Allerdings ist es unabhängig vom Mechanismus aufgrund dessen Strahlung absorbiert wird. Deshalb können Normalschwingungen nicht mit dem Lambert-Beerschen Gesetz berechnet werden.

1.16 E   1.17 D

Bei Absorption und Emission von elektromagnetischer Strahlung ist die Spinumkehr durch die Gesetze der Quantenmechanik verboten. Deshalb treten bei Molekülen, die ausschließlich gepaarte Elektronen enthalten, nur Singulett-Zustände auf (☞ 1.3.2). Durch Zusammenstöße mit Lösungsmittelmolekülen kann jedoch ein Elektronenspin gedreht werden, so daß das Molekül in einen Triplett-Zustand gelangen kann (internal conversion).

Da die Rückkehr in den Singulett-Grundzustand eine Spinumkehr erfordert und verboten ist, kann das Molekül sehr lange (bis zu einigen Stunden!) im angeregten Triplett-Zustand bleiben. Solche Moleküle leuchten deshalb noch lange Zeit nach der Bestrahlung.

Dieser Effekt wird Phosphoreszenz genannt.

1.18 A

Aus einem ^{1}H-NMR-Spektrum lassen sich Anzahl und Positionen, an denen Wasserstoffatome in einem Molekül gebunden sind, sehr genau bestimmen. Deshalb ist ^{1}H-NMR-Spektroskopie hier die Methode der Wahl.

Das UV/VIS-Spektrum der beiden dargestellten Tautomere ist mit Sicherheit auch nicht identisch. Allerdings läßt sich aus dem UV/VIS-Spektrum einer der beiden Substanzen nicht ohne weiteres entscheiden welche Form vorliegt. Außerdem liegen die Absorptionen der Keto-Gruppen im UV-Bereich des Spektrums.

1.19 D

Zunächst muß die Konzentration der verdünnten Probe berechnet werden. Die Konzentration der Stammlösung ist *0,1 g in 100 ml = 0,1 %*. Die Lösung wird um das 50-fache verdünnt:

$$c = \frac{0,1\,\%}{50} = 0,002\,\%$$

Die spezifische Absorption ist:

$$A_{1cm}^{1\%} = \frac{A}{c \cdot b}$$

$$= \frac{0,35}{0,002\,\% \cdot 1\,cm}$$

$$A_{1cm}^{1\%} = \frac{350}{2} = 175$$

1.20 B
Die Absorption ist definiert als der Logarithmus zur Basis 10 des Verhältnisses der eingestrahlten zur durchgelassenen Intensität.

$$A = \log_{10} \frac{I_0}{I}$$

$$A = \log_{10} \frac{1}{T}$$

1.21 D

Eine Reihenfolge nach steigender Wellenlänge ist gleichbedeutend mit kleiner werdender Energie. Die relative Energie der Übergänge ist dem Jablonski-Term-Schema zu entnehmen (s. Seite 6).

Durch Absorption wird das System in einen angeregten elektronischen und gleichzeitig in einen angeregten Schwingungszustand überführt.

Fluoreszenz erfolgt nur nach strahlungsloser Deaktivierung in einen weniger hoch angeregten elektronischen Zustand. Die Energie der Fluoreszenz-Strahlung ist demzufolge immer kleiner als die der vorangegangenen Absorption.

Phosphoreszenz erfolgt wiederum nur nach „intersystem crossing" in einen Triplett-Zustand und weiterer strahlungsloser Deaktivierung. Die Energie der Phosphoreszenz-Strahlung ist demzufolge noch kleiner.

1.22 A   1.23 E   1.24 B   1.25 B

Eine Wellenlänge von 2,5 · 10^{-5} cm entspricht 2,5 · 10^{-7} m, oder 0,25 µm oder 250 nm. Der Bereich des sichtbaren Lichts umfaßt die Wellenlängen von ca. 400 nm bis ca. 800 nm. 250 nm ist deshalb nicht mehr im sichtbaren Bereich des Spektrums, sondern dicht daneben im UV-Bereich. Alle Spektralbereiche können der Abb. 1.3 im Lehrbuchteil entnommen werden.

1.26 B

Die Absorption kann mit der Formel

$$A = \log \frac{1}{T} = \log \frac{I_0}{I}$$

berechnet werden. Hier ist $\frac{I_0}{I} = 10$ und $\log 10 = 1$. Die Absorption ist deshalb 1.

2 Refraktometrie

2.1 E 2.2 E 2.3 C 2.4 E

Der Brechungsindex ist wellenlängenabhängig.

Für die Temperaturabhängigkeit des Brechungsindex ist u.a. die Temperaturabhängigkeit der Dichte einer Substanz verantwortlich.

Im Abbé-Refraktometer wird der Grenzwinkel der Totalreflexion zur Messung des Brechungsindex verwendet (☞ 2.1).

Die Brechzahlen von Flüssigkeiten sind, wie die aller Materialien, größer als 1. Da das Vakuum eine Brechzahl von exakt 1 hat, müßte eine Substanz mit einer Brechzahl kleiner 1 optisch dünner sein als das Vakuum.

2.5 B 2.6 B 2.7 A

Der Brechungsindex ist von den physikalischen Eigenschaften einer Probe und von den Meßbedingungen abhängig. Die Schichtdicke der Probe spielt keine Rolle, da die Brechung nur an den Grenzflächen beim Eindringen des Lichtstrahls in die Probe und beim Verlassen der Probe stattfindet.

2.8 C

Die Brechzahl kann zur Charakterisierung sowie zur Gehaltsbestimmung von Stoffgemischen und Lösungen genutzt werden, da sie von den Konzentrationen der Inhaltsstoffe abhängt.

Die Brechzahl setzt sich allerdings **nicht** additiv aus den Brechzahlen der Komponenten zusammen! Zur Gehaltsbestimmung muß deshalb immer eine Kalibrierkurve mit Gemischen bekannter Konzentration erstellt werden.

2.9 A Beide Aussagen sind richtig (☞ Kap. 2.1).

2.10 B

Beide Aussagen sind richtig, aber die Verknüpfung ist falsch. Wegen der Wellenlängenabhängigkeit der Brechzahl muß die Messwellenlänge immer mit angegeben werden (z.B. n_D^{20}, wenn mit dem Licht der Natrium-D-Linie gemessen wurde).

2.11 C

Die Bestimmung einer farblosen Flüssigkeit kann hier mit Tageslicht erfolgen, da der Kompensator die Wellenlängenabhängigkeit der Brechzahl kompensiert. Selbstverständlich ist die Brechzahl auch im Bereich des sichtbaren Lichts (400 bis 800 nm) wellenlängenabhängig.

2.12 D

zu (A) Toluol CRS ist eine standardisierte Referenzsubstanz (sog. **CRS, c**hemische **R**eferenz**s**ubstanz), die vom Sekretariat der europäischen Arzneibuchkommission bezogen werden kann.

zu (B) Da die Brechzahl wellenlängenabhängig ist, wird zur Messung die Wellenlänge der Na-D-Linie vorgeschrieben (oder das Refraktometer muß einen Kompensator besitzen, der die Abweichung der Brechzahl von Tageslicht ausgleicht).

zu (C) Das Arzneibuch schreibt eine Ablesegenauigkeit von drei Dezimalstellen vor, da sich die Brechzahl bei einer Verunreinigung oft nur geringfügig ändert.

zu (D) Die Brechzahl nimmt meist mit zunehmender Temperatur **ab,** weil die Dichte von Flüssigkeiten im Normalfall kleiner wird. Die Brechzahl (optische Dichte) ist eng mit der Dichte einer Substanz verknüpft.

zu (E) Da der Brechungsindex temperaturabhängig ist, wird im Arzneibuch eine Meßtemperatur vorgeschrieben (20 °C).

2.13 B 2.14 D

Die D-Linie des Natriums hat eine Wellenlänge von 589,3 nm. Zur Beantwortung der Frage würde es auch genügen zu wissen, daß das Licht der Natrium-D-Linie gelb ist, und daß gelbes Licht im kurzwelligen Bereich des sichtbaren Teils des Spektrums angeordnet ist. Bei allen Wellenlängen von kleiner als 600 nm hat die Substanz B die größte Brechzahl.

Als Dispersion der Brechzahl wird die Veränderung der Brechzahl bezeichnet. Diese ist für Substanz D am größten.

2.15 C

Die erste Aussage ist richtig; die zweite falsch.

Die Brechzahl kann zur quantitativen Bestimmung einer Verunreinigung verwendet werden. In jedem Fall muß eine Eichkurve gezeichnet werden, da der Zusammenhang zwischen Brechzahl und Konzentration kompliziert ist.

Die Brechzahl von Glycerol nimmt mit zunehmendem Wassergehalt ab.

2.16 C

Refraktometrische Gehaltsbestimmungen sind möglich, werden aber wegen der geringen Genauigkeit nur selten angewendet. Der Zusammenhang zwischen Konzentration und Brechzahl folgt keiner einfachen Gleichung, sondern es müssen immer Eichkurven angelegt werden.

3 Polarimetrie

3.1 C

Die Nicolschen Prismen haben die Aufgabe, Licht mit einer definierten Schwingungsebene (linear polarisiertes Licht) aus dem Lichtstrahl der Lichtquelle herauszufiltern. Die Probenküvette muß sich zwischen Polarisator und Analysator befinden.

3.2 D

Die spezifische Drehung (spezifischer Drehwert) $[\alpha]_{20}^{D}$ einer Lösung entspricht dem Drehwinkel α (in Grad), um den die Polarisationsebene linear polari-

sierten Lichts gedreht wird, wenn die Konzentration 1 g/ml und die Dicke der Küvette 10 cm (1 dm) beträgt.

Die Angabe $[\alpha]_{20}^{D}$ bedeutet, daß die Messung mit Licht der D-Linie des Natriums (Wellenlänge $\lambda = 589,3$ nm) bei einer Temperatur von 20 °C erfolgte.

Wird die Messung mit einer anderen Konzentration in einer anderen Küvette durchgeführt, so kann $[\alpha]_{20}^{D}$ aus dem gemessenen Winkel α berechnet werden:

$$[\alpha]_{20}^{D} = \frac{\alpha \cdot 100}{l \cdot c}$$

α: gemessener Winkel α in Grad

l: Schichtdicke in dm

c: Konzentration der Probe in g/100ml

zu (3) Das Lösungsmittel ist in der Definition des spez. Drehwerts **nicht** vorgeschrieben.

3.3 B

Bei der Bestimmung von reinen Flüssigkeiten wird die Konzentration durch die Dichte ρ der Probe ersetzt. ρ_{20} ist die Dichte bei 20 °C. Im Arzneibuch wird statt der Dichte die sog. **relative Dichte** ρ_{20}^{20} verwendet, die auf die Dichte von Wasser bei 20 °C bezogen ist. (ρ_{20}^{20} von Wasser ist genau 1).

$$\rho_{20}^{20} = \frac{\rho_{20}}{\rho_{20}\,(Wasser)}$$

Die spezifische Drehung reiner Flüssigkeiten ist dann:

$$[\alpha]_{20}^{D} = \frac{\alpha \cdot 100}{l \cdot \rho_{20}^{20}}$$

zu (B) Diese Formel wird vom IMPP nicht als Lösungsvorschlag angeboten. Formel (B) entspricht als einzige *im Prinzip* der richtigen.

zu (A) Die Länge der Küvette darf nicht im Zähler des Bruchs stehen, da der gemessene Drehwinkel umso größer wird, je länger die Küvette ist.

zu (C), (D) und (E) Der spezifische Drehwert hängt weder vom Extinktionskoeffizienten ε noch vom Brechungsindex n_D^{20} ab.

3.4 C

Nur die erste Aussage ist richtig, da zur Bestimmung aller Substanzen die D-Linie des Natrium-Lichts verwendet wird.

3.5 E **3.6** E **3.7** B **3.8** E **3.9** D **3.10** D

3.11 A **3.12** E **3.13** D

Die **opt. Drehung** einer optisch aktiven Substanz hängt ab von der

- Wellenlänge des Meßlichts
- Konzentration der Substanz
- Temperatur
- Schichtdicke der Lösung
- Art und pH-Wert des Lösungsmittels.

Die **spezifische Drehung** hängt dagegen im Prinzip nicht von der Konzentration ab, da die Konzentrationsabhängigkeit bei der Umrechnung vom gemessenen Drehwinkel auf die spez. Drehung berücksichtigt wird.

Bei genauer Betachtung ist allerdings trotzdem eine mehr oder weniger große Konzentrationsabhängigkeit der spez. Drehung festzustellen. Besonders stark kann der Effekt bei opt. aktiven Säuren oder Basen sein, da sich dann mit der Konzentration der Substanz auch der pH-Wert des Lösungsmittels ändert.

3.14 B

Zur Berechnung des Drehwinkels einer Lösung kann die Formel der Definition der spez. Drehung umgeformt werden:

$$[\alpha]_{20}^{D} = \frac{\alpha \cdot 100}{l \cdot c}$$

$$\alpha = \frac{[\alpha]_{20}^{D} \cdot l \cdot c}{100}$$

Es ergibt sich:

$$\alpha = \frac{270}{100} \cdot 1\,dm \cdot 2\,\tfrac{g}{100ml} = 5{,}4$$

Der gemessene Drehwinkel war 5,4°.

3.15 D

Um mit Sicherheit zu klären, ob ein positiver oder ein negativer Drehwert vorliegt, muß der Drehwinkel bei zwei unterschiedlichen Konzentrationen oder Schichtdicken gemessen werden. Eine Konzentrationsänderung wirkt sich nur auf den Betrag und nicht auf das Vorzeichen des Drehwertes aus!

3.16 B 3.17 C

Beide Aussagen sind richtig; die Kombination ist falsch.

Optische Aktivität ist eine andere Bezeichnung für die Fähigkeit einer Substanz, die Ebene linear polarisierten Lichts zu drehen.

Die Brechzahl ist immer wellenlängenabhängig. Allerdings haben die beiden Aussagen nichts miteinander zu tun.

3.18 E 3.19 A

D, L: Mit den Buchstaben **D** und **L** werden nach der Fischer-Nomenklatur chirale Verbindungen gekennzeichnet. Es gibt allerdings *keine* nachvollziehbare Verbindung zwischen der Struktur einer Substanz (D- oder L-) und dem Vorzeichen des Drehwertes.

R; S: Mit den Buchstaben **R, S,** bzw. **r, s** werden chirale Moleküle nach der heute gültigen CIP-Nomenklatur (Cahn, Ingold, Prelog) gekennzeichnet. Ebenso wie die Präfixe der Bezeichnung nach Fischer sagen diese Buchstaben nichts über das Vorzeichen der opt. Drehung aus.

+, -: Das Vorzeichen der optischen Drehung einer chemischen Substanz wird als **+** oder **-** vor dem Namen angegeben.

3.20 A

Enantiomere Moleküle zeigen denselben Betrag der spez. Drehung, jedoch mit umgekehrtem Vorzeichen. Enantiomere treten immer als Paare auf und sind exakte Spiegelbilder. Alle abgebildeten Verbindungen sind optisch aktiv auf Grund asymmetrischer Kohlenstoffatome, aber nur (A) ist das Enantiomer zu (I).

zu (A)   (A) ist das Spiegelbild zur Verbindung (I)

zu (B)   (B) ist ein Diastereomer zu (I). Alle Atome sind wie bei Enantiomeren gleich miteinander verknüpft. (B) und (I) sind allerdings keine Spiegelbilder.

zu (C)   (C) ist eine andere Konformation von (I). Bei Raumtemperatur kann der Sechsring zwischen den beiden möglichen Sesselkonformationen wechseln. (C) und (I) sind deshalb identisch.

zu (D) und (E)   (D) und (E) sind Konfigurationsisomere zu (I). Die Atome der Moleküle sind auf eine unterschiedliche Art miteinander verbunden, die Substituenten sind an unterschiedlichen Positionen des Ringes gebunden.

3.21 C

Nur optisch aktive Verbindungen können die Schwingungsebene linear polarisierten Lichts drehen. Nur die Moleküle (3) und (4) sind optisch aktiv. Sie besitzen beide asymmetrisch substituierte Kohlenstoffatome.

3.22 D

Keines der beiden Isomere Elaidin bzw. Ölsäure zeigt eine opt. Aktivität. Hier liegt eine cis-trans-Isomerie der Doppelbindung und kein Enantiomerenpaar vor.

Die zweite Aussage zur spez. Drehung von Enantiomeren ist richtig.

3.23 D

Chemische Verbindungen drehen die Ebene linear polarisierten Lichts wenn sie chiral sind, d.h. wenn sie in zwei enantiomeren Formen vorkommen. Meist (aber nicht immer) sind die Ursache der Chiralität asymmetrisch konfigurierte Kohlenstoffatome im Molekül.

Im Hyoscyamin ist nur das C-Atom in Benzyl Stellung zum Aromaten asymmetrisch. Nur bei den Verbindungen (1) und (4) ist dieses Strukturelement noch enthalten.

3.24 A

D-Glucose kann in drei verschiedenen Formen vorliegen: Als offenkettiger Aldehyd oder als Sechsring (sog. Pyranose), wobei es zwei verschiedene Möglichkeiten des Ringschlusses gibt, die als α-D-Glucose bzw. β-D-Glucose bezeichnet werden. Käufliches Glucose-Pulver enthält ausschließlich α-D-Glucose. Beim Lösen dieser Pyranose kann sich der Ring öffnen und es stellt sich ein Gleichgewicht zwischen den möglichen Formen ein (α-D-Glucose: 36%, β-D-Glucose: 64%, offenkettige Form: weniger als 0,1%).

Deshalb wird zunächst der Drehwert der α-D-Glucose beobachtet ($[\alpha]_{20}^D = +112,2$). Mit der Zeit wird aber α-D-Glucose in β-D-Glucose umgewandelt

($[\alpha]_{20}^D = 18,7$), wodurch sich der Drehwert ändert, bis die Gleichgewichtskonzentrationen erreicht sind und der Drehwert einen konstanten Wert von ca. 52,7 behält. Dieser Vorgang dauert je nach pH-Wert des Lösungsmittels einige Minuten bis ca. eine Stunde und wird **Mutarotation** genannt.

Anzumerken ist, daß α-D-Glucose und β-D-Glucose kein Enantiomerenpaar sind. Diese spezielle Art von Diastereoisomeren bezeichnet man als Anomere.

3.25 E 3.26 B

Das Arzneibuch verwendet Zuckerlösungen zur Kontrolle des Polarimeters, da diese einen großen spezifischen Drehwert besitzen, einfach verfügbar und zu handhaben sind. Atropinsulfat wäre prinzipiell auch geeignet, da es ebenfalls eine optisch aktive Substanz ist.

Alle anderen angegebenen Verbindungen zeigen keine optische Aktivität, und drehen die Ebene linear polarisierten Lichts nicht!

3.27 C

Monomere Kohlenhydrate zeigen das Phänomen der Mutarotation (s. Kommentar zur Frage 3.24). Nur Mannose und Fruktose fallen in diese Gruppe.

3.28 D

Der zweite Teilsatz ist richtig, der erste falsch. Die Bestimmung muß mit monochromatischem Licht erfolgen, weil die die Größe der optischen Drehung wellenlängenabhängig ist. Das Nicolsche Prisma dient jedoch zur Herstellung des polarisierten Lichts.

4 Spektralpolarimetrie

4.1 B 4.2 A 4.3 A 4.4 E

Wenn eine Substanz im angegebenen Spektralbereich keine Absorption zeigt, dann liegt eine sog. normale ORD (optische Rotationsdispersion) vor. Der Betrag der optischen Drehung wird mit größer werdender Wellenlänge stetig kleiner (☞ Kap. 4 ORD).

5 Kolorimetrie

5.1 D 5.2 C

Das DAB verwendet drei farbige Stammlösungen:

- Gelbe Lösung: Eisen(III)-chlorid ($FeCl_3$)
- Rote Lösung: Kobalt(II)-chlorid ($CoCl_2$)
- Blaue Lösung: Kupfer(II)-sulfat ($CuSO_4$).

Durch Mischen dieser Lösungen werden 5 Farbreferenzlösungen hergestellt, deren Farbe zum Vergleich mit einer Probe verwendet wird. Außerdem wird für jede Farblösung eine Reihe genau definierter Verdünnungen festgelegt.

5.3 A

Um die Farbtiefe von Probenlösung und Referenzlösung möglichst gut vergleichen zu können, sollten die Farben der Lösungen möglichst ähnlich sein.

6 Atomabsorptionsspektroskopie

6.1 B 6.2 C

Im Atomabsorptionsspektrometer ist der Monochromator direkt vor dem Detektor angeordnet. Damit kann Licht, das bei der Verbrennung von Probe und Lösungsmittels entsteht, weitgehend ausgeblendet werden.

Die spektrale Bandbreite der Meßlinie ist bei Verwendung einer Hohlkathoden-Lampe als Lichtquelle schon kleiner als dies mit einem Monochromator erreichbar wäre.

6.3 C

Ein Magnetfeldanalysator ist im Atomabsorptionsspektrometer nicht nötig, da hier die Anregung von Elektronen betrachtet wird.

6.4 B

zu (A) Die zur Messung verwendete Spektrallinie sollte *isoliert* sein. Das bedeutet, sie sollte genügend weit von anderen Spektrallinien des zu bestimmenden Elements sowie von Spektrallinien anderer in der Probe vorhandener Elemente entfernt sein.

zu (B) Die AAS ist eine Absorptionsmethode, im Gegensatz zur Flammenphotometrie, bei welcher die Emission eines Elements zur Bestimmung verwendet wird.

zu (C) Bei der AAS muß die Probe zur Messung *atomisiert,* d.h. in ihre Atome zerlegt werden. Dies kann durch Erhitzen in einer Flamme oder in einem speziellen elektrischen Ofen geschehen.

zu (D) Die spektrale Bandbreite des Meßlichts sollte kleiner sein als die Breite der Absorptionslinie, da nur eine einzige Absorptionslinie eines Elements erfaßt werden soll. Erreicht wird die benötigte sehr schmale Bandbreite durch die Verwendung von Hohlkathodenlampen als Lichtquelle.

zu (E) Bei allen instrumentellen Methoden ist eine Auswertung mit einer Eichkurve möglich, da dazu die Gesetzmäßigkeit zwischen Meßgröße und Probenkonzentration nicht bekannt sein muß. Bei der AAS gilt das Lambert-Beersche Gesetz, so daß sich sogar eine Eichgerade ergibt, wenn die Absorption ($A = log(I_0/I)$) gegen die Konzentration aufgetragen wird.

6.5 A 6.6 B 6.7 E

Zur Bestimmung jedes Elements muß eine geeignete Absorptionslinie dieses Elements verwendet werden. Als Lichtquelle wird eine Hohlkathodenlampe verwendet, die das Emissionsspektrum des zu bestimmenden Elements liefert.

Mit der Na-D-Linie wäre deshalb nur die Bestimmung von Natrium möglich.

AAS ist eine absorptionsspektroskopische Methode, mit der Elemente selektiv quantitativ bestimmt werden können. Die Absorption ist (näherungsweise) proportional zur Konzentration der Probe. Extinktion ist die alte Bezeichnung für die Absorption.

Da v.a. Metallatome starke Absorptionslinien im UV/VIS-Bereich des Spektrums zeigen, können diese sehr genau bestimmt werden.

6.8 C

Der erste Halbsatz ist richtig, der zweite falsch. Die Hohlkathoden-Lampe emittiert das Linienspektrum des entsprechenden Elements. Darin sind meist viele Linien im gesamten Spektralbereich enthalten. Deshalb wird ein zusätzlicher Monochromator verwendet, der eine Linie des Spektrums zur Messung auswählt.

6.9 D 6.10 C 6.11 E 6.12 A 6.13 D 6.14 A 6.15 A

Bei der AAS werden besondere Anforderungen an die Lichtquelle gestellt:

- Da die Absorptionslinien sehr schmal sind, muß auch die spektrale Bandbreite des Meßlichts sehr klein sein. Sie sollte kleiner sein als die Breite der Absorptionslinie, da sonst das Lambert-Beersche Gesetz nicht gilt (☞ Kap. 1.4).

  Erreicht wird die benötigte sehr schmale Bandbreite durch die Verwendung von Hohlkathodenlampen als Lichtquelle.

- Die zur Messung verwendete Spektrallinie sollte *isoliert* sein. Das bedeutet, sie sollte genügend weit von anderen Spektrallinien des zu bestimmenden Elements sowie von Spektrallinien anderer in der Probe vorhandener Elemente entfernt sein.

- Ein Atomabsorptionsspektrometer arbeitet im UV/VIS-Bereich. Die Meßlinie muß im deshalb im Bereich des sichtbaren oder des ultravioletten Lichts liegen. Die Grenzen werden durch apparative Bedingungen festgelegt (Durchlässigkeit der optischen Bauteile, Einsatzbereich des Monochromators und des Detektors).

- Bei der AAS wird das Absorptionsspektrum neutraler Atome erfaßt. Dadurch ist die große Selektivität und der Nachweis der Elemente unabhängig von ihrer chemischen Bindung in der Probe möglich. Da in der Probe die Atome in Molekülen oder Salzen gebunden sind, ist eine *Atomisierung* nötig, die durch die große Hitze in einer Flamme oder einem speziellen elektrischen Ofen erfolgt.

6.16 D

Zwar gilt bei der AAS das Lambert-Beersche Gesetz, allerdings kann trotzdem kein Absorptionsbzw. Extinktionskoeffizient angegeben werden, da weder die Konzentration der Probe in der Flamme noch die Schichtdicke exakt bestimmbar sind:

$$A = \varepsilon \cdot c \cdot b$$

A: Absorption
ε: Extinktionskoeffizient
c: Konzentration
b: Schichtdicke

> **Merke**
>
> Das Lambert-Beersche Gesetz lautet:
>
> $$A = \varepsilon \cdot c \cdot b$$
>
> *A:* Absorption
> *ε:* molarer Extinktionskoeffizient
> *c:* Konzentration
> *b:* Schichtdicke.

6.17 E 6.18 E

Die meisten Metalle lassen sich mit der AAS bestimmen. Besonders geeignet sind Alkali- und Erdalkalimetalle, die oftmals eine intensive und isolierte Absorption im sichtbaren Licht zeigen (gefärbte Flamme).

6.19 A

Bei der AAS wird die Absorption neutraler Atome bestimmt. Bei der Atomisierung entstehen natürlich neben den neutralen Atomen auch Ionen mit unterschiedlichen Ladungszahlen. Diese besitzen aber ein anderes Absorptionsspektrum, so daß sie nicht erfaßt werden.

6.20 D Eine wäßrige Mg^{2+}-Lösung kann durch AAS bestimmt werden, da Magnesium im UV-Bereich Absorptionen zeigt.

6.21 E

Bei der AAS ist ein Monochromator erforderlich, da das Licht der Hohlkathodenlampe nicht nur eine einzelne Wellenlänge enthält, sondern das Emissions-Linienspektrum des zu bestimmenden Elements. Mit Hilfe des Monochromators kann die Linie, die zur Messung verwendet werden soll (Resonanzlinie), ausgewählt werden.

Im Gegensatz zur UV/VIS-Spektroskopie hängt bei der AAS allerdings die spektrale Bandbreite der Meßlinie nicht vom Monochromator (bzw. vom Monochromatorspalt) ab, da die spektrale Bandbreite der Emissionslinien der Hohlkathodenlampe bedeutend kleiner ist als die von, mit einem Monochromator hergestellten, monochromatischem Licht.

6.22 D   6.23 C

Das Füllgas der Hohlkathodenlampe muß *chemisch inert* sein; d.h. es darf nicht mit den Elektrodenmaterialien reagieren. Deshalb werden ausschließlich Edelgase verwendet.

6.24 C

Das Austrittsfenster der Hohlkathodenlampe muß für ultraviolettes Licht der Wellenlänge 254 nm durchlässig sein. Üblicherweise wird in UV/VIS-Spektrometern deshalb Quarz für die optischen Bauteile verwendet.

zu (A)   Glas ist für UV-Licht nicht durchlässig.

zu (B); (E)   Kaliumbromid und Thalliumbromid sind für Infrarot-Licht durchlässige Materialien und werden für die optischen Bauteile im IR-Spektrometer verwendet.

zu (D)   Polystyrol ist ein Polymer, das Phenylreste enthält. Es absorbiert daher UV-Licht. Das Absorptionsspektrum ähnelt dem von Toluol, mit einem Absorptionsmaximum bei 260 nm (☞ Abb. 8.9).

7   Flammenphotometrie

7.1 E   7.2 B   7.3 E   7.4 C   7.5 E   7.6 E   7.7 A   7.8 B   7.9 D

Bei der Flammenphotometrie (Atomemissionspektroskopie) wird das Licht gemessen, das neutrale Atome, die durch die Hitze der Flamme angeregt werden, aussenden. In der Flamme sind neben den neutralen Atomen auch Ionen vorhanden. Diese zeigen aber andere Emissionslinien und stören daher nicht. Allerdings sollte die Flammentemperatur so eingestellt werden, daß ein möglichst großer Anteil neutraler Atome vorliegt.

Bei zu großer Temperatur können die Atome ionisiert werden und werden der Bestimmung entzogen.

Bei zu kleiner Temperatur können die Atome nicht angeregt werden und zeigen dann nur eine schwache Emission.

Die Intensität der Emission durchläuft daher bei steigender Temperatur ein Maximum.

7.10 D   7.11 E

Die Flammenphotometrie ist ein emissionspektroskopisches Verfahren, bei dem nicht die Absorption, sondern die Emission von Strahlung aus der Probe zur Bestimmung verwendet wird.

Absorptions- und Emissionsspektrum eines Elements unterscheiden sich nur geringfügig (☞ Abb. 6.2). Emissionsspektren sind i.a. linienreicher.

7.12 B   7.13 B

Als Serie im Absorptionsspektrum eines Elements werden alle Linien zusammengefaßt, die durch Anregung eines Elektrons vom gleichen Ausgangszustand heraus entstehen (☞ Abb. 6.1). Ähnliche Serien treten auch im Emissionsspektrum auf.

Die Energien der Linien gehorchen tatsächlich der in der Aufgabe angegebenen Formel. Die richtige Lösung kann bei Aufgabe 7.8 durch Ausschluß aller sicher falschen Aussagen gefunden werden, ohne die Formel zu kennen.

7.14 E

zu (A), (B), (C)   Zerstäuber, Detektor und Brenner sind ohne Frage Bestandteile eines Flammenphotometers.

zu (D)   Ein Monochromator ist nötig, um eine Emissionslinie eines Elements zur Bestimmung auszuwählen. Nur dann kann das Element selektiv bestimmt werden, ohne daß andere Elemente stören.

zu (E)   Eine Quarzküvette erfüllt in einem Flammenspektrometer keinen Zweck.

7.15 A

Brenner und Zerstäuber sind die Lichtquelle der Flammenphotometrie. Eine zusätzliche Lichtquelle ist bei diesem emissionsspektroskopischen Verfahren nicht nötig.

7.16 E Die erreichbare Flammentemperatur hängt sowohl vom Brenngas als auch von der Luftzufuhr ab. Mit Sauerstoff lassen sich grundsätzlich höhere Temperaturen erreichen als mit Luft (die nur ca. 20 % Sauerstoff enthält).

Die Temperatur der Brenngase steigt in der Reihenfolge: Propan < Wasserstoff < Acetylen

7.17 B

Eine Brenngasmischung besteht immer aus einem brennbaren Gas und Sauerstoff oder Luft.

7.18 B

Auch bei der Flammenfärbung werden, wie bei der Flammenphotometrie, Anregungen von neutralen Atomen beobachtet.

7.19 C

Von wenigen Ausnahmen abgesehen zeigen nur Alkali- und Erdalkalimetalle Flammenfärbungen. Hier: Lithium und Strontium.

7.20 A

Außer Alkali- und Erdalkalimetallen ergeben nur wenige Elemente eine Flammenfärbung. Die grüne bis blaugrüne Farbe von Kupfer- und Borverbindungen ist eine wichtige Ausnahme.

7.21 B

Monochromatisches Licht ergibt im Prismenspektrometer eine Linie, da monochromatisches Licht im Idealfall genau eine Wellenlänge enthält.

7.22 C

C ist das Prisma, an dem durch Brechung das Licht in seine verschiedenen Wellenlängen aufgespalten wird.

Spalt und Linse (A, B) dienen dazu, die Richtung einzuschränken, aus der das Licht auf das Prisma fällt, so daß das Spektroskop z.B. auf einen Punkt der Flamme ausgerichtet werden kann.

Der zweite Strahlengang blendet eine Skala in den Lichtweg ein.

8   UV/VIS-Spektroskopie

8.1 E   8.1a C

Bei der UV/VIS-Spektroskopie werden Anregungen des Elektronensystems eines Moleküls beobachtet. Diesen elektronischen Anregungen sind innere Molekülschwingungen sowie teilweise Rotationen des gesamten Moleküls im Lösungsmittel überlagert. Echte Rotationsspektren lassen sich in Lösung nicht registrieren. Die zusätzliche Schwingungsanregung führt zur Verbreiterung der Absorptionen zu Absorptionsbanden.

8.2 D

Eine Wasserstoff-Lampe erzeugt das Emissionsspektrum von Wasserstoffatomen.

8.3 C

Die Genauigkeit, mit der Absorptionen angegeben werden, hängt von der Größe der Absorption ab. Am genauesten sind Werte zwischen 0,3 und 0,7. In der Praxis können Absorptionen im Bereich zwischen 0,2 und 1,5 abgelesen und verwendet werden. Bei Werten, die außerhalb dieses Bereichs liegen, ist der Fehler prinzipiell zu groß, und die Messung muß mit einer anderen Verdünnung wiederholt werden. Dieser Fehler der Absorption resultiert aus der Art, wie sie aus der gemessenen Intensität I berechnet wird, und darf nicht mit der Meßgenauigkeit des Gerätes verwechselt werden (☞ 1.4.1).

8.4 D

Die Absorption eines Stoffes nimmt nicht grundsätzlich mit zunehmender Wellenlänge zu. Substanzen, die Chromophore enthalten, zeigen einzelne *Absorptionsbanden* im UV/VIS-Bereich des Spektrums.

Die Brechzahl (Brechungsindex) ist wellenlängenabhängig.

8.4a E

Bei Messungen mit einer großen spektralen Bandbreite wird die Absorption nicht bei einer Wellenlänge, sondern über einen Wellenlängenbereich hinweg gemittelt bestimmt. Je nach Form des Spektrums in diesem Bereich ergibt sich ein zu großer oder ein zu kleiner Wert.

Die Lichtintensität wird umso höher, je breiter der Monochromatorspalt eingestellt ist.

8.4b D

Der zweite Teilsatz ist richtig, der erste falsch. Eine Ungenauigkeit der Eichung der Wellenlängenskala wirkt sich umso stärker aus, je mehr sich der Absorptionskoeffizient bei Veränderung der Wellenlänge ändert. Die Gefahr eines solchen Fehlers ist im Absorptionsmaximum oder -minimum am geringsten.

Trotzdem kann eine photometrische Messung auch neben einem Absorptionsmaximum durchgeführt werden. Voraussetzung ist lediglich, daß bei der Meßwellenlänge überhaupt eine Absorption zu beobachten ist.

8.5 C

zu (A), (B)   Polarisiertes Licht wird bei der Polarimetrie und den chiroptischen Methoden der Circulardichroismus-Messung (CD) und optischen Rotationsdispersion (ORD) verwendet.

zu (C)   Die Strahlung für die Photometrie muß monochromatisch sein, damit das Lambert-Beersche Gesetz, das zur Auswertung verwendet wird, gilt.

zu (D)   Bei kohärentem Licht schwingen alle Wellen in Phase, d.h. alle Wellenberge und Täler sind genau an denselben Stellen. In der Spektroskopie wird solches Licht nicht benötigt.

zu (E)   Weißes Licht ist polychromatisch, es enthält alle Wellenlängen des sichtbaren Spektralbereichs (ca. 400 nm bis 800 nm).

8.6 C

Im Referenzstrahlengang muß sich eine Küvette mit reinem Lösungsmittel befinden, damit die Absorption des Lösungsmittels und der Küvette bei der Messung von I_0 berücksichtigt werden. I_0 ist die Intensität im Referenzstrahlengang.

8.7 E

Beide Teilsätze sind falsch. Der molare Absorptionskoeffizient ist nach seiner Definition konzentrationsunabhängig. Nicht die Intensität, sondern die Absorption zeigt einen linearen Zusammenhang mit der Schichtdicke. Es gilt das Lambert-Beersche-Gesetz, ☞ Frage 6.16!

8.8 A   8.9 D

Der molare Absorptionskoeffizient entspricht der Absorption einer 1-molaren Lösung von 1 cm Schichtdicke. Die spezifische Absorption entspricht der Absorption einer 1%igen Lösung von ebenfalls 1 cm Schichtdicke. Eine 1%ige Lösung enthält 10 g Substanz pro Liter. Die korrekte Formel lautet deshalb:

$$A_{1cm}^{1\%} = \frac{10 \cdot \varepsilon}{M_R}$$

8.10 C

Die Definition der Absorption lautet:

$$A = \log \frac{I_0}{I}$$

Durch Umformen erhält man:

$$\frac{I_0}{I} = 100$$

$$A = \log 100 = 2$$

8.11 C   Zur Berechnung der Konzentration einer Lösung kann das Lambert-Beersche Gesetz umgeformt und die Zahlenwerte eingesetzt werden:

$$c = \frac{A}{A_{1cm}^{1\%} \cdot b} \qquad c = \frac{0,8}{200 \cdot 0,5} = 0,008$$

Da die Verdünnung 100-fach war, ist die richtige Lösung 0,008 g/100 ml · 100 = 0,8 g/100 ml.

8.12 D   Bei einer Konzentration von 10 mg/100 ml und einer spezifischen Absorption vom 100 ergibt sich nach dem Lambert-Beerschen Gesetz eine Absorption A von:

$$A = A_{1cm}^{1\%} \cdot c \cdot b$$

$$A = 100 \cdot 10 \cdot 10^{-3} \cdot 0,5$$

$$A = 0,5$$

8.13 D Zur Berechnung der Konzentration einer Lösung kann das Lambert-Beersche Gesetz umgeformt werden:

$$c = \frac{A}{\varepsilon \cdot b}$$

$$c = \frac{0{,}5}{1000 \, \frac{1}{mol \cdot cm} \cdot 0{,}5 \, cm} = 0{,}001 \, \frac{mol}{l}$$

$$c = 10^{-3} \, \frac{mol}{l}$$

8.14 C

Bei einer Messung mit Eichlösung muß zunächst die spezifische Absorption bestimmt werden, mit der dann die Analyse berechnet werden kann:

$$A_{1cm}^{1\%} = \frac{A}{c \cdot b}$$

$$A_{1cm}^{1\%} = \frac{0{,}3}{2 \, \% \cdot 1} = 0{,}15$$

$$c = \frac{a}{A_{1cm}^{1\%} \cdot b}$$

$$c = \frac{0{,}45}{0{,}15 \cdot 1} = 3$$

Die Konzentration der Probe ist 3 %. Der Wert für die Schichtdicke b kann willkürlich gewählt werden, wenn die Schichtdicke bei beiden Messungen gleich groß war (hier $b = 1$ cm).

8.14a C

Die spezifische Absorption setzt sich additiv aus den einzelnen Absorptionen von Arzneistoff und Verunreinigung zusammen. Es sind:

A_{ges}: spezifische Absorption der Probe
A_V: spezifische Absorption der Verunreinigung
A_A: spezifische Absorption des Arzneistoffes
x: Anteil der Verunreinigung in der Probe
$(1-x)$: Anteil des Arzneistoffes in der Probe

Dann gilt:

$$\begin{aligned} A_{ges} &= A_V \cdot x + A_A \cdot (1 - x) \\ &= A_V \cdot x + A_A - A_A \cdot x \\ &= A_A + x \cdot (A_V - A_A) \end{aligned}$$

$$x = \frac{A_{ges} - A_A}{A_V - A_A}$$

Eingesetzt ergibt sich:

$$x = \frac{201 - 200}{250 - 200}$$

$$x = \frac{1}{50} = 2\%$$

8.15 E

Durch Umformen des Lambert-Beerschen Gesetzes läßt sich die Schichtdicke berechnen. Wenn der molare Extinktionskoeffizient verwendet werden soll, muß auch die Konzentration in mol/l umgerechnet werden. 0,001 g entsprechen 0,001/ 200 mol = 0,5 · 10^{-5} mol. Die Konzentration ist demnach 0,5 · 10^{-5} mol/100 ml oder 5,0 · 10^{-5} mol/l.

$$b = \frac{A}{\varepsilon \cdot c}$$

$$b = \frac{0{,}8}{4000 \cdot 5 \cdot 10^{-5}} = 4$$

Die Schichtdicke war 4 cm.

8.16 E

Umformen des Lambert-Beerschen-Gesetzes ergibt:

$$A = A_{1cm}^{1\%} \cdot c \cdot b$$

$$c = \frac{A}{A_{1cm}^{1\%} \cdot b}$$

$$c = \frac{0{,}66}{330 \cdot 0{,}2} = 0{,}01$$

Da sich die spezifische Absorption auf eine Konzentration von 10 g pro Liter bezieht, entspricht ein Ergebnis von c = 0,01 einer Konzentration von 0,01 · 10 g pro Liter = 0,1 g pro Liter. Dies sind 100 mg pro Liter oder 10 mg pro 100 ml.

8.17 A

Auch hier hilft eine Umformung des Lambert-Beerschen-Gesetzes. Die Angaben in der Aufgabe sind schon in den richtigen Einheiten für den molaren Absorptionskoeffizienten.

$$A = \varepsilon \cdot c \cdot b$$

$$\varepsilon = \frac{A}{c \cdot b}$$

$$\varepsilon = \frac{0{,}5}{10^{-3} \cdot 1} = 500$$

Der molare Absorptionskoeffizient beträgt $500 \ l \cdot mol^{-1} \cdot cm^{-1}$.

8.18 E

Umformen des Lambert-Beerschen-Gesetzes ergibt:

$$A = A_{1cm}^{1\%} \cdot c \cdot b$$

$$c = \frac{A}{A_{1cm}^{1\%} \cdot b}$$

$$c = \frac{0,30}{300 \cdot 0,5} = 0,002$$

Da sich die spezifische Absorption auf eine Konzentration von 10 g pro Liter bezieht, entspricht ein Ergebnis von c = 0,002 einer Konzentration von 0,002 · 10 *g* pro Liter = 0,02 g pro Liter. Dies sind 20 mg pro Liter.

8.19 E   8.20 E   8.21 E   8.21a E   8.21b E
8.21c C   8.22 D   8.23 E   8.24 B

Alle Lösungsmittel zeigen selbst Absorptionen im UV/VIS-Bereich. Deshalb wird in der Praxis der Meßbereich für eine Messung durch das verwendete Lösungsmittel begrenzt. Bis ca. 200 nm können Kohlenwasserstoffe oder Wasser verwendet werden. Lösungsmittel mit funktionellen Gruppen zeigen schon bei größeren Wellenlängen Absorption. Mehrfach halogenierte oder aromatische Lösungsmittel können nur bei großen Wellenlängen (VIS-Bereich) eingesetzt werden, da ihre Absorptionsmaxima bei 240 - 270 nm liegen.

Lösungsmittel	Meßbereich größer als
Wasser	200 nm
n-Hexan, Petrolether, Cyclohexan	200 nm
Methanol, Ethanol, Isopropanol	210 nm
Diethylether	215 nm
Dichlormethan	220 nm
Chloroform	240 nm
Tetrachlorkohlenstoff	260 nm
Benzol, Toluol	280 nm

8.25 D

Wenn statt eines Monochromators ein Filter verwendet wird, dann sollte dieser möglichst nur für die Meßwellenlänge durchlässig sein, damit das Meßlicht monochromatisch ist. Auf jeden Fall muß die spektrale Bandbreite des Meßlichts kleiner sein, als die spektrale Breite der zur Bestimmung verwendeten Bande, da sonst das Lambert-Beersche Gesetz nicht gilt.

8.26 D   8.27 A   8.28 B   8.29 D   8.29a D

Es lassen sich vier Effekte unterscheiden:

- **Bathochromer Effekt** (Rotverschiebung): Verschiebung der Wellenlänge des Absorptionsmaximums zu größeren Wellenlängen (im sichtbaren Spektrum ist rotes Licht auf der langwelligen Seite).
- **Hypsochromer Effekt** (Blauverschiebung): Verschiebung der Wellenlänge des Absorptionsmaximums zu kleineren Wellenlängen (im sichtbaren Spektrum ist blaues Licht auf der kurzwelligen Seite).
- **Hyperchromer Effekt:** Verstärkung der Absorption.
- **Hypochromer Effekt:** Abschwächung der Absorption.

8.30 A

zu (1), (2) Jeder Substituent mit einem M-Effekt (+M sowie -M) verursacht eine bathochrome Verschiebung, da der mesomere M-Effekt zu einer Vergrößerung des mesomeren Systems führt.

zu (3) Die langwelligste Absorption des Benzols ist die am wenigsten intensive, verbotene α-Bande!

8.31 C   8.32 E   8.33 C   8.34 A   8.35 E

Die Energiedifferenz zwischen HOMO und LUMO sinkt, je mehr Doppelbindungen in Konjugation stehen. Deshalb ist die Wellenlänge der langwelligsten Absorption umso größer, je länger die Kette konjugierter Doppelbindungen ist.

Die Wellenlänge des längstwelligen Absorptionsmaximums konjugierter Polyene kann den sichtbaren Bereich des Spektrums erreichen. Die Substanzen sind dann gefärbt. Die Abhängigkeit zwischen der Wellenlänge des längstwelligen Absorptionsmaximums und der Zahl konjugierter Doppelbindungen läßt sich mit der Formel $\lambda_{max} = a \cdot \sqrt{n} + b$ beschreiben.

8.36 E

zu (A), (B), (C), (D) In allen vier Fällen wird durch eine Protonierung das mesomere System verkleinert. Dadurch wird die Wellenlänge der langwelligsten Absorption kleiner (die Absorption wird energiereicher, weil der Abstand zwischen HOMO und LUMO größer wird).

zu (E) Eigentlich wäre auch bei Protonierung der Verbindung (E) eine Verkleinerung des mesomeren Systems und somit eine hypsochrome Verschiebung zu erwarten. Tatsächlich zeigen aromatische Carbonsäure-Anionen bei Protonierung einen schwachen bathochromen Effekt.

8.37 A 8.37a B

Beim Wechsel in ein alkalisches Lösungsmittel ist in vielen Fällen eine bathochrome Verschiebung der Absorptionsbanden zu beobachten. Durch die Deprotonierung werden die bisher zur Bindung des Protons benötigten Elektronenpaare dem mesomeren System zur Verfügung gestellt. Wenn dieses dadurch vergrößert wird, verringert sich die Energie der elektronischen Anregungen.

Von den vorgeschlagenen Substanzen ist nur Phenol deprotonierbar.

8.38 A 8.39 A

Die drei dicht beieinander liegenden Absorptionsmaxima müssen als Feinstruktur der α-Bande eines substituierten Aromaten gedeutet werden. Es sind deshalb die Banden der $\pi\rightarrow\pi^*$-Übergänge der Phenylgruppe von Primidon.

Die Absorptionswellenlängen der Säureamid-Strukturen (Lactam) sind nicht einfach vorherzusagen, führen aber sicher nicht zu einer Benzol-ähnlichen Feinstruktur.

8.40 D 8.41 A 8.42 B 8.43 B 8.44 C 8.44a B 8.44b B

In mesomeren Systemen organischer Moleküle können Elektronen entweder ausgehend von π-Orbitalen oder von n-Orbitalen in die unbesetzten π^*-Orbitale angeregt werden. Da die n-Orbitale energetisch zwischen π und π^* liegen, sind $n\rightarrow\pi^*$ – Anregungen immer energieärmer als die $\pi\rightarrow\pi^*$ – Anregungen. Deshalb sind die langwelligsten Absorptionen auf $n\rightarrow\pi^*$-Anregungen zurückzuführen – sofern die Moleküle funktionelle Gruppen mit nichtbindenden n-Elektronen enthalten.

Die wichtigsten Beispiele für $n\rightarrow\pi^*$-Anregungen sind Carbonyl-Verbindungen (Ketone und Aldehyde). Aber auch bei vielen Hetero-Aromaten und Molekülen mit Stickstoff- und Sauerstoff-haltigen funktionellen Gruppen können $n\rightarrow\pi^*$-Anregungen möglich sein.

Voraussetzung für $\pi\rightarrow\pi^*$-Anregungen ist das Vorhandensein mindestens einer Doppel- oder Dreifachbindung. Dies ist aber bei Molekülen, die Absorptionen im UV/VIS-Bereich zeigen immer der Fall.

8.45 D

Bei ca. 290 nm ist die schwache Absorption des $n\rightarrow\pi^*$-Übergangs zu erwarten. Die Energie den erlaubten $\pi\rightarrow\pi^*$-Übergangs ist größer, er erscheint deshalb bei kleineren Wellenlängen. Bei Ketonen ohne weitere Doppelbindungen liegt diese Wellenlänge gerade am Rand des Meßbereichs unterhalb 200 nm (☞ 8.2.2).

8.46 D

Der $\pi\rightarrow\pi^*$-Übergang gesättigter Ketone liegt unterhalb von 210 nm außerhalb des Meßbereichs üblicher Spektrometer. Allerdings liegt der $n\rightarrow\pi^*$-Übergang zwischen 250 und 300 nm und kann zur Bestimmung verwendet werden.

8.47 E

420 nm ist auf jeden Fall zu langwellig (d.h. zu energiearm) für eine $\pi\rightarrow\pi^*$-Anregung der Elektronen des Phenylrings. Die langwelligste Absorption bei Benzol ist bei 245 nm zu finden; eine Vergrößerung des mesomeren Systems liegt beim Benzylalkohol nicht vor. Deshalb muß die scheinbare Lichtabsorption auf einer Störung der Messung durch Lichtstreuung an den Tröpfchen der Emulsion beruhen.

8.48 A

Ein aliphatischer Alkohol zeigt keine Absorption im UV/VIS-Bereich.

8.49 C Im Spektrum zu sehen ist der erlaubte $\pi\rightarrow\pi^*$-Übergang mit einem großen Extinktionskoeffizienten bei ca. 210 nm Wellenlänge und der intensitätsschwache verbotene $n\rightarrow\pi^*$-Übergangs der Carbonyl-Verbindung oberhalb 300 nm Wellenlänge.

8.50 C

Hier liegt ein Chromophor vor, das sich über drei Doppelbindungen erstreckt. Die Verbindung zeigt deshalb **nicht** die Absorptionsbanden der isolierten Molekülfragmente (Carbonyl, Dien usw.), sondern langwelligere Absorptionen als die aller Einzelteile.

Die Wellenlänge der erlaubten $\pi\rightarrow\pi^*$-Absorption der Carbonsäure mit zwei weiteren konjugierten Doppelbindungen läßt sich mit der Keton-Regel abschätzen (☞ Abb. 10.6):

Basischromophor:	193 nm
weitere Doppelbindung:	+ 30 nm
Alkylrest in δ-Position:	+ 18 nm
Summe:	241 nm

8.51 B

Die Wellenlänge des langwelligsten Absorptionsmaximum von Colecalciferol läßt sich mit der Dien-Regel abschätzen (☞ Abb. 6.3). Basischromophor ist das in cis fixierte Dien, alle drei Doppelbindungen befinden sich in einer *exocyclischen* Position bezüglich eines Ringes:

Basischromophor:	253 nm
weitere Doppelbindung:	+ 30 nm
3 exocyclisch:	+ 15 nm
4 Alkylreste:	+ 20 nm
Summe:	318 nm

Dieser Wert stimmt allerdings mit keiner der angebotenen Lösungsvorschläge überein. Am nächsten kommt die *falsche* Lösung (C).

Die Regel versagt bei diesem Molekül, da ein Dien aus zwei exocyclischen Doppelbindungen wegen der Ringspannung nicht planar sein kann. Deshalb ist die Konjugation gestört und die Absorptionswellenlänge kleiner als berechnet. Die richtige Lösung ist deshalb der nächste unterhalb des berechneten Wertes liegende Vorschlag.

8.52 B

Die Wellenlänge des langwelligsten Absorptionsmaximum von Vitamin A läßt sich mit der Dien-Regel berechnen (☞ Abb. 6.3). Basischromophor ist das nicht in einem Ring fixierte Dien:

Basischromophor:	217 nm
3 weitere DB:	+ 90 nm
6 Alkylreste:	+ 30 nm
Summe:	337 nm

8.53 D

Die Frage ist hier, welcher Substituent das langwelligste Absorptionsmaximum eines Diens am stärksten bathochrom verschiebt: -Cl, -CH$_3$, -Br, -S-CH$_3$, oder -O-CH$_3$.

Alkylreste und Halogen haben nur einen geringen Einfluß auf die Absorptionswellenlänge (ca. 5 nm). Ein -O-Alkyl-Rest führt zu einer etwas größeren Verschiebung. Die Auswirkung eines -S-Atoms in Konjugation zum Chromophor ist aber hier am stärksten, weil die freien Elektronenpaare des Schwefel-Atoms mit denen des Diens wechselwirken und so das Chromophor vergrößern.

8.54 D   8.55 E   8.56 D

Das langwelligste Absorptionsmaximum von geladenen Verbindungen läßt sich mit der Dien-Regel nicht berechnen. In fast allen Fällen sind die Absorptionen von geladenen Verbindungen sehr viel langwelliger (energieärmer) als die der ungeladenen (eine wichtige Ausnahme sind aromatische Carbonsäuren). Geladene Verbindungen (Anionen und Kationen) absorbieren oft sichtbares Licht und sind deshalb farbig.

Die einfachste Modifikation der Regel zur Anpassung an geladene Verbindung ist ein zusätzliches Inkrement von 60 nm für jede Doppelbindung des Moleküls.

Im Beispiel von Aufgabe 8.54 ergibt sich:

Basischromophor:	217 nm
3 weitere DB:	+ 90 nm
6 Alkylreste:	+ 30 nm
5 Doppelbindungen:	+ 5 · 60 nm
Summe:	637 nm

Bei Erhöhung der Zahl der Doppelbindungen eines Moleküls verschiebt sich die Absorptionswellenlänge demzufolge um 30 nm + 60 nm = 90 nm.

8.57 B

zu (A) Benzoesäure zeigt ein langwelligstes Absorptionsmaximum bei 273 nm.

zu (B) Die Wellenlänge des langwelligsten Absorptionsmaximum von Vitamin A läßt sich mit der Dien-Regel berechnen (☞ Abb. 6.3). Basischromophor ist das nicht in einem Ring fixierte Dien:

Basischromophor:	217 nm
3 weitere DB:	+ 90 nm
6 Alkylreste:	+ 30 nm
Summe:	337 nm

zu (C) Die Wellenlänge der Absorptionen mehrfach substituierter Benzole sind schwierig vorherzusagen. Da der ortho-Substituent der Benzoesäure allerdings das mesomere System nicht vergrößert, liegen die Absorptionswellenlängen nur wenig über denen der Benzoesäure.

zu (D) Das Chromophor der Verbindung (Ephedrin) ist ein Alkyl-substituierter Aromat. Die langwelligste Absorption liegt bei ca. 265 nm (Toluol).

zu (E) Die Verbindung enthält ein sehr großes mesomeres System, das sich über das gesamte Molekül erstreckt und zudem geladen ist. Eine sehr grobe Abschätzung nach der im Kommentar zu Aufgabe 8.27/8.28 angegebenen Regel ergibt bei 5 konjugierten Doppelbindungen eine Wellenlänge von über 400 nm.

8.58 D

zu (A) Chromophor ist der Alkyl-substituierte Benzolring; λ_{max} ist ca. 260–270 nm.

zu (B) Chromophore sind der Alkyl-substituierte Benzolring (λ_{max} ca. 260–270 nm) und eine protonierte Guanidino-Gruppe. Die beiden Chromophore sind aber isoliert, d.h. sie stehen nicht miteinander in Konjugation. Deshalb ist die Absorption der Substanz nicht langwelliger als die der einzelnen Chromophore.

zu (C) Hier liegt, wie beim Betanidindisulfat (B), eine protonierte Guanidinogruppe vor.

zu (D) Chininsulfat besitzt das größte mesomere System (Chromophor) der abgebildeten Verbindun-

gen. Der Chinolin-Heterocyclus zeigt Absorptionen bei Wellenlängen von mehr als 300 nm. Da die Ladung der Verbindung nicht am Chromophor lokalisiert ist, hat sie kaum Einfluß auf die Absorptionswellenlänge (Chinin: λ_{max} = 332 nm; Chininsulfat: λ_{max} = 345 nm).

zu (E) Chromophor ist der Alkyl-substituierte Benzolring (λ_{max} ca. 260 - 270 nm).

8.59 B

zu (A) Benzoesäure zeigt ein langwelligstes Absorptionsmaximum bei 273 nm.

zu (B) Chinone zeigen neben den für Aromaten typischen Banden noch eine relativ langwellige Absorption, die durch den $n \rightarrow \pi^*$-Übergang an den Carbonylgruppen hervorgerufen wird. Beim 1,4-Naphtochinon liegt die Bande bei ca. 330 nm (ε = 2500).

zu (C) Die Wellenlänge der Absorptionen mehrfach substituierter Benzole sind schwierig vorherzusagen. Da der ortho-Substituent der Benzoesäure allerdings das mesomere System nicht vergrößert, liegen die Absorptionswellenlängen nur wenig über denen der Benzoesäure.

zu (D) Das Chromophor der Verbindung (Ephedrin) ist ein Alkyl-substituierter Aromat. Die langwelligste Absorption liegt bei ca. 265 nm (Toluol).

zu (E) Die Verbindung enthält ein sehr großes mesomeres System, das sich über das gesamte Molekül erstreckt und zudem geladen ist. Eine sehr grobe Abschätzung nach der im Kommentar zu Aufgabe 8.27/8.28 angegebenen Regel ergibt bei 5 konjugierten Doppelbindungen eine Wellenlänge von über 400 nm.

Für die Absorptionswellenlängen der Chinone gibt es keine einfache Regel. Die Aufgabe ist allerdings auch lösbar, wenn die genaue Absorptionswellenlänge des Naphtochinons nicht bekannt ist, da alle anderen Verbindungen mit Sicherheit ihre langwelligste Absorption nicht bei 330 nm haben.

8.60 B

Die Wellenlänge des längstwelligen Absorptionsmaximums steigt mit der Größe des mesomeren Systems. Hier wird das System zunächst erweitert durch das freie Elektronenpaar der Amino-Gruppe. Die Nitrogruppe steht zusätzlich in Konjugation

zum mesomeren System und verschiebt das längstwellige Absorptionsmaximum noch weiter bathochrom.

8.61 E

Verbindung E hat das am weitesten ausgedehnte
mesomere System. Zusätzlich sind noch freie Elektronenpaare vorhanden, die n→π*-Anregungen
möglich machen. (In der Aufgabe sind die freien
Elektronenpaare allerdings nicht eingezeichnet!)

8.62 A

Wenn im Verlauf einer chemischen Reaktion (A →
B) UV/VIS-Spektren des Reaktionsgemisches registriert werden, dann verändert sich das Spektrum
von dem des Edukts A zu dem des Produkts B.

Werden alle Kurven in dasselbe Schaubild gezeichnet, dann ergibt sich ein Wirrwar von Linien. Nur
an manchen Punkten schneiden sich alle Kurven.
Bei diesen Wellenlängen besitzen alle an der Reaktion beteiligten Substanzen denselben Absorptionskoeffizienten. Da die Gesamtkonzentration von
Edukt und Produkt $c(A+B)$ während der Reaktion
gleich bleibt, ändert sich die Gesamtabsorption der
Reaktionslösung an diesen Stellen nicht. Solche
Punkte werden als isosbestische Punkte bezeichnet.

8.62a D

Alle Moleküle, die Mehrfachbindungen enthalten,
können prinzipiell Absorptionen im UV/VIS-Be-
reich des Spektrums zeigen (sie müssen dies allerdings nicht – es kann sein, daß die Banden außerhalb des Meßbereichs liegen, oder daß die Übergänge verboten sind!).

In Molekülen ohne Mehrfachbindungen müßten
σ→σ*-Übergange angeregt werden. Die Energie
hierfür kann von UV/VIS-Strahlung nicht aufgebracht werden.

8.63 B

Der Detektor muß die Lichtintensität nach Durchlaufen der Probe- bzw. der Referenzküvette messen.

8.64 B

zu (A) Als Lichtquelle für den sichtbaren Bereich
kann eine Glühlampe verwendet werden.

zu (B) Prismen aus Natriumchlorid (oder anderen
Alkali-Halogeniden) werden als Monochromatoren
im IR-Spektrometer eingesetzt. Im UV/VIS-Spek-
trometer können Prismen aus Quarz verwendet werden, da diese für UV-Licht durchlässig sind.

zu (C) Wasserstoff- oder Deuterium-(D_2)-Gasent-
ladungslampen können im UV/VIS-Spektrometer
als Lichtquelle für den UV-Bereich verwendet werden (☞ 8.3.1).

zu (D) Küvettenhalter werden selbstverständlich
benötigt.

zu (E) Als Detektor wird in vielen UV/VIS-Spek-
trometern eine Photozelle verwendet.

8.65 B

Eine Wolframfadenlampe ist eine normale Glühlampe – im Haushalt übliche „Glühbirnen" sind
Wolframfadenlampen. Sie kann deshalb im sichtbaren Bereich eingesetzt werden.

8.66 C

Prismen und Gitter sind grundsätzlich geeignet um
Licht in seine spektralen Bestandteile aufzutrennen.
Beim Prisma wird der Effekt der Lichtbrechung,
beim Gitter die sog. Beugung nutzbar gemacht. Das
Prismenmaterial schränkt den Arbeitsbereich des
Prismas ein, weil dieses für die gewünschte Wellen-
länge durchgängig sein muß.

Nicolsche Prismen werden zur Erzeugung linear
polarisierten Lichts in der Polarographie verwendet.

8.67 E

Quarz eignet sich am besten, da es die beste Durchlässigkeit im UV/VIS-Bereich besitzt. Glas ist nur
für Wellenlängen > 300 nm durchlässig, Quarz bis
ca. 200 nm.

8.68 E

Zur Kontrolle des Auflösungsvermögens muß das
Spektrum einer Substanz registriert werden, bei der

mehrere scharfe Banden dicht nebeneinander liegen. Dazu eignet sich die α-Bande von Aromaten.

zu (A), (B) $K_2Cr_2O_7$ und $CuSO_4$ zeigen intensive Absorptionen im sichtbaren Bereich des Spektrums. Die Substanzen eignen sich deshalb zur Eichung der Wellenlängenskala im VIS-Bereichs. Zur Kontrolle der Auflösung genügt allerdings eine einzelne Absorption nicht.

zu (C), (D)   Weder Methanol noch Ethanol oder Kaliumchlorid zeigen Absorptionen im Meßbereich üblicher UV/VIS-Spektrometer.

zu (E)   Im Spektrum von Toluol zeigt die α-Bande eine Feinstruktur. Die Intensität der Bande ist etwas größer als bei Benzol (☞ Abb. 8.9).

8.69 D   8.70 B   8.71 E   8.72 A

Eichung der Wellenlängenskala:

Das DAB verwendet eine Holmiumperchlorat-Lösung oder eine Neodymperchlorat-Lösung zur Eichung der Wellenlängenskala eines UV/VIS-Spektrometers, da diese Lösung mehrere intensive Absorptionen im Meßbereich zeigt.

Alternativ kann auch eine Gasentladungslampe, die mehrere scharfe Emissionslinien erzeugt, zur Eichung verwendet werden. Das DAB tabelliert die Linien einer Quecksilberdampflampe, einer Wasserstoff- und einer Deuteriumgasentladungslampe.

Eichung der Absorptionsskala:

Zur Eichung der Absorptionsskala des Detektors kann nach DAB eine Lösung von Kaliumdichromat, Cobaltsulfat, Nickelsulfat oder Kaliumpermanganat verwendet werden. Diese Lösungen zeigen mehrere sehr intensive Absorptionen im UV/VIS-Bereich.

9   Fluorimetrie

9.1 B

zu (A)   Die Fluorimetrie ist eine selektivere Methode als die UV/VIS-Spektroskopie, da viele Moleküle Absorptionen im UV/VIS-Bereich zeigen, aber nur wenige eine Fluoreszenz.

zu (B)   Da der Fluoreszenz immer eine teilweise strahlungslose Deaktivierung vorausgeht, ist die Energie des Fluoreszenzlichts immer kleiner als die des anregenden Lichts. Die Wellenlänge des Fluo-

reszenzlichts ist deshalb immer größer als die des anregenden Lichts.

zu (C), (D)   Die Empfindlichkeit der Fluorimetrie ist größer, weil nicht die Schwächung eines Lichtstrahls, sondern die Gesamtintensität des Fluoreszenzlichts gemessen wird. Dies ist apparativ einfacher und genauer möglich.

Bei hoher Quantenausbeute wird praktisch die gesamte absorbierte Energie wieder als Fluoreszenzlicht ausgestrahlt. Bei einer sehr kleinen Quantenausbeute wird nur ein kleiner Bruchteil (die Ausbeute absorbierter Quanten) wieder ausgesendet, wodurch die Empfindlichkeit verringert wird.

zu (E)   Bei allen emissionsspektroskopischen Methoden ist die Intensität (im Idealfall) direkt proportional zur Konzentration, weil die doppelte Zahl strahlender Teilchen zur einer doppelten Strahlungsintensität führt.

9.2 A   9.3 D

zu (A)   Fluoreszenzlicht ist immer langwelliger als das anregende Licht.

zu (B)   Fluoreszenz wird v.a. bei Molekülen beobachtet, bei denen eine strahlungslose Deaktivierung über energiearme Schwingungen des Moleküls nicht möglich ist. Solche energiearme Schwingungen sind z.B. Torsionen um drehbare Bindungen. Starre Moleküle, mit wenig drehbaren Bindungen, zeigen deshalb häufiger Fluoreszenz als flexible Moleküle.

zu (C)   Fluoreszenzlicht ist immer langwelliger als das anregende Licht. Es muß keineswegs immer im sichtbaren Spektralbereich liegen.

zu (D), (E)   Das Fluoreszenzlicht wird nur Sekundenbruchteile nach der Absorption wieder emittiert. Eine Abklingdauer im Sekundenbereich ist typisch für Phosphoreszenz (Nachleuchten). Phosphoreszenz tritt immer dann auf, wenn durch strahlungslose Prozesse ein Wechsel vom Singulett-Zustand des Moleküls in einen Triplett-Zustand erfolgt. Da eine Deaktivierung des Triplett-Zustandes in den Singulett-Grundzustand durch Emission von Licht verboten ist, können diese Triplett-Zustände sehr langlebig sein.

Bei der Fluoreszenz treten keine Triplett-Zustände auf.

9.4 E

Beide Sätze sind falsch. Die Fluoreszenzstrahlung ist energieärmer und deshalb langwelliger als die Anregungsstrahlung.

Mit der Elektronenanregung erfolgt meistens auch eine Schwingungs- und Rotationsanregung. Deshalb sind im UV/VIS- und Fluoreszenzspektrum Banden zu sehen und nicht scharfe Linien der reinen Elektronenanregung (wie z.B. bei der AAS).

9.5 E

Nur die letzte Aussage ist richtig.

Die Fluoreszenzstrahlung ist energieärmer und deshalb langwelliger als die Anregungsstrahlung.

Die Quantenausbeute kann nicht größer als 1 sein – dann würde mehr Energie abgestrahlt als die Probe aufgenommen hat.

Die Fluoreszenzintensität hängt stark vom Absorptionskoeffizienten der Probe bei der Anregungswellenlänge ab. Nur Lichtquanten, die absorbiert wurden, können als Fluoreszenzstrahlung wieder abgegeben werden.

Die Fluoreszenzintensität hängt von der Anregungswellenlänge ab, da der Absorptionskoeffizient der Probe wellenlängenabhängig ist. Allerdings ist der Zusammenhang nicht proportional.

Bei kleiner Konzentration ist die Intensität der Fluoreszenzstrahlung proportional zur Konzentration. Es gilt:

$$I(\lambda) = \varepsilon \cdot I_0 \cdot Q \cdot c \cdot const.$$

$I(\lambda)$: Fluoreszenzintensität
ε: Absorptionskoeffizient der Anregungswellenlänge
I_0: Intensität des Anregungslichts
Q: Quantenausbeute
c: Konzentration der Probe
const.: Konstante, die mit einer Eichgerade bestimmt werden muß.

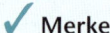 **Merke**

Bei kleiner Konzentration der Probe ist die Fluoreszenzintensität proportional

* zum Absorptionskoeffizienten der Probe bei der Anregungswellenlänge,
* zur Intensität der Anregungsstrahlung,
* zur Quantenausbeute
* und zur Konzentration der Probe.

9.6 D

Aussagen 2 und 4 treffen zu.

zu (1), (2) Das Fluoreszenzspektum ist eine Stoffeigenschaft wie das UV/VIS-Spektrum. Die Lage der Fluoreszenzbanden wird nicht durch die Primärstrahlung beeinflußt.

zu (3), (4) Die Intensiät der Fluoreszenzbanden wird von der Frequenz der Primärstrahlung beeinflußt, da die Anregungswellenlänge bestimmt, welcher Anteil der Anregungsstrahlung überhaupt absorbiert wird. Normalerweise wird man im Absorptionsmaximum der zu bestimmenden Substanz anregen. Wenn die Probe die Anregungsstrahlung nicht absorbieren kann (kleiner Absorptionskoeffizient), dann ist auch keine Fluoreszenz zu sehen.

9.7 E 9.8 D

Die Quantenausbeute gibt den Anteil absorbierter Photonen (Lichtquanten) an, die vom Molekül als Fluoreszenz wieder emittiert werden.

Bsp.: Bei einer Quantenausbeute von $\varphi = 1,0$ würde das gesamte absorbierte Licht als Fluoreszenzlicht emittiert; bei $\varphi = 0,5$ nur die Hälfte.

9.9 A 9.10 A

Beide Aussagen sowie die Verknüpfung sind richtig.

Triplett-Zustände sind energieärmer als die entsprechenden Singulett-Zustände, weil nicht alle Elektronen gepaart sind. Da gepaarte Elektronen im Molekül sehr dicht beieinander sind, muß zur Paarung die Abstoßung zwischen den negativ geladenen Elektronen überwunden werden. Diese Energie wird als Paarungs- oder Spinkopplungsenergie bezeichnet.

Da Phosphoreszenz auf Triplett→Singulett-Übergängen beruht, und die Fluoreszenz auf Singulett→Singulett-Übergängen, sind die Wellenlängen der Phosphoreszenz-Banden größer.

9.11 D

Bei Absorption und Fluoreszenz tritt keine Spinumkehr ein. Da die meisten Moleküle im Grundzustand als Singulett vorliegen (nur gepaarte Elektronen) treten während des gesamten Vorganges nur Singulett-Zustände auf (☞ Kap. 1.3.2).

Die Anregung muß nicht mit der Wellenlänge des Absorptionsmaximums erfolgen. Die Substanz muß aber bei der Anregungswellenlänge Strahlung absorbieren.

9.11a E

Wenn die Substanz farblos ist, ist sie nicht in der Lage, sichtbares Licht zu absorbieren. Das sichtbare Licht umfaßt den Wellenlängenbereich von ca. 400 nm bis 800 nm. Anregungslicht von 500 nm Wellenlänge liegt demnach im sichtbaren Bereich des Spektrums und kann nur von einer farbigen Substanz absorbiert werden.

9.11b C

Da die Intensität des Fluoreszenzlichts proportional zur Konzentration der Probe ist, gilt:

$$\frac{c_X}{I_X} = \frac{c_S}{I_S}$$

$$c_X = \frac{c_S \cdot I_X}{I_S}$$

9.12 E   9.13 E   9.14 E   9.15 E

Die Fluoreszenzintensität ist umso stärker je

- intensiver das Anregungslicht ist
- mehr des Anregungslichts absorbiert wird (großer Absorptionskoeffizent bei der Anregungswellenlänge)
- je mehr des absorbierten Lichts wieder als Fluoreszenzlicht abgegeben wird (große Quantenausbeute).

9.16 C

Ein Fluoreszenzmarker muß zwei Bedingungen erfüllen:

- Er muß ein starres Molekülgerüst enthalten, das Fluoreszenz zeigt.
- Er muß sich mit einer einfachen chemischen Reaktion mit Verbindungen der zu bestimmenden Substanzklasse verknüpfen lassen.

Nur das Sulfonsäurechlorid (3) läßt sich mit primären Aminen umsetzen.

9.17 C   9.18 C

Allgemeine Vorhersagen, ob Moleküle Fluoreszenz zeigen oder nicht, sind nur schwierig oder überhaupt nicht möglich. Voraussetzungen für das Auftreten von Fluoreszenz sind: Vorhandensein eines Chromophors für die Anregungswellenlänge und ein starres Molekülgerüst, das die strahlungslose Deaktivierung bis in den Grundzustand verhindert.

Wenn die Fluoreszenz sichtbar sein soll, dann muß die Wellenlänge der Fluoreszenzbanden im sichtbaren Bereich des Spektrums liegen. Dann muß die betreffende Substanz ein Chromophor für den sichtbaren Bereich besitzen, d.h. das mesomere System muß so groß sein, daß Elektronenübergänge mit der Energie sichtbaren Lichts möglich sind.

9.19 D

Auch bei diesen Verbindungen ist es schwierig vorherzusagen, welche fluoreszieren und welche nicht. Allerdings wird Substanz (D) im UV/VIS-Bereich keine Absorption zeigen, und kann deshalb mit Licht der Wellenlänge 254 nm mit Sicherheit nicht angeregt werden – und damit auch keine Fluoreszenz zeigen.

9.19a D

Voraussetzung für eine sichtbare Fluoreszenz ist ein ausgedehntes mesomeres System, in dem Elektronenübergänge mit der Energie des sichtbaren Lichts möglich sind. Ein solches Chromophor ist mit Sicherheit im Molekül (D) vorhanden. Molekül (A) könnte auch in Frage kommen – da hier aber nur eine Substanz ausgewählt werden kann, muß die Entscheidung auf (D) fallen.

9.20 C

Die Fluoreszenz einer Chininsulfat-Lösung wird durch Zugabe von Chlorid-Ionen gelöscht, weil Chininchlorid eine sehr viel schwächere Fluoreszenz zeigt als Chininsulfat. Chlorid hat keine Absorptionsbande im UV/VIS-Bereich.

9.21 C

Das Fluoreszenzlicht hat in allen Richtungen dieselbe Intensität. Bei einer Messung im rechten Winkel zum eingestrahlten Licht kann dieses Anregungslicht am einfachsten ausgefiltert werden.

9.22 C

Als Detektor im Fluorimeter eignet sich besonders ein Sekundärelektronenvervielfacher, weil dieser sehr kleine Lichtintensitäten noch genau bestimmen kann. Für Bestimmungen, bei denen eine große Fluoreszenzintensität vorliegt, kann auch eine Photozelle verwendet werden.

10 IR-Spektroskopie

10.1 D

Erste Aussage falsch, zweite Aussage richtig.

Das Lambert-Beersche Gesetz gilt sowohl im UV/VIS- als auch im Infrarot-Bereich des Spektrums. Deshalb ist die Absorption proportional zur Konzentration und **nicht** die Intensität bzw. die Transmission.

10.2 D

Ionisierte Molekülfragmente werden bei der Massenspektroskopie registriert.

Elektronenspinänderungen werden in der EPR- (Electron Pair Resonance) Spektroskopie (früher als ESR- (Electron Spin Resonance) Spektroskopie bezeichnet) zur Analyse verwendet. Die EPR-Spektroskopie wird hier nicht näher beschrieben, da sie in der pharmazeutischen Analytik nur in Ausnahmefällen angewendet wird.

Kernspinresonanzspektroskopie ist NMR-Spektroskopie (Nuclear Magnetic Resonance).

Molekülschwingungen werden in der IR- und Raman-Spektroskopie registriert.

10.3 C

Die Wellenzahl gibt die Zahl der Wellen pro Zentimeter an. Eine Wellenzahl von 2500 cm^{-1} entspricht deshalb

$$\frac{1}{2500} \cdot cm = \frac{1}{25} \cdot 10^{-4}\, m = 4 \cdot 10^{-6}\, m = 4\, \mu m$$

10.4 C

Die Wellenzahl gibt die Zahl der Wellen pro Zentimeter an. Zur Umrechnung muß man überlegen, wieviele Wellen mit einer Länge von 4 µm in 1 cm Platz finden:

$$\frac{1\, cm}{4\, \mu m} = \frac{1 \cdot 10^{-2}\, m}{4 \cdot 10^{-6}\, m} = \frac{1}{4} \cdot 10^4 = 2500$$

4 µm entsprechen deshalb 2500 cm^{-1}.

10.5 B 10.5a D 10.5b C

Die Energie einer Molekülschwingung nimmt zu, je stärker die Bindung zwischen den Atomen ist und je kleiner die Masse der Atome ist.

Es gilt:

$$\nu = const \cdot \sqrt{\frac{k}{\mu}}$$

ν: Wellenzahl
k: Kraftkonstante
μ: reduzierte Masse

10.6 A 10.6a A

Kohlendioxid kann eine symmetrische und eine asymmetrische Valenzschwingung ausführen. Bei der symmetrischen Valenzschwingung bewegen sich die beiden O-Atome gleichzeitig vom Kohlenstoff-Atom weg und wieder darauf zu. Das Kohlendioxid-Molekül ändert deshalb während einer solchen Schwingung sein Dipolmoment nicht und die Schwingung ist nicht IR-aktiv.

Bei der asymmetrischen Valenzschwingung bewegen sich die O-Atome jeweils entgegengesetzt. Das Molekül erhält dabei ein Dipolmoment, weshalb die Schwingung IR-aktiv ist.

10.7 C

Die Energie der IR-Strahlung genügt, um Rotationen und Schwingungen der Probenmoleküle anzuregen. Zur Anregung von Elektronen oder gar zur Spaltung chemischer Bindungen reicht die Energie nicht aus. Zur Elektronenanregung ist Licht des UV/VIS-Bereichs nötig. Zur Spaltung chemischer Bindungen ist noch mehr Energie, d.h. elektromagnetische Strahlung mit noch kleinerer Wellenlänge, nötig.

10.8 A

Beide Aussagen und die Verknüpfung sind richtig.

Bei Aminhydrochloriden erscheint die Bande der NH-Valenzschwingung im IR-Spektrum bei Wellenzahlen unterhalb 3000 cm^{-1}. Die Bande von Amino-Gruppen erscheint bei Wellenzahlen zwischen 3300 cm^{-1} und 3700 cm^{-1}.

10.9 A   10.10 C

In den meisten Fällen ist zur Anregung der Valenzschwingungen mehr Energie erforderlich als zur Anregung von Deformationsschwingungen.

10.11 E

zu (1)   Bei einer O-H-Gruppe, die an einer Wasserstoffbrückenbindung beteiligt ist, ist die Stärke der Bindung zwischen Sauerstoff- und Wasserstoffatom kleiner als bei einer freien O-H-Gruppe. Deshalb erscheint die Bande der O-H-Valenzschwingung einer freien O-H-Gruppe bei größeren Wellenzahlen.

zu (2)   Die Banden assoziierter O-H-Gruppen sind breiter als die von freien O-H-Gruppen. Die genaue Energie der Valenzschwingung hängt von der Bindungsstärke ab. Diese kann jedoch von Molekül zu Molekül variieren, da die Wasserstoffbrücken unterschiedlich stark sein können.

zu (3)   Je verdünnter eine Lösung ist, desto größer sind die Abstände zwischen den gelösten Molekülen. Deshalb können in verdünnten Lösungen weniger Wasserstoffbrücken ausgebildet werden und die entsprechenden Banden werden schwächer.

Dies gilt natürlich nur, wenn das Lösungsmittel selbst keine Wasserstoffbrücken zu den Molekülen ausbilden kann. „Lösungsmittel" in der IR-Spektroskopie ist meist KBr.

10.12 D

zu (1), (3)   Gerüstschwingungen sind Schwingungen an denen alle (oder zumindest viele) Atome eines Moleküls beteiligt sind. Die Banden der Gerüstschwingungen sind meist im einzelnen nicht auswertbar. Das Muster der Banden der Gerüstschwingungen läßt sich aber mit dem bekannter Spektren vergleichen. Da dieses Muster sehr charakteristisch für eine Verbindung ist, kann so eine Substanz iden-

tifiziert werden. Aus diesem Grund wird auch der Bereich des Spektrums, der diese Gerüstschwingungen enthält, als Fingerprintbereich bezeichnet.

zu (2)   Anregung von Elektronen ist mit elektromagnetischer Strahlung im UV/VIS-Bereich des Spektrums möglich. Dabei können zusätzlich Molekülschwingungen angeregt werden, was im UV/VIS-Spektrum zur Ausbildung mehr oder weniger breiter Absorptionsbanden führt.

zu (4)   Rotationen gasförmiger Moleküle können mit sehr energiearmer Strahlung angeregt werden. Dies führt zur Mikrowellenspektroskopie. Mikrowellen sind elektromagnetische Strahlen, deren Wellenlänge größer ist wie die von IR-Licht (☞ Abb. 1.3).

10.13 E   10.13a D

Infrarot-Spektren werden meist für einen Wellenzahlbereich von 4000 cm^{-1} bis 400 cm^{-1} registriert. Deformationsschwingungen sind relativ energiearm, und liegen deshalb im Bereich kleiner Wellenzahlen – im Spektrum auf der rechten Seite. Die Wellenzahl ist das Maß für die Energie im IR-Spektrum. Sie ist proportional zur Energie und zur Frequenz.

10.14 D

Biegeschwingungen oder Deformationsschwingungen sind Schwingungen, bei denen sich die Bindungswinkel im Molekül verändern (im Gegensatz zu Valenzschwingungen, bei denen sich die Atome entlang der Bindungen bewegen). Da Deformationsschwingungen energieärmer sind als Valenzschwingungen, sind sie im Spektrum im Bereich kleiner Wellenzahlen zu finden.

10.15 D   10.16 E

Die Zahl der Normalschwingungen nicht linearer Moleküle berechnet sich nach (☞ 10.1.2):

$$N = 3\,n - 6$$

N: Zahl der Normalschwingungen

n: Zahl der Atome im Molekül

Da sich bei linearen Molekülen bei einer Rotation um die Bindungsachse kein Atom bewegt, steht bei diesen Molekülen ein Freiheitsgrad mehr für Schwingungen zur Verfügung.

Die Zahl der Normalschwingungen linearer Moleküle berechnet sich nach:

$$N = 3\,n - 5$$

Damit ergibt sich für H_2O (gewinkelt):

$$N(H_2O) = 3 \cdot 3 - 6 = 3$$

und für N_2O (linear):

$$N(N_2O) = 3 \cdot 3 - 5 = 4$$

10.17 B

Streckschwingungen oder Valenzschwingungen sind Schwingungen, bei denen sich die Atome entlang der Bindungsachsen aufeinander zu bzw. voneinander weg bewegen. Valenzschwingungen polarer funktioneller Gruppen führen oft zu intensiven charakteristischen Banden im Spektrum (☞ 10.1.2).

10.18 A

Beide Aussagen und die Verknüpfung sind richtig.

Das Aussehen von IR-Spektren fester Stoffe hängt von den zwischenmolekularen Kräften und damit von der Kristallform ab. Substanzen, die in unterschiedlichen Kristallformen auskristallisieren können, werden Polymorphe genannt (☞ Kap. 10.5.1).

Unter Umständen müssen deshalb, zum Vergleich des Spektrums einer unbekannten Substanz mit dem einer Referenzsubstanz, beide Verbindungen unter gleichen Bedingungen aus demselben Lösungsmitten auskristallisiert werden.

10.19 B

zu (1) Eine *Fingerprint-Auswertung* des Spektrums durch Vergleich mit einem Referenzspektrum ist bei jedem Spektrum jeder Verbindungsklasse möglich (Referenzsubstanz muß vorhanden sein, Vorsicht bei Polymorphie).

zu (2) Die intensive Bande der C=O-Valenzschwingung ist in jedem Spektrum einer Carbonylhaltigen Substanz vorhanden. Sie liegt bei ca. 1700 cm^{-1}.

zu (3), (4) Elektronenübergänge erfordern Energie von Licht aus dem UV/VIS-Bereich des Spektrums.

Sie können mit IR-Strahlung **nicht** angeregt werden.

zu (5) Das Spektrum des Alkohols zeigt die Bande der O-H-Valenzschwingung bei Wellenzahlen oberhalb 3000 cm^{-1}.

Wenn keine Amino-Gruppen und keine weiteren Hydroxy-Gruppen im Molekül vorhanden sind, können im Spektrum des reinen Ketons im Bereich oberhalb 3000 cm^{-1} keine Banden auftreten.

10.20 E

Enantiomere (spiegelbildliche Moleküle) zeigen dieselben physikalischen Eigenschaften – mit Ausnahme der Drehung der Polarisationsebene polarisierten Lichts. Sie sind deshalb auch IR-spektroskopisch nicht unterscheidbar.

Die Energie für alle Elektronenübergänge liegt im UV/VIS-Bereich des Spektrums.

Lactame sind cyclische Amide, und Amide zeigen typische Amid-Banden im IR-Spektrum. Die Unterscheidung von β- und γ-Lactamen ist deshalb sicher möglich (auch ohne die genaue Lage der Banden zu kennen).

10.21 B

Carbonyl- und Nitril-Gruppen geben sich im IR-Spektrum durch die typischen Banden ihrer Valenzschwingungen zu erkennen. Die Bande der ν(C=O) liegt zwischen 1750 cm^{-1} und 1690 cm^{-1} und ist im Normalfall nicht zu übersehen, wenn eine Carbonyl-Gruppe im Molekül vorhanden ist. Die genaue Lage der Banden kann Abb. 10.8 im Lehrbuchteil entnommen werden.

Die Bande der ν(C≡N) liegt zwischen 2300 cm^{-1} und 2200 cm^{-1} und ist nicht so intensiv wie die der Carbonylvalenzschwingung.

10.22 E   10.23 C   10.24 B

Die genaue Lage der Bande der C=O-Valenzschwingung hängt von der Art der funktionellen Gruppe ab. Bei Ketonen liegt sie bei ca. 1700 cm^{-1}, bei Estern zwischen 1750 cm^{-1} und 1800 cm^{-1}. Bei Aldehyden ist die Bande meist zwischen 1700 cm^{-1} und 1750 cm^{-1} zu finden.

10.24a C 10.24b A

Die Valenzschwingung von C=C-Doppelbindungen tritt zwischen 1700 cm⁻¹ und 1600 cm⁻¹ auf und ist allerdings nicht sehr intensiv. Bei symmetrischen Alkenen ist die Schwingung nicht IR-aktiv.

Die Valenzschwingung von O–H-Bindungen liegt zwischen 3600 cm⁻¹ und 3100 cm⁻¹ und ist sehr intensiv und oft auch sehr breit. Dies ist auf die Gegenwart von Wasserstoffbrücken zwischen verschiedenen Moelkülen zurückzuführen, die die Bindungsstärke der O–H-Bindung verändern.

10.24c E

Zur Beantwortung dieser Frage muß man nur wissen, daß Aldehyde die typische Bande der C=O-Valenzschwingung im Bereich zwischen 1750 cm⁻¹ und 1700 cm⁻¹ zeigen.

10.25 D Das Spektrum zeigt folgende charakteristische Banden:

Wellen-zahl, Form	Zuord-nung	Strukturelement
3030 cm⁻¹ (w)	$\nu(C\text{-}H)$	Valenzschwingungen aromatischer bzw. olefinischer C-H-Bindungen
2920 cm⁻¹ (w)	$\nu(C\text{-}H)$	Valenzschwingungen aliphatischer C-H-Bindungen
2217 cm⁻¹ (ss, sp)	$\nu(C\equiv N)$	Valenzschwingung der C≡N-Dreifachbindung. Die Wellenzahl könnte auch für ein Alkin sprechen, dann müßte die Bande aber sehr schwach sein.
1607 cm⁻¹ (sp) 1508 cm⁻¹ (sp)	$\nu(C\text{=}C)$	Valenzschwingungen eines Aromaten
817 cm⁻¹ (ss, sp)	Γ	out-of-plane-Schwingung eines Aromaten

Diese Banden können nur bei Verbindung **D** (p-Methylbenzonitril) auftreten. Allein die Bande der Nitril-Gruppe genügt für eine sichere Zuordnung, da nur diese Verbindung eine Nitril-Gruppe hat. Nur diese Verbindung hat eine aromatische Teilstruktur.

10.26 E Das Spektrum zeigt folgende charakteristische Banden:

Wellenzahl, Form	Zuord-nung	Strukturelement
3080 cm⁻¹ (w)	$\nu(C\text{-}H)$	Valenzschwingungen aromatischer bzw. olefinischer C-H-Bindungen
3000 cm⁻¹ - 2900 cm⁻¹	$\nu(C\text{-}H)$	Valenzschwingungen aliphatischer C-H-Bindungen
1745 cm⁻¹ (ss)	$\nu(C\text{=}O)$	Valenzschwingung einer Carbonyl-Gruppe
1650 cm⁻¹ (w, sp)	$\nu(C\text{=}C)$	Valenzschwingung eines Aromaten oder einer C=C-Doppelbindung
1240 cm⁻¹ (ss)	$\nu(C\text{-}O)$	Valenzschwingung einer C-O-Einfachbindung (hier Säure oder Ester)

Diese Banden können nur bei Verbindung **E** auftreten. Allein die Carbonyl-Bande genügt hier für eine sichere Zuordnung.

10.27 A Das Spektrum zeigt folgende charakteristische Banden:

Wellenzahl, Form	Zuord-nung	Strukturelement
3000 cm⁻¹ - 2850 cm⁻¹	$\nu(C\text{-}H)$	Valenzschwingungen aliphatischer C-H-Bindungen
1450 cm⁻¹ (s, sp)	$d(CH_2)$	evtl. CH₂-Deformationsschwingungen

Im Spektrum sind nur wenige Banden zu finden. Mit Sicherheit zuzuordnen ist nur die Bande unterhalb 3000 cm⁻¹ von Valenzschwingungen aliphatischer C-H-Bindungen.

Eine Lösung der Aufgabe ist aber im Ausschlußverfahren leicht möglich.

zu (B) Phenol müßte die Banden des Aromaten (C=C-Valenzschwingungen bei 1500 cm⁻¹ und 1600 cm⁻¹, aromatische C-H-Valenzschwingungen oberhalb 3000 cm⁻¹ sowie Banden der Γ-Schwingungen) und die Bande der OH-Valenzschwingung zeigen.

zu (C) Essigsäureethylester zeigt die Bande der Carbonyl-Valenzschwingung bei ca. 1600 bis 1700 cm⁻¹.

zu (D) Im Spektrum von Ethanol müßte die Bande der OH-Valenzschwingung zu sehen sein.

zu (E) Aceton zeigt die Bande der Carbonyl-Valenzschwingung bei ca. 1600 bis 1700 cm^{-1}.

10.28 E

Die Anwesenheit einer breiten Bande einer O–H- oder N–H-Valenzschwingung bei 3600 cm^{-1} bis 3300 cm^{-1} genügt hier, um die Auswahl auf Isopropanol einzuschränken.

10.29 A

Die intensive Bande bei 1600 cm^{-1} zeigt eine Carbonyl-Gruppe an, so daß die Auswahl auf Alanin und Aceton eingeschränkt wird.

Bei 3400 cm^{-1} ist eine breite Bande einer O–H- oder N–H-Valenzschwingung zu erkennen; deshalb kommt nur Alanin als Antwort in Frage.

Die scharfen Banden zwischen 1400 cm^{-1} und 1300 cm^{-1} können C–O-Valenzschwingungen und O–H-Deformationsschwingungen sein, die auch nur bei der Carbonsäure möglich sind.

10.30 A

Die Bande der Valenzschwingung einer Carbonyl-Gruppe ist im IR-Spektrum jeder Carbonyl-Verbindung als intensive Bande zu sehen. Bei Abwesenheit dieser Carbonyl-Bande kann die untersuchte Probe mit großer Sicherheit keine Carbonyl-Gruppen enthalten.

10.31 A   10.32 B

zu (A) Die Bande der N-H-Valenzschwingung eines quartären Ammoniumsalzes erscheint bei Wellenzahlen kleiner als 3000 cm^{-1}. Da die N-H-Bindung auf Grund der positiven Ladung am Stickstoff-Atom gegenüber der in einem neutralen Amin geschwächt ist, wird weniger Energie zur Anregung benötigt. Im Amin liegt die $n(N-H)$ bei 3300 cm^{-1} bis 3700 cm^{-1}.

zu (B) Die Bande der C-N-Valenzschwingung einer Nitril-Gruppe erscheint als scharfe Bande bei ca. 2300 cm^{-1} - 2200 cm^{-1}. Sie ist oft schwach, aber meist charakteristisch, da in diesem Bereich der Spektrums sonst keine Absorptionsbanden auftreten.

zu (C) Bei 1700 cm^{-1} erscheint die Bande der Valenzschwingung einer Carbonyl-Gruppe. In diesem Molekül ist keine Carbonyl-Gruppe vorhanden.

zu (D) Banden bei 1550 cm^{-1} und 1350 cm^{-1} liegen im Fingerprint-Bereich und sind Gerüstschwingungen des Moleküls zuzuordnen (z.B. Deformationsschwingungen von Alkyl-Gruppen). Eine scharfe Bande bei 1550 cm^{-1} könnte noch die Valenzschwingung eines aromatischen Kernes sein.

zu (E) Scharfe und intensive Bande um 700 cm^{-1} sind meist out-of-plane-Schwingungen eines Aromaten oder eines Alkens.

10.33 D   10.34 B

Aromatische Ringe geben sich im IR-Spektrum durch meist mehrere schwache, aber scharfe Banden ihrer Gerüstschwingung zwischen 1600 cm^{-1} und 1450 cm^{-1} zu erkennen. Diese Banden entsprechen der C–C-Valenzschwingung, die aber nicht für jede Bindung einzeln auftritt, sondern eine gekoppelte Schwingung des Aromaten ist.

Die C≡N-Valenzschwingung der Nitrile tritt zwischen 2200 cm^{-1} und 2200 cm^{-1} in Erscheinung.

10.35 B

zu (2) Helium ist ein Edelgas. Es besteht aus einzelnen Atomen und zeigt daher kein Schwingungs- oder Rotationsspektrum.

zu (1), (3), (4), (5) Nur Moleküle, die IR-aktive Schwingungen besitzen, zeigen Absorptionen im IR-Spektrum. Eine Schwingung ist dann IR-aktiv, wenn sich das Dipolmoment des Moleküls im Verlauf der Schwingung ändert.

Zweiatomige Moleküle können nur eine (symmetrische) Valenzschwingung ausführen. Wenn das Molekül aus zwei gleichen Atomen besteht, so besitzt es kein Dipolmoment und bekommt auch während der Schwingung keines. Die Schwingung ist daher nicht IR-aktiv und die Moleküle zeigen keine Absorptionsbanden im IR-Spektrum.

Die Energien der Valenzschwingungen der elementaren Gase liegen in dem Bereich, der vom IR-Spektrum erfaßt wird. Die Moleküle zeigen deshalb Absorptionen im Raman-Spektrum.

Ein anderes Verhalten zeigen diatomige Moleküle aus zwei verschiedenen Elementen (z.B. H-Cl, C=O). Die symmetrische Valenzschwingung dieser

Moleküle ist IR-aktiv und führt zu intensiven Banden im IR-Spektrum.

Distickstoffmonoxid (N_2O: N=N=O) ist ein dreiatomiges lineares Molekül, das ein großes Dipolmoment besitzt. Es sind mehrere Schwingungen möglich, die IR- bzw. Raman-aktiv sind.

Molekül	IR-Banden	Raman-Banden
H_2	-	4160 cm^{-1}
N_2	-	2331 cm^{-1}
O_2	-	1555 cm^{-1}
F_2	-	892 cm^{-1}
Cl_2	-	556 cm^{-1}
HCl	2886 cm^{-1}	2886 cm^{-1}
CO	2145 cm^{-1}	2145 cm-1
N_2O	589 cm^{-1}	
	1285 cm^{-1}	1286 cm^{-1}
	2224 cm^{-1}	2223 cm^{-1}

10.36 E 10.37 E

Alle Möglichkeiten sind richtig (☞ 10.2.1).

10.38 A 10.39 D 10.40 B 10.40a C
10.41 E

Da von IR-Licht Schwingungen von kovalenten chemischen Bindungen angeregt werden können, zeigen alle Substanzen, die chemische Bindungen enthalten oder aus Molekülen bestehen, IR-Absorptionen. Als IR-durchlässige Materialien werden deshalb **binäre Salze** (meist Alkalihalogenide) verwendet, die rein ionisch aufgebaut sind und keine kovalenten Bindungen enthalten.

Quarz besteht zwar nicht aus Molekülen, die Atome im Kristall sind aber durch kovalente Bindungen miteinander verknüpft (Si-O-Si-O-Ketten). Quarz kann deshalb nicht als Material für Küvetten und optische Bauteile im IR-Spektrometer verwendet werden.

Auch **Teflon** ist ungeeignet, da es ein organisches Polymer ist (ein Makromolekül) und deshalb IR-Strahlung absorbiert.

10.42 B

Der Preßling muß aus einem IR-durchlässigen Material hergestellt sein. Salze, die Molekülionen enthalten, zeigen auch Absorptionen im IR-Bereich und sind daher ungeeignet.

Die Preßlinge werden aus Kaliumbromid hergestellt, weil KBr unter Druck zerfließt und eine einheitliche glasklare Masse bildet, die keine Kristalle mehr enthält und völlig IR-durchlässig ist.

10.43 E 10.44 D

Der Meßbereich üblicher IR-Spektrometer reicht von 700 cm^{-1} bis 4000 cm^{-1}. Innerhalb dieses Bereichs liegen die meisten charakteristischen Valenz- und Deformationsschwingungen organischer Moleküle.

10.45 E

Das Arzneibuch schlägt zur Eichung des Spektrometers das Spektrum eines Polystyrolfilms vor. Polystyrol zeigt scharfe Absorptionsbanden, die z.T. so dicht beieinander liegen, daß auch das Auflösungsvermögen des Meßgerätes überprüft werden kann.

10.46 C

Zur quantitativen Auswertung eines IR-Spektrums muß die registrierte Transmission in die logarithmische Größe Absorption umgerechnet werden (☞ Kap. 10.4).

Es gilt das Lambert-Beersche Gesetz:

$$A = \log_{10} \frac{I}{I_0}$$

$$A = \varepsilon \cdot c \cdot b$$

A: Absorption
ε: Extinktionskoeffizient
c: Konzentration
b: Schichtdicke der Probe

Die Schichtdicke kann statt mit dem Symbol b auch mit d gekennzeichnet werden. Statt dem molaren Extinktionskoeffizienten ε wird im Arzneibuch meist die spezifische Absorption $A_{1cm}^{1\%}$ verwendet. Statt der Intensitäten kann auch die Transmission T_0 und T Verwendung finden, da der Bruch I_0/I denselben Wert besitzt wie der Bruch T_0/T.

Nach den Rechenregeln für Logarithmen ist der Logarithmus eines Bruchs gleich der Differenz der Logarithmen von Zähler und Nenner:

$$\log \frac{I_0}{I} = \log I_0 - \log I$$

zu (A), (B) Der logarithmische Zusammenhang ist nicht richtig wiedergegeben.

zu (C) Die Lösung **C** ergibt nach Umformen das korrekte Lambert-Beersche Gesetz.

zu (D) Da im Bruch (innerhalb des Logarithmus) Zähler und Nenner vertauscht sind, stimmt hier das Vorzeichen nicht. Es gilt:

$$\log \frac{a}{b} = -\log \frac{b}{a}$$

10.47 D   10.48 B   10.49 E

Die quantitative Auswertung des IR-Spektrums muß nach dem Lambert-Beerschen-Gesetz durchgeführt werden. Im Spektrum registriert wird aber die Transmission. Deshalb muß zuerst die Basisline bestimmt werden. Dann kann T und T_0 abgelesen und das Verhältnis T_0/T berechnet werden. Der Logarithmus dieses Verhältnisses ist proportional zur Konzentration. Mit der Transmission formuliert, lautet das Lambert-Beersche Gesetz:

$$c = const \cdot lg \frac{T_0}{T}$$

Nach den Rechenregeln für Logarithmen kann dies auch folgendermaßen formuliert werden:

$$c = const \cdot (lg\, T_0 - lg\, T)$$

12   Kernspinresonanz-Spektroskopie

12.1 D

zu (D) In der NMR-Spektroskopie wird die Umorientierung der magnetischen Momente der Atomkerne im Magnetfeld des Spektrometers registriert.

zu (A) Rotationen von Molekülen in gasförmigen Proben werden mit der Mikrowellenspektroskopie untersucht.

zu (B) Die Energie von Molekülschwingungen liegt im IR-Bereich des Spektrums.

zu (C) Elektronenspektroskopie wird mit UV/VIS-Licht durchgeführt.

zu (D) Zur Ionisierung von Molekülen ist mehr Energie erforderlich, als bei den normalen spektroskopischen Methoden verwendet wird.

12.2 A

Die Atomkerne sind durch die Elektronen des Atoms abgeschirmt, so daß das lokale Magnetfeld am Ort des Atomkerns schwächer ist, als das vom Spektrometer erzeugte Feld. Je nach Zahl und Art der chemischen Bindungen, die ein Atom im Molekül eingeht, wird diese Abschirmung mehr oder weniger geschwächt – man sagt „der Kern wird entschirmt". Da dieser Effekt von der chemischen Umgebung jedes Atoms abhängt, zeigen die Kerne eines Moleküls unterschiedliche Resonanzfrequenzen.

12.3 C

Die Messung der Kernspinresonanz erfolgt im Bereich der Radiofrequenzen. Deshalb ist sowohl ein Sender als auch ein Empfänger unverzichtbar. Ein homogenes Magnetfeld ist nötig, um einen Energieunterschied zwischen den verschiedenen Spineinstellungen zu erreichen. Ohne Magnetfeld gibt es keine bevorzugte Ausrichtung der Kernspins.

Mit Strahlung im Mikrowellenbereich läßt sich Rotationsspektroskopie betreiben. Die Strahlung ist um vieles energiereicher als die beim NMR benötigte (s. Abb. 1.3 im Lehrbuchteil).

12.4 E

Voraussetzung für ein NMR-Experiment ist, daß der zu untersuchende Atomkern ein magnetisches Moment besitzt. Das hat er nur, wenn seine Kernspinquantenzahl ungleich Null ist.

Günstig für ein NMR-Experiment ist eine große Empfindlichkeit des Kerns. Als relative Empfindlichkeit werden normalerweise das magnetogyrische Verhältnis (in der Literatur auch als gyromagnetisches Verhältnis bezeichnet) und die Häufigkeit eines Kernes im natürlichen Isotopengemisch zusammengefaßt. Beides sollte möglichst groß sein (☞ Tab. 10.1).

Deshalb sind alle Auswahlmöglichkeiten richtig.

12.5 B

Beide Aussagen sind richtig, die Kombination ist falsch.

Der ^{2}H-Kern zeigt eine Kernspinresonanz. Deuterierte Lösungsmittel werden in der NMR-Spektroskopie aber deshalb verwendet, weil die Resonanzfrequenz von Deuterium außerhalb des registrierten Spektrums liegt, und deshalb nicht zu sehen ist.

12.6 C 12.7 E 12.8 E 12.9 E 12.10 C

12.11 D 12.11a D 12.11b E 12.11c B

12.12 E 12.13 E

Atomkern	Kernspinquantenzahl I
^{1}H	1/2
^{2}H (= D)	1
^{12}C	0
^{13}C	1/2
^{14}N	1
^{15}N	1/2
^{16}O	0
^{17}O	5/2
^{18}O	0
^{19}F	1/2
^{31}P	1/2
^{32}S	0
^{33}S	3/2

Grundsätzlich sind alle Atomkerne einer NMR-Messung zugänglich, deren Kernspinquantenzahl nicht Null ist. Deshalb sind alle Kerne erfaßbar, von denen im natürlichen Isotopengemisch ein Isotop mit $I \neq 0$ vorkommt.

Das Sauerstoff-Isotop ^{17}O kommt nur zu 0,04 % vor und kann daher nicht erfaßt werden.

12.14 B

Im Tetramethylsilan haben alle Kohlenstoff- und Wasserstoffatome exakt die gleiche chemische Umgebung und liefern deshalb im NMR-Spektrum jeweils nur ein einziges Signal. Dieses Signal wird zur Nullpunkteinstellung der Skala verwendet.

12.14a C

Von den Sauerstoffisotopen ^{16}O, ^{17}O und ^{18}O hat nur ^{17}O eine Spinquantenzahl $\neq 0$. Dieses Isotop kommt aber nur zu 0,04 % im natürlichen Isotopengemisch vor.

12.15 B 1 ppm heißt ein Millionstel Teil (10^{-6}). 1 ppm von 60 MHz (= $60 \cdot 10^6$ Hz) ist deshalb 60 Hz.

$$0,5 \; ppm \; = \; 0,5 \cdot 10^{-6} \cdot 60 \cdot 10^6 \; = \; 30 \; Hz$$

12.16 D

Die Resonanzfrequenz eines Kernes ist proportional zur Magnetfeldstärke (☞ Abb. 12.3). Wenn die Feldstärke verdoppelt wird ergibt sich deshalb eine doppelte Resonanzfrequenz.

Die chemische Verschiebung δ der Protonen von TMS im ^{1}H-NMR ist dagegen bei allen Feldstärken exakt Null, weil TMS der Standard ist, auf den die δ-Werte bezogen werden.

12.17 E

Die Resonanzfrequenz eines Kernspins ist proportional zur Magnetfeldstärke (bzw. korrekt ausgedrückt zur Stärke der magnetischen Induktion). Um eine 4fach höhere Resonanzfrequenz zu erhalten, muß deshalb des Magnetfeld 4-mal so stark sein.

12.18 A

Einen großen Informationsgehalt enthalten die NMR-Spektren der Kerne, von denen viele im Molekül vorhanden sind. Das sind i.a. die ^{1}H- und die ^{13}C-NMR-Spektren. NMR-Spektren anderer Kerne werden meist registriert, um spezielle analytische Fragen (z.B. Geometrie des Moleküls in der Umgebung eines Heteroatoms) zu klären.

12.19 E 12.20 A

Ethylbromid besitzt eine CH_3-Gruppe und eine benachbarte CH_2Br-Gruppe. Durch die Spin-Spin-Kopplung mit den zwei Protonen der CH_2Br-Gruppe wird das Signal der CH_3-Gruppe in 3 Linien aufgespalten (Triplett). Das Signal der CH_2Br-Gruppe wird entsprechend in 4 Linien aufgespalten (Quartett). Das ^{1}H-NMR-Spektrum entspricht in etwa dem von Iodethan (☞ Abb. 10.5), nur daß die chemischen Verschiebungen auf Grund der größeren Elektronegativität von Brom etwas größer sind.

12.21 D   12.22 A

Tiefes Feld ist gleichbedeutend mit starker Entschirmung, einer großen Resonanzfrequenz bzw. großen Werten für die chemische Verschiebung δ. Eine starke Entschirmung wird durch Elektronenziehende Nachbargruppen oder durch Anisotropieeffekte erreicht.

zu 12.21   Die stärkste Entschirmung der Methylgruppe wird in dieser Liste durch das benachbarte Sauerstoff-Atom erreicht.

zu 12.22   Auch hier wird die stärkste Entschirmung der Methylgruppe durch das benachbarte Sauerstoff-Atom verursacht. Ein Heteroatom mit einer Bindung mit mehr Abstand führt auch noch zu einer – weniger starken – Entschirmung gegenüber einer benachbarten Methylengruppe.

14   Grundlagen der Chromatographie

14.1 B   14.2 C

DC und PC ergeben ein inneres Chromatogramm, säulenchromatographische Verfahren (GC, HPLC) ein äußeres (☞ 14.1.4).

14.3 A

Bei allen chromatographischen Methoden werden eine stationäre und eine mobile Phase zur Auftrennung verwendet (☞ 14). Das Trennprinzip (Adsorption oder Verteilung) hängt dagegen von der verwendeten stationären Phase ab (☞ 14.1.3).

zu (4)   Absorptionsvorgänge sind keine Bestandteile chromatographischer Verfahren, sie spielen bei spektroskopischen Methoden eine Rolle.

14.4 D

zu Aussage 1   Die Formel zur Berechnung der theoretischen Trennstufenzahl gilt sowohl für die HPLC als auch für die Gaschromatographie (☞ 14.2.3)

zu Aussage 2   Die Halbwertsbreite eines Peaks ist eine Funktion der Trennleistung der Säule und der Retentionszeit. Die Halbwertsbreite nimmt aufgrund von Verteilungs- und Diffusionsvorgängen mit zunehmender Retentionszeit zu.

14.5 C   ☞ Abb. 18.5.

14.6 C

Wie aus der Van Deemter-Kurve abzulesen ist, hängt die Trennleistung einer Säule von der Geschwindigkeit der mobile Phase ab. Aus dem Verlauf der Kurve (☞ Abb. 18.2) ist jedoch zu ersehen, daß keine lineare Beziehung zwischen der Zahl der theoretischen Trennstufen (als Maß für die Trennleistung) und der Trägergasgeschwindigkeit besteht.

14.7 D

zu Aussage 1   Wie aus dem Verlauf der van Deemter-Kurve abzulesen ist, besteht keine lineare Beziehung zwischen dem Höhenäquivalent einer theoretischen Trennstufe und der linearen Trägergasgeschwindigkeit.

zu Aussage 2   Je höher die Trägergasgeschwindigkeit ist, desto länger ist der Säulenabschnitt, der zur Einstellung des Verteilungsgleichgewichts benötigt wird, da die Substanz mit einer größeren Geschwindigkeit durch das Säulenbett transportiert wird.

14.8 C

Die Gerade, die man bei der Standardzumischmethode erhält, entspricht im Prinzip einer Eichgerade bei der externen Standardmethode, welche durch die in der Probe enthaltenen Substanz in y-Richtung verschoben ist. Bei einer blindwertfreien Signalgröße entspricht folglich die Strecke OT dem Signal der reinen Substanz (d.h. ohne Zumischung des Standards). Die Stoffmenge, welche diesem Signal entspricht, läßt sich über die Strecke SO ermitteln.

14.9 E

Alle 3 Größen sind allgemeine chromatographische Kenngrößen (☞ 14.2.3).

14.10 C

zu Aussage 1 Die Trennstufenhöhe gibt die Strecke einer Trennsäule an, die für einen theoretischen Übergang zwischen mobiler und stationärer Phase benötigt wird. Die Trennstufenhöhe ist eine Funktion der Trennstufenzahl und der Säulenlänge. Da die Trennleistung einer Säule von der Trennstufenzahl bzw. Trennstufenhöhe abhängt, ist die Trennstufenhöhe ein Parameter um die Trennleistung einer Säule zu beschreiben.

zu Aussage 2 Je höher die Trennstufenzahl (also die Trennleistung) einer Säule ist, desto kleiner ist die Trennstrecke auf der ein theoretischer Übergang stattfindet, d.h. desto geringer ist die Trennstufenhöhe.

14.11 A

zu (1) Als interner Standard wird eine Substanz bezeichnet, welche zur Quantifizierung einer Probe zugesetzt wird und die sich qualitativ von den zu analysierenden Probekomponenten unterscheidet.

zu (2) Ein inneres Chromatogramm entsteht dann, wenn für das chromatographische Ergebnis die zurückgelegte Trennstrecke nach einer bestimmten Zeit erfaßt wird. In der Regel trifft dies für die Papier- oder Dünnschichtchromatographie zu. Bei den säulenchromatographischen Verfahren wird dagegen die Zeit erfaßt, die zum Transport einer Substanz entlang der Trennstrecke (Säulenlänge) benötigt wird; man erhält ein äußeres Chromatogramm.

14.12 B

Zur Charakterisierung des chromatographischen Verhaltens von Substanzen eignen sich generell Kenngrößen, welche die Adsorption bzw. Verteilung von Substanzen direkt oder indirekt beschreiben.

zu (A) Der Rf-Wert charakterisiert das chromatographische Verhalten, da er bei einem gegebenen Fließmittel von der Affinität einer Substanz zur stationären Phase abhängt.

zu (B) Die Austauschkapazität beschreibt nicht das chromatographische Verhalten, sondern ist ein Maß für die Probenmenge, die auf die Säule gegeben werden kann.

zu (C), (D) und (E) Sowohl die relative Retention als auch die Nettoretentionszeit und der scheinbare Verteilungskoeffizient sind Kenngrößen für das chromatographische Verhalten. Dagegen wäre die Totzeit keine Kenngröße für das chromatographische Verhalten, da diese lediglich die Aufenthaltszeit einer Substanz in der mobilen Phase beschreibt, und die ist bei einem säulenchromatographischen Verfahren für alle Probenkomponenten gleich groß.

14.13 E

Sowohl die Trennstufenzahl als auch die relative Retention und das Auflösungsvermögen beschreiben, wie gut zwei Substanzen voneinander getrennt sind (Kap. 14.2.3). Allerdings stellen weder die relative Retention noch das Auflösungsvermögen eine allgemeine Angabe der Trennleistung dar, sondern sind lediglich zur Charakterisierung einer bestimmten Trennung geeignet. Dagegen ist die Trennstufenzahl ein allgemeines Maß für die Trennleistung einer bestimmten Säule.

14.14 C

Der scheinbare Verteilungskoeffizient ist ein Maß für das chromatographische Verhalten einer Substanz in der Größenausschlusschromatographie. Er beschreibt die Verteilung einer Substanz zwischen dem Volumen der freien mobilen Phase und dem Porenvolumen.

14.14a A

Die relative Retention beschreibt das Retentionsverhalten einer Substanz in der Gaschromatographie.

14.15 B

Die Abhängigkeit der Trennleistung einer Säule von der linearen Trägergasgeschwindigkeit lässt sich über die Van-Deemter-Kurve beschreiben. Üblicherweise wird dabei die Trennstufenhöhe (HETP) gegen die lineare Trägergasgeschwindigkeit aufgetragen (vgl. Kap. 18.5.1). Hier wird jedoch die Abhängigkeit der Trennstufenzahl gegen die Trägergasgeschwindigkeit aufgetragen. Deshalb ergibt sich ein Kurvenverlauf wie in Antwort (B).

14.16 C

zu (1), (2) Die Van-Deemter-Gleichung beschreibt die Abhängigkeit der HETP von der linearen Fließgeschwindigkeit, nicht jedoch von der Volumenfließgeschwindigkeit. Sowohl die lineare Fließgeschwindigkeit als auch die Trennstufenhöhe (HETP) gehen in die Gleichung ein (Kap. 18.5.1).

zu (3) Da die Teilchengröße z.B. in den A-Term der Van-Deemter-Gleichung eingeht, ist diese Aussage richtig.

14.17 B

Die Verweilzeit einer Substanz in der stationären Phase entspricht der Nettoretentionszeit, welche durch die Strecke B gekennzeichnet wird.

14.17a A

Die Verweilzeit einer Substanz in der mobilen Phase entspricht der Totzeit (Strecke A). C beschreibt die Bruttoretentionszeit, welche der Summe der Aufenthaltszeiten einer Substanz in mobiler und stationärer Phase entspricht. D markiert die Peakbreite in halber Höhe.

14.18 D

zu Aussage 1 Die genaue Dosierung des injizierten Volumens ist bei der Quantifizierung mittels internem Standard nicht nötig, da die Quantifizierung auf dem Verhältnis der Peakflächen von Probe (Arzneistoff) und internem Standard beruht. Das Stoffmengenverhältnis (bzw. das Verhältnis der Peakflächen) wird durch unterschiedliche Injektionsvolumina nicht beeinflusst.

zu Aussage 2 Die Aussage ist korrekt. Für die Quantifizierung müssen die Peakflächen von Internem Standard und Arzneistoff herangezogen werden.

14.19 A

Zutreffend sind die Möglichkeiten, die bei symmetrischen Peaks ein Maß für die Peakflächen darstellen. Das ist unter bestimmten Voraussetzungen (Kap. 14.3) die Peakhöhe und das Produkt aus Peakhöhe und Halbwertsbreite.

14.20 C

zu (1) Die Trennleistung chromatographischer Systeme (egal ob GC oder HPLC) hängt von der Fließgeschwindigkeit der mobilen Phase ab. Mathematisch wird dieser Zusammenhang von der Van-Deemter-Gleichung beschrieben.

zu (2) Je kleiner die Teilchengröße und je homogener die Verteilung der Teilchengröße der stationären Phase ist, desto höher ist die Trennleistung.

zu (3) Die Empfindlichkeit des Detektors wirkt sich auf die Höhe des Peaks im Chromatogramm aus, nicht jedoch auf die Trennleistung.

14.21 B

Säulenchromatographische Verfahren wie die GC oder HPLC ergeben in der Regel ein äußeres Chromatogramm, während dünnschichtchromatographische Verfahren wie die DC oder HPTLC ein inneres Chromatogramm liefern.

15 Stationäre Phasen und deren Elutionsverhalten

15.1 D
Umkehrphasen besitzen einen lipophilen Charakter (☞ 15.1.4), daher steigt das Elutionsvermögen der mobilen Phase mit der Lipophilie. Erhöhung der Polarität des Fließmittels führt somit zu einer Verminderung der Elutionskraft und folglich zu längeren Retentionszeiten.

15.2 A   15.3 B

Je polarer ein Lösungsmittel ist, desto höher ist dessen Elutionsvermögen an einer polaren stationären Phase. Eine Aufstellung, bei der die Lösungsmittel nach ihrem Elutionsvermögen geordnet sind, bezeichnet man als eluotrope Reihe (☞ Tab 15.2).

15.4 E Die Austauschkapazität von 10 g des Ionenaustauschers beträgt 5 mmol/g · 10 g = 50 mmol. 50 mmol Chlorid entprechen 50 · 35,5 mg = 1775 mg Cl⁻.

15.5 C Da das Eluat mit HCl titriert wird, muß auf der Säule ein Austausch eines Ions gegen ein alkalisch reagierendes Ion wie z.B. OH⁻ stattfinden. Die Austauschreaktion läuft somit wie folgt ab:

2 Austauscher⁺OH⁻ + Na₂SO₄ →

2 Austauscher⁺ SO₄²⁻ + 2 NaOH

Bei der Säulenfüllung handelt es sich also um einen basischen Anionenaustauscher.

15.6 C Das Retentionsvolumen von Substanzen hängt bei der Ausschlußchromatographie von der Molekülmasse bzw. Molekülgröße ab. Es besteht eine lineare Beziehung zwischen dem **Logarithmus der Molekülmasse** (aber nicht der Molekülmasse alleine) und dem scheinbaren Verteilungskoeffizient K_D bzw. dem Nettoretentionsvolumen (V_e-V_0) (☞ 15.3.2).

Dennoch ist die zweite Aussage nicht eindeutig, da bei der Ausschlußchromatographie die Elutionsvolumina als lineare Funktion der Molekülmassen *darstellbar* sind, wenn die Molekülmassen im Diagramm logarithmisch aufgetragen werden.

Die eindeutige Formulierung müßte daher lauten: „weil bei der Ausschlußchromatographie eine lineare Beziehung zwischen den Elutionsvolumina und den Molekülmassen besteht."

15.7 E Zur näherungsweisen Bestimmung von Molekülmassen eignen sich chromatographische Verfahren, bei denen die Trennung auf Siebeffekten beruht (z.B. die Ausschlußchromatographie). Als stationäre Phasen können u.a. Agarose- oder Dextrangele verwendet werden. Ungeeignet sind dagegen Kieselgel, Kieselgur oder Umkehrphasen, da die Trennung an diesen Phasen nicht auf der Molekülgröße sondern auf der Polarität der Substanzen beruht.

15.8 E Kleinere Moleküle werden bei der Ausschlußchromatographie später eluiert, da das Porenvolumen, welches den kleineren Molekülen zur Verfügung steht, größer ist, und diese Substanzen

somit langsamer durch das Säulenbett transportiert werden (☞ 15.3.1).

15.9 E

zu Aussage 1 Kleinere Moleküle werden bei der Ausschlußchromatographie später eluiert (Begründung siehe Antwort zu Frage 15.8)

zu Aussage 2 Die Trennung von Substanzen mittels Ausschlußchromatographie beruht auf dem größenabhängigen Ausschluß von Verbindungen von den Poren der stationären Phase und nicht auf Adsorptionvorgängen. Bei Adsorptionsvorgängen spielt vor allem die Polarität von Substanzen eine Rolle und nicht die Molekülgröße.

15.10 B ☞ 15.3.2.

15.11 D

zu Aussage 1 Bei der Austauschreaktion stellt sich ein Gleichgewicht zwischen den verschiedenen Kationen ein. Um den Austauscher in die saure Form zu überführen, muß die Salzsäure im Überschuß zugesetzt werden.

zu Aussage 2 Ein Kationenaustauscher kann Metallionen gegen Protonen austauschen, da beide eine positive Ladung tragen.

15.12 B Als Kenngrößen für das chromatographische Verhalten eignen sich Größen, die in direkter oder indirekter Weise das Verhältnis der Aufenthaltszeiten einer Substanz in mobiler und stationärer Phase beschreiben. Zu diesen Größen zählen der Rf-Wert, die relative Retention, die Nettoretentionszeit und der scheinbare Verteilungskoeffizient.

zu (B) Die Austauschkapazität eines Ionenaustauschers gibt an, wieviel Substanz auf die Säule aufgetragen werden kann, beschreibt aber nicht das chromatographische Verhalten.

15.13 D

zu (1), (3) Wird Kaliumnitrat auf einen sauren Kationenaustauscher gegeben, so werden die Protonen des Kationenaustauschers gegen Kalium ausgetauscht. Die eluierten Protonen lassen sich dann mit NaOH-Maßlösung titrieren.

zu (2), (4) Bei einem basischen Anionenaustauscher wird Nitrat an den Austauscher gebunden und setzt im Austausch Hydroxidionen frei. Die eluierten Hydroxidionen lassen sich mit Salzsäure-Maßlösung titrieren.

15.14 C

Da das Eluat mittels Salzsäure-Maßlösung titriert werden soll, eignet sich nur der basische Anionenaustauscher. An dem basischen Anionenaustauscher wird das Methylsulfat gegen Hydroxidionen ausgetauscht. Die eluierten Hydroxidionen lassen sich anschließend mit Salzsäure titrieren.

15.15 D

Unter Umkehrphasenchromatographie versteht man chromatographische Trennungen unter Verwendung von unpolaren, chemisch modifizierten stationären Phasen wie z.B. einer C8-, C18- oder Phenylphase (☞ Kap.15.1.4).

15.16 E

Zu (1) Die Trennung aufgrund unterschiedlicher Molekülmassen erfolgt z.B. in der Größenausschlusschromatographie.

Zu (2) Die Trennung aufgrund unterschiedlicher pKa-Werte erfolgt z.B. in der Ionenaustauschchromatographie. Die Ladung eines Moleküls hängt vom Protonierungsgrad d.h. vom pKs-Wert der Substanz und vom pH-Wert der mobilen Phase ab. Mit Hilfe eines pH-Gradienten lassen sich Substanzen an Ionenaustauschersäulen entsprechend ihrem pKs-Wert eluieren.

Zu (3) Die Trennung aufgrund der Lipophilie erfolgt z.B. bei Verwendung von Kieselgel oder Umkehrpasen als stationärer Phase.

Zu (4) Die Trennung aufgrund spezifischer Affinität erfolgt in der Affinitätschromatographie (Kap. 15.4).

15.17 E

Die Molekülmasse ist ein wichtiger Parameter für die Trennung in der Ausschlusschromatographie, die Löslichkeit bei der Verteilungschromatographie, die Polarität bei der Adsorptionschromatographie und der pKa-Wert bei der Ionenaustauschchromatographie.

15.18 C

Bei der Normalphasenchromatographie steigt die Elutionskraft eines Fließmittels mit zunehmender Polarität an (eluotrope Reihe ☞ Kap. 15.1.5).

15.19 C

Bei der Umkehrphasenchromatographie steigt die Elutionskraft eines Fließmittels mit zunehmender Lipophilie an (eluotrope Reihe ☞ Kap. 15.1.5).

15.20 C

Die Affinität gegenüber Kieselgel erhöht sich mit zunehmender Polarität der funktionellen Gruppen, da Kieselgel eine polare stationäre Phase darstellt.

15.21 D

zu (A) Kationenaustauscher enthalten fixierte -SO_3H-Gruppen. Diese reagieren allerdings sauer.

zu (B) Kovalent gebundene OH-Gruppen kommen in vielen stationären Phasen vor, nicht jedoch in stark basischen Ionenaustauschern.

zu (C) Primäre Aminogruppen kommen in schwachen Kationenaustauschern vor.

zu (D) Stark basische Ionenaustauscher enthalten quartäre Ammoniumreste und Hydroxidionen können als Gegenionen auftreten.

zu (E) Fixierte Carboxylgruppen kommen in schwachen Anionenaustauschern (z.B. Carboxymethylphasen, Tab 15.1) vor.

15.22 E

Ein stark basischer Anionenaustauscher enthält kovalent gebundene quartäre Ammoniumgruppen. Daher treffen die Aussagen (A) bis (D) nicht zu.

zu (E) In der OH$^-$-Form kann ein Anionenaustauscher bei der Gehaltsbestimmung von NaCl verwendet werden, da die Hydroxidionen gegen Chlorid ausgetauscht werden. Die freigesetzten Hydroxidionen lassen sich z.B. anschließend mit Salzsäure titrieren.

15.23 C

Nichtmodifiziertes Kieselgel besitzt polare Oberflächeneigenschaften, Aussage zwei ist daher falsch. Aufgrund des hydrophilen Charakters des Kieselgels besitzen polare Lösungsmittel eine höhere Elutionskraft als lipophile. Somit führt eine Erhöhung der Polarität des Fließmittels zu einer Verkürzung der Retentionszeit, da das hydrophile Fließmittel besser mit den Bindungsstellen an der stationären Phase konkurrieren kann und somit die Aufenthaltsdauer der Substanz in der stationären Phase abnimmt.

15.24 D

Für diese Gehaltsbestimmung eignet sich der saure Kationenaustauscher. An dieser stationären Phase werden die Natriumionen gegen Protonen ausgetauscht, die anschließend mit der NaOH-Lösung titriert werden können.

15.25 B

Das Elutionsvermögen mobiler Phasen an Kieselgel nimmt mit steigender Polarität zu und steigt folglich von Petrolether, Diethylether usw. bis Wasser an.

15.26 E

Alle genannten Eigenschaften von Molekülen lassen sich für die chromatographische Trennung ausnutzen.

zu (1)   Die Trennung aufgrund unterschiedlicher Polarität der Substanzen erfolgt z.B. an Kieselgel oder verschiedenen Umkehrphasen.

zu (2)   Bei der Papierchromatographie erfolgt z.B. die Trennung aufgrund der unterschiedlichen Verteilung von Substanzen in nicht mischbaren Phasen. Die Trennung beruht v.a. auf Verteilungsvorgängen zwischen der mobilen Phase und der Hydratschicht der Cellulose.

zu (3)   Bei der Größenausschlusschromatographie erfolgt die Trennung der Substanzen aufgrund unterschiedlicher Molekülgröße.

zu (4)   Ein Beispiel für die Nutzung von Ionenaustauschvorgängen für die chromatographische Trennung ist die Ionenaustauschchromatographie.

15.27 A

zu (1)   Kationenaustauscher besitzen fixierte negative Ladungen an der Oberfläche. Als Ladungsträger eignen sich u.a. Sulfonat- oder Carboxylatgruppen.

zu (2)   Die Natriumionen können gegen andere Kationen ausgetauscht werden. Das Ausmaß des Austauschs hängt dabei von der Konzentration der Kationen ab.

zu (3)   Salzsäure ist geeignet, da Salzsäure in Wasser zu H_3O^+ und Cl^- dissoziiert und H_3O^+ als Kation andere Kationen wie Na^+ austauschen kann.

zu (4)   Die Austauschkapazität nimmt mit steigender Stärke der sauren funktionellen Gruppen zu und nicht ab.

15.28 E

Bei jeder chromatographischen Trennung kommt es aufgrund von Diffusionsvorgängen und statistischen Verteilungsvorgängen zwischen mobiler und stationärer Phase mit zunehmender Retentionszeit zur Verbreiterung der Substanzzone.

15.29 C

Molekülmassen lassen sich in der Größenausschlusschromatographie, pKa-Werte in der Ionenaustauschchromatographie, die Lipophilie in der Adsorptionschromatographie und die spezifische Affinität in der Affinitätschromatographie für die Trennung ausnutzen. Dagegen lassen sich unterschiedliche Normalpotentiale zwar für die selektive Detektion ausnutzen, nicht jedoch für die chromatographische Trennung von Substanzen.

15.30 C

Die Adsorptionsaffinität an Kieselgel steigt mit zunehmender Polarität der funktionellen Gruppen an, also von $-CH_3$ zu $-COOH$.

16 Dünnschicht-chromatographie

16.1 A ☞ Kap. 16.5

16.2 B

zu (A), (B) Der R_{St}-Wert ist definiert als der Quotient aus der Laufstrecke der zu untersuchenden Substanz und der Laufstrecke der Standardsubstanz, was dem Quotienten der beiden Rf-Werte entspricht (☞ 16.5).

zu (C) Der Rf-Wert liegt definitionsgemäß zwischen 0 und 1. Da es sich beim R_{St}-Wert um den Quotienten zweier Rf-Werte handelt, kann der R_{St}-Wert im Gegensatz zum Rf-Wert auch Werte größer 1 annehmen.

zu (D) Der R_{St}-Wert beschreibt das relative Laufverhalten zweier Substanzen und hat nichts mit der Strömungsgeschwindigkeit der mobilen Phase zu tun.

zu (E) Ist die Laufstrecke von Standard und der Probensubstanz identisch, dann nimmt der R_{St}-Wert den Wert von 1 an. Je besser die beiden Substanzen voneinander getrennt sind, desto mehr weicht der Wert von 1 ab. Ist die Laufstrecke des Standards kleiner als die der untersuchten Substanz, so ergibt sich ein R_{St}-Wert > 1.

16.3 C

Aufgrund von Diffusions- und statistischen Verteilungsvorgängen nimmt der Durchmesser eines Flecks mit zunehmendem Rf-Wert zu. Dadurch wird die Substanzkonzentration innerhalb des Flecks erniedrigt, die Nachweisgrenze der Substanz verschlechtert sich.

16.4 A

zu (1) Bei Kieselgel gilt: je höher die Polarität des Fließmittels ist, desto besser ist das Elutionsvermögen und desto höher werden die Rf-Werte.

zu (2) Je unpolarer eine Substanz ist, desto weniger wird sie vom Kieselgel adsorbiert, desto höher wird folglich der Rf-Wert.

zu (3) Je höher die Aktivität des Sorbens ist, desto besser werden die Substanzen adsorbiert und desto kleiner ist der Rf-Wert.

zu (4) Je niedriger der Wassergehalt von Kieselgel ist, desto höher ist die Aktivität des Kieselgels, der Rf-Wert wird daher erniedrigt (☞ 16.1.2).

16.5 E

zu (A) Je unpolarer eine Substanz ist, desto weniger wird sie vom Kieselgel adsorbiert, desto höher ist folglich der Rf-Wert.

zu (B) Für polare Stoffe, die sehr gut von Kieselgel adsorbiert werden, muß eine mobile Phase mit hoher Elutionskraft (also mit hoher Polarität, siehe eluotrope Reihe 15.1.5) verwendet werden.

zu (C) Polare Fließmittel besitzen an Kieselgel eine höhere Elutionskraft als unpolare und setzen die Wechselwirkung zwischen Substanz und polarer stationärer Phase herab.

zu (D) Bei Stoffen mittlerer Polarität eignet sich ein Fließmittel mittlerer Polarität, welches u.a. durch Mischen von polaren und unpolaren Lösungsmitteln hergestellt werden kann.

zu (E) Die Elutionseigenschaften der mobilen Phase sind eine Funktion der Summe der Eigenschaften der einzelnen Komponenten. Es ist daher für die Trennung von polaren und unpolaren Verbindungen keineswegs zwingend notwendig, ein Fließmittelgemisch aus polaren und unpolaren Fließmitteln zu verwenden.

16.6 E

Alle 3 Methoden sind prinzipiell möglich, wobei jedoch Antwort (1) eher eine semiquantitative Methode darstellt (☞ Kap. 16.7).

16.7 C

Die dünnschichtchromatographische Trennung kann mit oder ohne Kammersättigung durchgeführt werden. Die Kammersättigung beeinflußt jedoch die chromatographische Trennung bzw. das chromatographische Ergebnis (☞ 16.2.2).

16.8 A

Eine Erhöhung des Rf-Wertes tritt auf, wenn die Aufenthaltsdauer einer Substanz in der mobilen Phase erhöht wird, bzw. die Aufenthaltsdauer in der stationären Phase erniedrigt wird.

zu (1) Je größer die Polarität des Fließmittels ist, desto höher ist dessen Elutionskraft bei einer polaren stationären Phase wie Kieselgel, d.h. die Aufenthaltsdauer der Substanz in der mobilen Phase und der Rf-Wert nehmen zu.

zu (2) Je höher die Polarität einer Verbindung ist, desto besser wird sie von der polaren Oberfläche des Kieselgels adsorbiert, die Aufenthaltsdauer in der stationären Phase nimmt daher zu, der Rf-Wert nimmt ab.

zu (3) Die Aktivität ist ein Maß für das Adsorptionsvermögen des Kieselgels. Erhöhung der Aktivität führt zu einer stärkeren Adsorption von Substanzen an die stationäre Phase (Kieselgel) und somit zu niedrigeren Rf-Werten.

zu (4) Die relative Feuchte beeinflußt die Aktivität des Kieselgels. Je höher die relative Feuchte ist, desto geringer ist die Aktivität der stationären Phase, der Rf-Wert nimmt zu.

16.9 A

Größere Laufstrecken vermindern die Nachweisgrenze, da die Fleckgröße mit steigendem Rf-Wert zunimmt. Da sich die Substanz über eine größere Fläche verteilt, nimmt die maximale Substanzkonzentration im Substanzfleck ab, so daß mehr Substanz auf die DC-Platte aufgetragen werden muß, um nach erfolgter Auftrennung noch ein Signal zu bekommen.

16.10 B

zu (B) Cyclohexan/Wasser ist nicht als Fließmittel für die Dünnschichtchromatographie geeignet, da die beiden Lösungsmittel nicht miteinander mischbar sind.

16.11 C

Damit sich eine Substanz mit Kieselgelplatten, die mit Fluoreszenzindikator imprägniert sind, detektieren lässt, muss sie im UV-Bereich absorbieren, d.h. einen Chromophor besitzen. Sowohl Benzoesäure, Zimtsäure, Benzaldehyd als auch Acetophenon besitzen einen Phenylring, der als Chromophor dient. Dagegen weist Essigsäure im relevanten UV-Bereich keine Absorption auf und kann somit nicht detektiert werden.

16.12 A

Der Rf-Wert in der Dünnschichtchromatographie ist definiert als der Quotient aus der Laufstrecke der Substanz (h) und der Laufstrecke des Fließmittels (l).

16.13 C   16.13a B   16.14 C

Alle Parameter, welche die Aufenthaltszeiten einer Substanz in der mobilen bzw. stationären Phase beeinflussen, verändern das Retentionsverhalten und somit den Rf-Wert. Dazu gehören z.B. Veränderungen der Polarität der stationären und mobilen Phase, der Temperatur und des Dissoziationsgrads einer Substanz.

zu (C) Die Nachweisgrenze des Detektionsmittels beeinflusst die visuelle Fleckgröße, nicht jedoch die Lage des Flecks.

zu (D) Temperaturänderungen wirken sich z.B. auf Adsorptionsvorgänge an einer stationären Phase wie Kieselgel aus.

zu (E) Veränderungen des Dissoziationsgrads einer Verbindung führen zu Änderungen der Polarität oder Ladung der Verbindung.

17   Hochleistungs-Flüssigkeitschromatographie

17.1 A
Unter isokratischer Elution versteht man die Elution von Verbindungen bei konstanter Fließmittelzusammensetzung. Wird die Fließmittelzusammensetzung während eines chromatographischen Laufs verändert, so spricht man von Gradientenelution (☞ 17.2.1).

17.2 D

zu (A), (B) und (C) Mit zunehmender Retentionszeit werden die Peaks breiter. Da sich die injizierte Substanz über einen größeren Bereich verteilt, nimmt die Peakhöhe ab. Die Peakfläche (eine Funktion der Peakbreite und der Peakhöhe) hängt lediglich von der injizierten Substanzmenge ab, bleibt also in diesem Fall konstant.

zu (D) Das Produkt aus Peakbreite und Retentionszeit liefert keine Aussage zur Stoffmenge, da die Retentionszeit stoffmengenunabhängig ist und von den Substanzeigenschaften, der stationären und der mobilen Phase abhängt.

zu (E) Sowohl der Rf-Wert als auch die Retentionszeit charakterisieren das Verteilungsverhalten einer Substanz zwischen mobiler und stationärer Phase. Beide Angaben hängen von den Eigenschaften der Substanz ab und liefern eine ähnliche Information.

17.3 A

Unter isokratischer Elution versteht man die chromatographische Trennung mit konstanter Zusammensetzung des Fließmittelgemisches. Wird dagegen die Zusammensetzung des Fließmittels während der chromatographischen Trennung geändert, so handelt es sich um einen Fließmittelgradienten.

17.4 C

zu (A) Die konstante Zusammensetzung der mobilen Phase wird als isokratische Elution bezeichnet.

zu (B), (C) Unter Gradientenelution versteht man in der Regel den kontinuierlichen Zusatz eines Lösungsmittels mit höherer Elutionskraft zur mobilen Phase. Bei der schrittweisen Veränderung der Temperatur spricht man von einem Temperaturgradienten, so dass Antwort C die beste Lösung darstellt.

17.5 E

Alle genannten Methoden sind als allgemeine Detektionsverfahren in der HPLC geeignet. Die Refraktometrie bildet die Grundlage für den Brechungsindexdetektor, die Photometrie für den UV/VIS-Detektor, die Fluorometrie für den Fluoreszenzdetektor und die Amperometrie für den elektrochemischen Detektor.

17.6 D

Der elektrochemische Detektor lässt sich bei säulenchromatographischen Verfahren mit flüssiger mobiler Phase einsetzen. Unter den genannten chromatographischen Verfahren trifft dies nur auf die Hochdruckflüssigkeitschromatographie (HPLC) zu.

18 Gaschromatographie

18.1 E Siehe Abb. 18.1 im Lehrbuch.

18.2 C

Die Entwicklungskammer ist ein Bestandteil der DC, die anderen Geräteteile sind Bestandteile eines Gaschromatographen (siehe Abb. 18.1 im Lehrbuch).

18.3 B Die Nettoretentionszeit entspricht der Aufenthaltszeit einer Substanz in der stationären Phase (☞ 14.2.2).

18.4 C

zu (1), (2) Bei einem Gaschromatogramm wird das Detektorsignal (= Schreiberausschlag, y-Achse) gegen die Retentionszeit (x-Achse) aufgetragen, die Bezeichnungen sind daher richtig.

zu (3), (4) Die Totzeit entspricht der Retentionszeit des Luftpeaks, die Halbwertbreite der Peakbreite in halber Höhe, daher sind beiden Angaben in der Abbildung vertauscht.

zu (5) Die Peakhöhe ist ein Maß für die Signalintensität.

18.5 A

zu (1) und (2) Da der Temperaturgradient bei 0 min anfängt, wird die Trenntemperatur bei beiden Verbindungen während der Elution erhöht. Somit verkürzt sich die Retentionszeit von beiden Verbindungen.

zu (3) Das Verhältnis der Peakhöhen bleibt nicht konstant, da das Verhältnis der Retentionszeiten und somit das Verhältnis der Peakhalbwertsbreiten verändert wird.

18.6 A

zu (1) und (2) Ethanol und Methanol führen höchstwahrscheinlich zu einem unterschiedlichen Respons des Detektors, Peakhöhe und Fläche sind folglich verschieden.

zu (3) Da beide Substanzen unterschiedliche Retentionszeiten besitzen, liegen unterschiedliche Halbwertbreiten vor.

18.7 B

zu (1) Erhöhung des Teilchendurchmessers des Trägermaterials führt zur Verschlechterung der Trennleistung der Säule (☞ 14.2.1)

zu (2) Eine große Schichtdicke der Trennflüssigkeit führt zwar zu einer hohen Beladbarkeit der Säule, sie wirkt sich aber negativ auf die Trennleistung aus.

zu (3) Je regelmäßiger das Trägermaterial geformt ist, desto höher ist die Trennleistung. Eine hohe Trennleistung zeichnet sich nicht durch breite, sondern durch möglichst schmale Peaks aus.

18.8 C

Polarimeterdetektoren sind in der Flüssigchromatographie aber nicht in der GC üblich.

18.9 E

Die Messung der Wärmeleitfähigkeit ist ein physikalisches Verfahren, welches die Substanz nicht verändert. Alle anderen Verfahren beruhen auf chemischen Veränderungen (Elektronenaufnahme, Verbrennung usw.) der Substanz.

18.10 A Prinzip des FID ☞ 18.4.1.

18.11 D

zu (1), (2) und (3) Die Peakfläche und die Peakhöhe sind ein Maß für die injizierte Substanzmenge. Alle Verfahren, die eine Aussage zu diesen beiden Parametern liefern, können zur quantitativen Auswertung herangezogen werden. Dazu gehört die direkte Bestimmung der Peakhöhe, das Ausschneiden und Wägen der Peaks als Maß für die Peakfläche oder die Berechnung der Peakfläche über das Produkt aus Peakhalbwertbreite und Peakhöhe

zu (4) und (5) Retentionszeit und Peakbasisbreite liefern keine Aussage über die injizierte Substanzmenge.

18.12 C

Die Totzeit ist die Aufenthaltszeit einer Substanz in der mobilen Phase. Die Nettoretentionszeit entspricht der Aufenthaltsdauer in der stationären Phase, die Bruttoretentionszeit der Summe der Aufenthaltszeiten in der stationären und mobilen Phase. Die Aufenthaltszeiten von Substanzen im Einspritzblock und im Detektor gehen zwar in die Totzeit mit ein, ihr prozentualer Anteil an der Totzeit ist jedoch in der Regel gering.

18.13 E

Die Brennbarkeit einer Verbindung ist Voraussetzung für die Detektion mittels FID. Bei Kohlenstoffverbindungen nimmt die Brennbarkeit mit zunehmender Oxidationsstufe des Kohlenstoffs ab. Daher sind die oben aufgeführten Verbindungen mit einem FID gar nicht oder nur sehr schlecht zu detektieren.

18.14 D

Die Anordnung des Strömungsmessers ist falsch, da dieser zur Messung der Trägergasgeschwindigkeit in den Trägergasstrom eingebracht werden muß.

18.15 C

zu (1), (3) Eine stärkere Verdampfung erreicht man entweder durch Erhöhung der Verdampfungstemperatur oder durch Derivatisierung der Probensubstanz, wenn das Derivat leichter flüchtig ist als die Ausgangsverbindung.

zu (2) Die Lyophilisation beschleunigt die Lösungsgeschwindigkeit von Substanzen in bestimmten Lösungsmitteln, sie hat aber keinen Einfluß auf den Dampfdruck einer gelösten Verbindung.

18.16 D

Die Retentionszeit von n-Alkanen nimmt mit steigender C-Zahl aufgrund der steigenden Siedepunkte der Verbindungen zu, daher ist Aussage 2 richtig. Zwischen der Kettenlänge (C-Zahl) und der Retentionszeit besteht aber keine lineare sondern eine logarithmische Beziehung (log t_s ~ C-Zahl; t_s = Nettoretentionszeit). Daher haben aufeinanderfolgende

Glieder einer homologen Reihe nicht dieselben Retentionszeitdifferenzen.

18.17 C

Der Rst-Wert in der Dünnschichtchromatographie gibt das relative Retentionsverhalten einer Substanz im Vergleich zu einer Standardsubstanz an und entspricht somit der relativen Retention in der Gaschromatographie.

18.18 D

Bei einer Erhöhung der Ofentemperatur nimmt die Verweilzeit einer Substanz in der stationären Phase ab. Dadurch kommt es zu einer Verkürzung der Retentionszeit und folglich zu einem *geringeren* Abstand zwischen den Peaks. Verbunden mit der Abnahme der Retentionszeit kommt es zu einer Abnahme der Peakbreite.

18.19 C

zu (A) Bei der Erhöhung der Ofentemperatur kommt es zur Abnahme der Verweilzeit einer Substanz in der stationären Phase. Somit nimmt die Nettoretentionszeit ab.

zu (B) Die Verkürzung der Retentionszeit bewirkt eine Abnahme der Peak-Halbwertbreite.

zu (C) Die Säulenkapazität hat nichts oder nur wenig mit der Trenntemperatur zu tun. Die Säulenkapazität wird durch die Abmessungen der Säule, d.h. Innendurchmesser der Kapillare und Schichtdicke der stationären Phase (=Trennflüssigkeit) bestimmt.

zu (D) Die Verkürzung der Retentionszeit führt zum einen zu einer Reduktion der Retentionszeit und der Peak-Halbwertbreite, andererseits nimmt die Peakhöhe zu.

zu (E) Wegen der temperaturbedingten Volumenzunahme der mobilen Phase kommt es in der Gaschromatographie bei der Erhöhung der Trenntemperatur zu einer Verkürzung der Totzeit.

18.20 C

zu (1) Die van-Deemter-Gleichung beschreibt die Abhängigkeit der theoretischen Trennstufenhöhe von der linearen Trägergasgeschwindigkeit. Graphisch lässt sich dieser Zusammenhang über die van-Deemter-Kurve (Kap. 18.5.1) darstellen.

zu (2), (3) Wie man aus dem Verlauf der van-Deemter-Kurve entnehmen kann, nimmt HETP bei kleineren und größeren Trägergasgeschwindigkeiten als der optimale Wert zu. Aussage (3) ist daher falsch.

zu (4) Die optimale Trägergasgeschwindigkeit muss individuell für jedes Trägergas ermittelt werden.

18.21 C

In die Berechnung der Anzahl der theoretischen Böden geht die Retentionszeit und die Peakbreite in halber Peakhöhe ein (Kap. 14.2.3).

zu (1) Die Differenz der Retentionszeiten von 2 Substanzen geht in die Berechnung der Auflösung ein.

zu (2) Die Peakhöhe wird zur Quantifizierung einer Substanz herangezogen.

zu (3) Das Verhältnis der Peakhöhen von 2 Substanzen wird zur Quantifizierung mittels internem Standard verwendet.

18.22 B

zu (A) Alle Parameter, die den Übergang von der stationären Phase in die mobile Phase und umgekehrt beeinflussen wie z.B. die Art des Trägergases, wirken sich auf die Trennleistung und somit auf die Trennstufenhöhe aus.

zu (B) Je größer die Trennleistung ist, desto größer ist die Anzahl der theoretischen Trennstufen, aber desto kleiner wird die Trennstufenhöhe. Die Trennstufenhöhe entspricht der Säulenlänge, auf der ein theoretischer Übergang zwischen stationärer und mobiler Phase stattfindet.

zu (C) Die Aussage ist richtig, da die Steigung der Van-Deemter-Kurve bei niedrigen Trägergasgeschwindigkeiten größer ist.

zu (D,E) Die Aussagen sind richtig und ergeben sich aus dem U-förmigen Verlauf der Van-Deemter-Kurve.

18.23 A

Die Derivatisierung von Probesubstanzen dient in der Gaschromatographie zur Überführung schwer flüchtiger Probesubstanzen in leichter verdampfbare Derivate.

18.24 E

Die Methylierung von Aminen mit überschüssigem Methyljodid führt zur Bildung quartärer Amine, die weniger flüchtig sind als primäre Amine. Das Verfahren eignet sich somit nicht zur Vorbehandlung der Proben.

18.25 B 18.26 B

Die Derivatisierung von Fettsäuren erfolgt in der Regel mit Diazomethan, was zur Bildung der entsprechenden Methylester führt. Anhydride wie Acetanhydrid oder Trifluoressigsäureanhydrid und Halogenalkylsilane wie Trimethylchlorsilan werden zur Derivatisierung von Alkoholen und Aminen benutzt. Trichlormethylsilan und Tetramethylsilan werden allerdings nicht zur Derivatisierung verwendet.

18.27 B

Die Beschreibung entspricht den Funktionsprinzip des Flammenionisationsdetektors (Kap. 18.4.1)

18.27a A

Die Beschreibung entspricht dem massenselektiven Detektor. Beim massenselektiven Detektor werden die Probenmoleküle in der Ionisierungskammer ionisiert und fragmentiert. Die geladenen Molekülfragmente werden anschließend durch ein elektrisches Feld beschleunigt und in einem magnetischen oder elektrischen Feld getrennt und dann registriert (Kap. 13).

18.28 B

Wärmeleitfähigkeitsdetektoren, IR-Detektoren und Brechzahldetektoren sind zwar universell einsetzbare Detektoren, sie besitzen aber eine geringe Empfindlichkeit. Mit den Flammenionisationsdetektoren lassen sich zwar viele Substanzen mit hoher Empfindlichkeit nachweisen, allerdings ergeben

gerade stark halogenierte Verbindungen mit diesem Detektor nur ein schwaches Signal. Der Elektroneneinfangdetektor eignet sich zum Nachweis geringer Mengen halogenierter Verbindungen aufgrund der hohen Elektronenaffinität dieser Substanzen (Kap 18.4.2).

18.29 A

Aufgrund seines Funktionsprinzips (Kap 18.4.3) kann der Wärmeleitfähigkeitsdetektor nur bei gasförmigen mobilen Phasen (d.h. in der GC) eingesetzt werden.

18.30 C

Mit dem Wärmeleitfähigkeitsdetektor wird die Änderung der Wärmeleitfähigkeit erfasst, welche durch die Probesubstanzen im Vergleich zum reinen Trägergasstrom verursacht wird (Kap. 18.4.3).

18.31 E

Bei dem beschriebenen Detektor handelt es sich um den Flammenionisationsdetektor, der ausschließlich in der Gaschromatographie eingesetzt wird.

18.32 D

Mit dem Flammenionisationsdetektor lassen sich Verbindungen detektieren, die brennbar sind und somit bei der Verbrennung Ionen und Radikale liefern, die anschließend als Strom registriert werden können. Von den genannten Verbindungen lässt sich daher Wasser nicht detektieren, Dichlormethan lässt sich noch einigermassen detektieren während sich Cyclohexan, n-Hexan und Toluen mit dem FID sehr gut nachweisen lassen.

18.33 B

Aufgrund seines Funktionsprinzips kann der Flammenionisationsdetektor nur mit gasförmigen mobilen Phasen, d.h. in der Gaschromatographie eingesetzt werden.

18.34 C

Es werden von den genannten Gasen nur Helium und Stickstoff verwendet. Luft enthält Sauerstoff, der die meisten Trennflüssigkeiten zerstören würde.

Daher eignet sich Sauerstoff nicht als Trägergas in der GC.

18.35 C

Siehe Antwort zu Frage 18.34. Acetylen eignet sich aufgrund seiner physikalisch-chemischen Eigenschaften nicht als Trägergas. Es wird dagegen z.B. in der AAS als Brenngas eingesetzt.

18.36 E

Siehe Antwort zu Frage 18.34. Wasserstoff wird in der GC manchmal als Trägergas eingesetzt wenn ein Wärmeleitfähigkeitsdetektor verwendet wird. Wasserstoff besitzt eine hohe Wärmeleitfähigkeit, was sich positiv auf die Nachweis-Empfindlichkeit des Detektors auswirkt (Kap. 18.4.3).

18.37 E

Siehe Antworten zu den Fragen 18.34–18.36.

18.38 E

zu (1) Je größer HETP ist, desto geringer ist die Anzahl der theoretischen Trennstufen bei einer GC-Trennung und desto kleiner ist folglich die Trennleistung. Es sollte jedoch erwähnt werden, dass dieser Zusammenhang nicht nur in der GC besteht, sondern für alle chromatographischen Trennungen gilt.

zu (2) Die optimale Trägergasgeschwindigkeit hängt von der Art des verwendeten Trägergases ab, da das Trägergas z.B. verschiedene Parameter, die in die Van Deemter-Gleichung eingehen, beeinflusst.

zu (3) Aufgrund des u-förmigen Verlaufs der Van-Deemter-Kurve führen Abweichungen von der optimalen Trägergasgeschwindigkeit (zu höheren **und** niedrigeren Werten) zu einem Anstieg der HETP.

18.39 D

Voraussetzung für diese Berechnung ist allerdings, dass die Kalibriergerade linear ist, und durch den Ursprung geht. Die Kalibriergerade ist linear, wenn eine lineare Beziehung zwischen der Substanzkonzentration und dem Detektorsignal besteht.

18.40 B

Die Gesamtretentionszeit entspricht der Summe von Nettoretentionszeit (=Aufenthaltszeit in der stationären Phase) und Totzeit (=Aufenthaltszeit in der mobilen Phase) ($t_{dr} = t_r + t_d$). Daraus ergibt sich, dass die Nettoretentionszeit der Differenz von Bruttoretentionszeit und Totzeit entspricht.

18.41 A

Der Flammenionisationdetektor erfasst die bei der Verbrennung einer Probesubstanz entstehenden Ionen, da diese bei dem angelegten elektrischen Feld zum Stromfluss zwischen den Elektroden führen.

18.42 E

Alle Parameter, welche die Aufenthaltszeit einer Substanz in der mobilen bzw. stationären Phase beeinflussen, führen zu Veränderungen der Gesamtretentionszeit.

zu (1) Mit zunehmender Temperatur verkürzt sich die Aufenthaltszeit einer Substanz in der stationären Phase, die Retentionszeit nimmt ab.

zu (2) Die Erhöhung der Trägergasgeschwindigkeit führt zur Verkürzung der Retentionszeit.

zu (3), (4) Die Polarität der stationären Phase und der Dampfdruck der Probesubstanz beeinflussen die Aufenthaltszeit des Analyten in der stationären Phase und somit die Gesamtretentionszeit.

18.43 B

Siehe auch die Antworten zu den Fragen 18.34–18.37.

18.44 E

Alle Parameter, welche die Aufenthaltszeit einer Substanz in der mobilen bzw. stationären Phase beeinflussen, führen zu Veränderungen der Gesamtretentionszeit (vgl. Frage 18.42).

zu (E) Die Art des Detektors beeinflusst die Art der nachzuweisenden Verbindungen aber nicht die Retentionszeit.

18.45 C

Detektor, Einspritzvorrichtung, Strömungsregler und Säulenofen sind Bestandteile eines Gaschromatographen (Kap. 18.1).

zu (C) Ein Polarisator ist Bestandteil eines Polarimeters.

18.46 C

Bei der Verwendung eines Wärmeleitfähigkeitsdetektors werden häufig Helium oder Wasserstoff als Trägergase verwendet, da beide Gase eine hohe Wärmeleitfähigkeit besitzen, so dass die Erniedrigung der Wärmeleitfähigkeit durch Analyte bei den beiden Trägergasen am ausgeprägtesten ist. Dies führt im Vergleich zu anderen Trägergasen (z.B. Stickstoff) zu einer höheren Empfindlichkeit des Detektors.

18.47 A

zu (1), (2) Für die quantitative Auswertung eignet sich einerseits unter bestimmten Bedingungen die Peakhöhe. Andererseits kann die Quantifizierung über die Peakfläche erfolgen, die sich aus dem Produkt von Peakhöhe und Halbwertsbreite näherungsweise berechnen lässt.

zu (3), (4) Die Retentionszeit steht in keiner Relation zur applizierten Substanzmenge, die beiden Antworten sind daher falsch.

18.48 B

Siehe die Antworten zu den Fragen 18.34–18.37.

18.49 C

Alle Parameter, welche die Aufenthaltszeit einer Substanz in der mobilen bzw. stationären Phase beeinflussen, führen zu Veränderungen der Retentionszeit (vgl. Frage 18.42).

zu (C) Die Empfindlichkeit des Detektors beeinflusst die Höhe des Peaks im Chromatogramm, aber nicht die Retentionszeit.

19 Grundlagen der Elektrochemie

19.1 E 19.1a C

Die Zersetzungsspannung ist eine Eigenschaft des Elektrolyten und deshalb unabhängig von der angelegten äußeren Spannung.

Die Zersetzungsspannung hängt von den Redoxpotentialen der im Elektrolyten gelösten Ionen ab und nicht von deren Leitfähigkeit.

Die Zersetzungsspannung ist nicht gleich der Summe der Normalpotentiale von Anoden- und Kathodenreaktion, da die Elektrodenpotentiale konzentrationsabhängig sind. Zusätzlich treten bei den meisten Elektrodenreaktionen Überspannungen auf, weshalb die Zersetzungsspannung meist etwas größer ist als die Summe der Elektrodenpotentiale.

19.2 E

Alle drei Aussagen sind richtig.

Die Zersetzungsspannung ist (näherungsweise) die Differenz der Elektrodenpotentiale von Anode und Kathode. Die Elektrodenpotentiale lassen sich mit der Nernstschen Gleichung berechnen. Die Nernstsche Gleichung beinhaltet eine Abhängigkeit von den Konzentrationen, der Temperatur und dem Normalpotential.

19.3 A

Beide Aussagen und die Kombination sind richtig.

Da Fe^{3+} stabilere Komplexe mit Fluorid bildet als Fe^{2+}, sinkt die Konzentration an freien Fe^{3+}-Ionen stärker als die an freien Fe^{2+}-Ionen wenn F^- zum Elektrolyt zugegeben wird. Das Redoxpotential wird deshalb negativer. Die Nernstsche Gleichung lautet:

$$E = E^0 + 0{,}059 \cdot \log \frac{c\,(Fe^{3+})}{c\,(Fe^{2+})}$$

Wenn das Verhältnis $c(Fe^{3+})/cFe^{2+})$ kleiner wird, dann wird auch E kleiner.

19.4 A

zu (A) Wenn sich eine Elektrode im elektrochemischen Gleichgewicht befindet, dann ändern sich die

Konzentrationen im Elektrolyten nicht; d.h. die elektrochemische Oxidation läuft genauso schnell ab wie die elektrochemische Reduktion. Deshalb muß die anodische Stromstärke gleich der kathodischen Stromstärke sein.

zu (B), (D) Wenn die Aktivitäten von oxidierter und reduzierter Form gleich groß sind, dann ist das Elektrodenpotential gleich dem Normalpotential. Dies ist ein Sonderfall, im Gleichgewicht kann die Elektrode aber auch mit anderen Konzentrationen (Aktivitäten) sein.

zu (C) Der Begriff Halbstufenpotential stammt aus der Polarographie. Wenn im Polarogramm ein Halbstufenpotential gemessen wird, dann sind die Aktivitäten von oxidierter und reduzierter Form gerade gleich groß, die Elektrode befindet sich aber nicht im Gleichgewicht.

zu (D) Wenn die Elektroden eines galvanischen Elements polarisiert sind, dann zeigt das Element eine größere Zersetzungsspannung.

19.5 D

zu (A) Die negative Ladung der Elektrode wird gegenüber der Lösung durch eine Schicht aus K^+-Ionen kompensiert, so daß eine Ladungsdoppelschicht entsteht.

zu (B) Cl^--Ionen sind in der Doppelschicht nicht enthalten.

✔ **Merke**

Das Potential einer Elektrode läßt sich mit der Nernstschen Gleichung berechnen:

$$E = E^0 + \frac{RT}{zF} \cdot \ln \frac{a\,(ox)}{a\,(red)}$$

E	Elektrodenpotential
E^0	Normalpotential
R	Gaskonstante, R = 8,31441 J/(Kmol)
z	Zahl der ausgetauschten Elektronen
F	Faraday-Konstante (Ladung von 1 mol Elektronen), F = 96485 C/mol
$a(ox)$	Aktivität der oxidierten Reaktionspartner
$a(red)$	Aktivität der reduzierten Reaktionspartner

Der Wert der Konstanten RT/F und des Umrechnungsfaktors für den dekadischen Logarithmus ist bei 20 °C

RT/F = 0,058 V, bei 25 °C RT/F = 0,059 V.

---

zu (C) Sie besteht einerseits aus Ladungen im Edelmetall und andererseits aus hydratisierten K^+-Ionen.

zu (D), (E) Eine elektrische Doppelschicht weist die Eigenschaften eines Kondensators auf, da dieser auch aus einer positiv und einer negativ geladenen Platte besteht. Wird eine Wechselspannung an die Elektrode angelegt, so läßt sich die Kapazität der Doppelschicht als Scheinwiderstand eines Kondensators messen.

19.6 C

Die erste Aussage ist richtig; die zweite falsch.

Bei der leistungslosen Messung erfolgt kein Stoffumsatz. Dazu wird entweder eine Gegenspannung angelegt, die der Gleichgewichtsspannung des Galvanischen Elements entspricht (Poggendorffsche Kompensationsmethode) oder die Messung erfolgt mit einem hochohmigen Meßgerät, dessen Widerstand so groß ist (einige Millionen Ohm), daß praktisch kein Strom fließen kann.

Wenn auf die Salzbrücke verzichtet wird, ist der Stromkreis nicht geschlossen und es kann keine Spannung gemessen werden.

19.7 B

Bei der Elektrolyse muß zusätzlich zur Gleichgewichtsspannung noch die **Überspannung** aufgebracht werden. Die Überspannung ist eine Folge der Aktivierungsenergien der Elektrodenreaktionen und tritt v.a. auf, wenn an einer Elektrode ein Gas abgeschieden wird (☞ 19.3.2).

19.8 A 19.9 E

Überspannung: Siehe Kommentar zu Frage 19.7.

Leerlaufspannung: Im stromlosen Zustand kann die Leerlaufspannung gemessen werden. Sobald ein Strom durch den Elektrolyten einer galvanischen Zelle fließt, verändert sich die Spannung.

19.10 D

An einer Elektrode kann sich nur dann ein Redox-Gleichgewicht einstellen, wenn oxidierte und reduzierte Form vorhanden sind. Nur vom Redoxpaar Fe^{3+}/Fe^{2+} sind beide Reaktionspartner vorhanden.

Deshalb ist diese Reaktion potentialbestimmend ($\mathrel{\text{☞}}$ Kap. 26 Voltametrie).

19.11 A

Metalle mit einem großen (positiven) Standardpotential sind *edel*. Sie lösen sich nicht in wäßrigen Säuren, d.h. sie können nicht von H_3O^+ oxidiert werden.

Metalle mit einem kleinen (negativen) Standardpotential sind *unedel*. Sie lösen sich in wäßrigen Säuren, d.h. sie können von H_3O^+ oxidiert werden.

Auch ohne die genauen Normalpotentiale zu kennen kann die Frage beantwortet werden, weil alle unedlen Metalle links und alle edlen rechts von Wasserstoff angeordnet sein müssen.

19.12 B

Der Elektrolyt im Stromschlüssel muß inert sein. Die Ionen dürfen also nicht an Oxidations- oder Reduktionsreaktionen beteiligt sein, da dies die Potentialdifferenz der galvanischen Zelle verfälschen würde. Häufig wird Kaliumchlorid-Lösung als Füllung des Stromschlüssels verwendet. Alle anderen zur Auswahl angegebenen Salze sind entweder oxidierbar oder reduzierbar.

19.13 A

Das Potential einer Konzentrationskette läßt sich einfach, ohne Kenntnis der Normalpotentiale, berechnen ($\mathrel{\text{☞}}$ Merke). Potentialbestimmend ist die Redoxreaktion

$$Fe^{3+} + e^- \rightleftharpoons Fe^{2+}$$

Der Platindraht dient lediglich als Ableitung.

$$\Delta E = \frac{0{,}058}{z} \cdot (\log \frac{a_1\,(ox)}{a_1\,(red)} - \log \frac{a_2\,(ox)}{a_2\,(red)})$$

$$= \frac{0{,}058}{1} \cdot (\log \frac{10^{-3}}{10^{-2}} - \log \frac{10^{-2}}{10^{-1}})$$

$$= 0{,}058 \cdot (\log 10^{-1} - \log 10^{-1})$$

$$= 0{,}058 \cdot (-1 - (-1)) = 0{,}059 \cdot 0$$

$$= 0$$

Merke

✔ **Merke**

Die Spannung zwischen den Elektroden einer Konzentrationskette ist nicht vom Normalpotential der Elektrodenreaktion abhängig:

$$\Delta E = E_1 - E_2$$

$$= E_1^0 + \frac{0{,}058}{z} \cdot \log \frac{a_1\,(ox)}{a_1\,(red)}$$

$$- E_2^0 - \frac{0{,}058}{z} \cdot \log \frac{a_2\,(ox)}{a_2\,(red)}$$

$$\Delta E = \frac{0{,}058}{z} \cdot (\log \frac{a_1\,(ox)}{a_1\,(red)} - \log \frac{a_2\,(ox)}{a_2\,(red)})$$

Nach den Rechenregeln für Logarithmen lassen sich die Logarithmen noch zusammenziehen:

$$\Delta E = \frac{0{,}058}{z} \cdot \log (\frac{a_1\,(ox)}{a_1\,(red)} \cdot \frac{a_2\,(red)}{a_2\,(ox)})$$

19.14 B

Das Potential einer Konzentrationskette läßt sich einfach, ohne Kenntnis der Normalpotentiale, berechnen ($\mathrel{\text{☞}}$ Merke). Potentialbestimmend ist die Redoxreaktion

$$Fe^{3+} + e^- \rightleftharpoons Fe^{2+}$$

Der Platindraht dient lediglich als Ableitung.

$$\Delta E = \frac{0{,}058}{z} \cdot (\log \frac{a_1\,(ox)}{a_1\,(red)} - \log \frac{a_2\,(ox)}{a_2\,(red)})$$

$$= \frac{0{,}058}{1} \cdot (\log \frac{10^{-2}}{10^{-3}} - \log \frac{10^{-3}}{10^{-3}})$$

$$= 0{,}058 \cdot (\log 10^1 - \log 10^0)$$

$$= 0{,}058 \cdot (1 - 0) = 0{,}058 \cdot 1)$$

$$= 0{,}058$$

19.15 E

Das Potential einer Konzentrationskette läßt sich einfach, ohne Kenntnis der Normalpotentiale, berechnen ($\mathrel{\text{☞}}$ Merke). Potentialbestimmend ist die Redoxreaktion

$$Fe^{3+} + e^- \rightleftharpoons Fe^{2+}$$

Der Platindraht dient lediglich als Ableitung.

$$\Delta E = \frac{0{,}058}{1} \cdot (\log \frac{10^{-4}}{10^{-2}} - \log \frac{10^{-2}}{10^{-4}})$$

$$= 0{,}058 \cdot (\log 10^{-2} - \log 10^{2})$$

$$= 0{,}058 \cdot (-2 - 2) = 0{,}058 \cdot -4$$

$$= -0{,}232$$

19.16 A

Das Potential einer Konzentrationskette läßt sich einfach, ohne Kenntnis des Normalpotentials, berechnen (☞ Merke-Kasten). Potentialbestimmend ist die Redoxreaktion

$$Fe^{3+} + e^- \rightleftharpoons Fe^{2+}$$

Der Platindraht dient lediglich als Ableitung.

$$\Delta E = \frac{0{,}058}{1} \cdot (\log \frac{10^{-4}}{10^{-2}} - \log \frac{10^{-5}}{10^{-3}})$$

$$= 0{,}058 \cdot (\log 10^{-2} - \log 10^{-2})$$

$$= 0{,}058 \cdot (-2 + 2)$$

$$= 0$$

Das Potential ist 0 V.

19.17 B

Das Potential einer Konzentrationskette läßt sich einfach, ohne Kenntnis des Normalpotentials, berechnen (☞ Merke-Kasten). Potentialbestimmend ist die Redoxreaktion

$$Fe^{3+} + e^- \rightleftharpoons Fe^{2+}$$

Der Platindraht dient lediglich als Ableitung.

$$\Delta E = \frac{0{,}058}{1} \cdot (\log \frac{10^{-3}}{10^{-2}} - \log \frac{10^{-4}}{10^{-2}})$$

$$= 0{,}058 \cdot (\log 10^{-1} - \log 10^{-2})$$

$$= 0{,}058 (-1 + 2)$$

$$= 0{,}058$$

Das Potential ist 0,058 V.

19.18 A

Das Potential einer Konzentrationskette läßt sich einfach, ohne Kenntnis des Normalpotentials, be-

rechnen (☞ Merke-Kasten). Potentialbestimmend ist die Redoxreaktion

$$Fe^{3+} + e^- \rightleftharpoons Fe^{2+}$$

Der Platindraht dient lediglich als Ableitung.

$$\Delta E = \frac{0{,}058}{1} \cdot (\log \frac{10^{-3}}{10^{-3}} - \log \frac{10^{-2}}{10^{-2}})$$

$$= 0{,}058 \cdot (\log 10^{0} - \log 10^{0})$$

$$= 0{,}058 \cdot (0 - 0)$$

$$= 0$$

Das Potential ist 0 V.

19.19 C

Das Potential einer Konzentrationskette läßt sich einfach, ohne Kenntnis der Normalpotentiale, berechnen (☞ Merke). Potentialbestimmend ist die Redoxreaktion

$$Cu^{2+} + 2\,e^- \rightleftharpoons Cu$$

Die Aktivität des metallischen Kupfers kann gleich Eins gesetzt werden:

$$a(Cu) = a(red) = 1$$

$$\Delta E = \frac{0{,}058}{z} \cdot (\log \frac{a_1\,(ox)}{1} - \log \frac{a_2\,(ox)}{1})$$

$$= \frac{0{,}058}{2} \cdot (\log 10^{-2} - \log 10^{-4})$$

$$= \frac{0{,}058}{2} \cdot (-2\,(-4)) = 0{,}029 \cdot 2 = -0{,}058$$

19.20 D

Das Potential einer Konzentrationskette läßt sich einfach, ohne Kenntnis des Normalpotentials, berechnen (☞ Merke-Kasten). Potentialbestimmend ist die Redoxreaktion

$$Cu^{2+} + 2e^- \rightleftharpoons Cu$$

Die Aktivität des elementaren Kupfers kann gleich eins gesetzt werden.

$$\Delta E = \frac{0{,}058}{2} \cdot (\log \frac{10^{-3}}{1} - \log \frac{10^{-4}}{1})$$

$$= 0{,}029 \cdot (\log 10^{-3} - \log 10^{-4})$$

$$= 0{,}029 \cdot (-3 + 4)$$

$$= 0{,}029$$

Das Potential ist 0,029 V.

19.21 B Das Potential einer Konzentrationskette läßt sich einfach, ohne Kenntnis der Normalpotentiale, berechnen (☞ Merke). Potentialbestimmend ist die Redoxreaktion

$$Ag^+ + e^- \rightleftharpoons Ag$$

Die Aktivität des metallischen Silbers kann gleich Eins gesetzt werden:

$$a(Ag) = a(red) = 1$$

$$\Delta E = \frac{0{,}058}{z} \cdot (\log \frac{a_1\,(ox)}{1} - \log \frac{a_2\,(ox)}{1})$$

$$= \frac{0{,}058}{1} \cdot (\log 10^{-3} - \log 10^{-5})$$

$$= 0{,}058 \cdot (-3 - (-5)) = 0{,}058 \cdot 2$$

$$= 0{,}116$$

19.22 D

Bei einer Silber/Silberchlorid-Elektrode ist die Konzentration an potentialbestimmenden Ag^+-Ionen über das Löslichkeitsprodukt von Silberchlorid an die Chlorid-Konzentration gekoppelt. Die Nernstsche Gleichung einer solchen Elektrode 2. Art vereinfacht sich und das Elektrodenpotential ist nur von der Chlorid-Konzentration abhängig.

$$E = const - 0{,}059 \cdot \log a\,(Cl^-)$$

Die Konstante *const* kann aus den Angaben der Aufgabe ohne Wissen der Normalpotentials von Silber oder des Löslichkeitsprodukts berechnet werden.

$$const = E + 0{,}059 \cdot \log a\,(Cl^-)$$

$$= 0{,}230 + 0{,}059 \cdot \log (1)$$

$$= 0{,}230 + 0$$

$$= 0{,}230$$

Damit wird das gesuchte Potential:

$$E = const - 0{,}059 \cdot \log a\,(Cl^-)$$

$$= 0{,}230 - 0{,}059 \cdot \log (0{,}1)$$

$$= 0{,}230 - 0{,}059 \cdot (-1)$$

$$= 0{,}289$$

Das Potential ist 0,289 V.

19.23 B

Die Differenz der Zersetzungsspannung zu Beginn und am Ende der Elektrolyse ist gleich der Spannung an einer Konzentrationszelle, bei der eine Halbzelle eine $CuSO_4$-Lösung von 1 mol/l und die andere eine $CuSO_4$-Lösung von $1 \cdot 10^{-6}$ mol/l enthält. Die Spannungsdifferenz ergibt sich deshalb analog zu der einer Konzentrationskette:

$$\Delta E = \frac{0{,}058}{z} \cdot (\log \frac{a_1\,(ox)}{1} - \log \frac{a_2\,(ox)}{1})$$

$$= \frac{0{,}058}{2} \cdot (\log 1 - \log 10^{-6})$$

$$= 0{,}029 \cdot (0 - (-6)) = 0{,}029 \cdot 6$$

$$= +0{,}175$$

Die Zersetzungsspannung ist am Ende einer Elektrolyse **immer größer** als zu Beginn, da die Kupfer-Abscheidung umso schwieriger ist, je weniger Cu^{2+}-Ionen im Elektrolyten sind.

19.24 D

Die Berechnung des Redoxpotentials kann mit der Nernstschen Gleichung erfolgen. Wenn 9 % des Fe^{2+} zu Fe^{3+} oxidiert wurden, beträgt das Verhältnis der Konzentrationen (das in die Nernstsche Gleichung einzusetzen ist):

$$\frac{c\,(Fe^{3+})}{c\,(Fe^{2+})} = \frac{9\,\%}{91\,\%} \approx \frac{1}{10}$$

Das Normalpotential ist in der Aufgabe angegeben. Als Elektrodenpotential ergibt sich:

$$E = E^0 + \frac{RT}{zF} \cdot \ln \frac{c\,(ox)}{c\,(red)}$$

$$E = 0{,}75 + 0{,}058 \cdot \log \frac{1}{10}$$

$$= 0{,}75 + 0{,}058 \cdot (-1)$$

$$= 0{,}75 - 0{,}058$$

$$= 0{,}692$$

19.25 D

In der Lösung liegen zwei Redox-Paare vor:

$$x\ Ox_1 + z\ e^- \rightleftharpoons x\ Red_1$$

$$y\ Ox_2 + z\ e^- \rightleftharpoons y\ Red_2$$

Das Redoxpotential beider Reaktionen läßt sich zu jedem Zeitpunkt einer Titration mit der Nernstschen Gleichung aus den aktuellen Konzentrationen berechnen. Am Äquivalenzpunkt sind die Konzentrationen von oxidierter und reduzierter Spezies jeweils genau gleich groß. Dann haben nur noch die stöchiometrischen Faktoren einen Einfluß auf das Potential. Wenn diese auch gleich sind, dann tragen beide Redox-Paare entsprechend ihrem Normalpotential zum Potential der Elektrode bei, da die beiden Logarithmen dann gleich groß sind:

$$1: \quad E_1 = E_1^0 + \frac{RT}{zF} \cdot \ln \frac{c^x(ox_1)}{c^x(red_1)}$$

$$2: \quad E_2 = E_2^0 + \frac{RT}{zF} \cdot \ln \frac{c^y(ox_2)}{c^y(red_2)}$$

$$E_{gesamt} = \frac{E_1 + E_2}{2}$$

19.26 C

Der Zusammenhang zwischen der elektromotorischen Kraft (EMK) und der freien Reaktionsenthalpie lautet:

$$\Delta G = -z \cdot F \cdot EMK$$

Je größer die EMK ist, desto größer ist der Betrag der Reaktionsenthalpie. Das negative Vorzeichen resultiert aus der Definition von EMK bzw. ΔG:

- Die EMK einer elektrochemischen Reaktion, bei der Energie frei wird, ist per Definition **positiv,**
- ΔG einer chemischen Reaktion, bei der Energie frei wird, ist per Definition **negativ.**

19.27 A

zu (A) Die Leitfähigkeit einer Elektrolyt-Lösung ist vom Dissoziationsgrad abhängig, da nur geladene Teilchen zur Leitfähigkeit beitragen können.

Bei schwachen Elektrolyten, die nicht vollständig dissoziiert sind, läßt sich die Leitfähigkeit mit Hilfe des Oswaldschen Verdünnungsgesetzes beschreiben. Für die Äquivalentleitfähigkeit ergibt sich:

$$\Lambda = \frac{Konst.}{\sqrt{c}}$$

19.28 D

Beide Sätze sowie die Verknüpfung sind falsch.

Die elektrische Leitfähigkeit einer Elektrolyt-Lösung hängt von einer Vielzahl von Faktoren ab, und ist mit Sicherheit nicht linear von der Konzentration abhängig.

19.29 D   19.29a E

Die elektrische Leitfähigkeit einer Elektrolyt-Lösung hängt von einer Vielzahl von Parametern ab, wie z.B. Konzentration der Ionen, Ausmaß der Dissoziation des Elektrolyten, Ladungszahlen, Temperatur, Viskosität der Lösung oder Aktivitätsfaktoren der Ionen.

Sie ist aber alleine eine Eigenschaft des Elektrolyten und hängt nicht von äußeren Parametern wie Form und Zellkonstante der Zelle oder der angelegten Feldstärke ab.

19.30 B

zu (B) Die Äquivalentleitfähigkeit Λ^{eq} ist die auf die Konzentration bezogene Leitfähigkeit eines Elektrolyten. Im Idealfall ist Λ^{eq} deshalb unabhängig von der Konzentration. In der Praxis ist auf Grund der Wechselwirkung zwischen den gelösten Ionen eine Konzentrationsabhängigkeit der Äquivalentleitfähigkeit festzustellen, die umso kleiner wird, je verdünnter die Lösung ist.

zu (A), (C), (D), (E) Die Äquivalentleitfähigkeit hängt von der Art und Zahl gelöster Ionen, der Temperatur, dem Dissoziationsgrad sowie vom verwendeten Lösungsmittel ab (☞ 19.4.2).

19.31 D

Die elektrische Leitfähigkeit einer Elektrolyt-Lösung hängt von einer Vielzahl von Faktoren ab und ist mit Sicherheit nicht linear von der Konzentration abhängig.

19.32 E

OH^-- und H^+-Ionen zeigen in wäßriger Lösung eine besonders große Leitfähigkeit, die weit über der aller anderen Ionen liegt. Diese sogenannte Extraleitfähigkeit kommt durch einen besonderen Mechanismus des Ladungstransports zustande (☞ 19.4.3).

Da im flüssigen Wasser ein loses Netzwerk aus Wasserstoffbrücken zwischen den Wassermolekülen besteht, kann hier die Ladung wandern, ohne daß H^+-Ionen oder OH^--Ionen bewegt werden müssen (☞ Abb. 19.10).

19.33 E 19.34 E

Die Beweglichkeit eines Ions in wäßriger Lösung hängt von seinem Radius ab. Je größer der Radius, desto stärker wird das Teilchen bei einer Bewegung im Lösungsmittel gebremst. Deshalb zeigt das Acetat-Anion von den angegebenen Ionen die kleinste Äquivalentleitfähigkeit.

Ausnahmen dieser Regel gibt es bei kleinen und hochgeladenen Ionen. Bei diese Ionen ist die Hydrathülle so fest gebunden, daß sie sich mit dem Ion mitbewegt. Dann ist der Radius des sich bewegenden Teilchens nicht der des Ions, sondern der der Hydrathülle.

19.35 E

Beide Aussagen sind falsch.

Die Äquivalentleitfähigkeit einer KCl-Lösung nimmt bei Verdünnung **zu,** weil die störende Wechselwirkung zwischen den Ionen in der Lösung kleiner wird.

Der Grenzwert der Äquivalentleitfähigkeit für eine unendlich kleine Konzentration ist die Grenzäquivalentleitfähigkeit (oder Grenzleitfähigkeit) Λ_0. Λ_0 ist eine für jede Ionensorte (in einem Lösungsmittel) spezifische Größe.

19.36 D

Die erste Aussage ist falsch; die zweite richtig.

Die Leitfähigkeit eines Elektrolyten ist gleich der Summe aller Leifähigkeiten der gelösten Ionen. Die Leitfähigkeit wird umso größer, je mehr Ionensorten einen Beitrag leisten.

Kationen und Anionen wandern in entgegengesetzter Richtung. Kationen zum Minuspol, Anionen zum Pluspol.

19.37 D

Die erste Aussage ist falsch; die zweite richtig.

Im Bereich hoher Konzentrationen ist die Leitfähigkeit nicht proportional zur Konzentration. Wegen der starken Wechselwirkung der gelösten Ionen untereinander steigt die Leitfähigkeit langsamer an als die Konzentration.

Die Äquivalentleitfähigkeit ist im Bereich großer Konzentrationen konzentrationsabhängig. Im Bereich sehr kleiner Konzentrationen ist die Äquivalentleitfähigkeit konzentrationsunabhängig; dann besteht ein linearer Zusammenhang zwischen der Leitfähigkeit und der Konzentration:

$$\Lambda^{eq} = \frac{\kappa}{z \cdot c}$$

Λ^{eq}: Äquivalentleitfähigkeit
κ: Leitfähigkeit
z: Ladung der Ionensorte
c: Konzentration

19.38 D

Die erste Aussage ist falsch; die zweite richtig.

Ionen wandern in einem Elektrolyten mit konstanter Geschwindigkeit. Dabei ist die Kraft, die vom elektrischen Feld auf ein Ion ausgeübt wird, genau gleich groß wie die Reibungskraft. Je stärker das elektrische Feld ist, desto schneller wandern die Ionen.

19.39 E

Beide Aussagen sind falsch.

Infolge von Migration können nur geladene Teilchen wandern, Migration die Überführung der Ionen im elektrischen Feld ist.

Bremsende Reibungskräfte treten bei allen Teilchen auf, die sich in einer Flüssigkeit bewegen, unabhängig von ihrer Ladung.

19.40 D 19.41 E

Die Überspannung der Wasserstoffabscheidung ist an einer Quecksilberkathode besonders groß. Deshalb kann z.B. in der Polarographie im negativen Potentialbereich gearbeitet werden.

Ebenfalls große Überspannungen treten an Kupfer- oder Zink-Oberflächen auf. An solchen Elektroden lassen sich z.B. unedle Metalle elektrolytisch abscheiden.

An Pt-Oberflächen tritt fast keine Überspannung auf, weshalb bei der Wasserstoffelektrode eine platinierte Platinelektrode zur Ableitung des Potentials verwendet wird (☞ 19.2.4).

19.42 A

Beide Aussagen und die Kombination sind richtig.

Zwei Effekte begünstigen die Natrium-Abscheidung an einer Quecksilberelektrode.

- Durch die hohe Überspannung wird die Abscheidung von Wasserstoff verhindert.
- Die Bildung von Natriumamalgam verschiebt das Redox-Gleichgewicht der Natriumabscheidung auf die Seite des Metalles, da das Natrium als Amalgam dem Gleichgewicht entzogen wird.

19.43 D   19.44 D

Platin eignet sich besonders gut als Elektrodenmaterial, da die Überspannung der Wasserstoffabscheidung sehr klein ist. Bei Silber, Zink und Quecksilber bzw. Amalgam treten große Überspannungen auf, welche das Redoxpotential des Wasserstoffs verfälschen würden.

19.45 E   19.46 D   19.47 E

$HgCl_2$ enthält eine Kalomelelektrode nicht. Bei einer Kalomelelektrode wird das Redox-Gleichgewicht zwischen Hg^+ und Hg^0 ausgenutzt. Die Oxidationszahl +2, wie im Quecksilber-(II)-chlorid $HgCl_2$ tritt bei dieser Reaktion nicht auf.

Ein Platindraht wird zur Ableitung des Potentials verwendet. Der Platindraht ist in der Kalomelelektrode **nicht** potentialbestimmend.

Das metallische Quecksilber steht mit Hg^+ (in Form der Hg_2^{2+}-Molekülionen) im Gleichgewicht.

Der Elektrolyt der Kalomelelektrode besteht aus einer konzentrierten KCl-Lösung. Dadurch wird die Konzentration von schwerlöslichem Kalomel (Hg_2Cl_2) konstant gehalten.

Ein Bodensatz von Kalomel ist nötig, damit der Elektrolyt immer gesättigt ist.

19.48 C Die Normal-Kalomelelektrode enthält einen Elektrolyten der genau 1 mol/l Kaliumchlorid enthält.

Oft wird auch eine gesättigte Kalomelelektrode verwendet. Diese enthält eine gesättigte KCl-Lösung (GKE).

19.49 B

Beide Aussagen sind richtig; die Kombination ist falsch.

Die gesättigte Kalomelelektrode ist bei kleinen Stomdichten praktisch nicht polarisiert, da der Ladungstransport hauptsächlich durch die im Überschuß vorhandene K^+- und Cl^--Ionen erfolgt (Leitsalz).

19.50 D   19.51 D

Der potentialbildende Vorgang ist:

$$Hg_2^{2+} + 2\ e^- \rightleftharpoons 2\ Hg^0$$

Das Potential der Kalomelelektrode ist von der Chlorid-Konzentration im Elektrolyt abhängig (Elektrode 2. Art, ☞ 22.2.3). Die Konzentration an Hg_2^{2+} ist umso kleiner, je größer die Chlorid-Konzentration ist. Deshalb zeigt die GKE ein negatives Potential gegenüber einer 0,1 N Kalomelelektrode.

Kalomel: Hg_2Cl_2

Das Potential ist temperaturabhängig, da die Gleichgewichtslage aller chemischen Gleichgewichtsreaktionen temperaturabhängig ist. In der Nernstschen Gleichung kommt die Temperaturabhängigkeit im Faktor RT/zF zur Geltung.

19.52 C

Die erste Aussage ist richtig; die zweite falsch.

Die gesättigte Kalomelelektrode ist bei kleinen Stomdichten praktisch nicht polarisiert, da der Ladungstransport hauptsächlich durch die im Überschuß vorhandenen K^+- und Cl^--Ionen erfolgt (Leitsalz).

Kalomel liegt in wäßriger Lösung weitgehend **undissoziiert** vor.

19.53 C

Siehe Kommentar Frage 19.44.

19.54 D

Potentialbestimmend sind Quecksilber und Hg_2Cl_2 als Teilnehmer an der Redox-Reaktion und die KCl-Lösung, da die Chlorid-Konzentration über das Löslichkeitsprodukt von Hg_2Cl_2 dessen Konzentration im Elektrolyt bestimmt. Die Menge an Hg und Hg_2Cl_2 in der Elektrode sind nicht von Bedeutung, da die Aktivität des Quecksilbers gleich Eins ist und die Hg^+-Konzentration durch den Chlorid-Überschuss bestimmt wird.

Der Platindraht dient nur zur Ableitung.

19.55 A

Bei den Elektroden 2. Art (z.B. Kalomelelektrode, Silber/Silberchloridelektrode) wird die Konzentration der oxidierten Species durch das vorgelagerte Löslichkeitsprodukt eines schwer löslichen Salzes bestimmt und ist daher nur indirekt einstellbar.

19.56 A

Beide Aussagen und die Kombination sind richtig.

Das Potential einer polarisierten Elektrode weicht vom Gleichgewichtspotential ab. Bezugselektroden sollen aber ein reproduzierbares konstantes Elektrodenpotential zeigen. Deshalb müssen Bezugselektroden so aufgebaut sein, daß sie unter den Meßbedingungen nicht polarisiert werden können.

19.57 E

Als Bezugselektroden sind Elektroden mit einem exakt einstellbaren Elektrodenpotential geeignet. Die Quecksilbertropfelektrode wird in der Polarographie als polarisierbare Meßelektrode verwendet.

19.58 B

zu (B) Der pH-Messung mit einer Chinhydronelektrode liegt das elektrochemische Redox-Gleichgewicht zwischen Hydrochinon und Benzochinon zugrunde.

zu (A) Auch bei Gegenwart von Sauerstoff (z.B. Luftsauerstoff) kann sich ein Redoxgleichgewicht zwischen Hydrochinon und Benzochinon einstellen. Dieses ist allerdings nicht pH-abhängig, und kann deshalb nicht zur pH-Wert-Messung verwendet werden.

zu (C) Benzochinon ist nicht in der Lage, metallisches Platin zu oxidieren. Dazu müßte das Normalpotential (Reduktionspotential) größer (positiver) sein als das von Platin.

zu (D) Der Platindraht in der in der Aufgabe beschriebenen Meßvorrichtung dient lediglich zur Ableitung des Redoxpotentials des Redoxgleichgewichts von Chinhydron. Platin ist nicht potentialbestimmend.

zu (E) Das Komplexbildungs-Gleichgewicht von Chinhydron ist keine Redoxreaktion und zeigt daher auch kein Redoxpotential.

19.59 D   19.60 C   19.60a C   19.60b D

19.61 E

Die Meßgrößen der elektrochemischen Analyseverfahren sind:

Elektrogravimetrie:	Masse der abgeschiedenen Stoffmenge
Potentiometrie:	Elektrodenpotential
Konduktometrie:	Leitfähigkeit des Elektrolyts
Coulometrie:	Ladung
Polarographie:	Diffusionsgrenzstrom

19.62 A

zu (A) Bei der Gravimetrie wird die Masse einer in der Analyse enthaltenen zu bestimmenden Substanz durch Wiegen bestimmt. Dazu ist eine vollständige Abscheidung oder Ausfällung der Substanz erforderlich.

zu (B) Fluorimetrie ist ein emissionsspektroskopisches Verfahren, mit dem der Gehalt fluoreszierender Verbindungen in einer Probe sehr genau erfaßt werden kann (Kap. 9).

zu (C) Kernresonanzspektroskopie ist ein spektroskopisches Verfahren zur Strukturaufklärung organischer Verbindungen (☞ Kap. 12).

zu (D) Bei der Direktpotentiometrie wird die Potentialdifferenz zwischen einer ionenselektiven Elektrode und einer Bezugselektrode stromlos gemessen. Es findet deshalb kein Stoffumsatz statt.

zu (E) Refraktometrie ist die Bestimmung des Brechungsindex, die hauptsächlich zur Identifizierung und Reinheitskontrolle von Flüssigkeiten angewendet wird (☞ Kap. 2).

19.63 A

Die pH-Wert-Messung ist der klassische Anwendungsbereich direktpotentiometrischer Bestimmungen (☞ 20.2.1, 20.5). Als pH-sensitive Indikatorelektrode wird heute fast ausschließlich eine Glaselektrode verwendet.

19.64 D   19.65 A

Bei der Konduktometrie wird die Leitfähigkeit des Elektrolyten, bei der Potentiometrie das aktuelle Potential gegenüber einer Referenzelektrode gemessen. Beide Methoden können verwendet werden, um Neutralisations-Titrationen zu verfolgen und zu indizieren.

Biamperometrische Titrationen werden meist als Dead-Stop-Titrationen an 2 polarisierbaren Elektroden durchgeführt.

Coulometrische Bestimmungen sind Elektrolysen, bei denen die umgesetzte Ladung zur quantitativen Auswertung herangezogen wird.

19.66 A

zu (A) **Potentiometrie** ist die leistungslose (stromlose) Potentialmessung zwischen einer Indikatorelektrode und einer Referenzelektrode.

zu (B) Die Messung des Stromes zwischen Referenz- und Indikatorelektrode wird bei der **Amperometrie** vorgenommen.

zu (C) Bei der **Biamperometrie** wird der Strom zwischen zwei polarisierbaren Indikatorelektroden gemessen.

zu (D) Eine Strom-Spannungskurve wird bei der **Polarographie** registriert.

zu (E) Leitfähigkeitsmessung führt zur **Konduktometrie.**

19.67 B

Die Meßanordnung beinhaltet einen Potentiostat, mit dem ein konstantes Potential (Spannung) zwischen den Elektroden eingestellt werden kann, ein Strommeßgerät und zwei polarisierbare Platinelektroden.

zu (2) Polarisierbare Elektroden werden für voltammetrische Titrationen verwendet. In diesem Fall

eines Aufbaues mit Potentiostat und Strommeßgerät kommt nur die Biamperometrie (Dead-Stop-Titration) in Frage (☞ 23.1.3).

zu (1) Zur Polarographie wird meist eine Hg-Tropfelektrode verwendet, an welcher ausschließlich die Diffusionspolarisation auftreten kann (☞ Kap. 25).

zu (3) Bei der Konduktometrie dürfen die Elektroden nicht polarisiert werden. Dies wird durch eine möglichst große Elektrodenfläche (Drahtnetz) und die Verwendung von Wechselstrom erreicht (☞ Kap. 24).

19.68 C   19.69 B

zu (A) Konvektion muß bei den meisten elektrochemischen Verfahren verhindert werden, da sie zu einer ungleichmäßigen Verteilung der Ionen im Elektrolyt führt. Eine gleichmäßige Konvektion kann durch kräftiges Rühren erreicht werden.

zu (B) Die Geschwindigkeit der Migration unterschiedlicher Ionen ist die Grundlage der Konduktometrie und der Elektrophorese.

zu (C) Grundlage der Polarographie ist die Diffusion der Ionen im Elektrolyt.

zu (D), (E) Dispersion und Absorption sind Begriffe der optischen und nicht der elektrochemischen Analysemethoden.

19.70 D   19.71 C   19.72 A   19.73 D   19.74 C

In den Titrationskurven der elektrochemischen Analyseverfahren werden folgende Größen gegeneinander aufgetragen:

Methode	X-Achse	Y-Achse
Ampero-metrie	ml zugegebener Maßlösung	Stromstärke I
Voltametrie	ml zugegebener Maßlösung	Spannung U
Potentio-metrie	ml zugegebener Maßlösung	Spannung U
Kondukto-metrie	ml zugegebener Maßlösung	Stromstärke I
Polaro-graphie	Potential U zwischen Meß- und Referenzelektrode	Diffusions-stromstärke I

20   Potentiometrie

20.1 C

zu (1)   Die pH-Messung mit einer Glaselektrode ist die am häufigsten angewendete potentiometrische Direktbestimmung. Das Potential an der Glasmembran ist in einem großen pH-Bereich linear vom pH-Wert abhängig.

zu (2)   Der pH-Wert entspricht theoretisch dem Logarithmus der Konzentration an H_3O^+-Ionen in der Lösung. Mittels einer Säure-Base-Titration kann der Säure- bzw. Basengehalt der Lösung bestimmt werden. Daraus läßt sich dann der pH-Wert berechnen.

zu (3)   Eine wasserstoffumspülte platinierte Platinelektrode nimmt das Potential des Redox-Gleichgewichts zwischen Wasserstoff und H_3O^+ an:

$$H_2 + 2\ H_2O \rightleftharpoons 2\ H_3O^+ + 2\ e^-$$

Nach der Nernstschen Gleichung hängt die Größe dieses Potentials von der H_3O^+-Konzentration und somit vom pH-Wert der Lösung ab.

zu (4)   Zwischen zwei gleichen in eine Lösung eintauchenden Platinelektroden besteht keine Potentialdifferenz und somit keine meßbare Spannung.

20.2 D

zu (1)   Die pH-Messung mit einer Glaselektrode ist die am häufigsten angewendete potentiometrische Direktbestimmung. Das Potential an der Glasmembran ist in einem großen pH-Bereich linear vom pH-Wert abhängig.

zu (2)   Prinzipiell läßt sich die H_3O^+-Konzentration auch über die Leitfähigkeit einer Lösung bestimmen (konduktometrisch). Allerdings stören dabei alle anderen gelösten Ionen, die auch zur Leitfähigkeit beitragen. Solche Messungen sind daher sehr ungenau sowie fehleranfällig und werden in der Praxis nicht durchgeführt.

zu (3)   Eine Säure-Base-Titration läßt sich auch kolorimetrisch auswerten. Dabei wird die Farbintensität des Indikatorfarbstoffes während der Titration mit einer Photozelle gemessen und als Titrationskurve registriert. Der Äquivalenzpunkt kann einer solchen Kurve genauer entnommen werden, als es durch Betrachten der Lösung mit dem Auge möglich ist.

20.3 B   20.4 C

Mit Hilfe der angegebenen Formel kann die an einer Meßkette gemessene Spannung (z.B. die Potentialdifferenz zwischen einer Glaselektrode und einer Silber/Silberchlorid-Elektrode) in den pH-Wert der Lösung umgerechnet werden.

Der Gleichung liegt zugrunde, daß das Potential einer H_3O^+-sensitiven Elektrode linear vom pH-Wert abhängt. Wenn sich der pH-Wert um eine Stufe ändert, dann ändert sich das gemessene Potential jeweils um den gleichen Betrag.

Die Gleichung kann aus der Nernstschen Gleichung abgeleitet werden.

Der temperaturabhängige Faktor k ist im DAB für verschiedene Temperaturen angegeben. Diese Werte sind allerdings nur gültig, wenn das Potential der Indikatorelektrode exakt dem Nernstschen Gesetz gehorcht. Deshalb sollte er für jedes Meßgerät bei den tatsächlichen Meßbedingungen bestimmt werden.

20.5 D

Die pH-Bestimmung mit einer Glaselektrode beruht auf der Ausbildung eines pH-abhängigen Potentials an der Oberfläche der Glasmembran (☞ 20.2.1).

zu (A)   Die innere Bezugselektrode dient zur Messung des Potentials an der inneren Oberfläche der Glasmembran. Das Potential dieser Ableitung **muß** konstant sein. Als Ableitelektrode wird daher meist ein mit Silberchlorid überzogener Silberdraht verwendet, der das Potential einer Ag/AgCl-Elektrode zeigt (Elektrode 2. Art).

zu (B)   Die Potentialdifferenz an der inneren Grenzfläche innerer Elektrolyt/Glasmembran ist pH-abhängig. Dieses Potential kann konstant gehalten werden, wenn als innerer Elektrolyt eine Pufferlösung verwendet wird.

zu (C)   Innerhalb der Glasmembran bildet sich kein Potential aus, da die Hydronium-Ionen des Elektrolyten nicht tief in das Glas eindringen können.

zu (D)   Auf Grund der Diffusion von H_3O^+-Ionen in die Quellschicht an der Oberfläche der Glasmembran bildet sich an der äußeren Oberfläche ein pH-abhängiges Potential aus.

zu (E)   Das Potential U5 ist das Potential der Referenzelektrode, das während der Messung in jedem Fall konstant bleiben muß.

20.6 C

Nur die äußere Oberfläche der Glaselektrode steht mit der Meßlösung in Kontakt. Hier bildet sich durch Diffusion von H_3O^+-Ionen in die Quellschicht an der Oberfläche der Glasmembran ein Potential aus, das vom pH-Wert der Meßlösung abhängt. Aller anderen in der Aufgabe genannten Potentiale müssen zur Messung konstant gehalten werden.

20.7 D

Die Diffusionsgeschwindingkeit der Ionen an den Elektroden spielt in der Potentiometrie keine Rolle, da sich zur Messung alle Elektrodenreaktionen im Gleichgewichtszustand befinden müssen.

Probleme können auftreten, wenn die Diffusionsgeschwindigkeit der Ionen zu klein ist. Dann muß mit der Messung gewartet werden, bis sich die Gleichgewichtskonzentrationen aller an der Elektrodenreaktion beteiligten Spezies eingestellt haben. Dies führt zu langen Ansprechzeiten v.a. bei Feststoffmembranelektroden und manchmal auch bei Glaselektroden.

Diffusionspotentiale können am Diaphragma oder an der Salzbrücke auftreten, wenn die verschiedenen Ionen im Elektrolyten stark unterschiedliche Diffusionsgeschwindigkeiten besitzen.

20.7a B   20.7b C

Die pH-Empfindlichkeit des Potentials einer Glaselektrode beruht auf der Tatsache, daß aus der Quellschicht an der Glasoberfläche Na^+-Ionen herausgelöst und durch H_3O^+-Ionen ersetzt werden. Die aktuelle Konzentration an H_3O^+-Ionen in der Quellschicht hängt dann von der Konzentration der H_3O^+-Ionen in der Meßlösung ab.

Liegt im Elektrolyten eine hohe Konzentration von Na^+-Ionen vor, dann können diese wieder in die Quellschicht einwandern und somit die pH-Abhängigkeit des Potentials der Glaselektrode verfälschen. Diese Abweichung wird als Alkalifehler bezeichnet.

Auch im stark sauren Bereich kommt es zu Abweichungen der pH-Abhängigkeit des Potentials vom idealen Verlauf. Dieser sog. Säurefehler führt dazu, dass bei pH-Werten deutlich unterhalb von Eins ein zu großer pH-Wert gemessen wird.

20.8 E

Beide Aussagen sind falsch.

Die Nernstsche Gleichung gilt grundsätzlich nur bei einer stromlosen Messung. Alle Elektrodenreaktionen müssen sich im Gleichgewicht befinden und es darf kein Stoffumsatz auftreten.

20.9 D

Die erste Aussage ist falsch, die zweite richtig.

Bei einer Glaselektrode baut sich an der Innen- und Außenseite der Glasmembran ein pH-abhängiges Potential auf. Dieses beruht aber nicht auf Redox-Vorgängen, sondern auf der Diffusion von Wasserstoffionen in die Quellschicht der Glasmembran (☞ 20.2.1; Phasengrenzpotentiale).

20.9a E

Nur die äußere Oberfläche der Glaselektrode steht mit der Meßlösung in Kontakt. Hier bildet sich durch Diffusion von H_3O^+-Ionen in die Quellschicht an der Oberfläche der Glasmembran ein Potential aus, das vom pH-Wert der Meßlösung abhängt. Alle anderen in der Aufgabe genannten Potentiale müssen zur Messung konstant gehalten werden.

20.10 D   20.11 D

Zur pH-Wert-Messung können prinzipiell alle Elektroden verwendet werden, deren Potential vom pH-Wert des Elektrolyten abhängt. In wäßriger Lösung sind viele Redox-Gleichgewichte von der H_3O^+-Konzentration und damit vom pH-Wert abhängig. Zur Messung finden v.a. die Elektroden Verwendung, die apparativ einfach und unempfindlich sind und deren Potential reproduzierbar ist:

• Glaselektrode: Messung der H_3O^+-Konzentration auf Grund der Diffusion der Hydronium-Ionen in die Quellschicht der Glasmembran (☞ 20.2.1).

• Wasserstoffelektrode: Messung des Potentials der Redox-Gleichgewichts von Wasserstoff (☞ 19.2.4):

$$H_2 + 2\ H_2O \rightleftharpoons 2\ H_3O^+ + 2\ e^-$$

- Chinhydron-Elektrode: Messung des Potentials des Redox-Gleichgewichts von Benzochinon und Hydrochinon (☞ 19.2.4).
- Antimon-Elektrode: Messung des Potentials des Redox-Gleichgewichts von Antimon und Antimonoxid.

Nicht verwendet können die folgenden, in den Aufgaben vorgeschlagenen Elektroden:

- Silber-Elektrode: Das Potential der Metallabscheidung ist nicht vom pH-Wert des Elektrolyten abhängig. Die Reaktionsgleichung lautet:

$$Ag^+ + e^- \rightleftharpoons Ag$$

- Silber/Silberchlorid-Elektrode: Die Ag/AgCl-Elektrode ist eine Elektrode 2. Art. Sie weist ein konstantes Elektrodenpotential auf und wird deshalb als Referenzelektrode verwendet.
- Normalwasserstoff-Elektrode: Die Normalwasserstoff-Elektrode ist eine Referenzelektrode. Ihr Potential ist per Definition genau Null V. Der pH-Wert des Elektrolyten der Elektrode ist genau festgelegt (pH = 0); sie kann daher nicht als Indikatorelektrode verwendet werden.

20.12 D

Jedes Redox-Gleichgewicht, an dessen Reaktionsgleichung die zu bestimmende Ionensorte beteiligt ist, kann zur Bestimmung dieser Ionensorte verwendet werden.

zu (A)

An einem Silberdraht kann sich das Redox-Gleichgewicht

$$Ag^+ + e^- \rightleftharpoons Ag$$

einstellen. Eine solche Silberdraht-Elektrode ist deshalb zur Bestimmung der Ag^+-Konzentration im Elektrolyten geeignet (z.B. bei der argentometrischen Fällungstitration von Halogeniden, ☞ 20.6.2).

zu (B) Die pH-Messung mit einer Glaselektrode ist die am häufigsten angewendete potentiometrische Direktbestimmung, da das Potential an der Glasmembran vom pH-Wert abhängig ist.

zu (C) Da das Potential der Wasserstoff-Elektrode von der Hydronium-Konzentration abhängig ist, kann seine Messung zur pH-Bestimmung verwendet werden:

$$H_2 + 2\,H_2O \rightleftharpoons 2\,H_3O^+ + 2\,e^-$$

In der Praxis wird die Elektrode allerdings nicht verwendet, da sie zu störanfällig ist (☞ 20.1.2).

zu (E) Eine Platin-Elektrode kann wie die Silber-Elektrode zur Messung der Platin-Ionenkonzentration im Elektrolyten verwendet werden. Meist werden Platinelektroden aber als inerte (d.h. nicht potentialbestimmende) Elektroden zur Ableitung eines Redoxpotentials eingesetzt. Die Elektrode nimmt das Potential eines Redox-Paares im Elektrolyten an, wenn sich keine Platin-Ionen in der Lösung befinden.

zu (D) Die Normalwasserstoff-Elektrode ist eine Referenzelektrode. Ihr Potential ist per Definition genau Null V. Der pH-Wert des Elektrolyten der Elektrode ist genau festgelegt (pH = 0); sie kann daher nicht als Indikatorelektrode verwendet werden.

20.13 D

Von allen in der Aufgabe genannten Elektroden sind nur bei der Kalomel-Elektrode keine Protonen an der Elektrodenreaktion beteiligt, da hier Quecksilber(I)chlorid (Kalomel) im Gleichgewicht mit elementarem Quecksilber steht.

20.14 A

Beide Aussagen und die Kombination sind richtig.

Am Diaphragma zwischen zwei elektrochemischen Halbzellen kommen die verschiedenen gelösten Ionen der Elektroden miteinander in Kontakt. Das Diaphragma verhindert zwar die ungehinderte Durchmischung der Elektrolyten, jedoch nicht die Diffusion der Ionen. Wenn auch die Diffusion unterbunden wäre, könnte kein Strom durch Diaphragma fließen. Dann wäre der Stromkreis des elektrochemischen Elements nicht geschlossen und eine potentiometrische Messung wäre nicht möglich.

Kaliumperchlorat ist ein in Wasser nur wenig lösliches Salz, das beim Kontakt von K^+-Ionen mit Perchlorat-Ionen ausfällt.

20.15 D

Unter der Annahme, daß die Redox-Reaktion

$$Fe^{3+} + e^- \rightleftharpoons Fe^{2+}$$

potentialbestimmend ist, gilt die Nernstsche Gleichung:

$$E = E^0 + 0{,}058 \cdot \log \frac{c\,(Fe^{3+})}{c\,(Fe^{2+})}$$

Umgeformt ergibt sich:

$$\frac{E - E^0}{0{,}058} = \log \frac{c\,(Fe^{3+})}{c\,(Fe^{2+})}$$

$$\log \frac{c\,(Fe^{3+})}{c\,(Fe^{2+})} = \frac{0{,}3}{0{,}06} = \frac{30}{6} = 5$$

Damit ist das Verhältnis der Konzentrationen 10^5.

20.16 D

Es ist die Titrationskurve einer schwachen einwertigen Säure. Der Wendepunkt bei pH = 4,2 gibt den pK_S-Wert der Säure an.

Bei der Titration einer starken Säure tritt dieser Wendepunkt nicht auf.

zu (A), (B), (C), (E) Bei der Titration von mehrwertigen Säuren sind auch mehrere Äquivalenzpunkte zu erwarten.

20.17 C

Platin eignet sich am besten, da die Überspannung der Wasserstoffabscheidung an Platin sehr klein ist. V.a. an Quecksilber- und Kupferoberflächen ist die Überspannung sehr groß. Das bedeutet, daß für die Reduktionsreaktion eine Aktivierungsenergie nötig ist. Das Redox-Gleichgewicht kann sich dann an der Elektrode nicht einstellen und es wird ein falsches Potential wiedergegeben.

20.18 E

Eine argentometrische Fällungstitration kann potentiometrisch verfolgt werden, wenn als Ableitung ein Silberdraht verwendet wird. Das Potential der Silberelektrode hängt von der Ag^+-Ionenkonzentration in der Meßlösung ab, die wiederum über das Löslichkeitsprodukt des Silberhalogenids an die Halogenidkonzentration gekoppelt ist.

21 Konduktometrie

21.1 D

zu (A) Die Leitfähigkeit einer HCl-Lösung ist bedeutend größer als die einer NaCl-Lösung, weil die Leitfähigkeit von H_3O^+- und OH^--Ionen um vieles größer ist als die aller anderen Ionen in wäßriger Lösung (Extraleitfähigkeit, ☞ 19.4.3).

zu (B) Die Wanderungsgeschwindigkeit ist. von der Ladung **und** vom Radius der Ionen abhängig.

zu (C) Die Leitfähigkeit nimmt mit zunehmender Verdünnung ab, da die Zahl der Ladungsträger kleiner wird.

zu (D) Die Äquivalentleitfähigkeit nimmt mit zunehmender Verdünnung zu, da die störende Wechselwirkung der gelösten Ionen untereinander kleiner wird. Die Äquivalentleitfähigkeit berechnet sich aus der Leitfähigkeit, indem durch die Konzentration geteilt wird:

$$\Lambda^{eq} = \frac{\kappa}{z \cdot c}$$

Λ^{eq}: Äquivalentleitfähigkeit
κ: Leitfähigkeit
z: Ladungszahl der Ionen
c: Konzentration in mol/ml

21.2 C Die erste Aussage ist richtig; die zweite falsch.

Die Diffusion leistet keinen Beitrag zur Leitfähigkeit, weil sie nicht zur Trennung der Ladungen führt.

21.3 E 21.4 C 21.4a B

Der Endpunkt der Titration einer starken Säure kann sehr gut konduktometrisch bestimmt werden.

Natrium-Ionen erhöhen die Leitfähigkeit einer Lösung weit weniger stark als Hydronium-Ionen, weil die Leitfähigkeit von H_3O^+- und OH^--Ionen um vieles größer ist als die aller anderen Ionen in wäßriger Lösung (Extraleitfähigkeit, ☞ 19.4.3).

21.5 D

Zur konduktometrischen Indikation einer Titration eignen sich am besten inerte Ableitelektroden, die selbst kein Potential ausbilden. In einer Lösung, die frei von Platin-Ionen ist, zeigt ein eingetauchter Platindraht kein eigenes Elektrodenpotential.

21.6 C 21.7 E

Die Konzentration der Natrium-Ionen nimmt von Beginn an mit dem Verlauf der Titration linear zu, da diese mit der Maßlösung zugesetzt werden.

Hydroxyl-Ionen treten erst nach Überschreiten des Äquivalenzpunktes in nennenswertem Ausmaß auf, da deren Konzentration über das Autoprotolyse-Gleichgewicht des Wassers direkt an den pH-Wert gekoppelt ist.

21.8 C

zu (A) Eine (im Betrag) zunehmende Gleichspannung wird bei der Polarographie an die Elektroden angelegt.

zu (B) Die Polarisation der Elektroden wird bei der Konduktometrie durch die Verwendung von Wechselstrom verhindert.

zu (C) Die Leitfähigkeit wird **immer** mit Wechselstrom gemessen. Zur Konduktometrie ist der Wechselstrom niederfrequent (ca. 1000 Hz), so daß die Leitfähigkeit der von Gleichstrom entspricht.

Zur Oszillometrie wird hochfrequenter Wechselstrom (ca. 1 MHz) verwendet, so daß die Wechselstromleitfähigkeit bestimmt wird, die sich von der Gleichstromleitfähigkeit unterscheidet.

zu (D) Bei den coulometrischen Verfahren wird die Messung der Ladung als Maß für den Stoffumsatz verwendet.

zu (E) Ein Leitsalz wird in der Polarographie verwendet um die Migration als Quelle der Polarisation auszuschließen. Bei einer konduktometrischen Messung ist ein Leitsalz störend, da eine hohe Grundleitfähigkeit des Elektrolyten nicht erwünscht ist.

21.9 D

Simultantitration einer starken und einer schwachen Säure ☞ 21.3.3.

Der erste Teil der Kurve entspricht der Titration einer starken Säure, da die Dissoziation der schwachen Säure zurückgedrängt ist. Nach Überschreiten des ersten Äquivalenzpunktes gleicht die Kurve der Titrationskurve einer schwachen Säure mit einem flachen Äquivalenzpunkt.

22 Polarographie

22.1 C

Der Schreiber ist bei der Polarographie an ein Ampèrometer gekoppelt, das den Strom mißt, der durch die Meßzelle fließt. Das Strommeßgerät muß deshalb in den Stromkreis integriert sein. Die eingezeichnete Schaltung ist nur sinnvoll, wenn (C) ein Spannungsmeßgerät ist, das die aktuelle Spannung zwischen Meß- und Referenzelektrode mißt.

22.1a D

Der Innenwiderstand eines Spannungsmeßgerätes muß sehr groß sein, damit kein nennenswerter Strom durch das Gerät fließt. Dieser würde das Potential an den Elektroden verfälschen.

22.2 B

zu (B) Das Halbstufenpotential ist identisch mit dem Redoxpotential, wenn es gegen eine **Wasserstoffelektrode** gemessen wird. Wird eine gesättigte Kalomelelektrode (GKE) als Referenz verwendet, dann werden alle Halbstufenpotentiale um das Potential der GKE (= 0,241 V) verschoben.

22.3 D

Ein anodischer Strom bedeutet, daß an der Quecksilberelektrode eine elektrochemische Oxidation abläuft (Definition: An der Anode findet immer eine elektrochemische Oxidation, an der Kathode immer eine elektrochemische Reduktion statt).

Abscheidung von Metallen, die den größten Teil polarographischer Bestimmungen ausmachen, sind Reduktionen, so daß an der Hg-Elektrode ein kathodischer Strom fließt:

Reduktion: $Me^{z+} + z\ e^- \rightarrow Me^0$

Nur in wenigen Ausnahmefällen wird eine Hg-Elektrode als Anode verwendet, da die Auflösung des Quecksilbers den Arbeitsbereich einschränkt.

zu (A) Ascorbinsäure kann durch elektrochemische **Oxidation** polarographisch bestimmt werden. Dabei ist die Hg-Elektrode die Anode der Zelle.

zu (B) Die Auflösung eines Metalles ist eine Oxidationsreaktion.

zu (C) Bei der anodischen Oxidation gehen Elektronen von den umgesetzten Ionen auf die Elektrode über.

zu (D) Ein anodischer Strom an der Quecksilbertropfelektrode tritt immer dann auf, wenn die Elektrode gegenüber der Gegenelektrode ein positives Potential besitzt (d.h. zur Analyse wird eine positive Spannung an die Tropfelektrode angelegt). Das sagt aber nichts darüber aus, wie groß das Elektrodenpotential gegenüber einer Kalomelelektrode ist. Das Potential der zu bestimmenden Oxidationsreaktion kann gegenüber der GKE trotzdem noch negativ sein.

(E) Der anodische Grenzstrom kann ebenso wie der kathodische diffusionskontrolliert sein.

22.4 A

Der Arbeitsbereich der Meßelektrode wird auf der Seite positiver Spannungen durch die Auflösung des Quecksilbers bei ca. +0,3 V bestimmt.

Auf der negativen Seite ist der Meßbereich durch die Zersetzung des Wassers begrenzt. Wegen der großen Überspannung der Wasserstoffabscheidung an einer Quecksilberelektrode tritt dies nicht bei ±0 V sondern erst bei −1,8 V ein.

22.5 A   22.6 B

Der Zusatz von Kaliumchlorid soll die Migration verhindern (☞ 19.4.1).

Migration ist die Überführung geladener Teilchen im elektrischen Feld (Anionen zum Minuspol, Kationen zum Pluspol).

Als **Konvektion** wird die Bewegung des gesamten Elektrolyten (d.h. des Lösungsmittels), z.B. durch Rühren, bezeichnet.

Diffusion bewirkt den spontanen Konzentrationsausgleich innerhalb eines Elektrolyten, auf den sonst kein Einfluß ausgeübt wird (wie Rühren oder Anlegen eines elektrischen Feldes).

22.7 B

Bei der Polarographie wird die Ionenkonzentration durch Messung des Diffusionsgrenzstroms bestimmt. In der Diffusionsgrenzschicht beruht die Ionenwanderung fast ausschließlich auf Diffusion. Nur dann gilt die Ilcoviç-Gleichung, nach der die

Größe des Diffusionsgrenzstroms proportional zur Konzentration im Elektrolyten ist.

22.7a E

Beide Aussagen sind falsch.

Da die die Wanderung nicht auf elektrostatischen Kräften, sondern fast ausschließlich auf Diffusion beruht, können auch ungeladene Teilchen bestimmt werden.

22.8 E

Beide Aussagen sind falsch.

Bei polarographischen Bestimmungen sollen Fremdsalze anwesend sein, da diese die Migration der zu bestimmenden Ionen im Elektrolyten verhindern und somit deren Konzentration in der Umgebung der Elektroden konstant halten.

22.9 C   22.10 A   22.10a D

Je größer der Diffusionskoeffizient einer Ionensorte ist, desto leichter beweglich sind die Ionen. Damit ergibt sich eine größere Leitfähigkeit und ein größerer Diffusionsgrenzstrom.

Das Volumen der polarographischen Zelle ist unerheblich, da lediglich die Vorgänge innerhalb der Diffusionsgrenzschicht an der Elektrodenoberfläche erfaßt werden.

Die Ausflußgeschwindigkeit des Quecksilbers beeinflußt den Grenzsstrom, da dieser proportional zur Quecksilberoberfläche ist. Je größer die Ausflußgeschwindigkeit, desto größer ist die Oberfläche und desto größer ist der Strom.

22.11 C

zu (C) Die Polarogramme unterscheiden sich im Halbstufenpotential, da das Halbstufenpotential der Abscheidung von Metallen durch Komplexbildner beeinflußt wird (☞ 22.3.1). Ionen, die im Komplex gebunden sind, können nicht am Redox-Gleichgewicht teilnehmen. Das Halbstufenpotential eines Metalles M^{z+} ist deshalb umso größer, je stabiler der Komplex $M(Lig)_n^{x+}$ ist.

zu (A) Der Diffusionsgrenzstrom unterscheidet sich bei den beiden Bestimmungen auch, da die verschiedenen Elektrolyte eine unterschiedliche

Grundleitfähigkeit besitzen. Die Höhe der polarographischen Stufe unterscheidet sich aber kaum.

zu (B) Der Kapazitätsstrom ist der Strom, der fließt, während die dipolare Grenzschicht an der Elektrodenoberfläche aufgebaut wird. Er ist von den Ionenkonzentrationen im Elektrolyt abhängig.

zu (D) Die Steilheit der polarographischen Stufe ist von der Ionenbeweglichkeit abhängig. Diese ändert sich ein wenig, wenn sich die Ionenzusammensetzung ändert.

zu (E) Die Zahl der polarographischen Stufen ist bei beiden Bestimmungen gleich, da in beiden Fällen nur Pb^{2+}-Ionen reduziert werden können.

22.12 D

Die erste Aussage ist falsch, die zweite richtig.

Die Tropfen an einer Quecksilbertropfelektrode werden mit zunehmender Lebensdauer immer größer. Da die Stromstärke mit der Elektrodenfläche ansteigt, erhöht sich die Stromstärke mit zunehmender Tropfenlebensdauer.

Die Konzentration an der Elektrodenoberfläche ist kleiner als im Volumen des Elektrolyten, da an der Elektrodenoberfläche ein Stoffumsatz stattfindet und die Ionen verbraucht werden. Wenn der Grenzstrom einer bestimmten Ionensorte erreicht ist, ist ihre Konzentration an der Elektrodenoberfläche Null (☞ 22.1.1).

22.13 B   22.13a C

Die Ilcoviç-Gleichung beschreibt den zeitlichen Verlauf des Stroms an der Tropfelektrode. Danach ist der Strom proportional

- zur Zahl der übertragenen Elektronen (pro Äquivalent),
- zur Wurzel der Diffusionskonstante,
- zum (Massenfluß des Hg)$^{2/3}$,
- zur Konzentration im Elektrolyt,
- zur 6. Wurzel der Lebenszeit des Tropfens.

$$i = const \cdot z \cdot D^{1/2} \cdot m^{2/3} \cdot c_0 \cdot t_1^{1/6}$$

22.14 B

Zink ist das unedlere der beiden Metalle, es wird deshalb nach Cadmium, bei einem negativeren Potential abgeschieden.

zu (A) Halbstufenpotential des Cadmiums

zu (C) Differenz der Halbstufenpotentiale (wird nicht ausgewertet)

zu (D) Die Stromstärke bei halber Stufenhöhe wird normalerweise nicht ausgewertet.

zu (E) Grenzstrom nach der Abscheidung von Zn^{2+}. Diese Höhe wird auch nicht ausgewertet, da zur Bestimmung der Zn^{2+}-Konzentration nur die Höhe der Zink-Stufe berücksichtigt werden darf.

22.15 B   22.16 B

Simultanbestimmung mehrerer Ionen aus einem Elektrolyt ist möglich, wenn die Abscheidungspotentiale genügend weit auseinander liegen.

Die Einzelkonzentrationen werden aus den jeweiligen Stufenhöhen bestimmt.

Die Halbstufenpotentiale können zur Identifizierung der Ionen herangezogen werden.

Da an der Tropfelektrode nur minimaler Stoffumsatz stattfindet, werden die Ionen bei der Bestimmung nicht quantitativ abgeschieden.

Gelöster Sauerstoff muß aus dem Elektrolyten entfernt werden, da sonst zwischen 0 V und –1 V zwei polarographische Stufen der Reduktion von elementarem Sauerstoff zu H_2O_2 und Wasser registriert würden.

22.17 D

Zur Bestimmung der Konzentration einer Ionensorte aus dem Polarogramm muß die Höhe der entsprechenden polarographischen Stufe ausgewertet werden. Im Beispiel muß für die Bleibestimmung sowie für die Thallium-Bestimmung jeweils eine Kalibriergerade gezeichnet werden. Mit den Kalibriergeraden kann die jeweilige Stufenhöhe in die Konzentration umgerechnet werden.

Die Gesamtkonzentration ist die Summe der beiden Einzelkonzentrationen.

zu (A) Die Stufenhöhen dürfen nicht addiert werden, da die Höhe der Stufen zwar immer linear von der jeweiligen Konzentration abhängt, die Steigung der Kalibriergeraden aber für jede Ionensorte unterschiedlich ist.

zu (B), (C), (E) Der Gesamtstrom hat für die polarographische Bestimmung keine Bedeutung, da nur die Stufenhöhen ausgewertet werden.

22.18 E

zu (A)   Halbstufenpotential

zu (B), (C), (D)   Diese Werte werden einem Polarogramm normalerweise nicht entnommen.

22.19 B

zu (A)   Reststrom vor Erreichen der polarographischen Stufe von Pb^{2+}

zu (D)   Halbstufenpotential

zu (C), (E)   Diese Werte werden einem Polarogramm normalerweise nicht entnommen.

22.20 D

zu (D)   Die Zersetzungsspannung ist die Spannung, bei der die elektrochemische Reaktion (Elektrolyse) gerade beginnt anzulaufen.

zu (C)   An diesem Punkt ist gerade das Halbstufenpotential erreicht. Die Halbstufenpotentiale sind charakteristische Größen jeder Redox-Reaktion. Sie entsprechen, bei entsprechender Eichung der Spannungsskala, dem Normalpotential der Reaktion.

zu (A), (B) und (E)   Diese Punkte haben keine besondere Bedeutung.

22.21 A

Zwei getrennte polarographische Stufen sind nur bei denjenigen zweiwertigen Metallen zu erwarten, bei denen beide Oxidationsstufen in wäßriger Lösung stabil sind. Von den angegebenen ist das nur bei Kupfer der Fall:

1. Stufe: $CuCl_2 + e^- \rightleftharpoons CuCl + Cl^-$

2. Stufe: $CuCl + e^- \rightleftharpoons Cu_{Metall} + Cl^-$

Die entsprechenden Oxidationsstufen von Blei, Cadmium und Zink treten in wäßriger Lösung nicht auf, so daß diese in einem Schritt zum Metall reduziert werden:

$$ZnCl_2 + 2\ e^- \rightleftharpoons Zn_{Metall} + 2\ Cl^-$$

22.22 A

Beide Aussagen und die Kombination sind richtig.

Die Abscheidung von Wasserstoff erfolgt an einer Quecksilberelektrode erst bei einem stark negativen Potential. Die durch diese Reaktion bedingte Grenze des Arbeitsbereichs der Elektrode liegt in saurer Lösung bei ca. -1,4 V; in alkalischer Lösung ist das Potential noch negativer (kleinere H_3O^+-Konzentration) und liegt bei ca. -2,4 V.

Zusätzlich wird die Abscheidung von Metallen an einer Quecksilberelektrode noch durch die Bildung von Amalgam begünstigt. Dadurch wird das reduzierte Metall dem Redox-Gleichgewicht entzogen.

22.23 E

Beide Aussagen sind falsch.

Die polarographische Bestimmung von Zink und Cadmium nebeneinander ist möglich, da sich die Normalpotentiale (und damit die Halbstufenpotentiale) unterscheiden.

Selbst wenn die Normalpotentiale der Reduktionsreaktionen sehr ähnlich sind, kann eine Bestimmung durchgeführt werden, wenn das Halbstufenpotential einer Ionensorte durch geeignete Komplexbildner verschoben wird (☞ 22.3.1).

22.24 A

Als einzige der vorgeschlagenen Verbindungen ist Benzochinon (A) ein Oxidationsmittel. Oxidationsmittel werden selbst leicht reduziert.

22.25 E   22.26 D

Von den in der Aufgabe dargestellten funktionellen Gruppen kann nur die Nitrogruppe über insgesamt 6 Reduktionsstufen bis zum Amin reduziert werden (Oxidationsstufen $-N^{+IV}O_2$; $-N^{-II}H_2$)

22.27 E

Beide Aussagen sind falsch.

Bei der Polarographie wird von allen möglichen Transportmechanismen gelöster Teilchen ausschließlich die Diffusion erfaßt. Diese ist unabhängig von der Ladung der Teilchen. Die Migration geladener Teilchen im elektrischen Feld tritt bei Ionen als Störung auf und muß durch Zugabe von Leitsalz zurückgedrängt werden.

22.28 B   22.29 C

Zur Durchführung einer polarographischen Bestimmung muß der Sauerstoff aus der Lösung entfernt werden, da Sauerstoff in zwei Stufen zu H_2O_2 und zu OH^- reduziert werden kann. Die Stufen dieser Reaktionen treten im Polarogramm zwischen 0 V und -1 V auf.

Auch wenn das Halbstufenpotential einer Bestimmung nicht in diesem Bereich liegt, stört der Sauerstoff, da seine Reduktion zu einem erhöhten Reststrom der Zelle führt.

22.30 E

Gelöster Sauerstoff muß aus dem Elektrolyten entfernt werden, da sonst zwischen 0 V und -1 V zwei polarographische Stufen der Reduktion von elementarem Sauerstoff zu H_2O_2 und zu Wasser registriert würden.

23   Voltammetrische Titration

23.1 B

zu (A)   Die Anordnung stellt einen Potentiostat dar, bei dem ein regelbarer Widerstand verwendet wird um eine konstante Zellspannung zu erzeugen. Da der Strom durch die Meßzelle gegenüber dem Strom, der insgesamt durch den Widerstand des Potentiostat fließt, zu vernachlässigen ist, bleibt die Spannung zwischen **a** und **b** ebenso konstant wie die Zellspannung.

zu (C)   Die Abbildung zeigt das Schaltbild einer biamperometrischen Bestimmung *(Dead-Stop)*. Die Zellspannung bleibt während der Titration praktisch konstant. Die Meßgröße, die in der Titrationskurve gegen das Volumen zugesetzter Maßlösung aufgetragen wird, ist der Zellstrom, der mit einem Amperometer (bzw. einem empfindlicheren Mikroamperometer) gemessen wird.

zu (D)   Die Zellspannung muß kleiner sein als die Zersetzungsspannung des Elektrolyten, damit zu Beginn der Titration *kein* Strom fließen kann.

zu (E)   Kurz vor Erreichen des Äquivalenzpunktes tritt nach jedem Zusatz von Maßlösung eine Schwankung der Stromstärke auf, da jeweils eine kurze Zeit bis zur gleichmäßigen Durchmischung nötig ist.

zu (B)   Nach Überschreiten des Äquivalenzpunktes steigt der Meßstrom sprunghaft an. Der elektrische Widerstand ist deshalb kleiner als zu Beginn der Bestimmung.

23.2 D

Bei den Dead-Stop-Bestimmungen mit zwei polarisierbaren Elektroden und einer Zellspannung, die unterhalb der Zersetzungsspannung des Elektrolyten liegt, kann nur dann ein Strom durch die Meßzelle fließen, wenn der Elektrolyt ein *reversibles Redoxpaar* enthält. Dazu müssen alle Edukte *und* Produkte einer Redox-Reaktion im Elektrolyt vorhanden sein. Eine solche Lösung wird elektrochemisch aktiv genannt.

Karl-Fischer-Titrationen eignen sich zur Bestimmung kleiner Wassermengen in Lösungsmitteln, Hydraten, Komplexen, usw. Zugrunde liegt die Bunsen-Reaktion, nach der Schwefeldioxid mit Iod in Gegenwart von Wasser zu Schwefelsäure oxidiert wird:

$$SO_2 + I_2 + 2\,H_2O \rightleftharpoons 4\,H^+ + 2\,I^- + SO_4^{2-}$$

Zur Bestimmung wird SO_2 zur Probe zugegeben und dann mit Iod-Lösung titriert. Solange noch Wasser vorhanden ist, reagiert das Iod ab, und die Lösung ist **nicht** elektrochemisch aktiv. Erst nach Überschreiten des Äquivalenzpunktes kann überschüssiges Iod an der Elektrode reduziert werden, so daß ein Strom fließt. Das reversible Redoxpaar ist:

$$I_2 + 2\,e^- \rightleftharpoons 2\,I^-$$

23.3 E

Die dargestellte Titrationskurve ist das Ergebnis einer Dead-Stop-Bestimmung (biamperometrische Bestimmung mit zwei polarisierbaren Elektroden).

Der Versuchsaufbau zur Biamperometrie enthält einen Potentiostaten, ein Amperometer zur Strommessung und zwei Platinelektroden. Im Schaubild muß deshalb die Glaselektrode durch eine Platinelektrode ersetzt werden.

23.4 D 23.5 B

Der Grenzstrom an der Quecksilbertropfelektrode ist proportional zur Konzentration der Ionensorte, die bei der vorgegebenen Zersetzungsspannung reduziert werden kann.

zu (A), (C), (E) Zur Abscheidung von Mg^{2+} ist eine negativere Zellspannung (größere Zersetzungsspannung) nötig. Das Normalpotential der Reaktion

$$Mg^{2+} + 2\ e^- \rightleftharpoons Mg$$

beträgt -2,34 V. Das liegt außerhalb des Meßbereichs der Elektrode, weil schon bei kleineren Zersetzungsspannungen (positiveres Potential) H_3O^+-Ionen zu Wasserstoff reduziert werden.

Die amperometrische Indikation der komplexometrischen Titration von Mg^{2+} ist deshalb nicht möglich.

Dasselbe gilt für die Abscheidung von Ca^{2+}. Das Normalpotential der Reaktion

$$Ca^{2+} + 2e^- \rightleftharpoons Ca$$

beträgt $E^0 = -2,87\ V$.

zu (B) Bei der amperometrisch durchgeführten Titration von Pb^{2+} mit Chromat ergibt sich die in Aufgabe 23.5 dargestellte Kurve. Vor Erreichen des Äquivalenzpunktes kann Pb^{2+} zu Blei reduziert werden (Normalpotential $E^0 = -0,126\ V$). Da die Pb^{2+}-Konzentration während der Titration fällt, sinkt auch die registrierte Stromstärke.

Nach Überschreiten des Äquivalenzpunktes kann überschüssiges Chromat an der Hg-Elektrode reduziert werden, weshalb die Stromstärke wieder ansteigt. Die unterschiedliche Steigung der Kurvenäste repräsentiert die unterschiedlichen Leitfähigkeiten der Pb^{2+}- bzw. $Cr_2O_4^{2-}$-Ionen.

zu (D) Auch die komplexometische Titration von Pb^{2+} läßt sich amperometrisch auswerten. Der Grenzstrom an der Quecksilberelektrode entspricht der Konzentration freier (unkomplexierter) Pb^{2+}-Ionen. Diese Konzentration nimmt bis zum Äquivalenzpunkt ab. Nach Überschreiten des Äquivalenzpunktes ist die Konzentration unkomplexierter Pb^{2+}-Ionen Null, so daß kein Strom mehr registriert wird.

23.6 C

Der Äquivalenzpunkt kann aus dem Schnittpunkt der Verlängerung der geraden Äste der Titrationskurve bestimmt werden.

23.7 B Bis zum Äquivalenzpunkt wird das zugesetzte Ce^{4+} vollständig zu Ce^{3+} reduziert:

$$Fe^{2+} + Ce^{4+} \rightarrow Fe^{3+} + Ce^{3+}$$

So wird das gesamte in 25 ml Maßlösung enthaltene Ce^{4+} umgesetzt. Wenn dann zusätzlich nochmals 25 ml Maßlösung zugegeben werden, ist die Konzentration des Elektrolyten an Ce^{3+} und Ce^{4+} exakt gleich groß. Das Elektrodenpotential ist dann gleich dem Normalpotential:

$$E = E^0 + 0,059 \cdot lg\ \frac{c\ (ox)}{c\ (red)}$$

$$E = E^0 + 0,059 \cdot lg\ 1 = E^0 + 0,059 \cdot 0$$

$$E = E^0$$

23.8 E

Die Bestimmung kann mit einem Farbindikator sowie mit biamperometrischer oder voltametrischer Indikation durchgeführt werden. Die elektrochemische Indikation des Endpunktes beruht auf der Oxidation von, als Katalysator zugesetztem, Bromid durch überschüssige salpetrige Säure nach Überschreiten des Äquivalenzpunktes (☞ 23.3.1).

zu (2) Dead-Stop-Titration: Eine Spannung von 200 mV genügt nicht um eine Bromid-Lösung zu zersetzen. Deshalb kann kein Strom durch die Meßzelle fließen. Nach Überschreiten des Äquivalenzpunktes kann Bromid durch Nitrit zu Brom oxidiert werden. Dann liegt ein *reversibles Redox-Paar* vor (die Lösung ist elektrochemisch aktiv) und ein Strom kann registriert werden. Die Titrationskurve ist vom Typ b.

zu (3) Potentiometrische Indikation: Der Platindraht leitet das Potential der Lösung ab. Vor Erreichen des Äquivalenzpunkt liegt als einzige zu einer Redoxreaktion fähige Ionensorte Bromid vor. Die potentialbestimmende Redox-Reaktion ist:

$$Br_2 + 2\ e^- \rightleftharpoons 2\ Br^-$$

Das Normalpotential ist $E^0 = +\ 1,07\ V$.

Nach Ende der Umsetzung liegt auch noch unverbrauchte Maßlösung (Nitrit) vor, so daß zusätzlich die Oxidation oder Reduktion von NO_2^- möglich ist. Deshalb ist nach Überschreiten des Äquivalenzpunktes eine andere Redox-Reaktion potentialbestimmend und das am Platindraht gemessene Potential verändert sich.

23.9 C

Wenn Titrand und Titrator elektrochemisch aktiv sind, kann bei einer amperometrischen Messung sowohl vor als auch nach dem Äquivalenzpunkt ein Strom beobachtet werden.

Die Kurve durchläuft am Äquivalenzpunkt ein Minimum, da hier weder unverbrauchte Probe noch überschüssige Maßlösung im Elektrolyt vorhanden ist.

23.10 B

Bei der Biamperometrie wird eine Titration mit Hilfe von zwei polarisierbaren Elektroden verfolgt. Dabei wird der Strom bei konstanter Spannung registriert, und aus dem Kurvenverlauf der Äquivalenzpunkt bestimmt.

23.11 C   23.12 B

Das Schaltbild ist korrekt gezeichnet. Das Voltmeter (Spannungsmeßgerät) ist zwischen Meß- und Bezugselektrode geschaltet. Der veränderbare Widerstand dient zur Einstellung des Potentials (der Spannung) zwischen den beiden Elektroden.

23.13 A

Bei Halbtitration wurden genau halb so viele Ce^{4+}-Ionen zugesetzt wie Fe^{2+}-Ionen in der Lösung enthalten waren. Alle Ce^{4+}-Ionen wurden durch die Umsetzung zu Ce^{3+}-Ionen reduziert und exakt die Hälfte der Fe^{2+}-Ionen zu Fe^{3+}-Ionen oxidiert. Potentialbestimmend ist demnach nur das Fe^{2+}/Fe^{3+}-Gleichgewicht, da keine Ce^{4+}-Ionen mehr in der Lösung sind.

Die Konzentration von Fe^{2+}-Ionen und Fe^{3+}-Ionen ist genau gleich groß. Deshalb lautet die Nernstsche Gleichung hier:

$$E = E_0 + 0{,}059 \cdot \log \frac{c\,(ox)}{c\,(red)}$$

$$= E_0 + 0{,}059 \cdot \log 1$$

$$= E_0 + 0{,}059 \cdot 0$$

$$= E_0$$

Das Potential am Platindraht wäre deshalb gleich dem Normalpotential $Fe^{2+/3+}$. 0,77 V.

24   Elektrolyse

24.1 A   24.1a C

Bei der potentiostatischen Coulometrie wird das zu bestimmende Element bei konstanter Spannung quantitativ an der Elektrode abgeschieden. Da die Konzentration im Elektrolyten während der Abscheidung ständig kleiner wird, muß die gemessene Stromstärke im Laufe der Zeit fallen.

Bei der galvanostatischen Coulometrie wird die Spannung während der Abscheidung so nachreguliert, daß der Abscheidungsstrom konstant bleibt. Im Diagramm I gegen t muß sich deshalb eine horizontale Gerade ergeben.

24.2 E

Die Zersetzungsspannung ist der Betrag der Differenz zwischen Anoden- und Kathodenpotential (☞ 24.11):

$$U_Z = |\,E\,(Anode) - E\,(Kathode)\,|$$

Das Kathodenpotential (Kupferabscheidung) ist von der Cu^{2+}-Konzentration im Elektrolyt abhängig.

24.3 C

Es wurden 58 mg Nickel abgeschieden. Das sind 10^{-3} mol. Zur Reduktion von 10^{-3} mol (= 1 mmol) Ni^{2+} zu elementarem Nickel wurden deshalb zweimal soviele Elektronen verbraucht (= 2 mmol).

Insgesamt sind in 965 s bei 1 A genau 965 C Ladung ausgetauscht worden, was 10^{-2} mol (= 10 mmol) Elektronen entspricht.

Wenn mit Hilfe von 10 mmol Elektronen 2 mmol Nickel abgeschieden werden, beträgt die Ausbeute 20 %.

24.4 E

Die Zersetzungsspannung ist die Differenz aus Anodenpotential (Oxidationsreaktion) und Kathodenpotential (Reduktionsreaktion).

Bei der Elektrolyse ist die **Anodenreaktion** meist die Sauerstoffabscheidung. Daher geht das Normalpotential und die Überspannung der Sauerstoffentwicklung in die Berechnung der Zersetzungsspannung ein. Das Anodenpotential hängt außerdem vom pH-Wert ab.

Das Normalpotential von Kupfer und die Konzentration an Kupferionen bestimmen das Kathodenpotential.

24.5 D

Die Umrechnung zwischen Stoffmenge und Ladung erfolgt mit der Faraday-Konstante $F = 96\ 485$ C/mol. Das bedeutet, 1 mol entspricht 96 485 C, bzw. 1 C entspricht $1{,}04 \cdot 10^{-5}$ mol.

1 l einer 0,1 N-Salzsäure enthält 0,1 mol H^+

1 ml enthält $1 \cdot 10^{-4}$ mol H^+

Wenn 1 mol ca. 100 000 C ($1 \cdot 10^5$ C) entsprechen, dann sind $1 \cdot 10^{-4}$ Ladungen $1 \cdot 10^{-4} \cdot 1 \cdot 10^5$ C = 10 C.

24.6 B

49,05 mg Schwefelsäure entsprechen 0,5 mmol. Da für ein mol Schwefelsäure zwei Äquivalente Elektronen verbraucht werden, werden hier genau 1 mmol Elektronen benötigt.

24.7 C

Die erste Aussage ist richtig; die zweite falsch.

Anoden- und Kathodenraum müssen bei der coulometrischen Säure-Base-Titration getrennt sein, weil an der Kathode Hydroxid-Ionen und an der Anode Hydronium-Ionen entstehen. Wenn sich die Elektrolyten vermischen, reagieren OH⁻ und H_3O^+ wieder zu Wasser und es findet insgesamt kein Stoffumsatz statt.

24.8 A

Beide Aussagen und die Kombination sind richtig.

Bei einer coulometrischen Titration muß der Endpunkt entweder mit Hilfe eines Farbindikators oder durch zusätzliches Registrieren der Titrationskurve mit einem weiteren elektrochemischen Verfahren indiziert werden.

24.9 C

Die Kurve ist korrekt. Die Stromstärke sinkt mit der Zeit. Da bei der Coulometrie ein vollständiger Stoffumsatz erreicht wird, sinkt die Ionenkonzentration und der Widerstand der Lösung nimmt im Laufe der Zeit **zu** und nicht ab.

25 Elektrophorese

25.1 E

Wie aus der Gleichung zur Berechnung der Wanderungsgeschwindigkeit (☞ Kap. 25.1) hervorgeht, hängt die Wanderungsgeschwindigkeit eines Teilchens im elektrische Feld von der elektrischen Feldstärke (d.h. der angelegten Spannung), der Viskosität des Mediums, dem Teilchenradius und der Teilchenladung ab.

25.2 A

Die elektrophoretische Trennung beruht auf der gerichteten Bewegung eines geladenen Teilches im elektrischen Feld, welche als Migration bezeichnet wird. Konvektions- und Diffusionsvorgänge beeinträchtigen dagegen die elektrophoretische Trennung.

25.3 A

Nach dem Anlegen des elektrischen Feldes kommt es aufgrund der am geladenen Teilchen angreifenden coulombschen Kraft in der Anfangsphase zur Beschleunigung bis die Reibungskräfte, die der elektrischen Kraft entgegengesetzt wirken, den gleichen Betrag annehmen und sich das Teilchen mit konstanter Geschwindigkeit weiterbewegt.

Bei konstanter Wanderungsgeschwindigkeit besitzen daher die coulombsche Kraft und die entgegengesetzen Reibungskräfte denselben Betrag und kompensieren sich.

25.4 E

Die Wanderungsgeschwindigkeit geladener Teilchen ist bei der Elektrophorese proportional zur Ladung und der elektrischen Feldstärke und umgekehrt proportional zum Radius der Teilchen und zur Viskosität des Elektrolyten. Alle vier genannten Parameter beeinflussen somit die Wanderungsgeschwindigkeit geladener Teilchen im elektrischen Feld.

25.5 D

Die Wanderungseigenschaften von Proteinen in der Elektrophorese hängen von der Ladung der Moleküle ab. Die Nettoladung der Proteine wird von zwei Parametern determiniert: dem isoelektrischen Punkt des Proteins und dem pH-Wert des Lösungsmittels bzw. des Elektrolyten. Entspricht der pH-Wert des Elektrolyten dem isoelektrischen Punkt des Proteins, so ist die Ladung des Proteins gleich null. Ist der pH-Wert größer als der isoelektrische Punkt, dann ist das Protein negativ geladen; ist der pH-Wert kleiner als der isolektrische Punkt, so ist das Protein positiv geladen.

zu (1) Der pH-Wert liegt über den isolelektrischen Punkten von Serumalbumin und γ Globulin, beide

Proteine sind daher negativ geladen und wandern zur Anode.

zu (2) Bei einem pH-Wert von 6,5 ist die Ladung von γ–Globulin gleich null (keine Wanderung), die von Albumin ist negativ, es wandert daher zur Anode.

zu (3) Bei einem pH-Wert von 4,6 ist Insulin ungeladen, folglich wandert nur das γ-Globulin.

25.6 E

zu (A) Man unterscheidet zwischen der trägerfreien Elektrophorese und der Elektrophorese unter Verwendung von Trägern. Prinzipiell ist die trägerfreie Elektrophorese möglich, allerdings spielt sie in der Praxis bei Anwendungen zur Trennung von Substanzen kaum eine Rolle.

zu (B) Die Ionenbeweglichkeit ist dem Radius der wandernden Teilchen umgekehrt proportional (☞ Kap. 25.1).

zu (C) Die Ionenbeweglichkeit ist der Zahl der Elementarladungen direkt proportional (☞ Kap. 25.1).

zu (D,E) Am isoelektrischen Punkt eines Proteins findet keine Wanderung statt, da die Nettoladung des Proteins gleich Null ist.